心肌梗死

——《Braunwald 心脏病学》姊妹卷

MYOCARDIAL INFARCTION

A Companion to Braunwald's Heart Disease

心肌梗死

——《Braunwald 心脏病学》姊妹卷

MYOCARDIAL INFARCTION

A Companion to Braunwald's Heart Disease

原　著　David A. Morrow

主　译　杨跃进

副主译　杨伟宪　窦克非　张海涛

北京大学医学出版社

XINJIGENGSI——《BRAUNWALD XINZANGBINGXUE》ZIMEIJUAN

图书在版编目（CIP）数据

心肌梗死:《Braunwald 心脏病学》姊妹卷 /（美）大卫·莫若（David A Morrow）原著；杨跃进主译. —北京：北京大学医学出版社，2021.9

书名原文：Myocardial Infarction A Companion to BRAUNWALD'S HEART DISEASE

ISBN 978-7-5659-2280-0

Ⅰ. ①心… Ⅱ. ①大… ②杨… Ⅲ. ①心肌梗塞—诊疗 Ⅳ. ① R542.2

中国版本图书馆 CIP 数据核字（2020）第 201547 号

北京市版权局著作权合同登记号：图字：01-2020-6229

ELSEVIER
Elsevier（Singapore）Pte Ltd.
3 Killiney Road，#08-01 Winsland House I，Singapore 239519
Tel:（65）6349-0200；Fax:（65）6733-1817

心肌梗死——《Braunwald 心脏病学》姊妹卷

主　　译： 杨跃进
出版发行： 北京大学医学出版社
地　　址：（100191）北京市海淀区学院路 38 号　北京大学医学部院内
电　　话： 发行部 010-82802230；图书邮购 010-82802495
网　　址： http://www.pumpress.com.cn
E-mail： booksale@bjmu.edu.cn
印　　刷： 北京金康利印刷有限公司
经　　销： 新华书店
责任编辑： 高　瑾　　**责任校对：** 靳新强　　**责任印制：** 李　啸
开　　本： 889 mm×1194 mm　1/16　　**印张：** 32.5　　**字数：** 1033 千字
版　　次： 2021 年 9 月第 1 版　2021 年 9 月第 1 次印刷
书　　号： ISBN 978-7-5659-2280-0
定　　价： 330.00 元

主译简介

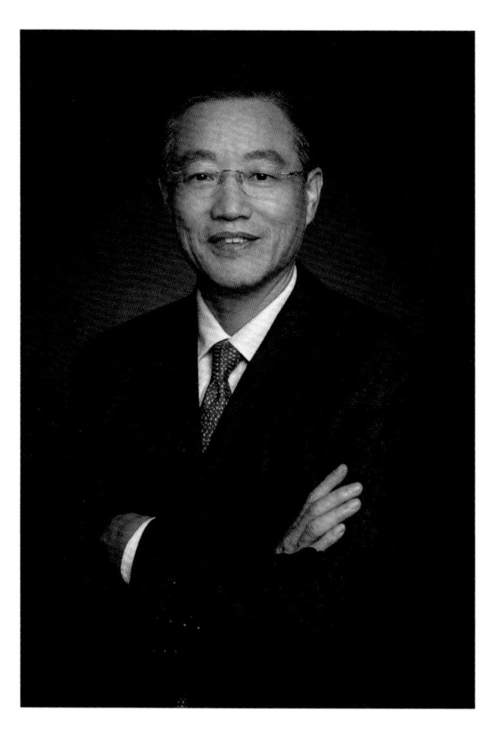

杨跃进，原国家心血管病中心副主任、中国医学科学院阜外医院副院长。现任中华医学会心血管病学分会介入心脏病学组组长、中国老年医学学会心血管分会主任委员、海峡两岸医药卫生交流协会心血管病专业委员会主任委员、北京市医学会心血管病分会主任委员、北京市心血管介入质控中心主任。享受国务院特殊津贴，并被授予卫生部有突出贡献中青年专家，吴阶平医药创新奖等荣誉称号。长期从事冠心病，特别是急性心肌梗死的救治和防治机制研究。在国内率先开展了心室重构防治、存活心肌识别、心肌无再流和再灌注损伤防治的系列研究，取得了肯定疗效和突破性成果，为心肌再灌注治疗提供了新策略。主持开展的中国急性心肌梗死注册（CAMI）研究，广泛覆盖全国31个省、市、自治区，真实细致地描绘出我国各地各级医疗机构急性心肌梗死救治的“全景图”，对未来国家急性心肌梗死救治体系建设进一步完善提供了极具价值的参考。应用现代循证医学方法开展祖国传统医药临床研究，为中医药防治心血管疾病提供了国际公认的科学证据。主持国家重点基础研究发展计划（973计划）、国家高技术研究发展计划（863计划）、自然科学基金，以及教育部和卫生部等基金项目20余项，发表论文370余篇，其中SCI文章150余篇，主编和参编著作多部。获得国家科技进步奖一等奖和二等奖各一项，获得科技部、教育部、北京市、上海市、中华医学会、中华中医药学会等省部级奖30余项。同时受邀作为《中华医学杂志》《中华心血管病杂志》等20余家专业期刊的顾问及编委，并当选为亚太介入心脏病学会委员（FAPSIC），美国心脏病学院委员（FACC），欧洲心脏病学会专家委员（FESC）。

主译简介

译者名单

主　译　杨跃进

副主译　杨伟宪　窦克非　张海涛

译　者　（按姓氏笔划排序）

于易通　丰　雷　王　浩　王　曼　王天杰　王文尧　王欢欢
王春玥　尹　栋　叶绍东　冯　雪　曲　艺　吕　滨　朱成刚
朱法胜　刘　帅　刘亚欣　杜　雪　李　琳　李　静　李　薇
李向东　李彦楠　杨伟宪　杨跃进　杨毓秀　吴　悦　吴　超
吴娜琼　宋　雷　沈　锐　张　昊　张　倩　张　爽　张　晗
张立敏　张海涛　赵雪燕　陆敏杰　陈　远　罗晓亮　周　越
赵　杰　赵　娜　胡梦巾　姚　晶　贺春晖　贾玉和　钱　杰
钱海燕　徐　晗　徐延路　徐俊彦　高　峻　高东方　高立建
高晓津　唐　闽　陶　佳　崔锦钢　梁　岩　董雪琪　窦克非
黎嘉雯　滕斯勇

献给 Samantha，Sarah 和 Becca

原著者名单

Antonio Abbate, MD, PhD
James C. Roberts, Esquire Professor of Cardiology
VCU Pauley Heart Center
Virginia Commonwealth University
Richmond, Virginia

Dominick J. Angiolillo, MD, PhD
Professor of Medicine
Medical Director, Cardiovascular Research
Director, Interventional Cardiology Fellowship Program
Division of Cardiology
University of Florida College of Medicine—Jacksonville
Jacksonville, Florida

Nandan S. Anavekar, MBBCh, FACC
Associate Professor of Medicine
Department of Cardiovascular Diseases
Department of Radiology
Mayo Clinic
Rochester, Minnesota

Paul W. Armstrong, MD
Distinguished University Professor of Medicine
Founding Director, Canadian VIGOUR Centre
University of Alberta
Edmonton, Alberta, Canada

Kevin R. Bainey, MD, MSc, FRCPC
Assistant Professor of Medicine
Interventional Cardiologist
Director, Interventional Cardiology Fellowship Program
Associate Faculty, Canadian VIGOUR Centre
University of Alberta/Mazankowski Alberta Heart Institute
Edmonton, Alberta, Canada

Jacob F. Bentzon, MD, PhD
Professor
Centro Nacional de Investigaciones Cardiovasculares Carlos III (CNIC)
Madrid, Spain
Associate Professor
Department of Clinical Medicine
Aarhus University
Aarhus, Denmark

Deepak L. Bhatt, MD, MPH, FACC, FAHA, FSCAI, FESC
Executive Director, Interventional Cardiovascular Programs
Heart and Vascular Center, Brigham and Women's Hospital
Senior Investigator, TIMI Study Group
Professor of Medicine, Harvard Medical School
Boston, Massachusetts

Erin A. Bohula, MD, DPhil
TIMI Study Group and Division of Cardiology
Brigham and Women's Hospital
Harvard Medical School
Boston, Massachusetts

Roberto Bolli, MD
Chief, Division of Cardiovascular Medicine
Director, Institute of Molecular Cardiology
Executive Vice Chair, Department of Medicine
University of Louisville
Louisville, Kentucky

Marc P. Bonaca, MD, MPH
Associate Physician
Division of Cardiovascular Medicine
Brigham and Women's Hospital
Instructor, Harvard Medical School
Investigator, TIMI Study Group
Boston, Massachusetts

Jason S. Bradfield, MD, FACC, FHRS
Assistant Professor of Medicine
Director, Specialized Program for Ventricular Tachycardia
UCLA Cardiac Arrhythmia Center
David Geffen School of Medicine at UCLA
Los Angeles, California

Eugene Braunwald, MD, MD(Hon), ScD(Hon), FRCP
Distinguished Hersey Professor of Medicine
Harvard Medical School
Founding Chairman, TIMI Study Group
Brigham and Women's Hospital
Boston, Massachusetts

Una Buckley, MD
Electrophysiology Fellow
UCLA Cardiac Arrhythmia Center
David Geffen School of Medicine at UCLA
Los Angeles, California

Edward T. Carreras, MD
Fellow
Division of Cardiovascular Medicine
Brigham and Women's Hospital
Harvard Medical School
Boston, Massachusetts

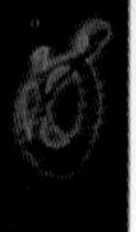

Guillaume Cayla, MD, PhD
Professor of Cardiology
Department of Cardiology CHU Nimes
Nimes University Hospital
University of Montpellier
Member of the ACTION Study Group
Nimes, France

Jean Philippe Collet, MD, PhD
Professor of Cardiovascular Medicine
UPMC (PARIS 6)
ACTION Study Group
Institut de Cardiologie
Pitié-Salpêtrière University Hospital
Paris, France

Jeremiah P. Depta, MD, MPHS, FACC
Director of the Advanced Valvular and Structural Heart Disease Program
Sands-Constellation Heart Institute
Rochester General Hospital
Rochester, New York

Marcelo F. Di Carli, MD
Assistant Professor of Radiology and Medicine
Harvard Medical School
Chief, Division of Nuclear Medicine and Molecular Imaging
Director, Noninvasive Cardiovascular Imaging Program
Brigham and Women's Hospital
Boston, Massachusetts

Jacob A. Doll, MD
Division of Cardiology
Duke University Medical Center
Durham, North Carolina

Anique Ducharme, MD, MSc
Professor of Medicine
Université de Montréal
Director, Heart Failure Clinic
Montreal Heart Institute
Montreal, Quebec, Canada

Erling Falk, MD, PhD
Professor
Department of Clinical Medicine
Aarhus University
Department of Cardiology
Aarhus University Hospital
Aarhus, Denmark

James C. Fang, MD
Professor of Medicine
Division of Cardiovascular Diseases
University of Utah
Salt Lake City, Utah

Keith A. A. Fox, MBChB, FRCP, FESC, FACC
Professor of Cardiology
Consultant Cardiologist
University of Edinburgh
Edinburgh, Scotland, United Kingdom

Francesco Franchi, MD
Assistant Professor of Medicine
Division of Cardiology
University of Florida College of Medicine-Jacksonville
Jacksonville, Florida

J. Michael Gaziano, MD, MPH
Chief, Division of Aging, Brigham and Women's Hospital
Scientific Director, Massachusetts Veterans Epidemiology Research and Information Center
Veterans Administration Boston Healthcare System
Professor of Medicine
Harvard Medical School
Boston, Massachusetts

Thomas A. Gaziano, MD, MSc
Assistant Professor
Harvard Medical School
Cardiovascular Medicine Division
Brigham and Women's Hospital
Boston, Massachusetts

Shahab Ghafghazi, MD
Assistant Professor of Medicine
Division of Cardiovascular Medicine and Institute of Molecular Cardiology
Department of Medicine
University of Louisville
Louisville, Kentucky

Christopher B. Granger, MD
Professor of Medicine
Division of Cardiovascular Diseases
Duke University Medical Center
Durham, North Carolina

John D. Grizzard, MD
Associate Professor
Departments of Radiology and Internal Medicine
Charles L. Baird Professor of Non-Invasive Cardiovascular Imaging
VCU Health Systems
Richmond, Virginia

Sharon L. Hale, BS
Assistant Editor
Journal of Cardiovascular Drugs and Therapy
Huntington Medical Research Institutes
Pasadena, California

Timothy D. Henry, MD
Director
Division of Cardiology
Cedars-Sinai Heart Institute
Los Angeles, California

Udo Hoffmann, MD, MPH
Professor of Radiology
Chief, Division of Cardiovascular Imaging
Department of Radiology
Massachusetts General Hospital and Harvard Medical School
Boston, Massachusetts

Allan S. Jaffe, MD
Professor of Medicine and Laboratory Medicine and Pathology
Consultant in Cardiology and Laboratory Medicine and Pathology
Chair, Division of Core Clinical Laboratory Service
Department of Laboratory Medicine and Pathology
Mayo Clinic College of Medicine
Rochester, Minnesota

Stefan James, MD, PhD
Professor of Cardiology
Department of Medical Sciences, Cardiology and Uppsala Clinical Research Center
Uppsala University
Department of Cardiology
Uppsala University Hospital
Uppsala, Sweden

Ik-Kyung Jang, MD, PhD
Professor of Medicine
Harvard Medical School
Cardiology Division
Massachusetts General Hospital
Boston, Massachusetts

Raymond J. Kim, MD
Professor of Medicine and Radiology
Director, Duke Cardiovascular Magnetic Resonance Center
Duke University Medical Center
Durham, North Carolina

Robert A. Kloner, MD, PhD
Vice President for Translation
Director of Cardiovascular Research Institute
Huntington Medical Research Institutes
Pasadena, California
Clinical Professor of Medicine
Division of Cardiovascular Medicine, Department of Medicine
Keck School of Medicine
University of Southern California
Los Angeles, California
Editor-in-Chief
Journal of Cardiovascular Pharmacology and Therapeutics
SAGE Publishing
Thousand Oaks, California

David C. Lange, MD
Fellow
Internal Medicine, Division of Cardiology
Cedars-Sinai Medical Center
Los Angeles, California

Peter Libby, MD
Mallinckrodt Professor of Medicine
Harvard Medical School
Division of Cardiovascular Medicine
Brigham and Women's Hospital
Boston, Massachusetts

Daniel Lindholm, MD, PhD
Uppsala Clinical Research Center, and Department of Medical Sciences, Cardiology
Uppsala University
Department of Cardiology
Uppsala University Hospital
Uppsala, Sweden

Jessica L. Mega, MD, MPH
Associate Professor of Medicine
Harvard Medical School
TIMI Study Group
Brigham and Women's Hospital
Boston, Massachusetts

Todd D. Miller, MD
Professor of Medicine
Department of Cardiovascular Diseases
Mayo Clinic
Rochester, Minnesota

Gilles Montalescot, MD, PhD
Professor of Cardiology
University of Paris VI
Head, Department of Cardiology
Pitie-Salpetriere University Hospital
President of the ACTION Study Group
Institut de Cardiologie
Paris, France

Róisín Morgan, MD
Noninvasive Cardiovascular Imaging
Brigham and Women's Hospital
Boston, Massachusetts

David A. Morrow, MD, MPH
Professor of Medicine, Harvard Medical School
Director, Levine Cardiac Intensive Care Unit
Cardiovascular Division, Brigham and Women's Hospital
Director, TIMI Biomarker Program
Senior Investigator, TIMI Study Group
Boston, Massachusetts

Jack H. Morshedzadeh, MD
Assistant Professor
Division of Cardiovascular Diseases
University of Utah
Salt Lake City, Utah

Christian Mueller, MD
Professor of Cardiology, Internal Medicine, and Intensive Care Medicine
Department of Cardiology and Cardiovascular Research Institute Basel
University Hospital Basel
Basel, Switzerland

Matthias Nahrendorf, MD
Center for Systems Biology
Massachusetts General Hospital
Boston, Massachusetts

L. Kristin Newby, MD
Professor of Medicine
Division of Cardiology
Duke University Medical Center
Durham, North Carolina

Lee Nguyen, MD, MSc
Fellow
Department of Cardiology
Pitié-Salpêtrière University Hospital
University of Paris VI—Pierre & Marie Curie
Paris, France

E. Magnus Ohman, MD
Professor of Medicine
The Kent and Siri Rawson Director, Duke Program for Advanced Coronary Disease
Vice-Chair, Department of Medicine—Development and Innovation
Associate Director, Duke Heart Center
Senior Investigator, Duke Clinical Research Institute
Duke University Medical Center
Durham, North Carolina

Daniel S. Ong, MD
Fellow
Cardiology Division
Massachusetts General Hospital
Harvard Medical School
Boston, Massachusetts

Sunil V. Rao, MD
Associate Professor of Medicine
Duke University Medical Center
Section Chief, Cardiology
Durham VA Medical Center
Durham, North Carolina

Marc S. Sabatine, MD, MPH
Chairman, TIMI Study Group
Physician
Division of Cardiovascular Medicine
Brigham and Women's Hospital
Professor of Medicine
Harvard Medical School
Boston, Massachusetts

Benjamin M. Scirica, MD, MPH
Associate Professor of Medicine
Harvard Medical School
Cardiovascular Division
Senior Investigator, TIMI Study Group
Brigham and Women's Hospital
Boston, Massachusetts

Kalyanam Shivkumar, MD, PhD
Professor of Medicine and Radiology
Director, UCLA Cardiac Arrhythmia Center and EP Programs
Director and Chief, Interventional CV Programs
Director, Adult Cardiac Catheterization Laboratories
Ronald Reagan UCLA Medical Center
UCLA Health System
Los Angeles, California

Johanne Silvain, MD, PhD
Associate Professor of Cardiology
University of Paris VI (UPMC)
Director of the Coronary Care Unit
Pitie-Salpetriere University Hospital (APHP)
Member of the ACTION COEUR Study Group
Institut de Cardiologie
Paris, France

Peter R. Sinnaeve, MD, PhD
Professor of Medicine
Department of Cardiovascular Medicine
University Hospitals Leuven—Campus Gasthuisberg
University of Leuven
Leuven, Belgium

Filip K. Swirski, PhD
Associate Professor
Harvard Medical School
Center for Systems Biology
Massachusetts General Hospital
Boston, Masachusetts

Jean-Claude Tardif, CM, MD, FRCPC, FACC, FAHA, FESC, FCAHS
Director of Research Center
Montreal Heart Institute
Canada Research Chair in Translational and Personalized Medicine
Endowed Research Chair in Atherosclerosis
Professor of Medicine
Université de Montréal
Montreal, Quebec, Canada

Rod S. Taylor, MSc, PhD
Professor of Health Services Research
Director of Exeter Clinical Trials Unit
NIHR Senior Investigator
University of Exeter Medical School
Exeter, United Kingdom

James E. Udelson, MD
Professor of Medicine and Radiology
Tufts University School of Medicine
Chief, Division of Cardiology
The CardioVascular Center
Tufts Medical Center
Boston, Massachusetts

Frans Van de Werf, MD, PhD
Professor of Cardiology
Department of Cardiovascular Sciences
University of Leuven
Leuven, Belgium

Christoph Varenhorst, MD, PhD
Consultant in Clinical and Interventional Cardiology
Department of Medical Sciences, Cardiology and Uppsala Clinical Research Center
Uppsala University
Department of Cardiology
Uppsala University Hospital
Uppsala, Sweden

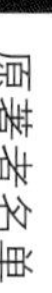

Amit N. Vora, MD, MPH
Fellow
Division of Cardiovascular Diseases
Duke University Medical Center
Durham, North Carolina

Harvey D. White, MB, ChB, DSc, FRACP, FACC, FESC, FAHA, FHKCC(Hon), FCSANZ, FRSNZ
La'auli (matai), Prince Mahidol Laureate, and John Neutze Scholar
Director of Coronary Care and Green Lane Cardiovascular Research Unit
Green Lane Cardiovascular Service
Auckland City Hospital
Auckland, New Zealand

Ann-Dorthe Olsen Zwisler, MD, PhD
Professor
Cardiologist, Senior Consultant
Head, Danish Knowledge Centre for Rehabilitation and Palliative Care (REHPA)
University Hospital Odense and University of Southern Denmark
Odense, Denmark

译者前言

冠状动脉粥样硬化性心脏病简称冠心病（CHD），又称缺血性心脏病（IHD），一直是欧美发达国家的头号杀手，近年来，也已成为危害我国人民生命安全和健康的常见病。而急性心肌梗死（AMI），包括ST段抬高型AMI（STEMI）和非ST段抬高型AMI（NSTEMI）则是CHD致死的主要原因。

AMI是由于冠状动脉粥样硬化易损性斑块破裂或侵蚀诱发了血栓，导致血管急性狭窄或堵塞，产生突发性心肌缺血和坏死。根据在冠状动脉源头病理生理发病机制相同的特点，临床上又将不稳定型心绞痛（UA）和AMI一起称为急性冠脉综合征（ACS）；并将STEMI称为ST段抬高型ACS（STE-ACS），NSTEMI和UA合称为非ST段抬高型ACS（NSTE-ACS）；主要区别在于前者急性冠状动脉血栓堵塞时几乎无侧支循环代偿，而后者则可能在冠状动脉堵塞后很快自发再通，或已有侧支循环能迅速代偿，或伴有动力性堵塞存在。

AMI因为临床发病急而凶险，院外猝死率、住院并发症发生率和病死率均高，国际心血管病学界一直致力于降低病死率，并改善患者近、远期预后。核心目标是争分夺秒开通堵塞冠状动脉、挽救缺血和损伤心肌、缩小心肌梗死（MI）面积和保护心脏功能。因此，在院前急救和快速转运，院内早期诊断和再灌注治疗，药物治疗和并发症防治，休克时的循环机械支持，损伤坏死心肌的保护、修复和干细胞治疗，心室逆重塑和心力衰竭防治，以及康复和二级预防等AMI急救的关键环节均取得了全面的进展。AMI救治不仅内延到心肌生物标志物、心血管病影像、冠状动脉腔内影像和生理评价、抗栓治疗与出血的平衡以及新药研发等方面；而且还外延到脑、肾和肺等重要器官的保护和系统炎症的干预，使当代心脏病学信息量呈现“爆发式”增长。如何将这些进展融会贯通并规范应用到临床实践中，以挽救更多AMI患者的生命对当代心内科医师提出了更高要求和挑战。

为了能帮助繁忙的心内科医师有效应对巨量信息的挑战，紧跟学术和新技术进展，由哈佛医学院布莱根妇女医院心内科国际著名的David. A Morrow教授主编，作为国际心血管巨著《Braunwald心脏病学》的重要系列丛书之一《心肌梗死——Braunwald心脏病学姊妹卷》第一版已经问世。正如国际心血管届权威前辈Braunwald教授在原著序中介绍所说“20世纪100年中，从临床上对CHD只了解AMI和心绞痛开始，后来出现了中间状态即‘中间冠脉综合征’，经大量研究才明确是UA，随后AMI也分为STEMI和NSTEMI；这三者因病理生理发病机制相同，临床上又一起称为ACS。目前，AMI在全世界的频发性和危重性，使其已是心脏病中的‘心脏’，几乎所有心血管医师无论是介入、非介入，个体或在医院工作，从事高血压、心力衰竭、心律失常、预防或康复等亚专业者都会碰到，都需紧跟AMI诊断和处理的重要进展。”原著前言中，Morrow教授则介绍了该书以AMI全流程救治为框架，围绕从粥样硬化的病理生理机制到二级预防救治链上关键环节的问题，重点写了五大部分。“其中四个部分还专门设计了‘临床实践/争议’章节，聚焦并探索AMI救治中常见而有挑战性的临床决策问题，由国际顶尖专家书写。不仅综合了最新循证和专业指南内容，还对正反双方观点势均力敌的争议问题提出了自己的观点。为繁忙的临床医生提供了一本内容全面、随时可学习参考的临床专著参考书。”

该书的翻译出版，对我国广大临床心内科医师、研究生和科研工作者，以及基层和其他专业如急救和危重症专业的内科医师，均有重要的学习和参考价值；也是AMI救治的必备参考书。

该书在翻译过程中，由于时间紧，尽管翻译团队经过分层次翻译、校对和交叉互校，以及主译再校的多重把关，但由于我们翻译水平有限，在面对母语专家们自由、奔放并带有“狂草”的语言书写风格时，错误之处在所难免，敬请各位专家和读者批评指正。

北京协和医学院　长聘教授
中国医学科学院　阜外医院
心内科、冠心病诊治中心　主任医师
杨跃进

2021 年 6 月于北京

原著序

在20世纪初，冠状动脉疾病已被认识到是一种严重疾病，但尚不清楚其两种主要表现（心绞痛和急性心肌梗死）之间的区别。到20世纪20年代，慢性心绞痛和急性心肌梗死各自的临床和病理学特征变得清晰。至20世纪40年代，发现更加常见的情况是介于心绞痛和急性心肌梗死之间的综合征，即所谓的“临界综合征”（后来更名为不稳定型心绞痛）。到了20世纪60年代，越来越多的关注聚焦于将急性心肌梗死区分为ST段抬高型心肌梗死（STEMI）和非ST段抬高型心肌梗死（NSTEMI），后者通常被称为“心内膜下”“非透壁”或“非Q波”心肌梗死。所有这三种情况（即不稳定型心绞痛、STEMI、NSTEMI）被认为构成了急性冠脉综合征。随着更敏感的心肌坏死生化标志物（即肌钙蛋白）的发展，不稳定型心绞痛和NSTEMI的区别已经变得模糊，越来越多的不稳定型心绞痛患者实际上具有了心肌坏死（即梗死）的证据。因此，就目前而言，绝大多数患有急性冠脉综合征的患者实际上都发生了急性心肌梗死。

在这种情况下的研究已在许多方面向前进展。本书由该领域经验丰富的临床医生和研究者David Morrow精心编写，涵盖了主要的发展动态，包括心肌梗死的流行病学、临床、病理生理学和治疗的进展。这其中包括院前评估和患者监护；在不能立即接受冠状动脉支架置入术的STEMI患者，如何优化使用心肌肌钙蛋白和各种成像技术进行诊断和管理；NSTEMI患者血运重建的最佳时机；个体化抗血小板治疗；在心源性休克患者中的机械循环支持；努力逆转心肌梗死引起的心室重构；以及梗死后干细胞治疗的现状。

目前，AMI在全世界的频发性和危重性，使其已是心脏病中的“心脏”，几乎所有心血管医师无论是介入、非介入，个体或在医院工作，从事高血压、心力衰竭、心律失常、预防或康复等亚专业者都会碰到，都需紧跟AMI诊断和处理的重要进展。

与这些心肌梗死患者打交道的心脏病专家，以及接受培训和临床研究人员都将感谢Morrow医生和他那些才华横溢的编者们编著成这本重要著作。我们非常自豪地欢迎她加入《Braunwald心脏病学》姊妹卷家族。

Eugene Braunwald
Boston, Massachusetts
Douglas P. Zipes
Indianapolis, Indiana
Peter Libby
Boston, Massachusetts
Robert O. Bonow
Chicago, Illinois
Douglas L. Mann
St. Louis, Missouri
Gordon F. Tomaselli
Baltimore, Maryland

原著前言

从 1910 年首次描述冠状动脉血栓形成引起急性心肌梗死以来，我们对心肌梗死分类、流行病学和自然病史、对其病理生理学认知，以及治疗的面貌已有不可估量的进展。这是《心肌梗死——Braunwald 心脏病学姊妹卷》的第一版，旨在将本世纪的变革提炼为最重要的原理，并囊括当代最新临床治疗技术以及影响心肌梗死处置的转化和临床科学。因此，这本教科书将引起那些对缺血性心脏病及其并发症富有兴趣的临床医生、医学实习生和科学家们的兴趣。

所有参与此书编纂的工作人员都在努力打造这样一本著作，既可以很好地用于复杂问题的温习，也可以成为便于繁忙的临床医生随时查阅的临床资源。

本书以心肌梗死患者的临床治疗过程为框架，共分为五个部分，从动脉粥样硬化的病理生理学基础出发，通过关键的初步临床评估和心肌梗死的院内管理，最终在出院时制订短期和长期二级预防计划。其中四个部分还专门设计了“临床实践 / 争议”章节，聚焦并探索 AMI 救治中常见而有挑战性的临床决策问题，由国际顶尖专家书写。不仅综合了最新循证和专业指南内容，还对正反双方观点势均力敌的争议问题提出了自己的观点。为繁忙的临床医生提供了一本内容全面、随时可学习参考的临床专著参考书。

能够与为该书做出杰出贡献的临床专家、教育家和临床科学家团队合作，是我的莫大荣幸，并充满喜悦，在此，我要感谢他们每一个人。最重要的，我要感谢 Eugene Braunwald 教授充满智慧的指导，他对卓越品质的坚守是《Braunwald 心脏病学》及其每一部姊妹卷著作的成功基础。

David A. Morrow, MD, MPH
Boston, Massachusetts

目　录

第 4 部分　院内并发症及评估

第 5 部分　出院和出院后管理

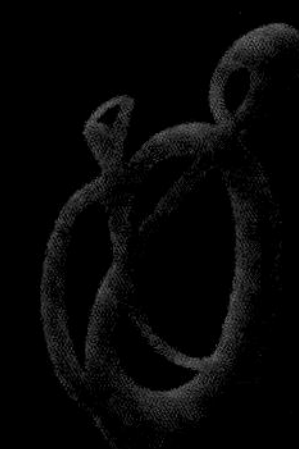

第 1 部分 流行病学及病理生理学

1 急性冠脉综合征的分类及诊断

David A. Morrow and Eugene Braunwald
杜雪 译 杨伟宪 审校

引言

20 世纪初期，冠状动脉血栓形成可即刻致命的观念已深入人心。1910 年，两名乌克兰医生描述了 5 名急性心肌梗死（myocardial infarction，MI）患者，其中 3 名在尸检时发现冠状动脉血栓形成。1912 年，James Herrick 在其里程碑式的文章《突发冠状动脉阻塞的临床特征》中首次采用英语清晰描述了急性 MI。在此之前，虽然病理学家已经明确血栓性冠状动脉阻塞与心肌细胞退行性变之前存在因果关系，但无人描述幸存患者的 MI 相关临床综合征这一概念。急性冠脉综合征（acute coronary syndrome，ACS）这一术语出现于 80 多年后，现指由于不稳定性缺血性心脏病所导致的急性心肌缺血的相关临床表现。区别于慢性稳定型心绞痛，ACS 包括不稳定型心绞痛（unstable angina，UA）和急性 MI。此外，部分临床医生已使用 ACS 特指急性冠状动脉粥样硬化性血栓形成，以区别于稳定性冠心病因心肌耗氧量增加而引起的缺血。

在过去的一个世纪里，ACS 的分类、流行病学以及对其病理生理学的探索历经演变[1-3]。第 2 章将回顾 MI 的流行病学和历史。第 3 章将讨论 ACS 的病理生理学。第 4 章将对心肌缺血损伤和愈合机制的历史观点和新概念进行综述。第 7 章会详细介绍心肌坏死标志物在 AMI 诊断中的作用。本章我们旨在描述 ACS 临床分类的演变，包括 UA、非 ST 段抬高型心肌梗死（non-ST-elevation myocardial infarction，NSTEMI）、ST 段抬高型心肌梗死（ST-elevation myocardial infarction，STEMI）以及 MI 全球统一定义中的其他亚类。在本章中，我们的重要观点之一是在可测定高敏肌钙蛋白（cardiac troponin，cTn）的时代，UA 这一疾病诊断可能将会逐渐消失[3]。

不稳定性缺血性心脏病的疾病谱

稳定性缺血性心脏病（stable ischemic heart disease，SIHD）最常见的病因是动脉粥样斑块导致一支或多支心外膜冠状动脉逐渐狭窄或阻塞。尽管 SIHD 的临床表现多变，但由劳力引起的稳定型心绞痛是最典型的临床症状，由 Heberden 于 1772 年首次描述。UA 的特点是心绞痛发作的频率增加或程度加重，以及出现静息性心绞痛，且尚未发生 MI。MI 是指临床出现符合急性心肌缺血的症状且存在心肌坏死的客观证据。根据治疗（包括再灌注治疗）策略的不同，MI 在临床上分为 STEMI（12 导联心电图上相邻 2 个导联出现 ST 段抬高）和 NSTEMI（无上述 ST 段表现）。此外，由于临床表现和心电图特征（ST 段压低和 T 波倒置）不易区分，且临床管理类似，UA 和 NSTEMI 通常归为一组，即非 ST 段抬高型 ACS（non-ST-elevation ACS，NSTE-ACS）（图 1-1；亦可参见下文“临床分

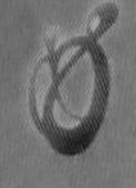

型　心电图表现”部分）。

根据体表心电图上有无病理性 Q 波来命名和分类 MI，包括 Q 波型 MI 和非 Q 波型 MI，已不再被认为是 AMI 初始诊疗的重要环节。然而，Q 波出现通常提示大面积 MI 的晚期。除外已描述的分类，根据病理、临床和预后的不同，以及治疗策略的差异，MI 还可分为其他不同类型（见“临床分型”部分）。

不稳定型心绞痛的历史回顾

Herrick 最初描述 MI 时，MI 和心绞痛即被认为是同一潜在疾病病程中的不同表现[3]。尽管如此，前苏联医生 Obrastzow 和 Straschesk 认为“冠状动脉血栓形成与心绞痛的主要鉴别点在于前者可引起持续心绞痛，而急性心绞痛发作不伴有冠状动脉血栓形成”，反映了当时的主流观点认为二者全然不同。但这一区别从 1937 年起变得模糊，Sampson、Eliaser 和 Feil 分别描述了一些患者出现不同于稳定型心绞痛的症状，而表现为长时间的静息状态下心前区不适，这种情况有时可发生于 AMI 之前[3]。这种症状形式被描述为“梗死前心绞痛”或“恶化性心绞痛”。1948 年，Wood 提出这种介于稳定型心绞痛和 MI 之间的“中间型冠状动脉综合征”是由于“冠状动脉血流不足以满足患者休息时的（氧）需，但尚足以避免心肌梗死的发生”。他意识到，同 MI 一样，冠状动脉血栓可能在这种冠状动脉供血不足中发挥作用。此外，他观察到 25 名中间型冠状动脉综合征患者中有 12 名出现 MI 或死亡，而在 33 名接受口服抗凝药物治疗的同一综合征患者中，只有 3 名患者死亡或出现 MI。直到将近 25 年后的 1971 年，Fowler 和他的同事提出了“不稳定型心绞痛”这一术语。

起初，UA 被认为相当罕见，直到 20 世纪 50 年代，一些专家依然质疑它的存在。在当时主流的心

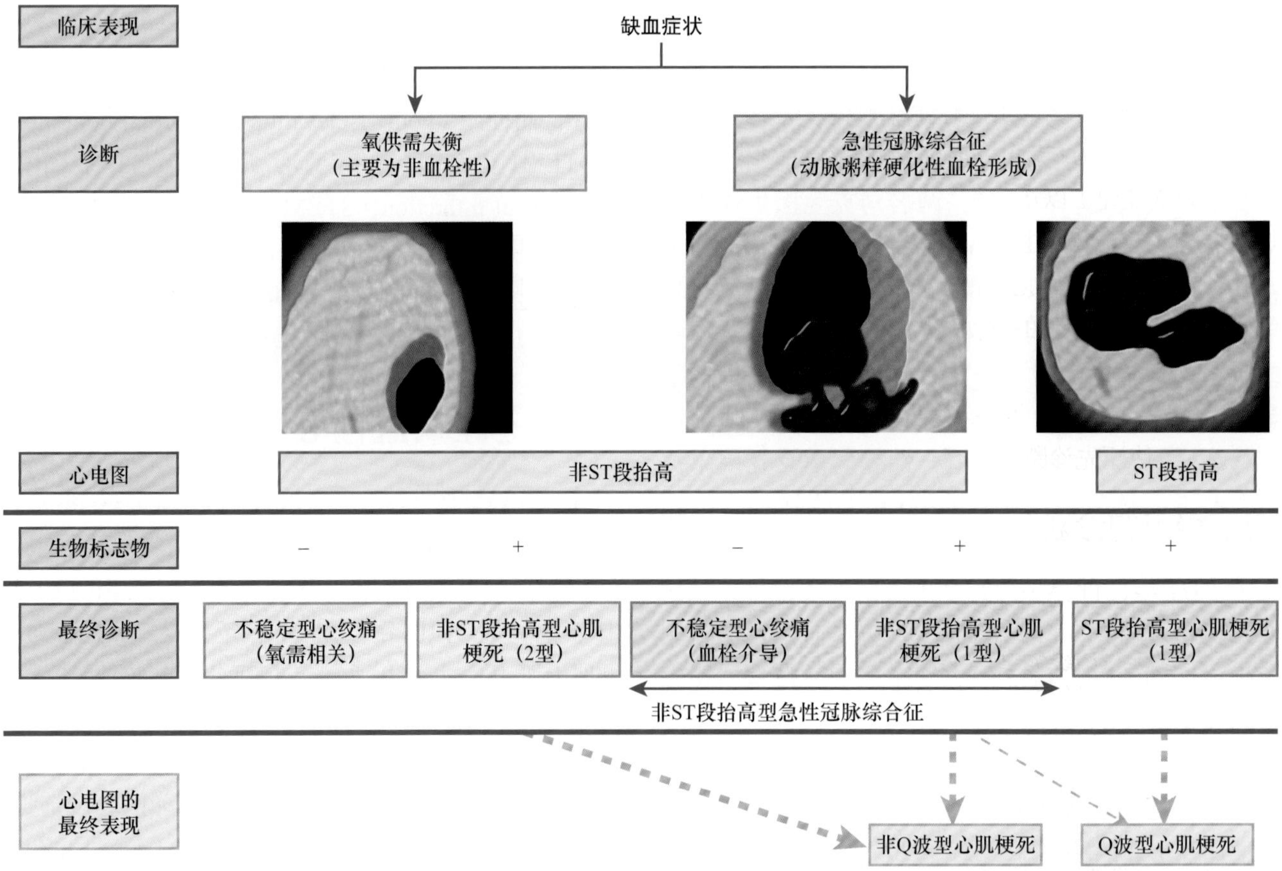

临床表现
缺血症状
诊断
氧供需失衡
（主要为非血栓性）
急性冠脉综合征
（动脉粥样硬化性血栓形成）
心电图
非ST段抬高
ST段抬高
生物标志物
–
+
–
+
+
最终诊断
不稳定型心绞痛
（氧需相关）
非ST段抬高型心肌梗死（2型）
不稳定型心绞痛
（血栓介导）
非ST段抬高型心肌梗死（1型）
ST段抬高型心肌梗死
（1型）
非ST段抬高型急性冠脉综合征
心电图的
最终表现
非Q波型心肌梗死
Q波型心肌梗死

图 1-1　心肌缺血和梗死。不稳定性（冠状动脉）缺血综合征可能是由心肌需氧和（或）供氧的急性变化引起的。氧供需失衡主要引起非血栓性缺血（左侧），通常不伴 ST 段抬高，若缺血程度足够严重且持续（2 型心肌梗死），可导致心肌梗死和心肌生物标志物水平升高。急性冠状动脉粥样硬化性血栓形成（右侧）引起的心肌缺血可伴或不伴 ST 段抬高。心肌梗死发生与否最终由是否检测到血清肌钙蛋白的升高为判断标准。大多数非 ST 段抬高型心肌梗死（NSTEMI）的患者最终发展为非 Q 波型心肌梗死；少数患者可能发展为 Q 波型心肌梗死。由动脉粥样硬化性血栓形成导致的心肌梗死被归类为 1 型心肌梗死。（Adapted from Scirica BM，Morrow DA：ST-elevation myocardial infarction：pathology，pathophysiology，and clinical features. In Mann DL，et al，eds：Braunwald's heart disease：a textbook of cardiovascular medicine，ed 10，Philadelphia，Saunders，2015.）

脏病学教科书中，Friedberg 将这些患者描述为“混杂的群体”，他建议“临床上最好将其归类为心绞痛（可能更严重或持续时间更长）或心肌梗死”。尽管争议不断，在高敏 cTn 检测快速发展之前的时代，UA 似乎非常常见。1991 年，美国国家卫生统计中心（National Center for Health Statistics）报告称，美国每年因 UA 住院治疗的患者达 57 万人次，这使得 UA 成为住院患者最常见的病因之一。

1994 年第一次发布的诊治指南中，UA 被定义为“介于稳定型心绞痛和心肌梗死之间的临床综合征”[3]。UA 的典型特征包括以下三种临床表现：①静息性心绞痛；②新发或恶化劳力型心绞痛；③稳定型心绞痛的症状显著（且多为突然）加重。在无急性 MI 发生前提下（见下文“心肌梗死的诊断”部分），以上任何一种表现均为诊断 UA 的基础。根据其严重程度、临床情况以及心电图 ST 段是否偏移，可将 UA 进一步分类（表 1-1）。

至 21 世纪初，UA 被普遍认为是 ACS 的一种可能的表现形式。然而，其定义逐渐变得模糊且存在歧义。例如，2008—2009 年世界卫生组织在更新 MI 定义时，描述 UA 为“新发或恶化的缺血症状（或症状发作模式较前变化）以及提示缺血的心电图改变……生物标志物正常”，但需注意的是“众所周知新发心绞痛、恶化性心绞痛和 UA 之间的区分十分困难，需基于仔细的临床评估和详实的病史收集”[4]。同时，cTn 检测灵敏度的提高降低了 ACS 患者中具有“正常生物标志物”人群的比例（见下文“心肌坏死生物标志物”部分），致使原先诊断为 UA 的患者现可诊断为 MI。

心肌梗死的诊断

1971 年，世界卫生组织提出 MI 的诊断至少具备以下两个要素：①典型的症状；②典型的心电图表现，包括 Q 波的演变；③血清和（或）血浆的心肌坏死生物标志物起初升高及随后下降。患者的临床表现与 UA 相似，但因出现心肌坏死生物标志物异常升高和随后下降这一典型的演变，可被诊断为 MI。随后，敏感度和特异度更高的心肌坏死生物标志物检测的出现以及精尖的影像学技术发展促使 MI 定义被不断修订和发展，即无论是敏感的生物标志物，抑或是心脏成像，均更加重视对缺血性心肌坏死的评估。

2000 年，欧洲心脏病学会（European Society of Cardiology，ESC）和美国心脏病学会（American College of Cardiology，ACC）成立首个全球工作组，联合发布 MI 的新定义，即“由缺血引起的任何程度的心肌坏死均应诊断为心肌梗死”[5]。此外，该工作组采纳先前指南中推荐的以健康人群的 cTn 值的第 99 百分位数作为正常参考值上限（upper reference limit，URL）来诊断心肌损伤（第 7 章）。工作组认为根据这一基本前提，“既往被诊断存在严重、稳定或不稳定型心绞痛的患者，现今可能被诊断为小（面积）的 MI”。2007 年全球工作组重新修订了上述内容，并发布《心肌梗死全球统一定义》，提出 MI 新的临床分类，着重区分各种不同临床情况下的 MI（见“临床分型”部分）[5]。而后，随着心肌损伤生物标志物检测的飞速发展，2012 年更新提出第 3 版定义[6]。

第 3 版《心肌梗死全球统一定义》由 ESC、ACC、美国心脏协会（American Heart Association，AHA）、世界心脏联盟联合发布，推荐对临床疑诊 ACS 的患者进行 cTn 连续采样[6]。MI 定义为 cTn 升高和（或）降低，至少有一次超过 URL，且伴有其他一项缺血证据（例如，典型缺血症状或心电图变化）（框 1-1）。

表 1-1　不稳定型心绞痛的既往 Braunwald 分类标准

严重程度		临床情况 A 心外因素加剧心肌缺血（继发性 UA）	 B 无心外因素诱发（原发性 UA）	 C 心肌梗死后 2 周内发生（心梗后 UA）
Ⅰ	严重的初发性心绞痛或者恶化性心绞痛，无静息性胸痛发作	ⅠA	ⅠB	ⅠC
Ⅱ	既往 1 个月内且非 48 h 内发作的亚急性静息性心绞痛	ⅡA	ⅡB	ⅡC
Ⅲ	48 h 内发作的急性静息性心绞痛	ⅢA	ⅢB 肌钙蛋白阴性 ⅢB 肌钙蛋白阳性 *	ⅢC

* 若肌钙蛋白升高超过正常参考值上限的第 99 百分位数，目前定义为心肌梗死。

UA：不稳定型心绞痛

Adapted from Braunwald E：Unstable angina—a classification. Circulation 80：410-414，1989

心肌坏死生物标志物

第7章讨论了cTn的现代检测，包括重要的分析考量以及在评估疑似MI患者中的临床应用[7]。随着生物标志物检测技术的发展，其敏感度和准确性日益提高，MI的流行病学也随之改变。在20世纪80年代和90年代，肌酸激酶（creatine kinase，CK-MB）被认为是最敏感和特异的生物标志物。由于当时NSTE-ACS患者评估时并不要求对其连续采样检测CK-MB，故而很多最终诊断UA的患者未充分排除NSTEMI的可能。因此，1991年报道的UA高发病率可能是由于存在高估的情况。

UA和NSTEMI之间的区别已被证实与预后密切相关。起初通过CK-MB检测来证实，而后的cTn则更为精准。较心肌坏死生物标志物水平正常的UA患者，具有不稳定性缺血症状且心肌坏死生物标志物升高（即NSTEMI）的患者，其死亡或缺血性事件复发的风险将显著升高（第11章）。

在20世纪70年代和80年代，尽管CK-MB已优于既往用作心肌坏死生物标志物的酶（总肌酸激酶、天冬氨酸氨基转移酶和丙氨酸氨基转移酶），但并非具备最佳的敏感度和特异度。1987年，Cummins及其同事发明可用于检测心肌特异性的肌钙蛋白I（cardiac-specific troponin I，cTnI）的方法，此后不久，Katus及其同事开发了一种类似的可用于心脏特异性肌钙蛋白T（cardiac-specific troponin T，cTnT）检测的方法。cTnI和cTnT是肌钙蛋白调节复合物的组成部分，在心肌细胞中与肌动蛋白结合并调节肌动蛋白和肌球蛋白之间的相互作用。与CK-MB相比，cTnI和cTnT是具有心肌细胞特异性的异构体，可采用抗原决定簇特异性单克隆抗体进行测定。由于更好的组织特异性，cTn可准确反映心肌细胞损伤，且较CK-MB的灵敏度和特异度更高[5]。例如，在TIMI3临床试验中，25%UA患者的诊断是基于CK-MB无异常升高，然而这些受试者的cTnI ≥ 0.4 ng/ml（根据20世纪90年代中期的诊断界值），因此，实际上这部分患者应该被重新归类于NSTEMI[8]。因此，回顾既往数据，NSTE-ACS的患者中UA所占的比例实际较既往认为的更低。

框1-1　心肌梗死的诊断标准

临床存在心肌缺血表现且有心肌坏死的证据时，应使用“心肌梗死（myocardialinfarction，MI）”这一术语。此时，出现下列任何一项均可诊断为MI：

- 血清心肌生物标志物（首选肌钙蛋白）升高（至少超过正常参考值上限的第99百分位数），且至少伴有以下任何一项临床指标：
  - 缺血性症状
  - 新出现的ST-T改变或新出现的左束支传导阻滞（left bundle branch block，LBBB）
  - 心电图（electrocardiogram，ECG）上病理性Q波形成
  - 影像学证据显示有新的心肌活性丧失或新发的局部室壁运动异常
  - 冠状动脉造影证实冠状动脉内血栓
- 病理学证据显示急性或近期MI

特殊情况下的MI：

- 突发心源性死亡相关的MI
  突发、意外的心源性死亡，包括心搏骤停，通常有提示心肌缺血的症状，并伴有新出现的ST段抬高或新出现的LBBB，或冠状动脉造影和（或）尸检发现冠状动脉内新鲜血栓形成，但是患者在血样采集前或血清心肌生物标志物升高前死亡
- 经皮冠状动脉介入（percutaneous coronary intervention，PCI）相关的MI
  接受PCI治疗且基线肌钙蛋白阴性（低于正常参考值上限的第99百分位数）的患者，若肌钙蛋白升高超过正常参考值上限的第99百分位数的5倍，提示围术期心肌坏死，并伴有以下表现之一：持续的胸痛或血流动力学不稳定，ST段改变或新出现的病理性Q波，造影见冠状动脉主干或分支血管缺失，持续的慢血流或无复流，影像学显示新发的心肌活力丧失或室壁运动异常
- 支架内血栓相关的MI
  PCI相关的支架内血栓形成所致的MI，标准是：冠状动脉造影或尸检所见缺血相关血管有血栓形成，血清心肌生物标志物升高至少超过正常参考值上限的第99百分位数
- 冠状动脉旁路移植术（coronary artery bypass grafting，CABG）相关的MI
  接受CABG治疗且基线肌钙蛋白阴性（低于正常参考值上限的第99百分位数）的患者，若肌钙蛋白超过正常参考值上限的第99百分位数的10倍，并伴有以下表现之一：ECG新出现的病理性Q波或LBBB，造影证实新的桥（静脉桥或动脉桥）内阻塞，影像学显示新发的心肌活性丧失或局部室壁运动异常。

From Thygesen K，Alpert JS，Jaffe AS，et al：Third universal definition of myocardial infarction. J Am Coll Cardiol 60：1581，2012.

与早期基于CK-MB的ACS分型类似，（根据cTn的）第二次分型对临床实践同样意义深远。在CK-MB正常的患者中，cTn升高者较未升高者发生负性心脏事件的风险更高。TIMI 11B临床试验结果显示，与无cTnI升高患者相比，cTnI升高且CK-MB正常的患者，其死亡或新发MI风险将增加6倍。另有证据表明，cTn升高的ACS患者较未升高者，将更多地从新的治疗方案中获益，进而更进一步凸显出依据cTn重新分类（ACS患者）的重要性。这些新的治疗方案包括早期侵入性治疗策略（第16章），血

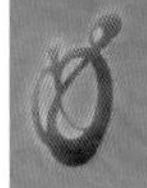

小板糖蛋白Ⅱb/Ⅲa抑制剂的联合使用（第19章）以及低分子量肝素而非普通肝素治疗（第18章）。

目前临床应用cTn呈现两个关键趋势，被视为第三次分类的重要线索，包括：①进一步降低cTn诊断界值；②cTn的测定精度不断提升有助于更精准地诊断和预后评估[3,5]。在最早批准临床使用时，制造商推荐的诊断界值来自同CK-MB的对比研究。然而，这种基于与较不敏感的指标进行对比而最终确定诊断界值的方法明显存在缺陷。因此，1999年，实验室专业指南根据健康参考人群中的cTn分布推荐了较低的界值。这种采用正常参考人群第97.5或第99百分位数为正常上限的方法，广泛应用于许多临床实验室指标的诊断界值的确立。2000年，心脏病学和实验室专业指南均支持采用正常参考值上限（URL）的第99百分位数作为诊断MI的界值（第7章）。

然而，在第1版《心肌梗死全球统一定义》发布10年之后，许多实验室依然采纳既往实验室指南和说明书内容中推荐的cTn诊断界值标准，故而得出不确定性的诊断[9-10]。上述做法与现行的指南推荐不符[6]。

既往25年里，由于cTn检测分析技术的日益精进，心肌坏死检出的敏感度不断提高，URL不断下调。临床研究的数据通过分析NSTE-ACS中因cTn阳性诊断为NSTEMI的患者比例变化，予以了佐证。1996年，在TIMI 3临床试验中，25%的UA患者cTnI升高（≥0.4 ng/ml）。10年后，参加MERLIN-TIMI 36临床试验中，采用当时最新且广泛使用的高敏cTnI检测技术，其中65%的NSTE-ACS患者的cTnI呈阳性（URL 0.04 ng/ml），而若采用CK-MB为判断指标，则将近50%的患者无法被检出[11]。更值得关注的是，亚组分析显示，cTnI呈低水平升高的患者，若使用上一代的cTn检测技术仅能被诊断为UA（而非NSTEMI），而这一组患者的死亡和再发缺血事件风险与cTnI明显升高患者相近[11]。

伴随又一个十年，具有更高分析精度的检测技术持续发展，使得cTn的URL不断下调，可检测到的低限也降至0.0002 ng/ml（0.2 ng/L），进而使得在临床推定为UA的患者中，82%～99%的患者的cTn高于URL；相关数据亦显示这类患者出现不良预后的风险将增加[12-13]。上述临床研究已然证实，大多数具有心肌缺血临床表现以及静息型心绞痛的患者，由于上一代技术的局限而未检测到cTnI升高，但通过不断提升的高敏检测技术则可检出循环中的cTnI，继而将这一类UA患者重新归类为NSTEMI。临床上，需注意区分MI患者的cTnI急性升高与SIHD或其他结构性心脏病患者的慢性、相对稳定的低水平cTnI升高，后者未必提示存在ACS（第7章，框7-1）[14]。

心肌梗死的分型

病理改变

MI的病理诊断主要依据发现心肌细胞坏死的证据。心肌细胞坏死的特征性表现包括凝固性坏死和收缩带坏死，通常在梗死周围可出现斑片状的肌细胞溶解区域（图4-2）。在MI的急性期，大多数心肌细胞因凝固性坏死随后继发炎症以及坏死心肌细胞的吞噬作用而减少，并最终修复形成瘢痕（第4章）。

大体观察下的MI病理分型包括透壁性和心内膜下（非透壁性）梗死，前者指心肌坏死累及心室壁全层（或几乎全层），后者则表现为心内膜下和（或）壁内心肌梗死，而尚未扩展至心外膜（图1-2）。当冠状动脉完全阻塞时更可能发生透壁性梗死，且梗死范围与阻塞的冠状动脉供血区域一致。若冠状动脉严重狭窄但前向血流尚未消失，或梗死区域已出现明显的侧支循环时，多表现为心内膜下心肌梗死。若在坏死逐渐波及心室壁全层之前，阻塞的冠状动脉再通，可能会形成斑块状的心内膜下梗死（第24章）。

临床分型

心电图表现

心肌缺血或心肌坏死时的体表心电图可表现为PR段、QRS波、ST段或T波的异常。超急性期的心肌缺血通常表现为T波高尖，其次是ST段改变。心肌坏死后电势能丧失，导致心肌梗死区域相应导联的R波消失。由于缺血区域的延迟传导或梗死周围区的传导，相应导联记录到对侧心室壁的电位，即Q波。与既往心肌梗死一致的Q波的诊断标准列于框1-2的下部。一过性的Q波可出现在急性心肌缺血期和已成功行再灌注治疗的急性心肌梗死患者中（后者少见）。

Q波型心肌梗死通常与透壁性心肌梗死同义，而非Q波型心肌梗死通常被认为是心内膜下心肌梗死。然而，采用心脏磁共振成像的研究表明（第33章），相较于透壁程度，梗死面积对Q波形成影响更大（图1-1）。此外，基于Q波的MI分型已被发病时ST段是否抬高所取代（见上文“不稳定性缺血性心脏病的疾病谱”部分）。尽管如此，在MI的演变过程中，Q

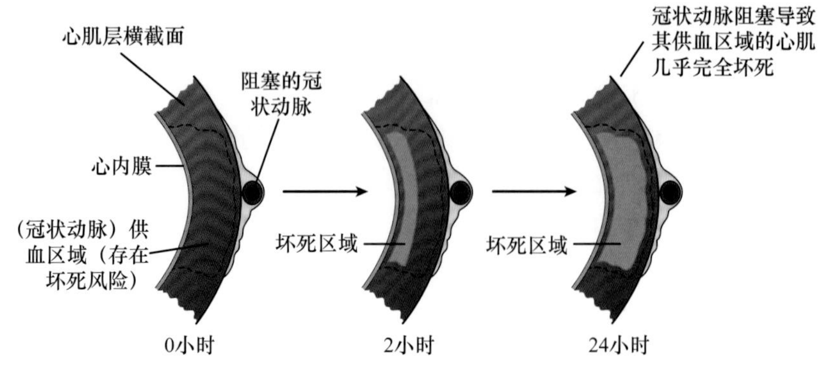

图 1-2 冠状动脉阻塞后的心肌坏死演变。坏死始于心内膜下方的缺血区域中心。缺血心肌（虚线轮廓）的面积取决于阻塞血管的供血范围，且存在心肌坏死的风险。紧邻心内膜下方的狭窄的心肌区域可免于（缺血）坏死，因其可通过心室血流里的氧气弥散获得氧供。（Adapted from Schoen FJ，Mitchell，RN：The heart. In Kumar V，et al，eds：Robbins and Cotran pathologic basis of disease，ed 8. Philadelphia，Saunders，2010.）

框 1-2 急性心肌梗死的心电图表现

急性心肌缺血的心电图表现（无左心室肥厚和完全性左束支传导阻滞）

ST 段抬高

连续两个导联新发从 J 点起始的 ST 段抬高：

V_2～V_3 导联：≥ 40 岁男性，≥ 0.2 mV
< 40 岁男性，≥ 0.25 mV
各年龄段女性，≥ 0.15 mV

ST 段压低和 T 波改变

两个相邻导联新发 ST 段水平型或下斜型压低≥ 0.05 mV 和（或）（在 R 波为主或 R/S＞1 导联）T 波倒置且深度≥0.1 mV

既往心肌梗死的心电图改变

- V_2～V_3 导联出现≥ 0.02 s 的 Q 波，或者 V_2 和 V_3 导联出现 QS 波
- Q 波宽度≥ 0.03 s，深度≥ 0.1 mV，或者Ⅰ、Ⅱ、aVL、aVF 或 V_4～V_6 任何两个相邻导联组（Ⅰ、aVL；V_4～V_6；Ⅱ、Ⅲ和 aVF）* 出现 QS 波
- V_1～V_2 导联 R 波≥ 0.04 s，R/S ≥ 1，伴正向 T 波，无传导异常

* 标准同样适用于 V_7～V_9 以及 Cabrera 心电图导联的分组。

From Thygesen K，Alpert JS，Jaffe AS，et al：Third universal definition of myocardial infarction. J Am Coll Cardiol 60：1581，2012.

波形成仍具有临床意义，通常提示梗死面积更大。

ST 段改变是严重心肌缺血时最常见且一致的心电图表现，它是由于心肌细胞正常区和缺血区之间出现电位梯度，进而产生“损伤电流”所致。若急性缺血为透壁性（通常与冠状动脉完全阻塞相关），则心电向量通常指向心外膜方向，导致 ST 段抬高。反之，当缺血局限于心内膜下时，心电向量通常指向心室腔方向，导致相应导联 ST 段压低。临床研究已证实 ST 段抬高的患者可从早期再灌注治疗中获益（第 13 章）。因与急性 MI 的治疗策略选择密切相关，目前的命名法倾向将 MI 分为 STEMI 和 NSTEMI（图 1-1）。诊断 ST 段抬高的标准如框 1-2 所示。临床医生亦需提高对轻度 ST 段改变的认识，并将其作为可疑 MI 患者临床评估的重要内容之一（第 6 章）。

心肌梗死分类的统一定义

除统一 MI 的定义及诊断标准外，根据病理、临床和预后的差异，同时确立了 MI 的分类（框 1-3）[6]。此外，这一分类着重于区分不同 MI 分类之间其治疗策略的差异，例如，自发性 MI 与因心肌氧供需失衡或冠状血管痉挛所导致 MI 的差别（图 1-3；第 13 章）。

原发斑块破损导致的心肌梗死（1 型）

1 型 MI 与动脉粥样硬化血栓形成有关，包括斑块破裂、溃疡、裂隙、糜烂或夹层，在一支或多支冠状动脉内形成血栓（第 3 章）。MI 的全球统一定义亦将远端的血小板微血栓归类于 1 型。1 型 MI 是 ACS 的典型形式，病因为动脉粥样硬化性血栓形成，因而针对 STEMI 患者的早期再灌注治疗以及针对 NSTEMI 和 STEMI 患者的抗栓治疗及侵入性评估被证实可获益。冠状动脉造影中发现约 5% ～ 20% 的 1 型 MI 患者，尤其是女性，常常存在两级结果，一种是严重但非阻塞性的冠心病（coronary artery disease，CAD），一种为轻微的冠状动脉病变（见“冠状动脉非阻塞型心肌梗死”部分）。

继发于氧供需失衡的心肌梗死（2 型）

2 型 MI 由非 CAD 病因引起心肌氧供需失衡所致（图 1-3），亦可发生于稳定性冠心病患者中。病

框 1-3　心肌梗死的分类

1 型：原发斑块破损导致的心肌梗死

由于原发冠状动脉事件（如冠状动脉粥样斑块破裂、溃疡、侵蚀或撕裂等原因）导致缺血相关自发性心肌梗死

2 型：继发性心肌梗死

由于心肌氧供需失衡（如冠状动脉内皮功能不全、冠状动脉痉挛、冠状动脉栓塞、心动过速或缓慢性心律失常、贫血、呼吸衰竭、低血压或高血压合并或不合并左心室肥厚等）导致缺血相关的心肌梗死

3 型：心肌梗死导致的心脏性猝死

突发的心源性死亡，通常伴发心肌缺血性的临床症状。新出现的心电图 ST 段抬高或 LBBB 或冠状动脉造影和（或）尸检发现冠状动脉内新鲜血栓，但在死亡之前未进行血液学检查或心肌酶谱尚未升高或未行检测

4a 型：经皮冠状动脉介入治疗（PCI）相关的心肌梗死

4b 型：支架内血栓相关的心肌梗死

5 型：冠状动脉旁路移植术（CABG）相关的心肌梗死

LBBB，左束支传导阻滞

From Thygesen K，Alpert JS，Jaffe AS，et al：Third universal definition of myocardial infarction. J Am Coll Cardiol 60：1581，2012.

因包括持续的难以控制的高血压，心律失常引起的心率明显增加或严重贫血，其他病因包括呼吸衰竭、心动过缓和低血压。2 型 MI 还包括由于冠状动脉血管痉挛、内皮功能障碍或冠状动脉栓塞引发的心肌氧供不足，以及在无明确冠状动脉异常的情况下因心肌需氧剧增而导致的缺血（见“冠状动脉非阻塞型心肌梗死”部分）。急性疾病或应激性心肌病（takotsubo myopathy）时循环中释放的心肌细胞直接毒性物质（如儿茶酚胺）可致心肌损伤，这一类非缺血性病因均未被归类为 2 型 MI，但实际情况下很难与心肌需氧增加所致的心肌缺血相鉴别（框 7-3）。

估测 2 型 MI 占比为 3.5% ～ 72%，这取决于不同的临床情况和诊断分类的方法。在明确诊断缺血性心脏病和近期出现 ACS 的患者中，再发 MI 时为 2 型 MI 的比例小于 5%[15]。在 cTn 升高的住院患者中，该比例增至 10% ～ 30%，而在 cTn 升高的急诊患者中，比例则高达 70%[16]。虽然已提出包含心率、血压、血红蛋白和氧合等指标在内的评估方法[17]，但目前尚无诊断 2 型 MI 的金标准。尝试制定 2 型 MI 严格诊断标准可能徒劳，因为引起缺血性心肌损伤的先决条件——心肌需氧量增加，可因任何潜在的冠状动脉病变的严重程度不同而存在显著差异。例如，某一患者 110 次 / 分的心率可能诱发严重左主干疾病的患者出现缺血，但其他人可能耐受 150 次 / 分的心率而不发生任何缺血情况。存在明确病因（例如：感染、心率或血压的急剧变化）或特殊情境相关的症状或体征，是诊断 2 型 MI 的重要依据。大部分情况下，诊断性冠状动脉造影可能并不适用（例如对于严重非心脏疾病的患者），但若可行，通常会为临床诊断提供线索。

既往鲜有研究探讨 2 型 MI 患者的短期和长期预后。在明确诊断缺血性心脏病和近期出现 ACS 的患者中，与 2 型 MI 相关的心血管疾病相关死亡率似乎与再发 1 型 MI 相近（图 1-4）[15]。此外，在未经选择的因 MI 住院患者中，2 型较 1 型 MI 患者的远期生存率更低（图 1-5）[17]。这一观察结果可能是由于 2 型 MI 患者的年龄普遍较大，慢性合并症多，以及常存在导致缺血发作的急性非心脏疾病。2 型 MI 的治疗主要应针对导致心肌氧供需不平衡的潜在病因。由于 2 型 MI 患者预后不良，一旦原发非心脏的疾病已纠

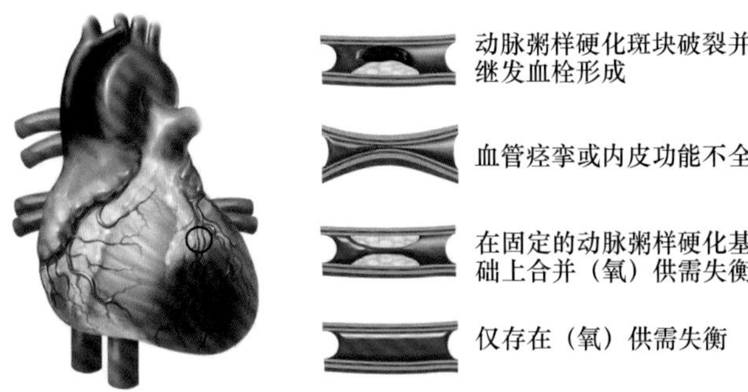

图 1-3　根据冠状动脉的病变类型区分 1 型和 2 型心肌梗死。心肌缺血和梗死可因不同的冠状动脉病变引起，包括易损动脉粥样硬化斑块的侵蚀或破裂，进而导致急性血栓形成及缺血（1 型心肌梗死，上图），或由于以下任何一种非血栓性因素导致的（氧）供需不平衡（2 型心肌梗死）：冠状动脉痉挛，在固定冠状动脉病变的情况下心肌氧需增加，或在无严重心外膜疾病的情况下出现（氧）供需不平衡，如微血管疾病或内皮功能不全。（From Thygesen K，Alpert JS，Jaffe AS，et al：Third universal definition of myocardial infarction. J Am Coll Cardiol 60：1581，2012.）

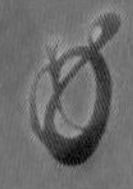

正，仍需评估这类患者的心血管疾病风险分层。

心肌梗死导致的心脏性猝死（3型）

某些情况下，患者突发死亡，死亡前曾出现提示心肌缺血的临床症状，伴新发的心电图ST段抬高或新出现的LBBB，但在死亡之前未进行血液学检查或心肌酶谱尚未升高。即使在无心肌损伤生物标志物结果的情况下，这类患者也应被认为患有致死性的MI。

与再血管化操作相关的心肌梗死（4型和5型）

经皮冠状动脉介入治疗（percutaneous coronary intervention，PCI）（4型）或冠状动脉旁路移植术（coronary artery bypass grafting，CABG）（5型）可能在血运重建期间导致围术期心肌损伤或坏死。PCI相关的MI可进一步分为围术期MI（4a型）和支架内血栓形成（4b型）。PCI和CABG相关的MI需依据cTn是否超过URL的特定阈值来诊断（框1-1），并且存在其他缺血证据、被证实的心肌细胞丢失或明显的临床并发症。未超过阈值的cTn升高在血运重建术后常见，或可能在无明确缺血证据的情况下出现。MI全球统一定义委员会认为最理想的情况是操作未引起超过此阈值的心肌损伤。然而，若无明显操作相关并发症，循环中cTn或CK-MB无症状性升高且超过某一特定阈值是否与临床预后不良有关，目前尚无定论[6]。

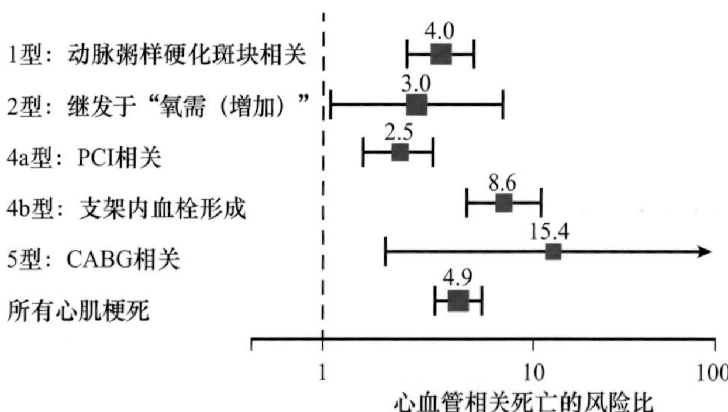

图1-4 心肌梗死的预后（采用心肌梗死全球统一分类标准）。 数据来自于急性冠脉综合征临床试验中的1218名新发或近期发生心肌梗死的患者。根据心肌梗死的统一分类标准，平均随访180天，比较调整后的心血管死亡风险比［1型：动脉粥样斑块破损致血栓形成；2型：（氧）需求相关；3型：突发心脏性猝死；4a型：经皮冠状动脉介入治疗（PCI）相关；4b型：支架内血栓形成；5型：冠状动脉旁路移植术（CABG）相关］。5型心肌梗死的对照组是接受CABG但在随访期间未发生心肌梗死的患者。模型中调整的危险因素如下：年龄，性别，糖尿病，高血压，血脂异常，肾功能，心力衰竭病史，陈旧性心肌梗死，随机分组，冠状动脉疾病的严重程度（依据研究方案制定的冠状动脉造影结果）以及临床症状（包括不稳定型心绞痛、非ST段抬高型心肌梗死或ST段抬高型心肌梗死）。（From Bonaca MP，Wiviott SD，Braunwald E，et al：American College of Cardiology/American Heart Association/European Society of Cardiology/World Heart Federation universal definition of myocardial infarction classification system and the risk of cardiovascular death：observations from the TRITON-TIMI 38 trial［Trial to Assess Improvement in Therapeutic Outcomes by Optimizing Platelet Inhibition With Prasugrel-Thrombolysis in Myocardial Infarction 38］. Circulation 125：577-583，2012.）

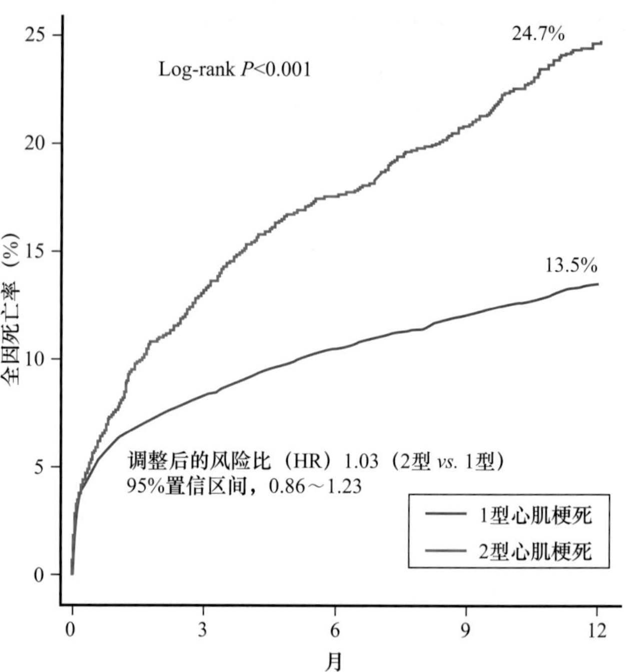

图1-5 1型和2型心肌梗死患者的生存曲线。 数据来源于2011年瑞典20138名因急性心肌梗死住院的患者，包括1型（88.5%）和2型心肌梗死（7.1%），至入院起1年后的全因死亡率如上所示。调整合并症后（2型心肌梗死患者合并症比例更高），1型和2型心肌梗死的调整后死亡风险比极为接近。无论如何，2型心肌梗死后的死亡风险并不低于1型心肌梗死。（From Baron T，et al：Type 2 myocardial infarction in clinical practice. Heart 101：101-106，2015.）

操作相关心肌损伤的临床意义存在争议，不同机构和组织对4型和5型MI的定义亦不同。依据现有证据，我们认为冠状动脉血运重建术后随着CK-MB或cTn水平的升高，（心血管事件的）风险呈梯度增加。然而，4a型MI相关死亡风险低于1型MI（图1-4）。某种程度上，争议源于观察性研究中相互矛盾的数据，其中部分研究结果显示，PCI术后生物标志物升高与患者的不良预后无明显相关性（第23章）。然而，围术期心肌损伤的风险可能因不同的临床情况而异（例如，择期PCI与STEMI患者的直接PCI）。此外，若MI或慢性结构性心脏病患者在操作前cTn或CK-MB水平已然升高，则难以根据术后生物标志物升高来确定是否存在新发的围术期心肌损伤，然而，这对于准确评估4型和5型MI的相关风险却至关重要。

引入心肌损伤生物标志物动态升高的标准，以区别于操作前的心肌损伤，并采用更高的阈值来诊断 MI，不仅可提高 MI 诊断的特异度，且与心血管死亡风险密切相关[19-20]。尽管存在争议，参与制定专业指南和（或）相关定义的委员会的共识观点是，当 cTn 或 CK-MB 的升高与提示缺血的临床证据（例如，持续的 ST 段改变，缺血相关症状或造影见冠状动脉主干或分支血管缺失）一致时，可明确围术期 MI 的诊断。然而，在目前推荐的诊断标准中，生物标志物升高的阈值存在差异[6,21-22]。

围术期 MI 的治疗取决于其潜在的原因。例如，对于急性支架内血栓形成，通过支架置入或非支架的方法尽早对闭塞处病变行再扩张处理，可显著减小梗死面积。血管夹层和侧支闭塞亦可通过对闭塞性病变的扩张和支架置入来治疗。大多数情况下，围术期心肌损伤隐匿出现，操作中难以识别，多为操作后诊断。目前尚无针对此类患者的具体治疗的指南推荐。

依据心肌梗死范围的分类

除外以上的 MI 分类标准，全球统一定义的分类系统还基于心肌损伤生物标志物的峰浓度（首选 cTn）提出依据 MI 面积的分类方法。心肌闪烁显像和心脏磁共振（cardiac magnetic resonance，CMR）相关研究数据表明，cTn 峰值与成像技术提示的 MI 面积之间存在良好的相关性。STEMI 患者中的 cTn 峰值与 CMR 提示的 MI 面积之间的相关性优于 NSTEMI 患者。cTn 峰值与 MI 面积的相关性极强（0.8 ～ 0.93），且明显优于 CK-MB。临床医生应注意，由于 cTn 的敏感度较 CK-MB 高，cTn 和 CK-MB 相对于 URL 升高的程度在提示 MI 面积方面并非等同（如，cTn 的 2 倍升高所提示的心肌坏死量明显少于 CK-MB 的 2 倍升高所代表的心肌坏死量）。而这两种生物标志物之间的对应关系在每个分析方法之间亦不相同。作为估测，cTn 和 CK-MB 在一项基于研究与预后（而非 MI 面积）的相关性对比研究中，对于死亡频数和 1 年后死亡风险，CK-MB 的 3 倍升高相当于 cTn 升高 60 倍[20]。尽管如此，正如第 7 章和第 11 章所讨论的内容，在临床表现提示心肌缺血的患者中，即使 cTn 升高仅为 URL 的 1 ～ 2 倍，其所提示的（心血管或死亡相关）风险仍显著升高（图 1-6）。

冠状动脉非阻塞型心肌梗死

临床诊断 MI 患者的注册登记研究中，最多 20%（平均约 6%）患者的冠状动脉造影未发现心外膜冠状动脉阻塞性病变的证据[23]。疑似冠状动脉非阻塞型心肌梗死（MI with nonobstructive coronary arteries，MINOCA）的患者与非缺血性的急性心肌损伤临床鉴别困难。在一纳入 28 项研究的 meta 分析中，与严重冠状动脉粥样硬化的患者相比，MINOCA 患者通常更年轻，女性比例高，较少合并血脂异常。其他冠状

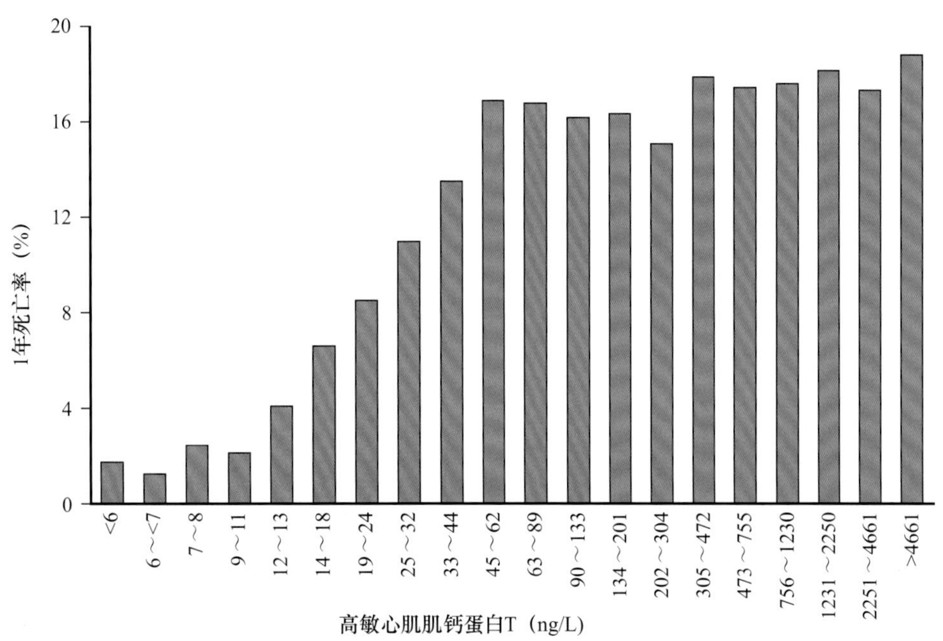

图 1-6 SWEDEHEART 注册登记研究中的 48 594 例疑似急性冠脉综合征患者，根据其高敏肌钙蛋白 T（high-sensitivity cardiac troponin T，hs-cTnT）的峰值水平进行风险分层，上图显示所有组别 1 年的全因死亡粗算概率。hs-TnT 增长至 12 ～ 13 ng/L 时，死亡风险开始增加（正常参考值上限的第 99 百分位数为 14 ng/L）。（From Melki D，et al：Implications of introducing high-sensitivity cardiac troponin T into clinical practice data from the SWEDEHEART Registry. J Am Coll Cardiol 65：1655-1664，2015.）

动脉病变在MINOCA人群中占比如常。一项研究纳入402例MINOCA患者，其中28%可诱发冠状动脉痉挛。而另一个纳入1801例疑似MINOCA患者的研究，24%患者的CMR显示与MI表现一致的延迟强化，而33%的患者存在心肌炎表现，表明2型MI与其他原因导致的心肌损伤在临床上存在重叠可能，诊断困难[23]。因此，对临床疑似MINOCA的患者完善进一步的诊断性评估甚为重要，而CMR可作为极具诊断价值的手段之一（第6章；第33章）。一般而言，MINOCA患者较阻塞性冠状动脉疾病患者的预后较好，但与无心脏疾病者或非MI的胸痛患者相比，预后较差[23]。由于MINOCA属于一组异质性疾病，可由多种病因引起，目前尚无明确有效的治疗方案。

总结

描述不稳定性缺血性心脏病的术语和流行病学不断发展。目前的命名法已将重点转向与临床治疗策略相一致。术语ACS包括UA、NSTEMI和STEMI。虽然目前指南未明确阐明，但我们倾向于将术语ACS特指由于动脉粥样硬化性血栓形成所致的不稳定性缺血性综合征，旨在鉴别急性血栓形成的患者与日益公认的大量非血栓形成患者，后者主要包括氧供需失衡相关的缺血和梗死（图1-1）。

疑似ACS患者的应根据心电图初步分型，旨在首先分辨出STEMI患者，进而评估是否可行早期再灌注治疗。NSTE-ACS患者中存在心肌损伤或坏死（cTn超过URL）证据的患者，应诊断为NSTEMI而非UA。随着高敏cTn检测技术的不断发展，这一比例将稳步增加，从而使NSTE-ACS的流行病学发生变迁。我们认为，当cTn检测的敏感度足够高时，表现为不稳定性缺血症状的患者极少会不出现任何心肌损伤，因此，UA将可能几近消失。由于UA和NSTEMI之间的区别已高度依赖于cTn的检测，所以UA的定义已渐模糊，其含义也因人而异。随之而来的是，ACS的流行病学已然回溯至20世纪30年代之前的情况，当时主流认可的症状性缺血性心脏病主要包括两种：SIHD和急性MI。

由于MI患者的异质性日益明显，对MI进行分型尤为重要；同等重要的是与非缺血性原因引起的心肌损伤相鉴别，在这种情况下，我们主张采用描述性的诊断以期明晰该类患者的临床诊疗思路（例如，“失代偿性心力衰竭引起的心肌损伤”或“由心肌炎引起的心肌损伤”）。MI全球统一定义中所纳入的基于不同临床情况和病理的分类标准，有助于指导临床实践中不同MI患者的合理诊疗策略的选择和评估。单纯“急性心肌梗死”的诊断已不够充分；相反，若诊断“难以控制的高血压所致的2型NSTEMI”，则无论是对于制订后续治疗计划，抑或是与临床团队沟通，均更具临床指导意义。

经典参考文献

Heberden W: *Commentaries on the history and cure of diseases*, London: Printed for T. Payne, Mews-Gate; 1802.

Herrick JB: *A short history of cardiology*, Springfield, MA: Charles C. Thomas; 1942.

Herrick J: Certain clinical features of sudden obstruction of the coronary arteries, *Transactions of the American Association of Physicians* 27:100–116, 1912.

Levine SA: *Coronary thrombosis: its various clinical features*, Baltimore, 1929, The Williams & Wilkins Company.

Obrastzow WP, Straschesko ND: Zur Kenntnis der Thrombose der Koronararterien des Herzens, *Z Klin Med* 71:116–132, 1910.

参考文献

1. Nabel EG, Braunwald E: A tale of coronary artery disease and myocardial infarction, *N Engl J Med* 366:54–63, 2012.
2. Falk E, Nakano M, Bentzon JF, et al.: Update on acute coronary syndromes: the pathologists' view, *Eur Heart J* 34:719–728, 2013.
3. Braunwald E, Morrow DA: Unstable angina: is it time for a requiem? *Circulation* 127:2452–2457, 2013.
4. Mendis S, Thygesen K, Kuulasmaa K, et al.: World Health Organization definition of myocardial infarction: 2008-09 revision, *International J Epidemiology* 40:139–146, 2011.
5. Morrow DA: Clinical application of sensitive troponin assays, *N Engl J Med* 361:913–915, 2009.
6. Thygesen K, Alpert JS, Jaffe AS, et al.: Third universal definition of myocardial infarction, *Eur Heart J* 33:2551–2567, 2012.
7. Christenson RH, Bunk DM, Schimmel H, et al.: Point: put simply, standardization of cardiac troponin I is complicated, *Clin Chem* 58:165–168, 2012.
8. Antman EM, Tanasijevic MJ, Thompson B, et al.: Cardiac-specific troponin I levels to predict the risk of mortality in patients with acute coronary syndromes, *N Engl J Med* 335:1342–1349, 1996.
9. Collinson PO, van Dieijen-Visser MP, Pulkki K, et al.: Evidence-based laboratory medicine: how well do laboratories follow recommendations and guidelines? The Cardiac Marker Guideline Uptake in Europe (CARMAGUE) study, *Clin Chem* 58:305–306, 2012.
10. McKeeman GC, Auld PW: A national survey of troponin testing and recommendations for improved practice, *Ann Clin Biochem* 52(Pt 5):527–542, 2015.
11. Bonaca M, Scirica B, Sabatine M, et al.: Prospective evaluation of the prognostic implications of improved assay performance with a sensitive assay for cardiac troponin I, *J Am Coll Cardiol* 55:2118–2124, 2010.
12. Wilson SR, Sabatine MS, Braunwald E, et al.: Detection of myocardial injury in patients with unstable angina using a novel nanoparticle cardiac troponin I assay: observations from the PROTECT-TIMI 30 Trial, *Am Heart J* 158:386–391, 2009.
13. Bonaca MP, O'Malley RG, Murphy SA, et al.: Prognostic performance of a high-sensitivity assay for cardiac troponin I after non-ST elevation acute coronary syndrome: Analysis from MERLIN-TIMI 36, *European Heart Journal Acute Cardiovasc Care* 4:431–440, 2015.
14. Omland T, de Lemos JA, Sabatine MS, et al.: A sensitive cardiac troponin T assay in stable coronary artery disease, *N Engl J Med* 361:2538–2547, 2009.
15. Morrow DA, Wiviott SD, White HD, et al.: Effect of the novel thienopyridine prasugrel compared with clopidogrel on spontaneous and procedural myocardial infarction in the Trial to Assess Improvement in Therapeutic Outcomes by Optimizing Platelet Inhibition with Prasugrel-Thrombolysis in Myocardial Infarction 38: an application of the classification system from the universal definition of myocardial infarction, *Circulation* 119:2758–2764, 2009.
16. Sandoval Y, Smith SW, Thordsen SE, et al.: Supply/demand type 2 myocardial infarction: should we be paying more attention? *J Am Coll Cardiol* 63:2079–2087, 2014.
17. Saaby L, Poulsen TS, Hosbond S, et al.: Classification of myocardial infarction: frequency and features of type 2 myocardial infarction, *Am J Med* 126:789–797, 2013.
18. White H: Avatar of the universal definition of periprocedural myocardial infarction, *J Am Coll Cardiol* 62:1571–1574, 2013.
19. Bonaca MP, Wiviott SD, Braunwald E, et al.: American College of Cardiology/American Heart Association/European Society of Cardiology/World Heart Federation universal definition of myocardial infarction classification system and the risk of cardiovascular death: observations from the TRITON-TIMI 38 trial (Trial to Assess Improvement in Therapeutic Outcomes by Optimizing Platelet Inhibition With Prasugrel-Thrombolysis in Myocardial Infarction 38), *Circulation* 125:577–583, 2012.
20. Tricoci P, Leonardi S, White J, et al.: Cardiac troponin after percutaneous coronary intervention and 1-year mortality in non-ST-segment elevation acute coronary syndrome using systematic evaluation of biomarker trends, *J Am Coll Cardiol* 62:242–251, 2013.
21. Moussa ID, Klein LW, Shah B, et al.: Consideration of a new definition of clinically relevant myocardial infarction after coronary revascularization: an expert consensus document from the Society for Cardiovascular Angiography and Interventions (SCAI), *J Am Coll Cardiol* 62:1563–1570, 2013.
22. Kappetein AP, Head SJ, Genereux P, et al.: Updated standardized endpoint definitions for transcatheter aortic valve implantation: the Valve Academic Research Consortium-2 consensus document, *J Thorac Cardiovasc Surg* 145:6–23, 2013.
23. Pasupathy S, Air T, Dreyer RP, et al.: Systematic review of patients presenting with suspected myocardial infarction and nonobstructive coronary arteries, *Circulation* 131:861–870, 2015.

2 全球心肌梗死的流行病学、自然病史、治疗策略的演变

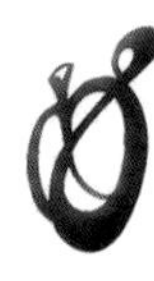

Thomas A. Gaziano and J. Michael Gaziano

李静 译

引言

心血管疾病（CVD）是全球范围内最重要的死亡原因，2013 年它所致的死亡人数为 1700 万人，损失的伤残调整寿命年（DALY）为 3.29 亿人年[1]。在各种 CVD 中，最主要的仍然是缺血性心脏病（IHD），其发病率和死亡率占到 CVD 相关发病率和死亡率的一半。据全球疾病负担项目统计，IHD 主要由急性心肌梗死（MI）引起，其次是心绞痛。在过去的二十年中，IHD 在全球范围内许多地区的年龄标准化死亡率有所下降[2-3]，但其全球负担增加了 2900 万 DALY（相当于增加了 29%），这主要归因于全球人口增长和人口老龄化。

本章回顾了 IHD 的全球负担（尤其是低中收入国家），以及急性 MI 的治疗方案变化趋势。最后讨论了 IHD 给国际社会带来的挑战以及有助于降低其发病率和死亡率的解决方案。

数据来源

死亡率和 DALY 的数据来自 2010 年全球疾病、伤害及危险因素负担研究（GBD）[2,4-5]和世界卫生组织死亡数据库[6]。GBD 研究分析了 1980—2010 年全球 187 个国家的死亡率数据，尽管 GBD 研究为数据标准化付出了诸多努力，但由于各个地区的死亡编码方式有差异，可能导致严重的错分偏倚[7]，仍应谨慎解读这些估计值。世界银行将全球分为七个区域：一个区域由高收入国家（HIC）组成，六个区域由低中收入国家（LMIC）组成。本文提供的人口和社会指数资料来自世界银行的《世界发展指标》，人均国民总收入的数据使用 Atlas 法以 2011 年的美元汇率计算。

心肌梗死的发病率及死亡率

在高收入国家中年龄调整的 IHD 死亡率在下降，然而目前 IHD 的疾病负担仍然很高，这主要是由低中收入国家（占全世界人口的 85%）的患者死亡造成的。1990—2010 年，全球范围内年龄调整的 IHD 死亡率从 131/10 万下降到 106/10 万，下降 21%，但与 IHD 相关的死亡人数同期增长 35%。IHD 引起的 DALYs 增加，约 1/3 归因于人口老龄化，22% 归因于人口增长[3]。1990—2010 年，急性 MI 的发病率有所下降，男性从 222.7/10 万下降到 195.3/10 万，女性从 136.3/10 万下降到 115.0/10 万（图 2-1）。高收入国家的下降幅度最大，低中收入国家的下降幅度不大，而东欧的急性 MI 发病率有所上升（图 2-2）。1990—2010 年，尽管年龄调整的 IHD 死亡率显著下降，但由 IHD 造成的 DALY 损失仅略微下降 0.6%，从 1895/10 万人年降至 1884/10 万人年[5]。

MI 死亡率降低似乎来自年龄调整的 MI 发病率降低和病死率降低的双重作用。在动脉粥样硬化风险（ARIC）研究中的四个美国社区中，MI 的院内和院外死亡率均下降[8]。1987—2008 年，黑人和白人中男性和女性的年龄调整的 MI 发病率均下

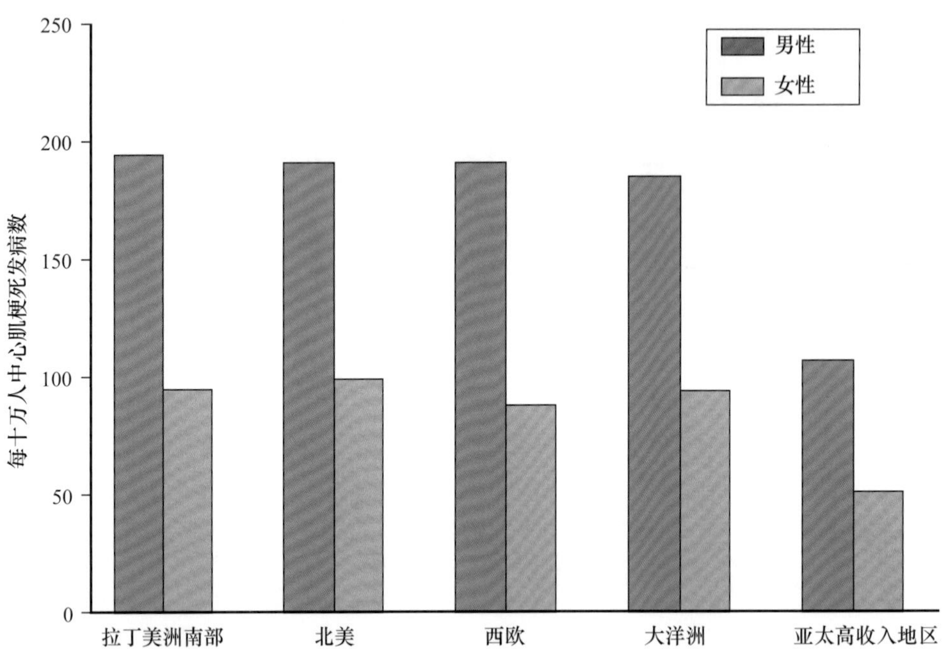

图 2-1　全球急性心肌梗死发病率的地区差异（From Moran AE，Forouzanfar MH，Roth，GA，et al：The global burden of ischemic heart disease in 1990 and 2010：The Global Burden of Disease 2010 study. Circulation 129［14］：1493-1501，2014.）

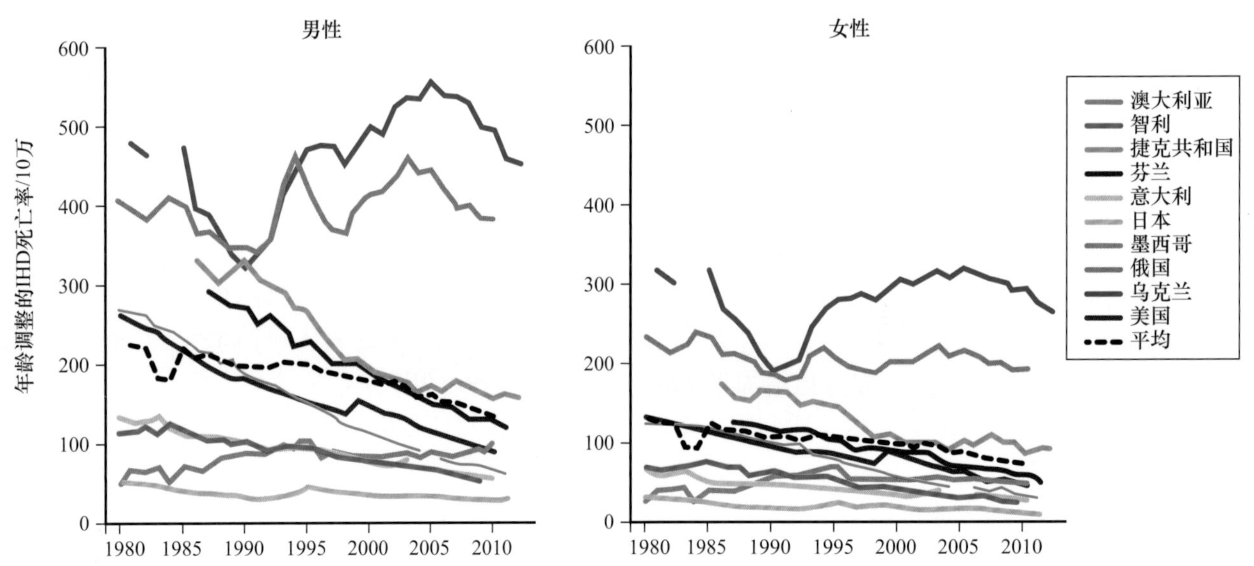

图 2-2　1980—2012 年，10 个代表性国家男性和女性年龄标准化的 IHD 死亡率（From Ali MK，et al：Health Aff（Millwood）34：1444-1455，2105. Copyright Project HOPE—The People to People Health Foundation，Inc.）

降，但下降速率不同。调整生物标志物后，白人男性、白人女性、黑人女性和黑人男性的发病率分别下降 4.3%、3.8%、2.9% 和 1.5%。经年龄调整的住院死亡人数男性平均每年下降 7.2%，女性平均每年下降 6.9%，与 1987—1996 年相比，1997—2008 年下降幅度更大。男性和女性的 MI 院外死亡率平均每年分别下降 4.9% 和 3.7%。北加利福尼亚州凯萨医疗机构（Kaiser Permanente）医疗保健系统报告，从 1999—2008 年，MI 发病率下降 24%[9]，这几乎都归因于 ST 段抬高型心肌梗死（STEMI）的发病率从 133/10 万人年下降至 50/10 万人年（图 2-3）。MI 的 30 天死亡率也有所下降，与 1999 年相比，2008 年比值比（OR）为 0.76。在马萨诸塞州伍斯特地区，相近时期的 STEMI 发病率下降近 50%，而非 ST 段抬高型心肌梗死（NSTEMI）的发病率没有显著变化[10]。英格兰 MI 的死亡率降低可以分为 MI 发病率降低和病死率降低的作用[11]，从 2000 年到 2010 年，男性和女性的 MI 病死率平均每年分别下降 3.6% 和 4.2%，MI 发病率平均每年分别下降 4.8% 和 4.5%。与之相似，丹麦一项涉及超过 234 000 名首次 MI 患者的大型研究

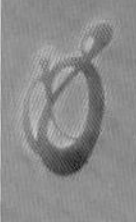

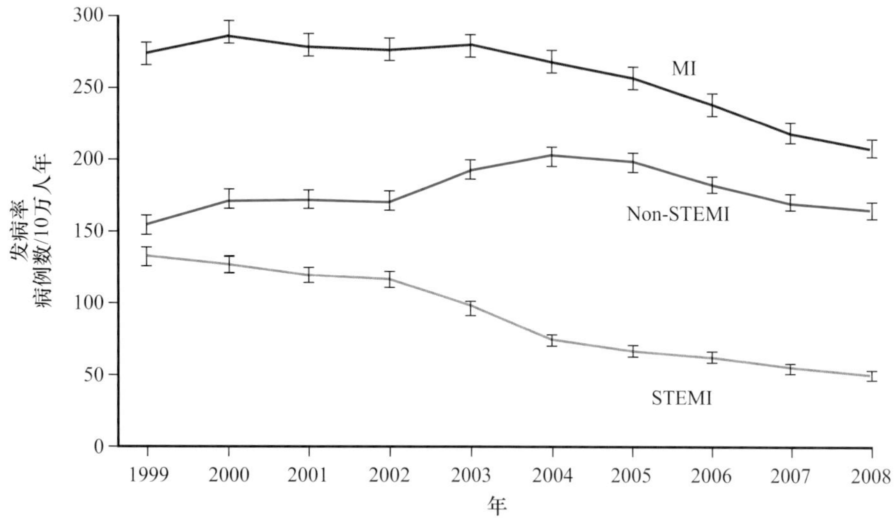

图 2-3 1998—2008 年，急性心肌梗死年龄和性别调整的发病率。I 条代表 95% 置信区间。MI：心肌梗死；Non-STEMI：非 ST 段抬高型心肌梗死；STEMI：ST 段抬高型心肌梗死（From Yeh RW，Sidney S，Chandra M，et al：Population trends in the incidence and outcomes of acute myocardial infarction. N Engl J Med 362［23］：2155-2165，2010.）

中，从 1984 年至 2008 年，男性和女性的 MI 发病率分别下降 48% 和 37%，同时期男性和女性的首次 MI 住院后 30 天死亡率都下降 50% 以上[12]（图 2-4）。

近几十年来除 MI 发病率和病死率下降外，MI 相关疾病的发病率也发生了变化。例如，明尼苏达州奥姆斯特德县的 MI 患者尽管有较多合并症，但心力衰竭（HF）的严重程度较低[13]。此外，与 1990 年至 1996 年相比，2004 年至 2010 年期间，早期（心肌梗死后 7 天内）和晚期（8 天至 5 年）HF 的发病率都明显下降，分别下降 5.7% 和 5.8%（见第 25 章）。下降与射血分数降低的 HF 发生频数降低有关，因为 MI 后射血分数保留的 HF 发生风险没有观察到下降。1991 年后，在马萨诸塞州伍斯特地区，也发现了 MI 住院期间 HF 发病率下降的类似情况[14]。

全球缺血性心脏病负担的地域差异

尽管全球趋势显示，低中收入国家的 IHD 负担较高收入国家更重，但在 6 个低中收入国家区域，以及在同一区域或世界银行收入分类的不同国家之间，IHD 负担存在显著差异。接下来将阐述急性 MI 发病和疾病负担的地域差异。

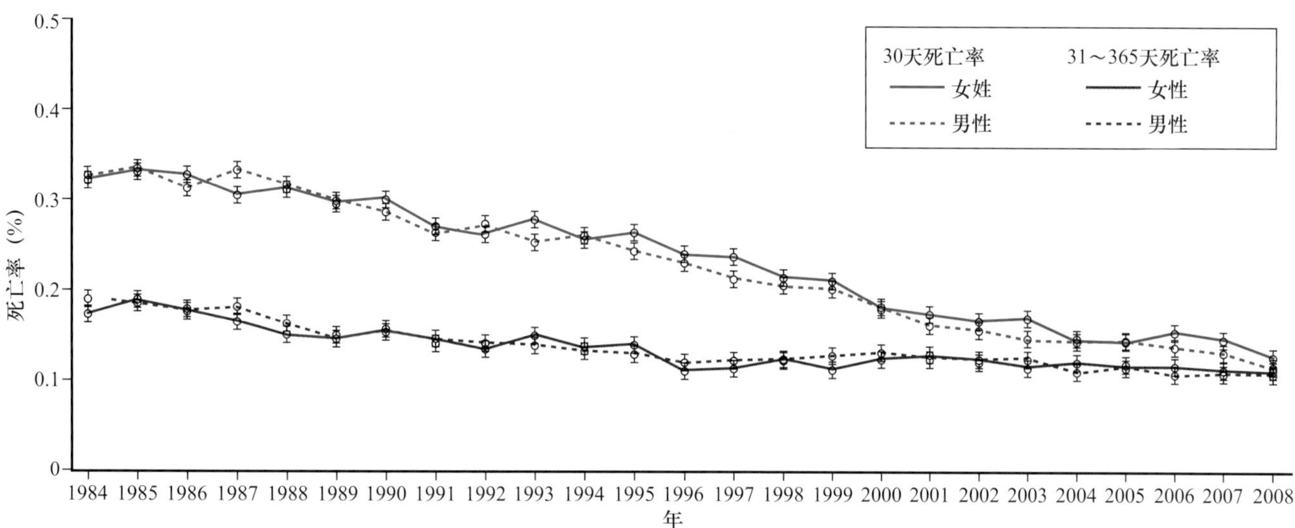

图 2-4 1984—2008 年，丹麦男性和女性首次 MI 住院后 30 天及 31 ～ 365 天标准化死亡率（From Schmidt M，Jacobsen JB，Lash TL，et al：25 year trends in first time hospitalisation for acute myocardial infarction，subsequent short and long term mortality，and the prognostic impact of sex and comorbidity：A Danish nationwide cohort study. BMJ 344：e356，2012.）

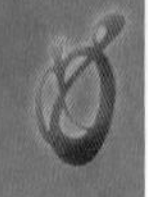

高收入国家

在 2010 年的 GBD 研究中，高收入国家被分为 5 个区域：亚太高收入地区、西欧、大洋洲、北美高收入地区、拉丁美洲南部。男性中每 10 万人 MI 发病数从高到低依次为拉丁美洲南部（194.47）、北美高收入地区（191.28）、西欧（191.04）、大洋洲（185.21）和亚太高收入地区（106.84）。女性 MI 发病率较低，每 10 万人 MI 发病数为：拉丁美洲南部（95.15）、北美高收入地区（98.91）、西欧（88.24）、大洋洲（93.61）和亚太高收入地区（50.77）。在所有区域中，MI 发病率的男女比例均约为 2∶1（图 2-5）。与 1990 年相比，所有地区 MI 发病率均明显降低，降幅从 22%（亚太地区）到 40%（西欧）。IHD 所致的年龄标化 DALY 损失也降低，在高收入国家中日本、韩国和法国的 DALY 损失最小[15]。

低中收入国家

东亚和太平洋地区

在 1990 年，IHD 是东亚和太平洋地区（EAP）第四位死因，但到 2010 年它成为了首位死因。2010 年数据显示，东亚和太平洋地区各子地区之间 MI 发病率存在差异，男性发病率在大洋洲最高（212/10 万），东南亚其次（167/10 万），东亚最低（133/10 万）。与 1990 年相比，大洋洲和东南亚的 MI 发病率下降约 10%，但东亚地区没什么变化。与高收入国家一样，女性的发病率低于男性，在大洋洲、东南亚和东亚地区女性的 MI 发病率分别为 130/10 万、101/10 万和 78/10 万。与 1990 年相比，东南亚的女性发病率下降 20%，东亚仅略有下降，而大洋洲轻度上升[15]。此外，在此地区的 DALY 损失中，CVD 造成的占比最大，东南亚损失 2600 万人年，东亚损失 6700 万人年[2]。

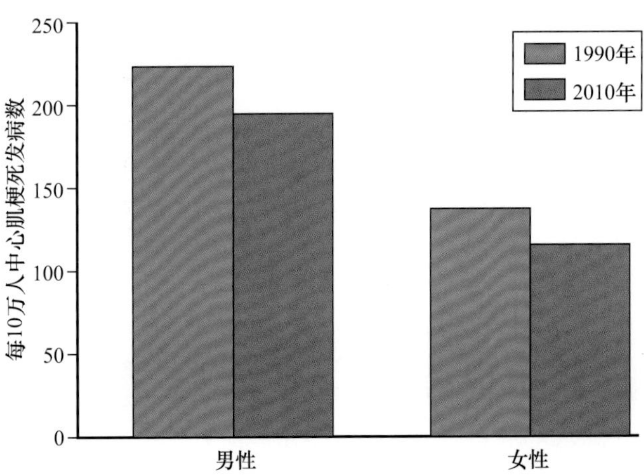

图 2-5　按性别分层的心肌梗死发病数（From Moran AE, Tzong KY, Forouzanfar MH, et al: Variations in ischemic heart disease burden by age, country, and income: The Global Burden of Diseases, Injuries, and Risk Factors 2010 study. Global Heart 9［1］: 91-99, 2014.）

中欧、东欧和中亚

该地区 CVD 死亡率最高，东欧为 866/10 万，中欧为 604/10 万[15a]。与其他地区类似，CVD 死亡人数因国家而异。在乌克兰、保加利亚、白俄罗斯和俄罗斯，男性 CVD 发病率已高达 800/10 万，需引起警觉[16]。同样与其他地区类似，CVD 死亡主要是由急性 MI 引起。该区域 MI 的发病率在全球最高，东欧、中亚、中欧的男性发病率分别为 410/10 万、341/10 万、265/10 万；东欧的发病率上升 16%，中亚略有上升，中欧下降 30%；东欧、中亚、中欧的女性发病率分别为 199/10 万、189/10 万、138/10 万；中欧的发病率下降 25%，东欧上升 10%，中亚下降 3%。

拉丁美洲和加勒比地区

拉丁美洲和加勒比地区（LAM）的 CVD 负担很重[17]；2010 年，CVD 死亡人数占总死亡的 29%，而 IHD 是导致 DALY 损失的首位原因，比 1990 年增加了 36%[18]。2010 年男性中每 10 万人 MI 发病数在中美洲（198）、热带拉丁美洲（205）和加勒比-拉丁美洲（210）基本接近，安第斯区域（149）明显较低。该地区 MI 发病率下降幅度从热带拉丁美洲的近 20% 到中美洲的仅约 7.5%。在女性中，加勒比地区的发病率最高，为 140/10 万，而中美洲、热带拉丁美洲和安第斯区域的发病率分别为 124/10 万、119/10 万和 102/10 万。与 1990 年相比，该地区女性的发病率下降情况与男性相似。

北非和中东地区

2010 年，每 10 万人中有 93 人死于 IHD，死亡率增加了 15%。除此之外，CVD 和 IHD 造成的 DALY 损失分别为 1720 万人年和 680 万人年。在北非和中东地区的 19 个国家中，有 12 个国家的年龄调整的 IHD 死亡率排在世界前 50 位。2010 年，该地区男性的 MI 发病率为 257/10 万，女性为 153/10 万。与 1990 年相比，男性和女性的 MI 发病率分别下降 20% 和 15%。

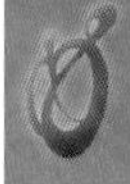

南亚

南亚（SAR）CVD 死亡人数占总死亡的 20%，其中 IHD 占比超过 50%。2010 年，IHD 造成 180 万人死亡，占总死亡的 10.6%。此外，CVD 造成的 DALY 损失为 6050 万人年。印度有 12 亿人口，是该地区最大的国家，IHD 负担极重。1990 年，印度有 118 万人死于 IHD，2010 年增加到 203 万，CVD 死亡人数占总死亡的 25%。南亚的 MI 发病率在所有地区中排名第三，男性为 245/10 万，女性为 155/10 万。与 1990 年相比，女性的发病率下降大约 8%，而男性的发病率仅下降了 3%。

撒哈拉以南非洲

在撒哈拉以南非洲的子地区中，南非的 CVD 死亡率最高，目前 CVD 死亡人数占总死亡的 13%；西非是 7.5%。总体而言，撒哈拉以南非洲的死亡率低于全球平均水平，但南非例外，其死亡率从 129/10 万上升到 136/10 万。撒哈拉以南非洲分为中部、东部、南部和西部地区，男性中每 10 万人 MI 发病数分别为 223、172、174 和 181。而女性中每 10 万人 MI 发病数分别为 165、139、118 和 147。在非洲西部和中部地区，男性和女性的 MI 发病率与 1990 年相比没有变化或略有增加。而在东部和南部地区 MI 发病率下降了约 10%。世界卫生组织“预防控制非传染性疾病行动计划（2013—2020）”表明，实施经济有效的联合健康干预措施有助于减轻非洲 CVD 和糖尿病的负担，据估计低收入国家的实施成本为人均 1 美元，而高收入国家的实施成本为人均 3 美元[19]。

缺血性心脏病的经济负担

IHD 的经济负担是巨大的，其经济负担至少可以通过三种方式来衡量：第一，按医疗系统产生的财务费用计算，并在“医疗费用”相关研究中进行描述；第二，通过微观经济研究评估影响健康的事件（如 MI）对家庭的影响；第三，通过宏观经济分析来评估个体患者或其照料者因疾病部分或完全不能工作所造成的生产能力经济损失。低中收入国家中前两种衡量方式的相关文献很少，尚没有针对 IHD 的微观经济研究。许多低中收入国家缺乏全面的医疗保险计划，且政府资助的计划可能不充足，患者需要自付急症医疗、药物治疗和门诊随访的费用[20]。

从宏观经济的角度衡量 IHD 经济负担的相关资料相对较多[21]。低中收入国家的流行病学转变发生更早，因此 IHD 的发病年龄小于高收入国家。因此尽管数据有限，我们可以推测每一种 IHD 事件在低中收入国家的宏观经济负担可能更高。中国 CVD 的年直接成本估值超过 400 亿美元，相当于国民总收入的 4%。南非有 25% 的医疗支出用于 CVD。其他地区的医疗费用相关研究相对较少，但可以获得与 IHD 危险因素相关的医疗费用。在全球范围内，2001 年与高血压有关的医疗费用估值为 3700 亿美元，这是一个令人震惊的数字，到 2011 年，估计直接成本将增加到 1 万亿美元，间接成本将增加到 4 万亿美元，或在 10 年内翻一番[22]。尽管管理危险因素的成本是巨大的，但 IHD 的长期管理成本同样很高。HF 是 IHD 最常见的后遗症，估计每年要花费 1080 亿美元[23-25]。

心肌梗死的干预措施

成功降低 CVD 死亡率的关键在于改善一级和二级预防策略（参阅第 34 章）。约 25% ～ 50% 的 CVD 相关死亡率降低与治疗相关，其余是由于危险因素的变化[26]。急性期治疗的改善使病死率降低，但也使需要二级预防的慢性 IHD 患者增多。接下来从个体层面讨论整体 MI 治疗措施及其成本效益分析（表 2-1）。

急性期治疗

MI 的最佳治疗与几个因素有关。首先是有心脏症状患者的院前急救质量（参阅第 5 章）。虽然低中收入国家这方面的文献有限，但一项对非洲、亚洲和拉丁美洲 13 个低中收入国家的急救中心负责人的调查显示，由于资金和管理能力不足，各地区尤其是农村地区急诊转运设备（如救护车）的供应有限且使用率低[27]。有必要开展进一步研究阐明造成低中收入国家急诊转运系统可用性差的因素，明确在使用正规急救转运系统方面存在的障碍。鉴于相当一部分 MI 患者在入院前就已死亡，一项来自中国的模型研究估计，即使给予 MI 患者最佳的标准院内治疗，对 IHD 相关死亡率的影响也很有限。

MI 的治疗有充分的临床试验证据，包括阿司匹林、β 受体阻滞剂、他汀类药物、血管紧张素受体阻滞剂（ARBs）或血管紧张素转化酶（ACE）抑制剂、其他抗血小板药物、溶栓药物和抗凝剂（参阅第 13 章）。全球不同地区临床指南的可用性和遵循情况参差不齐。一项纳入 63 个国家的 50 310 名

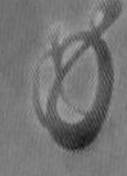

表 2-1　个体层面干预措施的成本效益

干预措施	国家或世界银行地区	低收入国家（人均国民总收入不超过 1045 美元）		中等收入国家（人均国民总收入：1045 美元至 12 746 美元）	
		成本效益达到 1×GNI/QALY	成本效益达到 3×GNI/QALY（达到 3135 美元）	成本效益达到 1×GNI/QALY	成本效益达到 3×GNI/QALY（达到 38 238 美元）
阿司匹林＋β 受体阻滞剂	所有非高收入地区	11 ～ 22 美元			
阿司匹林＋β 受体阻滞剂＋SK	所有非高收入地区	634 ～ 734 美元			
阿司匹林＋β 受体阻滞剂＋tPA	所有非高收入地区				15 860 ～ 18 893 美元
阿司匹林＋β 受体阻滞剂＋他汀类药物＋ACE 阻滞剂	所有非高收入地区	300 ～ 400 美元			
* 阿司匹林＋β 受体阻滞剂＋他汀类药物＋ACE 阻滞剂	中国			3100 美元	
* 氯吡格雷	中国				17 600 美元
* 直接 PCI	中国				9000 ～ 23 000 美元
冠状动脉旁路移植术	南亚、撒哈拉以南非洲地区、东亚、太平洋地区				24 040 ～ 33 846 美元（ICER 与四种药物相比：阿司匹林、β 受体阻滞剂、他汀类药物、ACE 阻滞剂）
尼古丁替代疗法	所有非高收入地区	55 ～ 761 美元			
社区药剂师戒烟计划	泰国	男性：500 美元，0.18/LY 女性：614 美元，0.24/LY			
尼古丁口香糖	塞舌尔群岛	599 美元			
安非他酮	塞舌尔群岛	227 美元			
ICD	美国				17 000 美元
心力衰竭 CRT	巴西				15 723 国际美元
CRT	阿根廷	34 国际美元（ICER 与药物治疗相比）			

人均国民总收入，世界银行定义为：低收入国家：1045 美元及以下；中等收入国家：1045 美元至 12 746 美元；高收入国家：12 746 美元及以上。

* ICER 与目前治疗相比

ACE，血管紧张素转化酶；CRT，心脏再同步化治疗；GNI，国民总收入；ICER，增量成本效益比；ICD，植入式心脏复律除颤器；IHD，缺血性心脏病；LY，寿命年；PCI，经皮冠状动脉介入治疗；QALY，质量调整寿命年；SK，链激酶；tPA，组织型纤维蛋白溶酶原激活剂

STEMI 患者的回顾性研究表明，中等收入国家的阿司匹林和 β 受体阻滞剂的使用率在 75% 至 95% 之间[28]。此结果与 Gulf RACE 研究（8176 名成人，6 个国家）、ACCESS 研究（11 731 名成人，19 个国家）和 ZESCA 研究（127 名成人，4 个国家）一致，这些研究显示，68% ～ 96% 的患者服用阿司匹林、β 受体阻滞剂、ACE 抑制剂和他汀类药物[29-31]。GRACE2 注册登记研究（31 982 名成人，25 个国家）和一项纳入黎巴嫩一家三级医院的 1025 例急性冠脉综合征（ACS）患者的研究表明某些国家循证药物使用率得到提升[32-33]，巴西的 BRIDGE-ACS 研究纳入 1150 名患者，显示这样的提升可能得益于医疗质量改善措施[34]。尽管这些药物疗效明确且容易获得，通过 ACCESS 研究和 CREATE 回顾性注册登记研究，我

们知道社会经济地位较低的患者接受适宜治疗的可能性较低[31]。中东六国的研究[35]发现女性也是如此，从而导致死亡率增加。国民总收入与总死亡率存在相关性，不同的收入水平会影响不同治疗方案（如溶栓及其辅助治疗）的准确和及时应用[28]（图 2-6）。

急性期治疗策略的成本效益

对四种 MI 治疗策略进行成本效益评估，包括：

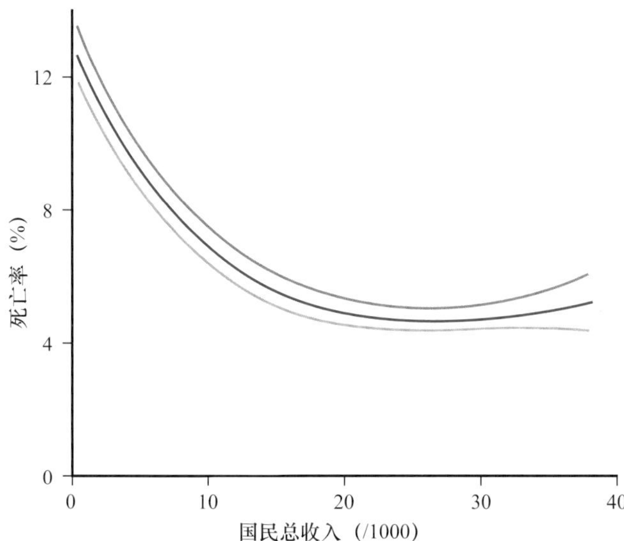

图 2-6 国民总收入（GNI）与 STEMI 30 天死亡率的关系，视国民总收入为连续函数，蓝线和红线分别表示 30 天死亡率及其 95% 置信区间（From Orlandini A，Díaz R，Wojdyla D，et al：Outcomes of patients in clinical trials with ST-segment elevation myocardial infarction among countries with different gross national incomes. Eur Heart J27［5］：527-533，2006.）

①阿司匹林；②阿司匹林和阿替洛尔；③阿司匹林、阿替洛尔和链激酶；④阿司匹林、阿替洛尔和组织型纤维蛋白溶酶原激活剂（tPA）。在 6 个低中收入国家地区，阿司匹林与 β 受体阻滞剂联合治疗（策略 2）的每质量调整寿命年（QALY）增量成本低于 25 美元；链激酶的每 QALY 增量成本在 630 美元至 730 美元之间，与链激酶相比，tPA 的增量成本效益比（ICER）约为每 QALY 16 000 美元（参阅第 15 章）。近期有关 ACS 住院患者最佳治疗的 Markov 模型表明，合理使用阿司匹林、β 受体阻滞剂、ACE 抑制剂和他汀的 ICER 低于 3100 美元[36]。

除上述药物治疗方案外，MI 可能还需要再灌注治疗，包括溶栓或经皮冠状动脉介入治疗（PCI），其应用情况在不同低中收入国家有差异（参阅第 15 章）。低中收入国家比高收入国家更多采用溶栓治疗，尽管开始溶栓治疗的时间比高收入国家长（4.3 小时 *vs.* 2.8 小时）[28]。高收入患者接受 PCI 或冠状动脉旁路移植术（CABG）的比例高于低收入患者（图 2-7）。马来西亚卫生部国家心血管疾病注册研究纳入 13 591 名患者，少数族裔（中国人和印度人）更多使用链激酶溶栓，而当地马来人更多接受 PCI 治疗[37]。在印度，PCI 的应用率很低，社会经济地位低的人群应用率更低，反映出同一个国家内的医疗服务存在不公平[38]。泰国注册登记研究，印度喀拉拉邦 ACS 注册登记研究和 Gulf RACE 研究中，大约 40% ～ 80% 的 STEMI 患者接受了溶栓治疗[30,39-40]。值

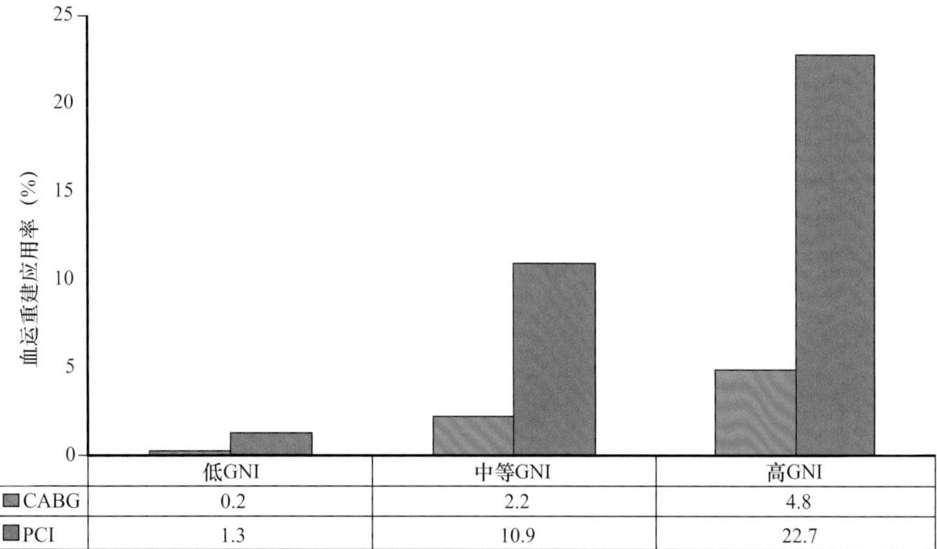

	低GNI	中等GNI	高GNI
CABG	0.2	2.2	4.8
PCI	1.3	10.9	22.7

图 2-7 按 GNI 分层的 ST 段抬高型心肌梗死（STEMI）患者冠状动脉旁路移植术（CABG）及经皮冠状动脉介入治疗（PCI）应用率（From Orlandini A，Díaz R，Wojdyla D，et al：Outcomes of patients in clinical trials with ST-segment elevation myocardial infarction among countries with different gross national incomes. Eur Heart J 27［5］：527-533，2006.）

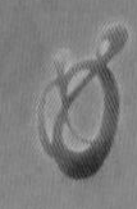

得注意的是，ACCESS研究在非洲、拉丁美洲和中东19个国家入选11 731名成人，其中大约40%的患者确诊MI但未接受PCI或溶栓治疗，导致死亡率较高[31]。在欧洲大多数国家，PCI已成为首选治疗方法[41-42]（参阅第17章）。

总体而言，对于低中收入国家，链激酶溶栓仍是一种经济有效的治疗策略[26]。上述研究和GRACE注册登记研究[32]清楚显示，溶栓和PCI的应用存在显著的地理差异。有研究报告[36]PCI与药物治疗一样，是经济有效的MI治疗措施，然而这一发现还需要更多研究进一步评估。在一些低中收入国家，尽管存在一些障碍，PCI的使用率和质量都在持续提高[43]。而在其他国家如印度，在PCI设施、医疗服务可及性和心脏诊疗质量改善之前，MI治疗将继续依赖溶栓治疗[44]。一些低中收入国家的居民可能居住在偏远地区，无法及时接受PCI治疗；加拿大一项研究对非城市居民进行虚拟模拟分析，发现与救护车相比，新建一个PCI设施成本效益比为每获得一个QALY花费7478美元[44a]。需要在低中等收入国家开展研究，来评估新增PCI设施需要花费的成本。

与溶栓和PCI的应用相比，心脏手术数量和结局的相关数据匮乏。尽管CABG在高收入国家是一种经济有效的干预措施，但对于低中收入国家而言，在四种药物联合治疗（阿司匹林、β受体阻滞剂、他汀类药物和ACE抑制剂）基础上，CABG的ICER（每获得一个QALY花费为24 040美元至72 345美元）可能具有吸引力，但可能只有少部分人有机会接受CABG治疗[26,45]。

某些情况下，除了治疗措施之外，患者可能还需要在心脏重症监护治疗病房（CCU）接受治疗，以便其病情得到密切监测。如果进行适当的分诊，尽管人员和设施有所增加，心脏重症监护仍是具有成本效益的，但恐怕无法在所有低中收入国家中广泛应用。

心肌梗死的二级预防

CVD的一级预防策略包括人群层面和个体层面。人群层面的预防策略通常指戒烟、减少食盐和反式脂肪酸的摄入以及增加体力活动。个体层面的干预措施包括胆固醇、高血压、肥胖和糖尿病的管理，以及有针对性的戒烟计划。

二级预防策略可以利用人群层面的干预措施，但通常更侧重于个体层面的干预。此外，完善地方或国家政府卫生政策以改善对慢性病的医疗服务也很重要。个体层面的干预通常旨在增加CVD基本药物的可及性和依从性、增加心脏再同步化/除颤治疗的可及性（参阅第28章）、增加心脏康复的可及性和使用率（参阅第34章）。本部分将阐述一些重要的人群和个体层面的干预措施。

心血管疾病二级预防基本药物的可及性

除了危险因素的管理外，几种药物经循证医学证实对CVD的二级预防有效，包括阿司匹林、β受体阻滞剂、ACE抑制剂/血管紧张素受体阻滞剂（ARBs）、降胆固醇药物（如他汀类药物）以及最近发展的多药复方剂。有几项研究表明，尽管这些药物已被列入世界卫生组织基本药物清单，但这些药物的使用情况在不同低中收入国家差异很大。WHO-PREMISE研究表明，在10个低中收入国家的IHD患者中，只有81.2%的患者服用阿司匹林、48.1%服用β受体阻滞剂、39.8%服用ACE抑制剂和29.8%服用他汀类药物[46]。Eurospire Ⅲ研究表明，在9个欧洲国家的IHD患者中，分别只有71%和78%的患者服用他汀类药物和ACE抑制剂/ARB[47]，近期的PURE前瞻性研究（纳入3个高收入国家和14个低中收入国家的153 996名成人）显示，只有25.8%的患者服用抗血小板药物、20.4%服用β受体阻滞剂、20.0%服用ACE抑制剂/ARB和16.7%服用他汀类药物[48]。不同收入组之间的差异很大，高收入国家患者接受适当治疗的比例是低收入国家患者的3～4倍（图2-8）。这一结果在印度更令人忧心，对53个村庄的调查发现，14%的患者服用阿司匹林，41%服用降压药物，5%服用降胆固醇药物[49]。印度另一项观察性研究与之一致，尽管2006—2010年间他汀类药物的使用有所增加，但冠心病患者的使用率仍只有8%[50]。

药物使用率低与几个因素有关，包括可负担药物的可获得性和可及性不足，医务人员数量有限，以及用药方案复杂。在许多低中收入国家，二级预防应用非专利药物1个月的费用为政府工作人员1.5～18.4天的工资。心血管药物的可及性从公立医疗机构的25%到私营医疗机构的60%[51-52]。非专利药物的可及性受到1995年的《与贸易相关的知识产权协定》的影响。该协定迫使世界贸易组织成员国必须自专利申请之日起20年内保护药品专利[53]。随后2003年的多哈宣言授予各国强制性许可，允许不经专利

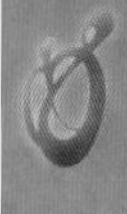

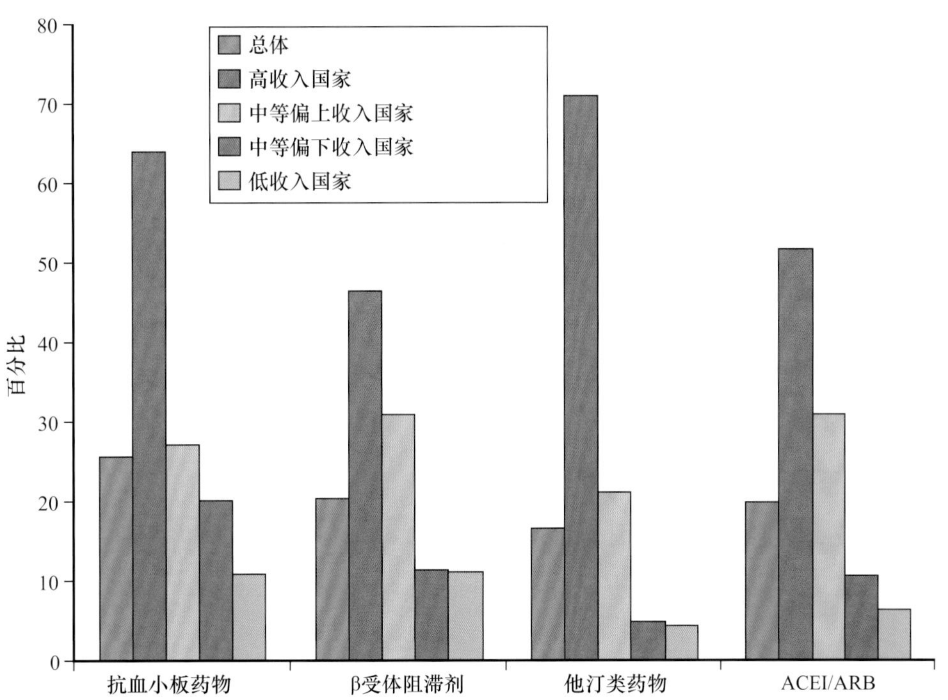

图 2-8 按收入分层的二级预防药物使用率。ACEI，血管紧张素转化酶抑制剂；ARB，血管紧张素受体阻滞剂（From Yusuf S，Islam S，Chow CK，et al：Use of secondary prevention drugs for cardiovascular disease in the community in high-income，middle-income，and low-income countries（the PURE Study）：A prospective epidemiological survey. Lancet 378［9798］：1231-1243，2011.）

持有人许可就可在国内生产基本药物[54]，2006 年之前这种情况有增加趋势[55]。加拿大是唯一向贫穷国家颁发非专利药物出口强制许可证的国家[55]，这使得非专利药物的供应有所增加。最近一项研究表明，在 2001 至 2011 年间，19 个低中收入国家（拉丁美洲、中东和南非）的私营医疗机构中，非专利药物约占市场份额 70% ～ 80%，高于大多数欧洲国家[56]。

多数 CVD 患者需使用多种药物。为增加低中收入国家中这些药物的可获得性，人们提出多效固定复方制剂的概念，即将不同药物以固定剂量组成复方剂，可能会提高药物的依从性和可获得性[57-59]。有研究表明，提高药物的可及性，完善保险政策，改善对医生、消费者和药品供应商的激励措施可能会增加非专利药物的使用[60]。此外，增加专业人员也可能有助于提高药物的可及性。

药物对于治疗 MI 和 IHD 的二级预防是经济有效的。对低中收入国家来说，即使没有多效固定复方制剂，阿司匹林、ACE 抑制剂、β 受体阻滞剂和他汀类药物的联合治疗方案也是经济有效的，每获得一个 QALY 成本为 300 ～ 400 美元[61-62]。

药物依从性

药物依从性是指患者是否按规定的频率和时长服药；至少 80% 的时间接受药物治疗被认为是依从的[63]。在医生处方药物的患者中约 60%（在世界范围内不同地区）有较好的依从性[64-65]。PURE 研究观察到低收入国家的药物使用率最低，可能是因其药物可获得性和依从性较差[49]。正如 REACH 国际注册登记研究所示，依从药物可降低花费，高依从性组与低依从性组相比可降低花费 10.1% ～ 17.8%[66]，依从药物也可降低死亡率[67]。

关于提高药物依从性干预措施的数据有限。最近的研究表明，减少自付费用，更好的病案管理，行为支持下的患者教育，发送手机短信，更广泛的指南支持，以及基于监管和沟通的政策可能有助于提高药物依从性[68-71]。在美国进行的 MI-FREEE 试验表明，不让患者自付 MI 治疗药费可提高药物依从性——从 35.9% 增加到 49%[72]。此外制订高危患者的保险方案、提供健康计划，并为通过邮寄订购药物的患者也提供这些福利，可使药物依从性提高 4% ～ 5%[50]。虽然这些研究结果很有前景，但能否在低中收入国家中复制推广还有待评估。

多效固定复方制剂可能提高药物依从性。一项在印度及欧洲进行的随机对照试验纳入 2004 名受试者，显示与常规治疗相比，使用一种多效固定复方制剂（含阿司匹林、他汀类药物和两种降压药

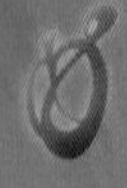

物）可提高药物依从性（86% *vs*. 65%），同时使收缩压降低 2.6 mmHg，使低密度脂蛋白胆固醇降低 4.2 mg/dl[73]。还有几项二级预防的临床试验在进行中，包括在印度男性和女性中进行的 Indian Polycap-K 试验、在澳大利亚土著和非土著居民中进行的 Kanyini Guidelines Adherence with Polypill 研究以及在西班牙和拉丁美洲国家进行的 Trials in Secondary Prevention 研究[58,74]。这些研究将揭示多效固定复方制剂在 CVD 二级预防中的效果，并可能为将其列入 WHO 基本药物清单提供依据[75]。

戒烟

尽管吸烟是 CVD 的主要危险因素，但全球很大一部分人仍在吸烟[76-78]。全世界约有 11 亿人吸烟，其中 82% 的人来自低中收入国家。为降低由吸烟所致的发病率和死亡率，世界卫生组织大会于 2003 年通过了《世界卫生组织烟草控制框架公约》，这是第一个管控吸烟的全球烟草条约。一些国家已经实施了上述公约，以遏制烟草的使用及其不良影响。

烟草产品的价格是吸烟和戒烟的主要决定因素[77]。国际癌症研究机构（IARC）表明，调整通货膨胀后的烟草价格上涨 50%，低中收入国家烟草的消费量减少 20%[77]。低中收入国家烟草价格便宜约 70%，主要原因是特定消费税低[77]。烟草税是最具成本效益的反吸烟措施[79]；然而，在许多国家，出于政治原因，对提高烟草税有强烈的反对意见，仍然是其难以广泛实施的主要障碍[80]。

除了增加税收，规范烟草广告和公共场所吸烟行为也可以限制烟草产品的使用。广告禁令可显著减少吸烟量[81]，基于立法的禁烟令可减少因心脏事件住院的人数[82]。此外，有效的公共卫生措施使长期累积吸烟率下降 15% ～ 30%，烟草的需求减少 6%。

尽管人群层面的干预措施有效，个体层面的干预措施也必不可少，包括尼古丁替代疗法（NRT）、非尼古丁类药物和行为改变（参阅第 34 章）。高收入国家和低中收入国家的系统综述表明，NRT 可将戒烟率提高 50% ～ 70%[83]，对持续戒烟有效。除 NRT 外，安非他酮和去甲替林等非尼古丁类药物的疗效与 NRT 相似[84]；然而，这些药物不在世界卫生组织基本药物清单上（目前的清单包括尼古丁），未来有待进一步研究以确定这些药物在低中收入国家的可获得性。

具有成本效益的干预措施

对于各国在资源稀缺的情况下确定干预措施的优先顺序，成本效益是必不可少的。总体而言，对于 ACS 的急性期和慢性期管理以及 IHD 危险因素的长期管理，有几种具有成本效益的干预措施（表 2-1）。世界卫生组织的宏观经济和卫生委员会建议选择花费低于本国人均国民总收入 3 倍的干预措施。大多数关于成本效益的研究来自于高收入国家；然而，针对低中收入国家的成本效益评估的研究正在兴起[62,85-87]。应运用效果对比和成本效益信息来指导实施 MI 治疗措施，以使可及性最大化并实现公平分配。

在上述讨论的所有戒烟的干预措施中，税收是最具成本效益的，NRT 取决于其价格和可获得性，也具有成本效益[62,79]（表 2-2）。Jha 及其同事利用 2000 年存活吸烟者的队列数据，分析控烟的成本效益。即使不把税收增加考虑在内，增加烟草税的成本效益价值为每获得一个 QALY 节约 3 美元至 42 美元，NRT 为每获得一个 QALY 节约 55 美元至 761 美

表 2-2 在人群或卫生系统层面减少烟草使用干预措施的成本效益

干预措施	国家或世界银行地区	低收入国家（人均国民总收入不超过 1045 美元）		中等收入国家（人均国民总收入：1045 美元至 12 746 美元）	
		成本效益达到 1×GNI/QALY	成本效益达到 3×GNI/QALY（达到 3135 美元）	成本效益达到 1×GNI/QALY	成本效益达到 3×GNI/QALY（达到 38 238 美元）
增加烟草税	所有非高收入地区	3 ～ 42 美元			
非价格措施	所有非高收入地区	54 ～ 674 美元			
烟草税策略	南非	31 美元			
烟草室内空气管理策略	南非	410 美元			

人均国民总收入：如世界银行所定义：低收入国家：1045 美元及以下；中等收入国家：1045 美元至 12 746 美元；高收入国家：12 746 美元及以上。GNI：国民总收入；QALY：质量调整寿命年

元，非价格措施为每获得一个 QALY 节约 54 美元至 674 美元。低中收入国家干预措施的成本效益分析数据有限，但有针对特定国家的研究。南非烟草税和室内空气政策非常具有成本效益，2000 年，烟草税策略和室内空气策略的 ICER 分别为每避免一个 DALY 节约 31 美元和 410 美元[62,88]。塞舌尔群岛的一项队列研究表明，每挽回一个生命年，尼古丁口香糖和安非他酮节省的增量成本分别为 599 美元和 227 美元。

这些研究表明，一项策略的效果因地域而异，未来有待更多研究以明确在其他区域具有成本效益的干预措施。

总结及未来方向

尽管按年龄调整的概率有所下降，但 IHD，包括作为其主要构成的 MI，仍然是全球最常见的死亡和残疾原因之一。区域差异带来了不同的问题和挑战。尽管高收入国家的概率在下降，但由于人口老龄化，MI 的数量持续上升。低中收入国家急性 MI 发病年龄更轻，对经济发展影响更大。现有的治疗方法和一级预防、二级预防措施也不尽相同。

为应对多重挑战，从全球各地获得高质量数据至关重要。虽然有关 MI 和其他非传染性疾病（NCD）以及危险因素的数据可及性总体上有所改善，但某些地区仍缺乏准确的数据。如本章所述，各种经济及其他因素为变革的重要驱动力，包括促使各国在资源配置上做出知情决策以抗击 MI 的全球流行。此外，个体和人群层面的特定干预措施可能对改善全球 MI 管理做出强大贡献。

参考文献

1. GBD 2013 Mortality and Causes of Death Collaborators, Naghavi M, Wang H, et al.: Global, regional, and national age-sex specific all-cause and cause-specific mortality for 240 causes of death, 1990-2013: A systematic analysis for the Global Burden of Disease STUDY 2013, *Lancet* 385(9963):117–171, 2015.
2. Lozano R, Naghavi M, Foreman K, et al.: Global and regional mortality from 235 causes of death for 20 age groups in 1990 and 2010: A systematic analysis for the Global Burden of Disease Study 2010, *Lancet* 380(9859):2095–2128, 2012.
3. Moran AE, Forouzanfar MH, Roth GA, et al.: The global burden of ischemic heart disease in 1990 and 2010: the Global Burden of Disease 2010 study, *Circulation* 129(14):1493–1501, 2014.
4. GBD 2013 DALYs and HALE Collaborators, Murray CJ, Barber RM, et al.: Global, regional, and national disability-adjusted life years (DALYs) for 306 diseases and injuries and healthy life expectancy (HALE) for 188 countries, 1990-2013: Quantifying the epidemiological transition, *Lancet* 386(10009):2145–2191, 2015.
5. Murray CJ, Vos T, Lozano R, et al.: Disability-adjusted life years (DALYs) for 291 diseases and injuries in 21 regions, 1990-2010: A systematic analysis for the Global Burden of Disease Study 2010, *Lancet* 380(9859):2197–2223, 2012.
6. Ali MK, Jaacks LM, Kowalski AJ, et al.: Noncommunicable diseases: Three decades of global data show a mixture of increases and decreases in mortality rates, *Health Aff Aff (Millwood)* 34(9):1444–1455, 2015.
7. Pagidipati NJ, Gaziano TA: Estimating deaths from cardiovascular disease: a review of global methodologies of mortality measurement, *Circulation* 127(6):749–756, 2013.
8. Rosamond WD, Chambless LE, Heiss G, et al.: Twenty-two year trends in incidence of myocardial infarction, CHD mortality, and case-fatality in four US communities, 1987 to 2008, *Circulation* 125(15):1848–1857, 2012.
9. Yeh RW, Sidney S, Chandra M, et al.: Population trends in the incidence and outcomes of acute myocardial infarction, *N Engl J Med* 362(23):2155–2165, 2010.
10. McManus DD, Gore J, Yarzebski J, et al.: Recent trends in the incidence, treatment, and outcomes of patients with ST and non-ST-segment acute myocardial infarction, *Am J Med* 124(1):40–47, 2011.
11. Smolina K, Wright FL, Rayner M, Goldacre MJ: Determinants of the decline in mortality from acute myocardial infarction in England between 2002 and 2010: linked national database study, *BMJ* 344:d8059, 2012.
12. Schmidt M, Jacobsen JB, Lash TL, et al.: 25 year trends in first time hospitalisation for acute myocardial infarction, subsequent short and long term mortality, and the prognostic impact of sex and comorbidity: A Danish nationwide cohort study, *BMJ* 344:e356, 2012.
13. Gerber Y, Weston SA, Berardi C, et al.: Contemporary trends in heart failure with reduced and preserved ejection fraction after myocardial infarction: A community study, *Am J Epidemiol* 178(8):1272–1280, 2013.
14. McManus DD, Chinali M, Saczynski JS, et al.: 30-year trends in heart failure in patients hospitalized with acute myocardial infarction, *Am J Cardiol* 107(3):353–359, 2011.
15. Moran AE, Tzong KY, Forouzanfar MH, et al.: Variations in ischemic heart disease burden by age, country, and income: the global burden of diseases, injuries, and risk factors 2010 study, *Global Heart* 9(1):91–99, 2014.
5a. Institute for Health Metrics and Evaluation (IHME): GBD compare, 2015, IHME, University of Washington. http://vizhub.healthdata.org/gbd-compare.
16. Mirzaei M, Truswell A, Taylor R, Leeder SR: Coronary heart disease epidemics: Not all the same, *Heart* 95(9):740–746, 2009.
17. Glassman A, Gaziano TA, Buendia CPB, de Aguiar FCG: Confronting the chronic disease burden in Latin America and the Caribbean, *Health Affairs* 29(12):2142–2148, 2010.
18. Institute for Health Metrics and Evaluation: Global Burden of Disease (GBD) database. http://www.healthdata.org/data-tools.
19. Mendis S, Chestnov O: Costs, benefits, and effectiveness of interventions for the prevention, treatment, and control of cardiovascular diseases and diabetes in Africa, *Prog Cardiovasc Dis* 56(3):314–321, 2013.
20. Kruk ME, Goldmann E, Galea S: Borrowing and selling to pay for health care in low-and middle-income countries, *Health Aff (Millwood)* 28(4):1056–1066, 2009.
21. Gaziano TA, Bitton A, Anand S, et al.: Growing epidemic of coronary heart disease in low- and middle-income countries, *Curr Prob Cardiol* 35(2):72–115, 2010.
22. Gaziano TA, Bitton A, Anand S, et al.: The global cost of nonoptimal blood pressure, *J Hypertens* 27(7):1472–1477, 2009.
23. Cook C, Cole G, Asaria P, et al.: The annual global economic burden of heart failure, *Int J Cardiol* 171(3):368–376, 2014.
24. Miller G, Randolph S, Forkner E, et al.: Long-term cost-effectiveness of disease management in systolic heart failure, *Med Decis Making* 29(3):325–333, 2009.
25. Safraj S, Ajay VS, Prabhakaran D: Heart failure: Meeting the challenges of surveillance and knowledge translation in resource-poor settings, *Curr Cardiol Rev* 9(2):99–101, 2013.
26. Ford ES, Capewell S: Proportion of the decline in cardiovascular mortality disease due to prevention versus treatment: public health versus clinical care, *Annul Rev Public Health* 32(1):5–22, 2011.
27. Nielsen K, Mock C, Joshipura M, et al.: Assessment of the status of prehospital care in 13 low-and middle-income countries, *Prehosp Emerg Care* 16(3):381–389, 2012.
28. Orlandini A, Diaz R, Wojdyla D, et al.: Outcomes of patients in clinical trials with ST-segment elevation myocardial infarction among countries with different gross national incomes, *Eur Heart J* 27(5):527–533, 2006.
29. Shimony A, Grandi SM, Pilote L, et al.: Utilization of evidence-based therapy for acute coronary syndrome in high-income and low/middle-income countries, *Am J Cardiol* 113(5):793–797, 2014.
30. Zubaid M, Rashed WA, Almahmeed W, et al.: Management and outcomes of Middle Eastern patients admitted with acute coronary syndromes in the Gulf Registry of Acute Coronary Events (Gulf RACE), *Acta Cardiol* 64(4):439–446, 2009.
31. ACCESS Investigators: Management of acute coronary syndromes in developing countries: Acute coronary events—a multinational survey of current management strategies, *Am Heart J* 162(5):852–859.e22, 2011.
32. Goodman SG, Huang W, Yan AT, et al.: The expanded Global Registry of Acute Coronary Events: Baseline characteristics, management practices, and hospital outcomes of patients with acute coronary syndromes, *Am Heart J* 158(2):193–201.e5, 2009.
33. Abdallah M, Karrowni W, Shamseddeen W, et al.: Acute coronary syndromes: Clinical characteristics, management, and outcomes at the American University of Beirut Medical Center, 2002-2005, *Clin Cardiol* 33(1):E6–E13, 2010.
34. Berwanger O, Guimaraes HP, Laranjeira LN, et al.: Effect of a multifaceted intervention on use of evidence-based therapies in patients with acute coronary syndromes in Brazil: The BRIDGE-ACS randomized trial, *JAMA* 307(19):2041–2049, 2012.
35. El-Menyar A, Zubaid M, Rashed W, et al.: Comparison of men and women with acute coronary syndrome in six Middle Eastern countries, *Am J Cardiol* 104(8):1018–1022, 2009.
36. Wang M, Moran AE, Liu J, et al.: Cost-effectiveness of optimal use of acute myocardial infarction treatments and impact on coronary heart disease mortality in China, *Circ Cardiovasc Qual Outcomes* 7(1):78–85, 2014.
37. Lu HT, Nordin RB: Ethnic differences in the occurrence of acute coronary syndrome: Results of the Malaysian National Cardiovascular Disease (NCVD) Database Registry (March 2006-February 2010), *BMC Cardiovasc Disord* 13(1):97, 2013.
38. Xavier D, Pais P, Devereaux PJ, et al.: Treatment and outcomes of acute coronary syndromes in India (CREATE): A prospective analysis of registry data, *Lancet* 371(9622):1435–1442, 2008.
39. Mohanan PP, Mathew R, Harikrishnan S, et al.: Presentation, management, and outcomes of 25 748 acute coronary syndrome admissions in Kerala, India: Results from the Kerala ACS Registry, *Eur Heart J* 34(2):121–129, 2013.
40. Srimahachota S, Boonyaratavej S, Kanjanavanit R, et al.: Thai Registry in Acute Coronary Syndrome (TRACS)—an extension of Thai Acute Coronary Syndrome registry (TACS) group: Lower in-hospital but still high mortality at one-year, *J Med Assoc Thai* 95(4):508, 2012.
41. Kristensen SD, Laut KG, Fajadet J, et al.: Reperfusion therapy for ST elevation acute myocardial infarction 2010/2011: Current status in 37 ESC countries, *Eur Heart J* 35(29):1957–1970, 2014.
42. Schiele F, Hochadel M, Tubaro M, et al.: Reperfusion strategy in Europe: Temporal trends in performance measures for reperfusion therapy in ST-elevation myocardial infarction, *Eur Heart J* 31(21):2614–2624, 2010.
43. Ranasinghe I, Rong Y, Du X, et al.: System barriers to the evidence-based care of acute coronary syndrome patients in China: Qualitative analysis, *Circ Cardiovasc Qual Outcomes* 7(2):209–226, 2014.
44. Dalal J, Sahoo PK, Singh RK, et al.: Role of thrombolysis in reperfusion therapy for management of AMI: Indian scenario, *Indian Heart J* 65(5):566–585, 2013.
44a. Potter B, Weinstein MC, Gaziano TA: Unpublished work, 2014.
45. Gaziano TA: Cardiovascular disease in the developing world and its cost-effective management, *Circulation* 112(23):3547–3553, 2005.
46. Mendis S, Abegunde D, Yusuf S, et al.: WHO study on Prevention of REcurrences of Myocardial Infarction and StrokE (WHO-PREMISE), *Bull World Health Organ* 83(11):820–829, 2005.
48. Kotseva K, Wood D, De Backer G, et al.: EUROASPIRE III: A survey on the lifestyle, risk factors and use of cardioprotective drug therapies in coronary patients from 22 European countries., *Eur J Cardiovasc Prev Rehabil* 16(2):121–137, 2009.
48. Yusuf S, Islam S, Chow CK, et al.: Use of secondary prevention drugs for cardiovascular disease in the community in high-income, middle-income, and low-income countries (the PURE Study): A prospective epidemiological survey, *Lancet* 378(9798):1231–1243, 2011.
49. Joshi R, Chow CK, Raju PK, et al.: Fatal and nonfatal cardiovascular disease and the use of thera-

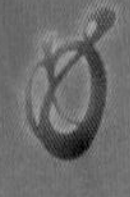

pies for secondary prevention in a rural region of India, *Circulation* 119(14):1950–1955, 2009.
50. Choudhry NK, Dugani S, Shrank WH, et al.: Despite increased use and sales of statins in India, per capita prescription rates remain far below high-income countries, *Health Aff (Millwood)* 33(2):273–282, 2014.
51. Cameron A, Roubos I, Ewen M, et al.: Differences in the availability of medicines for chronic and acute conditions in the public and private sectors of developing countries, *Bull World Health Organ* 89(6):412–421, 2011.
52. van Mourik MS, Cameron A, Ewen M, Laing RO: Availability, price and affordability of cardiovascular medicines: A comparison across 36 countries using WHO/HAI data, *BMC Cardiovasc Disord* 10:25, 2010.
53. Smith RD, Lee K, Drager N: Trade and health: An agenda for action, *Lancet* 373(9665):768–773, 2009.
54. Lybecker KM, Fowler E: Compulsory licensing in Canada and Thailand: Comparing regimes to ensure legitimate use of the WTO rules, *J Law Med Ethics* 37(2):222–239, 2009.
55. Beall R, Kuhn R: Trends in compulsory licensing of pharmaceuticals since the Doha Declaration: a database analysis, *PLoS Med* 9(1):129, 2012.
56. Kaplan WA, Wirtz VJ, Stephens P: The market dynamics of generic medicines in the private sector of 19 low and middle income countries between 2001 and 2011: A descriptive time series analysis, *PloS One* 8(9):e74399, 2013.
57. Bautista LE, Vera-Cala LM, Ferrante D, et al.: A 'polypill' aimed at preventing cardiovascular disease could prove highly cost-effective for use in Latin America, *Health Aff (Millwood)* 32(1):155–164, 2013.
58. Lonn E, Bosch J, Teo KK, et al.: The polypill in the prevention of cardiovascular diseases: Key concepts, current status, challenges, and future directions, *Circulation* 122(20):2078–2088, 2010.
59. Yusuf S, Pais P, Afzal R, et al.: Effects of a polypill (Polycap) on risk factors in middle-aged individuals without cardiovascular disease (TIPS): A phase II, double-blind, randomised trial, *Lancet* 373(9672):1341–1351, 2009.
60. Kaplan WA, Ritz LS, Vitello M, Wirtz VJ: Policies to promote use of generic medicines in low and middle income countries: a review of published literature, 2000-2010, *Health Policy* 106(3): 211–224, 2012.
61. Gaziano TA, Opie LH, Weinstein MC: Cardiovascular disease prevention with a multidrug regimen in the developing world: A cost-effectiveness analysis, *Lancet* 368(9536):679–686, 2006.
62. Gaziano TA, Pagidipati N: Scaling up chronic disease prevention interventions in lower- and middle-income countries, *Annu Rev Public Health* 34:317–335, 2013.
63. Ho PM, Bryson CL, Rumsfeld JS: Medication adherence: Its importance in cardiovascular outcomes, *Circulation* 119(23):3028–3035, 2009.
64. Bowry AD, Shrank WH, Lee JL, et al.: A systematic review of adherence to cardiovascular medications in resource-limited settings, *J Gen Intern Med* 26(12):1479–1491, 2011.
65. Chowdhury R, Khan H, Heydon E, et al.: Adherence to cardiovascular therapy: A meta-analysis of prevalence and clinical consequences, *Eur Heart J* 34(38):2940–2948, 2013.
66. Bitton A, Choudhry NK, Matlin OS, et al.: The impact of medication adherence on coronary artery disease costs and outcomes: A systematic review, *Am J Med* 126(4):e27–357.e7, 2013.
67. Kumbhani DJ, Fonarow GC, Cannon CP, et al.: Predictors of adherence to performance measures in patients with acute myocardial infarction, *Am J Med* 126(1):e9–74.e1, 2013.
68. De Jongh T, Gurol-Urganci I, Vodopivec-Jamsek V, et al.: Mobile phone messaging for facilitating self-management of long-term illnesses, *Cochrane Database Syst Rev*(12):CD007459, 2012.
69. Laba TL, Bleasel J, Brien JA, et al.: Strategies to improve adherence to medications for cardiovascular diseases in socioeconomically disadvantaged populations: A systematic review, *Int J Cardiol* 167(6):2430–2440, 2013.
70. Tajouri TH, Driver SL, Holmes Jr DR: 'Take as directed'—strategies to improve adherence to cardiac medication, *Nat Rev Cardiol* 11(5):304–307, 2014.
71. Viswanathan M, Golin CE, Jones CD, et al.: Interventions to improve adherence to self-administered medications for chronic diseases in the United States: A systematic review, *Ann Intern Med* 157(11):785–795, 2012.
72. Choudhry NK, Avorn J, Glynn RJ, et al.: Full coverage for preventive medications after myocardial infarction, *N Engl J Med* 365(22):2088–2097, 2011.
73. Thom S, Poulter N, Field J, et al.: Effects of a fixed-dose combination strategy on adherence and risk factors in patients with or at high risk of CVD: The UMPIRE randomized clinical trial, *JAMA* 310(9):918–929, 2013.
74. Sanz G, Fuster V: Fixed-dose combination therapy and secondary cardiovascular prevention: Rationale, selection of drugs and target population, *Nat Clin Pract Cardiovasc Med* 6(2):101–110, 2009.
75. Huffman MD, Yusuf S: Polypills: Essential medicines for cardiovascular disease secondary prevention? *J Am Coll Cardiol* 63(14):1368–1370, 2014.
76. Giovino GA, Mirza SA, Samet JM, et al.: Tobacco use in 3 billion individuals from 16 countries: An analysis of nationally representative cross-sectional household surveys, *Lancet* 380(9842): 668–679, 2012.
77. Jha P, Peto R: Global effects of smoking, of quitting, and of taxing tobacco, *N Engl J Med* 370(1):60–68, 2014.
78. Ng M, Freeman MK, Fleming TD, et al.: Smoking prevalence and cigarette consumption in 187 countries, 1980-2012, *JAMA* 311(2):183–192, 2014.
79. Ruger JP, Lazar CM: Economic evaluation of pharmaco- and behavioral therapies for smoking cessation: a critical and systematic review of empirical research, *Annu Rev Public Health* 33:279–305, 2012.
80. Jamison D, Breman J, Measham J, et al.: *Disease control priorities in developing countries*, ed 2 New York, Oxford University Press and The World Bank, 2006.
81. Higashi MH, Truong KD, Barendregt JJ, et al.: Cost effectiveness of tobacco control policies in Vietnam, *Appl Health Econ Health Policy* 9(3):183–196, 2011.
82. Callinan JE, Clarke A, Doherty K, Kelleher C: Legislative smoking bans for reducing secondhand smoke exposure, smoking prevalence and tobacco consumption, *Cochrane Database Syst Rev*(4): CD005992, 2010.
83. Moore D, Aveyard P, Connock M, et al.: Effectiveness and safety of nicotine replacement therapy assisted reduction to stop smoking: Systematic review and meta-analysis, *BMJ* 338:b1024, 2009.
84. Hughes JR, Stead LF, Hartmann-Boyce J, et al.: Antidepressants for smoking cessation, *Cochrane Database Syst Rev*(1):CD000031, 2014.
85. Huffman MD, Baldridge A, Bloomfield GS, et al.: Global cardiovascular research output, citations, and collaborations: A time-trend, bibliometric analysis (1999-2008), *PLoS One* 8(12):e83440, 2013.
86. Myers L, Mendis S: Cardiovascular disease research output in WHO priority areas between 2002 and 2011, *J Epidemiol Global Health* 4(1):23–28, 2014.
87. Suhrcke M, Boluarte TA, Niessen L: A systematic review of economic evaluations of interventions to tackle cardiovascular disease in low-and middle-income countries, *BMC Public Health* 12(1):2, 2012.
88. Bitton A, Gaziano TA: *The cost-effectiveness of selective tobacco control policies in South Africa*, Society of General Internal Medicine 34th Annual Meeting: Building 21st Century Medicine Through Education, Research, Policy and Practice, Phoenix, Ariz, 2011, pp 353–354.

3 对急性心肌梗死病理学的新见解

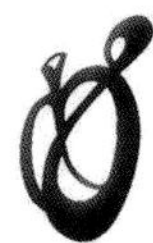

Erling Falk and Jacob F. Bentzon

刘硕霖 张爽 译 吴娜琼 审校

引言

动脉粥样硬化是一种由脂蛋白驱动的动脉慢性炎症性疾病，可导致动脉内膜纤维化、坏死和动脉内膜组织的钙化，即为动脉粥样硬化病变或斑块。这些斑块通过管腔狭窄或动脉血栓形成导致临床疾病，这些血栓阻碍血液流向心脏[冠心病（CHD）]、大脑（缺血性卒中）或腿部[周围动脉疾病（PAD）]。最常见的表现是冠心病，如稳定型心绞痛和急性冠脉综合征（ACS）[包括急性心肌梗死（MI）]（见第2章）。

图3-1显示了一例ACS病例，患者为一名58岁的健康男性，他突然出现胸痛，随后不久出现致命的心律失常。尸检发现急性血栓是由动脉粥样硬化病变引起的，而动脉粥样硬化病变在此之前可能已经悄无声息地发展了几十年。每一个这样的致命案例都是一次错失的机会。如果“主角”知道这种疾病会导致致命的并发症，就会想办法通过调整生活方式和预防性药物治疗来延缓它的发展（见第34章）。目前已了解了动脉粥样硬化发生的关键机制，如果将这些知识转化为有效的预防措施，大多数临床事件原则上应该是可以预防的。

本章介绍了动脉粥样硬化的病因和主要疾病机制，并描述了我们所知道的以及未知的比如斑块为什么会突然加速促进危及生命的血栓形成。此外，我们还讨论了斑块负担、斑块活性和易损性等术语，这些术语通常用于描述病变或患者的状态和预期的命运。心肌损伤、愈合和重构的病理学将在第4章和第36章讨论。

多因子的原因

血浆载脂蛋白B（apo B）的浓度升高是动脉粥样硬化发生的必要条件，其中低密度脂蛋白（LDL）通常是最常见的形式，但许多其他因素均可促进动脉粥样硬化和心肌梗死的发生（见第2章）[1-5]。这些其他危险因素都不足以导致动脉粥样硬化，但由于现代社会中大多数人的LDL水平都可以引起动脉粥样硬化的发生，所以现有的其他危险因素可以解释大部分的疾病发病原因。下面几部分讨论疾病的核心机制被设定为是相同的，并不考虑特定患者的危险因素，但个别危险因素的确影响疾病的过程和表现形式。例如，吸烟，容易引起血栓并发症以及增加心肌梗死的风险大于稳定型心绞痛[6]，高血压是卒中的一个异常强大的危险因素[7]，吸烟和糖尿病是下肢PAD发展的主要危险因素[8]。

斑块形成机制

导致动脉粥样硬化斑块形成的机制复杂，包括脂蛋白沉积、炎症细胞聚集、泡沫细胞形成、凋亡

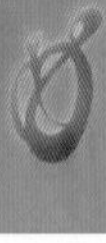

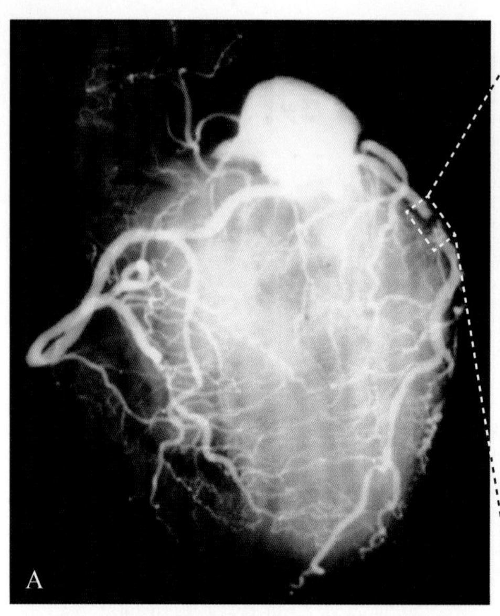

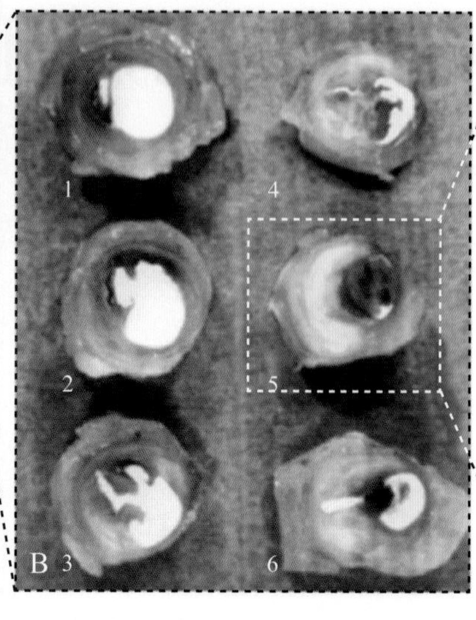

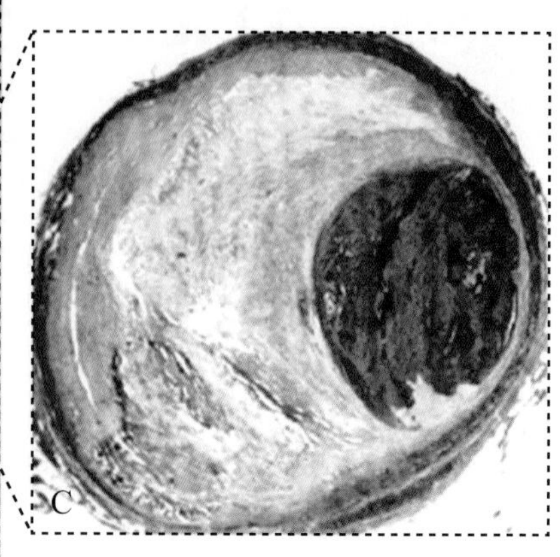

图 3-1 致死性动脉粥样硬化血栓形成病例。（**A**）尸检冠状动脉造影显示左前降支近端有充盈缺损。（**B**）左前降支受累区域的连续横切面显示大量动脉粥样硬化斑块，宏观上可见破裂和近闭塞血栓。（**C**）组织学切片上的血栓和斑块，Elastin-trichrome 染色

和坏死、平滑肌细胞（SMC）增殖和基质合成、钙化、血管生成、动脉重构、纤维帽破裂、血栓形成等（图 3-1）[9]。其中一些是病变进展的必要步骤（如脂蛋白沉积和血管炎症），代表着已开发的或潜在的治疗靶点。其他过程可能在病变进展中并没有起到多大作用（如斑块钙化）；虽然这些可作为动脉粥样硬化的影像学特征，但它们似乎并不主要与病变或临床并发症的发生有关。脂肪沉积和坏死导致坏死核心质地较软［athere：粥或麦片粥（希腊）］以及纤维化会造成组织硬化［scleros：硬（希腊）］，而这使得动脉粥样硬化和其他动脉硬化疾病区分开来，例如：动脉中膜硬化和小动脉硬化，也赋予了这个疾病的名字（atherescleros）。

我们对动脉粥样硬化的发生和发展的主要认识是从动物模型的研究中推导出来的。为了证明因果机制，实验是必要的，尽管一些实验可以在人身上进行，或者以孟德尔随机分离变异基因的随机化研究所取代[10]，但大多数还是在动物模型中进行的研究。动物不会自发地发展成动脉粥样硬化，但大多数物种可通过喂食致动脉粥样硬化食物或通过基因修饰提高 LDL 或其他含 apoB 的脂蛋白水平而诱发动脉粥样硬化。小鼠模型尤其重要，因为通过基因修饰，基因功能可以在生物体内得到有效的探索。今天，我们对小鼠动脉粥样硬化病变发展的认识明显超过了对任何其他生物体的类似认识。

动物模型中关于该病的认识是深入了解人类动脉粥样硬化的重要基础，因为总体发病过程很可能是相同的。然而，认为动物疾病过程的分子机制和人类相同是大胆的，更不可能认为其是限速过程，这限制了对最佳靶点的药物治疗。此外，由于目前的模型只描述了动脉粥样硬化的某些方面，针对机制方面的知识存在重要的盲点。LDL 是如何导致动脉粥样硬化病变形成的已有深入的知识，但对这种病变通过血栓形成或管腔狭窄导致临床疾病的途径了解甚少，原因很简单，这种进展在动物中无法复制。此外，对于其他原因如高血压和糖尿病等对疾病的影响的认识仍然是粗浅的。

病变的分类

动脉粥样硬化是一种进行性疾病，开始于生命早期，但其进展速度高度依赖于血管的部位，且在不同个体之间存在显著差异。即使在最有利的条件下，通常也需要几十年的时间来发展成引起症状的病变。腹主动脉、冠状动脉、髂股动脉和颈动脉分叉通常是受影响最严重的。

通过检查不同年龄组死者相同的血管位置，病理学家推断出病变发展的顺序，并提出了根据形态学标准将病变分类的标准。通常使用两种分类方案。美国心脏协会（AHA）的分类（Ⅰ型到Ⅷ型）是基于对人类动脉粥样硬化在不同发展阶段的详细的镜下分析，尤其适用于关注病变的起始和进展的研究[11]。Virmani 和他的同事提出了一种更直接描述病变形态与临床并发症之间联系的改良版本（图 3-2）[12]。一个患有晚期疾病的患者在其血管床上出现许多不同

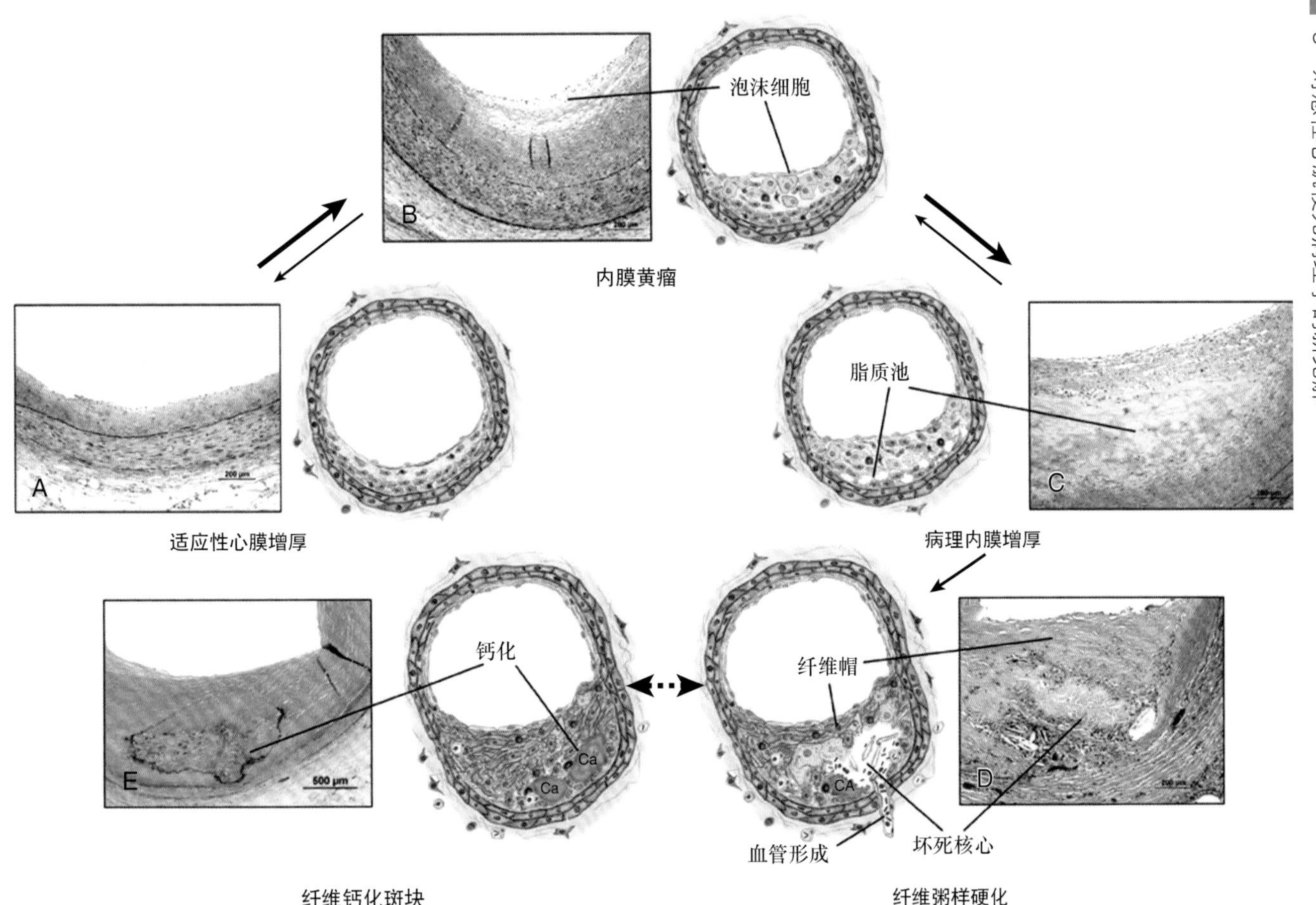

图 3-2　动脉粥样硬化的病变类型及其发展的可能顺序。（**A**）适应性内膜增厚，其特征是内膜内平滑肌细胞的积累。（**B**）内膜黄瘤，与泡沫细胞巨噬细胞在内膜内积聚有关。（**C**）病理内膜增厚，表示在没有明显坏死的情况下细胞外脂质池的积累。（**D**）纤维粥样硬化，表明坏死核的存在。坏死的核心和周围组织可能最终钙化，形成（**E**）中所示的纤维钙化斑块。由于一些晚期病变类型（纤维粥样硬化和纤维钙化斑块）在生命中同时演化，因此在尸检研究中很难明确它们之间的相互关系。（From Bentzon J，et al：Mechanisms of plaque formation and rupture. Circ Res 114：1852，2014.）

的病变类型，而这反映了在不同血管内，病变起始的时间、速度和发展过程的差异性。

脂蛋白沉积

LDL 通过在动脉内膜沉积导致动脉粥样硬化。这种沉积并不是均匀地发生在整个血管系统中，而是最初局限于分叉附近和弯曲内侧。在这些区域，血流对内皮细胞施加低的或振荡的剪切力，由此进一步发展的特征表现为内皮细胞转换和基因表达变化，内皮下出现树突状细胞，以及在人类生命最初几个月的适应性内膜增厚（见图 3-2A）。内膜增厚可与中膜一样厚，由内皮下富含蛋白多糖层以及含有 SMC 和弹性纤维的深层肌肉弹性层组成。这些血管系统的特殊区域在正常人体的血管稳态或宿主防御中发挥生理作用[13]，但是在循环中 LDL 超过生理水平下，它们成为动脉粥样硬化形成的温床。这些特殊区域在动脉粥样硬化形成早期受到影响，此处的进展速度高于其他动脉部位。随着时间的推移，疾病会扩散到邻近的内膜，在垂死的老年心肌梗死患者中，心外膜冠状动脉往往表现为“弥漫”混合斑块受累。

适应性内膜增厚能结合和沉积血液中过多的 LDL 颗粒至少部分解释了这些部位易于发展为动脉粥样硬化的特点。对小鼠的研究表明，LDL 颗粒与蛋白多糖的局部结合是疾病发生的重要步骤，而适应性内膜增厚处富含蛋白多糖层中所发现的细胞外脂滴是儿童和年轻人病变发展的第一个微观标志[14]。随着病情的发展，内皮细胞的通透性增加，桥联分子（如脂蛋白脂肪酶）和侧链较长的蛋白聚糖的表达增强了病变从血液中获取 LDL 的能力[14]。由上述结构可预测，一旦病变形成，维持和发展疾病需要较高的 LDL 水平。这与成年早期 LDL 水平同日后患冠心病风险关系密切是一致的[15]。

炎症

沉积在动脉内膜中的LDL受到氧化和其他类型的修饰，从而获得与微生物和细胞碎片上相同的抗原决定簇（危险相关的分子模式）。这些分子抗原可被膜结合和细胞质模式受体识别以及固有免疫系统的自然抗体识别[16]。适应性免疫也会对修饰后的LDL产生反应，并产生多方面的免疫反应[17]。从血液中源源不断的LDL供应和内膜中经修饰的LDL的形成提供了持续的促炎刺激，导致血管壁慢性非可控性炎症，诱导内皮细胞和SMC表达黏附分子、趋化因子和生长因子，与单核细胞上的受体相互作用，刺激单核细胞归巢、迁移和向巨噬细胞和树突状细胞分化[18]。

泡沫细胞

在内膜中，募集的细胞通过清道夫受体，也可能通过其他机制[19]，摄取经修饰的LDL。这一过程清除了细胞外经修饰的LDL，但导致泡沫细胞形成，大量胆固醇和胆固醇酯聚积在细胞质中。局部SMC也可能以类似的机制沉积细胞内脂肪滴[20-21]。

泡沫细胞的形成本身可能伴随着促炎激活，这是由细胞内胆固醇晶体激活NLRP3炎性小体介导的[22]，但募集的巨噬细胞也可能通过将修饰后的LDL与toll样受体结合而以细胞周期M1型激活促炎。反过来激活细胞分泌促炎细胞因子［例如，白介素（IL）1-β和肿瘤坏死因子-α（TNF-α）］，活性氧合酶，促进LDL进一步沉积和修饰（例如，髓过氧化物酶）。已证明许多其他介质在动脉粥样硬化中也发挥作用（例如，纤溶酶原激活物、组织蛋白酶和基质金属蛋白酶）[18]。其他内膜巨噬细胞被极化为抗炎M2型（细胞周期M2）并分泌蛋白质和一些减轻炎症的小分子物质（例如，转化生长因子-β和抗炎脂质）[18,23]。

和泡沫细胞一样，出现在人类内膜中的辅助T 1细胞会对经修饰的LDL和其他与动脉粥样硬化过程相关的抗原反应做出反应。小鼠模型中发现它们分泌促炎细胞因子（例如，干扰素-γ），加重血管炎症。不过，其他类型的免疫细胞，如调节性T细胞，可能也有B细胞，可以减轻炎症。在人类而不是鼠类的病变中细胞毒性T细胞含量丰富，尽管其对斑块的形成有何作用尚不明确[24]。

随着对多种巨噬细胞极化表型和T细胞亚型的识别，对经修饰的LDL的炎症反应的描述变得越来越复杂，有的具有促炎作用，有的具有抗炎作用。重要的是，强化降低LDL有可能迅速消除炎症，如在动脉粥样硬化小鼠和家兔动物模型中，当LDL水平降至正常水平时，斑块内巨噬细胞数量迅速减少[25-26]。

脂质条纹

沉积在血管壁中的巨噬细胞（在显微镜下很容易识别）是发生脂蛋白驱动的炎症反应的标志。泡沫细胞最初在富含蛋白多糖的内膜层聚积，当形成数层后，在内膜表面肉眼可见黄褐色或脂肪条纹（见图3-2B）。黄色瘤是无害的，它们是完全可逆的。一些婴儿在出生后6个月就会出现这种情况，这可能反映了母亲的风险因素，但在随后的几年中，黄色瘤数量减少[25]。在青春期，它们会在冠状动脉及主动脉粥样硬化易发区域再次出现。

坏死

许多黄色瘤通常不会过分进展，但是在那些发生了适应性内膜增厚患者的黄色瘤坏死灶中，伴随着非细胞、富脂物质的沉积。这些病变统称为进展性动脉粥样硬化病变，根据坏死程度进一步细分为病理性内膜增厚和纤维粥样硬化瘤。在病理性内膜增厚中，泡沫细胞下的肌弹性层中仅存在较小的脂质池，内膜正常结构未被严重破坏（见图3-2C）。这种变化常见于20～30岁的冠状动脉粥样硬化易发区域。在一些病变中，分离的脂质池发育成融合的坏死核（也称为脂质核），原始内膜的大部分被破坏，可能是被入侵的巨噬细胞破坏。从形态学角度，这个过程可以表现为坏死的早期或晚期阶段，前者显示出一些存在的原始内膜基质以及巨噬细胞浸润，而后者则表现为无基质的、非细胞的粥样脂质（胆甾醇酯、自由胆固醇、磷脂和甘油三酯）和细胞碎片[9]。当一个或多个坏死核存在时，该病变称为纤维斑块（见图3-2D）。

SMC的死亡和巨噬细胞的浸润被认为是脂质池和坏死核形成的主要机制[27-28]。与人类病变相似，在动物中也可检测到凋亡的SMC和巨噬细胞。坏死核边缘可见凋亡和其他形式的细胞死亡。在斑块中存在许多能够在体外诱导细胞凋亡的因素（如内质网应激和经修饰的LDL氧化脂质），我们有理由认为这些因素共同作用在体内引起细胞凋亡[28-29]。组织中游离凋亡残留物的存在（即，与吞噬细胞无关）表明，凋亡残留物清除障碍（胞吐）有助于坏死核的形成[30]。残余的细胞没有被邻近的细胞吞噬，而是发生继发性坏死，使富含脂质的促炎物质沉积在组织中。

坏死核的化学成分表明，其他来源的脂质可能也起到很重要的作用，包括从 LDL 分离的胆固醇酯的直接沉积，以及从斑块出血后红细胞膜中产生的丰富游离胆固醇[31]。

病变坏死是病变发展的关键环节，因为坏死容易导致临床事件的发生。如果没有它，动脉粥样硬化的发展将是一种不那么危险的疾病。为什么某些病变会发生坏死，而其他病变不会，目前还不清楚，但危险因素至少与最初引起黄色瘤的危险因素不一致，如男性和女性在生命早期出现相似数量的冠状动脉黄色瘤，但成年男性与同龄女性相比，脂肪池和坏死核的病变更多[9]。

斑块内血管生成和斑块内出血

许多动脉粥样硬化病变中心处于低氧状态，细胞表达低氧诱导因子 -1α（HIF-1α）和血管内皮生长因子，刺激新生血管生成从而导致动脉粥样硬化病变进展[32-33]。新生血管主要来源于外膜血管，血管脆弱、渗漏，无壁细胞支持，引起血浆蛋白、红细胞局部外渗，为免疫细胞提供了进入途径[34]。新血管的斑块内出血在纤维粥样硬化瘤中很常见，可扩大坏死的核心并促进炎症[31]。斑块出血的另一个常见来源是通过破裂的纤维帽渗出血液。

红细胞溶解导致游离血红蛋白和亚铁血红素进入组织，这两种成分都是氧化和促炎性的，而防御系统的启动可以有效地中和它们[35]。游离的血红蛋白与结合珠蛋白结合，复合物通过 CD163 在巨噬细胞内内化，而亚铁血红素与结合珠蛋白结合并通过多种细胞的 LDL 受体相关蛋白 1（LRP1）被清除[36]。在细胞内，血红素氧合酶 -1 降解毒性亚铁血红素，释放胆红素，以铁蛋白形式沉积铁。

组织学显示，防御系统可抵消斑块内出血的影响。出血部位的巨噬细胞被极化成清除血红蛋白的类型，其特点是表达 CD163 和血红素加氧酶 -1[37-38]。这些细胞缺乏促炎的 M1 型巨噬细胞的典型标记（TNF-α 和诱导型一氧化氮合酶），而是表达甘露糖受体的典型 M2 样巨噬细胞，这表明它们可能抑制出血所致的促炎效应。病变处也往往含有丰富的细胞铁蛋白，这尤其在纤维粥样硬化斑块中常见。

结合珠蛋白变异与心血管疾病之间联系的发现表明了在动脉粥样硬化斑块中有效防御游离血红蛋白的重要性。人类珠蛋白基因具有常见的多态性，包括两个外显子的基因内复制。除了与其他哺乳动物的结合珠蛋白相似的 Hp1.1 外，它还产生了更大的多型结合珠蛋白变体，即 Hp2.1 和 Hp2.2，它们中和血红蛋白的能力不同，尤其是当血红蛋白糖化时[39]。一些研究表明，在表达 Hp2.2 变异的糖尿病患者中，心血管事件的风险会增加，而且对于斑块内出血的炎症反应会更显著[39-40]。

纤维化

病变的结缔组织最初是正常动脉内膜或适应性内膜增厚的结缔组织，但富含胶原的纤维组织会逐渐取代疏松的纤维细胞组织，并使其不断变大，并且富含胶原的纤维组织会成为斑块的主要成分。位于斑块坏死核心和表面之间的结缔组织碎片称为纤维帽（见图 3-2）。

纤维基质中的胶原蛋白、弹力蛋白和蛋白多糖主要由 SMC 产生，损伤 SMC 的分泌功能通过其超微结构表型反映出来，表现为丰富的粗面内质网和高尔基复合体，以及稀疏的肌丝。与内侧 SMC 的收缩表型相比，这种表型被称为合成表型。正常内膜中几乎不存在合成表型的 SMC，但在病变发展过程中其数量显著增加，可能是通过局部增殖以及由中层转变为合成表型的 SMC 迁移至内膜[41]。值得注意的是，处于各个阶段的斑块中 SMC 的数量均可能被严重低估，因为在组织切片中许多合成表型的 SMC 不包含达到检测水平的收缩蛋白——其为通常用来识别 SMC 的蛋白［例如，平滑肌 alpha-actin（SMαA）］[42-43]。

经典 X 染色体失活的研究模式发现斑块中存在 SMC 大的克隆群，但是这些研究不能决定这些克隆前体是单个来源胚胎细胞（多种 SMC 迁移到病变中的）针对血管壁的修复，还是该动脉粥样硬化过程相关的少数 SMC 的大规模克隆扩张。然而，在鼠身上进行的基因标签研究表明后一种解释是正确的：在动脉粥样硬化病变发展过程中，SMC 大量扩张[21]。有标记的细胞增殖可以解释为什么斑块 SMC 缩短端粒并表达多种其他衰老标志物[44]，以及为什么纤维组织最终失去产生它的大部分 SMC，留下大面积的低细胞纤维化。

尸检中的许多斑块仅由纤维组织组成，有时是钙化组织，没有细胞外脂质池或坏死的核心。这些纤维钙化斑块的形成尚不完全清楚（见图 3-2E）。一些病理学家认为坏死核心的形成是纤维化的先决条件，而连续切片常常显示坏死核心位于纤维钙化斑块的上游或下游附近。如果不是这样，最初形成的

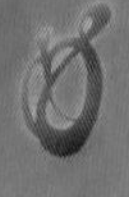

核心可能已经钙化或消失，这可能是由于动脉粥样硬化过程的局部停滞或挤压核心导致静止斑块破裂（见“斑块破裂的机制”部分）。

钙化

钙化是动脉粥样硬化病变进展的特征，且随着年龄逐步加重。最初可在显微镜下见到羟磷灰石结节，特别是在富含脂质池的病变基础部分或者进展的坏死核心边缘部分[45]。这些部位中的基质囊泡和凋亡小体以及从濒死 SMC 或巨噬细胞释放的细胞碎片均成为初始钙沉积的核心，该过程类似于创伤后软组织的失养性钙化。后期发展成的致密性钙化表现为无细胞的纤维化基质，且不伴有坏死核心、炎症以及新生血管等。

类似于骨形成的细胞介导的活化过程参与了斑块钙化，但初始钙化颗粒的结构与骨不同[46]。然而，细胞介导的过程可能参与了随后微肉芽转变为更大的块状和片状的钙沉积。骨上皮化生偶尔见于严重钙化的病变，有时包括骨髓。有趣的是，一些研究表明他汀类药物会促进冠状动脉钙化[47]。

动脉重构

在动脉粥样硬化病变形成过程中，局部血管段可能会扩张，从而保持甚至增加管腔（扩张性重构）或收缩以减小管腔（收缩性重构）。扩张性重构是一般规律，这也解释了为什么很少有斑块（甚至体积很大）会导致严重的狭窄。这可能部分是未患病血管壁在偏心斑块形成部位的自我平衡反应，以维持正常的剪切应力。然而，越来越多的证据表明，这主要是一种病理生理过程，在此过程中，由斑块内巨噬细胞分泌的蛋白水解酶导致了斑块下介质变薄和易受影响。下列所观察到的事实即斑块的生长常常伴随着管腔面积的矛盾性增加，而重构的方向和程度也与局部斑块的成分有关等支持了上述假说。扩张性重构在纤维性粥样硬化中更为常见，其扩张程度与斑块炎症、中层萎缩和坏死核心的大小呈正相关[9]。收缩性重构的机制尚不清楚，但它主要发生在纤维钙化斑块上，可能与斑块愈合过程中 SMC 的痂样收缩有关（参见“愈合斑块和合并血栓”部分）。有趣的是，在糖尿病患者中扩张性重构发生会减少[48]。重构和动脉粥样硬化之间的影响是相互的。当斑块变大后会导致动脉壁重塑。反之，局部血流的改变可能会影响疾病的进展。并且，最终可能会影响预后[49]。

由于重构的存在，血管造影对诊断动脉粥样硬化斑块的存在或通过医疗干预来测量动脉粥样硬化斑块大小的变化并没有帮助（见第 10 章）。同样，在尸检中检验的单个组织学切片也不能用来推断狭窄的严重程度。如图 3-3 所示，病理文献中所使用的

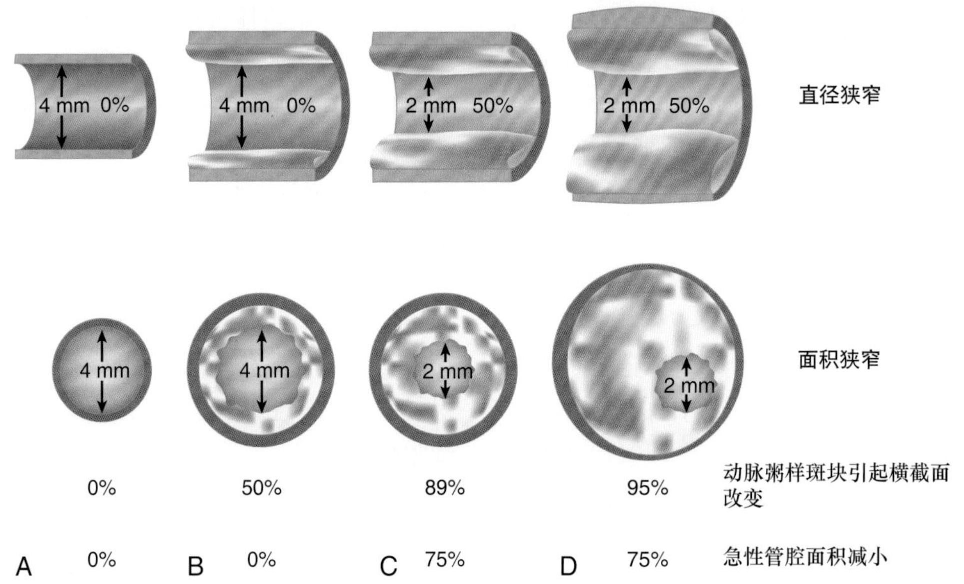

图 3-3　动脉造影及横截面观动脉管腔。上一行，动脉造影影像。（**A ～ D**）解释了由于存在动脉重构，因此造影不能用于判断动脉粥样硬化斑块存在与否或者斑块尺寸。下一行，横截面观。显微镜下相同节段，解释了由于存在动脉重构而不能判断管腔狭窄。造影显示小于 50% 狭窄可能被视为严重阻塞。（Redrawn from Fishbein MC，Siegel RJ：How big are coronary atherosclerotic plaques that rupture？ Circulation 94：2662，1996.）

狭窄或组织学狭窄一词与血流阻塞的关系不大。

动脉粥样硬化的临床表现

在工业化社会中，大多数死亡患者合并进展性动脉粥样硬化病变，但只有少数人死于该病。到目前为止，本章所讨论的机制通常没有临床后果而且病变终身无症状；然而，有些病变最终会阻碍血液流动，还有一些还会引起危及生命的血栓并发症。

严重狭窄可表现为稳定型心绞痛，常由纤维粥样硬化或纤维斑块引起。斑块可大量钙化，局部血管段常发生负性重构，但斑块形态、动脉重构与狭窄形成的关系并不一致。血流受阻很少是致命的，除非在心肌瘢痕引起致命心律失常的情况下。心肌梗死和其他类型的 ACS 主要是由动脉粥样硬化斑块的管腔内血栓引起的[31]。其他罕见的心肌梗死病因包括栓塞、动脉夹层、壁内冠状动脉、血管炎、可卡因滥用或外伤[50]。

斑块破裂是导致血栓形成的最常见机制。在斑块破裂中，纤维粥样硬化斑块的纤维帽区域的结构薄弱，暴露出的核心具有高血栓形成风险（图 3-4 和图 3-5）。有研究发现坏死的物质是从斑块中排出并嵌在血栓中，说明破裂和血栓形成是同时发生的，这支持了因果关系。斑块破裂是一个定义明确的术语，而在文献中出现的其他术语如斑块中断和开裂，其含义则经常含混不清[31]。

在罕见的情况下，结节状钙化物（钙化结节）通过破裂的“纤维帽”向管腔内突出。尽管存在争议，但这种突出的钙化结节被认为是血栓形成的独立的促发机制[12,31]。如果在显微镜下仔细检查整个血栓形成的血管段都没有发现斑块破裂，就会使用斑块侵蚀这个术语（图 3-6）。之所以选择这个术语，是因为血栓下通常没有内皮细胞，但内皮细胞是否在血栓形成前后消失尚不清楚。病理性内膜增厚和

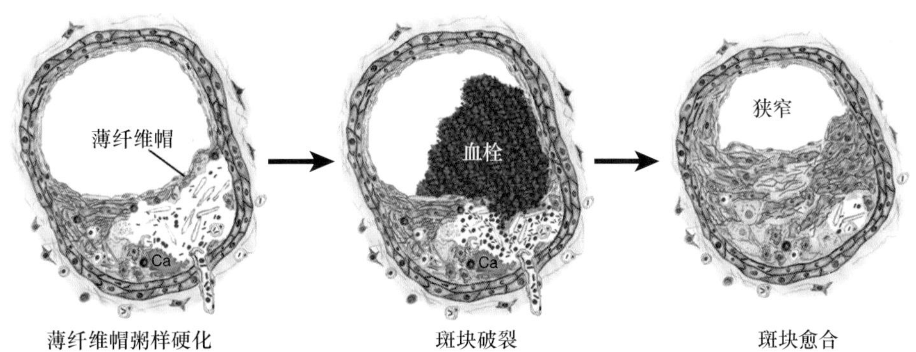

图 3-4 斑块破裂。非致死性血栓形成的薄纤维帽粥样硬化的破裂，随后经纤维组织形成和收缩性重构而愈合（From Bentzon J, et al：Mechanisms of plaque formation and rupture. Circ Res 114：1852，2014.）

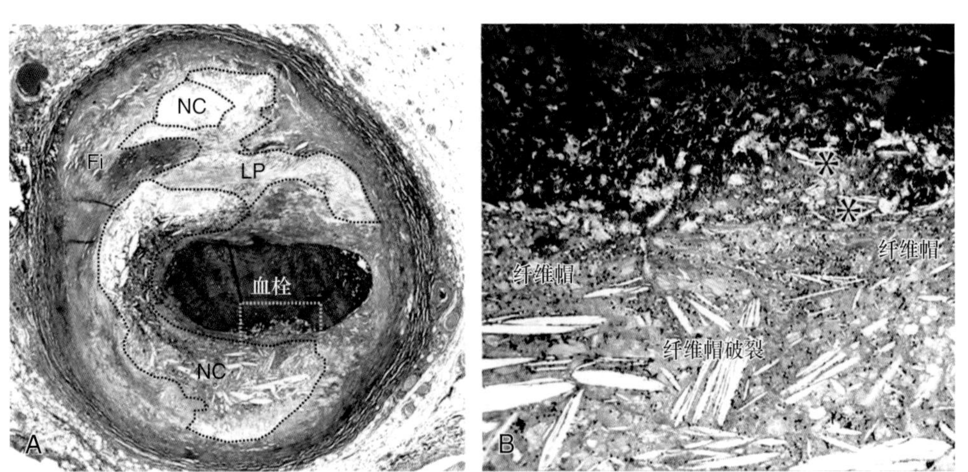

图 3-5 斑块破裂致血栓形成。（**A**）罪犯斑块是一种纤维粥样硬化，由大量的低细胞纤维组织（Fi）、以细胞外脂质池（LP）为主的区域和发育完全的坏死核（NC）组成。腔被血栓阻塞。（**B**）为（**A**）中插图的放大图。覆盖大 NC 的薄纤维帽破裂，核心物质，包括胆固醇晶体（星号）被推入腔内，可以在血栓底部找到。三聚氰胺染色（胶原：蓝色）（From Bentzon J，et al：Mechanisms of plaque formation and rupture. Circ Res 114：1852，2014.）

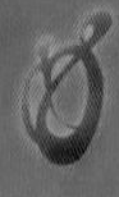

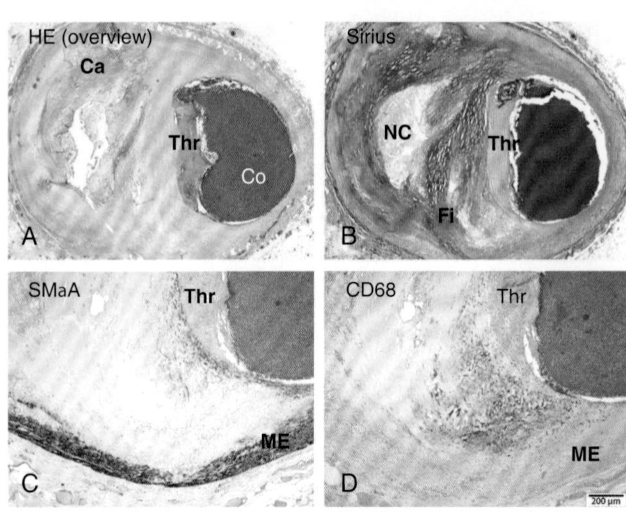

图 3-6 非斑块破裂所致血栓形成：斑块侵蚀。（**A** 和 **B**）罪犯斑块是纤维粥样硬化，由纤维组织（Fi）、钙化（Ca）和小坏死核心（NC）组成，其在天狼星（Sirius）染色的部分完全缺乏支持胶原（胶原为红色）。壁血栓（Thr）已形成完整的厚纤维帽。剩余管腔可作对比（Co）。（**C**）收缩蛋白 SMαA 染色（平滑肌细胞为红色）揭示了它们优先选择靠近内皮附近的位置。（**D**）CD68 受体染色（巨噬细胞为红色）显示病变肩部持续炎症。HE，苏木精和伊红；ME，中膜

纤维粥样硬化均可并发斑块侵蚀。

来自世界各地的 1847 例尸检数据显示，无论临床表现如何，大多数致命的冠状动脉血栓都与斑块破裂相关，而与临床表现（心肌梗死：79%；冠状动脉猝死：65%），年龄（60 岁以上：77%；60 岁以下：64%；未知年龄：73%），性别（男性：76%；女性：55%），以及所在洲（欧洲大陆：72%；美国：68%；亚洲占 81%）均无关[31]。年龄和性别方面的差异比较有意思，在绝经前的女性中，少数致命性血栓形成是由于斑块破裂引起的。这种病理上的差异可能反映了女性存在一些保护机制延缓动脉粥样硬化的发展，以及早期病变（包括病理性内膜增厚）发生侵蚀的事实，这种情况比斑块破裂更常见（斑块破裂的唯一底物是纤维粥样硬化）。这一点能否推广到其他低风险人群尚不清楚。有研究报道糖尿病、吸烟、高脂血症与心肌梗死的血栓形成机制有关，但除了性别和绝经期外，关系的一致性并没有被证实[31]。

一般来说，尸检数据不能代表心肌梗死病例，因为尸检只在死者身上进行，而且大多是意外死亡的情况。随着血管内光学相干断层显像的发展，它能够以高分辨率显示冠状动脉病变的内腔，现在有可能在活体中检测到斑块破裂（见第 10 章）。这些研究表明，斑块破裂也是幸存者血栓形成的主要原因，在 ST 段抬高患者中所占比例最高[51]。

斑块破裂的机制

斑块破裂发生在帽层最薄、巨噬细胞和泡沫细胞浸润最多的部位；在偏心斑块中，最薄弱的部位通常是帽缘或“肩区”。只有极薄的纤维帽才有破裂的危险。显微镜检查评估，在冠状动脉上破裂纤维帽的平均厚度只有 23 μm（只有一个泡沫细胞的直径），95% 破裂的纤维帽小于 65 μm。基于这些观察，Virmani 等引用了薄纤维帽粥样斑块（TCFA），这一新术语来表示冠状动脉纤维粥样硬化的纤维帽厚度小于 65 μm[12]。通过介绍的这一概念，大多数非 TCFA 的病变可被归类为近期内不太可能发生斑块破裂的病变。

薄纤维帽粥样硬化斑块

从概念上讲，TCFA 的发展及其随后的破裂可被理解为坏死核的扩张，直至其到达表面。与早期坏死核的形成一样，纤维帽的降解以细胞死亡和巨噬细胞浸润为特征。破裂的纤维帽比完整的纤维帽含有的 SMC 和胶原更少，而 SMC 通常在实际的破裂部位并不存在。与此同时，由浸润巨噬细胞分泌的蛋白水解酶，如纤溶酶原激活物、组织蛋白酶和基质金属蛋白酶等破坏了富含胶原的帽状基质[25,28]。虽然破裂帽中的巨噬细胞密度通常很高，但整个斑块巨噬细胞密度很少超过几个百分点，因为破裂帽很小，因此，认为破裂的斑块通常存在高度炎症状态是一种误解。纤维帽的降解是需要几十年的时间来进化，还是比此推断活跃得多目前尚不清楚。然而，纤维粥样硬化通常在 30 岁时出现，而此时心肌梗死非常罕见，这一事实似乎表明心肌梗死是一个缓慢的、郁积的过程。

薄纤维帽破裂以及随后的血栓形成可自发发生，有些情况下，情绪或体力应激的一过性增加会最终触发其发生。可识别的触发因素包括体力活动及性活动，生气，紧张，工作压力，地震，战争，恐怖袭击，温度变化，感染以及可卡因滥用。简单的日常活动或生物钟节律等也会决定 MI 的发生最常见于清晨。触发途径包括交感神经系统的激活伴随心率和血压增加导致斑块破裂，或凝血倾向增加以及血小板反应性导致破裂斑块基础上的血栓加速形成[9,52]。值得一提的是，尽管在一些易感人群中，触发因素会一过性增加 MI 的相对风险，但绝对风险的增加非常小，因为触发因素的暴露是一过性或不常见的[52]。而且，许多冠状动脉事件并不是被触发因素加速发生，通常在近几周内并没有触发因素[9]。

斑块侵蚀的机制

不伴破裂的血栓形成的机制是动脉粥样硬化研究中最重要的未解决问题之一。血栓下的内皮表面通常缺失，斑块也无明显的形态特征，内皮细胞丢失和血栓形成的原因至今仍不清楚。在猝死病例中，侵蚀斑块通常很少钙化，很少与扩张性重构相关，而且比破裂的斑块炎症轻。此外，靠近血栓的病变部位往往富含 SMC、蛋白聚糖、透明质酸和Ⅲ型胶原[12,53]。不过，也有报道在致死性 MI 病例中发现血栓形成即刻产生局部炎症反应[31]。血栓的年龄和血栓诱导炎症的可能性可以解释这些差异，但是也有可能侵蚀不代表单一的血栓形成机制。

血管痉挛被认为是造成内皮损伤的原因，病变处通常可见侵蚀，具有发育良好的中膜和收缩表型的 SMC，这与其他类型的病变不同，如破裂病变，其下的基质薄而且组织结构紊乱。此外，高含量的透明质酸可能使内皮细胞易于凋亡，并与募集的中性粒细胞和细胞外形成的基质一起促使内皮细胞脱落[54]。

与斑块侵蚀相同的形态通常可以在斑块破裂并伴有致命叠加血栓的上行或下行血管段中找到[12]，可能导致斑块侵蚀血栓形成的一些机制有助于稳定和加强破裂后血栓的形成。尸检研究表明，只有少数的斑块破裂会导致临床症状，而其他的只有附壁血栓[55]。因此提出假设，认为斑块表面丧失抗血栓特性，与循环中存在致栓因子共同成为上述两种表现的决定性因素，在极端情况可能表现为斑块侵蚀。

斑块致栓性和血栓形成

冠状动脉血栓形成有三个主要的决定因素：局部血栓形成基质（斑块）、局部血流受阻（狭窄）和系统血栓倾向（血液）——被称为 Virchow 三要素。

斑块破裂导致坏死核心暴露于血液中，使其似乎更易于形成血栓，这很可能是由高含量的组织因子和血栓前凋亡微粒引起的[57]。快速血流和高剪切力通过剪切诱导的血小板激活促进了动脉血栓形成（与静脉血栓形成相比），而抗血小板药物和抗凝剂对冠状动脉血栓形成高危患者的保护作用证明了血小板、凝血和纤溶的重要性。在斑块破裂和侵蚀的情况下，循环组织因子和血栓前微粒可能影响随后的血栓反应[57]。吸烟使得血栓更易于形成，可能会导致冠心病的患病风险增加[4]。

有时在血栓中发现斑块物质，提示斑块破裂后立即发生严重血栓形成。然而，大多数冠状动脉血栓分层和血栓形成以远心肌存在血栓栓塞等表明，血栓反应通常是动态的。血栓形成和纤溶交替，通常伴随血管痉挛，这一过程常发生在致命闭塞之前（图 3-7）。最初的血流受阻通常是由血小板聚集引起的，但随后，纤维蛋白可稳定富血小板的血栓。较小的附壁血栓可悄悄愈合。非闭塞性或暂时闭塞性血栓在 NSTEMI 中较为常见，而在 STEMI 中稳定闭塞性血栓则更为常见[31]。院外心搏骤停和冠状动脉性猝死的罪犯病变中关键的血栓成分很常见（见第 13 章和第 28 章）[31]。

愈合斑块和合并血栓

在许多冠状动脉斑块中，特别是在那些引起慢性重度狭窄的斑块中，可以发现致密的Ⅰ型（较老的）和疏松的Ⅲ型（较年轻的）胶原的不均匀或分层模式，这被判定为已愈合的斑块破裂[9]。其他斑块可能具有多层外观，与侵蚀斑块上合并血栓的情况一致。

这些观察具有参考意义，不伴破裂和血栓形成的斑块发生的突然增长也可能导致类似的形态。值得注意的是，在小鼠模型中也可以看到多层斑块（“埋藏的纤维帽”），而且斑块破裂和血栓形成极其罕见。不过，上述综合的研究结果表明沉默的斑块破裂和侵蚀对斑块的生长和慢性狭窄的发展十分重要（见图 3-4）。这一概念可以解释为什么慢性冠状动脉狭窄通常是阶段性的而不是线性发展，狭窄形成部位在既往的血管造影中仅有轻微狭窄[59]。

斑块消退

降低冠心病患者的 LDL 可降低复发事件的风险，但斑块大小的变化缓慢且幅度不大[60]。相反，其益处可以通过斑块形态的改变来解释。对颈动脉

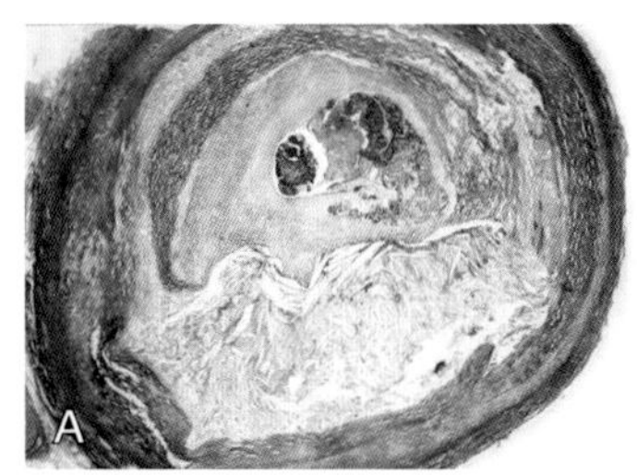

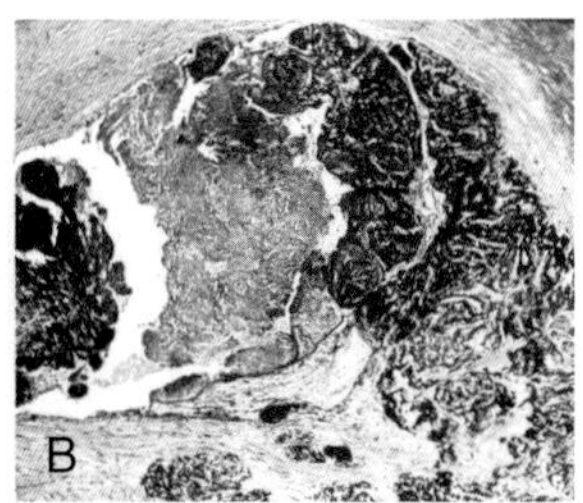

图 3-7　冠状动脉血栓形成。（**A**）斑块破裂的血栓反应通常是动态的，由血栓的分层结构和远端血栓栓塞显示。（**B**）高倍放大的分层血栓。局部血管舒缩可能促进了动脉粥样硬化性血栓病变引起的动态血流阻塞。三色染色（血栓：红色，胶原：蓝色，坏死核心：无色）

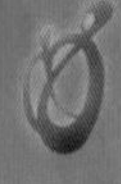

内膜切除标本、影像学和动物实验的分析表明，有效降低 LDL 具有抗炎、消除新生血管、减少细胞外脂质坏死核心的作用，而钙化可能会增加[25,47]。可以理解，这些改变降低了斑块破裂的风险。是否也降低了侵蚀形成血栓的风险还有待确定。

斑块负荷

在研究和临床实践中，有必要对动脉粥样硬化或单个斑块进行特征描述，以获得一些重要可测量的特征，这些特征可反映疾病的进展状态和风险。这些变量可以作为临床试验的终点，并作为风险预测工具来指导有关治疗的决策。在这个领域使用的一些术语是斑块负荷、活动性和易损性。

斑块负担是衡量机体或特定血管床的动脉粥样硬化程度，而不考虑斑块的细胞成分和活动度，是一项重要的 MI 风险预测因子[55,61]，它可以直接测量斑块体积，比如应用冠状动脉血管内超声（见第 10 章）或颈动脉的三维超声，或通过一些替代指标来反映动脉粥样硬化程度，例如通过计算机断层扫描测量冠状动脉钙化评分（见第 9 章）或踝臂指数。因为动脉粥样硬化是一种多病灶疾病，影响整个血管系统，在某个血管区域存在高斑块负荷（如颈动脉或下肢），可表示其他血管会存在进展性的动脉粥样硬化，尤其是在冠状动脉处，因为此处易于形成动脉粥样硬化[62-63]。

斑块活动

疾病或单个斑块的活动性是一个重要但定义不清的概念，在小型“概念验证”型临床试验中能如实衡量疾病活动的手段［例如，通过非侵入性成像（参见第 10 章）或循环生物标志物（见第 8 章）］是发现新病因和明确新疗法功效的重要工具。此外，不必依赖临床终点来衡量效果，这将为疾病早期预防阶段的研究铺平道路，我们对该阶段的病理生理过程将有更多的了解，在该阶段也可能找到靶点使疾病得到更大的改善。

动脉粥样硬化性疾病的活动性没有一个简单、明确的定义[64]。它通常被认为代表炎症，如测量斑块中巨噬细胞的密度。这种概念是合理的，因为血管炎症在斑块的发展中起着关键作用。但是，早期动脉粥样硬化病变的炎症和可能导致破裂及血栓形成的纤维帽局部炎症在临床重要性上存在巨大差异。动脉粥样硬化斑块中的其他几个过程可以归入斑块活动的范畴，包括斑块坏死，这可能是该疾病最有害的地方。新血管形成（血管生成）、内皮细胞渗漏和斑块出血常伴随炎症，构成疾病活动的其他潜在生物标志物[65]。

斑块易损性

为了识别易损斑块（或血栓易发斑块或高危斑块）的病理特征，预测哪些斑块有诱发血栓形成的风险，并了解导致血栓形成的机制，人们付出了大量的努力。这些斑块短期内有很高的血栓形成风险[31]。

值得注意的是，血栓形成与心肌梗死不同，许多破裂和糜烂在短期内无症状，尽管有时会导致冠状动脉逐渐狭窄（见图 3-4）[55]。易损患者是一个术语，用来描述急性临床事件的短期高风险患者。这种高风险取决于斑块负荷、斑块易损性、系统性血栓形成倾向以及心肌是否容易发生心肌缺血和心律失常。

我们将会在下文中简单阐述具有高风险破裂的斑块会有哪些特点。其他一些类型易损斑块容易形成血栓栓塞，并伴有斑块侵蚀或者钙化结节，而我们对这些斑块知之甚少。对于临床医生来说，重要的是要知道血管内超声（IVUS）检测到的内膜钙化结节的存在与未来血栓风险增加无关[66]。

易破裂斑块

框 3-1 列出了破裂型和未破裂型纤维粥样硬化斑块之间的差异。典型的破裂斑块为 TCFA，其会有一个大的坏死核心和纤维帽内巨噬细胞浸润（图 3-8）。因为通常只有少数 TCFA 同时存在[67]，所以在任何时间点上，破裂的风险主要局限在一小块病变上。与 TCFA 在致死性冠状动脉斑块破裂的重要性相一致，TCFA 往往聚集在冠状动脉的近段，并且在那里斑块破裂和血栓也很常见[31]。

坏死核

如果没有坏死核，也就没有覆盖的纤维帽破裂。近端冠状动脉的非罪犯病变中没有坏死的核心，显示 MI 预后良好[68]，然而，较大的坏死核心比小的坏死核心更危险[9]。坏死核心大小对于斑块稳定性的重要性是可以理解的，因为缺乏富含脂质胶原蛋白支持的坏死核心上所覆的纤维帽具有更大的拉伸

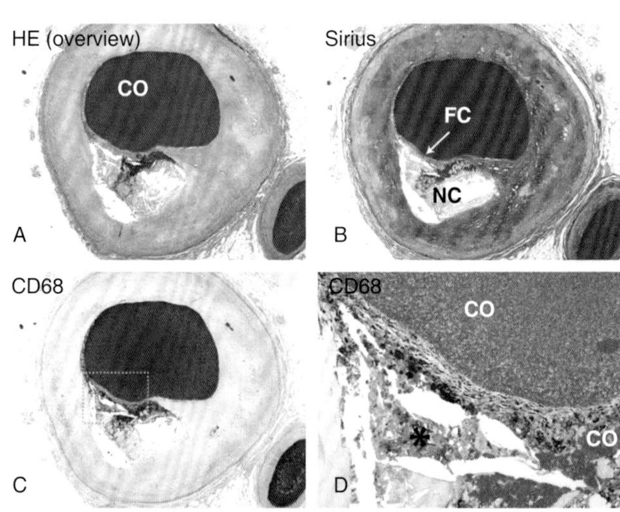

图 3-8 （**A** 和 **B**）斑块主要由纤维组织和坏死核心（NC）组成，坏死核心具有极薄的纤维帽（FC）。（**C**）CD68（巨噬细胞：红色）染色可见纤维帽内丰富的巨噬细胞，但斑块其他部分未见炎症。（**D**）为（**C**）中框出部分的放大图。坏死核心内可见无细胞核的坏死巨噬细胞（星号）。对比剂（CO）在解剖后从管腔注入 NC，显示在这种特殊情况下，相邻节段 FC 破裂。HE，苏木精和伊红。（From Bentzon J，et al：Mechanisms of plaque formation and rupture. Circ Res 114：1852，2014.）

应力。大量坏死斑块的核心也可能增加促凝物质，因此，由斑块破裂引起临床事件的风险高[57]。

斑块大小与狭窄程度

回顾性血管造影研究和前瞻性 PROSPECT 研究（为研究冠状动脉事件的预测因子提供区域观察）表明，严重狭窄的斑块引起临床事件的风险高于无严重狭窄或非严重狭窄的斑块[69]，然而，这样的病变属于少数。总体来说，大多数 ACS 是由术前几周或几个月的血管造影中的非严重狭窄的斑块所促发的[69]。这种流行病学表现与 TCFA 的分布一致，如非罪犯病变的血管造影和光学相干断层成像研究所示（见第 10 章）[70]。

框 3-1 破裂斑块特征 *

血栓
大的坏死核心（＞ 30% 的斑块）
覆盖纤维帽的坏死核心
　薄（厚度通常＜ 65 μm）
　巨噬细胞密度高
　平滑肌细胞很少
扩张性管腔重塑
来自滋养血管的新血管形成
斑块出血
外膜 / 血管周围炎症
“斑点”钙化

* 假定具有相同的特征来表示易破裂类型的易损斑块，除外纤维帽撕裂和管腔血栓

严重狭窄病变 TCFA 的可能性是非严重狭窄病变的 2 倍。TCFA 较单纯非重度狭窄病变多见，但非重度狭窄病变的 TCFA 总数是重度狭窄病变的 3 倍。大多数 TCFA 之前存在的轻度狭窄和斑块破裂可以用扩张性重构来解释，因为这些病变尺寸通常很大。

长期的观点认为大多数的 MI 是由轻至中度的阻塞性冠状动脉病变引起的，但是一些研究发现在 MI 发生的前几天会出现严重的狭窄[59,71]。然而，MI 前几天管腔显著狭窄可能是斑块破裂的结果（而不是前兆）[9,71]。斑块破裂之后通过管腔内动态的血栓形成（伴或不伴血管痉挛）以及破裂斑块表面高压出血，引起斑块迅速扩张，而且对溶栓和血栓抽吸无反应。如前所述，斑块破裂和心肌梗死之间的关系往往是长期的。

其他相关特征

与破裂病变相关的其他特征包括新生血管形成、斑块出血、“点状”钙化和外膜炎症。这些特征并不与斑块破裂独立相关，但与坏死核心大小和扩张性重构有关。然而，这些特征的一个特殊的重要性在于，与纤维帽厚度相比，可以靠无创成像显示出来，而纤维帽厚度远远低于无创技术的分辨率低限（见第 10 章）。

易损斑块特征的预测价值

没有 TCFA 则提示斑块破裂和血栓形成的风险较低，但它们的存在会带来什么风险？在一项前瞻性研究中，只有虚拟组织成像-血管内超声（VH-IVUS）识别的少数 VH-TCFA 导致冠状动脉事件（主要表现为进展性心绞痛），中位随访时间为 3.4 年[69]。另一项 VH-IVUS 系列研究发现，VH-TCFA 的出现和消失比之前认为的更加动态[72]。这两项研究都削弱了针对易破裂斑块的靶向治疗方法的合理性[55]。然而，需要注意的是 VH-IVUS 的操作及分辨率并不能达到识别病理学家所定义的 TCFA 的精度[73]，在未来研究中使用更精确的方法可能会导致不同的结果。易损斑块的其他预测病变未来发展的特征则特异性不够。尽管尚未建立[55]，但易损斑块的某些特性如大的坏死核心的高发生率提示该类病变风险要高于仅通过测量斑块负担所预测的风险。

预防的角度

病理学告诉我们，动脉粥样硬化是一种终身发

展的疾病，而年龄是最常见的动脉粥样硬化死亡或出现症状的重要危险因素。一个人活得越久，他们就越有可能经历生活中风险因素暴露带来的后果。由于社会经济条件和卫生保健的改善，寿命延长是全球心血管疾病流行的主要原因[74]。近几十年来，冠心病的年龄调整死亡率已大幅下降，但由于下降的部分原因是心肌梗死后存活率的提高，以及因人口老龄化，越来越多的人正面临着冠心病的风险，因此这还只是胜利的一半（见第2章）[75-77]。对动脉粥样硬化血栓形成病理学新见解的持续探索可能为诊断、风险分层和治疗开辟新的途径。

经典参考文献

Falk E, Shah PK, Fuster V: Coronary plaque disruption, *Circulation* 92:657, 1995.

Stary HC, et al.: A definition of advanced types of atherosclerotic lesions and a histological classification of atherosclerosis. A report from the Committee on Vascular Lesions of the Council on Arteriosclerosis, American Heart Association, *Circulation* 92:1355, 1995.

Virmani R, et al.: Lessons from sudden coronary death: a comprehensive morphological classification scheme for atherosclerotic lesions, *Arterioscler Thromb Vasc Biol* 20:1262, 2000.

参考文献

1. Martin SS, Blumenthal RS, Miller M: LDL cholesterol: the lower the better, *Med Clin North Am* 96:13, 2012.
2. Nordestgaard BG, et al.: Familial hypercholesterolaemia is underdiagnosed and undertreated in the general population: guidance for clinicians to prevent coronary heart disease: consensus statement of the European Atherosclerosis Society, *Eur Heart J* 34:3478, 2013.
3. Lim SS, et al.: A comparative risk assessment of burden of disease and injury attributable to 67 risk factors and risk factor clusters in 21 regions, 1990-2010: a systematic analysis for the Global Burden of Disease Study 2010, *Lancet* 380:2224, 2012.
4. Willey J, Gonzalez-Castellon M: Cholesterol level and stroke: a complex relationship, *JAMA Intern Med* 173:1765, 2013.
5. Mazzone T: Intensive glucose lowering and cardiovascular disease prevention in diabetes: reconciling the recent clinical trial data, *Circulation* 122:2201, 2010.
6. Barua RS, Ambrose JA: Mechanisms of coronary thrombosis in cigarette smoke exposure, *Arterioscler Thromb Vasc Biol* 33:1460, 2013.
7. Go AS, et al.: Heart disease and stroke statistics–2014 update: a report from the American Heart Association, *Circulation* 129:e28, 2014.
8. Fowkes FGR, et al.: Comparison of global estimates of prevalence and risk factors for peripheral artery disease in 2000 and 2010: a systematic review and analysis, *Lancet* 382:1329, 2013.
9. Bentzon JF, et al.: Mechanisms of plaque formation and rupture, *Circ Res* 114:1852, 2014.
10. Jansen H, Samani NJ, Schunkert H: Mendelian randomization studies in coronary artery disease, *Eur Heart J* 35:1917, 2014.
11. Stary HC: Natural history and histological classification of atherosclerotic lesions: an update, *Arterioscler Thromb Vasc Biol* 20:1177, 2000.
12. Virmani R, et al.: Lessons from sudden coronary death: a comprehensive morphological classification scheme for atherosclerotic lesions, *Arterioscler Thromb Vasc Biol* 20:1262, 2000.
13. Randolph GJ: Mechanisms that regulate macrophage burden in atherosclerosis, *Circ Res* 114:1757, 2014.
14. Fogelstrand P, Boren J: Retention of atherogenic lipoproteins in the artery wall and its role in atherogenesis, *Nutr Metab Cardiovasc Dis* 22:1, 2012.
15. Hartiala O, et al.: Adolescence risk factors are predictive of coronary artery calcification at middle age: the cardiovascular risk in young Finns study, *J Am Coll Cardiol* 60:1364, 2012.
16. Lichtman AH, et al.: Adaptive immunity in atherogenesis: new insights and therapeutic approaches, *J Clin Invest* 123:27, 2013.
17. Libby P, Lichtman AH, Hansson GK: Immune effector mechanisms implicated in atherosclerosis: from mice to humans, *Immunity* 38:1092, 2013.
18. Libby P, et al.: Inflammation and its resolution as determinants of acute coronary syndromes, *Circ Res* 114:1867, 2014.
19. Steinberg D: The LDL modification hypothesis of atherogenesis: an update, *J Lipid Res* 50(Suppl): S376, 2009.
20. Allahverdian S, et al.: Contribution of intimal smooth muscle cells to cholesterol accumulation and macrophage-like cells in human atherosclerosis, *Circulation* 129:1551, 2014.
21. Feil S, et al.: Transdifferentiation of vascular smooth muscle cells to macrophage-like cells during atherogenesis, *Circ Res* 115:662, 2014.
22. Sheedy FJ, et al.: CD36 coordinates NLRP3 inflammasome activation by facilitating intracellular nucleation of soluble ligands into particulate ligands in sterile inflammation, *Nat Immunol* 14:812, 2013.
23. Stöger JL, et al.: Distribution of macrophage polarization markers in human atherosclerosis, *Atherosclerosis* 225:461, 2012.
24. van Dijk RA, et al.: A change in inflammatory footprint precedes plaque instability: a systematic evaluation of cellular aspects of the adaptive immune response in human atherosclerosis, *J Am Heart Assoc* 4:e001403, 2015.
25. Libby P: Mechanisms of acute coronary syndromes and their implications for therapy, *N Engl J Med* 368:2004, 2013.
26. Peled M, Fisher EA: Dynamic aspects of macrophage polarization during atherosclerosis progression and regression, *Front Immunol* 5:579, 2014.
27. Clarke MC, Bennett MR: Cause or consequence: what does macrophage apoptosis do in atherosclerosis? *Arterioscler Thromb Vasc Biol* 29:153, 2009.
28. Moore KJ, Tabas I: Macrophages in the pathogenesis of atherosclerosis, *Cell* 145:341, 2011.
29. Seimon TA, et al.: Atherogenic lipids and lipoproteins trigger CD36-TLR2-dependent apoptosis in macrophages undergoing endoplasmic reticulum stress, *Cell Metab* 12:467, 2010.
30. Tabas I: Macrophage death and defective inflammation resolution in atherosclerosis, *Nat Rev Immunol* 10:36, 2010.
31. Falk E, et al.: Update on acute coronary syndromes: the pathologists' view, *Eur Heart J* 34: 719, 2013.
32. Marsch E, Sluimer JC, Daemen MJ: Hypoxia in atherosclerosis and inflammation, *Curr Opin Lipidol* 24:393, 2013.
33. Moreno PR, Purushothaman M, Purushothaman KR: Plaque neovascularization: defense mechanisms, betrayal, or a war in progress, *Ann N Y Acad Sci* 1254:7, 2012.
34. Sluimer JC, et al.: Thin-walled microvessels in human coronary atherosclerotic plaques show incomplete endothelial junctions relevance of compromised structural integrity for intraplaque microvascular leakage, *J Am Coll Cardiol* 53:1517, 2009.
35. Jeney V, Balla G, Balla J: Red blood cell, hemoglobin and heme in the progression of atherosclerosis, *Front Physiol* 5:379, 2014.
36. Nielsen MJ, Møller HJ, Moestrup SK: Hemoglobin and heme scavenger receptors, *Antioxid Redox Signal* 12:261, 2010.
37. Boyle JJ, et al.: Coronary intraplaque hemorrhage evokes a novel atheroprotective macrophage phenotype, *Am J Pathol* 174:1097, 2009.
38. Finn AV, et al.: Hemoglobin directs macrophage differentiation and prevents foam cell formation in human atherosclerotic plaques, *J Am Coll Cardiol* 59:166, 2012.
39. Cahill LE, et al.: Haptoglobin genotype is a consistent marker of coronary heart disease risk among individuals with elevated glycosylated hemoglobin, *J Am Coll Cardiol* 61:728, 2013.
40. Purushothaman M, et al.: Genotype-dependent impairment of hemoglobin clearance increases oxidative and inflammatory response in human diabetic atherosclerosis, *Arterioscler Thromb Vasc Biol* 32:2769, 2012.
41. Campbell JH, Campbell GR: Smooth muscle phenotypic modulation—a personal experience, *Arterioscler Thromb Vasc Biol* 32:1784, 2012.
42. Bentzon JF, et al.: Smooth muscle cells in atherosclerosis originate from the local vessel wall and not circulating progenitor cells in apoE knockout mice, *Arterioscler Thromb Vasc Biol* 26:2696, 2006.
43. Gomez D, et al.: Detection of histone modifications at specific gene loci in single cells in histological sections, *Nat Meth* 10:171, 2013.
44. Bennett MR: Life and death in the atherosclerotic plaque, *Curr Opin Lipidol* 21:422, 2010.
45. Otsuka F, et al.: Has our understanding of calcification in human coronary atherosclerosis progressed? *Arterioscler Thromb Vasc Biol* 34:724, 2014.
46. Bertazzo S: Nano-analytical electron microscopy reveals fundamental insights into human cardiovascular tissue calcification, *Nat Mater* 12:576, 2013.
47. Puri R, et al.: Impact of statins on serial coronary calcification during atheroma progression and regression, *J Am Coll Cardiol* 65:1273, 2015.
48. Puri R, et al.: The distinctive nature of atherosclerotic vascular disease in diabetes: pathophysiological and morphological insights, *Curr Diab Rep* 12:280, 2012.
49. Stone PH, et al.: Prediction of progression of coronary artery disease and clinical outcomes using vascular profiling of endothelial shear stress and arterial plaque characteristics: the PREDICTION study, *Circulation* 126:172, 2012.
50. Bastante T, et al.: Nonatherosclerotic causes of acute coronary syndrome: recognition and management, *Curr Cardiol Rep* 16:543, 2014.
51. Jia H, et al.: In vivo diagnosis of plaque erosion and calcified nodule in patients with acute coronary syndrome by intravascular optical coherence tomography, *J Am Coll Cardiol* 62:1748, 2013.
52. Mittleman MA, Mostofsky E: Physical, psychological and chemical triggers of acute cardiovascular events: preventive strategies, *Circulation* 124:346, 2011.
53. Kramer MC, et al.: Relationship of thrombus healing to underlying plaque morphology in sudden coronary death, *J Am Coll Cardiol* 55:122, 2010.
54. Quillard T, et al.: TLR2 and neutrophils potentiate endothelial stress, apoptosis and detachment: implications for superficial erosion, *Eur Heart J* 36:1394, 2015.
55. Arbab-Zadeh A, Fuster V: The myth of the "vulnerable plaque": transitioning from a focus on individual lesions to atherosclerotic disease burden for coronary artery disease risk assessment, *J Am Coll Cardiol* 65:846, 2015.
56. Badimon L, Vilahur G: Thrombosis formation on atherosclerotic lesions and plaque rupture, *J Intern Med* 276:618, 2014.
57. Rautou PE, et al.: Microparticles, vascular function, and atherothrombosis, *Circ Res* 109:593, 2011.
58. Weitz JI: Insights into the role of thrombin in the pathogenesis of recurrent ischaemia after acute coronary syndrome, *Thromb Haemost* 112:924, 2014.
59. Puri R, et al.: High-risk coronary atheroma - the interplay between ischemia, plaque burden and disease progression, *J Am Coll Cardiol* 63:1134, 2014.
60. Nicholls SJ, et al.: Effect of two intensive statin regimens on progression of coronary disease, *N Engl J Med* 365:2078, 2011.
61. Baber U, et al.: Prevalence, impact, and predictive value of detecting subclinical coronary and carotid atherosclerosis in asymptomatic adults: the BioImage study, *J Am Coll Cardiol* 65:1065, 2015.
62. Hussein AA, et al.: Peripheral arterial disease and progression of coronary atherosclerosis, *J Am Coll Cardiol* 57:1220, 2011.
63. Sillesen H, et al.: Carotid plaque burden as a measure of subclinical atherosclerosis: comparison with other tests for subclinical arterial disease in the High Risk Plaque BioImage study, *JACC Cardiovasc Imaging* 5:681, 2012.
64. Fryburg DA, Vassileva MT: Atherosclerosis drug development in jeopardy: the need for predictive biomarkers of treatment response, *Sci Transl Med* 3:72cm6, 2011.
65. Sluimer JC, Daemen MJ: Novel concepts in atherogenesis: angiogenesis and hypoxia in atherosclerosis, *J Pathol* 218:7, 2009.
66. Xu Y, et al.: Prevalence, distribution, predictors, and outcomes of patients with calcified nodules in native coronary arteries: a 3-vessel intravascular ultrasound analysis from Providing Regional Observations to Study Predictors of Events in the Coronary Tree (PROSPECT), *Circulation* 126:537, 2012.
67. Cheruvu PK, et al.: Frequency and distribution of thin-cap fibroatheroma and ruptured plaques in human coronary arteries: a pathologic study, *J Am Coll Cardiol* 50:940, 2007.
68. Dohi T, et al.: Non-fibroatheroma lesion phenotype and long-term clinical outcomes, *JACC Cardiovasc Imaging* 6:908, 2013.
69. Stone GW, et al.: A prospective natural-history study of coronary atherosclerosis, *N Engl J Med* 364:226, 2011.
70. Tian J, et al.: Prevalence and characteristics of TCFA and degree of coronary artery stenosis: an OCT, IVUS, and angiographic study, *J Am Coll Cardiol* 64:672, 2014.
71. Niccoli G, et al.: Are the culprit lesions severely stenotic? *JACC Cardiovasc Imaging* 6:1108, 2013.
72. Kubo T, et al.: The dynamic nature of coronary artery lesion morphology assessed by serial virtual histology intravascular ultrasound tissue characterization, *J Am Coll Cardiol* 55:1590, 2010.
73. Falk E, Wilensky RL: Prediction of coronary events by intravascular imaging, *JACC Cardiovasc Imaging* 5:S38, 2012.
74. Murray CJ, Lopez AD: Measuring the global burden of disease, *N Engl J Med* 369:448, 2013.
75. Fuster V, Mearns BM: The CVD paradox: mortality vs prevalence, *Nat Rev Cardiol* 6:669, 2009.
76. Nabel EG, Braunwald E: A tale of coronary artery disease and myocardial infarction, *N Engl J Med* 366:54, 2012.
77. Heidenreich PA, et al.: Forecasting the future of cardiovascular disease in the United States: a policy statement from the American Heart Association, *Circulation* 123:933, 2011.

4 心肌缺血损伤、愈合和重塑的机制

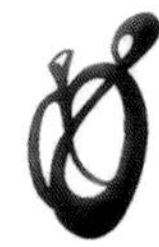

Matthias Nahrendorf, Filip K. Swirski, and Peter Libby

刘硕霖　张爽　译　吴娜琼　审校

心肌梗死机制的概念演变

历史的角度

近年来，有关心肌梗死机制的科学研究进展迅猛。Herberden 在 1772 年发表了引人关注的关于心绞痛的当代描述。《新英格兰医学杂志》（The New England Journal of Medicine）的前身于 1812 年发表的第一篇文章，描述了一例在北美进行的心绞痛尸检病例。作者 John Warren 发现了冠状动脉扩大，但作者认为它“与心绞痛没有本质上的联系”，因此不是疾病的原因。相比之下，基于一些并非十分科学的活检，一些英国的研究人员认为冠状动脉“骨化”和心肌梗死之间存在一些关联。

尽管来自摩根尼和科维萨时期的医生以及 19 世纪伟大的德国病理学家描述此类情况为心脏动脉瘤或“脂肪变性”，但直到 20 世纪初才开始将心绞痛、冠状动脉疾病和心肌梗死（MI）联系起来。俄罗斯医生 Obrastzow 和 Straschesko 清楚地说明了冠状动脉血栓和长期心绞痛之间的关系。1912 年，詹姆斯·赫里克（James Herrick）描述了患有冠状动脉血栓的患者的生存情况，这种情况在以前被认为是不可避免的致命疾病。波士顿彼得·本特布赖海姆医院（现布莱根妇女医院）的心脏病专家 Samuel·A·Levine 在他 1929 年的论文“冠状动脉血栓形成”中阐明了冠状动脉疾病与 MI 之间的联系。Levine 发表了一份两例冠状动脉血栓形成的报告，其中一例为 1918 年临死前诊断 MI，清晰显示了冠状动脉血栓与 MI 相关的病理发现。20 世纪早期心电图的出现通过提供一种无创检测心肌损伤、缺血和梗死的方法，帮助阐明 MI 的实质。Herrick 在 1942 年发表的关于心脏病学历史的专题论文中强调了先前关于急性冠脉综合征（ACS）及其发病机制认识上的混乱。他说：“过了很久，人们才意识到冠状动脉疾病是解决心绞痛、梗死、斑块破裂、某种类型的心肌炎和急慢性心脏病等这些问题的线索。”

直到 20 世纪 70 年代，关于 MI 与冠状动脉血栓形成的因果关系仍存在争议[1]。选择性冠状动脉造影的兴起使人们对冠状动脉痉挛这一导致心肌缺血的致病过程产生了浓厚的兴趣。钙通道阻滞剂作为治疗血管痉挛的药物也引起了关注。溶栓剂的出现以及其可以使某些 ST 段抬高型心肌梗死患者的血流再通，都表示血栓形成可以成为 MI 药物治疗的重要方向。

在评估本章所提出的知识现状时，读者应该反思，这段历史表明病理生理的机制研究会受到研究工具的限制，以及概念如何随着新方法的出现而演变。今天的手段可能同样限制了我们的视野，我们在这里提供的综合分析无疑需要随着我们了解的更多而不断修改。

心肌梗死易变性的概念：氧供需平衡、再灌注和重构

直到 20 世纪 70 年代，大多数人还认为 MI 是一个“全有或全无”的事件。个体从健康或稳定的心绞痛突然转变为急性心肌梗死，就像被闪电击中一样。治疗的重点是症状的缓解，并不包括努力修复梗死。在 20 世纪 50 年代末到 60 年代，严格的生理学研究阐述了哪些因素会确定心肌需氧量[2]。这

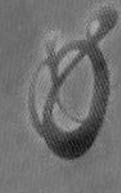

一研究领域为将心肌缺血理解为氧供需失衡提供了科学依据。一些氧需要量的决定因素是可以改变的。收缩频率、收缩力（肌力状态）和后负荷对心肌耗氧量有影响。这一认识促使人们探索颈动脉窦刺激和降低血压、心率作为治疗心绞痛的方法[3]。植入颈动脉窦神经刺激器可以缓解心绞痛，这些早期努力体现了器械治疗的开创性发展。

20 世纪 60 年代引入的 β 受体阻滞剂提供了药理学方法来改善心肌需氧（参见第 13 章）[4]。阻断 β 受体可以降低心率和减少左心室收缩力，这是心肌需氧的两个关键因素。对结扎冠状动脉的犬进行的实验研究证实了这一理念，降低心肌氧耗的干预方法可以减轻冠状动脉结扎后的心肌损伤程度。心电图、组织学和生化标准可以支持这一结论（见第 24 章）[5]。如果操作足够迅速，冠状动脉再灌注可以减轻犬冠状动脉结扎的后果[6]。

这些观察证实了冠状动脉阻塞所引起后果的可变性原则。对大鼠 MI 的进一步生理学研究揭示了心肌对冠状动脉结扎反应的一个以前未被认识的方面：扩张性几何重构（见第 36 章）。结扎前降支冠状动脉后，大鼠左心室腔局部扩张。冠状动脉结扎的这个后果也被证明是可变的[7]。开创性的观察研究表明，血管紧张素转化酶抑制剂的作用可阻断肾素-血管紧张素系统，从而减少冠状动脉结扎术后大鼠左心室的扩张性重构[8]。临床试验观察证实了这些结果的可转化性。最终，大规模的临床试验证实，阻断肾素-血管紧张素-醛固酮轴的患者，其长期预后得到改善。

20 世纪 70 年代至 80 年代研究工作的简要概述揭示了有关 MI 的可变性概念。实验结果很快就付诸实践，并开创了再灌注的时代，首先是生物来源的纤溶剂（例如链激酶），然后是通过重组 DNA 技术获得的溶栓剂（例如组织型纤溶酶原激活剂），最后是纤溶剂（见第 15 章）。经皮介入治疗实现了冠状动脉再灌注“挽救”梗死心肌：从经皮球囊扩张术，到金属裸支架、药物涂层支架以及当今的生物可降解支架等的发展（见第 17 章）。在短短的 30 ～ 40 年中，冠状动脉闭塞和 MI 之间的基础性认识，识别其可变性，以及转化至临床实践等方面发生了全面革新。建立在蓬勃发展的科学基础上，MI 的治疗已经从单纯的症状缓解转变为药物和机械干预，改变疾病及其后果，包括心律失常和心力衰竭的发展（见第 13 章）。

冠状动脉血栓机制的新认识

对冠状动脉血栓引起 MI 机制的理解很大程度上更新了 MI 的相关概念。第 3 章详细且极具权威地阐述冠状动脉血栓形成的病理生理学[9-10]。

心肌梗死演变与愈合过程中的病理改变

MI 中一系列细胞事件的传统概念主要集中在心肌细胞损伤、死亡和“替代性纤维化”——即肉芽组织的形成、暂时性瘢痕，以及最终完全愈合的瘢痕。形态学表现为心肌细胞损伤的不同阶段（图 4-1 和表 4-1）。在最初的 12 h 内，心肌细胞坏死，伴有水肿，显微镜下可见肌节束间距增大。12 ～ 24 h 后，中性粒细胞聚积，心肌细胞死亡，出现收缩带。在接下来的几天里，心肌细胞继续死亡，单核巨噬细胞开始吞噬死亡细胞的残骸，特别是在梗死边缘附近。第一周后，肉芽组织开始形成，其特征是新生血管和细胞外基质的累积。几周后，排列良好的胶原细胞外基质取代梗死中心原来功能正常的心肌。

现如今，很多患者都会进行再灌注治疗，这改变了梗死后一系列经典的愈合事件。再灌注能够挽救心肌组织，其取决于缺血开始后血运重建的时间（见第 13 章）。梗死再灌注区可加重出血。再灌注还可以加速不可逆损伤的心肌细胞的死亡，并使其加重收缩带形成。即使在处理心外膜血流时，微血管功能障碍也会导致远端微血管闭塞，出现“无再流”现象（见第 24 章）。

当前时代：炎症在心肌梗死演变和愈合中的作用

如前所述，在理解和治疗 MI 方面的重大变革源于对经典生理学和药理学概念和研究的应用。这些进展主要是解决氧供和氧需不匹配的方法，对心肌组织本身的反应没有给予足够的重视。心血管领域花费大量精力来解决冠状动脉灌注或心肌细胞的需氧问题，主要侧重于心肌的中间代谢、心肌收缩力和频率的调节等方面，而在很大程度上把心肌本身归入旁观者的角色。此外，虽然心肌细胞受到生理和生化研究者的深入关注，但心脏的其他细胞成分

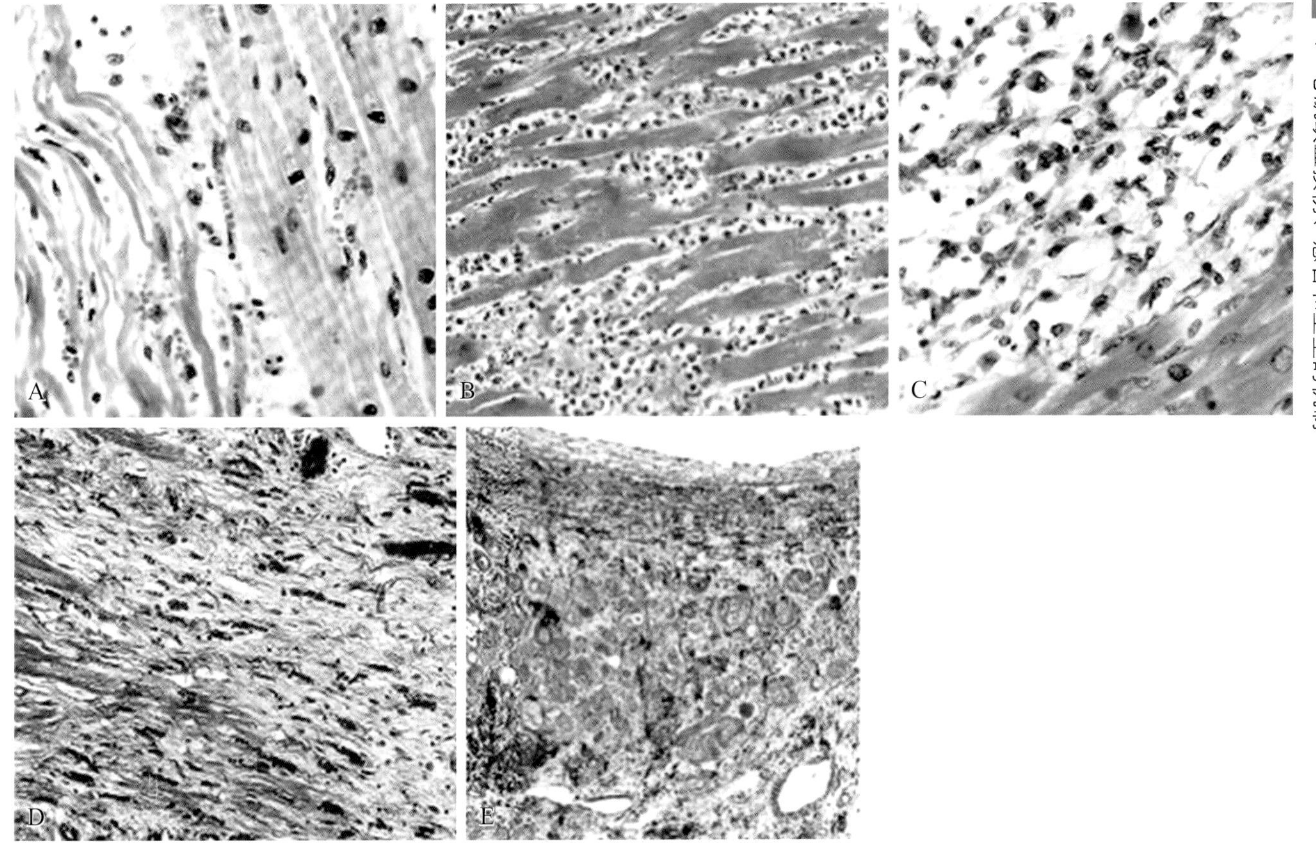

图 4-1 心肌梗死的病理结果序列。（**A**）梗死后第 1 天心肌切片显示心肌细胞坏死伴“波状纤维”（左侧、细长、狭窄），与相邻正常纤维（右侧）相比较。染色纤维之间的间隙变宽，包含水肿液和中性粒细胞，这是缺血性损伤的“第一反应者”。（**B**）3～4 天后，大量的多形核白细胞在梗死心肌中分布。（**C**）心肌结构几乎完全破坏是发病后 7～10 天内受影响最严重的心肌部分的特征。（**D**）肉芽组织含有胶原蛋白（蓝色）和新生血管。（**E**）愈合的心肌梗死显示心肌细胞被胶原瘢痕替代的区域，只有少数心肌纤维存在于本区域。（Adapted from Schoen FJ，Mitchell RN：The heart. In Kumar V，AK Abbas，JC Aster，eds. Pathologic basis of disease，ed 9，Philadelphia，Saunders，2015.）

表 4-1 **单核细胞亚型**

单核细胞亚型	蛋白酶解	吞噬作用	炎症	纤维化	新生血管
$Ly6C^{high}$ $CD14^{++}$ $CD16^{-}$	高	高	高	少	少
$Ly6C^{low}$ $CD14^{+}$ $CD16^{+}$	少	少	少	多	多

（内皮细胞可能除外）受到临床研究者的关注相对较少。

过去的十年，越来越多的人，从炎症的角度开始关注心肌组织对缺血性损伤的反应。本章的其余部分回顾了最近的一些观察和概念，在减轻心肌梗死方面，也许这一领域的研究成果和其临床转化，可以像前几年经典的生理学及病理学研究一样，为未来研究进展提供一个平台。

心肌梗死的炎性反应

首次提出 MI 过程中的炎症反应得益于细致的临床观察和经典的病理调查。Samuel · Levine 在他 1929 年发表的关于“冠状动脉血栓形成”的专论中指出，“在绝大多数急性冠状动脉血栓形成病例中，很快就会出现发热和白细胞增多症。他推断“……梗死组织……可能释放导致白细胞产生增多和发热的有毒物质，”而他评论说，“白细胞计数增多易于和发热一起出现”。他进一步指出：“……多形核比率明显增加，达到 80%，有时甚至达到 90%……”。经过仔细的临床观察，他得出结论：“在动脉血栓形成过程中，白细胞增多最常见到。”

根据 Levine 敏锐的临床观察，波士顿市立医院的病理学家在对人死后心脏组织病理学研究的基础上，正式研究了梗死心肌中炎症细胞的出现顺序[11]。他们在已经梗死的区域建立了清晰的显微变化序列。在发病后的最初几小时到几天内，多形核白细胞在梗死心肌中聚集。几天后，单核巨噬细胞占优势。在发病后的第二周及随后的几周，成纤维细胞和“结缔组织”出现（图4-2A）。这些发现和临床观察到MI的患者白细胞增多，都引起了人们对MI发病过程中炎症细胞所发挥的潜在作用的关注。

通过检测急性期的生物标志物，早期的研究也证实了炎症反应会参与急性MI的发病。尤其是在20世纪中期，C反应蛋白的升高表明了炎症反应会紧随MI而出现[12]。近期研究表明，炎症可能不仅是伴随MI的反应，而且如下面所要讨论的一样，炎症反应可能会改变组织对缺血性损伤的反应。

在20世纪80、90年代，许多缺血再灌注损伤的研究将白细胞的募集作为一个潜在的治疗靶点，包括抑制白细胞黏附分子[13]。然而，这些研究很少关注不同类型的白细胞在心肌缺血损伤的不同阶段的效应功能，也没有涉及在梗死心肌中聚积的白细胞的起源。

炎症细胞和梗死愈合

实验研究加深了我们对炎症机制参与心肌缺血损伤的认识。传统上，这类研究主要关注由多形核白细胞介导的急性炎症反应。最近越来越多的研究引起了人们对单核巨噬细胞的关注，它们不仅参与急性过程，而且还参与更慢性的心肌损伤愈合阶段。有研究发现正常心肌组织内即存在单核细胞，这表明它们可能正在发挥免疫监视或其他未知的功能[14]。

特异性分型白细胞的作用

炎症生物学家不断地认识到各种白细胞功能多样性。特别是单核细胞，作为参与组织损伤修复过程的关键应答者，以各种状态存在，表达不同介质并发挥多种功能。在小鼠中白细胞功能向亚群的分化往往比在人类中更明显。在小鼠中，单核细胞中一个特殊的促炎亚群表达高水平的表面标志物，即Ly-6C。具有高浓度的细胞表面标记物CD14及低水平的CD16的人类单核细胞，类似于小鼠的Ly-6C^{high}单核细胞亚群[17]。具有低浓度CD14、高水平CD16的人类单核细胞类似于小鼠Ly-6C^{low}单核细胞亚群。表4-2显示了单核细胞和巨噬细胞促炎亚群的特征。

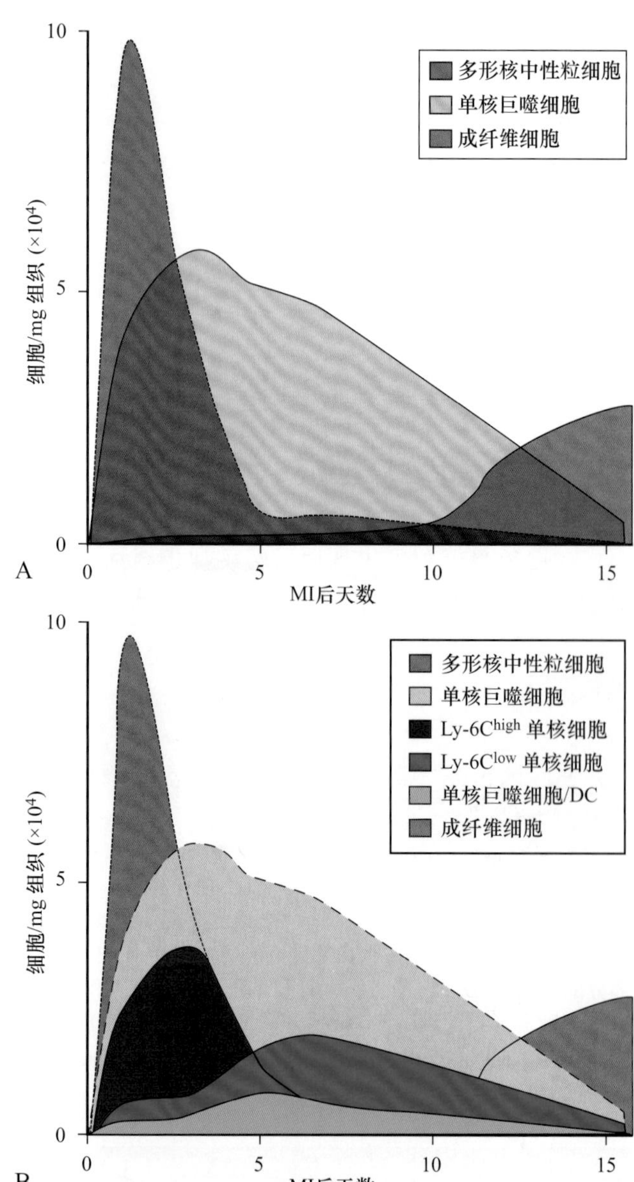

图4-2　心肌梗死后细胞群的时间序列。（**A**）病理学家所观察到的经典的细胞群出现顺序，即首先是多形核中性粒细胞，随后是单核巨噬细胞，最后是成纤维细胞和结缔组织。（**B**）单核巨噬细胞数量分解为两个高峰，一个是初始的促炎细胞群，另一个是具有修复功能的单核巨噬细胞中低（轻度）促炎的细胞群。DC，树突细胞；MI，心肌梗死。（Adapted from Nahrendorf M，et al：The healing myocardium sequentially mobilizes two monocyte subsets with divergent and complementary functions. J Exp Med 204：3037-3047，2007.）

对小鼠MI的初步研究表明，结扎前降支后，白细胞迅速聚集在逐渐演变的梗死灶中[18]。在人类中观察到，在冠状动脉结扎后的第一个小时内，多形核白细胞占主导地位。随后，一簇促炎单核细胞出现在逐渐演变的梗死灶中。在随后的几天（第5天至第 7 天），梗死区域的单核巨噬细胞表达活化或轻度促炎的标志物（见图 4-2B）。从表 4-2 可以看出，单核细胞的促炎亚群表现出在心肌缺血损伤早期有益的特征。特别是促炎单核细胞具有较高的吞噬和蛋白水解活性。这些功能特征可以促进死亡心肌细胞及其碎屑的清除。由死亡细胞和周围的细胞外基质释放的蛋白被水解可能为随后的愈合和纤维化铺平道路。过度积极的蛋白水解反应可加速梗死的左心室壁变薄，并增加脆性。在极端情况下，可促进扩张性左心室重构，易于形成室壁瘤，并增加假性室壁瘤、室间隔缺损或心室破裂形成的风险（参见第 36 章）。

在促炎单核细胞出现后，轻度促炎或活化的单核细胞和（或）巨噬细胞亚群占优势，其特征是细胞表面 Ly-6C 的低表达。这些 Ly-6C^{low} 的单核巨噬细胞在心肌梗死进展过程中可以进一步“清除”死亡的心肌细胞。在小鼠模型中，干扰这一过程的基因疗法，即所谓的胞葬作用，会影响 MI 的愈合和功能[19]。单核巨噬细胞的这一亚群通过形成肉芽组织和细胞外基质来促进心肌愈合。特别是，轻度促炎的单核巨噬细胞亚群其蛋白水解能力相对较小，但它产生转化生长因子 - β（TGF- β），可强烈刺激细胞外基质基因表达和抑制炎症。这些 Ly-6C^{low} 细胞还分泌血管生长分子，如血管内皮生长因子，一种参与新生血管生成的介质，是肉芽组织的特征（见表 4-2）。图 4-3 为心肌缺血损伤早期单核细胞可能的促炎功能（见图 4-3A），及心肌缺血损伤后期轻度促炎的单核巨噬细胞的可能功能（见图 4-3B）。在小鼠中，严重的高胆固醇血症会影响 MI 的愈合，这可能与 Ly-6C^{high} 单核细胞显著增多有关[20-21]。适应性免疫也可以调节 MI 时的单核巨噬细胞功能。在小鼠 MI 模型中，调节性 T 细胞通过合成 TGF- β 、白介素（IL）-10 和 IL-13，使巨噬细胞向 M2 转化，起到可能促进愈合和改善存活的功能[22]。

心肌梗死过程中的单核细胞来源

由于 MI 时单核细胞迅速出现，因此需要深入探究这些细胞的起源。研究发现在小鼠脾红髓被膜下区域存在一个预先形成的促炎单核细胞池[23]。冠状动脉结扎术后，活体显微镜和细胞示踪研究显示这些促炎单核细胞从脾进入梗死心肌。因此，脾仓库内单核细胞作为平衡组织损伤的紧急反应基础。随

表 4-2　心肌梗死后的形态学变化进展

时间	大体特征	光镜	电镜
可逆损伤			
0 ～ 0.5 小时	无	无	肌原纤维松弛；糖原丢失，线粒体肿胀
不可逆损伤			
0.5 ～ 4 小时	无	通常没有，在边缘可见纤维波纹	胞质膜中断；线粒体无定形密度
4 ～ 12 小时	黑色斑点（偶尔）	早期凝固性坏死；水肿；出血	
12 ～ 24 小时	黑色斑点	持续的凝固性坏死；核固缩；肌细胞增多；边缘收缩带坏死；相同的中性粒细胞浸润	
1 ～ 3 天	斑点伴黄褐色梗死中心	凝固性坏死，细胞核和横纹肌消失；更实质性的中性粒细胞聚集	
3 ～ 7 天	充血的边界；中央黄褐色软化	坏死肌纤维解体，中性粒细胞死亡；梗死边缘区巨噬细胞吞噬坏死细胞	
7 ～ 10 天	最大程度的黄褐色，柔软	死亡细胞强大的吞噬作用；边缘的肉芽组织	
10 ～ 14 天	带有凹陷的红褐色边缘	具有新生血管和胶原沉积的成熟肉芽组织	
2 ～ 8 周	灰白色的瘢痕，自边缘向梗死中心进展	胶原沉积增加，细胞结构减少	
＞ 2 个月	完全瘢痕化	致密的胶原瘢痕	

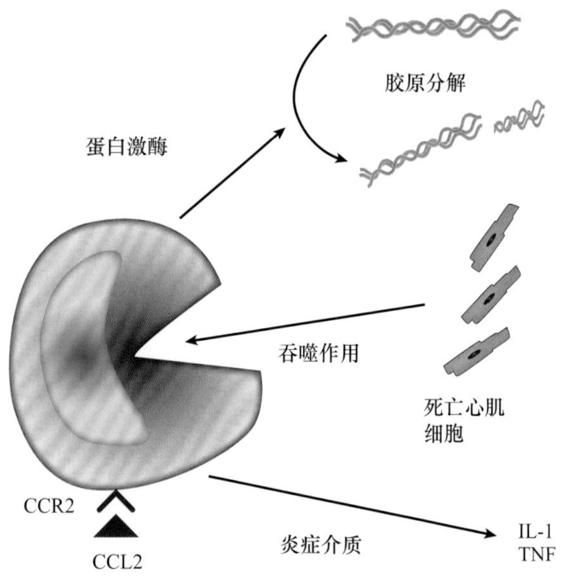

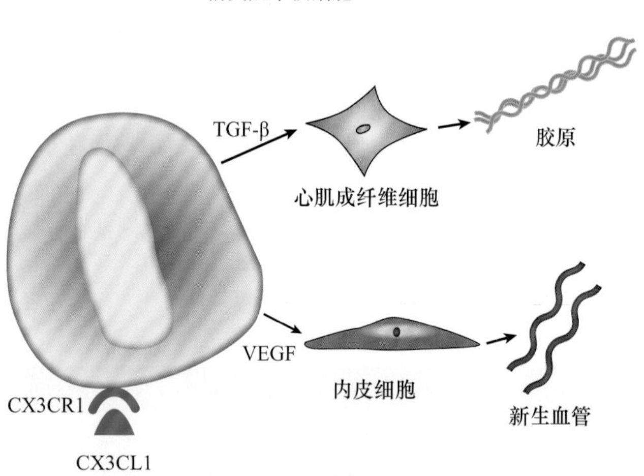

图 4-3　单核巨噬细胞亚型在梗死心肌中表现出明显的功能各异。(**A**)促炎单核细胞(以小鼠高水平的 Ly-6C 和人类高水平的 CD14 和低水平的 CD16 为特征)。这些细胞具有很强的吞噬能力，可以清除死亡细胞和濒死细胞的碎片，在急性缺血性心肌损伤后充当"破坏"团队。这些细胞还能产生高浓度的水解酶，降解死亡细胞或濒死细胞释放的大分子，并改造细胞外基质，为生成临时细胞外基质铺平道路，最终形成瘢痕。(**B**)低促炎单核细胞特征性表现为高浓度的转化生长因子(TGF-β)，这对于修复和瘢痕形成所需的细胞外基质合成是一个强有力的刺激。这些低促炎细胞也产生血管生成介质，如血管内皮生长因子(VEGF)，促进新生微血管的形成。纤维化和微血管化是肉芽组织的特征，长期以来被认为是受伤组织愈合反应的一部分。单核巨噬细胞的促炎和修复亚群之间的适当平衡可以影响冠状动脉阻塞后心肌的结构和功能，并对愈合过程产生重要的调节作用。IL，白介素；TNF，肿瘤坏死因子

后的研究表明，在小鼠脾中，髓外造血可以提供和补充这个促炎单核细胞池，为急性损伤组织如梗死心肌提供"早期应答者"[24]。

进一步的研究确定了调节髓外造血的特定造血因子。脾造血祖细胞的保留依赖于血管细胞黏附分子-1(VCAM-1)与 VLA-4 的相互作用，VCAM-1 由 CD169$^+$巨噬细胞表达。消除上述细胞或使用体内 RNAi 沉默 VCAM-1，会导致来自脾的祖细胞的丢失[25]。此外，MI 后脾髓细胞形成取决于 IL-1β。最近发现的 B 淋巴细胞亚群，即先天反应活化 B 细胞，合成造血生长因子，如粒细胞-单核细胞集落刺激因子，在动脉粥样硬化和 MI 中可能产生髓外造血[26]。小鼠冠状动脉结扎后，组织损伤期间释放的细胞因子(如 IL-1β)通过对造血细胞的直接作用和调节骨髓微环境等增加骨髓造血干细胞的增殖[27]。带有趋化因子受体 CCR2 的髓样前体细胞似乎是小鼠 MI 中巨噬细胞发展的关键，这些髓样前体细胞参与组织愈合并影响 MI 后心力衰竭的发展[28]。

在小鼠冠状动脉结扎后有关控制急性白细胞生成的进一步研究主要集中在骨髓龛中骨髓细胞前体的募集。这些研究揭示了冠状动脉阻塞后交感神经系统的激活和骨髓中骨髓祖细胞的动员之间未知的联系[29]，骨髓龛细胞 β3 肾上腺能的活化作为刺激因子激活了在缺血损伤的心肌和骨髓中发现的白细胞前体。这些研究阐明了在小鼠模型中，一种新的神经-脾-心肌轴可以在心肌梗死期间发挥的作用(图 4-4)。

人类的"心-脾"轴

这些可以在小鼠身上观察到的现象是否与人类的 MI 有关呢？虽然间接，初步观察支持来自小鼠实验的概念可转化为人类对于应激和 MI 的反应。MI 患者的脾细胞含有更多的骨髓前体细胞标志物(c-kit 阳性)，同时也表达有丝分裂的标志物(Ki67)[29]。这些观察结果表明 MI 患者的脾髓外造血作用增强。事后分析发现，急性 MI 住院患者若在 MI 前接受抑制 β 肾上腺素能的治疗(非随机分配)后其外周血白细胞和单核细胞总数较低。尽管存在不同类型的混杂因素，但该结果支持在人类 β 肾上腺素能信号和白细胞生物学之间存在联系[29]。

对小鼠以及因轮转重症监护病房而承受情绪压力的住院医生进行心理压力的实验研究表明，外周白细胞计数增加[30]。最近的人类观察支持使用氟脱氧葡萄糖-18(^{18}F-FDG)作为炎症标志物，对急性 MI 患者进行"心肌-脾"轴的激活[31]，ACS 患者(n = 22)和同等数量的性别匹配的无 ACS 但有动

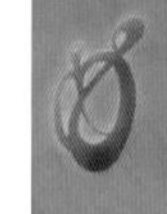

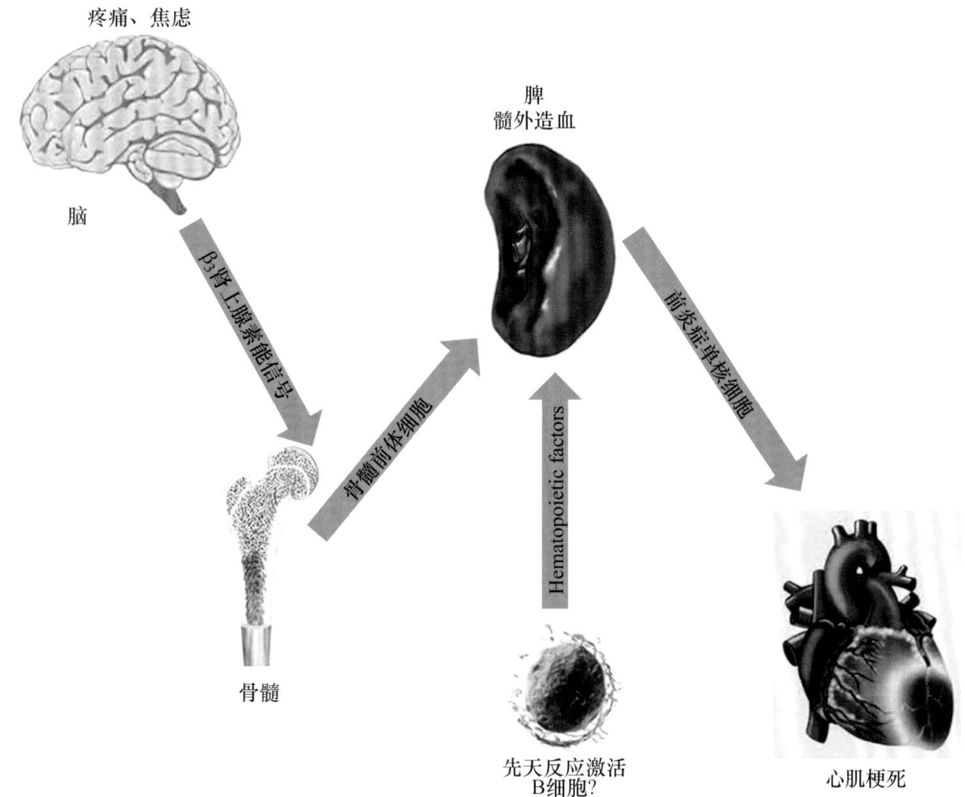

图 4-4 心肌梗死后心脏外器官的活化：心-脾-神经-髓质网络。冠状动脉结扎术引起一种高黏状态，是由于疼痛和血流动力学改变引起交感神经系统的激活。β3 肾上腺素能信号可以从骨髓龛动员骨髓前体细胞到达脾，在那里它们在造血生长因子的作用下可以成倍增加，其中一些来自先天反应激活 B 细胞。在小鼠中，以血管紧张素Ⅱ依赖的方式，脾可以迅速动员前炎症单核细胞从预先形成的池中迁移到损伤组织（如梗死心肌），并参与组织重建的第一阶段，这可能有助于恢复体内平衡。骨髓动员的髓样前体细胞为脾形成成熟白细胞提供了前体，并在脾通过髓外造血进行扩增。促进白细胞数量增加的造血生长因子可能部分来源于先天反应激活 B 细胞

脉粥样硬化疾病患者对照，进行了正电子发射断层扫描来评估 ^{18}F-FDG 的摄取。ACS 患者的脾 ^{18}F-FDG 信号较对照组有统计学意义（$P = 0.03$）。这些结果证实了 ACS 患者脾代谢活动改变。这些研究人员进一步回顾性研究了约 500 名患者，这些患者因各种临床适应证接受了 ^{18}F-FDG 成像。研究人员将这一人群分为脾摄取 ^{18}F-FDG 高于或低于中位数的两组，对该队列随访心血管事件，结果显示 ^{18}F-FDG 摄取高于中位数的个体，其心血管事件显著增加（$P = 0.002$）。各动脉 ^{18}F-FDG 摄取与脾 ^{18}F-FDG 摄取相关性良好。这些发现支持了脾和动脉代谢活动之间的关系。这些结果表明，ACS 患者的脾中巨噬细胞的激活，甚至单核细胞的产生与代谢的改变有关。他们进一步证实了 ACS 患者脾代谢活动的潜在临床意义。进一步分析表明，编码 ACS 患者外周血白细胞炎症相关基因的信使 RNA 与脾摄取 ^{18}F-FDG 显著相关。在一项事后分析的随访中，脾 ^{18}F-FDG 摄入量位于中位数以上者心血管事件显著增加。这一系列结果支持了 MI 会引起全身炎症反应，并能改变参与炎症和免疫调节的远端器官（如脾）功能的观点。血管紧张素转化酶抑制剂阻断肾素-血管紧张素信号通路，限制了促炎单核细胞从脾向梗死心肌的募集[32]。因此，那些支持“心-脾轴”的研究结果提供了新的视角去更好理解改善 MI 治疗方法的机制。如同动物实验所提示的机制一样。MI 幸存者通过阻滞 β 肾上腺素能受体所获得益处可以用调节白细胞生成和炎症细胞流出来解释。

正在进行研究的领域

有关白细胞在 MI 愈合中的角色，以及中枢神经系统、骨髓、脾、缺血性心肌之间联系的新进展，提示除了恢复血流或降低心肌耗氧之外，将有新的治疗靶点可以改善 MI 的预后。首次尝试使用靶向招募受体的纳米颗粒来改善白细胞的功能，白细胞促炎亚群（趋化因子受体 CCR2）为以下概念提供了实验验证：MI 后靶向改善白细胞功能可能减轻缺

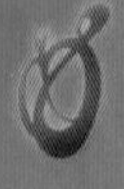

血性损伤[33]。

促炎白细胞的初始聚集和轻度促炎白细胞的随后出现的顺序引出一个问题，那就是在心肌急性缺血性损伤的后期，单核巨噬细胞的选择性激活或轻度促炎亚群的起源。轻度促炎细胞是由于第二波募集而产生的吗？第二波募集可能是由趋化因子受体的参与引起的，趋化因子受体有助于将这种轻度促炎细胞亚群与（初始）促炎细胞亚群区分开来。例如，高水平的趋化因子受体 CX3CR1 存在于轻度促炎的单核细胞上，而对 MCP-1/CCL2 做出反应的趋化因子受体 CCR2 则主要存在于促炎单核细胞亚群中[14,34-35]。促炎细胞也可以通过改变它们的功能来产生轻度促炎细胞。最近在小鼠中的实验支持了促炎单核细胞作为轻度促炎细胞前体的可能性。特别是一种特殊的转录因子，即核激素受体家族的成员，称为核受体亚家族 4-a- 成员 1（Nr4a1），调节促炎单核细胞向修复性群体的转变。Ly-6C^{low} 巨噬细胞的数量部分依赖于 Nr4a1（也称为 Nur77）的激活[36]。一些早期浸润梗死心肌的 Ly-6C^{high} 单核细胞将成熟为心肌巨噬细胞。它们还能产生 Ly-6C^{low} 细胞，然后在心肌中繁殖，并增加这些发挥修复功能的单核巨噬细胞的数量。敲除 Nr4a1 的动物表现为促炎细胞向修复性单核巨噬细胞群的转化受损。它们进一步显示出功能损害，表现为射血分数的进行性下降，收缩和舒张功能的增加，瘢痕大，胶原蛋白浓度下降。这些结果不仅为了解轻度促炎单核巨噬细胞在梗死心肌中积聚的机制提供了见解，而且还说明了单核细胞亚群序列在确定心脏结构和功能方面的功能重要性，这些功能与人类预后相关。

总结

与对心绞痛的认识形成鲜明对比的是，直到一个世纪以前才阐明急性 MI 与冠状动脉疾病之间的关系。早期宿命的观点是 MI 后立即产生不可逆损伤，发展到后来对 MI 的病理生理学有了更细致的认识，从而改变了临床所使用的药物和机械干预，其中大部分目标是改善氧气供应和需求的平衡。

在理解心肌自身的生物反应方面，我们已经进入了一个新的时代，尤其是炎性细胞，它们主要是位于进展梗死灶中的骨髓细胞，可能严重影响组织损伤的程度和心肌愈合的数量和质量。利用新疗法可能有助于改善存活 MI 患者的进一步预后[37]，特别是由于血运重建以及心律失常的处理策略的进步，使更多的患者得以存活。然而，慢性心室功能受损会使得由于缺血性心肌病引起的心衰进一步恶化。也许在急性 MI 期间对炎症反应的控制可能有助于阻止左心室功能障碍的发展，而在当代心脏病学领域中，由左心室功能障碍造成心衰的发病率不断升高。

致谢

作者感谢医学博士 F. J. Schoen 和 R. N. Mitchell 允许改编《疾病病理学基础》(9e）第 12 章中的图 12-14 和表 12-5。

经典参考文献

Braunwald E: Thirteenth Bowditch lecture. The determinants of myocardial oxygen consumption, *Physiologist* 12:65–93, 1969.

Fye WB: *Classic papers on coronary thrombosis and myocardial infarction*. Birmingham, AL: The Classics of Cardiology Library; 1991.

Heberden W: *Commentaries on the history and cure of diseases*. London: Printed for T. Payne, Mews-Gate; 1802.

Herrick J: Certain clinical features of sudden obstruction of the coronary arteries, *Transactions of the American Association of Physicians* 27:100–116, 1912.

Herrick JB: *A Short History of Cardiology*, Springfield, MA., 1942, Charles C. Thomas.

Leibowitz J: *The history of coronary heart disease*, Berkeley, CA, 1970, University of California Press.

Levine SA: *Coronary thrombosis: its various clinical features*, Baltimore, 1929, The Williams & Wilkins Company.

Obrastzow WP, Straschesko ND: Zur Kenntnis der Thrombose der Koronararterien des Herzens, *Z Klin Med* 71:116–132, 1910.

Warren J: Remarks on angina pectoris, *New England Journal of Medicine and Surgery* 1:1–11, 1812.

参考文献

1. Roberts W: Editorial: coronary thrombosis and fatal myocardial ischemia, *Circulation* 49:1–3, 1974.
2. Braunwald E: 50th anniversary historical article. Myocardial oxygen consumption: the quest for its determinants and some clinical fallout, *J Am Coll Cardiol* 34:1365–1368, 1999.
3. Braunwald E, et al.: Relief of angina pectoris by electrical stimulation of the carotid-sinus nerves, *N Engl J Med* 277:1278–1283, 1967.
4. Black J: Nobel lecture in physiology or medicine–1988. Drugs from emasculated hormones: the principle of syntopic antagonism, *In Vitro Cell Dev Biol* 25:311–320, 1989.
5. Braunwald E, Maroko PR, Libby P: Reduction of infarct size following coronary occlusion, *Circ Res* 35(Suppl 3):192–201, 1974.
6. Maroko P, et al.: Coronary artery reperfusion: I. Early effects on local myocardial function and the extent of myocardial necrosis, *J Clin Invest* 51:2710–2717, 1972.
7. Pfeffer MA, Pfeffer JM: Ventricular enlargement and reduced survival after myocardial infarction, *Circulation* 75:IV93–97, 1987.
8. Pfeffer JM, Pfeffer MA, Braunwald E: Influence of chronic captopril therapy on the infarcted left ventricle of the rat, *Circ Res* 57:84–95, 1985.
9. Falk E, et al.: Update on acute coronary syndromes: the pathologists' view, *Eur Heart J* 34:719–728, 2013.
10. Libby P: Mechanisms of acute coronary syndromes and their implications for therapy, *N Engl J Med* 368:2004–2013, 2013.
11. Mallory GK, White PD, Salcedo-Salgar J: The speed of healing of mycardial infarction: a study of the patholigic anatomy in seventy-two cases, *Am Heart J* 18:647–671, 1939.
12. Kroop IG, Shackman NH: The C-reactive protein determination as an index of myocardial necrosis in coronary artery disease, *Am J Med* 22:90–98, 1957.
13. Simpson PJ, et al.: Reduction of experimental canine myocardial reperfusion injury by a monoclonal antibody (anti-Mo1, anti-CD11b) that inhibits leukocyte adhesion, *J Clin Invest* 81: 624–629, 1988.
14. Swirski FK, Nahrendorf M: Leukocyte behavior in atherosclerosis, myocardial infarction, and heart failure, *Science* 339:161–166, 2013.
15. Weber C, Zernecke A, Libby P: The multifaceted contributions of leukocyte subsets to atherosclerosis: lessons from mouse models, *Nat Rev Immunol* 8:802–815, 2008.
16. Libby P, et al.: Diversity of denizens of the atherosclerotic plaque: not all monocytes are created equal, *Circulation* 117:3168–3170, 2008.
17. Libby P, Nahrendorf M, Swirski FK: Monocyte heterogeneity in cardiovascular disease, *Semin Immunopathol* 35:553–562, 2013.
18. Nahrendorf M, et al.: The healing myocardium sequentially mobilizes two monocyte subsets with divergent and complementary functions, *J Exp Med* 204:3037–3047, 2007.
19. Wan E, et al.: Enhanced efferocytosis of apoptotic cardiomyocytes through myeloid-epithelial-reproductive tyrosine kinase links acute inflammation resolution to cardiac repair after infarction, *Circ Res* 113:1004–1012, 2013.
20. Swirski FK, et al.: Ly-6Chi monocytes dominate hypercholesterolemia-associated monocytosis and give rise to macrophages in atheromata, *J Clin Invest* 117:195–205, 2007.
21. Panizzi P, et al.: Impaired infarct healing in atherosclerotic mice with Ly-6Chi monocytosis, *J Am Coll Cardiol* 55:1629–1638, 2010.
22. Weirather J, et al.: Foxp3+ CD4+ T cells improve healing after myocardial infarction by modulating monocyte/macrophage differentiation, *Circ Res* 115:55–67, 2014.

23. Swirski FK, et al.: Identification of splenic reservoir monocytes and their deployment to inflammatory sites, *Science* 325:612–616, 2009.
24. Leuschner F, et al.: Rapid monocyte kinetics in acute myocardial infarction are sustained by extramedullary monocytopoiesis, *J Exp Med* 209:123–137, 2012.
25. Dutta P, et al.: Macrophages retain hematopoietic stem cells in the spleen via VCAM-1, *J Exp Med* 212:497–512, 2015.
26. Hilgendorf I, et al.: Innate response activator B cells aggravate atherosclerosis by stimulating TH1 adaptive immunity, *Circulation* 129:1677–1687, 2014.
27. Sager HB, et al.: Targeting interleukin-1β reduces leukocyte production after acute myocardial infarction, *Circulation* 132:1880–1890, 2015.
28. Dutta P, et al.: Myocardial infarction activates CCR2(+) hematopoietic stem and progenitor cells, *Cell Stem Cell* 16:477–487, 2015.
29. Dutta P, et al.: Myocardial infarction accelerates atherosclerosis, *Nature* 487:325–329, 2012.
30. Heidt T, et al.: Chronic variable stress activates hematopoietic stem cells, *Nat Med* 20:754–758, 2014.
31. Emami H, et al.: Splenic metabolic activity predicts risk of future cardiovascular events: demonstration of a cardiosplenic axis in humans, *JACC Cardiovasc Imaging* 8:121–130, 2015.
32. Leuschner F, et al.: Angiotensin-converting enzyme inhibition prevents the release of monocytes from their splenic reservoir in mice with myocardial infarction, *Circ Res* 107:1364–1373, 2010.
33. Leuschner F, et al.: Silencing of chemokine (C-C motif) receptor 2 in myocarditis, *Eur Heart J* 36:1478–1488, 2015.
34. Gordon S: Macrophage heterogeneity and tissue lipids, *J Clin Invest* 117:89–93, 2007.
35. Jia T, et al.: Additive roles for MCP-1 and MCP-3 in CCR2-mediated recruitment of inflammatory monocytes during Listeria monocytogenes infection, *J Immunol* 180:6846–6853, 2008.
36. Hilgendorf I, et al.: Ly-6Chigh monocytes depend on Nr4a1 to balance both inflammatory and reparative phases in the infarcted myocardium, *Circ Res* 114:1611–1622, 2014.
37. Leuschner F, et al.: Therapeutic siRNA silencing in inflammatory monocytes in mice, *Nat Biotechnol* 29:1005–1010, 2011.

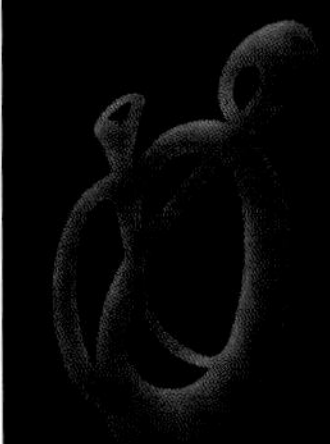

第 2 部分 初始评估与危险分层

5 院前评估和健康医疗系统

Timothy D. Henry and David C. Lange
张晗 译 王曼 审校

案例

凌晨 1:30，在明尼苏达州红翼附近的一条河船上，56 岁的船长突然出现呼吸急促和大汗，并立即在船上启动紧急医疗服务（EMS）。凌晨 2:26，红翼消防队的第一反应人员赶到了现场。凌晨 2:38，获得了 12 导联心电图（ECG），显示下后壁 ST 段显著抬高，符合 ST 段抬高型心肌梗死（STEMI）诊断。到凌晨 3:09，一架直升机抵达，将患者转运到 55 英里外的区域性 STEMI 中心，即明尼阿波利斯心脏研究所。患者于凌晨 3:20 被转运上直升机上，并予阿司匹林 325 mg、氯吡格雷 600 mg 和普通肝素静脉泵入治疗。凌晨 3:38，患者到达 STEMI 中心，紧急接受了导管造影检查，结果显示右冠状动脉中段 100% 血栓性闭塞，并成功进行了急诊经皮冠状动脉介入治疗（PPCI）。PPCI 后，他的左心室射血分数为 65%，下壁运动功能轻度减低。院前 ECG 到器械治疗的时间为 101 min，门诊到器械的时间为 41 min。他于第二天出院，并在 1 年的随访中无症状。

总体而言，在距最近的 PPCI 中心 55 英里处的明尼阿波利斯河中部，一例 56 岁的患者深夜突发呼吸急促，但由于采用了区域性 STEMI 系统预先制定的标准化流程和转运流程，及时获得了指南指导的药物治疗和 PPCI，并因此获得良好的结果。

概述

在美国，每年有近 500 000 人患急性 STEMI（见第 2 章）。仅仅在十年前，对于这种危及生命的疾病，许多患者仍没有接受适当的治疗。约 30% 的 STEMI 患者未接受任何形式的再灌注治疗（PPCI 或溶栓治疗）。在接受 PPCI 的患者中，只有 40% 的患者在推荐的时间窗内得到了治疗（首次医疗接触到器械治疗的时间≤ 90 min）。对于接受溶栓治疗的患者，只有不到 50% 达到建议的时间窗（门诊到针时间≤ 30 min）[1-2]。在过去 30 年中，对 STEMI 患者的诊治取得了显著进展（见第 13 章）。20 世纪 90 年代是 STEMI 诊治快速发展的时期，从溶栓治疗到冠状动脉血管造影及球囊血管成形术，以及随后的冠状动脉支架置入术。但是，直到过去的十年，医疗服务系统才成为关注的焦点。

区域性 STEMI 医疗系统已彻底改变了急性冠脉综合征（ACS）的医疗保健提供方式，为越来越多的患者群体提供了 PPCI 机会。这种演变已导致治疗时间（图 5-1）和心血管终点（图 5-2）有了明显改善[1,3-7]。第 13 章概述了急性 MI 的治疗原则，包括治疗时间与 STEMI 患者结局之间的关键关系（见图 13-3）。第 14 章讨论了选择合适的再灌注治疗方法，而第 15 章具体讨论溶栓治疗，第 17 章则讨论了 PPCI。在本章中，我们描述了复杂的区域医疗系统的设计和实施，并研究了成功的 STEMI 医疗系统包含的各个组成部分：①快速、彻底的院前评估和分诊，通常由 EMS 执行；②转诊医院和诊所（“转诊中心”）；③能够进行 PPCI 且最好具有外科手术能力的区域性三级医疗中心（“接收中心”）（图 5-3）。

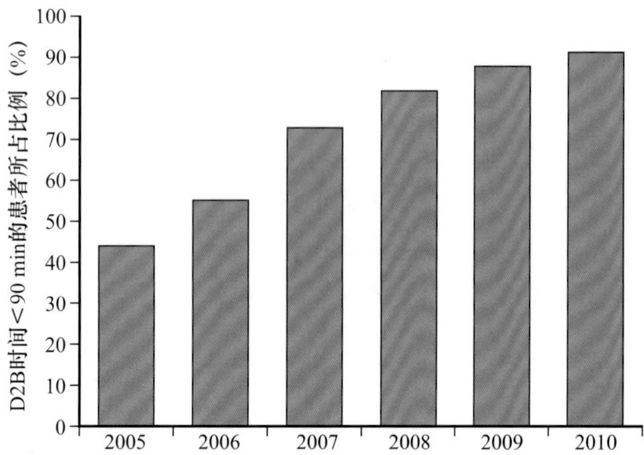

图 5-1　2005—2010 年间美国医院门-球（D2B）时间< 90 min 患者比例显著升高（From Krumholz H，et al：Improvements in door-to-balloon time in the United States，2005 to 2010. Circulation 124：1038-1045，2011.）

尽管 STEMI 系统均包含分诊、转运、转诊中心和接收中心等关键要素，但没有两个 STEMI 系统是完全相同的。美国和世界各地的地理、政治和社会人口学差异产生了各种各样的 STEMI 系统，但这些系统的目标都是一致的——通过减少系统的延迟来增加 STEMI 患者及时进行 PPCI 再灌注治疗的机会（见第 13 章和图 14-1）。在美国，当前美国心脏病学会基金会（ACCF）/ 美国心脏协会（AHA）指南（见图 13-5）建议 EMS 将 STEMI 患者直接转运到接收医院行 PPCI，目标为首次医疗接触（FMC）到 PPCI（FMC 至球囊）时间少于 90 min（推荐类别Ⅰ，证据水平 B）[8]。此外，对就诊于不能行 PPCI 的医院的 STEMI 患者，立即转运至接收医院行 PPCI 是推荐的再灌注策略，目标是 FMC 到器械的时间少于 120 min（推荐类别Ⅰ，证据水平 B）[8]。

院前评估

急诊医疗服务的变迁

1865 年，第一个美国居民急救服务在俄亥俄州辛辛那提成立，它由一辆当地医院的实习医师驾驶的马车组成。20 世纪 20 年代末，在弗吉尼亚州的罗阿诺克成立了第一个旨在向居民提供基本急救

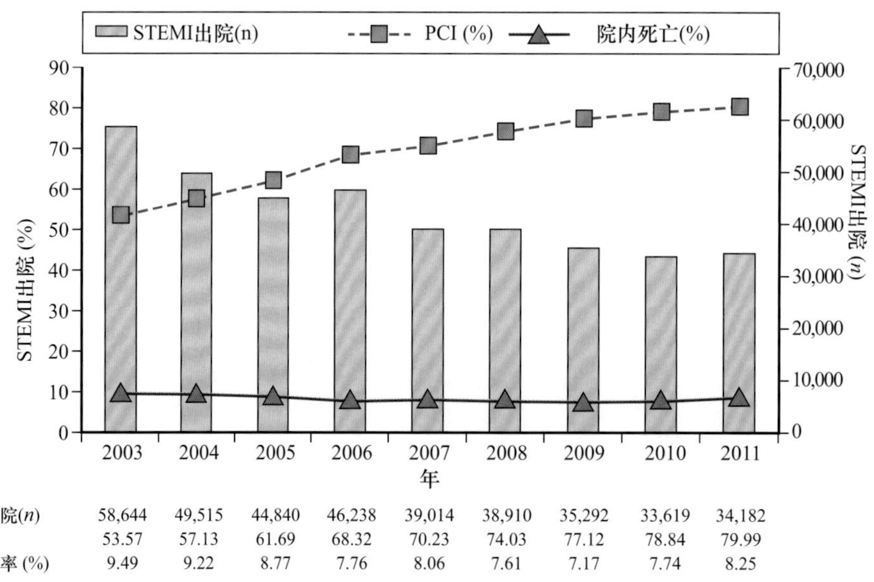

	2003	2004	2005	2006	2007	2008	2009	2010	2011
STEMI出院(n)	58,644	49,515	44,840	46,238	39,014	38,910	35,292	33,619	34,182
PCI (%)	53.57	57.13	61.69	68.32	70.23	74.03	77.12	78.84	79.99
住院死亡率 (%)	9.49	9.22	8.77	7.76	8.06	7.61	7.17	7.74	8.25

图 5-2　2003—2011 年间美国 ST 段抬高型心肌梗死（STEMI）医疗趋势——急诊 PCI 比例增加至 80%，院内死亡率下降； PCI，经皮冠状动脉介入治疗。（From Shah RU，et al：Increasing percutaneous coronary interventions for ST-segment elevation myocardial infarction in the United States. J Am Coll Cardiol Intv 8：139-146，2015.）

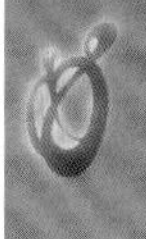

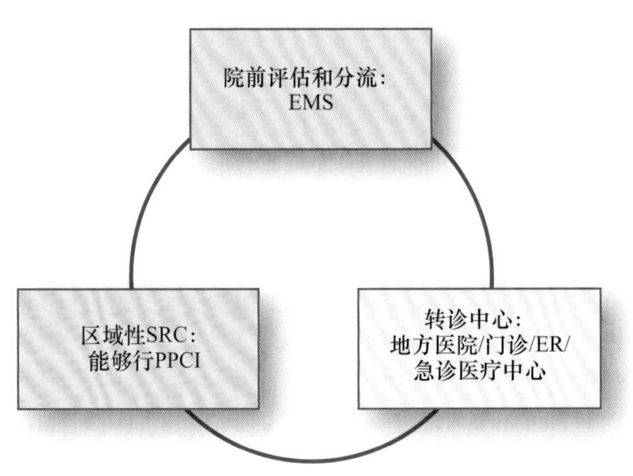

图 5-3　一个成功的 ST 段抬高型心肌梗死（STEMI）医疗系统所包含的要素； EMS，急诊医疗服务；ER，急诊室；PPCI，急诊经皮冠状动脉介入治疗；SRC，STEMI 接收中心

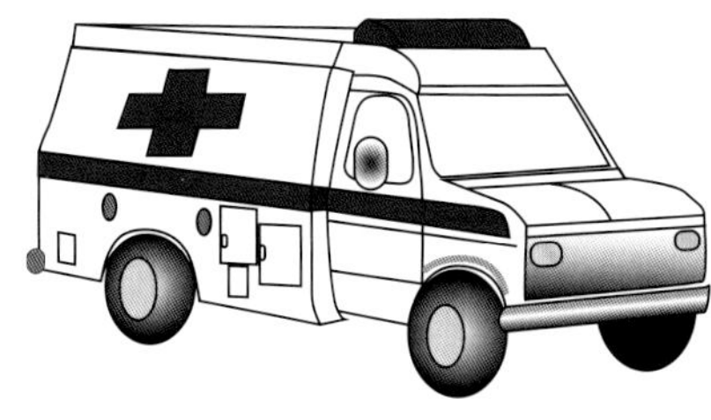

评估	• 主要病史及体格检查，包括生命体征 • 院前12导联ECG
治疗	• 标准化流程：阿司匹林，$P2Y_{12}$受体抑制剂
分流	• 能为所有STEMI患者行PPCI的中心
转运	• 从发病现场至最近的PPCI中心 • 从转诊中心至最近的PPCI中心

图 5-4　区域性 ST 段抬高型心肌梗死接受中心网络中 EMS 提供者的 4 项职责。 ECG，心电图；EMS，紧急医疗服务；PPCI，急诊经皮冠状动脉介入治疗

的“救援队”。但直到 20 世纪 60 年代末，急诊医疗服务几乎没有进展。1966 年，美国国家科学院（National Academy of Sciences）发表声明表示，在美国，许多死亡是可以预防的，可通过社区教育、安全标准和院前协调来减少死亡。这种认知及心肺复苏（CPR）和院外心搏骤停（OHCA）救助领域的进步，推动了首个全州 EMS 系统在马里兰州成立，并很大程度上得益于 R · Adams · Cowley 的努力。1968 年，纽约市圣文森特医院建立了美国第一个流动性冠心病加强病房，最初配备的是医生，后来则由医务辅助人员负责。该部门是第一个评估和分流有心脏症状的患者的部门，其中包含便携式、电池供电的心脏监护仪和除颤器，并能够建立静脉通路，提供流动氧气和药物。从这里开始，现代 EMS 系统诞生了。如今，美国的 EMS 系统每年估计要为 2200 万患者提供服务。包括救护车、直升机和飞机在内的各种交通工具能够在短时间内迅速转运远距离的患者。

随着全国范围内正式 EMS 系统的发展，已经具备框架在不同医疗条件下建立复杂的区域医疗系统。第一批医疗系统是为创伤和心血管急症（如 STEMI 和卒中）患者设计的。任何区域性 STEMI 医疗系统都应包括 EMS 以及 ACS 的院前评估和诊断。EMS 提供者和其他第一响应者具有四个主要职责：①院前评估，②治疗，③分诊和④转运（图 5-4）。

院前系统

院前评估由主要病史和体格检查组成，包括对生命体征和院前 12 导联心电图（PHECG）的完整评估。基于 PHECG 早期 STEMI 诊断有助于 STEMI 患者的住院治疗[9-11]。门-球（D2B）时间最短的医院是那些院前诊断 STEMI 并提前激活了心脏导管室（CCL）的医院。该策略需要多学科团队协作，其中急诊医师或经过特殊培训的 EMS 提供者无需进行心脏病会诊即可激活 CCL[12]。

但是，将 STEMI 患者快速转运到最近的具有 PPCI 能力的机构可能受到以下因素的限制[15]。第一，只有少数（≤ 5%）EMS 转运的胸痛患者实际上患 STEMI。第二，只有部分（约 50%）的 EMS 系统具有 PHECG 功能[15-16]。第三，在某些地区，仍然存在规定将可疑 STEMI 患者转运到最近的医疗机构，即使该机构不能行 PPCI。第四，由于美国有 329 个不同的 EMS 地区，拥有 993 个以上基于医院的 EMS 系统，因此院前系统的整合发展变得复杂[15]。值得注意的是，基于医院的 EMS 系统仅占 6.5%。在所有 EMS 供应商中，其余包括私有，第三方系统（48.6%）和基于消防站的系统（44.9%）。

综合紧急医疗系统

尽管转运到专门 PPCI 中心的时间可能看起来很长，但是当综合 EMS 系统包含提前通知（称为“并行处理”）时，其好处要大于缺点。一些人提议将可疑 STEMI 患者的分配转运时间加倍，以允许将这些患者直接转运到“优秀的中心”，在这样的中心，目标 D2B 时间≤ 60 min。只有通过整合基于 PHECG 的早期诊断、快速的分流和经过演练的、随时可用的转运系统，形成综合的 STEMI 医疗系统，才能实现该过程的高效率。缺乏资金，激励措施不同，缺乏一致的目标以及竞争战略，阻碍了综合性 STEMI 医疗系统的发展。例如，在许多地区，特别是那些没有法规要求证书的地区，已经出现了许多新的导管室来提供 PPCI，而不考虑 PPCI 的数量或外科手术能力[17]。相反，其他地区发展了综合 EMS 系统，重在院前诊断，分流并转运到精通急诊及择期 PCI 的优秀中心[18-20]。尽管扩展具有 PPCI 能力的中心可以提供更多的医疗机会，但是通过院前 -EMS 系统更有效地利用现有 PPCI 中心已被证明是一种更具成本效益的策略。直到最近，才使用复杂的建模技术来比较这些不同策略对于 STEMI 患者医疗服务的相对效能和（或）成本[21]。重要的是，一种侧重于 EMS 整合、院前诊断、分流和转运，更有效地使用现有的 PPCI 中心的策略，被发现比建立新 PPCI 中心的策略更有效，成本更低。

AHA 的“任务：生命线”项目在各州水平上协调不同策略、为 ACS 医疗服务整合基本的院前和院内资源，来应对错过及时而适当的 STEMI 治疗机会的情况[15]。“任务：生命线”项目的目标是通过社区宣传、培训以及对居民和 EMS 人员的教育来建立综合的医疗网络，从而改善 STEMI 患者的预后。AHA“任务：生命线”项目还为医院和管理人员提供了建立医疗系统的蓝图。目前，约有 65% 的美国公民可以获得“任务：生命线”医疗系统服务，这一数据在过去十年里已大大增加（图 5-5）[2]。

尽管 AHA 的“任务：生命线”项目在 STEMI 医疗系统于全国范围内的普及中发挥了重要作用，但 ACC 的门-球（D2B）联盟也试图在 PPCI 医院中缩短 D2B 时间。D2B 联盟于 2006 年成立，由 ACC 与医疗保健改善研究所合作发起。该联盟通过关注流程改进、并行处理和多学科间协作，为医院提供基于证据的策略和所需的支持工具来缩短 D2B 时间。缩短 D2B 时间的关键是：①急诊科（ED）医师（或 EMS PHECG）激活 CCL，②通过一个呼叫激活整个团队，③ CCL 团队在接到激活电话后 30 min 内准备就绪，④及时数据反馈和⑤基于团队的协作，且各层面均尽职尽责。该联盟成立的最初目标是使到达 PPCI 中心的 STEMI 患者中，75% 的患者 D2B 时间≤ 90 min。

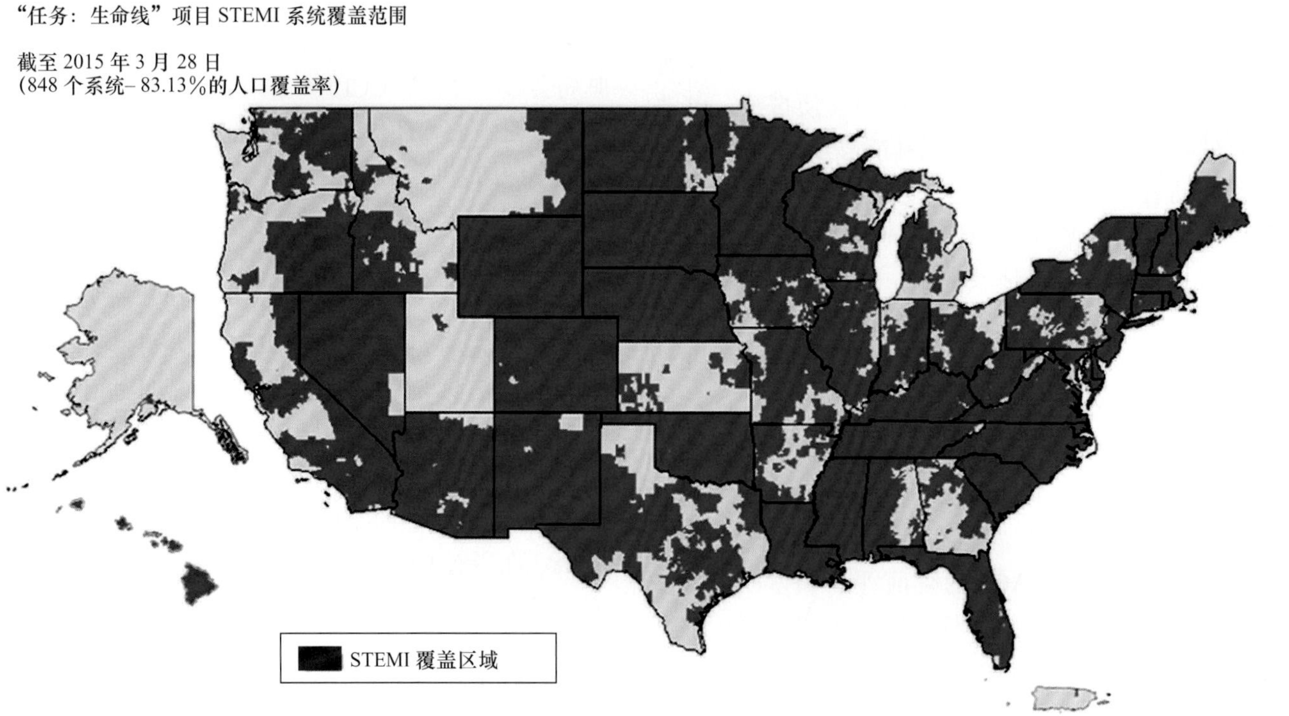

“任务：生命线”项目 STEMI 系统覆盖范围

截至 2015 年 3 月 28 日
(848 个系统- 83.13%的人口覆盖率)

STEMI 覆盖区域

图 5-5 “任务：生命线”项目覆盖图。所有系统数据（包括覆盖区域）均来自报告数据。注意：列出的心脏复苏范围也表明存在 STEMI 系统。“任务：生命线”项目无法识别与激活的 STEMI 系统不相关的心脏复苏系统。（Source：American Heart Association. Centers for Disease Control and Prevention，National Center for Health Statistics：Compressed mortality file 1999-2006. CDC Wonder Online Database. ICD10 121-122，2015.）

自成立以来的十年中，D2B 联盟推动了全国 D2B 时间的显著缩短（见图 5-1）[1,22-23]。通过这些组织及无数护士、医生、管理人员和 EMS 提供者的个体努力，STEMI 接收网络系统已在国内外蓬勃发展。

医疗系统实践经验

ST 段抬高型心肌梗死医疗系统：欧洲经验

通过药物或器械快速开通闭塞的冠状动脉，恢复正常冠状动脉血流，能够限制心肌梗死的范围，并降低 STEMI 患者的死亡率（参见图 13-3）。在随机对照临床试验和观察性研究中，PPCI 均显示出更高比例、更彻底和长时间的冠状动脉再灌注（见第 14 章和第 17 章）。由于这些原因，只要有经验的术者可以及时操作，PPCI 仍是首选的血运重建方式（图 5-6，参见图 13-5）[8,24]。基于这些原则，第一个随机对照试验于 2000 年代初期在欧洲进行，比较了长途转运到 PPCI 中心与在当地医院进行溶栓治疗的效果[25]。总体来说，在第 14 章中讨论的这些研究表明，将 STEMI 患者转移至可行血管成形术的三级医疗机构既安全又有效。通常情况下，与转运相关的延迟通常超过 1 h，而 FMC 到器械的时间超过 2 h。当与转运相关的延迟导致再灌注的时间延长至 90 min 以上时，才会显示选择溶栓治疗更为有利（见第 14 章和图 14-9）[26-28]。

欧洲当代的 STEMI 医疗系统包括维也纳 STEMI 网络和巴黎的 SAMU 系统[29]。前者基于仅有的两个大容量 PPCI 中心之间的轮流呼叫。后一系统常规为救护车配备医生并开始院前医疗服务。在这两种系统中，通常会采用院前药物溶栓治疗，尤其是对于 STEMI 出现后早期（< 3 h）的患者[26-29]。

尽管有这些试验的结果，但许多人感到悲观的是，由于地理、政治制度和经费方面的障碍，该系统仅能在美国医疗保健体系内建立运行。此外，唯一的美国 STEMI 转运试验（air-PAMI）报告的 D2B 中位时间为 155 min，结果尚不明确[25]，但该试验规模较小，效能不足。

ST 段抬高型心肌梗死医疗系统：美国经验

在 2000 年代初期，越来越多的证据表明，美

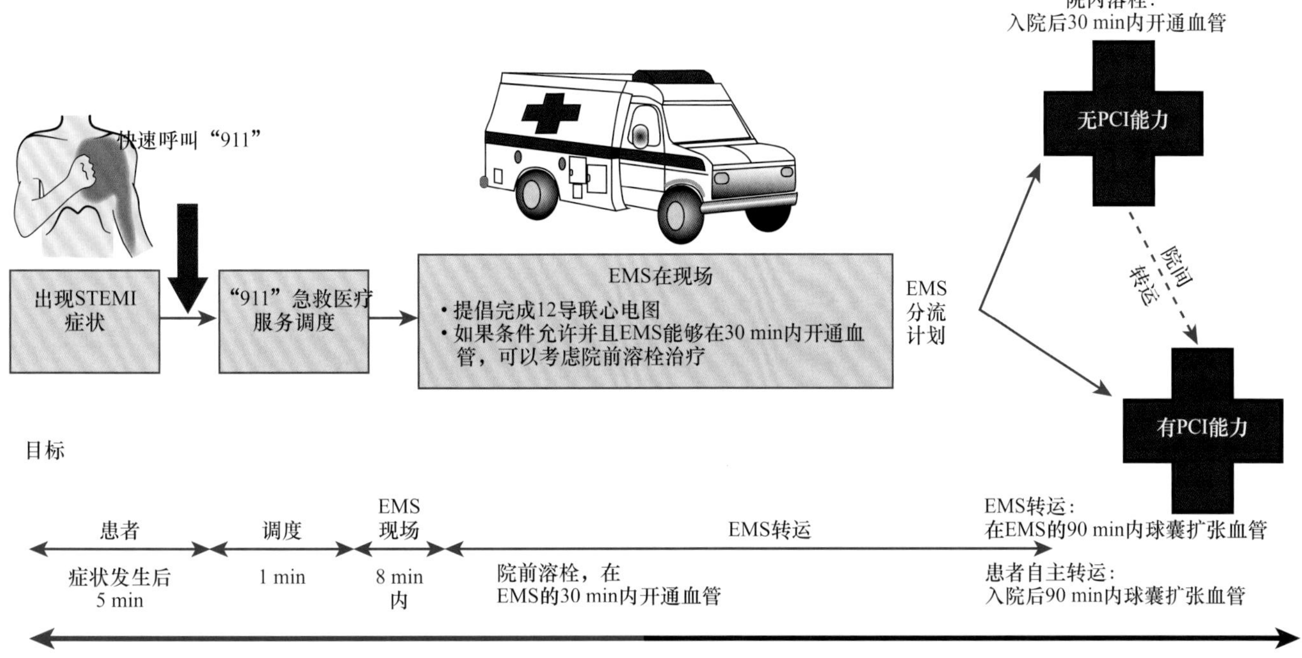

图 5-6 早期再灌注治疗的目标。鼓励患者在症状发作后的 5 min 内拨打“911”。提倡紧急医疗服务（EMS）完成院前 12 导联心电图（ECG），并在某些情况下使用院前溶栓治疗。如果可能，应优先将患者转移到有能力完成经皮冠状动脉介入治疗（PCI）医院，并且通常绕过无 PCI 能力的医院，使 EMS 到球囊的时间少于 90 min。如果运到无 PCI 能力的医院，该机构要在 30 min 内溶栓治疗开通血管，或将患者转移到有开展 PCI 能力的医院。目标是总缺血时间少于 120 min。STEMI，ST 段抬高型心肌梗死。（From Vavalle JP，Granger CB：The need for regional integrated care for ST-segment myocardial infarction. Circulation 124：851-856，2011.）

国境内的 STEMI 医疗服务不足。2004 年，ACC/AHA STEMI 患者医疗指南提出了Ⅰ类建议，证据等级 B 级：患者与医疗系统接触［通常是到达急诊室（ED）或与 EMS 接触］到开始溶栓治疗的延迟应少于 30 min（图 5-6；参见图 13-5）。或者，如果选择了 PPCI，则从患者接触医疗系统（通常是到达急诊室或与 EMS 接触）到球囊扩张的延迟应少于 90 min。这是有关再灌注时间的建议首次出现在 ACC/AHA 指南中[8]。尽管有如此强烈的建议，但美国国家心肌梗死注册的数据显示，美国的 D2B 时间太长，特别是对于接受 PPCI 的患者。在 D2B 中位时间为 180 min 的情况下，只有 15% 的转运患者 D2B 时间少于 120 min，仅仅 4% 的患者 D2B 时间满足指南推荐的少于 90 min。2006 年，医学研究所（IOM）发表了一份报告，题为“基于医院的急诊服务：处于转折点”。在这份报告中，IOM 得出结论，急诊室人满为患，以及“零散”的医疗服务和无法获得专业医疗人员是改善急诊医疗服务的最大障碍。IOM 呼吁在协调医疗资源、政策、资金和研究实践等方面进行大刀阔斧的变革。

幸运的是，尽管存在诸多障碍，在美国仍有众多支持者坚定地相信 STEMI 系统的潜力，他们愿意投入巨大的时间、精力和资源来建立成功的 STEMI 系统。2003 年，位于美国雅培西北医院的明尼阿波利斯心脏研究所（MHI）开始在美国建立首批区域性 STEMI 系统之一。该系统以成功的区域性创伤系统为模型，并以加速诊断、简化流程和标准化医疗方案为前提，在美国成功实施和维护了 STEMI 系统。MHI 系统类似“轮辐”模型，MHI 位于系统中心，位于 MHI 半径 60 英里范围内的转诊医院和诊所被视为 1 区，其标准流程包括基于证据的药物治疗（阿司匹林、氯吡格雷、根据体重调整的普通肝素及静脉应用 β 受体阻滞剂）和每个中心预先设定的转运计划。区域性 STEMI 系统迅速发展并扩展到 2 区，包括 60 ～ 210 英里半径范围内的转诊医院，采用类似的标准化流程，但增加了半量的静脉替奈普酶溶栓，并立即转移到 MHI 完成药物到侵入性 PCI 的流程（图 5-7；第 14 章）[18,27,30]。除了标准化流程之外，MHI 小组还高度重视收集数据以确保质量并反馈。在接下来的几年中，MHI 小组能够证明各种终点都有明显改善，包括死亡、再梗死、卒中和住院时间。

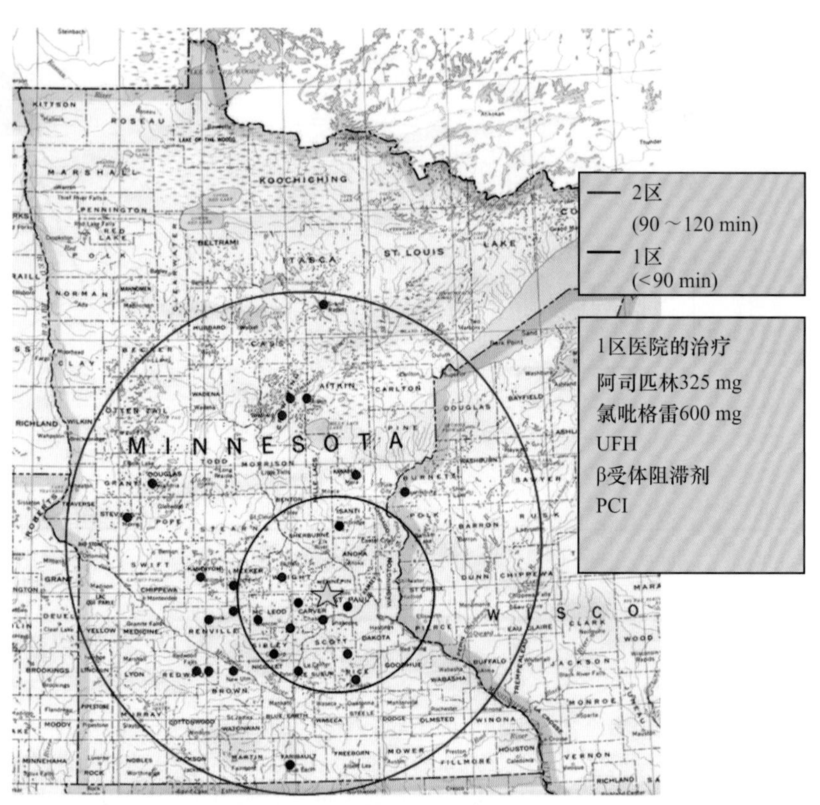

图 5-7　明尼苏达州地图，其中包括位于明尼阿波利斯市（星标）的急诊经皮冠状动脉介入治疗（PPCI）中心，1 区医院（距 PPCI 医院< 60 英里）（蓝圈）和 2 区医院（距 PCI 60 至 210 英里）（红圈）。PPCI 中心和 1 区医院的药物治疗如图所示。请参阅文本以了解有关 2 区流程的讨论。UFH，普通肝素。（From Minneapolis Heart Institute，Minneapolis，Minnesota.）

在接下来的 5 年中，全美国范围内陆续建立了诸多区域性 STEMI 医疗系统（图 5-8）[31]。这些系统是单独构建的，并根据各个地区独特的政治、地理和社会经济状况而各不相同。一些以类似于 MHI 的“轮辐式”构建，而另一些则以“网络式”构建，其中多个不同的三级中心充当该地区的 PPCI 枢纽。尽管在结构、组织和提供者方面存在差异，但这些系统在 86% 的 STEMI 患者中显示出 D2B 时间≤ 90 min（见图 5-8）[31]。此外，每个地区都超过了 ACC 的 D2B 联盟的标准，即超过 75% 的 STEMI 患者 D2B 时间≤ 90 min[31]。因此，这些系统能够证明，通过各种模型，区域性 STEMI 接收中心网络能够为不同社区提供及时获得优质 STEMI 医疗服务的机会（图 5-8）。

重要的是，这些系统并非仅由预选的高性能中心组成。例如，在洛杉矶县（LAC），在实施 LAC STEMI 接收网络之前，只有不到 50% 的 STEMI 患者的 D2B 时间≤ 90 min。在实施 STEMI 网络的 1 个月内，超过 90% 的 STEMI 患者的 D2B 时间≤ 90 min[31]。为了有效地将患者分流到适当的医院（STEMI 接收中心 *vs.* 最近的医院），LAC 成为首批将 PHECG 集成到 EMS 医疗计划中的 STEMI 系统之一，并使用计算机读取信息、确定患者分诊的目的地。

在北卡罗来纳州，合作者建立了第一个全州性 STEMI 系统，其中包括基于 PPCI 和基于溶栓治疗的策略[19]。通过这种综合方法，RACE 提供者证实再灌注率和治疗时间有了显著改善。预后终点数据也趋于改善，但没有达到统计学意义。

专业学会指南

明尼苏达州、北卡罗来纳州和加利福尼亚州的成功在美国各地得到复制，并为 STEMI 患者的 ACCF/AHA 指南更改做出了贡献。当前的指南推荐“所有社区都应建立和维护区域性 STEMI 医疗系统”（推荐类别Ⅰ，证据等级 B）[8]。同样Ⅰ级推荐 EMS 人员完善 12 导联心电图[8]。AHA“任务：生命线”项目和 ACC 的 D2B 联盟在 STEMI 医疗系统的增长和扩展中发挥了关键作用。区域性 STEMI 系统的成功刺激了将新的医疗系统应用于其他心血管急症，包括院外心搏骤停（OHCA）、主动脉夹层和卒中[32]。

美国的心血管医疗系统：当前的现状

“任务：生命线”项目已为 EMS、转诊中心和接收中心建立了标准[2]。PPCI 中心必须拥有 CCL，并配备人员，以便每年 365 天，每周 7 天，每天 24 h 不间断地执行 PPCI。这些中心应能够及时进行 PPCI，并应符合 ACC 的 D2B 联盟标准，即至少有 75% 的非转运 STEMI 患者的 D2B 时间≤ 90 min。这些中心必须能够为 STEMI 及并发症提供支持治疗，但

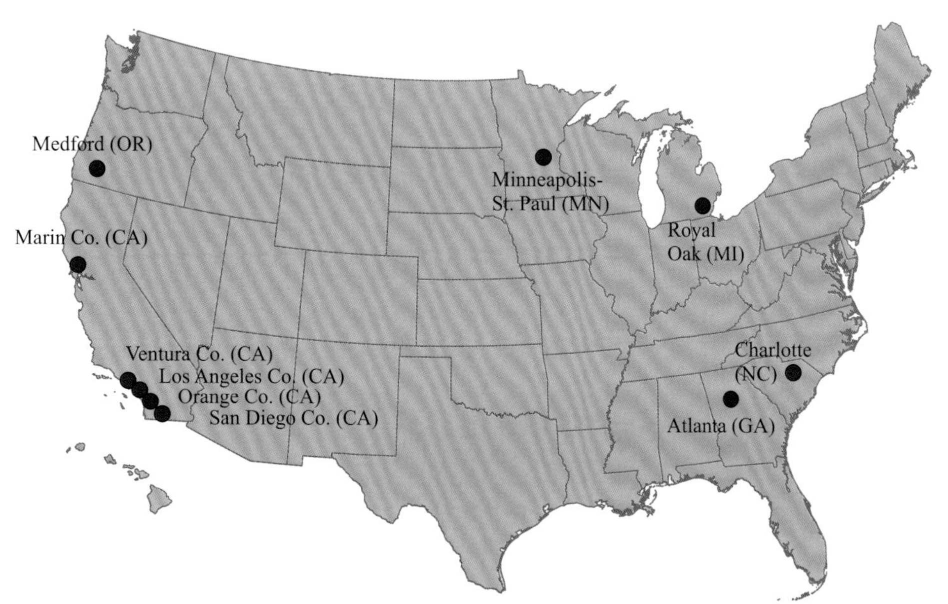

图 5-8 2009 年美国 ST 段抬高型心肌梗死（STEMI）接收网络。（From Rokos IC，et al：Integration of pre-hospital electrocardiograms and ST-elevation myocardial infarction receiving（SRC）networks：impact on door-to-balloon times across 10 independent regions. J Am Coll Cardiol Cardiovasc Intv 2：339-346，2009.）

并非所有中心都需要具备手术能力。对于没有手术能力的 PPCI 中心，应当与有 24 h 手术能力的三级医疗中心达成长期合作流程。PPCI 中心管理人员必须表现出对 PPCI 中心性能的充分支持和监督，包括但不限于拥有一支多学科的团队来进行持续的质量审查。PPCI 中心应制订有力且持续的计划，以支持继续医学教育。PPCI 中心应满足当前的 ACC/AHA 项目要求，包括（作为一个机构）每年至少完成 36 个 PPCI，且至少完成 400 个 PCI。PPCI STEMI 项目应在机构的操作手册中明确说明，并且 PPCI 中心必须具有适当的机制来监测和改善项目的运行情况（框 5-1）[2]。

除了这些对机构的要求之外，PPCI 中心的介入心脏病专家应符合当前 ACC/AHA 指南对 PPCI 能力的要求，包括每年至少完成 11 个 PPCI，至少完成 75 个 PCI。此外，这些医生和工作人员应制订正式的电话时间表，清楚地说明谁负责上班时间和下班时间的 STEMI 医疗服务（见框 5-1）[2]。

理想的医疗网络系统

成功的医疗系统具有某些共同的关键特征[33]。任何医疗系统的成功都取决于其个人成员的表现及是否尽职。这些成员包括转诊中心和接收中心的一般公众、EMS 人员、医师和专职医疗专业人员。在理想的医疗系统中，患者和社区成员能认识到心脏急症的体征和症状，并通过立即激活 EMS（呼叫“911”）来做出适当反应。公共场所应配备自动体外除颤器，并且应足够直观，以供非专业人员和专业医疗人员使用。必要时，公众将意识到需要并立即开始心肺复苏。而这些目标只能通过社区宣传和教育来实现。

框 5-1　对 SRC PPCI 中心的要求：机构和医师方面

机构要求

PCI 能力（24 小时 ×7 天，365 天全天候）
尽快完成 PCI（D2B 联盟目标，75% 的 D2B < 90 min）
能为 STEMI 及并发症提供现场支持治疗
- 不能行外科手术的 PPCI 中心与三级医疗中心达成合作流程

医院管理人员支持 SRC 项目
- 监督项目运行情况
- 多学科的团队进行持续的质量审查

CME 项目
ACC/AHA 要求：每年至少完成 36 个 PPCI，且至少完成 400 个 PCI
PPCI STEMI 项目应在机构的操作手册中明确说明

医师要求

介入专家应符合 ACC/AHA 指南对 PPCI 能力的要求：每年至少完成 11 个 PPCI，至少完成 75 个 PCI
制订正式的电话时间表

ACC/AHA，美国心脏病学会/美国心脏协会；CME，继续医学教育；D2B，门-球；PPCI，急诊经皮冠状动脉介入治疗；SRC，STEMI 接收中心；STEMI，ST 段抬高型心肌梗死。

From American Heart Association：Mission：Lifeline，2015. http：//www.heart.org/HEARTORG/HealthcareResearch/MissionLifelineHomePage/LearnAboutMissionLifeline/STEMI-Systems-of-Care_UCM_439065_SubHomePage.jsp.

理想的 EMS 机构应具有标准化的“切入点”流程，明确规定哪些患者应被转运到最近的转诊医院，以及哪些患者应被转运到最近的接收医院。该决策部分基于 PHECG 的获取、判读和传输。此类流程的成功实施不仅取决于 PHECG 的获取，还取决于对 CCL 的正确激活和对 PHECG 的准确判读。该目标可以通过经过或不经过 EMS 判读的计算机算法或通过传输到接收中心来实现。理想情况下，这些流程是在 EMS 人员、急诊医师、心脏病专家、医院管理人员和工作人员共同努力下创建的，并得到系统内支付方和管理人员的支持。对于自行就诊到转诊中心的患者，应通过呼叫“911”激活 EMS，以帮助将这些患者快速转运到可以提供最佳治疗的接收中心（见图 13-5）。在根本不能或无法及时行 PPCI 的系统中，应在流程中将溶栓治疗作为再灌注治疗的替代方案（参见图 14-12）。

在理想的医疗系统中，转诊医院应具有标准化的“切入点”流程，明确规定根据患者的个体风险来界定哪些患者应转运至转诊中心、替代疗法的适应证和禁忌证，以及最近的接收中心。此外，这些中心应当为患者返回当地社区医院、出院前或出院后的医疗中心制订综合计划。转诊中心应具有将数据（病历、研究结果等）有效传输到接收中心的机制，以保持医疗的连续性并避免系统中的冗余环节。转诊和接收中心应制订标准化流程，以确保有效地为所有患者提供基于循证的疗法，同时最大程度地减少医疗服务的差异性。

理想的接收中心必须具有针对每种心血管急症提供最佳治疗的设施、专业知识、设备和培训。这些中心应满足最低性能要求，并持续参与评估和质量改进。这些接收中心同样还应具有将数据（病历、研究结果等）有效传输回转诊中心的机制，以促进医疗的连续性并避免系统中的冗余。他们还应遵循标准化流程，以最大程度地减少提供基于循证的治疗的差异性，并应明确地、始终如一地促进系统各个成员之间的双向反馈。

除了这些单独的机构，理想的医疗系统还应具有适用于系统本身所有成员和机构的通用功能。首先，系统的所有成员必须共享团队合作感和共同的目标——以尽可能及时的方式提供最高质量的医疗服务。为此，系统成员必须互相尊重每个参与者，并且必须了解，要使系统成功，每个成员都起着至关重要的作用。团队中的每个成员都是至关重要的，并且对系统的改进需要各个级别的投入和领导。由于参与人数众多以及人员和新数据的不断变化，对教育、培训和再培训的需求不可低估。

标准流程和规范设计要求使用基于指南的疗法来确保最高比例的合格患者获得最高质量的医疗服务。但是，同一系统需要灵活地满足患者和医生的个人需求。系统必须及时且统一地激活，一个电话或一页文件即可提醒系统的所有相关成员，并提供患者状况的任何相关更新。理想情况下，系统内的各方都将参与实时数据的收集和研究，以达到确保并改善质量的目的。反馈是一关键要素；这可能包括转运医疗人员观察血管造影照片，介入心脏科医生在手术后立即致电急诊科（ED）医师，以及第二天系统协调员、EMS 和 ED 管理者之间进行沟通。急诊心脏病专家也应与急诊医疗人员沟通。每月、每季度和每年的质量报告可提供持续的和整个系统范围的质量改进。医院管理部门的物质和精神支持至关重要，如果缺失，他们反而可能会成为绊脚石。也许，医疗系统中每个级别的机构里最重要的环节是热情洋溢的领导者[33]。

医疗系统：成功与优势

“医疗系统”方法的优势包括为患有高风险、复杂疾病的患者提供更多的三级医疗服务机会（框 5-2）[32]，减少了广大地理区域内“应该但未获得治疗”的患者数量。医疗系统中的标准化流程可以缩短治疗时间，包括从 FMC 到器械的时间，同时还可以根据患者的进入点提供清晰的沟通和预期。此外，医疗系统一直显示出改善主要终点，包括全因死亡率、心血管疾病死亡率、再梗死、卒中和住院时间[34]。STEMI 系统目前在世界范围内得到实施，取得了持续积极的效果[29,35-36]。

框 5-2 ST 段抬高型心肌梗死系统的优势和成功之处

- 提高了获得三级医疗的机会
- 减少了“应当但未获得治疗”的患者数量
- 通过标准化流程缩短治疗时间
- 改善患者的预后，包括全因死亡率、心血管疾病死亡率、再梗死、卒中和住院时间

From American Heart Association：Mission：Lifeline，2015. http：//www.heart.org/HEARTORG/HealthcareResearch/MissionLifelineHomePage/LearnAboutMissionLifeline/STEMI-Systems-of-Care_UCM_439065_SubHomePage.jsp.

医疗系统：当前的挑战、差距和障碍

Terkelsen 及其同事提出了“系统延迟”的概念，用于描述从 FMC 到开始再灌注治疗的时间（见图 14-1）[37]。他们使用西丹麦的公共医学数据库，纳入 2002—2008 年间接受 PCI 的 STEMI 或束支传导阻滞 MI 患者，共对 6209 例患者进行了回顾性分析。他们发现系统延迟每增加 60 min，与长期死亡率增加 10% 独立相关（图 5-9）[37]。作者认为基于症状发作至再灌注的结局取决于选择偏倚、信息偏倚、回忆偏倚和混杂因素，而总的系统延迟提供了可改善临床结局的靶点[37]。

系统延迟

STEMI 系统的主要挑战是转诊医院转运患者的总 D2B 时间。转诊医院的“进门-出门”（DIDO）时间似乎是主要的系统延迟，因而也是明确的改进目标。Wang 等使用急性冠状动脉治疗和干预结果网络注册研究（ACTION-Get With The Guidelines registry）数据库，对 2007—2010 年的 14 000 多名患者进行了研究，发现中位 DIDO 时间为 68 min（四分位间距为 43 ～ 120 min）。只有 11% 的患者的 DIDO 时间少于 30 min（图 5-10A）[38]。此外，更长的 DIDO 时间

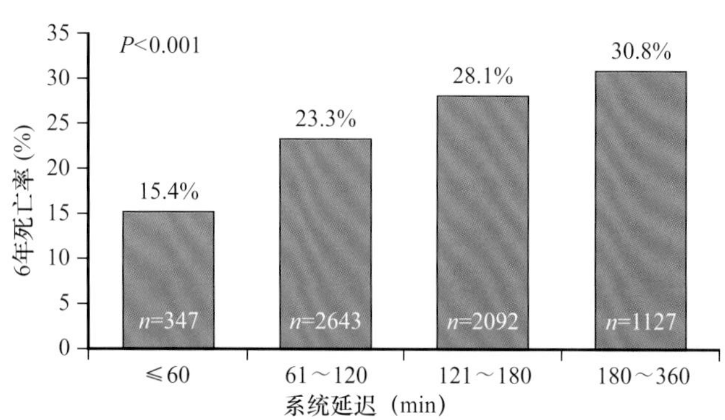

图 5-9 ST 段抬高型心肌梗死系统延迟时间与死亡率关系（From Terkelsen CJ，Sorensen JT，Maeng M，et al：System delay and mortality among patients with STEMI treated with primary percutaneous coronary intervention，JAMA 304：763-771，2010.）

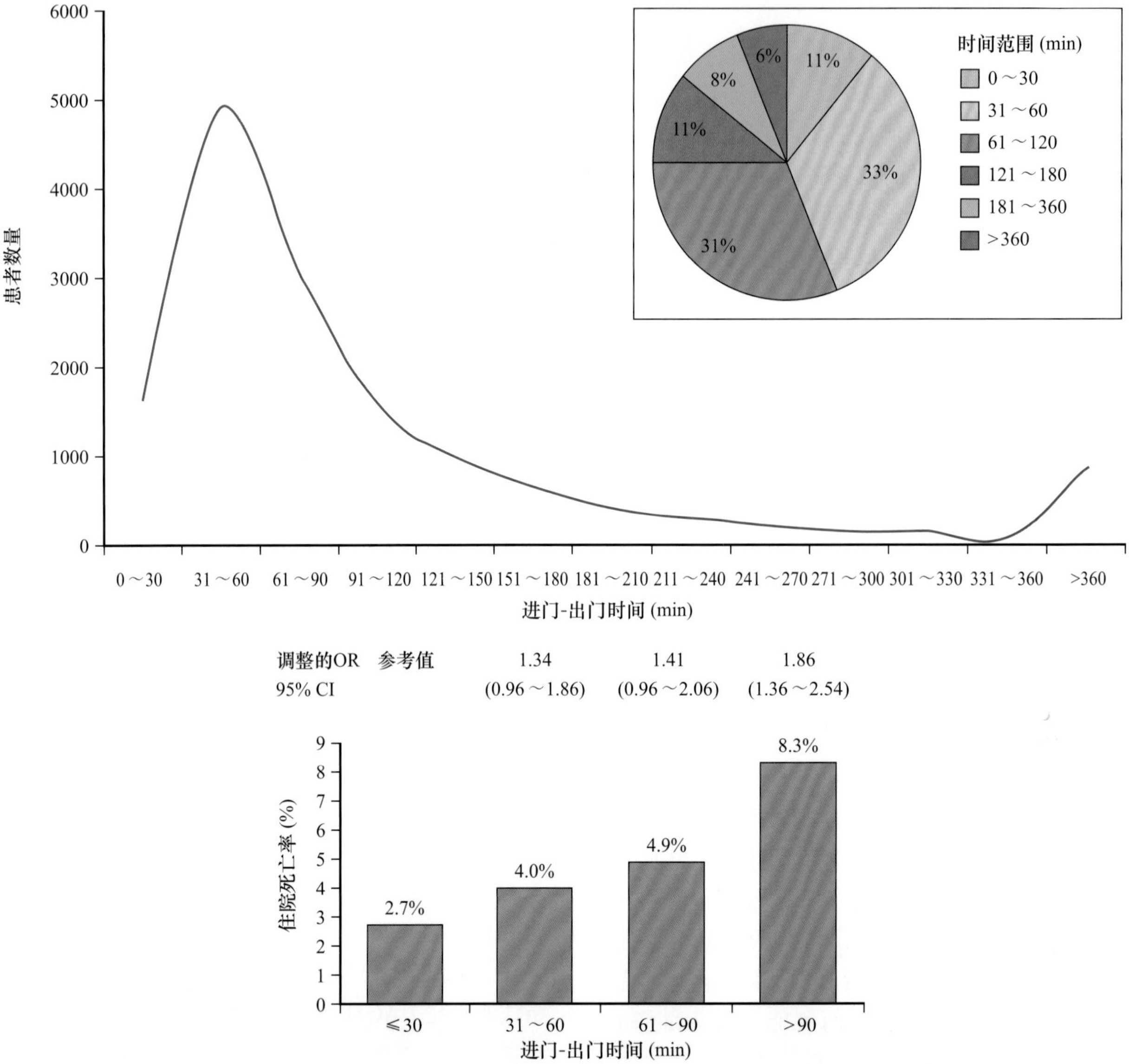

调整的OR	参考值	1.34	1.41	1.86
95% CI		(0.96～1.86)	(0.96～2.06)	(1.36～2.54)

图 5-10 （**A**）急性冠状动脉治疗和干预结果网络注册研究中“进门-出门”时间；（**B**）院内死亡率与进门-出门时间相关；CI，置信区间；OR，优势比（From Wang TY，Nallamothu BK，Krumholz HM，et al：Association of door-in door-out time with reperfusion delays and outcomes among patients transferred for primary percutaneous coronary intervention，JAMA 305：2540-2547，2011.）

与死亡率增加相关（见图 5-10B）[38]。同样，Herrin 等回顾了 2009 年医疗保险和医疗补助中心的数据，发现中位 DIDO 时间为 66 min，只有 9.7% 的患者 DIDO 时间少于 30 min[39]。

系统延迟在延迟时间及其与结果的关系方面是不一致的。Miedema 等描述了 2034 例转运后行 PPCI 的 STEMI 患者各种延迟的发生率、程度和临床影响（图 5-11）[30]。最常见的延迟发生在转诊医院，与等待转运和 ED 延迟有关。最长的延迟与初始心电图无法确诊相关，但对临床有影响的延迟与心搏骤停和心源性休克有关。通常，心搏骤停和（或）休克是延迟的原因，而非延迟的结果（表 5-1）[30]。

人员配置、研究和质量改善

除了延迟外，由于 CCL 人员和设施的限制，PPCI 中心接受所有患者的能力也面临挑战。维持足够的人员配置需要大量的财务费用来运营这些医疗系统，同时还需要大量的人力。报销是一个普遍的挑战，因为一名患者整个住院期间可能由多家不同的医院和医疗服务提供者来照顾。

参与研究和质量改进措施的实施需要时间、精力和财力。也许这可以解释当前成本效益和某些结局评价方面的知识差距。对于许多医疗系统而言，数据收集不完整和信息交换不足是持续存在的问题。漏报终点事件和“擦掉”数据对增进或了解患者结

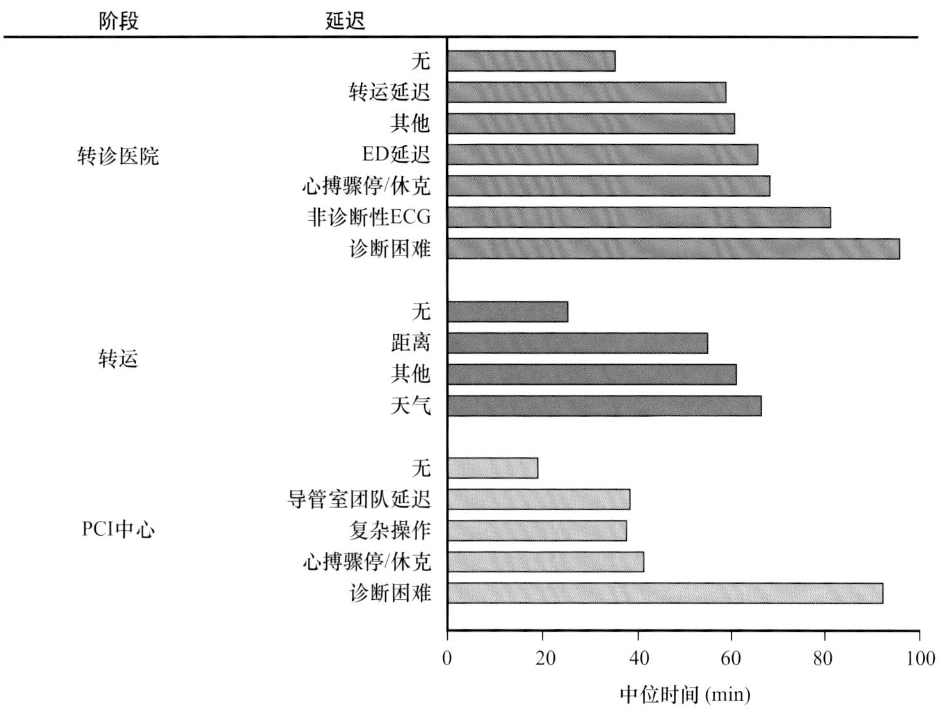

图 5-11 三个治疗阶段中个体延迟中位时间；ED，急诊科；ECG，心电图；PCI，经皮冠状动脉介入治疗。（From Miedema MD，et al：Causes of delay and associated mortality in patients transferred with ST-elevation myocardial infarction. Circulation 124：1636-1644，2011.）

表 5-1 转诊医院各种延迟的发生率、程度及与死亡率的关系。转诊医院为进门到出门延迟；PPCI 中心为 DTB 延迟

特征	患者数 *n*（%）	延迟时间（min） 中位数（25 th ～ 75 th 数）	院内死亡率（%）	1 年死亡率（%）
转诊医院				
无延迟（＜ 45 min）	730（36.0）	35（28 ～ 41）	4.0	8.1
等待转运	535（26.4）	59（51 ～ 72）	3.9	7.3
ED 延迟	184（9.1）	81（64 ～ 110.5）	0	3.3
诊断困难	177（8.7）	95.5（72 ～ 127）	7.3	12.4
心搏骤停 / 休克	111（5.5）	68（56 ～ 86）	30.6	38.7
其他延迟	2（0.1）	06.5（58 ～ 63）		
总延迟	2028			
PCI 中心				
无延迟（＜ 30 min）	1696（84.3）	19（15 ～ 23）	3.5	7.3
导管室团队延迟	143（7.1）	38（34 ～ 50）	5.6	9.1
操作复杂	117（5.8）	38（34 ～ 45）	8.6	14.5
心搏骤停 / 休克	43（2.1）	41（35 ～ 46）	44.2	55.8
诊断困难	14（0.7）	92.5（59 ～ 131）	7.1	7.1
总延迟	2013			

DTB，门-球；ECG，心电图；ED，急诊科；PPCI，急诊经皮冠状动脉介入治疗

From Miedema MD，et al：Causes of delay and associated mortality in patients transferred with ST-elevation myocardial infarction. Circulation 124：1636-1644，2011.

局没有作用[40]。在一个特定的医疗系统中，应当要求多个孤立的医疗记录系统（包括电子和手写记录）相互比对。

公共政策与需求考虑

公共政策和监督是向每个医疗系统提出独特挑战的另一个领域。美国的许多地区都需要发展区域性转运系统，并且需要不断宣传如何组建可接受的“接收”中心和“转诊”中心。为了使患者和社区成员认识到心脏急症的体征和症状，并通过呼叫“911”立即激活 EMS 来适当响应，必须进行公共教育和社区宣传。

准确绘制和标记接收中心和转诊中心对于确定哪些区域需要更强大的医疗系统是必需的。这也将允许建立新的合作伙伴关系，并有助于将这些医院连接到更具凝聚力的医疗系统中[41]。此外，划定白天的 PPCI 中心和 24 h 的 PPCI 中心对于减少混乱并及时进行患者分流至关重要。

其他问题：医院内 ST 段抬高型心肌梗死和误激活

院内发生的 STEMI 是最近发现的问题，与开车去医院的 STEMI 患者相比，获得治疗的时间更长（76 min *vs*. 66 min），且临床结果明显更差。通过标准化的“院内”STEMI 流程可以改善这些结果[42-43]。最后，错误或不适当的激活也已成为一个非常具有挑战性的问题，根据定义，误激活率从 10% 到高达 40% 不等[44-47]。误激活的原因各不相同，包括异常复极、心电图无法确诊、心包炎、左束支传导阻滞、左心室肥大和陈旧性心肌梗死等。对于这类新出现人群，其临床预测指标和预后尚不清楚，而将假阳性率降至最低而又不增加 STEMI 漏诊率的解决方案是复杂的。改进这些系统以提高我们 STEMI 选择过程的特异度而不牺牲灵敏度是 STEMI 系统面临的最大挑战之一。

未来方向和改进策略

复杂的区域性 STEMI 系统的出现是一项重大成就，它有助于提高心血管医疗质量。展望未来，在理想情况下，整个美国人口将拥有本地设计的区域性系统，不仅能为所有 STEMI 患者提供及时完成 PPCI 的机会，还可以处理所有心血管急症[32]。这个崇高的目标不仅可能实现，而且未来十年内就可能被我们所掌握。我们设想为所有心血管急症（包括 OHCA、主动脉夹层、肺栓塞、卒中、腹主动脉瘤和非 ST 段抬高的 ACS）提供相同的医疗系统和相同的医疗服务，包括标准化流程和转运计划。随着对数据收集和监测的进一步重视，我们乐观地认为我们将确定改善质量和临床结果的新目标。此外，这种扩展将使大型注册数据库（例如 ACTION-Get With Guidelines 和 Cath-PCI 注册研究）的增长成为可能。技术的进步和向电子病历系统的迁移将允许整合医疗信息、更全面的数据，并使得医疗服务提供者、患者和家庭之间的交流更加透明。进一步简化流程，包括使所有 EMS 提供者都可以访问 PHECG 系统，可能会进一步缩短 FMC 到器械的时间。最后，有许多领域是我们明显可以着眼于改进的，尤其是在医院内 STEMI 和误激活方面。

用爱因斯坦（Albert Einstein）的话来说：“我们无法用创建问题时的想法，来解决问题。”通过新的方法和对我们当前医疗系统的进一步完善，我们无疑可以解决今天面临的许多挑战，并期待着可能出现的新的挑战。

参考文献

1. Krumholz H, et al.: Improvements in door-to-balloon time in the United States, 2005 to 2010, *Circulation* 124:1038–1045, 2011.
2. American Heart Association: STEMI Systems of Care, *Mission: Lifeline*, 2015. http://www.heart.org/HEARTORG/HealthcareResearch/MissionLifelineHomePage/LearnAboutMissionLifeline/STEMI-Systems-of-Care_UCM_439065_SubHomePage.jsp.
3. Menees DS, et al.: Door-to-balloon time and mortality among patients undergoing primary PCI, *N Engl J Med* 369:901–909, 2013.
4. Bates ER, Jacobs AK: Time to treatment in patients with STEMI, *N Engl J Med* 369:889–892, 2013.
5. Nallamothu BK, et al.: Relation between door-to-balloon times and mortality after percutaneous coronary intervention over time: a retrospective study, *Lancet* 385:1114–1122, 2015.
6. Masoudi FA, et al.: Cardiovascular care facts: a report from the National Cardiovascular Data Registry, *J Am Coll Cardiol* 2013(62):1931–1947, 2011.
7. Shah RU, et al.: Increasing percutaneous coronary interventions for ST-segment elevation myocardial infarction in the United States, *J Am Coll Cardiol Intv* 8:139–146, 2015.
8. O'Gara PT, et al.: 2013 ACCF/AHA guideline for the management of ST-elevation myocardial infarction: a report from the American College of Cardiology Foundation/American Heart Association Task Force on Practice Guidelines, *J Am Coll Cardiol* 61:e78–140, 2013.
9. Daudelin DH, et al.: Improving use of prehospital 12-lead ECG for early identification and treatment of acute coronary syndrome and ST-elevation myocardial infarction, *Circ Cardiovasc Qual Outcomes* 3:316–323, 2010.
10. Diercks DB, et al.: Utilization and impact of pre-hospital electrocardiograms for patients with acute ST-segment elevation myocardial infarction: data from the NCDR (National Cardiovascular Data Registry) ACTION (Acute Coronary Treatment and Intervention Outcomes Network) Registry, *J Am Coll Cardiol* 53:161–166, 2009.
11. Pitta SR, et al.: Using prehospital electrocardiograms to improve door-to-balloon time for transferred patients with ST-elevation myocardial infarction: a case of extreme performance, *Circ Cardiovasc Qual Outcomes* 3:93–97, 2010.
12. Bradley EH, et al.: National efforts to improve door-to-balloon time: results from the Door-to-Balloon Alliance, *J Am Coll Cardiol* 54:2423–2429, 2009.
13. Pedersen SH, et al.: Field triage reduces treatment delay and improves long-term clinical outcome in patients with acute ST-segment elevation myocardial infarction treated with primary percutaneous coronary intervention, *J Am Coll Cardiol* 54:2296–2302, 2009.
14. Le May MR, et al.: A citywide protocol for primary PCI in ST-segment elevation myocardial infarction, *N Engl J Med* 358:231–240, 2008.
15. Jollis JG, et al.: Systems of care for ST-segment elevation myocardial infarction: a report from the American Heart Association's Mission: Lifeline, *Circ Cardiovasc Qual Outcomes* 5:423–428, 2012.
16. Henry TD, Gibson CM, Pinto DS: Moving toward improved care for the patient with ST-elevation myocardial infarction: a mandate for systems of care, *Circ Cardiovasc Qual Outcomes* 3:441–443, 2010.
17. Langabeer JR, et al.: Growth in percutaneous coronary intervention capacity relative to population and disease prevalence, *JAHA* 2:e000370, 2013.
18. Henry TD, et al.: A regional system to provide timely access to percutaneous coronary intervention for ST-elevation myocardial infarction, *Circulation* 116:721–728, 2007.
19. Jollis JG, et al.: Expansion of a regional ST-segment-elevation myocardial infarction system to an entire state, *Circulation* 126:189–195, 2012.
20. Aguirre FV, et al.: Rural interhospital transfer of ST-elevation myocardial infarction patients for percutaneous coronary revascularization: the Stat Heart Program, *Circulation* 117:1145–1152, 2008.

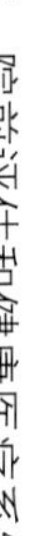

21. Concannon TW, et al.: Comparative effectiveness of ST-segment elevation myocardial infarction regionalization strategies, *Circ Cardiovasc Qual Outcomes* 3:1–8, 2010.
22. American College of Cardiology: *Door-to-Balloon Alliance*. http://cvquality.acc.org/Initiatives/D2B.aspx, 2015.
23. Hildebrandt DA, Larson DM, Henry TD: The critical imperative: pre-hospital management of the ST-elevation myocardial infarction patient, *Interventional Cardiology Clinics* 1:599–608, 2012.
24. Vavalle JP, Granger CB: The need for regional integrated care for ST-segment myocardial infarction, *Circulation* 124:851–856, 2011.
25. De Luca G, Biondi-Zoccai G, Marino P: Transferring patients with ST-segment elevation myocardial infarction for mechanical reperfusion: a meta-regression analysis of randomized trials, *Ann Emerg Med* 52:665–676, 2008.
26. Pinto DS, et al.: for the National Registry of Myocardial Infarction Investigators. Benefit of transferring ST-segment-elevation myocardial infarction patients for percutaneous coronary intervention compared with administration of onsite fibrinolytic declines as delays increase, *Circulation* 124:2512–2521, 2011.
27. Larson DM, et al.: Safety and efficacy of a pharmaco-invasive reperfusion strategy in rural ST-elevation myocardial infarction patients with expected delays due to long distance transfers, *Eur Heart J* 33:1232–1240, 2012.
28. Madan M, et al.: Relationship between time to invasive assessment and clinical outcomes of patients undergoing an early invasive strategy after fibrinolysis for ST-segment elevation myocardial infarction: a patient-level analysis of the randomized early routine invasive trials, *J Am Coll Cardiol Intv* 8:166–174, 2015.
29. Huber K, et al.: Enhancing the efficacy of delivery reperfusion therapy: a European and North American experience with STEMI networks, *Am Heart J* 165:123–132, 2013.
30. Miedema MD, et al.: Causes of delay and associated mortality in patients transferred with ST-elevation myocardial infarction, *Circulation* 124:1636–1644, 2011.
31. Rokos IC, et al.: Integration of pre-hospital electrocardiograms and ST-elevation myocardial infarction receiving (SRC) networks: impact on door-to-balloon times across 10 independent regions, *J Am Coll Cardiol Intv* 2:339–346, 2009.
32. Graham KJ, et al.: Has the time come for a national cardiovascular emergency care system? *Circulation* 125:2035–2044, 2012.
33. Henry TD: From concept to reality: a decade of progress in regional ST-segment elevation myocardial infarction systems, *Circulation* 126:166–168, 2012.
34. Henry TD, Jacobs AK, Granger CB: Regional systems of care for ST-elevation myocardial infarction: do they save lives? *Am Heart J* 166:389–391, 2013.
35. Solla DJ, et al.: Integrated regional networks for ST-segment elevation myocardial infarction care in developing countries: the experience of Salvador, Bahia, Brazil, *Circ Cardiovasc Qual Outcomes* 6:9–17, 2013.
36. Benedek IS, Gyongyosi M, Benedek T: A prospective regional registry of ST elevation myocardial infarction in Central Romania: impact of the Stent for Life Initiative recommendations on patient outcomes, *Am Heart J* 166:457–465, 2013.
37. Terkelsen CJ, Sorensen JT, Maeng M, et al.: System delay and mortality among patients with STEMI treated with primary percutaneous coronary intervention, *JAMA* 304:763–771, 2010.
38. Wang TY, et al.: Association of door-in door-out time with reperfusion delays and outcomes among patients transferred for primary percutaneous coronary intervention, *JAMA* 305:2540–2547, 2011.
39. Herrin J, et al.: National performance on door-in door-out time among patients transferred for primary percutaneous coronary intervention, *Arch Intern Med* 171:1879–1886, 2011.
40. Campbell AR, et al.: ST-elevation myocardial infarction: which patients do quality assurance programs include? *Circ Cardiovasc Qual Outcomes* 2:648–655, 2009.
41. Rokos IC, et al.: Mission: Lifeline STEMI networks geospatial information systems (GIS) maps, *Crit Path Cardiol* 12:43–44, 2013.
42. Kaul P, et al.: Association of inpatient vs. outpatient onset of ST-elevation myocardial infarction with treatment and clinical outcomes, *JAMA* 312:1999–2007, 2014.
43. Garberich RF, et al.: ST-elevation myocardial infarction diagnosed after hospital admission, *Circulation* 129:1225–1232, 2014.
44. Garvey JL, et al.: Rates of cardiac catheterization cancelation for ST-segment elevation myocardial infarction after activation by emergency medical services or emergency physicians: results from the North Carolina Catheterization Laboratory Activation Registry, *Circulation* 125:308–313, 2012.
45. Rokos IC, et al.: Appropriate cardiac cath lab activation: optimizing electrocardiogram interpretation and clinical decision-making for acute ST-elevation myocardial infarction, *Am Heart J* 160:995–1003, 2010. 1003.e1–8.
46. Larsen DM, et al.: False positive cardiac catheterization laboratory activation among patients with suspected ST-segment elevation myocardial infarction, *JAMA* 298:2754–2760, 2007.
47. McCabe JM, et al.: Prevalence and factors associated with false-positive ST-segment elevation myocardial infarction diagnoses at primary percutaneous coronary intervention–capable centers: a report from the Activate-SF registry, *Arch Intern Med* 172:864–871, 2012.

6 临床实践 / 争议

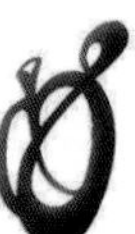

疑诊急性心肌梗死的临床诊断路径

David A. Morrow

王曼 译

引言

因胸部症状疑诊急性心肌梗死（MI）是急诊室（ED）就诊最主要的原因之一，在美国大约每年有600万至700万患者。非创伤性胸部不适的病因多样（图6-1），急诊初步评估极具挑战性。ED评估的主要目的是快速识别出漏诊可能危及生命的少量患者，并迅速启动恰当的治疗。超过60%的因胸部症状而怀疑MI的患者已收住院接受进一步检查，其余患者在ED等待进一步检查。但是，在大多数未经选择的人群，仅5%～15%最终确诊为急性冠脉综合征（ACS），只有不到10%的患者诊断为其他致命性心肺疾病。因此，对这类人群进行有效且高效的评估，避免过度检查，减少非必要的经验性治疗非常重要。

在第5章中介绍了就诊时心电图（ECG）表现为ST段抬高的患者的分流和管理的途径。第12章主要讨论MI可能性较低的低危患者的治疗策略。本章为MI中或高可能性的患者，提供了临床评估的总体框架。MI的危险因素在第2章讨论。第7章详细介绍了如何优化使用心脏肌钙蛋白（cTn）检查。第8章介绍了其他生物标志物。第9章介绍ED中的诊断性影像检查。第11章对明确诊断MI的患者危险分层工具进行了深入讨论。

疑诊心肌梗死患者初步评估目标

因胸部症状怀疑心肌梗死的患者初步评估目标：①评估因潜在心肌缺血导致症状的可能性（诊断）；②判断心肌缺血导致主要心血管并发症的概率（危险分层）[1-3]。这两个概率评估主要基于临床病史、体格检查、ECG和初次心肌标志物结果，每一部分均可能影响诊断和预后（见患者诊疗临床路径部分）。这两部分评估有助于指导下一步诊断性检查，包括是否需要冠状动脉造影、鉴别分类以及在诊断明确时启动经验性药物治疗（图6-2）。

胸部不适的病因

本部分描述了心肌缺血所致症状的特征。表6-1总结了其他可能导致胸部症状的原因，本部分对此进行简要介绍。急性胸部不适症状病因主要分为3类：①心肌缺血；②其他心肺疾病（心包疾病、主动脉急症和肺部疾病）；③非心肺疾病。需要与急性MI鉴别的高危疾病包括急性主动脉综合征、肺栓塞、张力性气胸和心脏压塞性心包炎。

心肌缺血

心肌缺血的发生常由心肌氧供需失衡促发，导致氧供减少无法满足心脏代谢需求。心肌缺血所致胸部不适被命名为心绞痛（angina pectoris，简称为

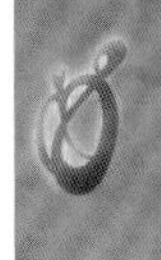

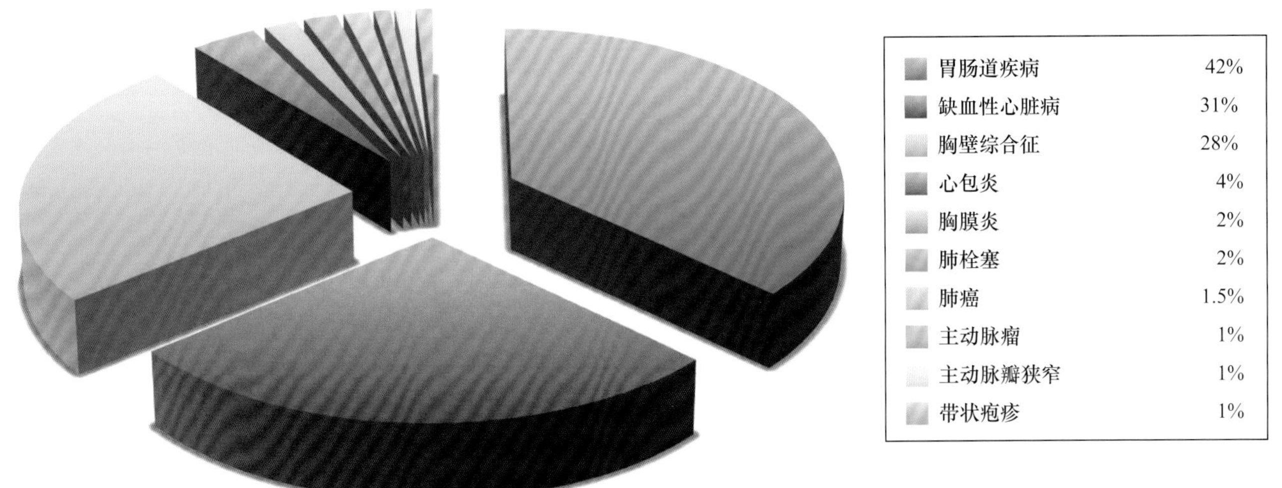

胃肠道疾病 42%
缺血性心脏病 31%
胸壁综合征 28%
心包炎 4%
胸膜炎 2%
肺栓塞 2%
肺癌 1.5%
主动脉瘤 1%
主动脉瓣狭窄 1%
带状疱疹 1%

图 6-1 非创伤性急性胸痛患者最终出院诊断分布图（Data from Fruergaard P，et al：The diagnoses of patients admitted with acute chest pain but without myocardial infarction. Eur Heart J 17：1028，1996.）

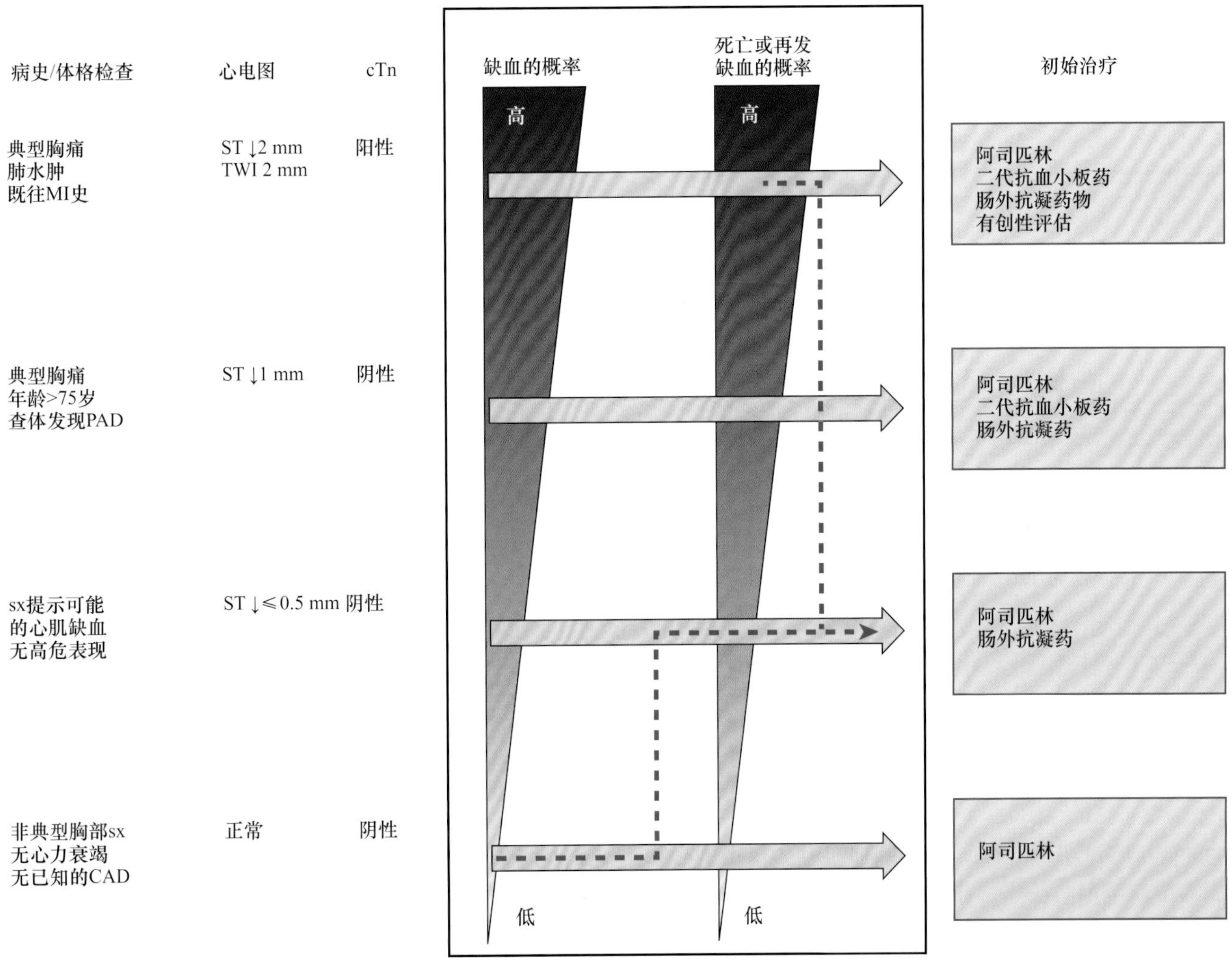

病史/体格检查	心电图	cTn	初始治疗
典型胸痛 肺水肿 既往MI史	ST ↓2 mm TWI 2 mm	阳性	阿司匹林 二代抗血小板药 肠外抗凝药物 有创性评估
典型胸痛 年龄>75岁 查体发现PAD	ST ↓1 mm	阴性	阿司匹林 二代抗血小板药 肠外抗凝药
sx提示可能 的心肌缺血 无高危表现	ST ↓≤0.5 mm	阴性	阿司匹林 肠外抗凝药
非典型胸部sx 无心力衰竭 无已知的CAD	正常	阴性	阿司匹林

图 6-2 可能的心肌梗死（MI）患者的综合评估 症状（sx）、体格检查、心电图（ECG）、生物标志物用于评估症状表现心肌缺血的可能性和死亡或再发缺血事件的风险。本书提供了高、中、低风险特征的例子（详见正文）。缺血和死亡或再发缺血这两个可能性驱动相关治疗的决策。实心粗箭头表示缺血可能性和死亡及再发缺血风险一致的患者的治疗决策。蓝点虚线表示MI 发生可能性低。（见虚线起源的下端），和根据其他临床特征，死亡或再发缺血高风险组（见虚线起源的上端）患者的治疗方法。同样，一名存在缺血明确临床表现但死亡或再发缺血低风险的患者，亦可不采用有创的冠状动脉造影评估。CAD，冠状动脉疾病；PAD，外周动脉疾病；TWI，T 波倒置

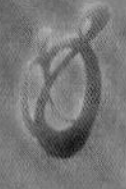

表 6-1　急性胸部不适的主要原因及临床特点

系统	疾病	发作 / 持续时间	性质	位置	伴随症状
心肺					
心脏	心肌缺血	稳定型心绞痛：运动，寒冷，应激诱发；2 ～ 10 min； 不稳定型心绞痛：发作频繁，休息时发作 MI：通常＞ 30 min	压迫，胸闷，挤压感，压榨性，烧灼感	胸骨后，常辐射到颈部、下颌、肩部或手臂；有时上腹部	疼痛时出现 S4 奔马律或二尖瓣反流性杂音（很少）；存在严重缺血或 MI 并发症时出现 S3 或啰音
	心包炎	变化不一；几小时到数天；阵发性	胸膜炎，锐痛	胸骨后或朝向心尖；可向左肩辐射	坐起或前倾可能会减轻；心包摩擦音
血管	急性主动脉综合征	剧烈疼痛，突然发作	撕裂样；或刀割样	前胸，可向背部放射，通常在肩胛骨之间	与高血压或潜在的结缔组织疾病有关；主动脉瓣关闭不全的杂音；无脉
	肺栓塞（PE）	突然发作	胸膜炎，大面积 PE 可导致胸部压迫感	通常在栓塞侧	气短，呼吸急促，心动过速或低血压
	肺动脉高压	变化不一；多为劳力性	压迫	胸骨下的	气短，静脉压升高的体征
肺	肺炎或胸膜炎	变化不一	胸膜炎	单侧，通常局限	呼吸困难，咳嗽，发热，啰音，偶尔有摩擦音
	自发性气胸	突发	胸膜炎	气胸侧	呼吸困难，气胸侧呼吸音降低
非心肺					
胃肠道	食管反流	10 ～ 60 min	烧灼感	胸骨下，上腹	餐后卧床症状加重；抑酸剂可缓解
	食管痉挛	2 ～ 30 min	压迫，胸闷，烧灼感	胸骨后	极似心绞痛
	消化性溃疡	时间长；餐后 60 ～ 90 min	烧灼感	上腹部，胸骨下	食物或抑酸剂可缓解
	胆囊疾病	时间长；通常稳定或自行缓解	腹痛或绞痛	上腹部右上象限，可放射至背部、胸部下方或肩胛骨	餐后出现
神经肌肉	肋软骨炎	变化不一	疼痛	胸骨	有时关节肿胀，变软或发热，体检时局部按压可发作
	颈椎病	多变或突发	疼痛；有时伴麻木	臂或肩	活动颈部可加重
	外伤或扭伤	持续	疼痛	局限于受伤部位	活动或触诊可发作
	带状疱疹	持续	锐痛或烧灼感	沿皮节分布	不适部位有水疱疹
心理	情绪和精神疾病	多变；可为短暂或持续	多变；胸闷和气短，有惊慌感或恐惧	多变；可为胸骨后	情绪因素可诱发；有抑郁或惊恐发作病史

From Morrow DA：Chest discomfort. In Kasper DL，et al，eds：Harrison's principles of internal medicine，ed 19，New York，McGraw Hill，2015.

angina）。如第 1 章所述，心肌缺血可分为稳定型心绞痛、不稳定型心绞痛，非 ST 段抬高型 MI（NSTEMI）和 ST 段抬高型 MI（STEMI）。第 3 章和第 4 章讨论了不稳定型缺血性心脏病的病理生物学基础。

心肌缺血的特征

心肌缺血常可通过患者的病史和 ECG 确诊。可能的缺血症状表现为不同组合，包括累及胸部、上肢、下颌或上腹部不适，或缺血等同症状，如呼吸困难或疲乏（见患者诊疗临床路径：病史部分）。心肌缺血严重，且持续时间长时（如至少 20 ～ 30 min），发生不可逆的细胞损伤，导致 MI。通常不适表现为弥漫性，非局限性，无明确定位，与该部位的活动无关，可伴有出汗、恶心或晕厥。由于这些症状可出现在其他常见疾病中，容易误诊为胃肠道、神经系统、呼吸系统或肌肉骨骼系统疾病（见表 6-1）。

MI 也可表现为不典型症状或无症状。不典型症状更常见于女性、老年人、糖尿病或术后重症患者。

心绞痛的临床特点无论在稳定缺血性心脏病与不稳定性心绞痛或 MI 患者均高度相似，但发作形式和持续时间各不相同。Heberden 最早对心绞痛的描述为“窒息和焦虑”的感觉。心肌缺血导致的胸部不适常表现为疼痛、重物感、压榨感或紧缩感。极少数患者临床表现不明确，可描述为轻微发紧或仅表现为不适感，有时可表现为麻木或烧灼感。不适常位于胸骨后，常伴有放射，最常见向左臂尺侧、右臂、双臂、颈部、下颌或肩部放射（图 6-3）。这些以及其他缺血性胸部不适的特点有助于与其他病因所致胸痛［将在本章的后面进行讨论（请参阅“患者诊疗临床路径”）］鉴别。

稳定型心绞痛常表现为症状逐渐加重，并在几分钟内达到最大强度，休息或含服硝酸甘油几分钟后逐渐缓解。典型症状在达到预期运动量或情绪激动时出现。不稳定型心绞痛可以表现为劳力性发作，症状自限，但发作频率高，活动耐量进行性下降或休息时发作（表 6-2）[4]。MI 的症状表现更严重，时间更长（通常≥ 30 min），休息不能缓解。

心肌缺血的促发诱因

心肌缺血多由急性冠状动脉粥样硬化血栓形成（请参阅第 3 章），强烈心理应激，或发热导致心肌氧耗增加，或贫血、缺氧、低血压致心肌氧供减少等促发（见第 1 章）。其他促发因素如内皮功能不全，微循环障碍和血管痉挛单独或与冠状动脉粥样硬化合并存在，可能是某些稳定或不稳定性缺血性心脏病患者的主要发病原因。非动脉粥样硬化过程，包括先天性冠状动脉畸形、心肌桥、冠状动脉炎和放射性冠状动脉疾病，也可导致冠状动脉堵塞[5]。另外，主动脉瓣疾病、肥厚型心肌病，或特发性扩张型心肌病患者，因存在心肌氧耗明显增加和心内血流受损，不管冠状动脉是否存在基础的动脉粥样硬化性狭窄，均可诱发心肌缺血。在病史和体格检查过程中，临床医生应考虑到任何可能导致心肌缺血发作的病因。

胸部不适的非缺血性原因

心肺原因

心包和心肌疾病

心包炎症可引起急性胸部不适。心包炎的疼痛

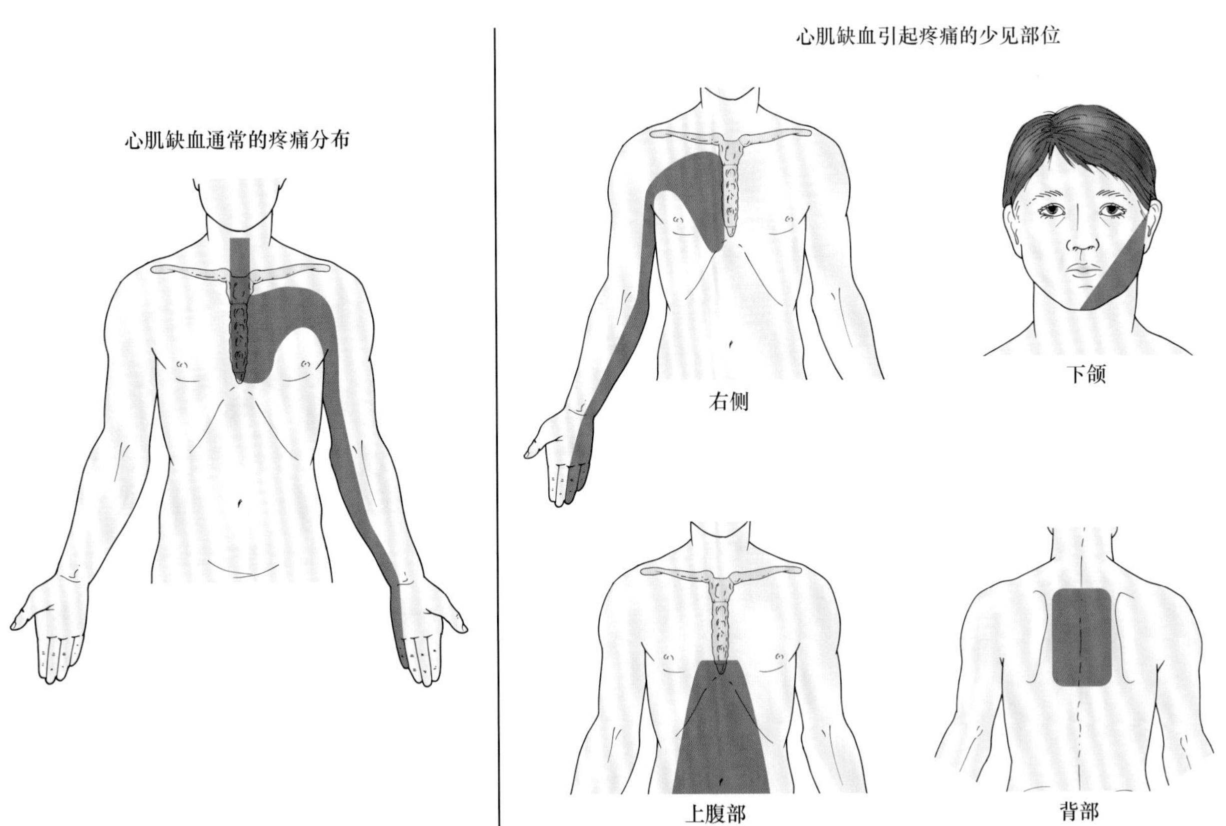

图 6-3　心肌缺血的疼痛部位类型。通常分布在整个或部分胸骨区域，左胸和颈部及以下区域，左臂和手的尺侧。严重的缺血性胸痛可累及右胸和右臂；但仅局限于某个部位的情况很少见。其他常累及的部位包括下颌、上腹和背部，可单独出现或与其他部位同时受累。（From Braunwald E：The history. In Braunwald E，et al，eds：Heart disease，ed 6，Philadelphia，Saunders，2001，p. 33.）

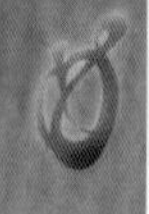

表 6-2　不稳定性缺血性心脏病的三种主要表现

分类	临床表现
静息心绞痛	静息时发作，时间长，常＞20 min
初发心绞痛	新出现的心绞痛，至少 CCS 等级 3 级
恶化（crescendo）心绞痛	心绞痛发作较前频繁，持续时间延长，或诱发阈值降低（增加 1 级或以上 CCS 等级或至少 CCS 3 级严重程度）

CCS，加拿大心血管协会

From Anderson JL，Adams CD，Antman EM，et al：ACC/AHA 2007 guidelines for the management of patients with unstable angina/non-ST-elevation myocardial infarction. J Am Coll Cardiol 50：e1-e157，2007.

主要是由相关的胸膜炎引起的，因此在感染性心包炎比非感染性心包炎更常见，因为前者更常累及胸膜。心包炎的疼痛通常是一种胸膜不适，呼吸、咳嗽或姿势改变（通常指肩和颈部）时症状加重。

急性炎性和其他非缺血性心肌病也会产生胸部症状（见表 6-1）。Takotsubo 应激性心肌病可引起突然发作的胸痛和呼吸困难，因常伴有 ECG 异常，包括 ST 段抬高和心肌损伤的生物标志物升高，与急性 MI 类似。

急性主动脉综合征

急性主动脉综合征，包括主动脉穿透性溃疡、壁内血肿和典型夹层，虽不常见，但却是引起胸痛的重要原因（见表 6-1）。急性主动脉综合征常存在胸痛，通常表现为剧烈疼痛，突然发作，有时性质为撕裂样，可发生在前胸正中部位。夹层从升主动脉开始延伸到降主动脉时，疼痛从前胸延伸至背部两侧肩胛骨中间。无夹层的主动脉瘤通常无症状，当压迫相邻组织结构时可导致胸痛。这种疼痛往往会持续、深入，有时甚至很严重。在没有夹层的情况下，主动脉炎是导致胸部不适的罕见原因。

肺栓塞

引起胸部不适的肺部和肺部血管疾病通常会伴有呼吸困难。症状通常为胸膜炎，较小的肺栓塞症状可能表现在侧部，而大块肺栓塞症状可能表现为严重的胸骨下胸痛。大块或次大块肺栓塞可导致晕厥、低血压和右心衰竭。

其他肺部原因

原发性自发性气胸是胸部不适的罕见原因。症状通常是突然发作，呼吸困难可表现为轻度。大多数肺部疾病，包括肺炎和恶性肿瘤，均可累及胸膜导致胸膜炎，呈刀割样胸痛，吸气或咳嗽时加重。慢性肺动脉高压可引起胸痛，特征可能与心绞痛相似。反应性气道疾病也可引起胸闷，伴有呼吸困难。

非心肺原因

胃肠道疾病

胃肠道疾病是非创伤性胸部不适的最常见原因（见图 6-1 和表 6-1）。某些疾病临床症状与心肌缺血很难鉴别。尤其是食管疾病，可引起强烈的挤压性不适，其特征和部位与心绞痛相似。与心绞痛一样，硝酸甘油或钙通道阻滞剂可以缓解食管不适。胃食管反流和食管运动障碍是常见疾病，应在胸痛鉴别中加以考虑。肝胆疾病也可能表现为与缺血性胸痛症状相仿（见表 6-1）。

肌肉骨骼疾病

凡是累及胸壁组织或胸壁神经，颈部或上肢的肌肉骨骼疾病均可导致胸部不适。肋软骨炎、颈脊神经根炎、肩腱炎或滑囊炎症状可与心绞痛类似。疼痛呈皮节分布应考虑到带状疱疹。

惊恐性障碍

因急性胸痛至 ED 就诊的患者，存在惊恐性障碍或相关疾病的比例高达 10%。这些症状包括胸闷或疼痛伴有焦虑和呼吸困难。

患者诊疗临床路径

病史

对可疑 MI 患者的评估在很大程度上取决于临床病史和体格检查，以指导诊断评估。疼痛的性质、部位、放射、发作、方式和持续时间以及任何诱发或缓解的因素，不仅可以影响缺血性诊断的可能性，还可以提供有关预后的信息（图 6-1）。

疼痛性质

胸部不适的性质并不足以精确到确定诊断。但是，疼痛的特点对于确立 MI 的初步临床印象至关重要（图 6-4）。尽管压迫或发紧是心肌缺血性疼痛的典型表现，但部分患者否认有任何“疼痛”，而是抱怨呼吸急促或模糊的焦虑感。症状与先前的缺血性表现相似可能有帮助，但疼痛的严重程度并未提高诊断准确率。心绞痛很少表现为锐痛，如刀割样、刺痛或肋膜炎性疼痛；但是，患者有时会使用“尖

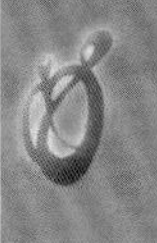

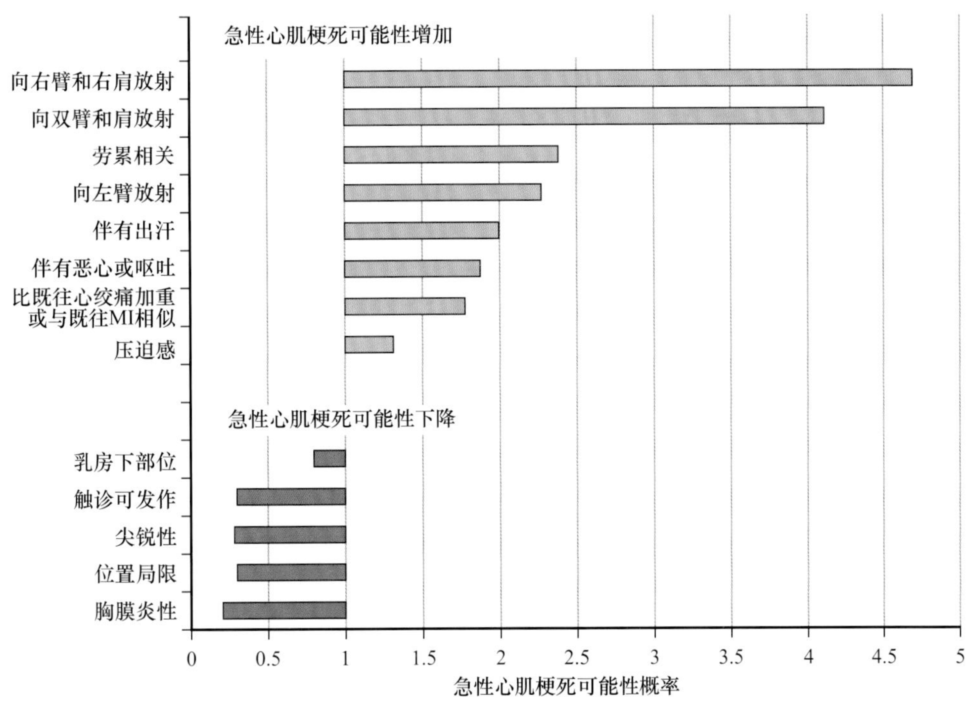

图 6-4 胸痛性质与急性心肌梗死可能性的关系（MI）。（Data from Swap CJ，Nagurney JT：Value and limitations of chest pain history in the evaluation of patients with suspected acute coronary syndromes，JAMA 294：2623-2639，2005.）

锐”一词来表达不适的严重程度。胸膜炎性不适提示累及胸膜的疾病，包括心包炎、肺栓塞或肺实质疾病（请参阅“胸部不适的病因”部分），并且强烈预示胸痛为非缺血性（图 6-4）。“撕裂样”或“撕扯样”疼痛应考虑急性主动脉夹层。总之，急性主动脉急症通常伴有严重的刀割样疼痛。烧灼样疼痛提示胃肠道疾病的可能，也可见于 MI。

胸痛部位

心肌缺血性不适通常位于胸骨后，并放射到颈部、下颌、肩膀或手臂（图 6-3）。有些患者仅在放射痛的部位出现疼痛。局部定位明确的疼痛（例如可以用一根手指的尖端界定的区域）在心肌缺血中非常罕见。仅在下颌骨上方或上腹以下发生的疼痛很少是心绞痛。图 6-5 阐释了不同原因引起的不适症状的典型分布位置。剧烈的疼痛向背部放射，尤其是肩胛骨之间，应考虑急性主动脉综合征。斜方肌是心包痛放射的典型部位，在心肌缺血中并不常见。

发作方式

心肌缺血引起的症状通常仅数分钟，活动时加重，休息可缓解。症状发作时强度即达到顶峰的疼痛更倾向于主动脉夹层、肺栓塞或自发性气胸的诊断。疼痛仅持续几秒很少是由心肌缺血引起的。在没有出现临床后果（如心脏生物标志物升高、心力衰竭或低血压）的情况下，持续数小时至数天且发作方式和强度恒定的不适不太可能是心肌缺血。MI 的发作具有昼夜节律模式，峰值在午夜至早上 6 点之间。多数 MI 患者有劳力性胸部症状的病史，超过 80% 的患者有冠心病史。但对于某些患者，MI 可能是冠状动脉粥样硬化的首发表现。

激发和缓解因素

心肌缺血性胸痛患者经常有劳累时加重和休息后缓解的病史。心绞痛的位置较少变化。上肢和颈部运动导致胸部不适发生改变时提示肌肉骨骼疾病。当患者仰卧时，心包炎的疼痛通常会加重，而当患者坐起并向前倾斜时，心包炎的疼痛会缓解。酒精、某些食物，或倾斜的姿势可能加剧胃食管反流。尽管有餐后发作的心绞痛，但进食引起的症状加重通常提示胃肠道疾病（见表 6-1）。消化性溃疡相关疼痛通常在进餐后 1 ～ 2 小时出现，抑酸治疗常可迅速缓解症状。

硝酸甘油给药后数分钟内胸部不适缓解可提示心肌缺血，但敏感性不足，也非特异性，无法确定诊断。服用硝酸甘油后需较长时间（如＞ 10 分钟）症状方能完全缓解，提示非心肌缺血。硝酸甘油也可缓解食管不适。

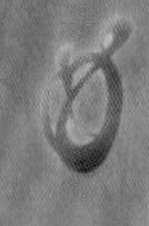

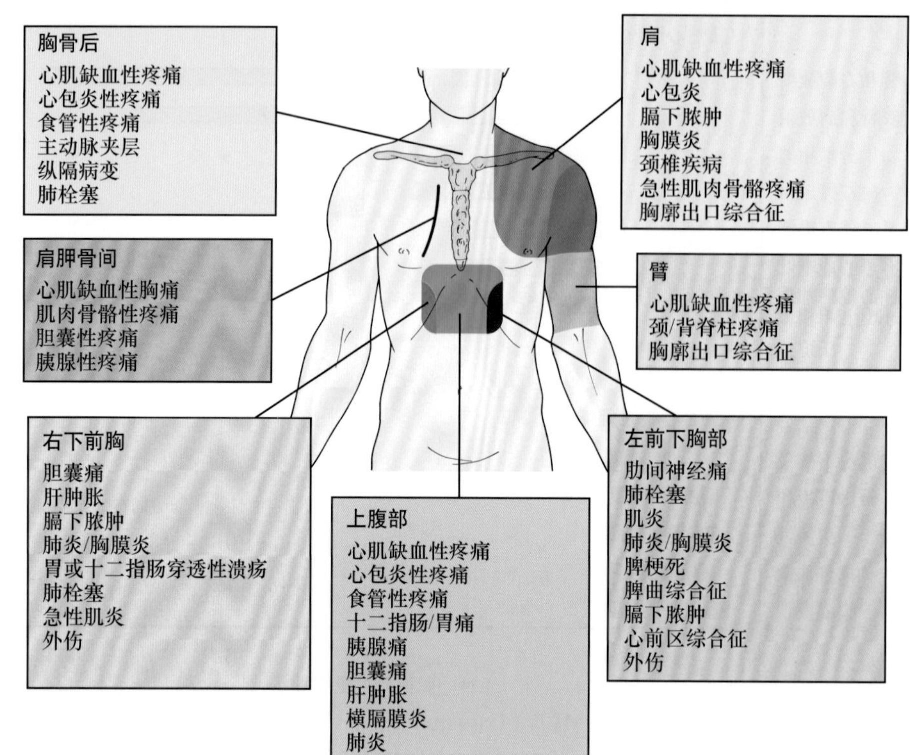

图 6-5　根据胸痛部位鉴别诊断　严重的胸内或膈下疾病疼痛常始自左胸、左肩或上臂、肩胛骨区域或上腹部。（From Braunwald E：The history. In Zipes DP，et al，eds：Heart disease，ed 7，Philadelphia，Saunders，2005，p. 68.）

伴随症状

出汗、呼吸困难、恶心、疲劳、晕厥和嗳气可以伴发于心肌缺血性胸痛，或单独存在于心肌缺血患者，特别是女性和老年人。呼吸困难不是心肌缺血独有的症状，而且呼吸困难是心肺疾病发作时非常重要的症状，心肌缺血伴发呼吸困难时，发生致命并发症的风险更高（参见第 11 章）。突然发作的严重呼吸窘迫应考虑肺栓塞和自发性气胸。晕厥或前兆晕厥应考虑影响血流动力学的严重肺栓塞或主动脉夹层，以及缺血性心律失常。尽管恶心和呕吐提示胃肠道疾病，这些症状也可能发生于 MI（更常见于下壁 MI），主要与迷走神经反射或心室受体刺激有关，是 Bezold-Jarisch 反射的一部分。

病史和系统回顾

应该评估冠状动脉粥样硬化的危险因素以及其他疾病的促发因素，这些可导致患者发生胸部不适。例如，存在结缔组织疾病病史（如马凡综合征）时，临床医生应高度怀疑急性主动脉综合征或自发性气胸。病史回顾还应包括调查可能导致心肌氧供-需失衡的疾病。情绪应激也可能是 MI 的触发因素。

体格检查

对胸部不适患者的身体检查可以通过识别影响供需的因素（如未控制的高血压）或缺血后果（如心力衰竭），为心肌缺血提供间接证据。此外，体格检查可能有助于确定特殊的病因（如气胸或肺炎），并全面评估患者的临床稳定程度。不稳定的缺血性心脏病患者体检可能正常，因此体格检查无显著异常并不能可靠地排除 MI。

一般状态

急性心肌梗死患者通常表现为焦虑、不舒服或出汗。合并 MI 早期并发症的患者，可能存在明显发绀或苍白。按摩或抓紧胸部的患者可能用抓紧胸骨的拳头（Levine sign，以 Samuel A. Levine 医生命名）来帮助描述疼痛性质。MI 合并左心室功能受损或机械并发症（请参阅第 26 章），如存在心动过速和低血压，表明 MI 对血流动力学影响明显，应立即考虑心源性休克（见第 25 章）。由于急性心肌梗死患者可能会发热，低热不影响 MI 的诊断。

心肺

急性心肌梗死患者的颈静脉搏动通常是正常的。

大面积梗死或既往有心肌梗死病史的患者，胸部触诊可能会显示心室运动障碍。心脏听诊可闻及第三心音或更常见的第四心音，反映出心肌的收缩或舒张功能障碍。二尖瓣关闭不全的杂音或室间隔缺损的粗糙杂音提示存在 MI 的机械并发症（参见第 26 章）。杂音也可能提示导致缺血的潜在心脏疾病（如主动脉瓣狭窄或肥厚型心肌病）。心包摩擦音反映心包炎症，可出现在 MI 的晚期表现中。MI 患者体检时发现肺水肿预示预后很差（参见第 11 章）。

血管检查

脉搏短绌可能反映了潜在的慢性动脉粥样硬化，从而增加了冠状动脉疾病的可能性。然而，发现急性肢体缺血，包括无脉和肢体苍白，尤其是上肢，应该迅速考虑主动脉夹层并进行评估。周围存在动脉疾病也是短期和长期心血管预后不良的危险因素。

体格检查的其他要素

体格检查的其余内容，包括腹部检查和肌肉骨骼评估，可能会发现导致胸部不适的其他病因的相关证据，与心肺和血管检查一样是评估的重要部分。患有肋软骨炎的患者，肋软骨或胸肋关节可能会发生局部肿胀、发红或明显压痛。触诊这些关节出现疼痛是有用的临床体征；但在没有肋软骨炎的情况下，深部触诊也可能会引起疼痛，并且胸壁压痛不能排除心肌缺血。

心电图

心电图对于识别进行性缺血至关重要，对危险分层也很有价值。专业协会指南建议，在初次就医后 10 分钟内应获取第一张心电图（请参阅第 5 章），其主要目的是识别 ST 段抬高的 STEMI 患者。ST 段压低和 T 波对称性倒置深度至少 0.2 mV，在没有 STEMI 的情况下可用于检测出心肌缺血，也预示着更高的死亡或复发性缺血风险（请参见第 11 章）。建议在疑诊 MI 的紧急评估中连续采集 ECG（例如，每 15 ～ 30 分钟一次）。此外，在临床怀疑心肌缺血或标准 12 导心电图不能诊断的患者，应加做右胸导联 ECG。尽管心电图对诊断心肌缺血有一定价值，但在某些研究中其对缺血的敏感度低至 20%[5]。

J 点用于确定 ST 段偏移的程度。STEMI 的诊断，要求至少两个解剖学相关导联存在 ST 段抬高。表 1-3 列出了诊断 ST 段抬高的标准。有时，由心肌缺血导致的 ST 段改变仅在某一导联符合标准，而相邻导联的 ST 段改变未达到诊断标准，临床医生应知道较小程度的 ST 段改变或 T 波倒置不能排除急性心肌缺血或发展中的 MI。由于心肌缺血时 ST 段改变可能存在动态演变，对于临床高度怀疑 MI 且最初 ECG 无法确诊的患者，应连续记录 ECG。连续计算机辅助的 12 导联心电图记录和 ST 段监测也可能有助于诊断。症状缓解后再次复发的患者应重复 ECG 检查。如果存在 ST-T 改变或出现 Q 波，可帮助临床医生估计事件发生的时间，确定梗死相关血管，并估测受损心肌范围。这些参数也可用于评估预后（参见第 11 章）[1]。涉及多个导联和更广泛血管区域的 ST 段改变或 T 波倒置与预后差有关。ECG 还可以检测心律失常或心室内和房室传导延迟，这将在第 26 章和第 28 章中讨论。

ST 段和 T 波异常可在 MI 以外的其他各种情况下发生，包括肺栓塞、心室肥大、急慢性心包炎、心肌炎、电解质失衡和代谢异常。患有慢性疾病如左心室肥厚、左束支传导阻滞、Brugada 综合征、应激性心肌病和早期复极化的患者也可出现 ST 改变。恐慌症患者存在过度换气还可能导致非特异性的 ST 段改变和 T 波异常。在没有冠心病的情况下，心肌纤维化和心肌病也会导致出现 Q 波。

心脏生物标志物

对怀疑 MI 的患者进行实验室检查的重点是发现心肌损伤（请参见第 1 章）。在某些情况下，能够反映潜在的病因（如炎症）或缺血后果（如增加的室壁压力和舒张末期压力）的生物标志物可能会有用（请参阅第 8 章）。第 7 章详细讨论了如何优化使用心肌肌钙蛋白（cTn）。简而言之，目前采用的大多数 cTn 检测方法，在到达医院时以及就诊后 3 ～ 6 小时进行评估足以检测或排除 MI。肌酸激酶同工酶无法在 cTn 基础上对这些患者增加诊断价值，对症状复发而拟诊心肌缺血的患者，大多数情况下应进行连续检测（例如 6 ～ 24 小时内每 6 ～ 8 小时一次）。此外，对于检前急性心肌缺血的预评估概率特别高的患者，即使最初的心脏生物标志物正常，也有必要进行复查。对没有怀疑 ACS 的患者，没有必要也不建议检测 cTn，除非有危险分层目的，如用于肺栓塞或心力衰竭的危险分层。

使用高敏 cTn 的 1 或 2 小时检测快速明确排除

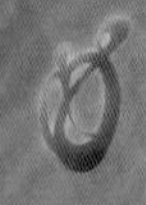

方案在 MI 中的新兴应用将在第 7 章中进行讨论。尽管这种测试方案由于阴性预测价值，排除 MI 的患者可安全出院，然而在美国将这一方法作为常规应用之前还需要进行更多研究[6]。此外，这种快速排除方案必须结合患者的临床特征和表现（图 6-6）。这些用于诊断评估的综合工具将在第 12 章中进行描述。

由于高敏 cTn 测定的阴性预测价值更高，与上一代相比，在非 ACS 心肺疾病患者中如检测到心肌损伤，应进一步分析。由于分析灵敏度的提高，临床评估对于医师确定 ACS 诊断更加重要。另外，连续测定 cTn，如存在动态演变［上升和（或）下降］，有助于区分由基础结构性心脏病、终末期肾脏疾病或干扰抗体引起的慢性升高，还是急性心肌损伤（请参见第 7 章）[6]。cTn 升高提示预后差；如果是由慢性疾病引起的心肌损伤，则这种风险的时程是长期的，进行预防性干预治疗是必要的，而不是进行急性有创评估和干预[5]。

胸片

急性 MI 患者的胸部 X 线片通常无明显异常。如果存在肺水肿，则预后不良。胸部 X 线片有助于排除其他可能引起胸部症状的病因。具体发现包括肺实质改变，部分主动脉夹层患者存在纵隔增宽，肺栓塞患者可发现 Hampton hump（胸膜表面楔形阴影）或 Westermark（肺栓塞远端血管纹理暂时消失）征，或慢性心包炎患者可发现心包钙化。

确定心肌梗死的临床可能性

最后，临床医生对患者的症状代表急性 MI 形成可能性做出初步印象判断。符合诊断标准的 ST 段抬高患者（见框 1-2），MI 的可能性非常高，但最终仍有 5% 会排除 MI 诊断（参见第 1 章）。在无 ST 段抬高的患者中，确定初步诊断更具挑战性。临床医生应依靠病史、体格检查、ECG 以及心脏生物标志物的结果做出诊断。cTn 是一种心肌损伤而非缺血的特异性标志物，对其结果合理解释需要评估患者症状代表心肌缺血的可能性。临床经验和正确的判断力在评估可疑 MI 患者中仍起作用。

由于固有的挑战和较高的临床风险，已开发出多种临床算法或流程对可疑心肌缺血的胸痛患者进行评估和分诊，帮助临床决策（见图 6-6）。这种辅助决策工具最常用于识别 ACS 临床可能性低的患者，

HEART 评分		
病史	高度可疑 中度可疑 轻度可疑	2 1 0
ECG	显著ST段压低 非特异性改变 正常	2 1 0
年龄	≥65岁 >45至<65岁 ≤45岁	2 1 0
危险因素	≥3个危险因素 1~2个危险因素 无危险因素	2 1 0
肌钙蛋白（连续）	≥3倍99百分位数 1至<3倍99百分位数 ≤99百分位数	2 1 0
	总分	
	低危：0~3 非低危：≥4	

北美胸痛法则	
高危标准	是(Y)/否(N)
典型缺血症状	
ECG：急性缺血表现	
年龄≥50岁	
已知冠状动脉疾病	
肌钙蛋白（序列）>第99百分位	
低危：全部为N 非低危：任何一个为Y	

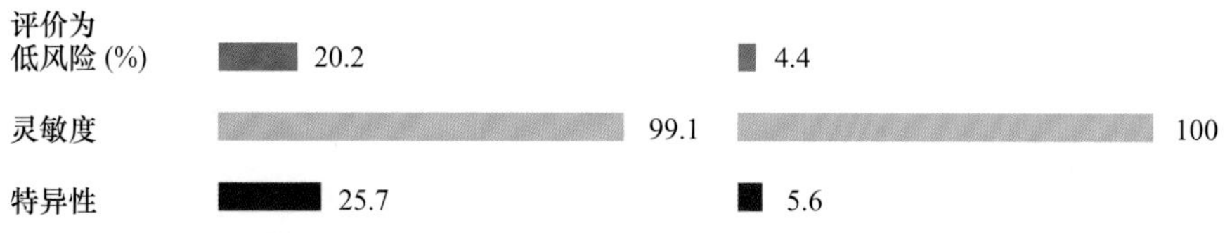

图 6-6　对急性胸痛应用肌钙蛋白连续检测辅助决策。ECG，心电图。（Data from Mahler et al：Identifying patients for early discharge：performance of decision rules among patients with acute chest pain，Int J Cardiol 168：795-802，2013.）

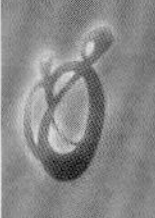

是进一步行缺血性激发试验或从ED出院（参见第12章）。这些工具的共同参数包括①心肌缺血的典型症状；②已知的动脉粥样硬化或动脉粥样硬化的危险因素，包括高龄；③缺血性ECG改变和④cTn升高。由于缺乏特异性，此类决策辅助工具的总体诊断性能较差（ROC面积为0.55～0.65）。但是，某些工具的阴性预测价值非常高（＞99%）[7]。但目前尚无一种工具（或单一临床因素）足够灵敏并且得到充分验证，可用作临床决策的唯一工具。

临床医生应该对本章和第12章讨论的诊断工具与临床风险评分（如第11章中讨论的TIMI评分和GRACE评分）加以区别，后者是针对已确诊ACS的患者进行预后评估。这些风险评分不能用于诊断评估。

结合先前的诊断和预后评估规划，临床医生还必须决定是否需要进一步的无创和有创检查，以及初始的经验治疗。由于ACS患者的治疗延迟与不良后果相关，及时开始治疗是当务之急。因此，对怀疑MI的患者，在继续进一步检查的同时，应给予阿司匹林和抗凝治疗。图6-2说明了在心肌梗死可能性评估与风险状态的相互影响中如何进行治疗决策。例如，一个急性心肌梗死可能性较低，但具有高风险的患者，应该视为不稳定缺血性心脏病患者，这类似于一个有中等急性心肌梗死可能，但同时具有中等风险的患者。中度或高度怀疑急性MI或存在高风险且未排除MI的患者应开始治疗（见图6-1和第13章）。

进一步检查的决定

有创性冠状动脉造影

ST段抬高且临床表现与缺血一致的患者应在经验丰富的STEMI中心尽早进行急诊冠状动脉造影检查（请参阅第5章和第14章）。无ST段抬高的患者是否需进行有创冠状动脉造影检查将在第16章中讨论。一般而言，如确诊MI且存在药物难以控制的症状或高危临床表现的患者应接受冠状动脉造影检查和治疗，或无法进行其他检查来除外需要鉴别的病因者可进行诊断性冠状动脉造影检查。在风险较低的患者，或对有创性冠状动脉造影检查不同意或不合适的患者，进一步的无创性检查对于确定诊断和风险评估可能是有用的。

缺血激发试验

完成初步评估后未发现特定原因的胸部不适患者，如果确定其发生MI的可能性较低或某些中等的患者，可行运动心电图检查进行风险分层，不管是否同时进行影像学检查（请参见第12章）。就诊后留观8～12小时后无高危发现的患者，进行早期运动试验检查是安全的，可以帮助评估预后。例如，在就诊后48小时内接受运动试验检查的心梗低风险患者，无缺血证据者在6个月内心脏事件的发生率为2%，而有明确缺血证据或结果可疑的患者为15%。不能运动的患者可以进行药物负荷试验如同位素成像或超声心动图检查（请参阅第9章）。值得注意的是，一些专家认为心梗低风险患者常规进行负荷试验缺乏直接的临床证据支持，潜在增加不必要的资源成本[8]。

专业协会指南将持续胸痛确定为负荷试验的禁忌证。存在持续性疼痛且ECG和生物标志物结果无法确诊的患者，可以在静息时行心肌灌注成像检查。如无灌注异常会大大降低冠状动脉疾病的可能性。在一些中心，与其他检查同时进行早期心肌灌注显像是低或中等ACS可能性患者的常规策略（参见第9章）。这种策略下，心肌灌注正常可以识别出需要加速出院和进行门诊运动负荷试验的患者（如果有指征）。

其他无创性检查

第9章介绍了选择性使用无创心脏成像技术为疑似MI患者提供诊断和预后信息的方法。第9章、第31章和第33章分别讨论了超声心动图、计算机断层血管造影和心脏磁共振成像（CMR）。这些技术可以提供心肌功能、心肌灌注、瘢痕形成和MI机械并发症的信息，对完善诊断和预后评估非常有价值。超声心动图是用于初始评估的最广泛、最快速的心脏成像方法。胸部计算机断层血管造影可同时评估冠状动脉阻塞、肺栓塞和主动脉夹层，用于“胸痛三联征”的排除。CMR提供了最全面的心脏成像和心肌特征，对cTn升高而非心肌缺血患者的评估尤其有用。

临床路径

由于既要可靠地识别一小部分急性MI患者，同时又要避免大量低风险患者接受不必要的检查和延

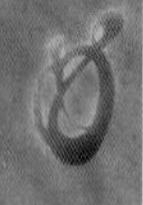

长医院内评估，许多医疗中心都采用了临床路径来加快对非创伤性胸痛患者的评估，有时可在专门的胸痛中心进行。在对心梗低风险患者提供有效评估途径的同时（请参阅第 12 章），医务人员必须遵循对急性 MI 患者快速识别并启动符合循证医学证据的治疗策略（请参阅第 5 章和第 13 章）。

总结

对可疑 MI 患者的治疗取决于根据患者的病史，体格检查和 ECG 评估得出的心肌缺血可能性高低。缺血症状包括胸部、上肢或下颌不适的各种组合，可能伴有或仅表现为非典型症状，如呼吸困难、腹部不适、出汗、恶心、前兆晕厥或疲劳。急性 MI 相关的不适通常持续超过 20 分钟。缺血症状很容易与神经系统疾病、肺部疾病或肌肉骨骼疾病的症状相混淆。如果症状是由 MI 引起，同时评估缺血的可能性和早期心血管并发症的风险是谨慎决策的基础。

参考文献

1. Morrow DA: Cardiovascular risk prediction in patients with stable and unstable coronary heart disease, *Circulation* 121:2681–2691, 2010.
2. Amsterdam EA, Wenger NK, Brindis RG, et al.: 2014 AHA/ACC guideline for the management of patients with non-st-elevation acute coronary syndromes: a report of the American College of Cardiology/American Heart Association Task Force on Practice Guidelines, *J Am Coll Cardiol* 64:e139–228, 2014.
3. O'Gara PT, Kushner FG, Ascheim DD, et al.: 2013 ACCF/AHA guideline for the management of ST-elevation myocardial infarction: a report of the American College of Cardiology Foundation/American Heart Association Task Force on Practice Guidelines, *J Am Coll Cardiol* 61: e78–140, 2013.
4. Braunwald E, Morrow DA: Unstable angina: is it time for a requiem? *Circulation* 127: 2452–2457, 2013.
5. Thygesen K, Alpert JS, Jaffe AS, et al.: Third universal definition of myocardial infarction, *Eur Heart J* 33:2551–2567, 2012.
6. Morrow DA, Bonaca MP: Real-world application of "delta" troponin: diagnostic and prognostic implications, *J Am Coll Cardiol* 62:1239–1241, 2013.
7. Mahler SA, Riley RF, Hiestand BC, et al.: The HEART Pathway randomized trial: identifying emergency department patients with acute chest pain for early discharge, *Circulation Cardiovascular Quality and Outcomes* 8:195–203, 2015.
8. Amsterdam EA, Kirk JD, Bluemke DA, et al.: Testing of low-risk patients presenting to the emergency department with chest pain: a scientific statement from the American Heart Association, *Circulation* 122:1756–1776, 2010.

7 心肌肌钙蛋白在胸部不适患者中的最佳应用

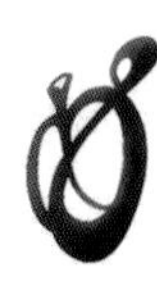

Allan S. Jaffe

曲艺　译　刘亚欣　审校

引言

心肌肌钙蛋白（cardiac troponin，cTn）是评估有急性心肌缺血症状的患者的首选生物标志物。而 cTn 检验值增高则是诊断急性心肌梗死（myocardial infarction，MI）的必要条件[1]。有人甚至认为，在高灵敏度检验问世的今天，如果时间允许，那么急性不稳定性冠状动脉疾病的诊断终将需要有 cTn 检验值的动态上升[2]。本章内容主要为临床医生提供相关必要的数据和技能，帮助其在可疑不稳定性缺血性心脏病患者的诊断中更好地理解及应用 cTn 检验值。至于哪一类患者需要检验 cTn，以及如何结合其他临床特异性表现来解读 cTn 的结果，我们已在第 6 章阐明。第 8 章我们将继续讨论 cTn 与其他心血管生物标志物的联合使用情况。

临床医生对心肌肌钙蛋白的基本认识

所有的 cTn 实验室检验方法都是不同的，而且一个检验值并不能直接推至另一个。即使是在特定的临床情况下几种检验方法可以识别出相同数量的患者，其校准方式也是不同的；由于使用的抗体不同，检验的结果也会有所不同[3]（表 7-1 和表 7-2）。目前已经有人尝试将检验方法标准化，但这一设想在短期内不太可能成功[4]。因为不同的检测方法在特异度、干扰和敏感度方面存在着不同的问题，所以临床医生需要学会运用本医院的检验方法，并且了解以下所描述的各种特征。

特异度和干扰

在少数患者中，由于骨骼肌反应和损伤中产生的蛋白可能会重新表达，因此骨骼肌可能会对 cTnT 的检测值产生干扰，从而导致检验结果的假阳性[5]。这种现象的发生概率尚不清楚，临床上也只有少数病例被报道。然而，目前尚无针对这一问题进行系统和科学的有力评估。cTnI 检验不存在这类问题，但是其更容易受到嗜异性抗体的干扰（见下文），也更容易受到一些能阻断结合并导致检验值降低的抗体的干扰。对于部分检验，这种现象可占总阳性率的 0.5%[6]。此外，所有的检验都会受到纤维蛋白干扰，而在极少数情况下，纤维蛋白的干扰会导致检验值出现不符合临床情况的升高，但这些检验值是不可重复的。

蛋白质干扰

cTn 假性升高最常见原因往往与一种用于 TnI 检测的蛋白质的抗体交叉反应有关，这类抗体即嗜异性抗体。这种交叉反应在 cTnI 检测中更为常见。此

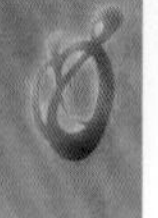

表 7-1 美国食品药品监督管理局（FDA）批准的心肌肌钙蛋白测定指标

公司 / 平台 / 检测	第 99 百分位（ng/L）	10% 的 CV 值高于或低于第 99 百分位
Abbott AxSYM ADV	0.04 μg/L	>
Abbott ARCHITECT	0.028 μg/L	>
Abbott i-STAT	0.08 μg/L	>
Alere Triage	< 0.05 μg/L	>
Beckman Access AccuTnI	0.04 μg/L	>
bioMérieux Vidas Ultra	0.01 μg/L	>
Mitsubishi Pathfast	0.029 μg/L	<
Ortho Vitros ECi ES	0.034 μg/L	=
Radiometer AQT90 cTnI	0.023 μg/L	>
Radiometer AQT90 cTnT	0.017 μg/L	>
Response RAMP	< 0.01 μg/L	>
Roche Elecsys TnT Gen 4	< 0.01 μg/L	>
Roche Elecsys TnI	0.16 μg/L	>
Siemens Centaur Ultra	0.04 μg/L	<
Siemens Dimension RxL	0.07 μg/L	>
Siemens Immulite 2500	0.2 μg/L	>
Siemens Stratus CS	0.07 μg/L	<
Siemens Vista	0.045 μg/L	<
Tosoh AIA	< 0.06 μg/L	>

CV，变异系数

表 7-2 美国食品药品监督管理局未批准的高敏心肌肌钙蛋白测定

公司 / 平台 / 检测	第 99 百分位（ng/L）	10% 的 CV 值高于或低于第 99 百分位
hsTnI		
Abbott ARCHITECT*	16	<
Beckman Access	8.6	=
Nanosphere MTP	2.8	<
Singulex Erenna	10.1	<
Siemens Vista	9	<
hsTnT†		
Roche Elecsys*	14	<

CV，变异系数

* 可在全球范围内使用，但尚未获得美国食品药品监督管理局许可在美国使用

† 这种检测方法的分类是否符合高敏感存在质疑。见正文

类假阳性通常会导致检验值持续高于正常水平，且不会随时间而变化。然而，实验室中可以通过添加额外的阻断抗体和（或）稀释研究等方法而轻易地将这种假阳性检测出来。当存在这样的干扰时，样品将不易被稀释，直到干扰物质完全消失，但样本也无法检测[7]。也有少量报道称，在大肌钙蛋白血症病例中肌钙蛋白-免疫球蛋白复合物也可导致检验假阳性[8]。虽然这些问题很少发生在传统的检验中，但仍常见于高灵敏度的肌钙蛋白 I（hsTnI）的检验[9]。

血样的影响

随着现代 cTn 检验灵敏度的提高，样品的质量控制显得尤为重要。例如，在一些检验中，溶血会降低 cTnT 水平同时增加 cTnI 水平[7]。从留置管内抽血是溶血最常见的原因，因此在取样时应当尽量避免此类操作。而当检测数值与其相应的临床情况不相符或违反 cTn 的动力学特征时，有必要要求实验室保证其检验值的可靠性。

敏感度

了解不同 cTn 检验的敏感度水平是至关重要的。用指定检验法在表面正常人群中的检出率是对 cTn 检验敏感度进行分类的最佳依据[10]。在这个框架下，表面健康人群中检出率超过 50% 的检验被称为高灵敏度检验（图 7-1）。该分类框架还表明，应优先考虑第 99 百分位值处变异系数（CV，%）≤ 10 的检验，此类检验被称为“临床可接受”。CV 值在 10% ～ 20% 之间的检测被称为“临床可用”，而第 99 百分位值处 CV 值在 20% 以上的检测为“不可接受”[3]。CV 值小于 20% 的检验不会增加假阳性结果的频率[3]，然而，更高的分析精度意味着更强的动态结果识别能力。

虽然这种分类框架是最常用的，但它还并不完美。表面正常人群中可检测到的 cTn 水平与患病人群中可检测到的 cTn 浓度占比明显不一致。在对照研究中，与其他 hsTn 测定法相比，hsTnT 测定法在表面正常人群中检测 cTn 的比例相对较低（见图 7-1）。然而，尽管 cTnI 测定法在表面正常人群中检出患者的数量更多，hsTnT 法在心脏病患者中的检测值却似乎具有更显著的升高[11]。这一结果提示临床敏感度不能等同于 cTn 法在表面正常人群中的检出率。另一个造成这种明显不一致的原因即 cTnT 的假阳性，这一点可由骨骼肌损伤或 cTnI 假阴性（因为前文提及的抗 cTnI 抗体）导致。尽管如此，一般我们仍将表面正常人群中的检出率作为相应检验的敏感度（见图 7-1）。从这个角度来看，hsTnT 检验更符合当今实践中的标准“敏感”检验，而不是高敏感度检测。

第 99 百分位数参考值上限

了解当地机构正常人群第 99 百分位数的参考值

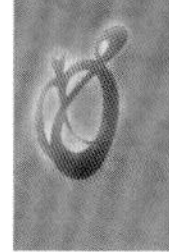

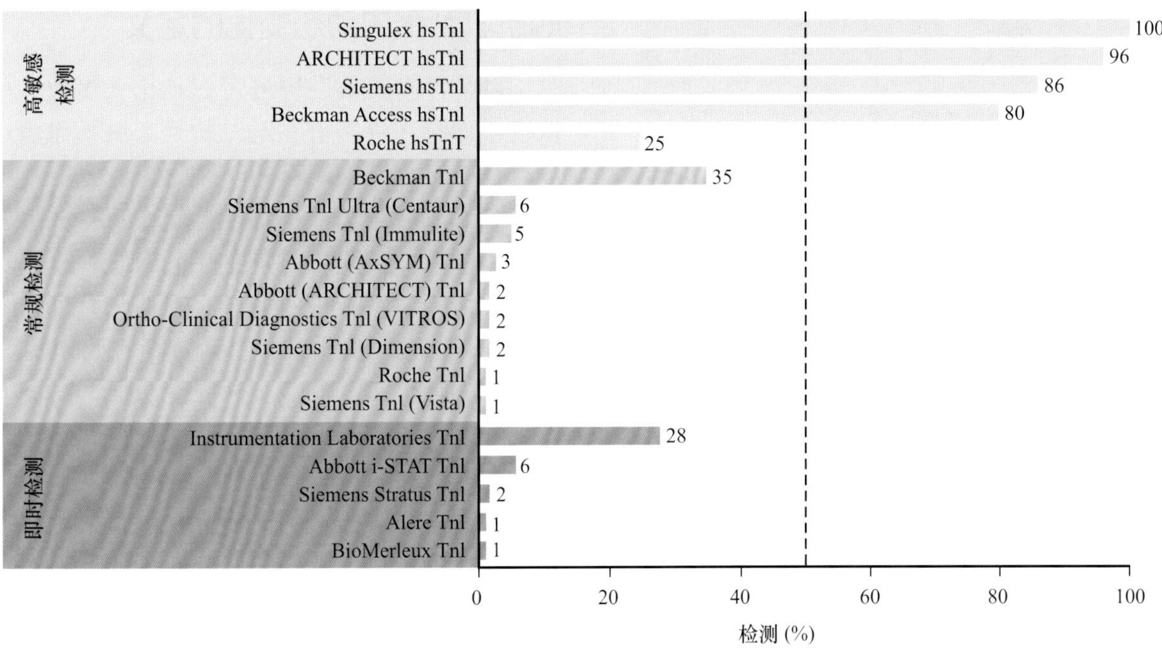

图 7-1 正常个体可检测出心肌肌钙蛋白（cTn）值的频率。样品由 Apple 及其同事提供，并由专业诊断公司检测。对于是否可以将高敏心肌肌钙蛋白 T（hsTnT）作为“高敏感性”检测的分类尚存在争议，因为只有不到 50% 的正常人可检测出。（Adapted from Apple FS，Ler R，Murakami MM：Determination of 19 cardiac troponin I and T assay 99th percentile values from a common presumably healthy population. Clin Chem 58：1574-1581，2012.）

是很重要的（见表 7-1）。cTn 首次编入 MI 通用定义时便被推荐采用正常人群第 99 百分位数作为正常参考值上限（URL）为诊断标准（下文称 99%URL），而不是传统实验室检验的第 97.5 百分位数。采用此参考值上限是为了将心血管疾病的假阳性率降到最低[12]。在许多医疗系统中，通常会根据已经过时的 MI 诊断标准或报道，甚至随意设定某个高于第 99 百分位的值为上限值，然而使用这样的高分界值会降低临床上识别 MI 患者的敏感度。因此，临床人员应该熟悉当地检验中第 99 百分位数的决策局限性。此外，除了 99%URL，临床医生还必须要掌握 cTn 动态变化的重要价值（参见“心肌肌钙蛋白动态变化的定义”部分）。

需进一步考虑的因素

对于非高灵敏度的检测，第 99 百分位数在实践中往往可以很好地作为 MI 的诊断临界值。然而，一些专家质疑第 99 百分位数的 URL 是否是理想的，或者在欧洲目前可用的、即将引入美国的高灵敏度检测中是否应该将该值降低到 97.5%。这是个很复杂的问题，在一定程度上需要取决于第 99 百分位数的定义[6]。

在正常人群中确定第 99 百分位数的方法超出了本章讨论的范围，但我们应该明白，临床医生越严格地通过病史、体检、其他生物标志物（例如利钠肽）的检测来筛查隐匿性心血管疾病、进行肾功能评估和心血管成像，越有可能识别没有任何潜在心血管异常的真正正常人群。随着更严格的筛查，人口分布的第 99 百分位数的值变得越来越低[7,13]。由于很少有人使用高灵敏度检测这种严格的方法进行筛查，所以有必要设置 99% 的可信区间。因此，在 hsTn 的检测说明书中第 99 百分位数的值可能比在更严密筛查的人群中观察到的值要高。

由于不稳定的缺血性心脏病患者的 hsTn 值可能很高，所以这个问题一般不会显著影响 MI 的诊断[14]。对于更慢性的疾病状态，低于 99%URL 的检测值更适用于协助制订临床决策。然而，不管如何看待这些与 URL 确定相关的问题，解释 hsTn 的关键不仅在于如何使用第 99 百分位数值，而且还要确定是否存在与患者的临床表现相符合的动态变化（参见“心肌肌钙蛋白动态变化的定义”和“临床证据的重要性”部分）。

按性别划分的临界值

hsTn 检测需要按照不同性别制定不同的临界值。众所周知，通过常规检测方式的检验，急性冠脉综合征（ACS）患者 cTn 升高的频率在男性中比

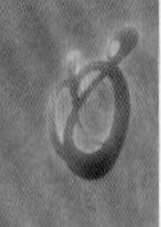

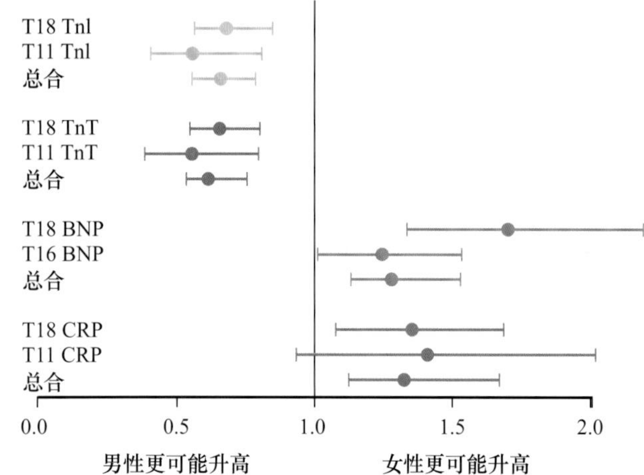

图 7-2　TIMI 试验中不同性别人群的生物标志物升高的相对概率。数字（11、16 和 18）指特定的 TIMI 试验编号。未使用高敏肌钙蛋白（Tn）测定。BNP，脑钠肽；CRP，C 反应蛋白。（Adapted from Wiviott SD，Cannon CP，Morrow DA，et al：Differential expression of cardiac biomarkers by gender in patients with unstable angina/non-ST-elevation myocardial infarction. Circulation 109：583，2004，Fig. 2.）

在女性中高得多[15]。如今通过 hsTn 检测可以很清楚地确定，女性的 99%URL 更低。因此，以其诊断 MI[15-16]时的临床相关性尚有争议。然而，由于动脉粥样硬化性冠状动脉疾病的发病机制在性别上的差异，cTn 的性别特异性很可能在各种临床环境中都很重要，特别是在慢性心脏病的新兴临床应用中[15]。

心肌肌钙蛋白动态变化的定义

目前，高灵敏度检测可以检出大多数人的 cTn 浓度，而且在许多潜在的结构性心脏病患者中 cTn 的慢性升高也是很明显的。因此，定义和识别有意义的 cTn 浓度变化（δ）的能力对于区分急性心肌损伤（包括心肌梗死）与慢性病或正常人群极其重要[17]。至于如何定义变化值，目前仍尚存争议，而这也正是当前研究的焦点。现如今在临床实践中推荐的方法如下。

对于传统的 cTn 测定法，现提倡至少超过三个 SD 的变化值作为 δ 标准，以确保检验值的变化是有意义的。正是从这个概念出发，形成了 20% 相对变化率的标准。当检验值升高时，此标准适用于常规分析。但是，当检验值接近 99%URL 时，以 20% 的相对变化率视作检验值有意义的改变可能偏小（见下文）。对于高灵敏度的分析，我建议在接近 99%URL 时使用 50% 的相对变化作为异常差异标准，但如果基线值进一步升高，这个相对变化标准则仍有偏低。当基线值升高时，与 50% 变化幅度相近的绝对变化值在第 99 百分位数附近尤为可靠（图 7-3）[17]。

临床医生必须认识到，若检验结果不够精确，那么其中的干扰因素可能导致检验值波动超出以上定义范围。这一问题强调了为什么在 99%URL 上保

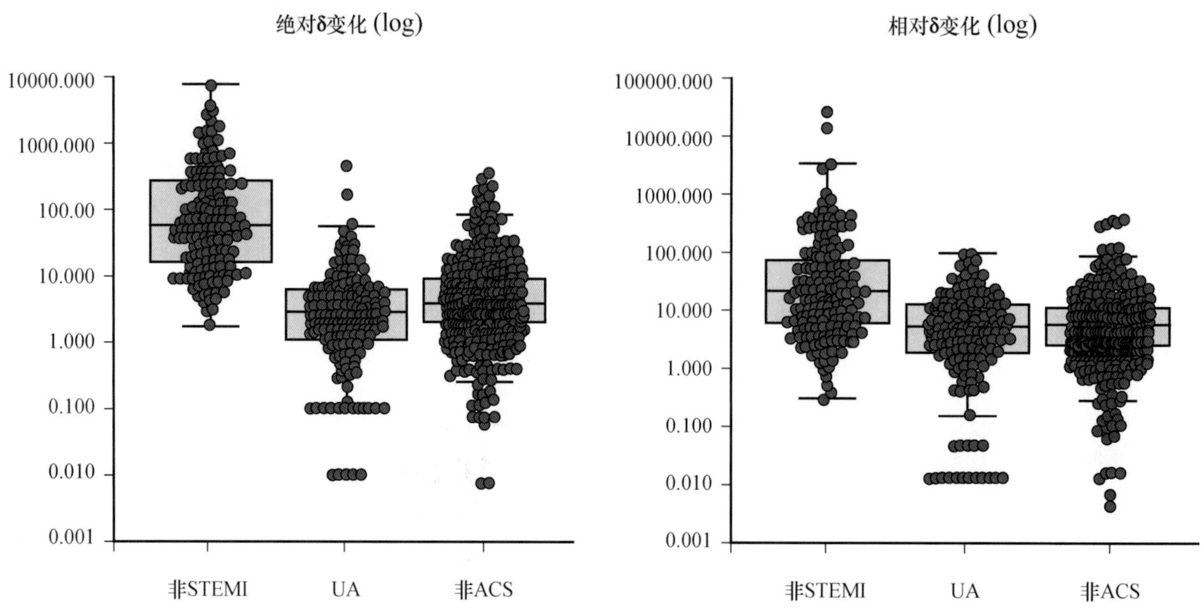

图 7-3　急性冠脉综合征（ACS）疑似患者高敏心肌肌钙蛋白 T 浓度的相对变化和绝对变化的分布。绝对值的优势主要由症状发生后就诊较晚且高敏心肌肌钙蛋白 T 基线值升高的患者所驱动。Non-STEMI，非 ST 段抬高型心肌梗死；UA，不稳定型心绞痛。（Adapted from Mueller M，Biener M，Vafaie M，et al：Absolute and relative kinetic changes of high-sensitivity cardiac troponin T in acute coronary syndrome and in patients with increased troponin in the absence of acute coronary syndrome. Clin Chem 58：209-218，2012.）

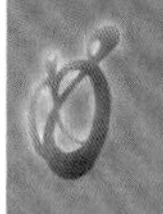

持良好的精确度尤为重要。此外，一些急性心肌梗死患者也会有幅度较小的动态变化[17]。在下一节中，我们将进一步讲解 cTn 变化的其他重要注意事项。

定义检测值的改变标准所面临的挑战

对于 cTn 的常规检测方法来说，当检验值未出现升高时，不精密度（imprecision）很高，因此 20% 的相对变化标准可能太小，必须针对不同测定进行个体化的分析。然而，那些在 99%URL 处不精密度大于 10% 的检测仍可以使用上述标准而不会导致假阳性升高[1]。

随着高灵敏度检测的问世，如何确定检验值的变化是有意义的成为一个十分复杂的问题。由于检测的对象包含正常个体，生物个体差异就会对检验结果的解读有所影响。当考虑到生物变异的存在时，该检验的参考变化值（RCV）需要从 50% 增加到 85%。对于某些检测来说，其不精密度不仅取决于试剂，还取决于用于进行测量的设备，这使得检验的复杂性相应增加[18]。虽然 50% 相对变化值或与之接近的变化的绝对值在正常上限范围内较为可靠，但当 cTn 值大幅升高时，通常意味着患者已处于急性心肌梗死发作后较晚的阶段，此时 cTn 的浓度如果正处于峰值附近或浓度曲线的下降段则可能根本体现不出明显的增长幅度。此外，当 cTn 浓度处于较高水平时，因为其可能无法进一步增加，相对（百分比）上升比例就不再那么显著。因此，在这些情况下，我建议使用检验结果的绝对值或较低的相对变化率（例如 20%）来进行结果分析。在我看来，当 cTn 基线值升高时使用浓度改变的绝对值作为变化标准可能是诊断的最佳选择。

如前所述，一部分患者是需要进行临床诊断的。目前，许多现行的检测值变化标准都是基于简便注册中心收集的数据而制订的，然而这些注册中心对数据的质控没有理想中的那么严格[17]。此外，一些标准的依据内容也有所缺陷，如通过使用发病超过 6 小时的患者的检测变化率来推断更短时间内的变化情况。cTn 的释放依赖于血流，只有假设血流量不会随着时间的推移而改变，cTn 的释放才可能是一致的。然而这一假设并没有得到证实，甚至很可能是不正确的。此外，一些 δ 标准所基于检测值太小，以至于即使是非常精密的检测也很难提供足够准确的值[17]。因此，尤其是症状出现早期阶段的患者，以上方法需要谨慎运用。尽管如此，以上关于 hsTn 检测的建议即使在更严格的研究中，也是有意义的。当然，最优的标准还是根据不同检测而定。最后一点，使用任何低于 RCV 的标准都会导致敏感度和特异度的不可靠[7]。如此一来，结果将会纳入一些没有发生急性缺血性心脏病的患者，而他们可能患有其他导致心肌生物标志物升高的急性疾病或导致心肌损伤的慢性病（参见“可能与心肌梗死混淆的情况”部分）。至于如何在实践中处理这些问题，需要由急诊科（ED）医生、心脏病学家和实验室人员共同做出决策。

抽样和报告

为了保证 cTn 检测方法的一致性，建议设置采样间隔。疑似 MI 发生后的第 1 ～ 3 小时的最佳采样间隔与所推荐的发生后第 3 ～ 24 小时采样间隔不同[3]。我赞成 0、3 和 6 小时的采样策略，这也是当前专业指南中推荐的方法。此外，有实验室报告指出 cTn 值的动态变化对于疾病的诊断是非常有帮助的[1]。随着分析灵敏度的提高，为了避免报告中出现大量的“0”及相关问题，hsTn 分析应该使用整数（通常以每升纳克或每毫升皮克为单位），而不是复杂的小数类型的值[3]。

临床证据的重要性

尽管 cTn 检测值的升高可以提示有心肌细胞损伤的发生，但也并非仅由缺血性心脏病所引起。有大量患者出现 cTn 有意义的升高实际上反映了其他心脏病理生理障碍（表 7-3；另请参见第 6 章）[19]。例如，左心室肥大（LVH）会增加每克心肌的肌钙蛋白含量，因此会导致检测值的升高[20]。以肾衰竭造成的代谢紊乱为例，因常与 LVH 相关，从而导致了 cTn 的升高，这类情况下检测值的升高便不一定是由缺血性心脏病所引起[20]。同样，在脓毒症等急症下，多种细胞因子和肿瘤坏死因子的形成也会引起 cTn 升高。另外，在药物毒性方面，如一氧化碳中毒和心脏毒性化疗药物（例如阿霉素和赫赛汀）的应用也会引起检测值升高，这可能是由于心肌细胞的损伤引起的。因此，为了更加准确解读检测值，需要结合临床证据综合考虑其他可能导致检测值升高的情况。

例如在肾衰竭中所见的 cTn 慢性升高，通常并不会呈现出显著的改变；但是与败血症相关的升高则可能呈现动态变化的形式。一般情况下，除了不常见的肾衰竭患者和罕见的人为分析误差外，cTn 的明显升高通常是由缺血性心脏病伴或不伴心肌炎所

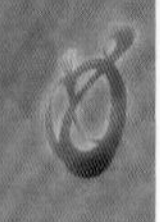

表 7-3　肌钙蛋白水平急性升高的病因

急性心肌梗死	非缺血性急性心肌损伤
1 型 MI	充血性心力衰竭
2 型 MI	感染
高血压	心肌炎
快速性心律失常	心内膜炎
重度贫血	炎症
氧供减少（±ACS）	心包炎
痉挛	恶性肿瘤与癌症治疗
血栓	创伤
药物	包括消融在内的电损伤
可卡因	浸润性疾病
甲基苯丙胺	应激性心肌病
操作相关	肺栓塞
PCI	败血症
CABG	肾衰竭
TAVR	卒中，包括蛛网膜下腔出血
	急性呼吸衰竭

ACS，急性冠脉综合征；PCI，经皮冠状动脉介入治疗；CABG，冠状动脉旁路移植术；MI，心肌梗死；TAVR，经导管主动脉瓣置换术。
Adapted from De Lemos JA：Increasingly sensitive assays for cardiac troponins. A review. JAMA 309：2262-2269，2013.

引起的[21]。使用高灵敏度分析时，检验值升高的频率将显著增加，从而可以更好地进行疾病分类和诊疗决策。举个例子，当临床医生能够结合相关临床证据分析检测结果，并考虑此检测值的升高不一定都是由缺血性心脏病引起时，此检测可能会对心房颤动患者及有心力衰竭风险的患者诊断有利。

胸痛患者的贝叶斯诊断方法

肌钙蛋白的最佳使用方法是在获取 cTn 样本之前先对患者进行评估，以识别高危人群与中低危人群（参见第 6 章）[24]。其原因就是贝叶斯定理。例如，如果使用一项 ED 研究中最理想的特征，即最佳的危险比为 2.5（放射到左臂的胸痛），并将其应用于总体风险较低（例如 10%～15%）的一组患者，则急性心肌梗死的测试后概率仅提高到 27%[25]。类似的结论也适用于阴性预测因子，如胸膜炎性胸痛，其危险比为 0.20。但是，当应用于高风险人群时，这一因素不会降低事件发生的可能性以排除急性心肌梗死，因此需要在发病时进行更全面的风险分层（参见第 6 章和第 11 章）。

一旦形成疾病的预测试概率，就可以开始评估肌钙蛋白的测量值。不管具体的风险分层方案如何，要牢记的一个重要问题：所有患者都不相同，任何给定机构的患者综合情况都会有所不同[26]。因此，应当由当地医生来考虑和修改可用的方案，以便针对已有的设施进行优化[27]。

使用肌钙蛋白对低风险患者的快速排除方案

急诊医生认为他们有义务尽量不漏掉任何有心肌梗死的患者。如果对急诊医生进行调查，则会发现，他们对患者安全的标准定义为 30 天的心肌梗死发生率低于 1%[28]。因此，急诊医生为大量患者进行了肌钙蛋白检测，以确保没有人因为临床表现不典型而被漏诊。因此，大量的低风险患者都接受了评估，这在一定程度上解释了为什么在未被检出的胸痛患者中发生心肌梗死的频率几乎总是个位数，有时甚至是较低的个位数[29]。正因如此，人们研究出许多方案来帮助排除低风险患者（表 7-4，见第 12 章）。遗憾的是，支持这些方案的数据并不总是足够精确。

标准肌钙蛋白测定

指南建议使用发病 6 小时的检测样本作为肌钙蛋白检测排除急性心肌梗死的标准[1]。然而，在低风险

表 7-4　排除心肌梗死诊断的策略

方法	说明
常规检测	
症状＞6 小时的患者中，检测值不高于 99%URL	不能除外不稳定型心绞痛
6 小时后 cTnI 值无动态变化	可能在症状发作后较晚出现（＞24 小时）
间隔 2 小时 cTnI 正常	仅用于低危患者。有必要进行短期随访 症状早期患者需要留观
hsTn 检测	
症状＞6 小时的患者中，检测值不高于 99%URL	不稳定型心绞痛可能性小
就诊时检测值很低或测不出	症状早期患者需要留观。关键值将随测定法而变化 仅适用于低危患者。注意症状不典型的患者（例如，可能患有 SCAD 的女性）
＞1～3 小时 hsTn 值仍未升高	症状早期患者需要留观。注意有升高趋势但没达到 99%URL 的患者
6 小时后 cTn 无动态改变	可能在症状发作后较晚出现（＞24 小时）

hsTn，高敏肌钙蛋白；URL，正常参考上限；SCAD，稳定型冠心病

患者中，数据表明如果 2 或 3 个小时的样本检测结果无明显升高，则可以合理地用于排除心肌梗死[30-31]。但若是采用这种策略则需要注意的是，其实大多数患者不会在疾病早期来院就诊。因此，许多支持快速排除方案的研究只是基于临床数据，而这些数据的主体主要是那些在症状出现数小时后才去急诊室的患者。

一般认为，患者在出现症状 6 小时后 cTn 仍正常即可排除急性心肌梗死，因为大多数心肌梗死患者在此时间点上肌钙蛋白是升高的[27]。但同时应该认识到，如果患者症状反复出现，采样的时间就必须从头开始计算[17]。然而，特别是在敏感度较低的检测中，彼时发现 cTn 结果正常并不能排除不稳定型心绞痛的可能性。有几项研究支持一种临床策略，即以连续 6 小时的 cTn 检测结果作为出院的依据。在上述临床策略的基础上加上充分的临床检查以诊断或排除不稳定型心绞痛，不良事件发生的频率就会降低。

但是，我们也应该认识到这种策略的局限性。所报告的数据通常只是用作排除标准，而与使用更长的采样时间的金标准没有可比性[30-31]。大多数参与此类研究的患者患病风险非常低（如 TIMI 风险评分为 0 或 1）。此外，关于这些患者出院后随访期间如何进行评估，此类信息并未作为该策略的一个组成部分而进行重点说明。例如，在 Than 等人的研究中[30]，几乎所有患者都进行了 30 次短期随访评估。75% 进行了额外的检查，81% 进行了压力测试，18% 改变了治疗方案，2% 进行了血管造影检查。因此，使用常规检测的早期排除标准可能非常有效，但它们还依赖于临床判断以及完善的随访方案来识别不稳定型心绞痛患者。然而，理想的随访方案最重要的决定因素目前还不清楚，因此也不确定这类患者是否需要进行运动负荷试验或计算机化冠状动脉造影检查（见第 12 章）。

肌钙蛋白的高敏测定

排除策略的应用在高灵敏度分析中更为有效。这些检测能更敏感地检测心脏损伤，因此更容易检测到动态变化，而且当出现与心血管疾病相关的合并症时，它们的值也会有升高的倾向性（尽管不会超出正常范围）[20]。因此，假设检测的时间是合适的，hsTn 检测值很低或测不出不仅反映了 hsTn 没有升高趋势，而且与动脉粥样硬化疾病（例如糖尿病、高血压、高脂血症）发展相关的合并症出现的可能性也较小[20]。因此，一些人主张使用较低的 hsTn 检测值作为（即使在初始样本上也是如此）排除急性心肌梗死的标准[32-34]。

cTn 用以进行快速排除诊断的临床应用建议大部分是通过常规敏感的 hsTnT 测定法发布的（见图 7-1 和“敏感度”部分）[10]。当此检测的结果低于最低检测值（< 5 ng/L）时，则认为可以排除急性心肌梗死。图 7-4 中显示了 1 小时算法的示例；这些数据仅适用于 hsTnT 检测。但是仍需要认真考虑这种方式的局限性。首先，在斯堪的纳维亚的一项研究中[34]，hsTnT 检测结果低于检测值的频率高达 61%，但还有研究表明，当进行更完善的前瞻性评估时人们发现，肌钙蛋白检测结果低于检测值的频率要低得多[35]。其次，在这类研究中，这些患者大部分可能在出现病症后较迟才到急症室就诊[33-35]。此外，在许多评估中都存在一个问题，即症状出现后 1 小时内就诊的患者分组并没有完善的报告。

除了需要考虑这些与个体研究和患者特征相关的因素外，具体问题具体分析对于评价 cTn 的快速诊断策略也很重要。遗憾的是，不同的检测方法有不同的检出频率。几种较新的高灵敏度检测几乎在每个人身上都能检测到数值。在这种情况下，不能使用检测到数值作为排除标准。因此，每个检测都需要制订与快速排除方案相关的最低界值。几项研究还检查了 1 小时、2 小时和 3 小时排除策略[38]。同样，基于此原则，如果患者的发病时间超过 6 小时，而 cTn

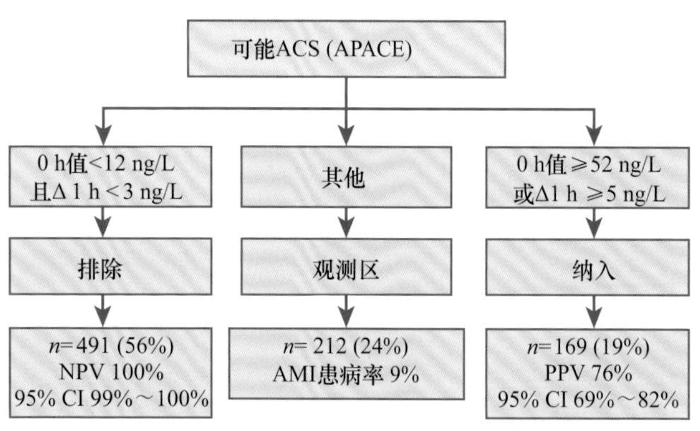

图 7-4　1 小时算法示意图。使用 0 小时和 1 小时检测高敏心肌肌钙蛋白 T（hsTnT），评估可能发生急性冠脉综合征（ACS）的患者。见正文。AMI，急性心肌梗死；APACE，急性冠脉综合征评估的有利预测因素研究；CI，可信区间；NPV，阴性预测值；PPV，阳性预测值。（Adapted from Reichlin T，Schindler C，Drexler B，et al：Onehour rule-out and rule-in of acute myocardial infarction using high-sensitivity cardiac troponin T. Arch Intern Med 172：1211-1218，2012.）

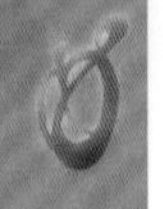

的检测结果仍低于最低可检测值将提示具有极高的阴性预测值。如果患者的评估时间早于 6 小时，那么两次高敏检测值均低于 URL 则有可能排除急性心肌梗死[36-38]。目前，有些学者倡导使用更多的标志物来帮助完善排除程序，并提出了许多种类。肽素（copeptin）有作为排除标志物的价值，但有时它也可能表现为假阴性（见第 8 章）[39-40]。

快速排除策略在临床应用中的注意事项

医生在对发病早期的患者应用 1 ～ 2 小时排除策略时应谨慎，因为这些方法都是以肌钙蛋白测量时间准确为前提的。但当症状出现的时间不明确时，这种排除策略就会出现问题。如果发病时间不明确，则应将发病时间视为急诊科的首次就诊时间。同样，对于反复出现胸痛的患者，应在每次发作后重新开始计时[27]。如果 hsTn 值有上升的动态变化，即使在正常范围内也有必要进一步复查。同样，在临床实践中，医生应该考虑在不同情况下出现的低危和高危表现的频率，以个体化地应用该检测。此外，还需要为特殊检验制订具体的标准。尽管如此，这种使用高灵敏度检测的方法很可能会成为使许多患者早期出院的可行策略。

高风险患者

在高风险患者中，检测的重点应更多地放在确认急性心肌梗死的诊断上，并加快诊断速度（表 7-5）。一般来说，高风险患者不应作为急性心肌梗死早期快速排除对象，这些患者在迄今进行的临床研究中代表性不足[17]。

表 7-5　纳入心肌梗死诊断的策略

方法	说明
常规检测	
cTn ＞ 99%URL 且有上升或下降动态变化	可能需要 6 小时或更长时间。如果就诊较晚的话，可能会没有上升和（或）下降的动态变化。常常需要复查。通常采用侵入性治疗策略
hsTn 检查 *	
hsTn ＞ 99%URL 且较 99%URL 动态变化≥ 50%	绝对值也应该有意义，甚至更好，但需要根据检测方法具体分析
hsTn ＞ 99%URL 且较 99%URL 动态变化≥ 20%	绝对值有可能更好，但需要根据检测方法具体分析
hsTn 升高但无动态变化	如果患者就诊较晚，也可能是心肌梗死的结果

hsTn，高敏肌钙蛋白；URL，正常参考值上限

* hsTn 明显升高的患者应接受侵入性治疗。而 hsTn 值较低的患者必须个体化治疗（见正文）

常规检测

对于常规检测方法来说，无论使用敏感还是非敏感的检测方式，若患者在发病 6 小时前后检测的 cTn 有明显的动态变化，则可以做出诊断。一般情况下 cTn 的动态上升是很明显的，如果初始 cTn 值升高，则以大于 20% 的相对变化作为 δ 标准较为合理[1]。然而，当检测的不精密度较高时，常规检测应在 99%URL 附近使用更高的界值[1]。在使用非高敏检测的医院中，临床医生应该考虑这些未确诊的患者是否有可能存在不稳定型心绞痛。对于怀疑急性心肌梗死指数较高的患者，应在 6 小时后重新评估 cTn；少数情况下会有患者因血管完全阻塞，血运不良，而心脏生物标志物没有被有效清除，从而导致 cTn 的晚期升高。对于这一小部分患者，应在 6 小时后再次复查。

高灵敏度检测

对于出现症状 6 小时内的患者高敏 cTn 检测对 MI 的敏感度很高，因为不稳定的缺血性心脏病通常会导致值的显著变化[41]。因此，大多数（但不是全部）患者都能在 3 小时内得到诊断。如果在适宜的时机检测 hsTn 未见动态升高，那么就有可能排除不稳定型心绞痛的诊断[2]。这种策略的示例如图 7-4 所示。

其他与调整诊断标准相关的注意事项与上一节针对低风险患者的注意事项类似。其研究局限性包括：对于不同发病时间的分组检测不足，诊断急性心肌梗死的金标准不恰当，以及连续样本的采集不完全。使用非敏感的金标准易检出更大面积的心肌梗死患者，同时在结合全肌酐蛋白谱的情况下也会使 hsTn 检测结果高于实际情况[17]。这些结果可导致患者在早期被过度诊断[17]。

肺栓塞、脓毒血症和（或）其他可导致 cTn 升高的各种急症之间主要依靠临床证据来鉴别（见第 6 章）。当患者罹患缺血性心脏病时检验值往往更高（参见“可能与心肌梗死混淆的情况”部分），而出现检测值较高及显著的动态变化时则应考虑为急性缺血性心脏病，数值变化范围不大时，建议对心肌梗死以外的其他疾病可能性进行更严格的评估。在“定义检测值的改变标准所面临的挑战”部分中讨论了关于 cTn 更改（或 δ）标准的其他注意事项。特别是在高风险患者中，医生应该警惕，当检测值处于峰值附近时，可能体现不出检验值的动态变化。

此外，在症状出现较晚的患者中，cTn 浓度可能正处于时间-浓度曲线的下降段，因此很难看出其变化规律。在这种情况下，临床医生很难判断是否错过了急性心脏事件，或者该患者是否存在 cTn 的慢性升高。这一点在高灵敏度的分析中十分常见，考虑可能与结构性心脏病伴或不伴一定程度的冠状动脉不稳定有关[17]。然而在这种情况下，有些人仍然可以被诊断为不稳定型心绞痛。

对于已经诊断为心肌梗死的患者来说，很难再用 cTn 值来检测与经皮冠状动脉介入治疗（PCI）相关的损伤，除非有证据表明这些值在术前是稳定的[43]。在此情况下，可以认为 20% 的变化率是相当显著的。如果基线水平正常，则指南建议以升高 5 倍作为诊断标准[1]。对于 PCI 术后的升高是否具有预后意义还存在争议[43]。

中风险患者

上文所述的关于 cTn 检测的考虑因素同样适用；然而，中风险患者的临床决策可能更加模糊。对于 cTn 升高的患者可能需要进行额外的检查，在这一点上是一直没有改变的。在这种情况下，往往需要更多的信息才能做出更明确的诊断。

可能发生心肌梗死的特殊亚型

女性

女性发生心肌梗死时的临床表现不典型，cTn 水平也较低（参见“按性别划分的临界值”部分）[15,27]。从现有的数据来看，尚且没有对女性设立独立变化值的必要，但采用高灵敏度的检测时可以发现，妇女的第 99 百分位数的临界值更低。使用恰当的临界值是为女性患者进行检测的关键（图 7-5）[16]。考虑到可能有更多的女性在疾病起始时检验值都较低，所以早期排除法不适用于女性患者。

肾衰竭

肾衰竭患者是另一组需要讨论的人群。常规检测表明，即使患者存在慢性 cTn 升高，根据其动态变化也很容易做出心肌梗死的诊断[1]。由于高灵敏度的分析方法在此人群中普遍升高，所以观察是否存在动态改变尤其重要[44]。

老年患者

对于老年人也应该采取类似的方法，因为他们

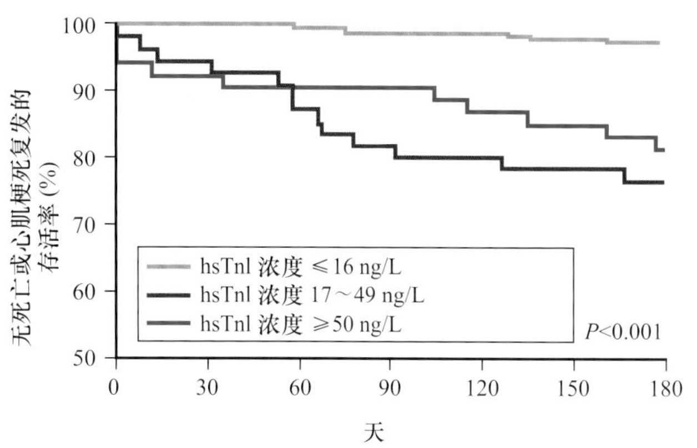

图 7-5 临界值对急性心肌梗死诊断的影响。女性检测值在性别临界值和总体临界值之间时，与高于总体临界值时相比事件数相同，这支持了在高敏肌钙蛋白 I（hsTnI）检测时使用性别临界值的重要性。理想情况下，应该使用 26 ng/L 作为临界值。（Adapted from Shah ASV，Griffiths M，Lee KK，et al：High sensitivity cardiac troponin and the under-diagnosis of myocardial infarction in women：prospective cohort study. Br Med J 350：g7873，2015.）

的 hsTn 检测值基线水平普遍较高，这可能是由合并症引起的[13]。提高临界值不利于那些年龄较大、检验值没有升高的人。因此，对于老年人来说，基于基线值的变化才是重要的。然而，临床医生应该明白，老年患者通常会有更高的检验值，这一事实应该在他们的评估中予以考虑。

1 型与 2 型急性心肌梗死和心脏损伤

cTn 的升高可能有多种原因（表 7-3）[1]，例如与潜在冠状动脉疾病、左心室肥厚和室壁张力增加相关的慢性心脏病，可能伴有左心室扩张而导致 cTn 升高。因此，并不是所有 cTn 的升高都是由不稳定性缺血性心脏病引起的。此外，现在人们认识到还存在不同类型的心肌梗死（见第 1 章）。2007 年，根据 Universal Definition 的鉴别标准将心肌梗死分为 1 型心肌梗死和其他型。急性斑块破裂引起的为 1 型心肌梗死，其他型的病因则包括：冠状动脉内皮功能障碍、血管痉挛、供需不平衡，和自发的冠状动脉夹层（见第 1 章）[1]。不同分型间的区别越来越重要，关于这两个分型的特征性研究也已经开展。

先前的数据表明，在传统敏感检测中出现急性缺血性表现和 cTn 升高的患者最好采用有创介入治疗[27]。但这些数据并不意味着所有 cTn 升高的个体甚至所有 cTn 可能升高的个体都必须进行冠状动脉造影，因为在脓毒症、肺动脉栓塞和心肌炎患者中

可以明显看到 cTn 急性升高的动态变化。然而，结合临床表现，在没有禁忌证的前提下，高风险患者 cTn 值出现动态变化，或发病晚期的患者 cTn 出现动态变化时应考虑有创治疗（见第 16 章）。值得注意的是，一定比例的患者（在一些研究中高达 28%）可能并没有罪犯血管病变[27,45]。这其中的许多人可能是由其他机制导致了急性心肌梗死（见第 1 章），包括 2 型心肌梗死。

随着高灵敏度检测的应用，2 型急性心肌梗死的检出频率可能会增加。与 1 型急性心肌梗死相比，发生 2 型心肌梗死的患者血液中 cTn 含量较少，因此它们的相对丰度将会增加[46]。这些患者中有很大一部分可能没有需要干预的冠状动脉疾病（图 7-6）。相反，这类患者的治疗目的应针对其潜在的问题，例如由高血压或心动过速引起的供需失衡，或是内皮功能障碍、冠状动脉痉挛，以及冠状动脉夹层等[46-47]。

目前，我建议临床医生在自己机构中定义一个界值，该值应当与之前通过低灵敏度检测确定的浓度相关，并可以用作需要紧急血管造影的临界值。检验结果在该水平以上的缺血性心脏病患者应该接受积极干预，甚至可能还需接受紧急介入评估。若检验结果低于该水平，则患者应进行个体化干预，根据实际情况决定是否需要心导管介入治疗。然而，在高度怀疑 1 型心肌梗死的患者中，cTn 高于 99%URL 的任何升高都应进行介入评估（见第 6 章和第 16 章）。

遗憾的是，目前没有当前诊治专用码（CPT）来区分 2 型急性心肌梗死，也没有良好的心脏损伤编码。若将这些事件均编码为急性心肌梗死，就会因其中许多人并不需要接受常规心肌梗死的治疗，而造成医院未给予心肌梗死患者足够治疗的印象或评价。

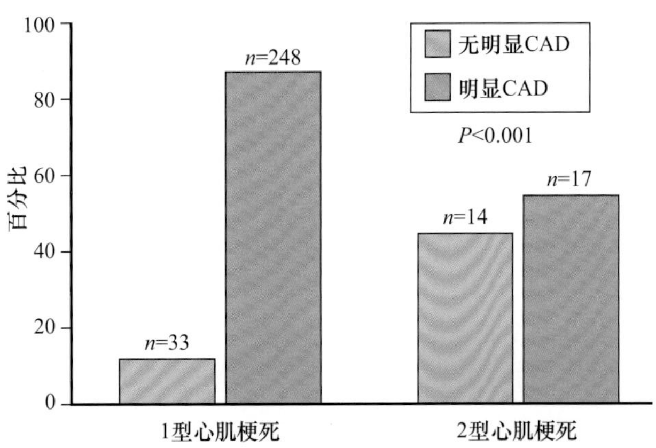

图 7-6　纳入评估的 533 例急性心肌梗死患者和 4449 例患者中，1 型（n ＝ 386）和 2 型（n ＝ 144）心肌梗死（MI）患者的冠状动脉病变频率比较。2 型心肌梗死患者相对更容易表现为没有明显的冠状动脉疾病（CAD）。（From Saaby L，Poulsen TS，Hosbond S，et al：Classification of myocardial infarction：frequency and features of type 2 myocardial infarction. Am J Med 126：789-797，2013.）

可能与心肌梗死混淆的情况

另请参阅第 6 章。

肺栓塞

肺动脉栓塞（PE）患者可表现为相应的临床症状、心电图改变和 cTn 升高。cTn 升高的 PE 患者是心肌梗死的高危人群[49]。很明显，这些患者受益于更积极的治疗（如溶栓治疗），但同时也存在更高的出血风险，因此临床获益仍不清楚[50]。一般来说，这类患者 cTn 的升高幅度较小，往往持续时间也较短暂，通常会在 72 小时内恢复正常水平。

主动脉夹层

主动脉夹层是急性心肌梗死另一个需要鉴别的诊断。如果是近端夹层，它可以累及冠状动脉（通常是右冠状动脉），并引起明显的 cTn 升高。然而，即使在没有冠状动脉受累的情况下，cTn 的升高也可以发生，并且很可能与其常见的临床表现，即急性或慢性重度高血压有关[51]。这是一个预后不良的信号。

一氧化碳中毒

一氧化碳中毒患者可出现急性 cTn 升高[52]。

急性心力衰竭

急性心力衰竭是 cTn 升高的常见混淆因素。许多这样的患者在入院时 cTn 升高，呈动态变化的趋势，这种情况往往随着 hsTn 检测的增加而显著增加。尽管心力衰竭的一个常见原因是冠心病，但这些患者中的大多数都没有急性心肌梗死[53]。由缺血性心脏病引起的心力衰竭和由扩张型心肌病引起的心力衰竭，两者在 cTn 升高的特征上通常没有什么不同[53]；且有时候 cTn 升高可能都是急性心室扩张的结果[53]。因此，这一类患者在急性心肌梗死的诊断上要参考临床特点和其他指标，而不能仅凭 cTn 来预测。

危重疾病

对于单纯心脏损伤的危重患者来说，cTn 的升高可能是多因素引起的，如败血症或急性呼吸衰竭。很明显，这种情况下患者往往预后不良，这可能是由于目前的诊疗流程无法在对基础疾病提供最佳治疗的同时，很好地兼顾可能并存的心血管疾病。从长远来看，我们最终需要为这些群体制订具体的治疗方法，这一点是毫无疑问的[48]。目前，我们所能做的最好策略就是仔细检查每一个患者，力求做到个体化诊治；这是心脏病专家应该能做到的，也是相当可靠的建议。

处理

对于非缺血性原因导致的肌钙蛋白升高（如脓毒症或 PE、心肌炎或潜在的心脏结构性异常），介入评估是不合适的。cTn 的升高可能由多因素导致[42]。然而，对于这类由非缺血性原因导致的 cTn 升高的患者，他们短期和长期预后不良的风险都很高。然而，这类患者很少需要行紧急冠状动脉介入治疗。但这只是作为一个普遍规律，并不意味着他们今后同样不需要行介入评估。这些患者的治疗应该针对其潜在疾病，而不是主要针对冠状动脉情况。一般来说，非缺血性原因导致 cTn 升高的患者不应诊断为 2 型心肌梗死，而应诊断为心脏损伤。给予这类患者个体化的临床诊疗是必要的[42]。

总结

如果使用得当，cTn 检测将在极大程度上改善几乎所有患者的诊断和治疗。学习如何正确解读 cTn 将显著提高临床医生的实践能力。若忽视与肌钙蛋白有关的临床总结则可能导致临床医生在临床上遇到各种困惑，并造成患者的不良后果。高敏感性试验显著提高了 cTn 在各种病例尤其是慢性病程中的应用。因为 hsTn 在许多病例中均可以出现升高的情况，所以临床医生在评估胸痛患者时需要更综合地思考。而那些不习惯通过观察检验值的动态变化来协助诊断的临床医生，可能会觉得 hsTn 的检测值使用起来有问题。但是其额外的优势在于，临床医生能够更早地排查患者，并以更智能的方式将慢性病患者细分。显然，目前还有许多问题需要全面研究，权威指南需要出台。临床医生们需要警惕一些研究人员颁布的“一刀切”的方法。不过，从长远来看，先前阐明的所有 Tn 检测的原则可能会继续指导这一重要生物标志物的临床使用。

参考文献

1. Thygesen K, Alpert JS, Jaffe AS, Simoons ML, et al.: Writing Group on behalf of the Joint ESC/ACCF/AHA/WHF Task Force for the Universal Definition of Myocardial Infarction Third Universal Definition of Myocardial Infarction, *J Am Coll Cardiol* 61:1581–1598, 2012.
2. Braunwald E, Morrow DA: Unstable angina: is it time for a requiem? *Circulation* 127:2452–2457, 2013.
3. Apple FS, Jaffe AS, Collinson P, Mockel M, et al.: International Federation of Clinical Chemistry (IFCC) Task Force on Clinical Applications of Cardiac Bio-Markers. IFCC educational materials on selected analytical and clinical applciations of high sensitivity cardiac troponin assays, *Clin Biochem* 48:201–203, 2015.
4. Apple FS: Counterpoint: standardization of cardiac troponin I assays will not occur in my lifetime, *Clin Chem* 58:169–171, 2012.
5. Jaffe AS, Vasile VC, Milone M, et al.: Diseased skeletal muscle: a noncardiac source of increased circulating concentrations of cardiac troponin T, *J Am Coll Cardiol* 58:1819–1824, 2011.
6. Ungerer JP, Marquart L, O'Rourke PK, et al.: Concordance, variance, and outliers in 4 contemporary cardiac troponin assays: implications for harmonization, *Clin Chem* 58:274–283, 2012.
7. Korley FK, Jaffe AS: Preparing the United States for high sensitivity cardiac troponin assays, *J Am Coll Cardiol* 61:1753–1758, 2013.
8. Legendre-Bazydlo LA, Haverstick DM, Kennedy JLW, et al.: Persistent increase of cardiac troponin I in plasma without evidence of cardiac injury, *Clin Chem* 56:702–705, 2010.
9. Savukoski T, Engström E, Engblom J, et al.: Troponin-specific autoantibody interference in different cardiac troponin I assay configurations, *Clin Chem* 58:1040–1048, 2012.
10. Apple FS, Ler R, Murakami MM: Determination of 19 cardiac troponin I and T assay 99th percentile values from a common presumably healthy population, *Clin Chem* 58:1574–1581, 2012.
11. Aldous SJ, Florkowski CM, Crozier IG, et al.: Comparison of high sensitivity and contemporary troponin assays for the early detection of acute myocardial infarction in the emergency department, *Annals Clin Biochem* 48:241–248, 2011.
12. Jaffe AS: The 10 commandments of troponin, with special reference to high sensitivity assays, *Heart* 97:940–946, 2011.
13. McKie PM, Heublein DM, Scott CG, et al.: Defining high-sensitivity cardiac troponin concentrations in the community, *Clin Chem* 13(59):1099–1107, 2013.
14. Korley FK, Schulman SP, Sokoll LJ, et al.: Troponin elevations only detected with a high-sensitivity assay: clinical correlations and prognostic significance, *Acad Emerg Med* 21:727–735, 2014.
15. Jaffe AS, Apple FS: High-sensitivity cardiac troponin assays: isn't it time for equality? *Clin Chem* 60:7–9, 2014.
16. Shah ASV, Griffiths M, Lee KK, et al.: High sensitivity cardiac troponin and the under-diagnosis of myocardial infarction in women: prospective cohort study, *Br Med J* 350:g7873, 2015.
17. Jaffe AS, Moeckel M, Giannitsis E, et al.: In search for the holy grail: suggestions for studies to define delta changes to diagnose or exclude acute myocardial infarction: a position paper from the study group on biomarkers of the Acute Cardiovascular Care Association, *Eur Heart J: Acute Card Care* 4:313–316, 2014.
18. Frankenstein L, Wu AHB, Hallermayer K, et al.: Biological variation and reference change value of high-sensitivity troponin T in healthy individuals during short and intermediate follow-up periods, *Clin Chem* 57:1068–1071, 2011.
19. de Lemos JA: Increasingly sensitive assays for cardiac troponins: a review, *JAMA* 309:2262–2269, 2013.
20. de Lemos JA, Drazner MH, Omland T, et al.: Association of troponin T detected with a highly sensitive assay and cardiac structure and mortality risk in the general population, *JAMA* 304:2503–2512, 2010.
21. Twernbold R, Jaffe AS, Reichlin T, et al.: High-sensitivity tropnin T measurements: what do we gain and what are the challenges? *Eur Heart J* 33:579–586, 2012.
22. Hijazi Z, Oldgre J, Siegbahn A, et al.: Biomarkers in atrial fibrillation: a clinical review, *Eur Heart J* 34:1475–1480, 2013.
23. McKie PM, AbouEzzeddine OF, Scott CG, et al.: High-sensitivity troponin I and amino-terminal pro–b-type natriuretic peptide predict heart failure and mortality in the general population, *Clin Chem* 60:1225–1233, 2014.
24. Diamond GA, Kaul S: How would the Reverend Bayes interpret high-sensitivity troponin? *Circulation* 121:1172–1175, 2010.
25. Sara JDS, Holmes Jr DR, Jaffe AS: Fundamental concepts of effective troponin use: important principles for internists, *Am J Med* 128:111–119, 2014.
26. Poku JK, Bellamkonda-Athmaram VR, Fernanda Bellolio M, et al.: Failure of prospective validation and derivation of a refined clinical decision rule for chest radiography in emergency department patients with chest pain and possible acute coronary syndrome, *Acad Emerg Med* 19:E1004–E1010, 2012.
27. Amsterdam EA, Wenger NK, Brindis RG, et al.: 2014 AHA/ACC guideline for the management of patients with non–St-elevation acute coronary syndromes: a report of the American College of Cardiology/American Heart Association Task Force on Practice Guidelines, *Circulation* 130:e344–e426, 2014.
28. Than M, Herbert M, Flaws D, Cullen L, et al.: What is an acceptable risk of major adverse cardiac event in chest pain patients soon after discharge from the emergency department? *Int J Cardio* 166:752–754, 2013.
29. Jaffe AS, Apple FS: High-sensitivity cardiac troponin: hype, help, and reality, *Clin Chem* 56:342–344, 2010.
30. Than M, Cullen L, Aldous S, et al.: A 2-hour accelerated diagnostic protocol to assess patients with chest pain symptoms using contemporary troponins as the only biomarker: the ADAPT Trial, *J Am Coll Cardiol* 59:2091–2098, 2012.
31. Goodacre S, Bradburn M, Cross E, et al.: RATPAC Research Team. The Randomised Assessment of Treatment using Panel Assay of Cardiac Markers) trial: a randomised controlled trial of point-of-care cardiac markers in the emergency department, *Heart* 97:190–196, 2011.
32. Body R, Carley S, McDowell G, et al.: Rapid exclusion of acute myocardial infarction in patients with undetectable troponin using a high-sensitivity assay, *J Am Coll Cardiol* 58:1332–1339, 2011.
33. Rubini Giménez M, Hoeller R, Reichlin T, et al.: Rapid rule out of acute myocardial infarction using undetectable levels of high-sensitivity cardiac troponin, *Int J Cardiol* 168:3896–3901, 2013.
34. Bandstein N, Ljung R, Johansson M, Holzmann MJ: Undetectable high-sensitivity cardiac troponin T level in the emergency department and risk of myocardial infarction, *J Am Coll Cardiol* 63:2569–2578, 2014.
35. Body R, Burrows G, Carley S, et al.: High sensitivity cardiac troponin T levels below the limit of detection to exclude acute myocardial infarction: a prospective evaluation, *Clin Chem* 61:983–989, 2015.
36. Reichlin T, Schindler C, Drexler B, et al.: One-hour rule-out and rule-in of acute myocardial infarction using high-sensitivity cardiac troponin T, *Arch Intern Med* 172:1211–1218, 2012.
37. Reichlin T, Cullen L, Parsonage WA, et al.: Two-hour algorithm for triage toward rule–out and rule-in of acute myocardial infarction using high-sensitivity cardiac troponin T, *Am J Med* 128:369–379, 2015.
38. Hamm CW, Bassand JP, Agewall S, et al.: ESC Committee for Practice Guildeines. ESC Guidelines for the management of cute coronary syndromes in patients presenting without persistent ST-segment elevation: The Task Force for the management of acute coronary syndromes (ACS) in patients presenting without persistent ST-segment elevation of the European Society of Cardiology (ESC), *Eur Heart J* 32:2999–3054, 2011.
39. Maisel A, Mueller C, Neath S-X, et al.: Copeptin helps in the early detection of patients with acute myocardial infarction: primary results of the CHOPIN trial (Copeptin Helps in the Early Detection of PAtients with Acute Myocardial Infarction), *J Am Coll Cardiol* 62:150–160, 2013.
40. Mockel M, Searle J, Hamm CW, et al.: Early discharge using single cardiac troponin and copeptin

testing in patients with suspected acute coronary syndrome (ACS): a randomized, controlled clinical process study, *Eur Heart J* 36:369–376, 2015.
41. Mueller M, Biener M, Vafaie M, et al.: Absolute and relative kinetic changes of high-sensitivity cardiac troponin T in acute coronary syndrome and in patients with increased troponin in the absence of acute coronary syndrome, *Clin Chem* 58:209–218, 2012.
42. Alpert JS, Thygesen KA, White HD, Jaffe AS: Diagnostic and therapeutic implications of type 2 myocardial infarction: review and commentary, *Am J Med* 127:105–108, 2014.
43. Jaffe A, Apple FS, Lindahl B, et al.: Why all the struggle about CK-MB and PCI? *Eur Heart J* 33:1046–1048, 2012.
44. Jacobs LH, van de Kerkhof J, Mingels AM, et al.: Haemodialysis patients longitudinally assessed by highly sensitive cardiac troponin T and commercial cardiac troponin T and cardiac troponin I assays, *Ann Clin Biochem* 46:283–290, 2009.
45. Ong P, Athanasiadis A, Hill S, et al.: Coronary artery spasm as a frequent cause of acute coronary syndrome: The CASPAR (Coronary Artery Spasm in Patients with Acute Coronary Syndrome) study, *J Am Coll Cardiol* 52:523–527, 2008.
46. Saaby L, Poulsen TS, Hosbond S, et al.: Classification of myocardial infarction: frequency and features of type 2 myocardial infarction, *Am J Med* 126:789–797, 2013.
47. Saaby L, Poulsen TS, Diederichsen ACP, et al.: Mortality rate in type 2 myocardial infarction: observations from an unselected hospital cohort, *Am J Med* 127:295–302, 2014.
48. Landesberg G, Jaffe AS, Gilon D, et al.: Troponin elevation in severe sepsis and septic shock: the role of left ventricular diastolic dysfunction and right ventricular dilatation, *Crit Care Med* 42:790–800, 2014.
49. Lankeit M, Jiménez D, Kostrubiec M, et al.: Predictive value of the high-sensitivity troponin T assay and the simplified pulmonary embolism severity index in hemodynamically stable patients with acute pulmonary embolism: a prospective validation study, *Circulation* 124:2716–2724, 2011.
50. Meyer G, Vicaut E, Danays T, et al.: Fibrinolysis for patients with intermediate-risk pulmonary embolism, *N Engl J Med* 370:1402–1411, 2014.
51. Rapezzi C, Longhi S, Graziosi M, et al.: Risk factors for diagnostic delay in acute aortic dissection, *Am J Cardiol* 102:1399–1406, 2008.
52. Teksam O, Gumus P, Bayrakci B, et al.: Acute cardiac effects of carbon monoxide poisoning in children, *Ann Emerg Med* 17:192–196, 2010.
53. Januzzi Jr JL, Filippatos G, Nieminen M, Gheorghiade M: Troponin elevations in patients wtih heart failure: on behalf of the third universal definition of myocardial infarction Global Task Force: Heart Failure Section, *Eur Heart J* 33:2265–2271, 2012.

8 其他生物标志物与可疑心肌梗死患者的评价

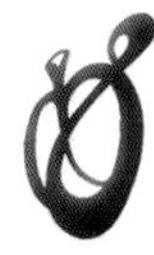

Christian Mueller
董雪琪 译 刘亚欣 审校

引言

心肌肌钙蛋白（cTn）是评估急性心肌梗死疑似患者的首选生物标志物（见第7章）[1-4]。此外，有一些其他的生物标志物，除了能反映心肌梗死的原因和导致的后果（如炎症、凝血激活、内皮功能障碍和血流动力学改变）外，也可能提供与心肌肌钙蛋白检测互补的信息。因其能够反映潜在病理生理学过程，目前已进行了许多有关研究以了解这些生物标志物检测是否可以辅助心肌肌钙蛋白对心肌梗死进行诊断或风险分层，特别是在急性心肌梗死发作后的最初几个小时内，常规心肌肌钙蛋白测定法对诊断心肌梗死敏感度较低[1-10]。

这些生物标志物的检测尽管有令人信服的检验原理和转化科学支撑，但在常规临床实践中，它们的临床应用价值有限。因此，目前替代性生物标志物在临床上的应用低于10年前人们对其临床应用价值的预期。本章对心血管生物标志物（除心肌肌钙蛋白外）的基本原理，应用于诊断和预后的现有证据进行了讨论，并对这些生物标志物的临床应用进行了更深入的探讨。

心血管生物标志物的合理探索

心肌肌钙蛋白因其在诊断和临床决策上的重要价值而成为经典的心血管生物标志物，但它或其他与坏死相关的生物标志物仅在心肌损伤发生后才能被检测到，因此测定心肌肌钙蛋白不能了解心肌损伤的病理生理学原因。此外，心肌细胞骨架破坏需要一定的时间，这会导致外周血中心肌肌钙蛋白浓度增加延迟。因此，使用常规心肌肌钙蛋白检测需要对患者进行连续取样并延长监测6～12小时（见第7章）。然而，敏感和高敏感心肌肌钙蛋白检测应用于临床后，大大减少和改变了这方面的需求[1-10]。此外，由于心肌肌钙蛋白是心肌梗死定义中不可或缺的一部分[3-4]，在缺乏任何其他“金标准”的情况下，在研究工作中，更倾向于采用心肌肌钙蛋白检测作为诊断标准，这使得任何其他生物标志物几乎不可能替代心肌肌钙蛋白的价值和地位[4-5]。

因此，在临床实践中，其他生物标志物的作用更可能是作为心肌肌钙蛋白的补充而不是替代[4-5]。理论上，从心肌梗死［冠状动脉斑块破裂伴远端血栓栓塞和（或）冠状动脉闭塞］发作到心肌肌钙蛋白作为结构蛋白出现在外周循环中，仍会存在一段时间延迟[4-5]。此外，使用现有方法检测出外周循环中心肌肌钙蛋白升高仅提示存在心肌损伤，而不能反映潜在的病因，因此心肌肌钙蛋白升高，尤其是仅轻度升高时还需要考虑多种非缺血性疾病可能[1-5]。因此，反映其他病理生理信号［如斑块破裂和（或）斑块侵蚀］的替代生物标志物（见第3章）、急性心肌梗死发作时即持续存在生物标志物、反映无坏死心肌缺血的生物标志物（用于检测不稳定型心绞痛）或者只在部分心肌梗死患者中存在且与特定病理生物学相关的生物标志物，它们可能有助于区分心肌梗死的各

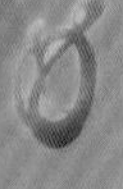

种亚型（尤其是 1 型和 2 型；见第 1 章），以便对患者进行更加个性化及有针对性的管理（图 8-1）[1-5]。

诊断应用

目前为止，寻找比心肌肌钙蛋白更敏感或比心肌肌钙蛋白更早升高的心肌坏死生物标志物的相关研究大多没有成功。只有肽素比较成熟，可以用于早期诊断急性心肌梗死；因此，我们将对此进行更详细的讨论[5-13]。

提示缺血的生物标志物

肽素

肽素（copeptin）是一种存在于血液的生物标志物，目前已经能够对其进行可靠的分析并测量，因此已经应用于临床[5-10]。精氨酸加压素（AVP）通过介导抗利尿作用调节体液平衡（因此曾被称为“抗利尿激素”），通过强大的小动脉血管收缩作用调节血管张力。它以原激素的形式从垂体分泌，然后从其前体中裂解出来。该原激素的其余部分称为肽素，从分析的角度来看，它比精氨酸加压素更稳定，因此具有独特的优势。

目前的观点认为，内源性应激是 AVP 和（或）肽素释放的主要触发因素。由于内源性应激在急性心肌梗死发病时就已经存在，因此理论上，与其他坏死生物标志物相比，肽素具有优势，因为它能够在症状出现后早期（即使心肌肌钙蛋白仍然正常）帮助我们识别急性缺血和心肌梗死（图 8-2）[5-10]。

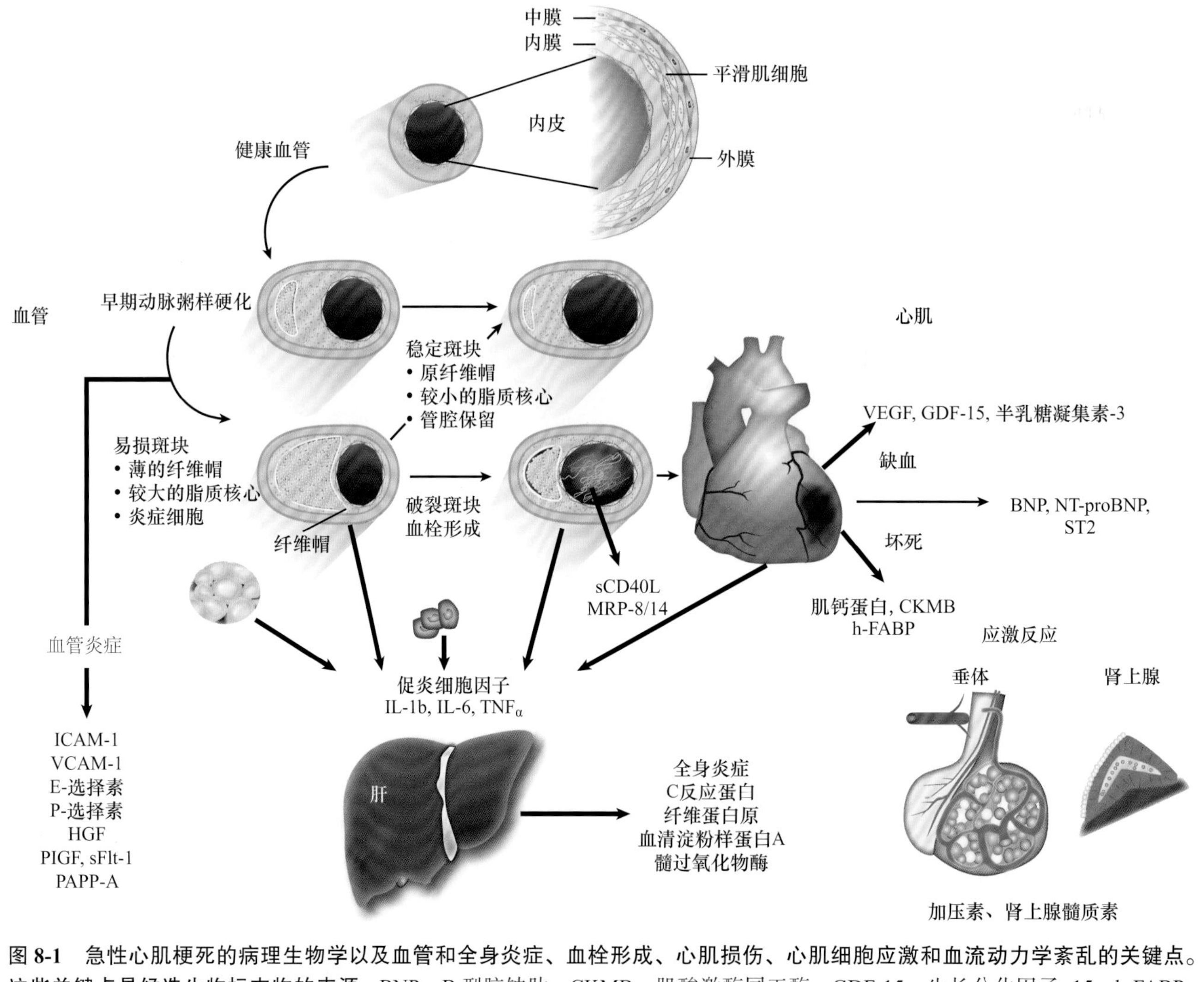

图 8-1　急性心肌梗死的病理生物学以及血管和全身炎症、血栓形成、心肌损伤、心肌细胞应激和血流动力学紊乱的关键点。这些关键点是候选生物标志物的来源。BNP，B 型脑钠肽；CKMB，肌酸激酶同工酶；GDF-15，生长分化因子 -15；h-FABP，心肌型脂肪酸结合蛋白；HGF，肝细胞生长因子；ICAM-1，细胞间黏附分子 -1；IL，白介素；MRP，髓样相关蛋白；NT-proBNP，氨基末端 B 型脑钠肽前体；PAPP-A，妊娠相关血浆蛋白 -A；PlGF，胎盘生长因子；sFlt，可溶性 fms 样酪氨酸激酶；TNF，肿瘤坏死因子；VCAM-1，血管细胞黏附分子 -1；VEGF，血管内皮生长因子；ST2：生长刺激表达基因 2 蛋白

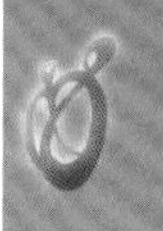

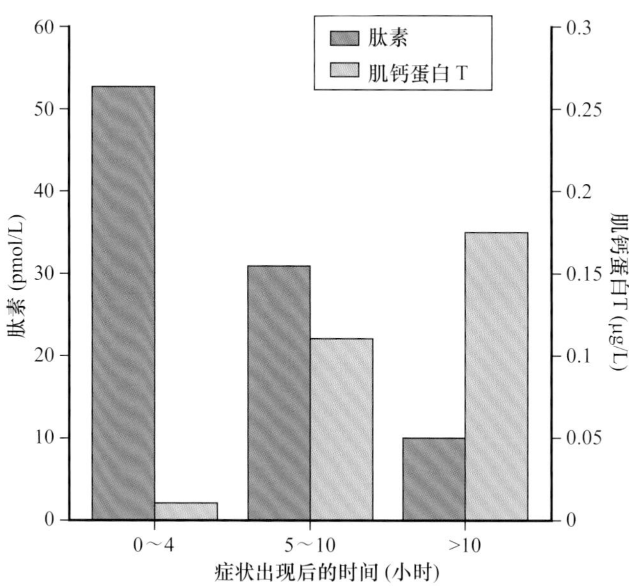

图 8-2 急性心肌梗死患者胸痛发作时间与肽素、心肌肌钙蛋白水平的关系。(From Reichlin T, et al: Incremental value of copeptin for rapid rule out of acute myocardial infarction. J Am Coll Cardiol 54: 60-68, 2009.)

由于内源性应激和可检测到心肌细胞损伤的时间进程似乎互补，因此肽素可能是一个理想的标志物以弥补心肌梗死后早期常规心肌肌钙蛋白检测方法敏感度不足的缺陷。在发病初期，肽素与常规第 4 代心肌肌钙蛋白 T 联合使用可以显著增加诊断的准确度（表 8-1 和图 8-3A）[5-10]。这些发现在一项研究中被首先报道，随后几项大型诊断研究、一项开放标签的随机管理试验和一项 meta 分析（该 meta 分析总共纳入 9000 多名患者、14 项研究）证实了上述结论[5-10]。与肽素联合使用时，心肌肌钙蛋白检测的敏感度是评价肽素临床价值的重要决定因素[5-10]。与常规心肌肌钙蛋白检测结合使用时，肽素可显著提高诊断准确性，但与高敏感心肌肌钙蛋白一起测试时，准确度的增益要小得多（见图 8-3B）。

肽素的水平也与死亡风险密切相关。肽素的升高与全因死亡率相关，与心肌肌钙蛋白升高的相关风险相似（比值比分别为 5.6 和 6.8）[9]。此外，肽素似乎可以修正与心肌肌钙蛋白水平相关的死亡风险（图 8-4）。

肽素对临床医生最有吸引力的潜在应用价值可能在于双标志物策略中使用它来早期排除急性心肌梗死。急诊就诊的急性胸痛患者心肌肌钙蛋白初测值为阴性（低于第 99 百分位数），同时肽素水平低（如＜ 10 pmol/L）时，最终诊断为心肌梗死的可能性较低。因此，生物标志物双阴性诊断急性心肌梗死的阴性预测值较高（如果使用高敏感心肌肌钙蛋白检测，则为 98% ~ 99%），可能有助于双阴性患者从急诊快速出院，而不需要对其再进行心肌肌钙蛋白动态监测。一项开放标签的多中心随机对照研究评估了该方法的安全性和有效性，并与标准程序（3 ~ 6 小时后行第 2 次心肌肌钙蛋白检测）进行了比较，研究结果支持该策略的安全性[8]。在 920 例疑似急性冠脉综合征（ACS）患者中，标准程度组 30 天内主要不良心血管事件发生率为 5.17%（95% 置信区间，3.30% ~ 7.65%），应用肽素组为 5.19%（95% 置信区间，3.32% ~ 7.69%）。低肽素组出院患者的不良事件发生率为 0.6%。然而，临床医生应该意识到，由于缺血后肽素水平迅速下降，当患者出现症状至就诊间隔时间较长（如＞ 6 小时），可能导致假阴性结果。

表 8-1 急性心肌梗死诊断的生物标志物 *

特征	曲线下面积（95% 可信区间）	联合高敏心肌肌钙蛋白 T 的曲线下面积（95% 可信区间）
hs-cTnT 和 hs-cTnI	0.96（0.94 ~ 0.98）	
c-TnT	0.90（0.86 ~ 0.94）	
肽素	0.75（0.69 ~ 0.81）	0.96（0.94 ~ 0.98）
肽素＋ c-TnT	0.97（0.95 ~ 0.98）	
h-FABP	0.59（0.48 ~ 0.70）	0.88（0.86 ~ 0.90）
sFlt-1	0.70（0.64 ~ 0.76）	0.96（0.95 ~ 0.98）
PIGF	0.60（0.54 ~ 0.66）	0.96（0.95 ~ 0.98）
MPO	0.63（0.59 ~ 0.68）	0.95（0.92 ~ 0.97）
MRP8/14	0.65（0.60 ~ 0.69）	0.95（0.92 ~ 0.97）
PAPP-A	0.62（0.57 ~ 0.67）	0.95（0.93 ~ 0.97）
CRP	0.59（0.54 ~ 0.64）	0.95（0.93 ~ 0.97）

cTn，心肌肌钙蛋白；CRP，C 反应蛋白；h-FABP，心肌型脂肪酸结合蛋白；hs，高敏；MPO，髓过氧化物酶；MRP，髓样相关蛋白；PAPP-A，妊娠相关血浆蛋白 -A；PlGF，胎盘生长因子；sFlt，可溶性 fms 样酪氨酸激酶。* 在急诊科就诊时获得的生物标志物水平。
Adapted from Rubini Gimenez M，Twerenbold R，Mueller C：Beyond cardiac troponin：recent advances in the development of alternative biomarkers for cardiovascular disease. Expert Rev Mol Diagn 15：547-556，2015.

其他可能的缺血生物标志物

其他缺血生物标志物，如缺血修饰白蛋白或非结合游离脂肪酸，虽然有相关研究用于诊断疑似心肌梗死，但未获得一致性证据，因此不推荐临床使用。关于微小核糖核酸（microRNA）作为候选生物标志物的相关研究的讨论，请参见“展望”部分。

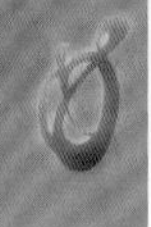

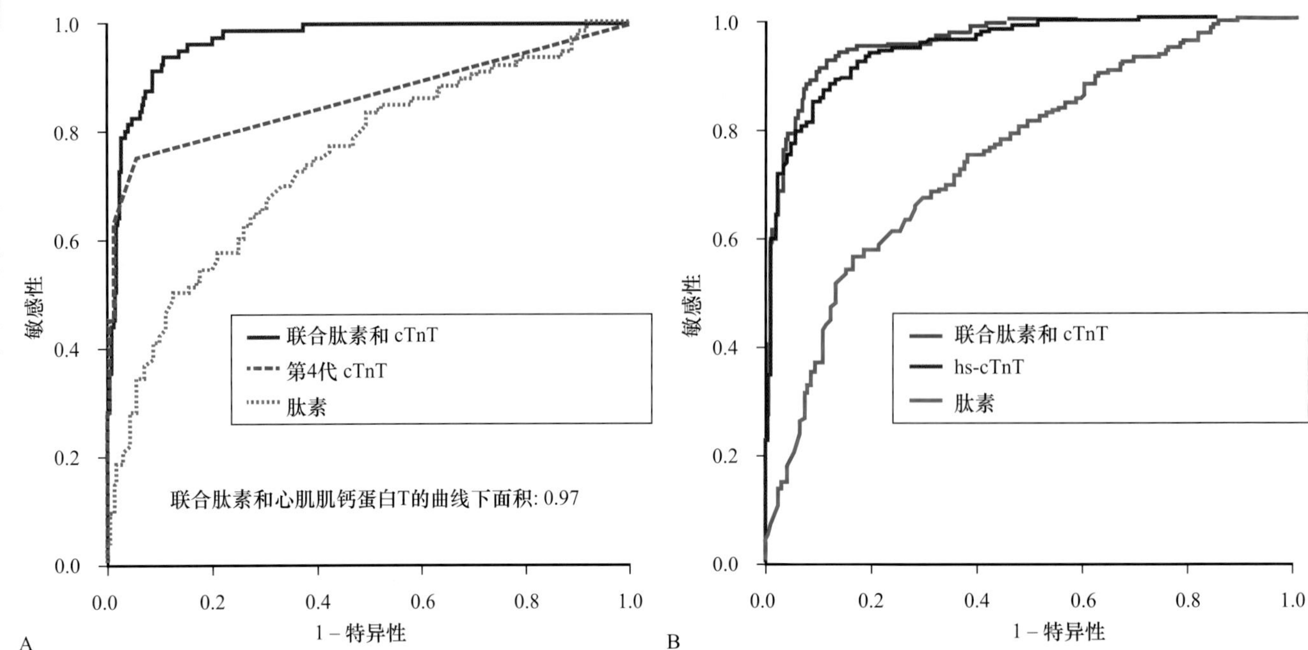

图 8-3　受试者工作特性曲线下面积量化结果显示，与常规的心肌肌钙蛋白（cTn）测定一起使用时，如（**A**）第四代 cTnT 测定，肽素可以显著提高诊断的准确性；但与（**B**）高敏（hs）cTn 一起使用时，其准确性仅略有提高。（Adapted from Reichlin T, et al：Incremental value of copeptin for rapid rule out of acute myocardial infarction. J Am Coll Cardiol 54：60-68，2009.）

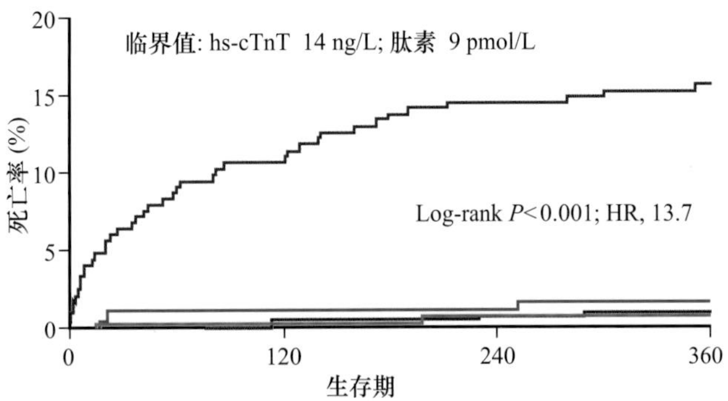

图 8-4　根据高敏心肌肌钙蛋白 T（hs-cTnT）和肽素水平分层，急诊疑似急性心肌梗死患者的死亡率。两项标志物均升高的患者为高风险患者（红色），而仅 hs-cTnT 升高（蓝色）、仅肽素升高（绿色）或两项指标均正常的患者（紫色）死亡风险较低。HR，风险比。（Courtesy of C. Mueller，unpublished data.）

坏死生物标志物

总体原则

目前，除了心肌肌钙蛋白外，其他坏死生物标志物似乎对急性心肌梗死没有附加的诊断价值。当无法检测心肌肌钙蛋白时，肌酸激酶 MB 检测是次佳的选择（通过质量测定法测量）。肌酸激酶 MB 在骨骼肌中占 1% ～ 3%，并少量存在于肠道、膈肌、子宫和前列腺中，故这些器官特别是骨骼肌发生重大损伤时，肌酸激酶 MB 诊断心肌梗死的特异度会降低。乳酸脱氢酶、天冬氨酸氨基转移酶和总肌酸激酶虽然曾具有诊断意义，但由于其对心肌损伤诊断的特异度较低，现在不能用于诊断心肌梗死。肌红蛋白在骨骼肌中的含量高，因此也具有相同的局限性。由于肌红蛋白分子量较小，在心肌坏死后可迅速升高，历史上曾作为心肌梗死的早期标志物。然而现代研究已证明，在检测心肌肌钙蛋白和高敏感心肌肌钙蛋白的基础上，联合肌红蛋白检测不会增加额外的诊断价值。

心肌型脂肪酸结合蛋白

心肌型脂肪酸结合蛋白（h-FABP）是一种参与长链脂肪酸向心肌细胞运输的可溶性小胞质蛋白，在心肌细胞损伤时迅速释放进入循环。由于 h-FABP 体积较小（15 kDa）且具有可溶性，它比 cTn 等结构结合分子可以更快地释放[5,11-14]。因此，h-FABP 被认为是心肌梗死的早期敏感标志物[5]。大多数提示 h-FABP 具有潜在临床价值的数据是在临床引入敏感和高敏感心肌肌钙蛋白检测之前获得的。h-FABP 与敏感和高敏感心肌肌钙蛋白联合检测时，关于 h-FABP 是否对可疑心肌梗死患者（包括发病早期患者亚组）提供额外的诊断价值，现有研究数据并不一致[5,11-14]。h-FABP 在一些国家被允许用于临床，并常规用于一些中心。

斑块不稳定性的生物标志物

炎症在动脉粥样硬化斑块的形成中起关键作用（见第 3 章），可导致斑块稳定性降低和斑块破裂，通常发生在心肌细胞损伤前数分钟到数天不等。因此，斑块不稳定性的生物标志物可作为合理的候选标志物在急性心肌梗死的早期诊断中提供附加价值（见图 8-1）[5,15-19]。目前已经开发了至少 6 种候选生物标志物用于临床研究：C 反应蛋白（CRP）、髓过氧化物酶（MPO）、髓样相关蛋白 8/14（MRP-8/14）、妊娠相关血浆蛋白 -A（PAPP-A）、血管生成因子血管内皮生长因子受体 1［也称为 fms 样酪氨酸激酶（Flt-1）］和胎盘生长因子（PlGF）[5,15-19]。尽管有很强的病理生理学基础，但方法学上尚无可靠的诊断性研究能证明 CRP、MPO、MRP-8/14、PAPP-A 或血管生成标志物具有令人信服的临床诊断效用（见表 8-1）[5,15-26]。尤其这些标志物缺乏对冠状动脉炎症甚至心血管炎症过程的特异性，这会导致阳性预测值极低，影响诊断的准确性。相关研究的示例将在下文中详细讨论。

髓过氧物酶

MPO 是一种多形核中性粒细胞和巨噬细胞响应炎性刺激而产生的血红蛋白，它催化氯化物和过氧化氢合成次氯酸盐[27]。MPO 参与了低密度脂蛋白颗粒中脂质的氧化，被认为可以促进动脉粥样硬化斑块中泡沫细胞的形成。与稳定型心绞痛患者相比，在 ACS 患者的罪犯血管病变中可以更容易地发现生成 MPO 的炎性细胞，且数量更多。MPO 与金属蛋白酶联合促进了动脉粥样硬化胶原层的降解、侵蚀并增加破裂的风险[28]。

冠心病患者的 MPO 浓度升高，稳定性冠心病、不稳定型心绞痛和急性心肌梗死患者的 MPO 浓度呈梯度增加。在未患 ACS 的患者中，MPO 水平的升高与将来患冠心病的风险相关，在已患有 ACS 的患者中则与出现重大心血管事件的风险升高有关。在一个包括 604 位疑似患者的队列中，MPO 浓度升高与较高发生重大心血管事件的风险相关，且 MPO 升高者最终诊断为不稳定型心绞痛或心肌梗死的可能性更高[28]。基于这些发现，MPO 的高通量测定已用于临床。然而，由于缺乏特异性，MPO 的临床应用受到限制。如在感染性、炎性或浸润性疾病中，只要中性粒细胞和巨噬细胞被激活，MPO 浓度即出现升高。

血管生成因子

血管生成因子不仅在动脉粥样硬化的发生和发展中十分重要，与心肌梗死的发病机制也可能有关[5,15-19]。Flt-1 在内皮细胞和巨噬细胞上表达，不仅可以与血管内皮生长因子结合，还可以与一种血小板衍生蛋白 PlGF 结合。PlGF 可以促进动脉粥样硬化的炎症过程，包括聚集循环中的巨噬细胞，介导动脉粥样硬化内膜增厚。在急性心肌梗死患者中，无论 cTn 浓度如何 PlGF 都会增加，这表明它是动脉粥样硬化血栓形成底物（例如不稳定斑块，斑块破裂或血栓形成）的生物标志物[5,15-19]。可溶性 Flt-1（sFlt-1）是一种不具有跨膜和细胞内酪氨酸激酶结构域的 Flt-1，是 PlGF 潜在的内源性对手。sFlt-1 被认为能够捕获 PlGF，从而抑制 PlGF 与位于巨噬细胞和内皮细胞上的受体相结合[5,15-19]。

在急性心肌梗死持续期间，血液中 sFlt-1 和 PlGF 的浓度均出现变化，因此将它们作为诊断工具有很强的理论依据。一项在出现心肌梗死症状的患者中进行的多中心研究将 sFlt-1 和 PlGF 的浓度与第四代 cTnT 测定和 hs-cTnT 测定的结果进行了比较。cTnT 和 sFlt-1 的组合可改善 cTnT 单独检测心肌梗死的性能，使出现症状时的阴性预测值达到 98.3%，但是 sFlt-1、PlGF 与 hs-cTnT 一起使用时并未增加诊断价值（两种情况的曲线下面积均为 0.96）（见表 8-1）[19]。尽管 sFlt-1 和 PlGF 与长期死亡率有密切而独立的联系，但由于大多数国家和地区均已选择敏感和高敏感 cTn 检测作为临床标准，sFlt-1 和 PlGF 在心肌梗死诊断方面似乎没有临床价值。但 sFlt-1 和 PlGF 与斑块不稳定性和冠状动脉疾病的联系使其有助于区分 1 型心肌梗死（斑块破裂）和 2 型心肌梗死（需氧量增加）[5,19]。该假说目前正在研究。

预后应用

尽管在过去的二十年里，大多数有关候选心血管生物标志物的研究表明，它们与 cTn 相比均不能改善诊断的准确性，但仍有许多血液标志物可用于识别具有高死亡风险和重大心血管事件复发风险的部分冠心病（包括急性心肌梗死）患者。如表 8-2 所示，有几种生物标志物不仅可以检测心肌损伤，而且可以帮助我们更好地判断患者预后。然而，目前

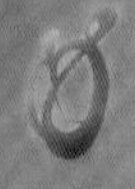

表 8-2 选定的心血管生物标志物的比较

特征	对预后的影响	对诊断的影响	对治疗的影响
坏死标志物			
肌酸磷酸激酶 -MB	+++	+++	++
肌红蛋白	+	+	+
心肌肌钙蛋白	++++	++++	++++
心肌功能障碍或应激的标志物			
心房利钠肽	++	++*	?
B 型脑钠肽	++++	++++*	+++
肽素	++	+++	?
前肾上腺髓质素	++	+	?
炎症标志物			
脂联素	++	?	?
C 反应蛋白	+++	?	++
生长分化因子 -15	+++	?	+
白介素 -6	+++	?	?
可溶性 ST2	++	?	?
肿瘤坏死因子 -α	++	?	?
缺血标志物			
胆碱	+	?	?
心肌型脂肪酸结合蛋白	++	++	?
缺血修饰白蛋白	+	+	?
斑块不稳定 / 破裂的标志物			
脂蛋白相关性磷脂酶 A2	++	?	?
基质金属蛋白酶 -9	++	?	?
髓过氧化物酶	++	++	?
胎盘生长因子	++	?	?
妊娠相关血浆蛋白 A	+++	+	?
分泌型磷脂酶 A2	+	?	?
可溶性细胞间黏附分子 1	+++	?	?
血小板活化的标志物			
可溶性 CD40 配体	++ / ?	?	?
可溶性 P 选择素	++	?	?

+，来自小样本量研究的一些证据；++，来自几项研究或一项大型研究或临床试验的中等强度证据；+++，来自几项大型研究或临床试验的良好证据；++++，极好的证据；？，相互矛盾的结果或没有可用或不适用的结果。* 对心力衰竭患者进行的分层。

From Hochholzer W，Morrow DA，Giugliano RP：Novel biomarkers in cardiovascular disease：update 2010. Am Heart J 160：583-94，2010.

这些生物标志物（除了脂质和 cTn 外）在确诊心肌梗死后的临床诊疗中并没有显著的作用。现有的最佳研究证据表明，最重要的管理决策（例如，关于早期侵入性评估的决策）仍然基于 cTn 作为唯一的生物标志物[20]。cTn 以外的生物标志物尽管与预后相关，但并无明确的临床意义，也不会影响急性心肌梗死患者的治疗。因此，目前这些生物标志物不推荐用于可疑或已确诊的心肌梗死患者的常规化验。然而，当临床医生需要更多信息对患者进行风险分层时，可以进行脑钠肽测量。

血流动力学应激的生物标志物

脑钠肽

脑钠肽（NP）可独立于其他临床和影像学数据（包括左心室射血分数）单独用于预测死亡和心力衰竭的发展[21-22]。NP 是血流动力学心脏应激的定量标志物，也是心力衰竭（临床或亚临床）的定量标志物。对于三种 NP［B 型脑钠肽（BNP），氨基末端 B 型脑钠肽前体（NT-proBNP）和中段心房利钠肽原（MR-proANP）］，临床检测方法已经成熟，且临界值也得到了很好的验证。这三种 NP 对急性心力衰竭诊断的准确性相当且都较高。NP 可因压力或容量超负荷而从左、右心室以及心房释放（图 8-5），其水平可以综合反映左心室收缩功能障碍、左心室舒张功能障碍、瓣膜功能障碍和右心室功能障碍的存在和严重程度。

在非 ST 段抬高型心肌梗死（NSTEMI）和 ST 段抬高型心肌梗死（STEMI）患者中，BNP 或 NT-proBNP 浓度升高预示死亡和新发和（或）复发性心力衰竭的风险增加 5 倍。来自 10 多个临床研究的数据一致显示，BNP 和 NT-proBNP 是预测心肌梗死后死亡和心力衰竭的最佳指标。在对来自美国国家心血管数据注册中心的 41 000 多例患者进行的一项研究中，在 BNP 浓度最高四分位数组，NSTEMI 和 STEMI 患者的院内死亡风险均超过了 10%，而在 BNP 浓度最低四分位数组，NSTEMI 和 STEMI 患者的院内死亡率分别为 1.3% 和 1.9%（图 8-6）[29]。

尽管有一致的证据支持应用 BNP 和 NT-proBNP 来鉴别心肌梗死后患者是否有死亡和心力衰竭的风险，但仍缺少充分的数据来指导临床医生依据检验结果制订医疗决策。ACS 后积极行冠状动脉血运重建术可能对 BNP 或 NT-proBNP 升高的患者有益[30]。

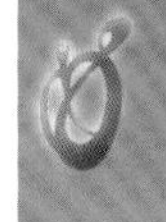

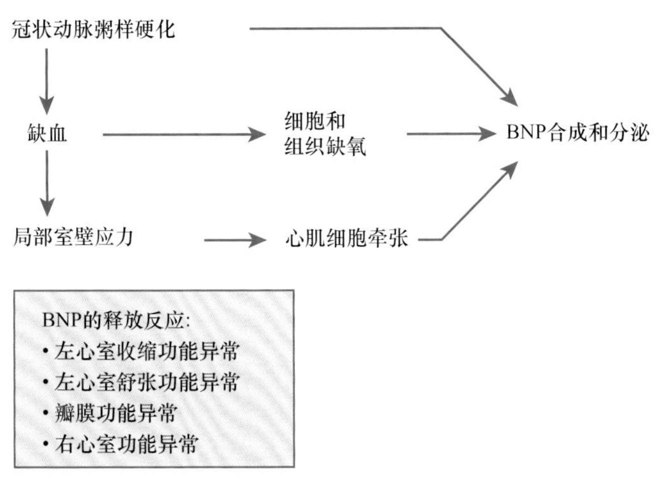

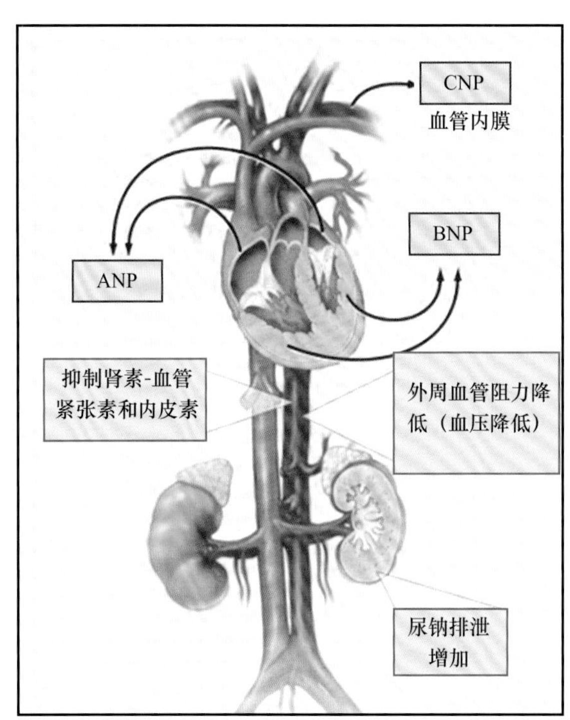

图 8-5　冠状动脉缺血性疾病中钠尿肽的释放机制。钠尿肽的循环浓度通过综合左心室收缩功能障碍、左心室舒张功能障碍、瓣膜功能障碍和右心室功能障碍的程度来量化心脏血流动力学应激。ANP，心房利钠肽；BNP，B 型脑钠肽；CNP，C 型脑钠肽。（Adapted from Abdullah SM，de Lemos JA：Natriuretic peptides in acute and chronic coronary artery disease. In Morrow DA，editor：Cardiovascular biomarkers：pathophysiology and disease management. Humana Press，Totowa，NJ，2006.）

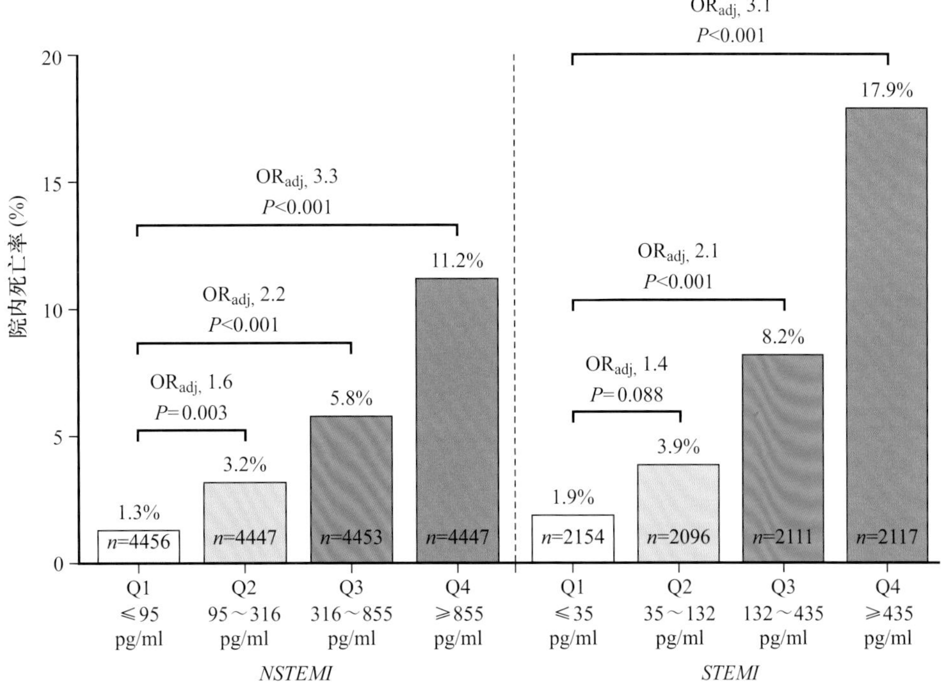

图 8-6　ACTION 注册 -GWTG 在 2008 年 7 月至 2009 年 9 月期间，美国 309 家医院的 41 683 名非 ST 段抬高型心肌梗死（NSTEMI）患者和 27 860 名 ST 段抬高型心肌梗死（STEMI）患者中，依据脑钠肽四分位数（Q）的院内死亡率。根据年龄、血清肌酐、收缩压、心肌肌钙蛋白、心力衰竭、休克、ST 段偏斜、心律和周围动脉疾病的病史调整比值比（OR）。（From Scirica BM，et al：Association between natriuretic peptides and mortality among patients admitted with myocardial infarction：a report from the ACTION Registry（R）-GWTG™. Clin Chem 59：1205-1214，2013.）

然而，两项回顾性研究评估了 BNP 和 NT-proBNP 在选择患者实施侵入性治疗策略方面的作用，结果似乎相互矛盾。在 TACTICS-TIMI 18 试验的一项亚研究中，BNP 水平与 ACS 后的死亡风险密切相关，但 BNP 未能识别出可从早期侵入性治疗中获益的亚组。相比之下，在一项 FRISC Ⅱ 亚组研究中，对患有 ACS 且血浆 NT-proBNP 和白介素 -6（IL-6）水平升高的患者采取早期侵入性治疗而非保守治疗时，生存获益（图 8-7）。虽然来自单一中心的这些研究结果支持了 NP 升高的高危患者可从有创评估和血运重建中获得最大收益，但尚无足够证据支持在临床上常规应用 NP。

因此，在缺乏明确治疗意义的情况下，心肌梗死患者中 BNP 和 NT-proBNP 的临床应用目前仅限于风险分层，建议联合使用 NP 与 cTn 和其他临床风险指标以加强预后评估。

血流动力学应激的新型生物标志物

心肌梗死患者的临床结局主要由左心室功能受损程度决定（见第 11 章和第 13 章）。因此，一些非侵入性检查，若能够反映与缺血或梗死相关的心肌应激程度，就有希望用于指导预后，为可能的治疗提供信息。除 NP 外，其他几个血流动力学应激的

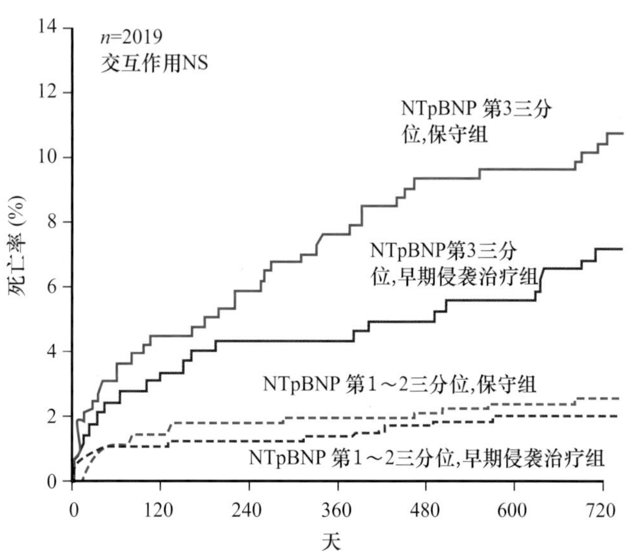

图 8-7　巢式生物标志物分析中，随机分入早期侵袭治疗策略组和保守治疗策略组的非 ST 段抬高型急性冠脉综合征患者的 2 年死亡率。数据通过氨基末端 B 型脑钠肽前体（NTpBNP）的基线浓度进行分层。（Adapted from Jernberg T，et al：N-terminal pro-brain natriuretic peptide in relation to inflammation，myocardial necrosis，and the effect of an invasive strategy in unstable coronary artery disease. J Am Coll Cardiol 42：1909-1916，2003.）

候选生物标志物也已成为不良预后的有力预测因子，尤其是在死亡和心力衰竭方面。这些应激标志物的识别主要是通过观察它们是否是由血流动力学应激诱导产生，或者是否与体内的血流动力学参数改变相关。这些候选标志物反映了心肌细胞应激增加的广泛病理生理学继发效应（图 8-8）。ST2 和肾上腺髓质素是两个热点研究的标志物，在某些国家可用于心血管临床实践。

ST2

ST2，也被称为 IL-1 受体样 -1，是一种机械调节蛋白，是 IL-1 受体家族的成员。可溶性 ST2 有一个信号序列使其能够从各种类型的细胞（包括受到机械应变的心肌细胞）中分泌。一个更大的膜锚定形式的 ST2 称为 ST2L。ST2 的配体 IL-33 也可以被拉伸的心肌细胞诱导和释放。在发生心脏疾病或损伤时，IL-33 与 ST2L 的结合在实验模型中可起到心脏保护作用。可溶性 ST2 似乎是一种诱骗受体，与循环中的 IL-33 结合，从而通过使其不能作用于 ST2L 的心脏保护信号而减弱其作用。ST2 的表达在急性心肌梗死患者机械应变 1 小时后即显著上调，并与该人群的不良重塑有关。心肌梗死患者中高水平的 ST2 提示发病后 30 天和发病后 1 年内心血管死亡或心力衰竭的风险高出 3 倍以上[31]。虽然 ST2 浓度在心肌损伤较大的患者中较高，但作为梗死面积的指标，ST2 与 cTn 峰值的相关性较弱。这表明，ST2 不仅是一个血流动力学应激的标志物，它还可能通过不同于其他已知生物标志物所检测的信号通路反映炎症、纤维化和不良心肌重构。

由于 ST2 反映的是心肌细胞损伤程度、炎症反应和机械应力的综合信息，因此理论上，ST2 具有治疗不良心脏重塑（见第 36 章）的潜力，或者 ST2 和（或）IL-33 信号通路本身就是干预靶点。一项针对 STEMI 患者的小样本量研究（$n=100$）运用心脏磁共振成像发现，12 ～ 24 周内 ST2 浓度升高与不良重塑有关。此外，研究表明醛固酮受体拮抗剂依普利酮可以减轻 ST2 升高的高危患者的中期不良重塑。目前，没有专业协会的指南明确推荐在急性心肌梗死患者中使用 ST2。

肾上腺髓质中段肽

肽肾上腺髓质素是一种有效的血管扩张剂，对心脏收缩、利尿和尿钠排泄也有影响。它的前体即前

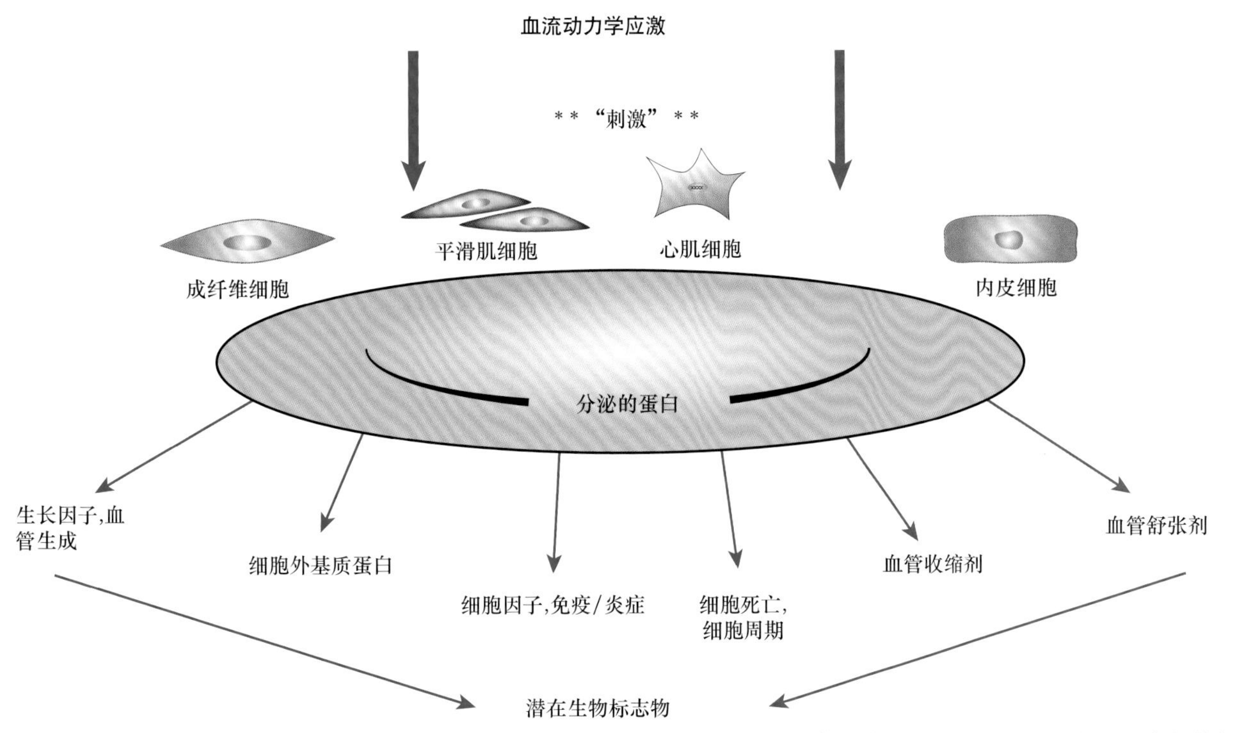

图 8-8 血流动力学应激刺激多种功能类型分泌蛋白的产生；当在血浆和（或）血清中检测到它们时，它们是血流动力学应激的潜在生物标志物

肾上腺髓质素，在心脏、肾上腺髓质、肺和肾合成、储存。心脏压力和容量超负荷都会刺激肾上腺髓质素的产生。由于肾上腺髓质中段肽（MR-proADM）的稳定性优于肾上腺髓质素，因此测定 MR-proADM 更为可靠。在急性心肌梗死患者中，MR-proADM 与心血管死亡或心力衰竭的风险具有独立相关性；同目前已应用于临床的其他心脏生物标志物（如 NP）一样，MR-proADM 对相关风险进行重新分类并改善了对相关风险的识别[32]。重要的是，与 ST2 相似，MR-proADM 与再发性缺血性事件的风险相关性更小（图 8-9）。

尽管已有报道 MR-proADM 和血管紧张素转化酶抑制剂在治疗稳定的缺血性心脏病患者中具有潜在相互作用[33]，但是 MR-proADM 可能有助于指导治疗心肌梗死患者不良重塑的这一假设仍需要进行前瞻性评估。

炎性生物标志物和预后

多种证据表明炎症过程是急性动脉粥样硬化血栓形成的主要因素，因此炎症反应介质，包括急性期蛋白、细胞因子和细胞黏附分子，作为心肌梗死患者的风险指标用于临床评估。作为典型的急性期反应物，CRP 曾是该领域的研究热点。超过 12 项临床研究证实了高敏感 CRP（hs-CRP）水平对 ACS 后初次住院或长期随访的心血管结局的预测能力。部分研究表明，与 hs-CRP 相关性最强的结局是死亡率和心力衰竭，而再发心肌梗死与之相关性较弱[30]。尽管这些研究发现非常重要并且支持炎症在 ACS 患者预后中的作用，但 hs-CRP 缺乏特异性，因此其临床应用受到限制。

尽管 hs-CRP 是第一个也是目前心肌梗死炎症标志物中研究得最好的一个标志物。但针对其他可能更直接地参与了 ACS 自然病程的炎症病理生物学生物标志物的研究也在不断进行。本章前面已讨论了 MPO，下面讨论该类别中另一个新兴候选生物标志物——生长分化因子 -15（GDF-15）。

生长分化因子 -15

GDF-15 属于转化生长因子 -β 超家族，最初是在活化的巨噬细胞中发现的。GDF-15 调节炎症和凋亡通路，这些信号通路参与了多种器官的发育、分化和组织修复。GDF-15 的表达在恶性肿瘤、损伤、缺血或其他形式应激后的多种组织中均上调。心肌细胞缺血再灌注时会表达和分泌 GDF-15。GDF-15 还与内皮依赖性血管舒张减弱、斑块负担和左心室质量增加、左心室射血分数降低以及冠心病和心力

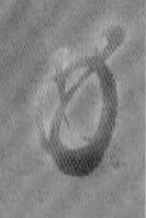

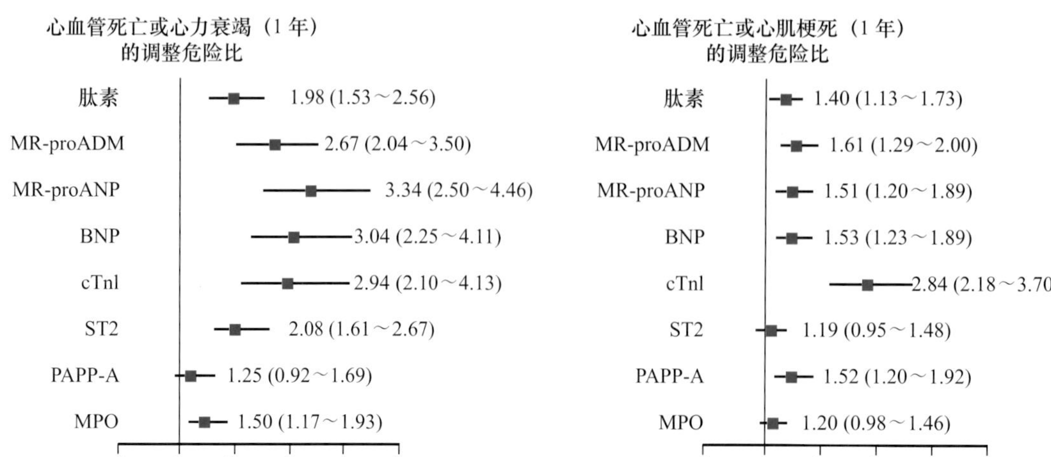

图 8-9 在 MERLIN-TIMI 36 临床试验中，将 4432 名非 ST 段抬高型急性冠脉综合征患者随机分为雷诺拉嗪组和安慰剂组，并随访 1 年，对多个候选生物标志物同时评估。图中显示与坏死、炎症和血流动力学应激的单个生物标志物升高相关的 1 年不良心血管结局的调整风险。临床模型包括年龄大于 65 岁、冠状动脉疾病（CAD）、CAD 危险因素、静息痛≥ 2 次、长期使用阿司匹林、ST 段压低、心力衰竭病史和肌酐清除率小于 60 ml/min。每个生物标志物单独加入临床模型。BNP，B 型钠尿肽；cTnI，心肌肌钙蛋白 I；MPO，髓过氧化物酶；MR-proADM，肾上腺髓质中段肽；MR-proANP，中段心房利钠肽原；PAPP-A，妊娠相关血浆蛋白 -A。（From O'Malley RG，et al：Prognostic performance of multiple biomarkers in patients with non-ST-segment elevation acute coronary syndrome：analysis from the MERLIN-TIMI 36 trial［Metabolic Efficiency With Ranolazine for Less Ischemia in Non-ST-Elevation Acute Coronary Syndromes-Thrombolysis In Myocardial Infarction 36］. J Am Coll Cardiol 63：1644-1653，2014.）

衰竭的临床表现有关。

多项研究为 GDF-15 与心肌梗死患者不良预后之间的关系提供了一致性证据。例如，在对 2081 例非 ST 段抬高型急性冠脉综合征（NSTE-ACS）患者的分析中，GDF-15 的血液循环浓度是 1 年死亡率的一个强有力的独立标志物。在本研究中，约 2/3 的患者 GDF-15 水平高于健康对照组的正常上限（1200 ng/L）；1/3 患者的浓度超过 1800 ng/L。GDF-15 的三分位数增加与 1 年累积死亡风险增加相关，范围从 1.5% 到 14.1%。此外，与 cTn、NT-proBNP、CRP 和临床因素相比，这种预后关系是递增的。与其他生物标志物相比，GDF-15 的 1 年死亡率 C 统计量最高，为 0.76（NT-proBNP 为 0.74；CRP 为 0.63）。这些发现在另一组 1142 例心肌梗死患者和 479 例未经选择的急性胸痛患者（30% 为急性心肌梗死患者）的队列中得到了证实。GDF-15 还显著提高了 GRACE 风险评分的区分能力（见第 11 章）。

在治疗方面，通过对 FRISC- Ⅱ试验的亚组分析，将 NSTE-ACS 患者随机分配到侵入性治疗或保守治疗组，证实了 GDF-15 对临床决策的潜在辅助能力。cTn 升高但 GDF-15 低于 1200 ng/L 的患者风险较低，且没有从侵入性治疗中受益。相比之下，在 GDF-15 水平较高的患者中，采用侵入性策略可减少死亡或非致死性心肌梗死的发生（图 8-10）。GDF-15 不仅能提供独立的预后信息，而且可能影响治疗决策，且有可能成为具有临床价值的新型生物标志物，但是还需进一步的研究证实。

预后标志物和临床决策

虽然这些候选生物标志物与急性心肌梗死之间有很强的独立预后关联，但却并未在临床中广泛应用，这是为什么呢？在作者看来，可能有 7 个原因。第一，在临床实践中临床医生有义务为患者做出诊断，但没有义务对死亡或其他不良事件进行准确的风险评估。第二，临床上更倾向于应用更廉价、有效的风险分层工具，如 GRACE 评分和 TIMI 风险评分（见第 11 章）。第三，目前的指南推荐所有急性心肌梗死患者行影像学检查评估左心室功能[2]。这一宽松的影像学检查建议使得 NP 或其他“血流动力学应激”标志物难以提供直观的增量价值。第四，至关重要的一点，替代生物标志物的表型与治疗获益之间缺乏持续一致的相互关系。第五，血管紧张素转化酶抑制剂和血管紧张素受体阻滞剂广泛应用于治疗动脉性高血压，降低了因心肌应激生物标志物水平升高而可能受益于这些药物治疗的患者比例。第六，至少在欧洲，与其他血液检测相比，额外检测生物标志物费用更为昂贵。第七，医学教育中对于临床应用生物标志物的缺乏导致现有知识和其在

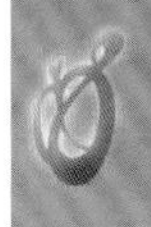

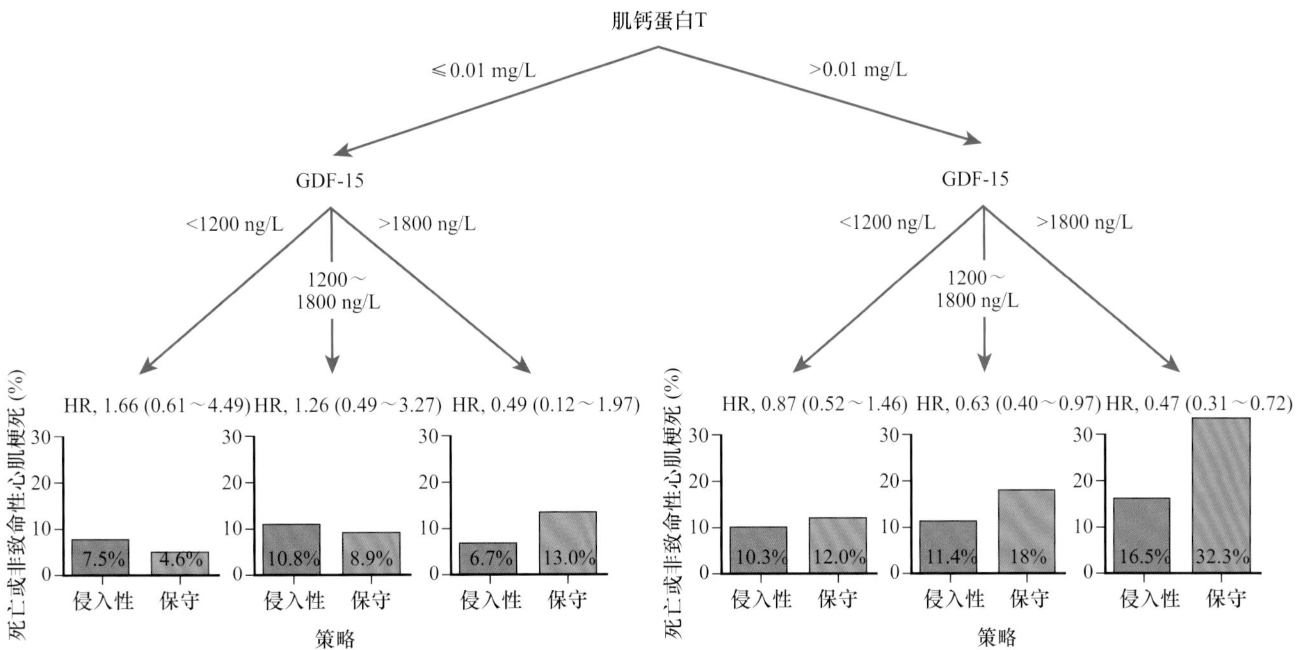

图 8-10　生长分化因子 -15（GDF-15）水平及治疗策略的影响。根据肌钙蛋白与 GDF-15 的水平和治疗策略，在 2 年随访中死亡和非致命性心肌梗死（MI）的发生率。Cox 回归分析比较保守治疗与侵入性治疗策略。HR，危险比。（From Hochholzer W, et al：Novel biomarkers in cardiovascular disease：update 2010. Am Heart J 160：583-594，2010.）

临床中的应用存在差距。

展望

本章介绍的生物标志物和候选生物标志物仍在寻找恰当的适应证以用于急性心肌梗死的临床诊治。其中一些生物标志物，已有精确、快速的检测方法用于临床，或即将在现代实验室平台上实施[16-18,23-26]。这些生物标志物包括泌乳激素 -3、成纤维细胞生长因子 -23（FGF-23）、GDF-15、MR-proADM、PAPP-A、ST2[16-18,23-26]。除了在上文中提出的问题，与这些生物标志物相关的研究热点还包括它们释放到血液中的确切的病理生理学，包括如何对主要分泌这些生物标志物的器官的定量研究。这些生物标志物虽然都是非心脏特异性的，但都可以提示心肌梗死患者的死亡和（或）心力衰竭的风险增加。如何根据这些生物标志物提供的信息合理制订医疗决策是未来研究的方向。

在一项对 3627 名稳定型冠状动脉疾病患者的分析研究中，患者被随机分配到 PEACE 试验中的曲多普利组或安慰剂组，结果显示，FGF-23 可能有助于识别出可以从血管紧张素转化酶抑制剂治疗中获得更大临床益处的患者[5,23]。FGF-23 是一种矿物质代谢的内分泌调节因子，在慢性肾脏病患者中显著升高与心血管事件有关。在 FGF-23 水平最高的四分位数患者中，曲多普利显著减少了心血管死亡或心力衰竭发生率（危险比 0.45），而其余患者没有临床获益（危险比 1.07；交互作用 $P = 0.0039$）[5,23]。这种交互作用与患者的肾功能分级无关，且基于肾功能分级有附加作用。该研究除了确认 FGF-23 是一种新兴的生物标志物外，还阐明了心血管生物标志物在特定靶向药物治疗中的潜在作用。

微小核糖核酸

微小核糖核酸（microRNA）是一类独特的内源性非编码 RNA，在物种间高度保守，与信使核糖核酸结合时抑制基因翻译（因此影响心脏的许多生物学过程），并越来越多地作为诊断和（或）治疗工具被研究[34-37]。与本章描述的大多数生物标志物相比，目前对 microRNA 的分析方法了解较少，因此一些 microRNA 的早期研究结果存在差异。尽管人们还不完全了解 microRNA 的复杂生物学功能，但 microRNA 似乎的确以组织和细胞特异性的方式存在[34-37]。

microRNA 的释放不仅被认为是细胞死亡和质膜破坏的结果，其也是心肌缺血时的主动释放的产物[34-37]，目前已经成为急性心肌梗死和（或）不稳定型心绞痛的早期诊断中可能具有临床价值的生物标志物。前瞻性诊断研究表明，目前在急性心肌梗死的早期诊断中，microRNA 似乎无法与 cTn 相媲美[36-37]，但可能有助于识别不稳定型心绞痛[35]。通过三步分析法，包括①对不稳定型心绞痛患者和对照组的 microRNA 进行分析，②在独立的患者队列中重复分析其中重要的 microRNA，以及③在第三个队列中对一组多个 microRNA 进行验证，发现了一组 3 个 microRNA 具有诊断价值。在 25 个被选择用于重复分析的 microRNA 中，8 个 microRNA 与不稳定型心绞痛显著相关。在验证步骤中，包括 miR-132、miR-150 和 miR-186 在内的一组 microRNA 显示出最高的识别能力（曲线下面积为 0.91）。未来尚需要进一步的比较研究来探索 microRNA 的诊断和预后价值。

总结

综上所述，常规 cTn 监测的敏感度不足（图 8-11A）引发了人们对替代生物标志物的研究兴趣。如果将肽素与 cTn 联合使用，则有助于克服临床早期的敏感度缺陷问题（图 8-11B），可以说，它提供了另一种快速排除的方法。当与高敏感 cTn 试验联合使用时，还需要进一步的研究来确定肽素和其他生物标志物的作用（图 8-11C）。敏感和高敏感 cTn 检测已成为世界上大多数国家的诊疗标准，这降低了其他替代性生物标志物应用于临床的可能。新型生物标志物在高敏感 cTn 轻度升高患者中的作用，以及其在 1 型和 2 型急性心肌梗死鉴别中的应用是目前研究的热点。

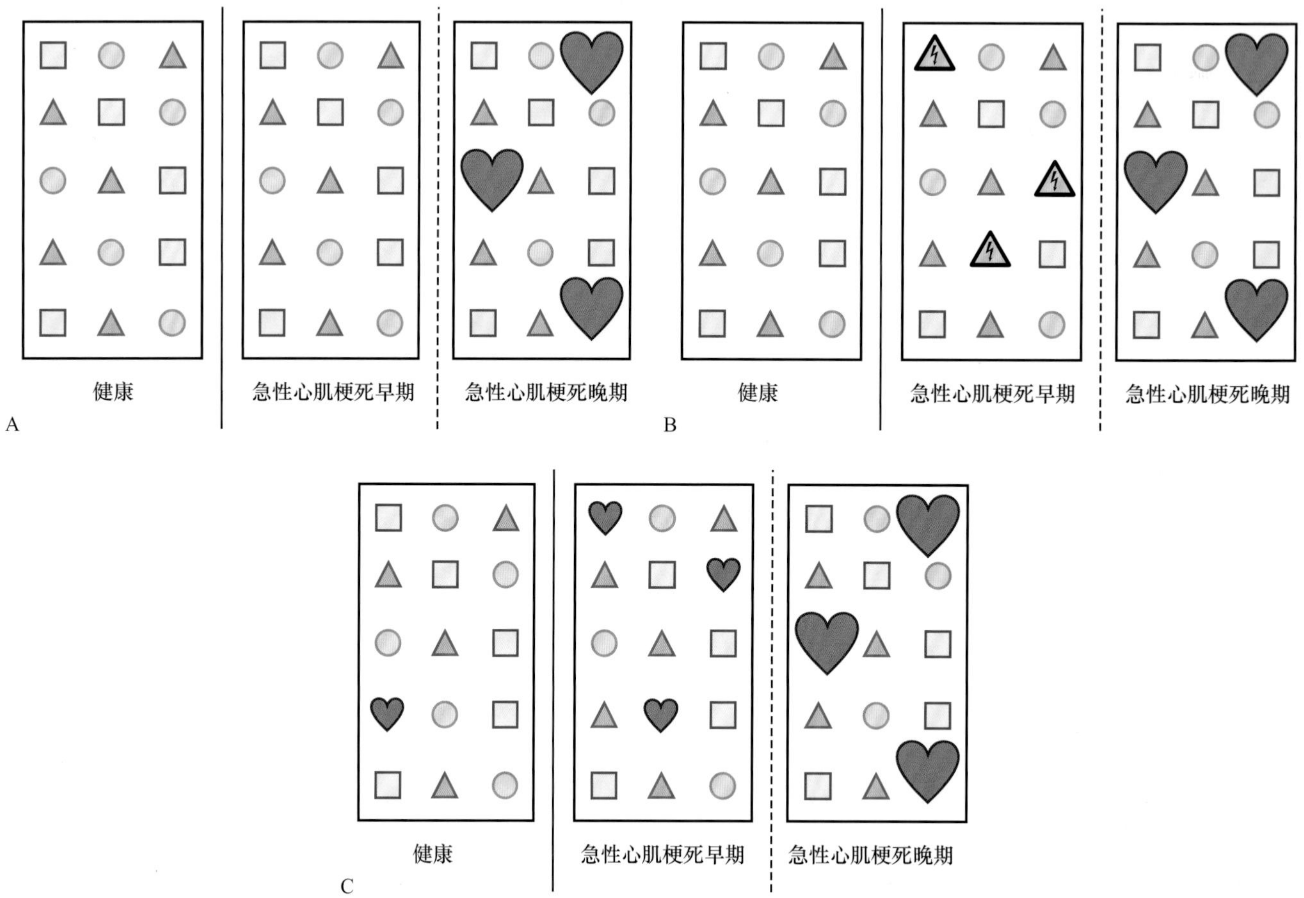

健康　急性心肌梗死早期　急性心肌梗死晚期
A

健康　急性心肌梗死早期　急性心肌梗死晚期
B

健康　急性心肌梗死早期　急性心肌梗死晚期
C

图 8-11　示意图：健康个体、胸痛发作后早期（如 2 h）发生急性心肌梗死（AMI）的患者、胸痛发作后较晚（如 6 h）发生急性心肌梗死的患者血液中检测到的蛋白。（**A**）使用常规的心肌肌钙蛋白（cTn）分析，仅在出现 AMI 较晚时间才检测到心肌损伤（红心）。（**B**）使用"组合或双标志物方法"，cTn 结合肽素作为内源性应激的标志物，在 AMI 发作的早期即可检测到心脏应激（黄色三角）。（**C**）使用高敏 cTn，可以在早期 AMI 中和表面看起来健康的患者中检测到心肌损伤。（Tobias Reichlin 博士提供）

参考文献

1. Morrow DA, de Lemos JA: Benchmarks for the assessment of novel cardiovascular biomarkers, *Circulation* 115:949–952, 2007.
2. Roffi M,Patrono C, Collet J-P, et al: 2015 ESC guidelines for the management of acute coronary syndromes in patients presenting without persistent ST-segment elevation, *Eur Heart J* 37:267–315, 2016.
3. Thygesen K, et al.: Third universal definition of myocardial infarction, *Eur Heart J* 33:2551–2267, 2012.
4. Thygesen K, et al.: How to use high-sensitivity cardiac troponins in acute cardiac care, *Eur Heart J* 33:2252–2257, 2012.
5. Rubini Gimenez M, Twerenbold R, Mueller C: Beyond cardiac troponin: recent advances in the development of alternative biomarkers for cardiovascular disease, *Expert Rev Mol Diagn* 15:547–556, 2015.
6. Reichlin T, et al.: Incremental value of copeptin for rapid rule out of acute myocardial infarction, *J Am Coll Cardiol* 54:60–68, 2009.
7. Balmelli C, et al.: Comparison of the performances of cardiac troponins, including sensitive assays, and copeptin in the diagnosis of acute myocardial infarction and long-term prognosis between women and men, *Am Heart J* 166:30–37, 2013.
8. Mockel M, et al.: Early discharge using single cardiac troponin and copeptin testing in patients with suspected acute coronary syndrome (ACS): a randomized, controlled clinical process study, *Eur Heart J* 36:369–376, 2015.
9. Lipinski MJ, et al.: A systematic review and collaborative meta-analysis to determine the incremental value of copeptin for rapid rule-out of acute myocardial infarction, *Am J Cardiol* 113:1581–1591, 2014.
10. Maisel A, et al.: Copeptin helps in the early detection of patients with acute myocardial infarction: primary results of the CHOPIN trial (Copeptin Helps in the early detection Of Patients with acute myocardial INfarction), *J Am Coll Cardiol* 62:150–160, 2013.
11. Bruins Slot MH, et al.: Heart-type fatty acid-binding protein in the early diagnosis of acute myocardial infarction: a systematic review and meta-analysis, *Heart* 96:1957–1963, 2010.
12. Reiter M, et al.: Heart-type fatty acid-binding protein in the early diagnosis of acute myocardial infarction, *Heart* 99:708–714, 2013.
13. Schoenenberger AW, et al.: Incremental value of heart-type fatty acid-binding protein in suspected acute myocardial infarction early after symptom onset, *Eur Heart J Acute Cardiovasc Care*, 2015 Feb 13. pii: 2048872615571256. [Epub ahead of print].
14. Kagawa Y, et al.: Comparison of heart-type fatty acid binding protein and sensitive troponin for the diagnosis of early acute myocardial infarction, *Int J Cardiol* 166:347–351, 2013.
15. Schaub N, et al.: Markers of plaque instability in the early diagnosis and risk stratification of acute myocardial infarction, *Clin Chem* 58:246–256, 2012.
16. Bonaca MP, et al.: Prospective evaluation of pregnancy-associated plasma protein-a and outcomes in patients with acute coronary syndromes, *J Am Coll Cardiol* 60:332–338, 2012.
17. von Haehling S, et al.: Value of serum pregnancy-associated plasma protein A for predicting cardiovascular events among patients presenting with cardiac chest pain, *Canadian Medical Association Journal* 185:E295–E303, 2013.
18. O'Malley RG, et al.: Prognostic performance of multiple biomarkers in patients with non-ST-segment elevation acute coronary syndrome: analysis from the MERLIN-TIMI 36 trial (Metabolic Efficiency With Ranolazine for Less Ischemia in Non-ST-Elevation Acute Coronary Syndromes-Thrombolysis In Myocardial Infarction 36), *J Am Coll Cardiol* 63:1644–1653, 2014.
19. Hochholzer W, et al.: Impact of soluble FMS-like tyrosine kinase-1 and placental growth factor serum levels for risk stratification and early diagnosis in patients with suspected acute myocardial infarction, *Eur Heart J* 32:326–335, 2011.
20. Morrow DA, et al.: Ability of minor elevations of 3770 troponins I and T to predict benefit from an early invasive strategy in patients with unstable angina and 3771 non-ST elevation myocardial infarction: results from a randomized trial, *JAMA* 286:2405–2412, 2001.
21. Maisel A, et al.: State of the art: using natriuretic peptide levels in clinical practice, *Eur J Heart Fail* 10:824–839, 2008.
22. de Lemos JA, et al.: The prognostic value of B-type natriuretic peptide in patients with acute coronary syndromes, *N Engl J Med* 345:1014–1021, 2001.
23. Udell JA, et al.: Fibroblast growth factor-23, cardiovascular prognosis, and benefit of angiotensin-converting enzyme inhibition in stable ischemic heart disease, *J Am Coll Cardiol* 63:2421–2428, 2014.
24. Schaub N, Reichlin T, Meune C, et al.: Markers of plaque instability in the early diagnosis and risk stratification of acute myocardial infarction, *Clin Chem 58*(1):246–256, 2012.
25. Sanchez-Mas J, et al.: Galectin-3 expression in cardiac remodeling after myocardial infarction, *Int J Cardiol* 172:e98–e101, 2014.
26. Lassus J, et al.: Incremental value of biomarkers to clinical variables for mortality prediction in acutely decompensated heart failure: the Multinational Observational Cohort on Acute Heart Failure (MOCA) study, *Int J Cardiol* 168:2186–2194, 2013.
27. Chen K, Keaney Jr JF: Evolving concepts of oxidative stress and reactive oxygen species in cardiovascular disease, *Curr Atheroscler Rep* 14:476–483, 2012.
28. Schindhelm RK, et al.: Myeloperoxidase: a useful biomarker for cardiovascular disease risk stratification? *Clin Chem* 55:1462–1470, 2009.
29. Scirica BM, et al.: National Cardiovascular Data Registry. Association between natriuretic peptides and mortality among patients admitted with myocardial infarction: a report from the ACTION Registry(R)-GWTG™, *Clin Chem* 59:1205–1214, 2013.
30. NACB Writing Group, Wu AH, et al.: NACB Committee, Cannon CP, Storrow AB. National Academy of Clinical Biochemistry laboratory medicine practice guidelines: use of cardiac troponin and B-type natriuretic peptide or N-terminal proB-type natriuretic peptide for etiologies other than acute coronary syndromes and heart failure, *Clin Chem* 53:2086–2096, 2007.
31. Kohli P, et al.: Role of ST2 in non-ST-elevation acute coronary syndrome in the MERLIN-TIMI 36 trial, *Clin Chem* 58:257–266, 2012.
32. O'Malley RG, et al.: Prognostic performance of multiple biomarkers in patients with non-ST-segment elevation acute coronary syndrome: analysis from the MERLIN-TIMI 36 trial (Metabolic Efficiency With Ranolazine for Less Ischemia in Non-ST-Elevation Acute Coronary Syndromes-Thrombolysis In Myocardial Infarction 36), *J Am Coll Cardiol* 63:1644–1653, 2014.
33. Sabatine MS, et al.: Evaluation of multiple biomarkers of cardiovascular stress for risk prediction and guiding medical therapy in patients with stable coronary disease, *Circulation* 125:233–240, 2012.
34. Notari M, Pulecio J, Raya Á: Update on the pathogenic implications and clinical potential of microRNAs in cardiac disease, *Biomed Res Int* 2015:105620, 2015.
35. Zeller T, et al.: Assessment of microRNAs in patients with unstable angina pectoris, *Eur Heart J* 35:2106–2114, 2014.
36. Devaux Y, et al.: Diagnostic and prognostic value of circulating microRNAs in patients with acute chest pain, *J Intern Med* 277:260–271, 2015.
37. D'Alessandra Y, et al.: Circulating microRNAs are new and sensitive biomarkers of myocardial infarction, *Eur Heart J* 31:2765–2773, 2010.

9 急诊科急性胸痛患者的心脏影像

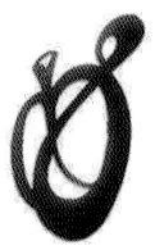

Udo Hoffmann and James E. Udelson

陈远　赵娜　于易通　译　吕滨　审校

引言

前几章详细介绍了临床表现（见第 6 章）、心血管危险因素、心电图（electrocardiography，ECG）和生物标志物（见第 7 章和第 8 章）在急诊科（emergency department，ED）对急性胸痛患者初步评估中的重要作用。然而，即使获得所有这些信息，相当比例患者的急性心肌梗死（MI）都不能被准确排除或诊断。本章回顾了在这种情况下所研究的主要影像学方法的临床应用、优点和缺点。

影像技术在急诊胸痛患者评估中的应用稳步增长。在 1999—2008 年，急诊室使用高级医学成像技术的概率比标准 X 线检查增加了 4 倍以上[1]。由于最初在急诊室评估后尚无定论的患者，随后被诊断出 MI 的比例不到 10%，因此可安全有效地识别出没有 MI 的人群。在美国，急诊医师对患者安全的标准定义为，出院后 30 天内发生不良事件的风险小于 1%[2]。然而，影像检查应该有更高的水平，不仅能提供诊断信息，还能提供预后信息，这些信息甚至可以帮助那些没有急性 MI 的患者进行更为有针对性的治疗。

可用的检查技术，包括静息和负荷下的功能测试，计算机断层血管成像（computed tomographic angiography，CTA）进行的冠状动脉解剖评估，以及通过心脏磁共振成像（cardiac magnetic resonance imaging，CMR）进行的心肌灌注和活性评估。目前，CTA 和解剖学评估的作用，仅限于在新发急性胸痛表现的患者中应用，而基于负荷检查的心肌缺血评估，对先前有过事件的患者是有利的。需要特别强调的是，只有一小部分患有胸痛的患者，最终被诊断为急性冠脉综合征（acute coronary syndrome，ACS），而接受影像学检查的大多数患者被诊断为不稳定型心绞痛（85%），少数被诊断为非 ST 段抬高型心肌梗死（non-ST-elevation MI，NSTEMI）（15%），尽管这种流行病学正在发生变化（见第 1 章和第 6 章）[3]。

功能和解剖学评估的基本原理

功能影像

在所谓的“缺血级联”中，缺血的最早表现是灌注异常。随着血液供需不匹配的加剧，左心室舒张功能出现异常，然后是收缩期室壁运动异常。晚期表现是心电图的缺血性改变，肌钙蛋白增加和心绞痛发作。利用影像技术来检测心肌血流（通过灌注成像）的区域差异和收缩功能的区域差异，可以在心电图改变之前，甚至在心电图没有变化的情况下，识别患者的心肌缺血情况。

冠状动脉疾病的解剖学评估

总体而言，大多数 ACS 的发生是由于动脉粥样硬化斑块破裂而发生的（见第 3 章）[4]。但是，大部分斑块破裂发生在先前没有阻塞的较粗大冠状动脉的患者将出现 STEMI，并会立即转到导管室。而接受影像学检查的人更有可能是已经存在的管腔狭窄急性加重的患者。少数接受影像学检查的患者最终会出现肌钙蛋白升高，并被诊断为 MI。

功能影像

功能成像应用 40 多年来，评价表现为胸部症状的急诊患者的数据，基本上都是观察性的研究结果。但是，现在已经进行了一些随机对照有效性试验。

静息放射性核素心肌灌注显像

早期关于应用放射性核素心肌灌注显像（MPI）评估急诊胸痛患者的报道中，铊 -201 平面显像可用于不稳定型心绞痛和疑诊心肌梗死患者，最早可追溯到 20 世纪 70 年代。由于铊 -201 的再分布，需要在注射后相对快速地完成显像，因此该示踪剂对急诊患者的显像具有挑战性。随后，以锝 -99（Tc99m）为基础的试剂，只有很少的再分布，如甲氧基异丁基异腈和替曲膦，可在急诊环境下实现静息灌注显像。

疑诊急性冠脉综合征患者单纯静息心肌灌注显像

在 20 世纪 90 年代，一系列静息时使用 Tc99m- 甲氧基异丁基异腈的研究证实，在 STEMI 患者中溶栓前低灌注心肌代表了梗死危险区域。随后，在患有 MI 患者的临床试验中，Tc99m- 甲氧基异丁基异腈显像被确立为梗死面积的标志物[5]。静息期 Tc99m- 甲氧基异丁基异腈显像在疑似 ACS 的急诊患者中，显示出很高的阴性预测值以排除 MI，并且在预测血管造影术中是否存在冠状动脉狭窄的敏感性高于发病期间记录的心电图。此外，一项研究显示了心肌灌注正常的患者，发生心血管事件的风险低[6]。在图 9-1 和 9-2 中，显示了仅使用静息 MPI 检查的正常和异常的例子。

随后，在一项更大的研究中[7]，大约有 1200 名急诊患者，心电图无法诊断为心肌缺血或心肌梗死，以及不能确定不稳定型心绞痛可能性较大或较小，患者均进行了灌注显像检查；MPI 对 MI 的敏感度为 100%［95% 置信区间（CI），64% ～ 100%］，并且在 1 年的随访中对 MI 或血运重建的阴性预测值为 97%（95% CI，95% ～ 98%）。静息扫描正常的患者，在 12 个月的随访中事件（包括血运重建在内）总发生率为 0.9%，静息扫描异常患者的总发生率为 42%。这些数据增加了以下概念的重要性，即在急诊立即进行灌注显像检查，正常的患者可能是符合早期出院的低风险人群。

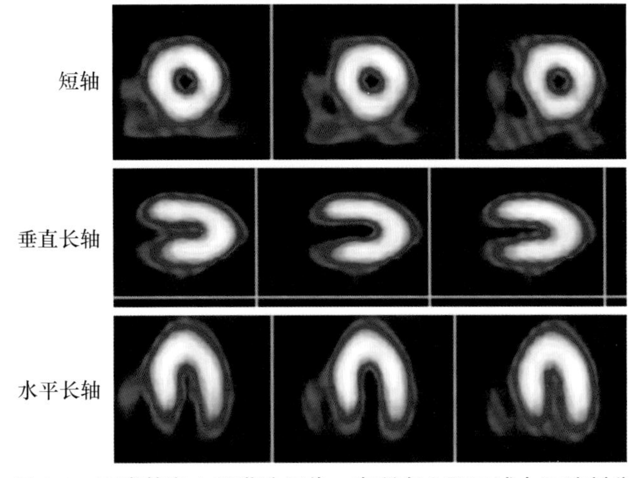

图 9-1 正常静息心肌灌注显像，在所有心肌区域中示踪剂分布均一，如短轴、垂直长轴和水平长轴图像所示。根据大量的观察性文献数据，此类患者出现不稳定型心绞痛或急性心肌梗死的可能性非常低

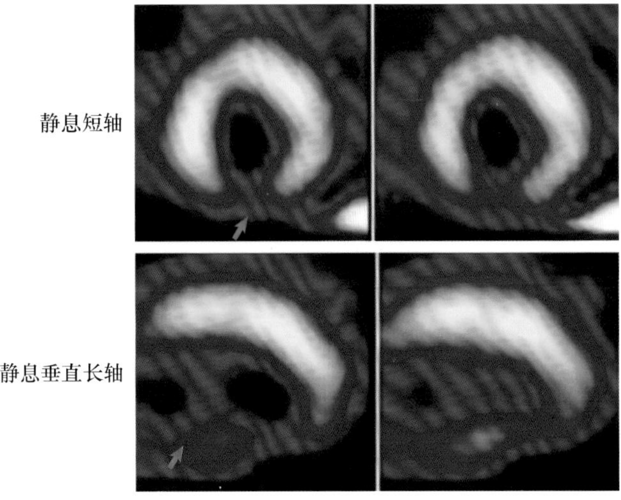

图 9-2 异常静息心肌灌注显像，在短轴和垂直长轴图像中，显示了静息时下壁灌注缺损（绿色箭头）。该发现与下壁的静息灌注减少和局部缺血或新发梗死有关。它也可能代表一个远端梗死，因此这种检查策略对没有心肌梗死病史的患者最有价值

急诊科心肌灌注显像的随机试验

为了严格评估单光子计算机断层扫描（SPECT）MPI 在急诊中的应用，进行了几项随机有效性试验，以研究在更真实的环境中使用该检查与不使用该检查对临床决策的影响，在这种更真实的环境中，临床医生的决定并未按研究方案获得指导（表 9-1）。

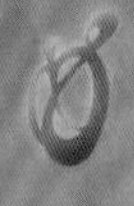

表 9-1　随机对照试验将静息和（或）负荷心肌灌注成像纳入急诊科胸痛患者的临床决策过程

作者 / 参考文献	患者人数	干预措施	对照组	干预时间	效能 *	终点	结果
Stowers（2000）	46	静息心肌灌注成像	标准诊治	出急诊科后	无，临床决策由研究方案决定	院内花费及住院时长	参考静息心肌灌注制订策略的患者，中位院内花费少、住院时间短
Udelson（2002）	2475	静息心肌灌注成像	标准诊治	在急诊科内	有	非必要住院比例	随机进行静息心肌灌注成像的患者，非必要入院率低（无急性冠脉综合征的患者）
Lim（2013）	1508	负荷 / 静息心肌灌注成像	标准诊治	心肌标志物或心电图阴性 6 小时后	有	住院率	行负荷心肌灌注成像组，入院率更低

*"效能"是指临床决策是否参考随机试验结果。在 Stowers 等的试验中，首次得出影像结果后（或对照组未进行影像检查），诊疗步骤依旧按照研究方案作为指导和执行。在 Udelson 等及 Lim 等的试验中，将影像结果提供给临床医生，临床医生根据结果制定决策，而不是按照研究方案进行。后一种情况更真实，与有效试验更一致

ERASE（Emergency Room Assessment of Sestamibi for the Evaluation of Chest Pain）胸痛多中心试验招募了约 2500 名患者，进行了一项有效性试验，以测试在 ACS 低可能性的患者中，为急诊临床医生提供静息 MPI 结果是否改善临床决策，改善临床决策的定义为适当的入院决定[8]。适当的入院定义为最终被确诊为 ACS 的患者（盲判）的入院，而非必要的入院被定义为入院患者最终被确诊为"非 ACS"的患者。在被随机分配到影像学策略，最终发现他们没有 ACS 的患者中，不必要的入院率显著降低（相对风险 0.84；95% CI，0.77 ～ 0.92），而 ACS 的入院率没有变化。这项大型多中心的随机有效性试验的结果提供了有力的证据，证明在这种情况下，将静息 MPI 结果纳入进来，可以改善分诊决策。

合理使用标准、指南和临床价值

美国心脏病学会基金会（American College of Cardiology Foundation，ACCF）、美国核心脏病学会（American Society of Nuclear Cardiology，ASNC）、美国放射学院（American College of Radiology，ACR）、美国心脏协会（American Heart Association，AHA），以及核医学学会（Society of Nuclear Medicine，SNR）的放射性核素显像合理使用标准认为，对于急性胸痛疑诊急性冠脉综合征的患者，如果初始心电图无法诊断或正常，初始肌钙蛋白阴性，疼痛呈持续性或为新发，应用静息心肌灌注是合理的[9]。

静息超声心动图

静息二维超声心动图在评估急性胸痛的主要优势，在于其广泛应用性和便携性；但需要操作者能够熟练获取图像，并具备专业解读图像的经验。与心肌灌注图像相似，二维超声心动图基于异常灌注会导致局部室壁运动异常、心肌变薄这一概念，来评估疑似急性冠脉综合征。由于心绞痛消退后局部室壁运动异常会很快消失，因此应尽早进行二维超声心动图检查，对有持续症状的患者效果最好，敏感度高（达 90%）。虽然心肌缺血消除后，局部室壁运动异常解除的确切时间窗尚不清楚，但有研究表明，二维超声心动图的高敏感度可维持 4 小时直至患者抵达急诊科，胸痛消失后敏感度降至 64%[10]。

超声心动图在急性冠脉综合征中的应用

急诊科通常用超声对患者进行初步评估，包括胸痛患者。急诊专项心脏超声检查（the focused cardiac ultrasound examination）旨在快速发现心包积液、评估全心收缩功能、识别左右心室扩大、通过下腔静脉直径和塌陷程度来评估血管内容积。美国超声心动图协会（American Society of Echocardiography，ASE）专家共识认为，急诊专项心脏超声不是为了取代综合超声心动图，该检查大部分操作者将不必接受非常严格的培训，去学习如何获取和解读超声图像，只需能识别室壁节段运动异常[11]。在不伴有高度可疑主动脉夹层或心包积液的患者中，还没有强有力的数据支持将手持式超声应用于疑诊心肌梗死的初步评估。

对比剂超声心动图造影检查

超声心动图使用的对比剂中包括气体微泡，微

泡被密封，与换能器发出的超声波接触产生非线性振动[12]。对于急性冠脉综合征患者，超声心动图造影显示左心室腔是安全的。在左心室，这种显影与周围心肌形成对比，可更好识别心内膜边界，增强对局部室壁运动异常的评估，特别是在成像存在技术性困难的情况下。

对比剂除了可用于显示左心室腔，还可评估心肌灌注。超声造影的气体微泡，可进入心肌循环。这些气泡易碎，如果产生强烈超声波脉冲，它们就会破裂。超声脉冲后心肌循环的细微成像，将显示对比剂进入心肌微血管系统。可以根据再灌注时间看到并分析汇入血流，心肌各节段心肌灌注与流入的血流量相关[13]。

虽然心肌声学造影评估心肌灌注的适应证尚未被（美国）食品和药物管理局（Food and Drug Administration，FDA）批准，但大量研究数据表明其使用是安全的，可提供有效、同步的心肌灌注和室壁运动数据[14]。对于急性冠脉综合征，对比剂超声心动图心肌灌注和室壁运动数据与放射性核素心肌灌注成像一致。具体来说，超声心动图显示的室壁运动和心肌灌注与 SPECT 灌注成像显示的一致性均超过 80%。当两种成像结果不一致时，通常为超声心电图数据异常，SPECT 数据正常，可能是由于超声换能器附近的气泡被破坏，导致心室前壁和心尖处出现灌注缺损。

合理使用标准，指南和临床价值

2011 年超声心动图合理使用标准认为，当疼痛期间可进行静息超声心动图时，它可合理评估可疑心肌梗死和心电图呈非诊断性的急性胸痛患者[15]。在没有疼痛，但有其他缺血特征或生物标志物阳性时，超声心动图的使用同样合理。

急诊科有或无影像资料时的负荷试验

负荷放射性核素心肌灌注显像

对于不能运动或心电图无法解释的患者，有必要加做负荷心肌显像。一项针对急诊科胸痛患者的研究根据患者风险类别提出多级流程方案，包括病史、体格检查、2 小时生物标志物水平、一系列心电图以及负荷心肌灌注显像。对急性冠脉综合征患者进行负荷试验，发病 30 天诊断的敏感性和特异性分别为 99% 和 87%[16]。

一项将负荷心肌灌注显像纳入评估路径的随机试验显示[17]，在观察期内，心电监测和生物标志物连续评估呈阴性后，1508 名患者随机分配在急诊使用心肌灌注负荷试验或仅完成标准临床评估两组中，总体来说，进行负荷显像检查的患者住院率更低（18.5% *vs*. 10.2%）。然而，两组的事件发生率都很低，而且大多数患者都能进行运动，并且可获得运动负荷心电图。运动心电图的预测价值与负荷心肌灌注显像相似，因此，虽然后者更有效，但在临床具体条件下，应该考虑心肌灌注显像检查的额外费用。

负荷超声心动图

一项对 377 例心电图呈正常或非诊断性、6 小时生物标志物阴性患者的研究，评估了急诊科早期多巴酚丁胺负荷超声心动图对预后的预测能力[18]。404 例患者中有 23 人因为声窗差而无法进行评估，这一比例与普通人群相似。使用多巴酚丁胺负荷试验中，39 例患者由于无法忍受的副作用，如心律失常、严重高血压或低血压而无法完成。整体事件发生率，包括死亡、心肌梗死、住院或血运重建，在负荷超声心动图阳性患者中为 31%，在阴性患者中为 4%，阴性预测值为 96%，略低于研究报道的放射性核素显像预测值。

与单独运动负荷心电图检查相比，多巴酚丁胺负荷超声心动图可能更经济[10]。Nucifora 等[19]报道了 190 例胸痛患者，生物标志物连续阴性，心电图结果呈非诊断性，将其随机进行多巴酚丁胺负荷超声心动图或运动负荷心电图检查。与多巴酚丁胺负荷超声心动图阴性患者相比，运动负荷心电图阴性患者出院后的事件发生率更高（11% *vs*. 0%，$P=0.004$）。1 个月及 2 个月随访患者的花费，多巴酚丁胺负荷超声心动图组较运动心电图组更少［1 个月时分别为（1026±253）美元和（1329±1288）美元，$P=0.03$，2 个月时分别为（1029±253）美元和（1684±2149）美元，$P=0.005$］。多巴酚丁胺负荷超声心动图组花费较低，被认为是由于住院时间较短，排除了不确定结果致后续检测费用增加的可能，这些情况在单独运动负荷心电图检查组中更多见。

合理使用标准，指南和临床价值

2011 年 ACC/AHA 指南 I 类推荐，疑诊急性冠脉综合征的患者，如果复查 12 导联心电图和心脏生物标志物水平正常，应该在急诊、胸痛中心或需及时判断门诊患者是否要住院时行负荷试验（运动或药物）激发心肌缺血。同样，疑诊急性冠脉综合征并且心脏生物标志物阴性的患者，如果不能运动或静息心电图异常，应行药物负荷显像检查[3]。2009 年心脏放射性核素成像合理使用标准指出，以下情况适宜使用负荷心肌灌注显像，疑诊急性冠脉综合征并且①心电图正常或呈非诊断性；②心肌梗死血栓（thrombolysis in myocardial infarction，TIMI）积分显示低或高临床风险；③肌钙蛋白阴性、临界、可疑或轻度升高[20]。2008 年负荷超声心动图合理使用标准指出，负荷超声心动图适用于负荷试验前冠心病概率中度的急性胸痛患者、心电图无动态 ST 段改变，且连续心肌酶阴性的患者[21]。

图 9-3 阐述了当使用静息和负荷功能成像时分类进程中的要点。虽然已经证明了这些技术的效能和有效性，尤其是静息灌注成像，但是这些技术还没

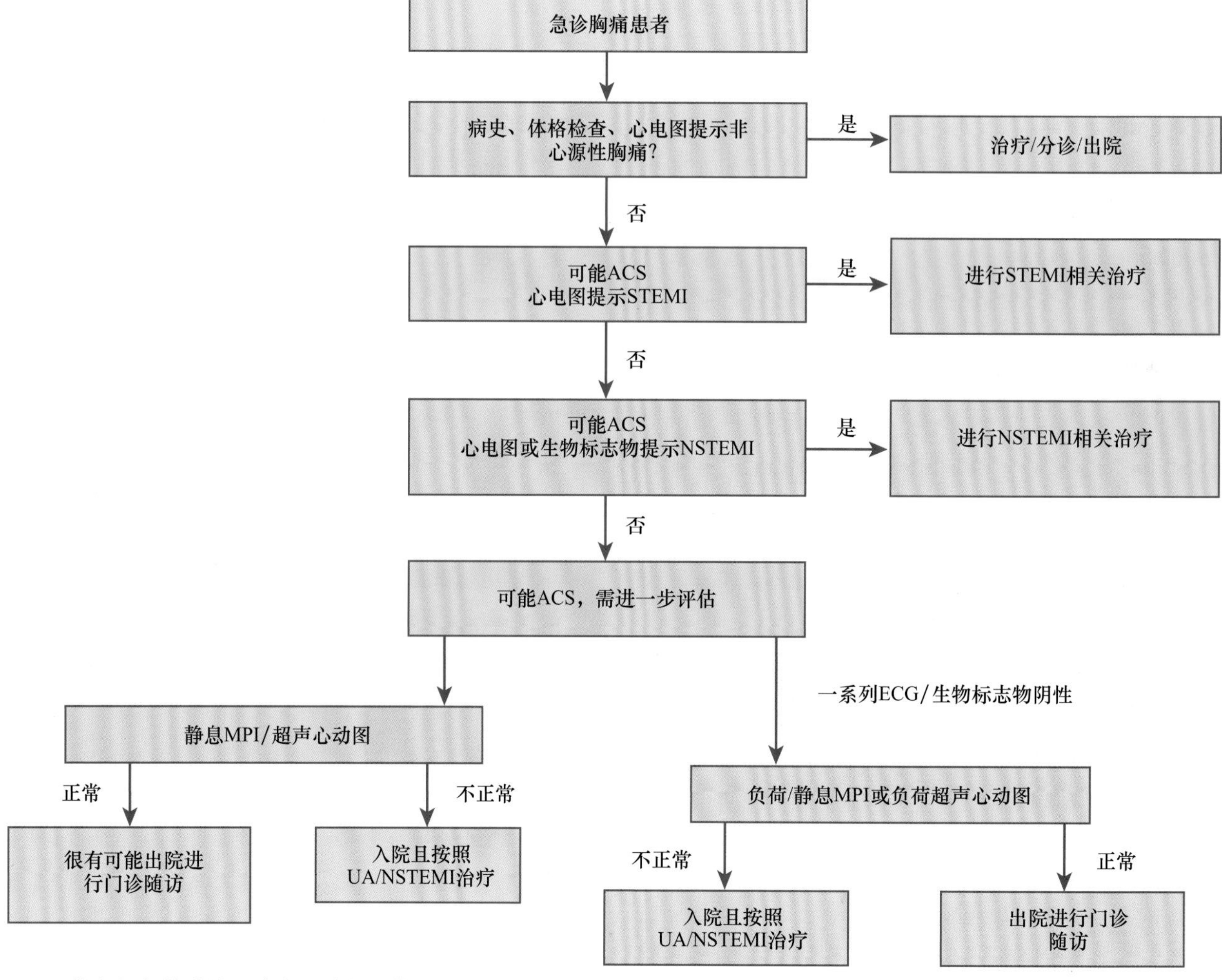

图 9-3　静息与负荷功能显像在分诊各环节使用的流程图。来急诊就诊的胸痛综合征患者，如果最初的病史、体格检查和心电图（ECG）提示有明确的非心源性或非缺血性胸痛，则可相应地治疗和分诊，以便快速出院。如果心电图出现 ST 段抬高，则可立即开始 ST 段抬高型心肌梗死（STEMI）相应治疗。同理，如果最初的心电图和（或）最初的生物标志物诊断不稳定型心绞痛（UA）或非 ST 段抬高型心肌梗死（NSTEMI），患者可收入院治疗，这符合现有的指南。然而，如果最初的心电图或生物标志物不能明确诊断 NSTEMI，患者可能存在急性冠脉综合征（ACS），需进一步评估。在这种情况下，可进行静息心肌灌注成像。大量数据表明如果静息指标正常，发生 UA/NSTEMI 的可能性极低，可考虑快速出院并进行门诊随访评估。一项静息灌注异常的研究表明，症状的出现可能与心肌灌注异常和 UA/NSTEMI 综合征有关。这样的患者可以入院治疗。需要注意的是，这种异常也可能代表陈旧性心肌梗死（MI）。然而，在没有心肌梗死病史的情况下，应以急性异常为前提进行治疗。一些研究中心更倾向于通过一系列生物标志物来排除 ACS。如果呈阳性，则认为这些患者有 NSTEMI，需要接受治疗。如果一系列 ECG 和生物标志物均阴性，则排除 NSTEMI。但需注意的是，仍存在肌钙蛋白阴性的 UA 可能。许多这样的患者可出院进行门诊负荷试验检查，或在观察状态下进行检测。如果负荷 / 静息 MPI 或负荷超声心动图是正常的，那么 ACS 和有意义的潜在 CAD 都不太可能发生。如有异常，则提示可能为 ACS，患者可按照 ACS 进行治疗。也有一种可能，虽然症状的来源是非心源性的，但负荷测试反映了潜在的 CAD 可能性，与展现的症状无关。这种情况下，需要进行临床判断，以评估检测结果与症状之间的关系

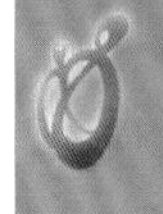

有得到广泛的应用。更常见的方法是先评估急诊科或观察室中的一系列生物标志物，然后进行负荷检查（详见第 12 章）。

心脏 CT 血管造影

在大多数最终诊断为急性冠脉综合征的患者中，急性胸痛是在冠状动脉粥样硬化斑块侵蚀或破裂后导致心肌缺血而发生的（见图 3-5）。此外，大多数急性冠脉综合征患者（＞80%）可通过有创冠状动脉造影发现有意义的冠状动脉狭窄，而没有冠状动脉粥样硬化的急性冠脉综合征很少见[3]。为了评估阻塞性冠心病并得出可靠的诊断，临床医生通常依赖于患者的病史和表现，然后进行无创方法的负荷检查，在某些情况下，还需要有创性冠状动脉造影。高质量的心脏 CT 血管造影（cardiac computed tomography angiography，CCTA）的出现，首次为临床医生提供了在无创性血管造影风险的情况下，观察冠状动脉的能力。在过去的几十年对急性胸痛患者的诊疗中，深入了解冠状动脉解剖一直被认为是心脏成像梦寐以求的。然而，现在有了 CCTA，这项技术的优势却备受争议。支持者认为，由于功能性成像作为“看门人”的效能较低[22]，CT 血管造影适用于更精确和个体化的诊疗。因为，一方面，CCTA 能够排除许多急性冠脉综合征患者的常见原因。另一方面，CCTA 可识别出可能需要紧急血运重建的患者，而没有明显阻塞性疾病的患者可以避免进一步检测（对这些患者来说，检测有风险且没有益处）。更高的效率也可能会降低整体医疗成本。质疑者则反驳说，CCTA 太敏感，会检测出很多没有意义的 CAD，且它缺乏足够的特异性。例如，CCTA 在钙化严重但无血流动力学意义的 CAD 患者中，可能会引导更多进行负荷成像和有创性血管造影检查。患者实际上会接受更多的辐射，医疗费用也会更高。由于这一争议，接纳 CCTA 在临床上使用的态度一直在变，美国医保的政策也在变。

心脏 CTA 在冠心病诊断中的准确性

在过去的 20 年里，CT 得到了迅速的发展。最先进的 CT 扫描仪每次旋转可获得 64 ～ 320 层图像，空间分辨率小于 0.5 mm。快速扫描技术与降低心率药物的联合使用，使在大多数患者中，实现无运动伪影的冠状动脉成像成为可能。心电图同步下，可在 1 ～ 5 个心动周期内获得心脏和冠状动脉的对比增强图像。因此，CCTA 已经发展成为一种检测和评估冠状动脉狭窄和动脉粥样硬化斑块的可靠技术。与作为金标准的有创冠状动脉造影相比，CCTA 检测冠状动脉大于 50% 狭窄时，具有出色的敏感性（97.2%；95% 可信区间，96.2% ～ 98.0%）与良好的特异性（87.4%；95% 可信区间，84.5% ～ 89.8%），因此大量的单中心和多中心试验已将 CCTA 确立为一种无创性诊断检查[23]。CCTA 的主要优势在于其较高的阴性预测值（一般接近 99%），因此，CCTA 可以排除有意义的冠状动脉狭窄。此外，与观察斑块的金标准血管内超声相比，CCTA 可准确检测出非阻塞性钙化和非钙化性粥样硬化斑块（准确率 92%；95% 可信区间，90% ～ 93%）。CCTA 检测冠状动脉斑块和狭窄的可重复性高（κ 值，0.85 ～ 0.93）[24]。

心脏 CTA 在急性胸痛评估中的观察性研究

在评估急诊可疑 ACS 患者时，CT 具有无创、快速成像的强大性能，是一种潜在的有吸引力的选择。随着大量技术的发展和广泛应用，CCTA 已成为急诊科急性胸痛患者标准诊治流程（SOC）管理的可行性替代方案。

2009 年发表的前瞻性观察队列 ROMICAT 试验，是第一个评估 CCTA 在急诊科潜在作用的大型临床试验[25]。ROMICAT 试验采用盲法的研究设计，建立了观察性队列，纳入了 368 例来自急诊的急性胸痛患者，并接受 CCTA 检查。护理人员对 CCTA 结果不知情，因此，可以以一种真正公正的方式研究 CCTA 对 ACS 的诊断性能及其与其他检查结果的相关性。这项研究最显著的发现如下：①急性胸痛患者 CAD 分布情况，50% 患者无 CAD 证据，30% 患者有非阻塞性斑块，约 20% 患者为阻塞性 CAD；②无 CAD 对 ACS 的阴性预测值为 100%，而阻塞性 CAD（管腔狭窄＞50%）对 ACS 的敏感度为 77%，特异度为 87%；③不足为奇的是，与 TIMI、Goldman 等临床风险评分相比，冠状动脉斑块及狭窄的存在及其程度对 ACS 的鉴别能力更强。

Takakuwa 及其同事[26]对现有的观察性研究进行了 meta 分析，评估了 CCTA 在 1559 例急性胸痛患者（42% 为女性，平均年龄 52 岁，ACS 可能性为低至中度）中检测 ACS 的准确性（表 9-2）。汇总结果证实 CCTA 在诊断 50% 狭窄时具有极好的阴性预

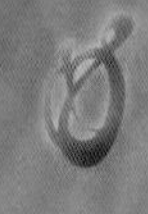

表 9-2 基于冠状动脉 CTA 的急性冠脉综合征的观察研究

研究	人数	人群	CT 设备	ACS 定义	ACS 发生率（MI 发生率）	CT 标准	敏感性	特异性
Rubinshtein（2007）	58	高危（包括 CAD 既往史）	64-CT	肌钙蛋白阳性，或有创性血管造影＞50% 狭窄，或缺血性试验阳性	34%	狭窄	100%	92%
Gallagher（2007）	92	急诊低危	64-CT	MI，UA	13%	狭窄	86%	92%
ROMICAT Ⅰ（2009）	368	急诊低危	64-CT*	MI（5），UA（23）	8.4%（2%）	斑块 狭窄	100% 77%	54% 87%
Hansen（2010）	89	急诊低危	64-DSCT	MI	4%（4%）	斑块 狭窄	100% 75%	41% 86%
Dedic（2013）	111	急诊任何风险（包括肌钙蛋白弱阳性）	64-DSCT*	MI（13），UA（6）	17%（12%）	钙化 斑块 狭窄	89% 100% 89%	41% 40% 79%

ACS，急性冠脉综合征；CAD，冠状动脉疾病；DSCT，双源 CT；MI，心肌梗死；UA，不稳定型心绞痛

测值（99.3%；95% 可信区间，98.7% ～ 99.6%）与较低的阳性预测值（48.1%；95% 可信区间，42.5% ～ 53.8%），50% 狭窄是识别患者住院期间发生 ACS 及 30 天随访期间发生不良心血管事件的一个指标。因此，CCTA 结果为阴性时，可允许患者立即出院。

然而，研究表明，仅仅通过 CCTA 检测到阻塞性 CAD，并不等同于诊断 ACS（图 9-4）。在 ROMICAT 试验中，34 例阻塞性 CAD 患者中仅有 20 例临床

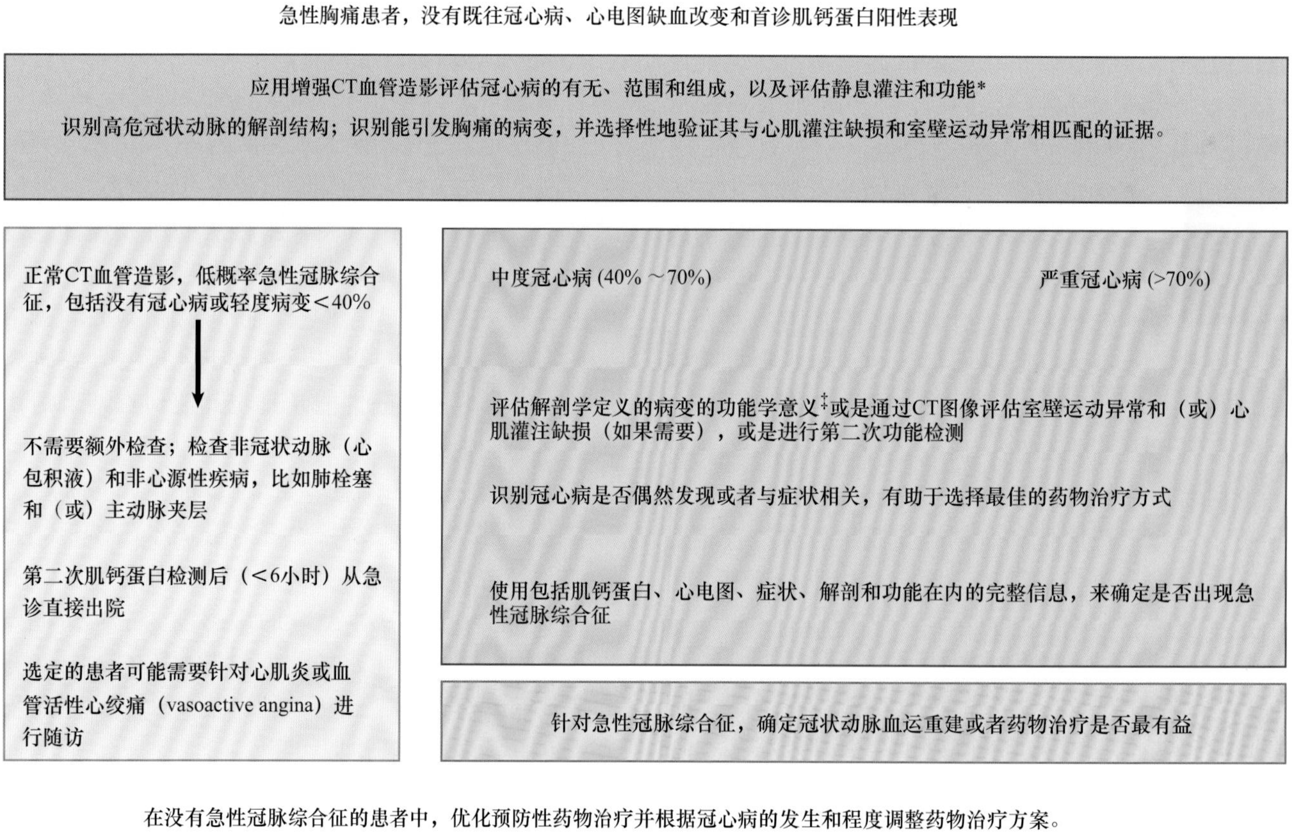

急性胸痛患者，没有既往冠心病、心电图缺血改变和首诊肌钙蛋白阳性表现

应用增强CT血管造影评估冠心病的有无、范围和组成，以及评估静息灌注和功能*

识别高危冠状动脉的解剖结构；识别能引发胸痛的病变，并选择性地验证其与心肌灌注缺损和室壁运动异常相匹配的证据。

正常CT血管造影，低概率急性冠脉综合征，包括没有冠心病或轻度病变<40%

↓

不需要额外检查；检查非冠状动脉（心包积液）和非心源性疾病，比如肺栓塞和（或）主动脉夹层

第二次肌钙蛋白检测后（<6小时）从急诊直接出院

选定的患者可能需要针对心肌炎或血管活性心绞痛（vasoactive angina）进行随访

中度冠心病 (40% ～70%)　　严重冠心病 (>70%)

评估解剖学定义的病变的功能学意义‡或是通过CT图像评估室壁运动异常和（或）心肌灌注缺损（如果需要），或是进行第二次功能检测

识别冠心病是否偶然发现或者与症状相关，有助于选择最佳的药物治疗方式

使用包括肌钙蛋白、心电图、症状、解剖和功能在内的完整信息，来确定是否出现急性冠脉综合征

针对急性冠脉综合征，确定冠状动脉血运重建或者药物治疗是否最有益

在没有急性冠脉综合征的患者中，优化预防性药物治疗并根据冠心病的发生和程度调整药物治疗方案。

*未来，高敏肌钙蛋白检测可能有助于优化患者的成像选择和提升急性冠脉综合征的诊断能力。

‡评估病变是否有意义，可能使用顶尖技术扫描设备，给予患者额外辐射剂量最小，将来还可实现血流储备分数的评估。

图 9-4 基于冠状动脉 CT 血管造影（CCTA）多模式图像评估急性冠脉综合征患者。ACS，急性冠脉综合征；CAD，冠状动脉粥样硬化性心脏病；CTA，计算机断层血管造影；ECG，心电图；ED，急诊科

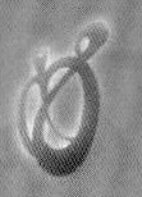

诊断为 ACS[25]。在 Hollander 及其同事的研究中，CCTA 诊断的 54 例阻塞性 CAD 患者中，只有 7 例经有创冠状动脉造影证实存在狭窄或在 30 天内发生重大心血管事件[27]。阻塞性 CAD 的低阳性预测值（35% ～ 50%）加上 ACS 的低患病率（2% ～ 8%），对急性胸痛患者的管理提出了重大挑战。因此，只能说，CCTA 发现 50% 狭窄，与发现未来心血管事件可能性增加，以及提示发生 ACS 的指标具有相似的重要性。

心脏 CTA 与标准诊疗的随机对照有效性试验

下一步，一些随机试验评估了 CCTA 在临床诊疗中的有效性（表 9-3）[2,28-29]。这些研究是非对照的有效性对比试验，由医疗人员做出决策，因此，结果反映了临床常见的模式。CT-STAT 试验比较了冠状动脉 CTA 和 SPECT[28]，而 ACRIN 和 ROMICAT Ⅱ 试验则将冠状动脉 CTA 和标准诊治流程（SOC）进行对比[2,29]。主要入选了在美国一些研究中心中住院的患者，这些患者进行功能检测，但没有加快检查进程。研究队列为低危（ACRIN、CT-STAT）或低–中危（ROMICAT Ⅱ）的急性冠脉综合征患者，并且代表了 10% ～ 15% 的因急性胸痛到急诊就医的患者。

综上，三项试验有超过 3000 名患者，并且随访分析指出基于 CTA 的结果，没有一名患者是因 ACS 漏诊而出院的。ACRIN 试验特别提出了 CTA 在低危患者中是安全的，30 天不良事件的发生率为 0%（95% CI，0% ～ 0.57%；主要终点）。这些试验的另一项目标是证实 CTA 组相比于标准诊治流程（SOC）组更加有效。这一目标主要在 ROMACAT Ⅱ 试验中检验，结果表明住院时长、住院次数和急诊费用均减少，而由于有创血管造影和血运重建比例更高，其总体住院费用仍然与标准诊治流程组相似。通过这些试验可以看到，随机分配到 CTA 组的患者更多进行了心导管检查（8.4% *vs*. 6.3%）和经皮冠状动脉介入治疗（4.6% *vs*. 2.6%）。这些试验的主要安全重点是辐射剂量。有数据表明与 SPECT 心肌灌注显像相比，冠状动脉 CTA 的辐射剂量较低，但是冠状动脉 CTA 的累积辐射剂量高于标准诊治流程组，因为标准诊治流程包括（无辐射的）运动负荷试验，并且有多达 30% 的患者没有接受检查。可惜的是，这些

表 9-3 同一时期的随机对照有效性试验

研究	CT-STAT（2011）		ACRIN（2012）		ROMICAT Ⅱ（2012）	
人群	699 TIMI 风险评分 0 ～ 4 心肌梗死 0.9%		1370 TIMI 风险评分 0 ～ 2 心肌梗死 1%		985 低–中度风险 心肌梗死 2.5%	
随机化	1∶1		2∶1		1∶1	
对照组	SPECT 心肌灌注显像		常规检查		常规检查	
	CTA	对照组	**CTA**	对照组	**CTA**	对照组
ACS 诊断	1.1%	2.4%	1%	1%	9%	6%
急诊科出院			**50%**	**23%**	**47%**	**12%**
ICA 比例	8.0%	7.4%	5%	4%	12%	8%
血运重建	4.3%	2.7%	3%	1%	6%	4%
诊断时间，风险比（中位数，范围）	**2.9*（2.1 ～ 4.0）**	**6.3（4 ～ 19）**				
住院时长，风险比（中位数，范围）			**18.0（8 ～ 27）**	**24.8（19 ～ 31）**	**23.2***	**30.8**
1 个月 MACE			**0%***	**0%**	0.4%	1.2%
6 个月 MACE	0.8%	0.4%				
费用（美元）	**2137†**	**3458**			4026‡	3874

ACS，急性冠脉综合征；CTA，计算机断层血管造影；ICA，有创冠状动脉造影；MACE，主要不良心血管事件；TIMI，心肌梗死溶栓治疗。

* 研究主要终点。

† 表示仅有急诊费用。

‡ 住院指标，包括血管造影和干预措施。

有统计学意义的结果用黑体表示

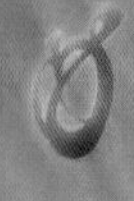

试验并不能证明增加血运重建率可以改善临床结局。但是，这三项大型随机试验提供的证据，证实了心脏CT可以有效替代功能检测，对有急性胸痛的低危患者进行分流。

中期结局的预测

多项研究表明，CTA表现为非阻塞性冠状动脉心脏病、阻塞性冠心病和局部左心室壁运动异常，提示未来不良心血管事件的风险增加（表9-4）[30-33]。重要的是，没有冠状动脉心脏病的患者在未来2年几乎没有发生任何事件，这导致在出现症状再次于急诊就诊时，诊断性检查会减少[30]。

急诊科开展心脏CT的挑战

虽然在急诊科应用心脏CT的潜在诊断价值是显而易见的，但实际存在一些困难阻碍其广泛应用。具有满足心脏成像能力的CT设备（至少应使用单源64层系统）、训练有素的技术人员以及经验丰富的心脏CT读片医师是至关重要的。不是所有患者都适合做CCTA检查，包括那些已知有冠心病、心律失常、心动过速或者严重肥胖（体重指数通常＞40 kg/m^2）的患者。尽管在过去十年辐射剂量已大幅下降，但CTA仍与辐射暴露造成的风险有关。在肾功能障碍或有相关过敏反应病史的患者中，使用含碘对比剂是禁忌证。指南强调无论是CT还是其他技术，检查的选择应基于当地的专业知识和患者个体特点的适应证[34]。更先进的CT技术，双源CT系统或更宽的探测器，能改善那些不太适合做CT检查的患者的图像质量。目前，很少中心具有足够经验丰富的人员，来全天候提供心脏CT检查。指南规定在急诊科实施CT检查的中心，需要具备医疗执照、维护设备的执照，还包括读片医师和医务人员[35]。

合理使用标准，指南和临床价值

ACCF/SCCT/ACR/AHA/ASE/ASNC/NASCI/SCAI/SCMR 2010年发表CCTA适用标准，包括在急性胸痛时使用CCTA的部分[36]。指南把有急性胸痛、心电图和生物标志物阴性，以及低或中度可能的阻塞性冠心病患者，列为进行CCTA检查的适应证。有关非ST段抬高型心肌梗死，和不稳定型心绞痛患者治疗的ACCF/AHA指南，是在最近大量试验完成之前制定的，对于急性胸痛和疑诊ACS的患者是否使用CCTA的情况，没有提供特别的建议[34]。

基于大型多中心随机试验的证据表明，CCTA对急诊低或中低危的ACS急性胸痛患者的管理有利，主要是提高了无冠心病患者直接出院的效率。在3个随机试验的研究中，大约一半的患者CCTA检查没有冠心病的证据。这类CCTA检查无冠心病的患者能在检查后安全出院，从而减少了住院时间及花费。此外，轻微非阻塞性冠心病的患者也可以考虑提前出院，安排门诊随访。另一方面，有明确冠状动脉狭窄的患者需要住院进行进一步的评估和指南指导下的治疗。不确定的部分涉及CCTA不能诊断的，或存在不可忽视的冠状动脉斑块证据但无有意义狭窄的患者，这些患者通常需要一系列生物标志物和心电图的检查，以及评估缺血的负荷功能性检查。图9-4给出了一种将CCTA纳入急诊患者管理的推荐模式，这些患者由于CCTA的潜在发现而具有低到中等的ACS可能性。

表9-4　心脏CT在急性胸痛中的预后价值

作者/年份	例数	ACS风险	随访	事件定义	CT标准（%全部队列）	事件
Rubinshtein（2007）	58	平均TIMI 1.3	1年	死亡、心肌梗死、血运重建	急诊出院（55%）	0
Hollander（2007）	588	TIMI 0～1	1年	死亡、心肌梗死、血运重建	狭窄＜50%（82%）	0.2%
ROMICATI（2011）	368	低危	2年	死亡、心肌梗死、血运重建*	正常（50%） ＜50%狭窄（32%） ＞50%狭窄（19%）	0 4.6% 30.3%
CT-STAT（2011）	361	平均TIMI 1	6个月	死亡、心肌梗死、血运重建	（近似）正常（74%）	0.8%
Singer（2012）	507	平均TIMI 1	6个月	死亡、血运重建	狭窄＜50%（96%）	0
Christiaens（2012）	175	低-中危	6个月	MACE（非特定）	狭窄＜50%（78%）	0

ACS，急性冠脉综合征；MACE，主要不良心血管事件；TIMI，心肌梗死溶栓治疗

*包括此次住院事件

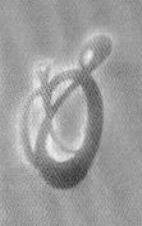

冠状动脉管腔之外：解剖学及功能学信息

有几种正在积极开发的技术，可以在 CCTA 检测到的影像上反映出 CAD 潜在功能学价值，这样可以提高 CCTA 在急性胸痛患者管理中的准确性和效率，这些技术包括对整体和局部左心室功能的评估[37]、心肌灌注的评价[38-39]、晚期高危冠脉斑块的分析[40-42]，以及无创性的血流储备分数（FFR）[43-44]。图 9-5 举例说明了解剖学和功能学信息的互补性。

心肌灌注成像

在急诊科，急诊静息 SPECT-MPI 对 ACS 有较高的预测价值。在急性胸痛患者中，心肌缺血或心肌梗死能在常规 CTA 中被识别为静息状态的心肌低强化区，CCTA 同样可以利用这一优势[45]。为了利用 CCTA 对心肌灌注进行准确评估，需要重建厚层（10 mm）、短轴的图像，并应使用较窄的窗宽（window）来观察，以提高对比。静息状态下 CCTA 上的心肌强化缺损，对心肌梗死患者的诊断敏感性和特异性约为 90%[39,46]。虽然慢性心肌瘢痕和急性低灌注在 CCTA 扫描上都表现为低强化，但是慢性梗死往往可以通过瘢痕内脂肪组织导致的室壁变薄或 CT 信号衰减（小于 0 HU）来鉴别。

更重要的是，ROMICAT Ⅰ研究中一项对 183 例患者进行的亚组分析提供了初步证据，即早期静息 CCTA 心肌灌注对 ACS 的检测价值较检测阻塞性 CAD 更高，增加静息 CT 心肌灌注（rCTP）后，对阻塞性 CAD 的敏感性为 77%（95% CI，59% ～ 90%），而对 ACS 的敏感性为 90%（95% CI，74% ～ 98%）（P = 0.05）。并且在使用 10% 非劣效性界值鉴别 ACS 时不劣于 CCTA 联合负荷 SPECT-MPI（AUC 0.88 *vs.* 0.90；*P* = 0.64）[47]。因此，CCTA 的静息心肌灌注提供了重要的附加信息，在某些病例（即小分支的闭塞）中 CCTA 或许能提供诊断 ACS 的唯一线索（图 9-6）。

基于冠状动脉 CT 血管成像的血流储备分数

通过计算流体力学，从 CCTA 中计算的 FFR 也能评估 CAD 血流动力学的严重程度[48]。基于 CCTA 的 FFR 能更可靠地排除具有血流动力学显著性的 CAD，并且与有创性 FFR 在 0.7 ～ 0.8 范围的测量值有相关性。一项纳入 251 名患者的研究表明，CT-FFR 准确发现有创性 FFR 阳性和（或）阴性患者的敏感性为 84%、特异性为 86%[43]。因此，虽然这项技术目前尚未在急性胸痛患者中进行研究，但是它可以减少进一步的功能学检查或有创性血管造影的必要。然而，目前可用的 CT-FFR 算法需要在功能强大的远程计算机上进行处理，还未达到急诊科处理时间小于 1 小时的即时 CT-FFR 的要求[49]。

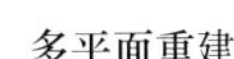

多平面重建

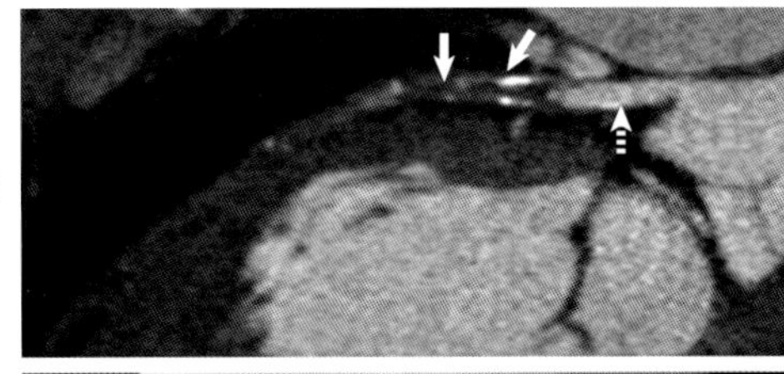

血管造影

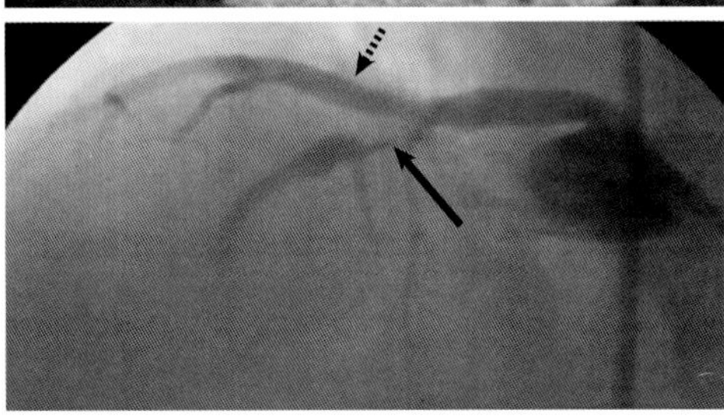

A

心室中段层面：三腔心，二腔心，短轴位

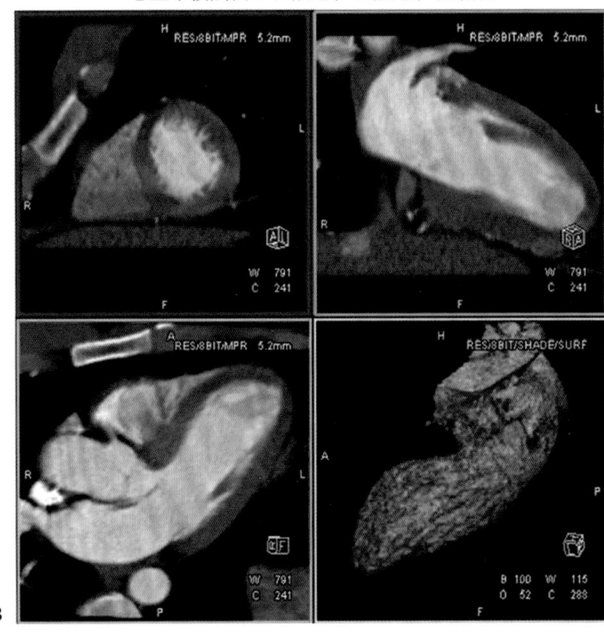

B

图 9-5 （**A**）上图，冠状动脉左前降支多平面重建 CT 图像，显示近端管腔对比剂充盈（白色虚线箭头）。约 2 cm 之后长节段管腔（白色实线箭头）可见低密度物质填充，代表非钙化斑块或急性血栓。结合患者的描述，诊断为急性血栓导致的次全闭塞可能性大。管腔局部重构出现，部分管壁可见钙化。下图，左冠状动脉有创性冠状动脉造影。显示左前降支近端管腔次全闭塞（黑色实线箭头）。粗大的第一对角支开放（黑色虚线箭头）。（**B**）CT 图像显示心室中段层面，三腔和两腔心，短轴电影以及左心室造影。室间隔及前壁收缩期未见增厚，提示运动功能减低。左心室造影显示靠近前壁的血液在心动周期中不流动

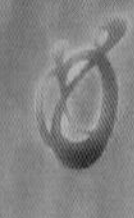

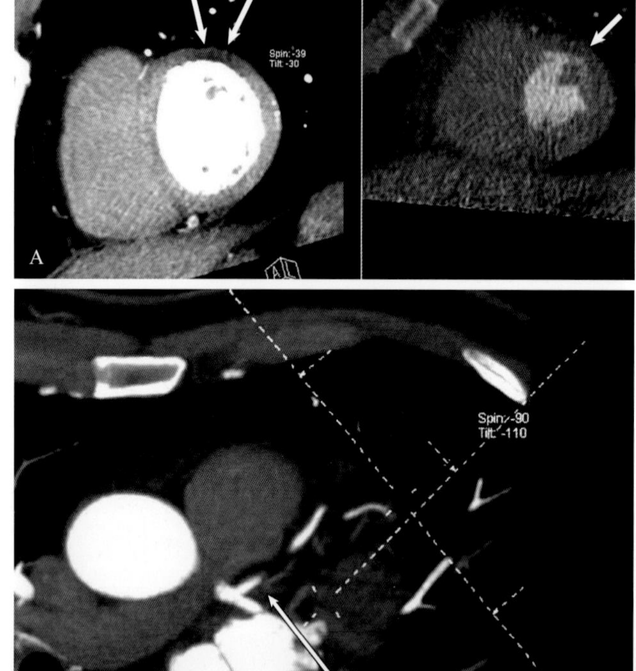

图 9-6 （**A**）两腔心短轴切面用窄的对比窗观察心肌组织密度差异。前壁可见边界清楚的低密度区，代表灌注缺损。在电影循环成像中，该节段收缩期未见室壁增厚，与运动减低相关。该患者最终发展为心肌肌钙蛋白升高，并被诊断为非 ST 段抬高型心肌梗死（NSTEMI）。NSTEMI 通常是由小对角支或钝缘支的闭塞导致。因此，需要对冠状动脉 CTA 有高超的见解和认识能力才能正确地识别这些病变。（**B**）对比增强冠状动脉 CTA 显示左冠状动脉主干分叉。由左前降支近端发出的一支细小的第一对角支闭塞（箭头）。该病变易被忽视，以致心肌灌注缺损成为持续 ACS 的唯一证据。随后，有创性冠状动脉造影证实第一对角支近端闭塞

钙化积分成像

在急性胸痛患者中使用钙化积分成像存在争议。虽然低危急性胸痛患者未见明显钙化，提示 ACS 可能性低和总体预后较好，但是仅凭冠状动脉钙化扫描阴性，并不能从胸痛患者中完全排除 ACS 患者[50]。

高危斑块特征

CCTA 的一大独特功能，是可以在狭窄和非阻塞性病变中无创地观察冠状动脉粥样硬化斑块的特征。CCTA 可以将斑块成分分为钙化或非钙化。更重要的是，CCTA 可以发现与斑块不稳定性相关的特征，比如低密度（< 30 HU）、正性重构、总斑块负荷高，以及点状钙化（图 9-7），这些与血管内成像和组织学有良好的相关性[51]。初步数据表明，独立于造影显示的狭窄严重程度，这些 CCTA 识别的斑块特征可以预测不良事件（表 9-5）。ROMICAT- Ⅱ研究队列的一项亚组分析表明，独立于造影显示的 CAD 严重程度以及临床风险评估，CCTA 上高危斑块特征的出现增加了 ACS 的可能性[40]。这些斑块特征在个体临床决策中的作用需要进一步的研究。

非冠状动脉病变的心血管急症

CCTA 的一个优势是能在急性胸痛患者中，对其他危及生命的疾病进行鉴别诊断，包括诊断肺栓塞、主动脉夹层、气胸和心包炎。例如，对于怀疑卒中的患者，涵盖胸主动脉的成像能够用于排除主动脉夹层。非门控成像可能会将搏动伪影提示为主动脉夹层，心电门控可以消除这类伪影。此外，急性胸痛患者可能发现肿块或肿瘤。电影成像可以显示肿瘤在心动周期中的形态和运动，用以协助鉴别诊断。ECG 同步的胸部 CT 扫描加上肺动脉和主动脉的增强，能够排除所有这些情况。然而，由于非冠状动脉病变的急症发病率低，扫描复杂程度更高，以及

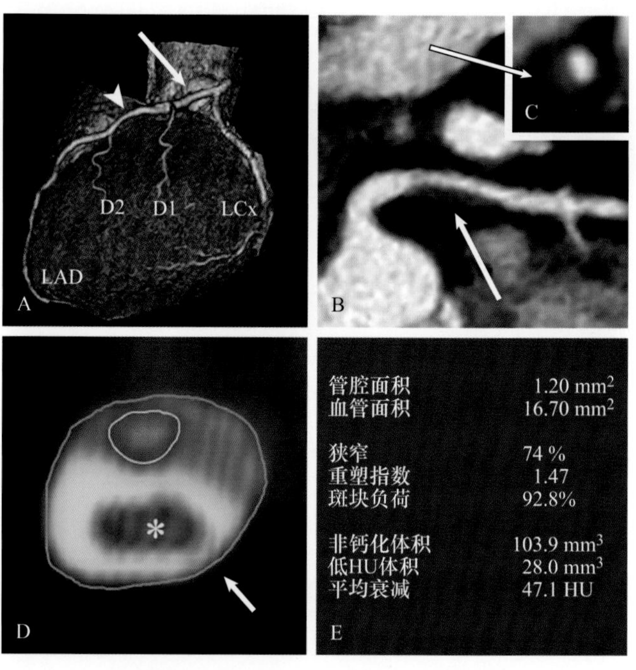

图 9-7　非钙化斑块（NCP）先进定量分析的病例。（**A** 到 **C**）NCP 的识别。（**A**）三维容积再现图像显示血管树。（**B**）多平面重建长轴和短轴图像，显示左前降支近端（白箭头）可见 NCP。（**D** 到 **E**）NCP 一种新的定量方法。（**D**）横断面显示中心低密度核心（红色），伴周围高密度（绿色），代表餐巾环征。（**E**）NCP 定量分析结果。LAD，左前降支；LCx，左回旋支

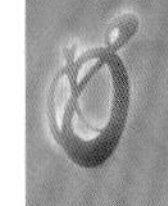

辐射剂量与对比剂剂量较高，三联排除诊断流程不推荐在疑似 ACS 患者中常规使用。

高敏肌钙蛋白检测时代的心脏 CT 检查

高敏肌钙蛋白（见第 7 章）能够非常敏感地在早期检测心肌梗死[52]，在欧洲对急性胸痛患者的诊断路径影响较大。这类生物标志物的应用，可以使低风险人群避免不必要的影像学检查。但与此同时，也会导致越来越多的非冠心病患者进行高敏肌钙蛋白检查。对于肌钙蛋白轻度升高的患者，行心脏 CT 检查可以有效地排除冠心病。初步研究显示高敏肌钙蛋白与冠心病存在与否、冠心病病情及心肌灌注损伤密切相关[53-54]。由此可见，患者基线水平高敏肌钙蛋白的检测有助于后续病情的诊断。随着高敏肌钙蛋白检测和功能学 CT 的发展，心脏 CT 的角色，会由在低危人群中排除冠心病的检查手段，逐渐转变成更加全面的患者诊疗指导工具。

心脏磁共振成像

心脏磁共振成像（cardiac magnetic resonance imaging，CMR）在急性胸痛患者中的研究比较有限。尽管如此，CMR 在综合评估心脏形态、功能、血流灌注、组织学特征方面具有显著优势，而且不会产生电离辐射。这些优势对于已知冠心病或既往有心肌梗死病史的患者尤为重要（见第 33 章）。但 CMR 成像复杂，需要专业人员进行相关操作来保证高质量的影像检查和图像解读。

CMR 卓越的组织分辨率对于急性胸痛患者非常重要。CMR 凭借良好的组织分辨能力可用于梗死心肌（钆增强扫描延迟强化）、缺血心肌（无心肌梗死证据的前提下静息态心肌灌注扫描出现灌注缺损）与正常心肌的鉴别，在肌钙蛋白升高之前诊断心肌梗死，鉴别新发与陈旧性心肌梗死，评估患者预后[55]。CMR 对于具有心肌梗死病史的患者尤为重要，因为 CCTA 或心肌灌注显像（myocardial perfusion imaging，MPI）鉴别急性和陈旧性心肌梗死病变的能力有限。

心脏磁共振成像的观察性研究及临床试验

Kwong 等最先证实了对具有心肌梗死既往史的患者，怀疑存在新发心肌梗死（myocardial infarction，MI）就诊时，CMR 的应用价值[56]。该研究将静息检查方案中 CMR 结果异常定义为：室壁运动异常，钆对比剂增强扫描出现延迟强化、伴或不伴与之相匹配的灌注缺损。161 例患者中，有 16% 最终被诊断为急性冠脉综合征（acute coronary syndrome，ACS）。在肌钙蛋白升高之前，CMR 诊断 ACS 的灵敏性和特异性分别为 84%、85%。随后的一项小型研究（62 例患者）在 CMR 成像序列中，加入对心肌水肿非常敏感的 T2 加权序列，使 CMR 诊断 ACS 及鉴别急、慢性心肌梗死的特异性、阳性预测值和整体准确率都有所提高[57]。

有文章曾报道过一些小型单中心临床试验，相关试验中心都具有 CMR 操作和图像判读的专业人员。这些随机临床试验旨在探究负荷 CMR 作为诊疗流程的一环时对急诊胸痛患者的诊疗价值。结果显示，由于心脏相关的急诊就诊人数、住院时间以及 CMR 早期诊断使得介入治疗率下降等原因，负荷 CMR 的使用能够减少经济成本[58-60]。

尽管有证据表明，CMR 对于疑诊急性心肌梗死的已知冠心病患者的临床诊疗具有一定价值，但目前行政管理、技术操作上的难度仍是急性胸痛患者常规行 CMR 检查的障碍。

急性冠脉综合征的病因诊断

见第 33 章。

合理使用标准、指南和临床价值

2006 年 ACCF/ACR/SCCT/SCMR/ASNC/NASCI/SCAI/SIR（美国心脏病学基金会 / 美国放射学会 / 心血管断层计算机学会 / 心血管磁共振学会 / 美国核心脏病学会 / 北美心血管影像学会 / 心血管造影及介入治疗学会 / 介入放射学会）发布的心脏 CT/CMR 使用标准中指出，尚不确定血管扩张剂或多巴酚丁胺负荷的 CMR 检查是否适用于急性胸痛患者[9]。这一说法被理解为“可能是合适的”。值得注意的是，几乎所有关于 CMR 应用于急性胸痛患者的文章都是在该文件编写后出现的。

未来方向

科技的发展进步会持续推动影像学在急诊患者诊疗中的应用转变。对 SPECT MPI 而言，目前已有高速、高效光子照相机，可以用较少的放射性核素，更加快速地完成高质量的核医学图像采集。Duvall

表 9-5　高危斑块与不良心血管事件

第一作者，年份	研究设计	无临床症状（%）	研究对象临床症状特征				
			急性（%）	稳定性（%）	已知冠心病（%）	未知冠心病	中位随访时间（月）
Matsumoto，2007	回顾性队列（810 例）	是（15%）	是（61%）	—	是	是	35
Motoyama，2009	回顾性队列（1059 例）	—	—	—	是	是	27
Otsuka，2013	前瞻性队列（895 例）	是（40%）	是（60%）		是	—	28
Yamamoto，2013	前瞻性队列（511 例）	是（46%）	是（54%）		是（4.7%）	—	40

等[61]对 1400 多例行 CCTA 或负荷试验（用 ECG 或高效 SPECT 成像）的急诊患者进行观察性研究后发现，CCTA 组与负荷试验组患者的急诊出院率相似，但前者的平均住院时间更长，接受的平均有效辐射剂量更高，在后续随访中所接受的检查也更多。与个体化衰减校正技术结合后，高效 SPECT 也可以只进行负荷试验检查，从而显著减少扫描时间和患者的辐射剂量[62]。

此外，还出现了其他新技术，如影像的“缺血记忆”功能，即通过识别心肌代谢异常来反映既往的心肌缺血事件。即使在症状缓解后的数小时内，心肌代谢异常也能够被检测到。β-甲基-P-[123]-碘苯基戊十八酸（BMIPP）是一种脂肪酸，能够被心肌细胞摄取，而不会被很快代谢消耗。这类药物用于急性胸痛患者 SPECT 显像时，即使患者胸痛症状消失达 30 小时，依旧能够检测到心肌缺血表现，反映局部心肌组织脂肪酸代谢障碍。在实际临床工作中，急诊患者在症状消失 30 小时以内行 BMIPP

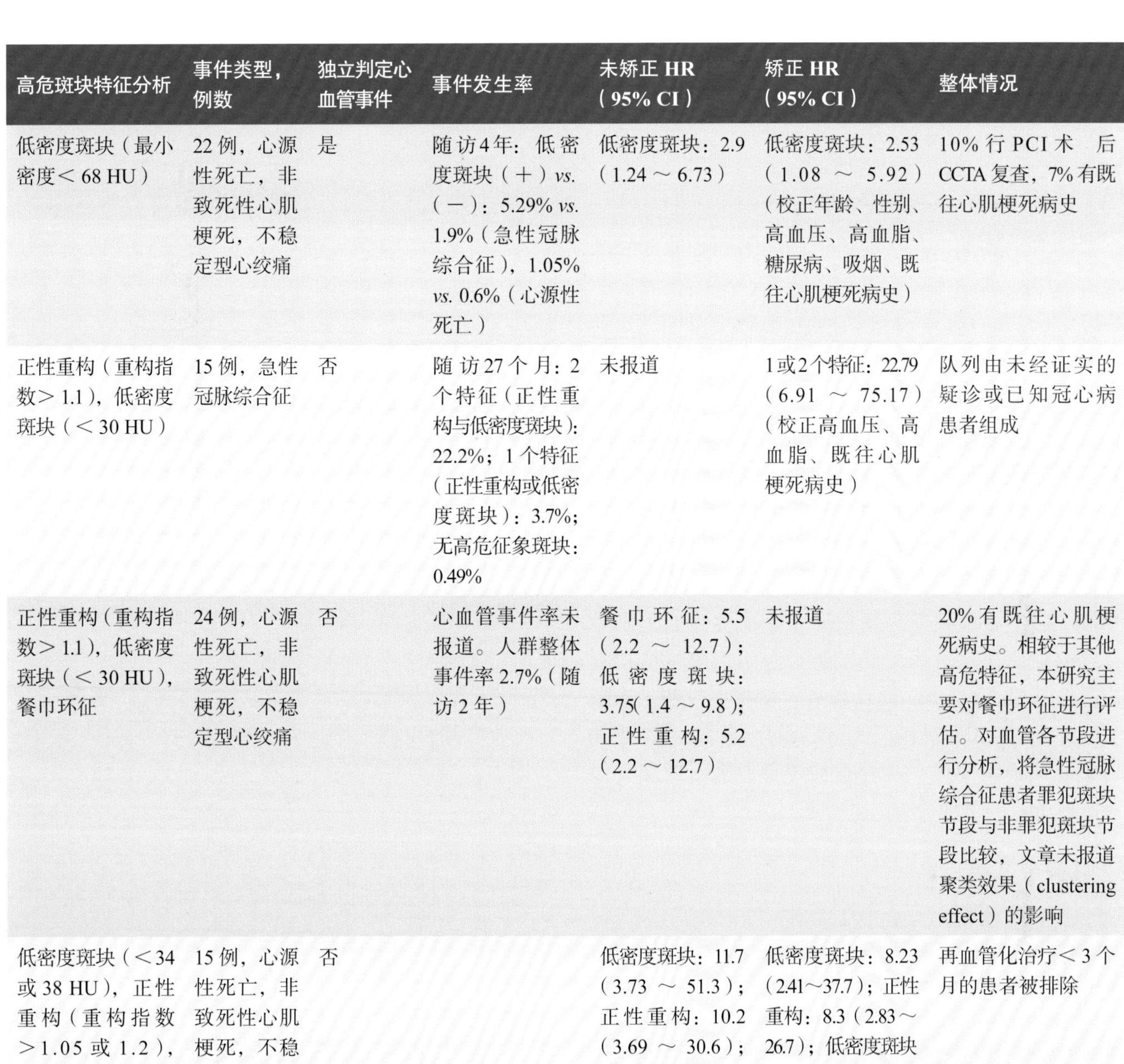

高危斑块特征分析	事件类型，例数	独立判定心血管事件	事件发生率	未矫正 HR（95% CI）	矫正 HR（95% CI）	整体情况
低密度斑块（最小密度＜68 HU）	22 例，心源性死亡，非致死性心肌梗死，不稳定型心绞痛	是	随访4年：低密度斑块（＋）*vs.*（－）：5.29% *vs.* 1.9%（急性冠脉综合征），1.05% *vs.* 0.6%（心源性死亡）	低密度斑块：2.9（1.24～6.73）	低密度斑块：2.53（1.08 ～ 5.92）（校正年龄、性别、高血压、高血脂、糖尿病、吸烟、既往心肌梗死病史）	10% 行 PCI 术后 CCTA 复查，7% 有既往心肌梗死病史
正性重构（重构指数＞1.1），低密度斑块（＜30 HU）	15 例，急性冠脉综合征	否	随访27个月：2个特征（正性重构与低密度斑块）：22.2%；1个特征（正性重构或低密度斑块）：3.7%；无高危征象斑块：0.49%	未报道	1或2个特征：22.79（6.91 ～ 75.17）（校正高血压、高血脂、既往心肌梗死病史）	队列由未经证实的疑诊或已知冠心病患者组成
正性重构（重构指数＞1.1），低密度斑块（＜30 HU），餐巾环征	24 例，心源性死亡，非致死性心肌梗死，不稳定型心绞痛	否	心血管事件率未报道。人群整体事件率 2.7%（随访 2 年）	餐巾环征：5.5（2.2 ～ 12.7）；低密度斑块：3.75（1.4～9.8）；正性重构：5.2（2.2～12.7）	未报道	20% 有既往心肌梗死病史。相较于其他高危特征，本研究主要对餐巾环征进行评估。对血管各节段进行分析，将急性冠脉综合征患者罪犯斑块节段与非罪犯斑块节段比较，文章未报道聚类效果（clustering effect）的影响
低密度斑块（＜34 或 38 HU），正性重构（重构指数＞1.05 或 1.2），点状钙化（＜2/3 管腔直径）	15 例，心源性死亡，非致死性心肌梗死，不稳定型心绞痛	否		低密度斑块：11.7（3.73 ～ 51.3）；正性重构：10.2（3.69 ～ 30.6）；低密度斑块＋正性重构：12.3（4.42 ～ 36.6）；点状钙化：3.74（1.34～10.7）	低密度斑块：8.23（2.41～37.7）；正性重构：8.3（2.83～26.7）；低密度斑块＋正性重构：11.2（3.71～36.7）；点状钙化：2.41（0.80～7.51）（矫正年龄、性别、＞50% 狭窄）	再血管化治疗＜3个月的患者被排除

显像，对于心肌缺血的检测较为准确[63]。目前，BMIPP 用于急诊患者心肌缺血检测，尚未得到美国食品和药物管理局批准。

与此同时，CCTA 检查技术也在不断发展。Achenbach 等[64]在一项初步研究中报道了一种新的 CCTA 扫描方案，扫描时间约 4 分钟，既能够获得高质量的 CCTA 成像，又保证患者接受的辐射剂量小于 1 mSv。Min 等[44]发表了一系列关于使用无创 CCTA 评估心肌血流储备分数（fractional flow reverse，FFR）可行性的研究，其中包括一项多中心临床试验。一旦发展成熟，这项技术能够通过评估病变的功能学意义，来减少患者接受介入操作的比例，已有研究对此进行过报道。

在新技术发展、完善的情况下，急诊患者相关的影像学检查也在向着更加个体化的方向发展，认真权衡适合每个个体的最佳检查手段，及其提供的诊断信息影响到患者的临床决策。重要的是，我们要认识到，在临床试验中对疑诊 ACS 的急诊患者采用何种影像检查进行评估，会引导人们在临床工作中严格评估、筛选影像技术。高水平的研究证据可以帮助临床医生为合适的患者选择最佳的检测手段。

总结

影像学技术，尤其是超声心动图和心肌灌注成像，在指导急性胸痛患者分类和进一步诊疗方面有着广泛应用。在进行观察性研究的各单位中，负荷成像已在临床工作中常规应用。CCTA 和 CMR 为冠状动脉粥样硬化斑块成像，以及可挽救心肌评估提供了影像学支持。由于急性胸痛患者中 ACS 比例较低，解剖学方法，尤其是目前正在研究中的新兴工具（左心室功能检测、心肌灌注成像、CT-FFR）对患者评估的意义重大。这些新兴工具的可行性被证实之后，能极大提高无创心脏影像学检查的阳性预测值。由于心肌梗死为新发还是陈旧性瘢痕关系到患者的临床决策，因此能够进行心肌组织特征检测的影像学检查对已知 CAD 患者价值更大。在未来的工作中，CCTA 与高敏肌钙蛋白联合应用，可以更加高效地选择需要进一步检查的患者，进而更加有效地实现患者的早期分类。

经典参考文献

Achenbach S, et al.: Detection of coronary artery stenoses by contrast-enhanced, retrospectively electrocardiographically-gated, multislice spiral computed tomography, *Circulation* 103:2535–2538, 2001.

Agatston AS, et al.: Quantification of coronary artery calcium using ultrafast computed tomography, *J Am Coll Cardiol* 15:827–832, 1990.

Fesmire FM, et al.: The Erlanger chest pain evaluation protocol: a one-year experience with serial 12-lead ECG monitoring, two-hour delta serum marker measurements, and selective nuclear stress testing to identify and exclude acute coronary syndromes, *Ann Emerg Med* 40:584–594, 2002.

Hoffmann U, et al.: Coronary multidetector computed tomography in the assessment of patients with acute chest pain, *Circulation* 114:2251–2260, 2006.

Kontos MC, et al.: Value of acute rest sestamibi perfusion imaging for evaluation of patients admitted to the emergency department with chest pain, *J Am Coll Cardiol* 30:976–982, 1997.

Motoyama S, et al.: Computed tomographic angiography characteristics of atherosclerotic plaques subsequently resulting in acute coronary syndrome, *J Am Coll Cardiol* 54:49–57, 2009.

参考文献

1. Bhuiya FA, Pitts SR, McCaig LF: Emergency department visits for chest pain and abdominal pain: United States, 1999-2008, *NCHS Data Brief* 1–8, 2010.
2. Litt HI, et al.: CT angiography for safe discharge of patients with possible acute coronary syndromes, *N Engl J Med* 366:1393–1403, 2012.
3. Roe MT, et al.: Clinical and therapeutic profile of patients presenting with acute coronary syndromes who do not have significant coronary artery disease. The Platelet Glycoprotein IIb/IIIa in Unstable Angina: Receptor Suppression Using Integrilin Therapy (PURSUIT) Trial Investigators, *Circulation* 102:1101–1106, 2000.
4. Fishbein MC: The vulnerable and unstable atherosclerotic plaque, *Cardiovasc Pathol* 19:6–11, 2010.
5. Gibbons RJ, et al.: The quantification of infarct size, *J Am Coll Cardiol* 44:1533–1542, 2004.
6. Notghi A, Low CS: Myocardial perfusion scintigraphy: past, present and future, *Br J Radiol* 3:S229–236, 2011. 84 Spec No.
7. Tatum JL, et al.: Comprehensive strategy for the evaluation and triage of the chest pain patient, *Ann Emerg Med* 29:116–125, 1997.
8. Udelson JE, et al.: Myocardial perfusion imaging for evaluation and triage of patients with suspected acute cardiac ischemia: a randomized controlled trial, *JAMA* 288:2693–2700, 2002.
9. Hendel RC, et al.: American College of Cardiology Foundation Quality Strategic Directions Committee Appropriateness Criteria Working Group, American College of Radiology, Society of Cardiovascular Computed Tomography, Society for Cardiovascular Magnetic Resonance, American Society of Nuclear Cardiology, North American Society for Cardiac Imaging, Society for Cardiovascular Angiography and Interventions, Society of Interventional Radiology. ACCF/ACR/SCCT/SCMR/ASNC/NASCI/SCAI/SIR 2006 appropriateness criteria for cardiac computed tomography and cardiac magnetic resonance imaging: a report of the American College of Cardiology Foundation Quality Strategic Directions Committee Appropriateness Criteria Working Group, American College of Radiology, Society of Cardiovascular Computed Tomography, Society for Cardiovascular Magnetic Resonance, American Society of Nuclear Cardiology, North American Society for Cardiac Imaging, Society for Cardiovascular Angiography and Interventions, and Society of Interventional Radiology, *J Am Coll Cardiol* 48:1475–1497, 2006.
10. Priest VL, et al.: Cost-effectiveness of coronary computed tomography and cardiac stress imaging in the emergency department: a decision analytic model comparing diagnostic strategies for chest pain in patients at low risk of acute coronary syndromes, *J Am Coll Cardiol* 4:549–556, 2011.
11. Labovitz AJ, et al.: Focused cardiac ultrasound in the emergent setting: a consensus statement of the American Society of Echocardiography and American College of Emergency Physicians, *J Am Soc Echocardiogr* 23:1225–1230, 2010.
12. Stride E: Physical principles of microbubbles for ultrasound imaging and therapy, *Cerebrovasc Dis* 27(Suppl 2):1–13, 2009.
13. Lepper W, et al.: Myocardial contrast echocardiography, *Circulation* 109:3132–3135, 2004.
14. Wei K: Utility contrast echocardiography in the emergency department, *J Am Coll Cardiol* 3:197–203, 2010.
15. American College of Cardiology Foundation Appropriate Use Criteria Task Force, American Society of Echocardiography, American Heart Association, American Society of Nuclear Cardiology, Heart Failure Society of America, Heart Rhythm Society, Society for Cardiovascular Angiography and Interventions, Society of Critical Care Medicine, Society of Cardiovascular Computed Tomography, Society for Cardiovascular Magnetic Resonance, Douglas PS, et al.: ACCF/ASE/AHA/ASNC/HFSA/HRS/SCAI/SCCM/SCCT/SCMR 2011 appropriate use criteria for echocardiography. A report of the American College of Cardiology Foundation Appropriate Use Criteria Task Force, American Society of Echocardiography, American Heart Association, American Society of Nuclear Cardiology, Heart Failure Society of America, Heart Rhythm Society, Society for Cardiovascular Angiography and Interventions, Society of Critical Care Medicine, Society of Cardiovascular Computed Tomography, and Society for Cardiovascular Magnetic Resonance Endorsed by the American College of Chest Physicians, *J Am Coll Cardiol* 57:1126–1166, 2011.
16. Fesmire FM, et al.: The Erlanger chest pain evaluation protocol: a one-year experience with serial 12-lead ECG monitoring, two-hour delta serum marker measurements, and selective nuclear stress testing to identify and exclude acute coronary syndromes, *Ann Emerg Med* 40:584–594, 2002.
17. Lim SH, et al.: Stress myocardial perfusion imaging for the evaluation and triage of chest pain in the emergency department: a randomized controlled trial, *J Nucl Cardiol* 20:1002–1012, 2013.
18. Bholasingh R, et al.: Prognostic value of predischarge dobutamine stress echocardiography in chest pain patients with a negative cardiac troponin t, *J Am Coll Cardiol* 41:596–602, 2003.
19. Nucifora G, et al.: Comparison of early dobutamine stress echocardiography and exercise electrocardiographic testing for management of patients presenting to the emergency department with chest pain, *Am J Cardiol* 100:1068–1073, 2007.
20. Hendel RC, et al.: ACC/AHA/ACR/ASE/ASNC/HRS/NASCI/RSNA/SAIP/SCAI/ SCCT/SCMR/SIR 2008 key data elements and definitions for cardiac imaging: a report of the American College of Cardiology/American Heart Association task force on clinical data standards (writing committee to develop clinical data standards for cardiac imaging), *Circulation* 119:154–186, 2009.
21. Douglas PS, et al.: American College of Cardiology Foundation Appropriateness Criteria Task F, American Society of Echocardiography, American College of Emergency Physicians, American Heart Association, American Society of Nuclear Cardiology, Society for Cardiovascular Angiography and Interventions, Society of Cardiovascular Computed Tomography, Society for Cardiovascular Magnetic Resonance. ACCF/ASE/ACEP/AHA/ASNC/SCAI/SCCT/SCMR 2008 appropriateness criteria for stress echocardiography: a report of the American College of Cardiology Foundation Appropriateness Criteria Task Force, American Society of Echocardiography, American College of Emergency Physicians, American Heart Association, American Society of Nuclear Cardiology, Society for Cardiovascular Angiography and Interventions, Society of Cardiovascular Computed Tomography, and Society for Cardiovascular Magnetic Resonance: Endorsed by the Heart Rhythm Society and the Society of Critical Care Medicine, *Circulation* 117:1478–1497, 2008.
22. Patel MR, et al.: Low diagnostic yield of elective coronary angiography, *N Engl J Med* 362:886–895, 2010.
23. Schuetz GM, et al.: Meta-analysis: noninvasive coronary angiography using computed tomography versus magnetic resonance imaging, *Ann Intern Med* 152:167–177, 2010.
24. Maurovich-Horvat P, et al.: Methods of plaque quantification and characterization by cardiac computed tomography, *J Cardiovasc Comput Tomogr* 3(Suppl 2):S91–98, 2009.
25. Hoffmann U, et al.: Coronary computed tomography angiography for early triage of patients with acute chest pain: The ROMICAT (Rule Out Myocardial Infarction Using Computer Assisted Tomography) trial, *J Am Coll Cardiol* 53:1642–1650, 2009.
26. Takakuwa KM, et al.: A meta-analysis of 64-section coronary CT angiography findings for predicting 30-day major adverse cardiac events in patients presenting with symptoms suggestive of acute coronary syndrome, *Acad Radiol* 18:1522–1528, 2011.
27. Hollander JE, et al.: Coronary computed tomographic angiography for rapid discharge of low-risk patients with potential acute coronary syndromes, *Ann Emerg Med* 53:295–304, 2009.
28. Goldstein JA, et al.: The CT-STAT (Coronary Computed Tomographic Angiography for Systematic Triage of Acute Chest Pain Patients to Treatment) trial, *J Am Coll Cardiol* 58:1414–1422, 2011.
29. Hoffmann U, et al.: Investigators R-I. Coronary CT angiography versus standard evaluation in acute chest pain, *N Engl J Med* 367:299–308, 2012.
30. Schlett CL, et al.: Prognostic value of CT angiography for major adverse cardiac events in patients with acute chest pain from the emergency department: 2-year outcomes of the Romicat trial, *J Am Coll Cardiol* 4:481–491, 2011.
31. Hollander JE, et al.: One-year outcomes following coronary computerized tomographic angiography for evaluation of emergency department patients with potential acute coronary syndrome, *Acad Emerg Med* 16:693–698, 2009.
32. Singer AJ, et al.: Utilization of coronary computed tomography angiography for exclusion of coronary artery disease in ED patients with low- to intermediate-risk chest pain: a 1-year experience, *Am J Emerg Med* 30:1706–1711, 2012.
33. Christiaens L, et al.: Impact of 64-slice coronary CT on the management of patients presenting with acute chest pain: results of a prospective two-centre study, *European Radiology* 22:1050–1058, 2012.
34. Anderson JL, et al.: Writing Group Members, ACCF/AHA Task Force Members. 2011 ACCF/AHA focused update incorporated into the ACC/AHA 2007 guidelines for the management of patients with unstable angina/non-ST-elevation myocardial infarction: a report of the American College of Cardiology Foundation/American Heart Association task force on practice guidelines, *Circulation* 123:e426–579, 2011.
35. Raff GL, et al.: Society of Cardiovascular Computed Tomography Guidelines Committee. SCCT guidelines on the use of coronary computed tomographic angiography for patients presenting with acute chest pain to the emergency department: a report of the Society of Cardiovascular Computed Tomography Guidelines Committee, *J Cardiovasc Comput Tomogr* 8:254–271, 2014.
36. Taylor AJ, et al.: American College of Cardiology Foundation Appropriate Use Criteria Task F, Society of Cardiovascular Computed Tomography, American College of Radiology, American Heart Association, American Society of Echocardiography, American Society of Nuclear Cardiology, North American Society for Cardiovascular Imaging, Society for Cardiovascular Angiography and Interventions, Society for Cardiovascular Magnetic Resonance. ACCF/SCCT/ACR/AHA/ASE/ASNC/NASCI/SCAI/SCMR 2010 appropriate use criteria for cardiac computed tomography. A report of the American College of Cardiology Foundation Appropriate Use Criteria Task Force, the Society of Cardiovascular Computed Tomography, the American College of Radiology, the American Heart Association, the American Society of Echocardiography, the American Society of Nuclear Cardiology, the North American Society for Cardiovascular Imaging, the Society for Cardiovascular Angiography and Interventions, and the Society for Cardiovascular Magnetic Resonance, *Circulation* 122:e525–555, 2010.

37. Seneviratne SK, et al.: Incremental diagnostic value of regional left ventricular function over coronary assessment by cardiac computed tomography for the detection of acute coronary syndrome in patients with acute chest pain: From the ROMICAT trial, *Circ Cardiovasc Imaging* 3:375–383, 2010.
38. Bezerra HG, et al.: Incremental value of myocardial perfusion over regional left ventricular function and coronary stenosis by cardiac CT for the detection of acute coronary syndromes in high-risk patients: a subgroup analysis of the ROMICAT trial, *Journal of Cardiovascular Computed Tomography* 5:382–391, 2011.
39. Feuchtner GM, et al.: Evaluation of myocardial CT perfusion in patients presenting with acute chest pain to the emergency department: comparison with SPECT-myocardial perfusion imaging, *Heart (British Cardiac Society)* 98:1510–1517, 2012.
40. Puchner SB, et al.: High-risk plaque detected on coronary CT angiography predicts acute coronary syndromes independent of significant stenosis in acute chest pain: results from the ROMICAT-II trial, *J Am Coll Cardiol* 64:684–692, 2014.
41. Pflederer T, et al.: Characterization of culprit lesions in acute coronary syndromes using coronary dual-source CT angiography, *Atherosclerosis* 211:437–444, 2010.
42. Ferencik M, et al.: A computed tomography-based coronary lesion score to predict acute coronary syndrome among patients with acute chest pain and significant coronary stenosis on coronary computed tomographic angiogram, *Am J Cardiol* 110:183–189, 2012.
43. Norgaard BL, et al.: Group NXTTS. Diagnostic performance of noninvasive fractional flow reserve derived from coronary computed tomography angiography in suspected coronary artery disease: The NXT trial (Analysis of Coronary Blood Flow Using CT Angiography: Next Steps), *J Am Coll Cardiol* 63:1145–1155, 2014.
44. Min JK, et al.: Diagnostic accuracy of fractional flow reserve from anatomic CT angiography, *JAMA* 308:1237–1245, 2012.
45. Pattanayak P, Bleumke DA: Tissue characterization of the myocardium: state of the art characterization by magnetic resonance and computed tomography imaging, *Radiol Clin North Am* 53:413–423, 2015.
46. Schepis T, et al.: Prevalence of first-pass myocardial perfusion defects detected by contrast-enhanced dual-source CT in patients with non-ST segment elevation acute coronary syndromes, *Eur Radiol* 20:1607–1614, 2010.
47. Pursnani A, et al.: Early resting myocardial computed tomography perfusion for the detection of acute coronary syndrome in patients with coronary artery disease, *Circulation. Cardiovascular Imaging* 8, 2015. e002404.
48. Taylor CA, Fonte TA, Min JK: Computational fluid dynamics applied to cardiac computed tomography for noninvasive quantification of fractional flow reserve: scientific basis, *J Am Coll Cardiol* 61:2233–2241, 2013.
49. Coenen A, et al.: Fractional flow reserve computed from noninvasive CT angiography data: diagnostic performance of an on-site clinician-operated computational fluid dynamics algorithm, *Radiology* 274:674–683, 2015.
50. Pursnani A, et al.: Use of coronary artery calcium scanning beyond coronary computed tomographic angiography in the emergency department evaluation for acute chest pain: The ROMICAT II trial, *Circ Cardiovasc Imaging* 8, 2015. pii: e002225.
51. Maurovich-Horvat P, et al.: Comprehensive plaque assessment by coronary CT angiography, *Nat Rev Cardiol* 11:390–402, 2014.
52. Reichlin T, et al.: Early diagnosis of myocardial infarction with sensitive cardiac troponin assays, *N Engl J Med* 361:858–867, 2009.
53. Januzzi Jr JL, et al.: High-sensitivity troponin t concentrations in acute chest pain patients evaluated with cardiac computed tomography, *Circulation* 121:1227–1234, 2010.
54. Ahmed W, et al.: Single resting hsTNT level predicts abnormal myocardial stress test in acute chest pain patients with normal initial standard troponin, *J Am Coll Cardiol* 6:72–82, 2013.
55. Heydari B, Jerosch-Herold M, Kwong RY: Assessment of myocardial ischemia with cardiovascular magnetic resonance, *Prog Cardiovasc Dis* 54:191–203, 2011.
56. Kwong RY, et al.: Detecting acute coronary syndrome in the emergency department with cardiac magnetic resonance imaging, *Circulation* 107:531–537, 2003.
57. Cury RC, et al.: Cardiac magnetic resonance with t2-weighted imaging improves detection of patients with acute coronary syndrome in the emergency department, *Circulation* 118:837–844, 2008.
58. Miller CD, et al.: Stress CMR imaging observation unit in the emergency department reduces 1-year medical care costs in patients with acute chest pain: a randomized study for comparison with inpatient care, *J Am Coll Cardiol* 4:862–870, 2011.
59. Miller CD, et al.: Stress cardiac magnetic resonance imaging with observation unit care reduces cost for patients with emergent chest pain: a randomized trial, *Ann Emerg Med* 56:209–219, 2010. e202.
60. Miller CD, et al.: Provider-directed imaging stress testing reduces health care expenditures in lower-risk chest pain patients presenting to the emergency department, *Circ Cardiovasc Imaging* 5:111–118, 2012.
61. Duvall WL, et al.: A comparison of coronary CTa and stress testing using high-efficiency SPECT MPI for the evaluation of chest pain in the emergency department, *J Nucl Cardiol* 21:305–318, 2014.
62. Duvall WL, et al.: Stress-only Tc-99m myocardial perfusion imaging in an emergency department chest pain unit, *J Emerg Med* 42:642–650, 2012.
63. Yoshinaga K, et al.: Ischaemic memory imaging using metabolic radiopharmaceuticals: Overview of clinical settings and ongoing investigations, *Eur J Nucl Med Mol* 41:384–393, 2014.
64. Achenbach S, et al.: Coronary computed tomography angiography with a consistent dose below 1 msv using prospectively electrocardiogram-triggered high-pitch spiral acquisition, *Eur Heart J* 31:340–346, 2010.

10 光学相干断层成像和其他新兴的易损斑块诊断方法

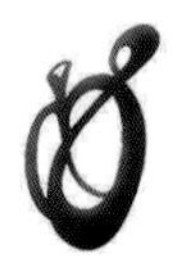

Ik-Kyung Jang，Daniel S. Ong
姚晶 译 赵杰 审校

引言

过去的几十年以来，经皮冠状动脉介入治疗（percutaneous coronary intervention，PCI）的效果已显著改善，这在很大程度上是由于逐渐更新的支架平台，更好的置入技术以及改进的辅助药物治疗。然而，成功 PCI 后再次发生心脏事件的风险仍然很高，通常这些再发事件的罪犯位置与最初介入已处理的位置并不相同[1-2]。传统的临床风险模型（如 Framingham 风险评分）可用于预测动脉粥样硬化和冠状动脉事件的总体风险。然而，临床风险指标不能提供解剖学信息，而冠状动脉造影对识别可能导致未来冠心病的特定高危病变的准确性较差[3-4]。早期基于冠状动脉造影的研究表明，这些复发事件的罪犯病变通常在最初造影时只是轻度狭窄，而对发生致命性心脏事件的患者的病理研究发现，大多数导致冠脉闭塞的急性血栓发生在斑块负荷大且管腔严重缩小的部位[5]。因此，大量的研究都致力于探索斑块进展和血栓形成的危险因素。在本章中，我们将探讨由病理学研究引入的易损斑块的概念（请参阅第 3 章），以及血管内成像如何扩展我们对易损斑块的理解并对其识别，尤其是光学相干断层成像（Optical Coherence Tomography，OCT）的使用。如何使用心脏计算机断层扫描和磁共振成像来描述大动脉中的斑块组成成分请详见第 9 章和第 33 章。分子成像的应用请详见第 32 章。

易损斑块定义

易损斑块被定义为有高风险发展为罪犯病变的斑块，包括容易引起血栓形成和具有快速发展风险的斑块[6]。对猝死性冠心病患者的罪犯病变尸检的研究构建了易损斑块特点的框架（另见第 3 章）。这些研究揭示了罪犯病变血栓形成的三种主要模式：斑块破裂、斑块侵蚀和钙化结节。斑块破裂是最常见的，约占 60%，其特征是纤维帽破裂，血栓与其坏死核相连续。斑块侵蚀约占 35%，其特征是完整的纤维帽和病理性血栓，通常是血管内皮层缺失，暴露出主要由平滑肌细胞和蛋白聚糖组成的内膜层。钙化结节约占 5%，其特点是纤维帽破裂和血栓覆盖在破裂钙化片上[7]。

病理学研究只能局限为回顾性研究，首先识别罪犯病变中普遍存在的特点，而后再假定这些特点提高了斑块的易损性。然而，血管内成像方法的引入和发展使我们能够前瞻性研究这些在体“易损特点”，已有多项研究试图验证以及扩展由病理学研究产生的易损斑块假说。每种血管内成像方式都有其独特的优缺点，它们可以大致分为两种，其一为主要提供解剖或斑块成分信息的，例如 OCT、血管内超声（intravascular ultrasound，IVUS）、近红外光谱成像（near-infrared spectroscopy，NIRS）和血管内磁共振成像（intravascular magnetic resonance imaging IV-MRI），其二为提供功能或生物力学信息的，例如

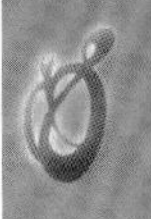

热成像、弹力图/触发成像，以及近红外荧光（near-infrared fluorescence，NIRF）成像。此外，一些主要用来提供解剖学信息的方法也可能间接促进功能评估，例如巨噬细胞的识别可以作为局部炎症的标志。但是这些影像学方法均不能像血流储备分数（详见第 17 章）那样独立、更好地提供有关冠状动脉血流动力学的生理信息。

冠状动脉斑块解剖或成分的血管腔内评估方法

光学相干断层成像

光学相干断层成像（optical coherence tomography，OCT）是一种高分辨率的血管内成像方法，可以对在体的斑块形态进行详细观察[8]。与超声检查中使用声波类似，OCT 技术通过测量反向散射光波的大小和时间延迟，产生分辨率为 15 ～ 20 μm 的类似于“光学活检”的图像。与 IVUS 相比，它的分辨率提高了 10 倍，并且可以在体内区分纤维、脂质和钙化斑块（图 10-1）。此外，OCT 还可以用于检测管腔内血栓、斑块破裂、斑块侵蚀和钙化结节（图 10-2）。考虑到 OCT 在体内成像能力，OCT 对血栓形成机制的定义基于病理学定义的同时，进行了轻微修改以说明腔内血栓可能自溶或远段栓塞的可能。在 OCT 成像中，斑块破裂的特征是脂质斑块伴有纤维帽不连续且斑块内部腔隙形成。由于冠状动脉内皮层仍低于 OCT 成像的分辨率，OCT 定义的斑块侵蚀，是由斑块上附着的完整血栓所证实的。OCT 定义的可能斑块侵蚀表现为血栓附着处无斑块，邻近亦无浅表脂质或钙化，或罪犯病变处管腔不规则但无血栓附着。钙化结节在 OCT 影像上，表现为钙化斑块上纤维帽的连续性中断并伴有特征性的钙化突出、浅表钙化以及病变邻近处存在大量钙化[9]。

由于成像的高分辨率，OCT 已能识别出病理学研究所提示易损斑块特点。由于斑块破裂是冠状动脉血栓形成最普遍的潜在机制，故而与斑块破裂易损性相关的特点和危险因素是最常被研究的，得到了深入的认识。这些特点包括大的细胞外脂质池，薄的纤维帽，小的钙化，巨噬细胞累积，微通道和胆固醇晶体（图 10-3）。然而，这些特点与斑块侵蚀和钙化结节相关的特点和危险因素并不相同。

细胞外脂质池

基于尸检的研究已经明确大的脂质核心是冠心病猝死患者罪犯斑块的最普遍特点。在 OCT 成像中，脂质表现为低信号强度（暗）和高信号衰减（阴影）的均匀区域，而纤维组织表现为高信号强度（亮）和低信号衰减（无明显阴影）的均匀区域。富含脂质的斑块定义为在横截面成像中脂质弧度大于 90° 的斑块（见图 10-3A）。OCT 研究表明，与表现为稳定型心绞痛（stable angina pectoris，SAP）的患者相比，在 ST 段抬高型心肌梗死（ST-elevation myocardial infarction，STEMI）或非 ST 段抬高型心肌梗死（non-ST-elevation myocardial infarction，NSTEMI）患者的罪犯病变中，富含脂质的斑块更为普遍[10]。此外，脂质池与斑块进展相关。在一项对 53 例患者的 69 个非罪犯斑块（血管造影＜ 50% 的管腔狭窄）研究中，通过 6 ～ 9 个月的冠状动脉造影随访评估斑块有无进展，明确在进展病变中 OCT 对于脂质池的检出率要明显高于未进展病变（100% *vs.* 61%；$P = 0.02$）[11]。

薄纤维帽粥样斑块

薄纤维帽粥样斑块（thin-cap fibroatheroma，TCFA）被认为是破裂斑块的易损前体病变（另见第 3 章）。在病理检查中，大多数破裂的冠状动脉斑块的纤维帽小于 65 μm，因此，该阈值被用于定义 TCFA。在 OCT 成像上，脂质和纤维组织之间的外观存在鲜明对比，并具有高分辨率，使其成为测量纤维帽厚度，从而识别 TCFA 的理想的血管内成像方式（见图 10-3B）。多项基于 OCT 的研究表明，与 SAP 相比，临床表现为急性或不稳定的患者的罪犯病变的 TCFA 发生率更高[12]。在非罪犯病变中，TCFA 相比于非 TCFA 更容易出现病变进展[11]。此外，他汀类药物被证实可以增加纤维帽的厚度，表明他汀类药物临床获益的潜在机制之一是稳定 TCFA（图 10-4）[13-14]。

钙化

使用 CT 评估的冠状动脉钙化积分已被证实与总动脉粥样硬化负担和未来事件的风险相关[15]。然而，生物力学模型和病理学研究表明，血管钙化的方式可能比钙化总负荷与局部斑块的易损性更相关[16]。在 OCT 影像中，钙沉积物表现为高信号和低信号强度的异质区域，信号衰减小且边界清晰。点状钙化被定义为在横截面钙化弧度≤ 90°（见图 10-3C）。与在 IUVS 影像中钙化病变的强衰减不同，OCT 使用的光

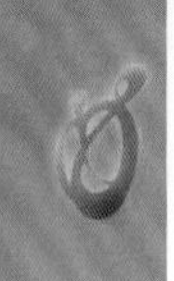

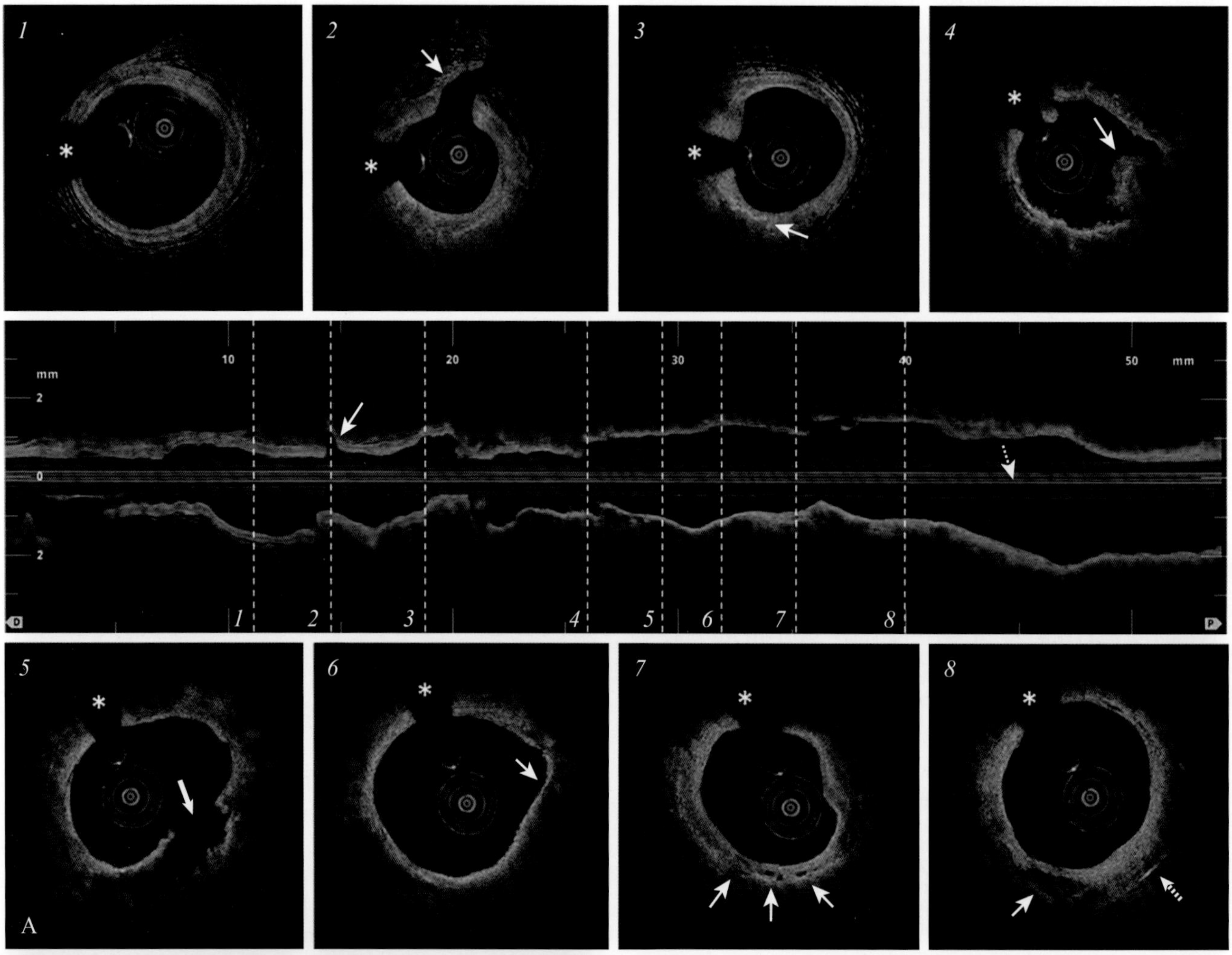

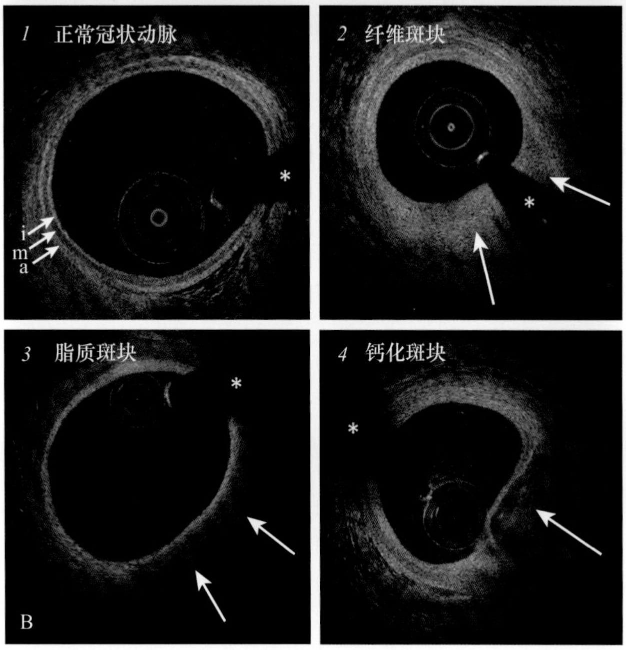

图 10-1 （**A**）一名患有急性 ST 段抬高型心肌梗死的 80 岁女性，在行血栓抽吸术后，对罪犯血管回旋支行 OCT 检查。长轴图（中图）显示的是长 54 mm 血管段的 OCT 回撤图，左侧端到右侧端为血管远段到近段。OCT 导管本身（中图虚线箭头）横穿长轴图的中心。横截面图像（1-8）对应于长轴图的不同位置（中图虚线）。每个横截面图中的星号表示 OCT 导管伪影。最远端的横截面（1）显示了正常冠状动脉节段的血管三层结构。横截面（图 2 箭头）和长轴图（中图箭头）可见小的侧支血管。横截面图中可见伴有纤维帽破裂和腔隙形成的破裂斑块（图 5 箭头），以及多个易损斑块相关特征，包括巨噬细胞累积（图 3 箭头），冠状动脉内血栓（图 4 箭头），薄纤维帽高脂质斑块（图 6 箭头），微通道（图 7 箭头），点状钙化（图 8 箭头）和胆固醇结晶（图 8 虚线箭头）。（**B**）OCT 图像下的斑块特点。（1）正常冠状动脉的三层膜结构：内膜（i），中膜（m）和外膜（a）。（2）纤维组织（箭头）表现为具有高信号强度和低衰减的均质区域。（3）脂质（箭头）表现为具有低信号强度的均一区域和高衰减。（4）钙化（箭头）表现为有清晰的边界高信号强度的异质区域和低衰减。星号表示 OCT 导管伪影

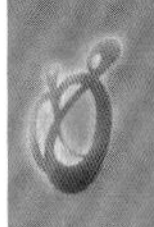

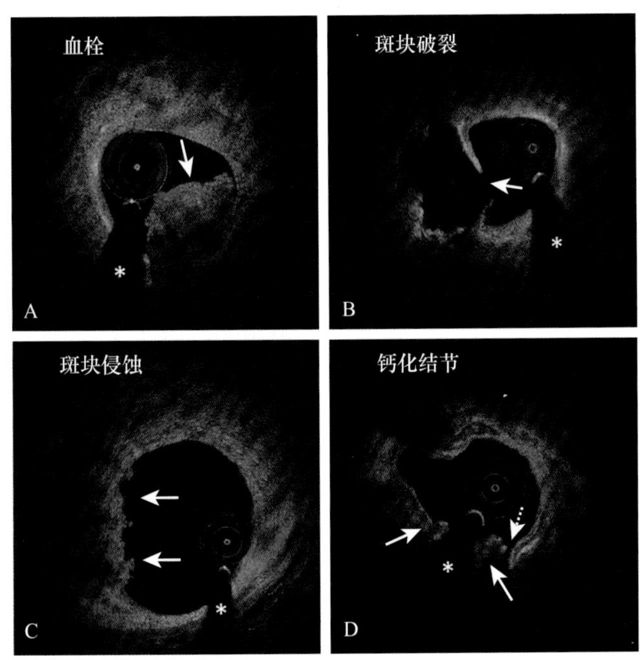

图 10-2 急性冠脉综合征患者应用 OCT 评估。（**A**）血栓（箭头）表现为附着在动脉壁上的块状突出。（**B**）破裂斑块表现为脂质斑块伴有纤维帽不连续（箭头）和斑块内部空腔。（**C**）斑块侵蚀表现为血栓附着在完整斑块上。（**D**）钙化结节表现为纤维帽破裂（虚线箭头），伴有特征性的钙化突出、浅表钙化以及病变邻近处存在大量钙化（箭头）。星号表示 OCT 导管伪影。（Adapted from Jia H，Abtahian F，Aguirre AD，et al：In vivo diagnosis of plaque erosion and calcified nodule in patients with acute coronary syndrome by intravascular optical coherence tomography. J Am Coll Cardiol 62：1748-1758，2013.）

波能够穿透钙化，因此 OCT 能够更清楚地显示钙化沉积的形态和其深层结构。在对 189 例接受了 OCT 检查罪犯病变的冠心病患者的研究中，与稳定型心绞痛（stable angina pectoris，SAP）患者相比，急性心肌梗死（myocardial Infarction，MI）和不稳定型心绞痛（unstable angina，UA）患者罪犯病变中的点状钙化沉积要明显更多。此外 MI 和 UA 患者中的钙化位置更表浅。这项研究同样提示斑块破裂与点状钙化数量成正相关而与大钙化沉积数量成负相关[17]。综上，这些结果支持了机械力学假说，即小的钙化增加了斑块破裂易损性[18]。

巨噬细胞 / 亮点

炎症在动脉粥样硬化的发展中起重要作用。病理学研究表明，巨噬细胞同样可以促进斑块易损性，因为富含脂质的巨噬细胞可持续产生细胞外基质降解酶[19]（参见第 3 章）。巨噬细胞在 OCT 影像中表现为条带状高信号点伴高衰减（参见图 10-3D）。由于方法学问题，OCT 识别巨噬细胞的最初技术最近受到质疑[20]。故而，目前已开发了新的算法校正了由于不同组织深度、距导管距离和信噪比带来的信号强度差异，从而能够更客观地识别 OCT 图像中的亮点。在病理学验证研究中，使用该算法确定的

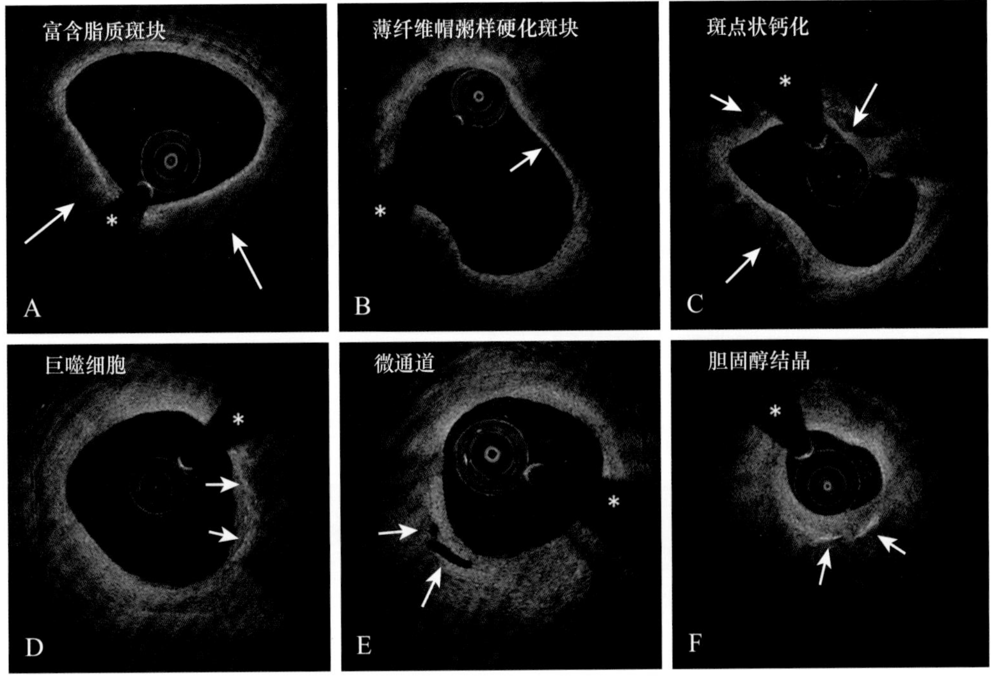

图 10-3 易损斑块特点的 OCT 表现。（**A**）富含脂质斑块表现为脂质横截面弧度大于 90°。（**B**）薄纤维帽粥样硬化斑块定义为纤维帽厚度小于 65 μm（箭头）的富含脂质斑块。（**C**）斑点状钙化定义为横截面弧度≤ 90°的小型钙化（箭头）。（**D**）巨噬细胞 / 亮点表现为具有高信号衰减（箭头）的一系列高信号（亮）点。（**E**）微通道 / 新生血管表现为直径为 50 ～ 300 μm 的小黑洞或小管（箭头），并且在 OCT 回撤成像时至少跨越了三个连续横截面。（**F**）胆固醇结晶表现为薄的线性高信号结构，伴低衰减（箭头）。星号表示 OCT 导管伪影

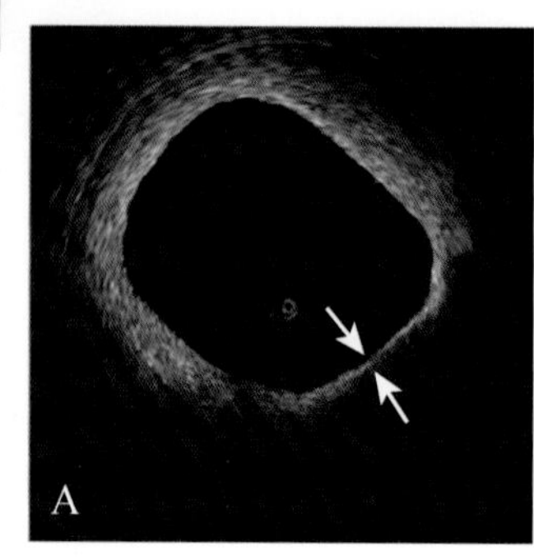

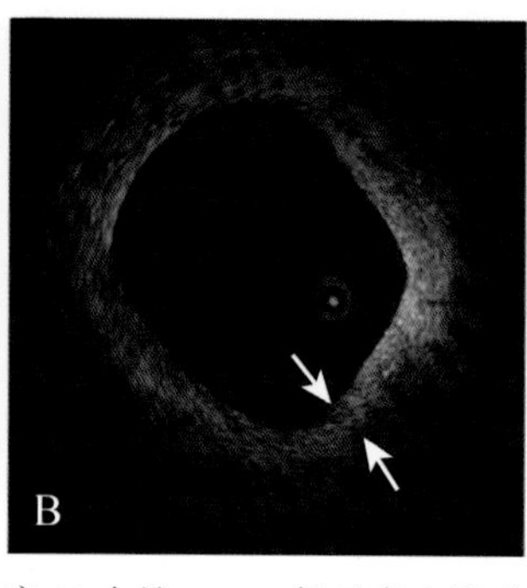

图 10-4　阿托伐他汀 20 mg/d 治疗 12 个月，OCT 提示富含脂质斑块纤维帽变厚（箭头）。（**A**）基线。（**B**）12 个月随访。（From Komukai K，Kubo T，Kitabata H，et al：Effect of atorvastatin therapy on fibrous cap thickness in coronary atherosclerotic plaque as assessed by optical coherence tomography：the EASY-FIT study. J Am Coll Cardiol 64：2207-2217，2014.）

OCT 亮点对巨噬细胞的识别特异性不佳，仅 57% 的亮点存在巨噬细胞。事实上，OCT 亮点与斑块内不同光学折射率成分的分界面相关，这不仅包括巨噬细胞，同样也包括坏死核心内的胆固醇缝隙、新旧纤维组织间、钙化和脂质或纤维组织间、纤维帽和脂质池间以及新生血管和血管中膜间的分界处。此外，并非所有组织学上的巨噬细胞聚集在 OCT 上均可见亮点，这可能与不同类型巨噬细胞（例如 M1 与 M2 巨噬细胞）的反向散射特性差异有关。因此，相比于巨噬细胞聚集，OCT 亮点密度这一说法可能更能贴合错综复杂的斑块特性[21]。

微通道 / 新生血管

在机制上，斑块内微通道的发展（新生血管形成）被认为有助于炎症细胞的渗透和坏死核心的形成。这些因素再加上提高了斑块内出血的风险，均可能有助于斑块进展。在 OCT 成像中，微通道表现为直径为 50 ～ 300 μm 的小黑洞或小管，并在回撤成像中跨越至少三个连续的横截面（见图 10-3E）。在一项包含 53 例患者的研究中，通过冠状动脉造影评估非罪犯病变有无进展，微通道在进展斑块中的 OCT 检出率更高（77% *vs.* 14%；$P < 0.01$）[11]。在另一项对 UA 患者罪犯病变行 OCT 检查的研究中，相比于没有微通道存在的斑块，存在微通道的斑块纤维帽明显更薄，脂质弧更大，脂质的长度更长，TCFA 的检出率更高[22]。在对患者使用他汀类药物治疗时，虽然可降低血清胆固醇水平，但相比于没有微通道存在的斑块，存在微通道的斑块其纤维帽增厚的疗效较差[23]。并且，OCT 发现的微通道与冠状动脉内皮功能障碍相关。在一项对患有早期冠状动脉疾病的患者（$n = 40$）的研究中，用乙酰胆碱进行的内皮功能测试显示，与无微通道存在的血管段相比，存在微通道的血管段的功能明显较差。此外，相比于 OCT 发现仅存在微通道或巨噬细胞聚集的血管段相比，同时存在微通道和巨噬细胞聚集的血管段具有更严重的内皮功能障碍。该研究者推测，炎症和内膜新生血管对动脉粥样硬化具有叠加效应，内膜新生血管增加血管壁的血流量，从而促进炎症细胞向进展中的斑块渗透，并激活巨噬细胞，促进新生血管和额外巨噬细胞募集[24]。

胆固醇结晶

病理研究表明，胆固醇结晶是血栓形成和临床事件的独立预测因子。研究推测认为，胆固醇结晶过程中体积膨胀会引起邻近纤维组织破坏和穿孔，从而提高了斑块破裂的易损性[25]。在 OCT 成像中，胆固醇结晶表现为薄的线性的高信号的结构伴低衰减（见图 10-3F）。尽管少有 OCT 研究直接评估胆固醇结晶对斑块易损性的潜在作用，但 OCT 识别出的胆固醇结晶往往与其他易损斑块特征（包括富含脂质斑块、点状钙化和微通道）相伴存在[26]。

光学相干断层成像的局限性

OCT 成像的局限性之一是成像过程中需要无血液灌注，这是通过在回撤成像过程中用乳酸林格液，生理盐水或造影剂冲洗血管来实现。由于图像采集速度的提高，目前已不需要使用球囊闭塞近段，但是管腔开口仍残留血液而会有图像伪影，因此 OCT 仍然难以应用于开口病变评估。此外，与 IVUS 成像的 8 ～ 10 mm 深度相比，OCT 成像的组织穿透深度相对较低，只有大约 3 mm。穿透深度对于评估斑块负荷和血管重构很重要，因为二者需要测量由外弹力膜划定的血管面积（参见第 3 章）。斑块面积为血管与管腔面积之差，斑块负荷为斑块面积 / 血管面积。另外，血管重构的方向和程度以外弹力膜为界，在病变位置与参考血管段处血管面积之比所决定。由于 OCT 信号的穿透力有限，并且存在脂质衰减，因此之前 OCT 尚未用于评估斑块负荷或血管重塑。但是，最近的一项研究探索了使用 OCT 成像来测量偏心的富含脂质斑块的血管面积的可行性，方法是使用可见的血管周缘部分推断出由于景深过大或覆盖脂质的阴影过大而无法清楚识别的剩余血管轮廓[27]。

血管内超声

相比于 OCT，IVUS 是一项应用时间更久因此也更广泛的基于导管的成像方法。尽管 IVUS 图像分辨率比 OCT 要明显更低，但它不需要清除血液，因此可用于评估冠状动脉的开口部。此外，对于评估斑块负荷和血管重塑，IVUS 仍然是最好的血管内成像方式。

在灰度 IVUS 上，斑块内回声透亮区与富含脂质核心相关，同时伴有回声透亮和回声衰减并无钙化的斑块被定义为"回声衰减斑块"。除了正向重构，回声衰减斑块与斑块易损性也相关[28-30]。此外，钙化在 IVUS 成像中表现为明亮高信号伴高衰减，相比于稳定型心绞痛，在临床表现为不稳定的冠心病患者中更易发现小的点状钙化沉积[28]。

灰度 IVUS 成像的空间分辨率为 100 ～ 200 μm，不足以评估 TCFA、巨噬细胞、微通道或胆固醇结晶。为了更好地评估斑块内部细节，目前已可以通过算法对 IVUS 射频散射信号的原始数据进行频谱分析，并将斑块成分信息编码为不同的颜色。应用最广泛的方法是虚拟组织学超声（VH-IVUS），其将纤维组织编码为绿色，纤维脂肪组织为浅绿色，坏死核心为红色，钙化为白色（图 10-5）。VH-IVUS 鉴定的 TCFA 被定义为无明显的纤维组织覆盖的富含（≥ 10%）坏死核心的斑块，并且至少在连续三帧图像中看到斑块体积≥ 40%[31]。

在里程碑式的 PROSPECT 研究中，697 例急性冠脉综合征（acute coronary syndrome，ACS）患者在 PCI 后进行了三支血管的冠状动脉造影、灰度 IVUS 和 VH-IVUS 成像。记录平均随访 3.4 年的主要不良心血管事件（MACE），评估其与最初治疗的罪犯病变和未治疗的非罪犯病变的相关性。3 年的累积 MACE 发生率为 20.4%，其中约一半与最初的罪犯病变相关，而另一半与最初的非罪犯病变相关。有趣的是没有任何冠状动脉造影发现与事件发生密切相关。相反的是，非罪犯病变相关的 MACE 的独立预测因素包括 TCFA、斑块负荷≥ 70% 以及最小管腔面积≤ 4.0 mm^2（图 10-6）[32]。分别招募了 170 例和 581 例稳定型心绞痛和 ACS 的患者的前瞻性研究 VIVA 和 ATHEROREMO-IVUS 证实了这些发现[33-34]。

IVUS 也同样被应用于研究他汀类药物对斑块形态和组成的作用。高强度他汀类药物的治疗与斑块消退有关，连续实施的 IVUS 发现了测得的斑块体积百

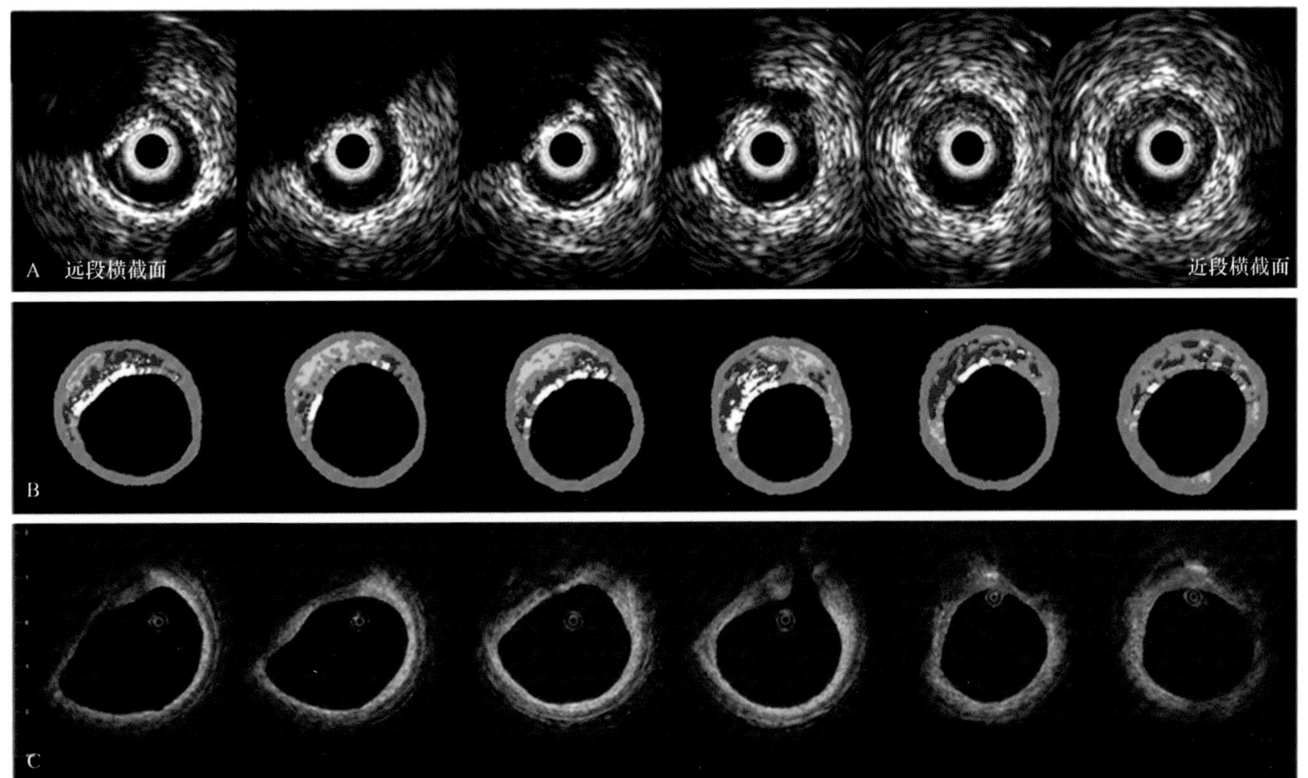

图 10-5 同一病变三种血管内影像对比：（**A**）灰度血管内超声，（**B**）虚拟组织学血管内超声（VH-IVUS），（**C**）光学相干断层成像。VH-IVUS 成像中纤维组织为绿色，纤维脂肪组织为浅绿色，坏死核心为红色，钙化为白色。（From Gonzalo N，Serruys PW，Barlis P，et al：Multi-modality intra-coronary plaque characterization：a pilot study. Int J Cardiol 138：32-39，2010.）

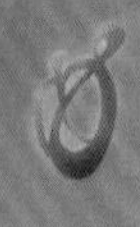

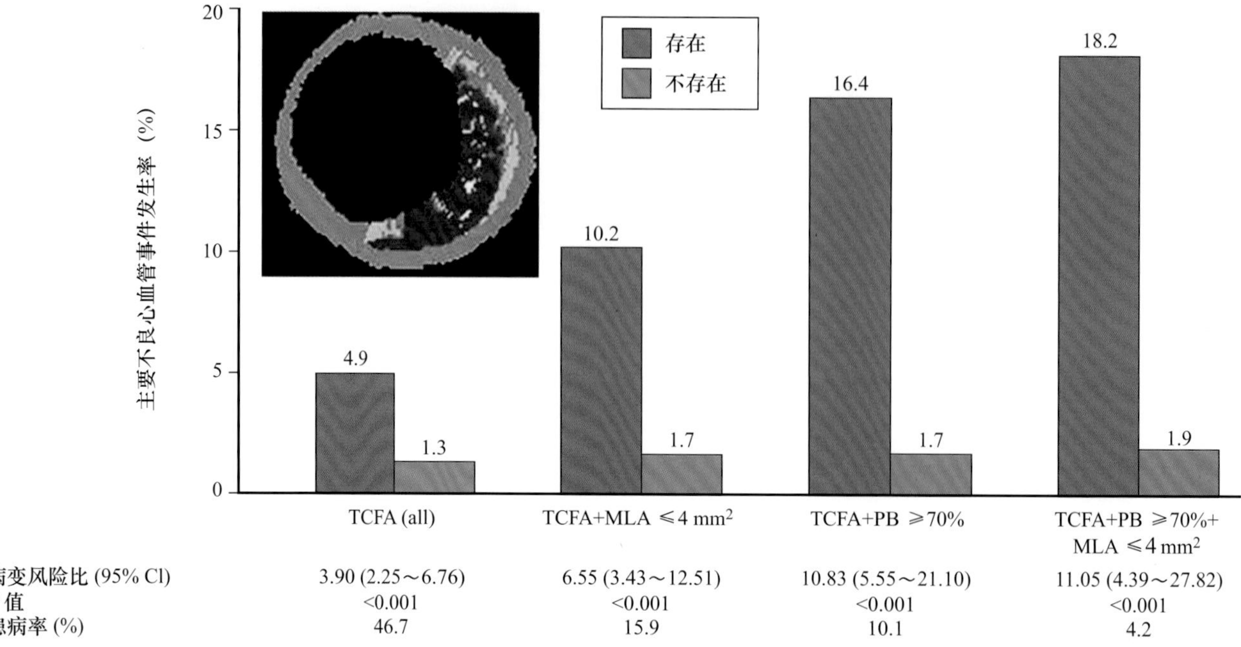

图 10-6　PROSPECT 研究通过虚拟组织学血管内超声（VH-IVUS）评估非罪犯病变中是否存在薄纤维帽粥样硬化斑块（TCFA），平均随访 3.4 年，结果提示存在 TCFA 的患者主要不良心血管事件（MACE）的发生率更高。此外，使用灰阶血管内超声测量最小管腔面积（minimum luminal area，MLA）和斑块负荷（plaque burden，PB），结果提示 TCFA 伴有 MLA ≤ 4 mm^2，和（或）斑块负荷（plaque burden，PB）≥ 70% 时，MACE 发生率更高。图示 VH-IVUS 显示的 TCFA。CI：置信区间。（From Stone GW，Maehara A，Lansky AJ，et al：A prospective natural-history study of coronary atherosclerosis. N Engl J Med 364：226-235，2011.）

分比（粥样硬化斑块体积 / 血管壁体积）在减少[35]。并且，高强度他汀类药物治疗还与斑块内钙化增加相关，这表明他汀类药物介导的斑块稳定作用也可能源于点状钙化聚结成较大的钙化，减小了斑块破裂的可能性[36]。SATURN 试验对 71 例稳定的非阻塞性冠状动脉疾病患者进行了一系列 VH-IVUS 成像，发现高强度他汀类药物治疗的斑块消退与纤维脂肪组织减少和钙化增多相关[37]。在 IBIS-4 研究中，对 103 例 STEMI 患者进行了高强度他汀类药物治疗，在基线和 13 个月的随访期间进行的连续 VH-IVUS 成像，结果提示钙化体积百分比逐渐增加。然而，富含脂质的组织成分（纤维脂肪或坏死核心）或 TCFA 数量并未发现有显著变化[38]。

近红外光谱（NIRS）成像

NIRS 是一种光学成像模式，可以分析组织样本的吸收光谱以确定其化学成分。对于冠状动脉内成像，它已广泛用于鉴定脂质核心中的胆固醇，在“化学图”中描绘其位置和强度，从而能识别富含脂质的斑块[39]。通过 NIRS 可发现，相比于稳定型心绞痛患者，ACS 患者罪犯病变中富含脂质斑块更常见[40]。

前瞻性的 ATHEROREMO-NIRS 研究对 203 例行冠状动脉造影的稳定型心绞痛或 ACS 患者狭窄超过 50% 的近段血管非罪犯病变进行了 NIRS 成像。研究使用脂质核心负荷指数（lipid core burden index，LCBI）将每个斑块分为高 LCBI 组和低 LCBI 组，LCBI 得分是根据化学图中具有脂质核心存在可能性的像素比例计算得出的。经过 1 年的随访，整个研究人群的主要终点（死亡、非致死性 ACS、卒中和计划外的冠状动脉血运重建，不包括与罪犯病变相关的事件）的累计发生率为 10.4%，高 LCBI 组的事件发生率是低 LCBI 组的 4 倍（16.7% *vs.* 4.0%；$P = 0.003$）。LCBI、外周动脉疾病和卒中史是主要终点的预测因素。尽管这项研究支持 NIRS 成像指导预后中的作用，但要注意其对易损斑块特征识别的局限性。NIRS 成像仅能在单个非罪犯血管的近段进行，尽管该研究是前瞻性的，但其不良事件不一定能归因于行 NIRS 检查的血管段[41]。

NIRS 成像也已用于评估他汀类药物的治疗。一项前瞻性的 YELLOW 试验招募了 87 例冠状动脉多支病变患者（至少一支血管存在血流储备分数≤ 0.80 的严重狭窄），这些患者随机分在标准的降脂治疗组或瑞舒伐他汀 40 mg/d 的强化降脂组。在基线和治疗 7

周时行 NIRS 检查。强化降脂治疗组的 LCBI 显著降低，而标准降脂组则没有显著变化。尽管该初步研究表明，他汀类药物强化治疗可以迅速降低病变的脂质含量，但由于该研究不良事件数量少且随访时间短，因此标准和强化降脂组之间在临床终点方面没有发现显著差异[42]。

NIRS 成像最显著的局限性包括其只能评估脂质含量，缺乏可用于区分高风险和低风险病变的明确 LCBI 阈值，缺乏其检测到的脂质深度的信息，以及需要另一种成像方法提供互补的血管结构信息以叠加 NIRS 的化学图（图 10-7）。NIRS-IVUS 联合成像系统业已上市[43]，NIRS-OCT 联合成像系统也正在开发中[44]。

血管镜

冠状动脉血管镜通过显微导管和光源直接观察血管腔内表面的颜色和形态。使用血管镜可以容易地观察到腔内血栓和内膜破裂，并可评估支架内新生内膜覆盖情况。因为血管腔内斑块表面颜色也可能提供其内部成分的间接信息，因此血管镜也有望能用于识别易损斑块。已有研究提示黄色与薄纤维帽覆盖脂质池相关，白色提示纤维斑块或脂质池被厚纤维帽覆盖[45]。

通过血管镜评估斑块易损性最主要的局限性是其只能观察斑块表面形态，而无法评估斑块具体特征、斑块负荷以及血管重构情况。目前，需要用球囊堵塞血管近段以形成无血流区域，以及斑块表面颜色的主观性影响仍是该技术的局限性，尽管已有人提出新的技术，可以使用持续冲洗替代球囊堵塞血管，以及颜色的定量方法[46]。

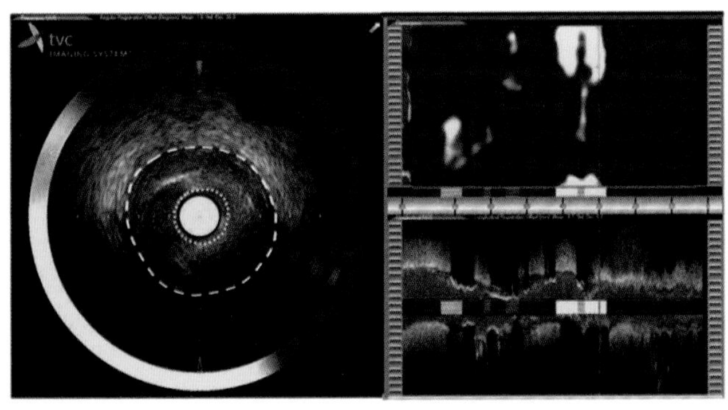

图 10-7　一名非 ST 段抬高型心肌梗死患者罪犯病变的近红外光谱（near-infrared spectroscopy，NIRS）和血管内超声检查图像（intravascular ultrasonography，IUVS）。NIRS 长轴图（右上）以黄色显示脂质信号，叠加至 IVUS 长轴图（右下）上，从而提供互补的结构信息。绿色垂直线（右）表示横截面图（左图）所描绘的病变位于血管的位置，横截面 IVUS 显示 3 点钟至 10 点钟方向有强信号衰减，而同时 NIRS 提示脂质核心位于 5 点钟至 10 点钟方向。虚线圆所示的为外部弹力膜，点圆所示的为管腔-病变界面。（From Fenning RS，Wilensky RL：New insights into the vulnerable plaque from imaging studies. Curr Atheroscler Rep 16：397，2014.）

血管内磁共振成像

因为可以详细观察软组织的解剖特征和功能特征，常规 MRI 有可能作为评估斑块易损性的有力工具。然而，由于心脏搏动和呼吸运动以及组织深处的冠状动脉位置大大限制了 MRI 的应用。新开发的血管内检测线圈可以提高冠状动脉血管壁水平的信噪比，从而提高空间分辨率。在人尸检组织和兔在体模型中，通过结合使用血管内 MR 探测器和外部 MR 扫描仪，可以准确地测量血管斑块纤维帽厚度[47]。该技术的局限性包括理论上的安全性问题——使用血管内检测线圈可造成局部加热，以及需要外部 MR 扫描仪使该技术难以运用于常规心脏导管术中。

单独的血管内磁共振探头已被开发出来，这种技术将磁体、检测线圈和电子设备集成到导管尖端，因此不再需要外部扫描。该技术通过对血管壁 60° 扇形区域内的两个单独的深度区（100 μm 以内和 100 ～ 250 μm 间）内可扩散水分子的扫描，来确定脂质分数指数（lipid fraction index，LFI）。扫描每个扇区需要 51 秒，通过手动旋转探针以完成整个血管壁的扫描。相比于深部区域，浅部区域的脂质含量增加与 TCFA 更相关[48]。通过 LFI 可以将斑块分类为纤维斑块（＜ 30% LFI），中间斑块（31% ～ 55% LFI）或富含脂质的斑块（＞ 55% LFI）。然而，为了消除运动伪影并提高图像分辨率，必须在检测器线圈对侧充盈球囊稳定挤压 MRI 探头，使其固定在血管壁上。在首次人体可行性研究中，对 28 例患者实施了该项技术，虽然在 30 天随访过程中未出现 MACE，但其中 10 例（36%）患者在侧面球囊压迫时出现短暂心电图变化[49]。该技术最主要的局限性包括由于手动旋转探针的不精确性和每次检测只能分析有限的 60° 扇区而可能造成检测盲区。

功能学或生物力学的血管腔内评估方法

热成像

炎症在动脉粥样硬化的发展和促进病变不稳定

性中起关键作用。冠状动脉内热成像是基于下述假说：斑块内温度可作为局部炎症的标志，因此局部热异质性可以反映斑块易损性。研究表明温度与巨噬细胞密度和全身炎症标志物相关。此外，一项研究检测了患者斑块和正常血管节段的热差，结果发现 67% 急性心肌梗死、40% 不稳定型心绞痛、20% 的稳定型心绞痛患者以及 0% 正常对照组患者可检测到热非均质性存在[50]。

该技术的局限性包括稳定和不稳定患者之间存在热异质性显著重叠，这使得难以通过热参数来识别易损或“热”斑块。另外，由于血液流动产生的冷却作用，对动脉粥样硬化血管的热异质性测量可能被血流或血压干扰。最后，某些温度测量技术要求热传感器和血管壁之间直接接触，从而存在导致易损斑块破裂的潜在风险。其他温度测量技术，如使用红外技术可不接触血管壁，但这些技术测量的是内腔中血液的温度，而不是斑块和（或）血管壁本身[50]。

弹力图 / 触发成像

生物力学也可用于斑块的易损性评估，因为与较硬的组织区域相比，较软的组织区域在力作用下变形程度更大。机械张力和组织变形可通过记录两个不同血管内压下的射频 IVUS 信号，评价分析得出斑块内（弹力图，elastography）和血管腔内（触发成像，palpography）的易损区域的应力图[51]。使用该技术检测到的可高度变形扩张斑块与血管镜下的黄色斑块相关；与稳定型心绞痛患者相比，临床表现不稳定的患者中可变形斑块的检出率更高[52]。

近红外荧光

血管内近红外荧光（near-infrared fluorescence，NIRF）是一种分子成像技术，用于检测血管内特定分子生物过程。炎症、血管生成和细胞凋亡的功能评估是斑块易损性的鉴定和研究中的重要方向。在兔模型中，半胱氨酸蛋白酶活性被用作炎症指标，而通过被半胱氨酸蛋白酶切割时会产生荧光的分子试剂，NIRF 即可测得半胱氨酸蛋白酶活性。半胱氨酸蛋白酶活性在动脉粥样硬化和支架置入后血管损伤的情况下均会增加[53]。需要注意的是，NIRF 成像仅提供功能信息，只有合并 IVUS 或 OCT 获得的解剖和（或）结构信息时，才能进行定位。组合 NIRF-IVUS 和组合 NIRF-OCT 正在开发中[54-55]。

展望

本章中讨论的血管内成像方法在识别不同的斑块易损性特征方面均具有独特的优势（表 10-1），组合式成像导管可能是未来研究和开发的有希望的领域。组合式的 OCT-IVUS 利用了 OCT 成像的高分辨率和 IVUS 成像的更深层组织穿透性，目前已完成了体外测试[56]。由于某些血管内成像方法可提供解剖和成分信息，而另一些可提供有关斑块功能活动或生物力学的信息，因此组合导管可以整合这些潜在的互补成像工具，从而提高对易损斑块的识别灵敏性和特异性。

表 10-1　不同的血管内影像学对检测易损斑块的比较

	血栓	脂质	纤维帽 / TCFA	钙化	巨噬细胞 / 炎症	微通道 / 新生血管	胆固醇结晶	斑块负荷	血管重构	功能学数据 / 生物力学
OCT	++	+++	+++	++	+	+	+	−	−	非直接
GS-IVUS	+	+	−	+++	−	−	−	+++	+++	−
VH-IVUS	+	++	++	+++	−	−	−	+++	+++	−
NIRS	−	+++	−	−	−	−	−	−	−	−
血管镜	+++	++	+	−	−	−	−	−	−	−
IV-MRI	−	++	+	−	−	−	−	−	−	−
热成像	−	−	−	−	+++	−	−	−	−	直接
血管弹力图	−	−	−	−	−	−	−	−	−	直接
NIRF	−	−	−	−	+++	−	−	−	−	直接

GS-IVUS：灰阶血管内超声；VH-IVUS：虚拟组织学血管内超声；IV-MRI：血管内磁共振成像；NIRF：近红外荧光；NIRS：近红外光谱成像；OCT：光学相干断层成像；TCFA：薄纤维帽粥样硬化斑块

尽管传统上没有将存在支架的冠状动脉节段包括在潜在的易损斑块内，但支架内再狭窄和支架血栓形成的机制和危险因素可能与新生冠状动脉斑块进展和血栓形成的机制和危险因素相似。血管内成像，尤其是OCT，已用于支架及其相关并发症的研究，并在冠状动脉支架内的粥样硬化病变中已发现许多易损斑块特征[57]。

评估易损斑块的局限性

尽管血管内影像显著提高了我们对易损斑块、急性冠脉事件的潜在机制以及药物治疗动脉粥样硬化的理解，但在将这些信息用于临床决策之前还需要进一步的研究。这些技术最主要的临床局限性是：易损斑块特征的检出率要远高于之后的临床事件发生率。目前仍难以确定对易损斑块的临床干预模式，因为被识别出来的易损斑块只有一小部分会通过破裂、侵蚀或钙化结节的方式形成血栓。而且，这些血栓事件可能造成部分或完全的血管闭塞，可能引起症状或完全无临床表现。值得注意的是易损斑块不是临床事件的唯一决定因素，因为它不能说明患者或血管的易损性。例如，易损斑块可能会破裂，但相关的血栓形成的大小和程度可能会受到患者相关因素（例如全身炎症和高凝性）的影响。此外，如果罪犯病变处的残留血管腔严重狭窄或已部分闭塞，则小血栓就可能导致血管闭塞，如果罪犯病变处管腔仍然较大，则可能不会引起临床症状。

我们不应只关注易损斑块，而应重回到总体动脉粥样硬化负荷的风险评估上[58]。只评估单个斑块的易损性而不考虑整体临床情况存在“为一棵树而错过整片森林”的风险。因此，未来的研究应将易损斑块评估与易感患者的临床特征（包括危险因素、全身炎症和高凝性）评估相结合。此外，由于血管内影像学方法均为有创性检查，其未来的应用需要基于前瞻性研究能证实基于药物或器械对易损斑块的治疗可以改善临床结局[59]。出于以上原因，目前在临床实践中，我们并未将血管内影像学用于评估斑块易损性。

总结

ACS患者中约有一半的复发事件与最初的非罪犯病变有关。血管内影像促进了对冠状动脉事件的潜在机制和易损斑块的概念的深入理解。由于其高分辨率，OCT是评估斑块易损性相关微观特征的强大工具，尽管其在评估斑块负荷、血管重构以及斑块功能或生物力学方面用途有限。通过VH-IVUS检出的TCFA，以及灰阶IVUS发现的斑块负荷≥70%伴最小管腔面积≤4.0 mm^2，均是与最初非罪犯病变相关的未来事件的独立危险因素。复合利用不同的血管内成像方式提供的补充信息的杂交成像导管正在开发中。越来越多的血管内成像数据带来了对冠状动脉支架内新生粥样硬化病变发展和危险因素的新见解。

经典参考文献

Jang IK, Tearney GJ, MacNeill B, et al.: In vivo characterization of coronary atherosclerotic plaque by use of optical coherence tomography, *Circulation* 111(12):1551–1555, 2005.

Schaar JA, Muller JE, Falk E, et al.: Terminology for high-risk and vulnerable coronary artery plaques. Report of a meeting on the vulnerable plaque, June 17 and 18, 2003, Santorini, Greece, *Eur Heart J* 25:1077–1082, 2004.

Virmani R, Burke AP, Farb A, Kolodgie FD: Pathology of the vulnerable plaque, *J Am Coll Cardiol* 47(8 Suppl):C13–18, 2006.

Virmani R, Kolodgie FD, Burke AP, Farb A, Schwartz SM: Lessons from sudden coronary death: a comprehensive morphological classification scheme for atherosclerotic lesions, *Arterioscler Thromb Vasc Biol* 20(5):1262–1275, 2000.

参考文献

1. Fleg JL, Stone GW, Fayad ZA, et al.: Detection of high-risk atherosclerotic plaque: report of the NHLBI Working Group on current status and future directions, *JACC Cardiovasc Imaging* 5(9):941–955, 2012.
2. Bortnick AE, Epps KC, Selzer F, et al.: Five-year follow-up of patients treated for coronary artery disease in the face of an increasing burden of co-morbidity and disease complexity (from the NHLBI Dynamic Registry), *Am J Cardiol* 113(4):573–579, 2014.
3. Bourantas CV, Garcia-Garcia HM, Farooq V, et al.: Clinical and angiographic characteristics of patients likely to have vulnerable plaques: analysis from the PROSPECT study, *JACC Cardiovasc Imaging* 6(12):1263–1272, 2013.
4. Chan KH, Ng MK: Is there a role for coronary angiography in the early detection of the vulnerable plaque? *Int J Cardiol* 164(3):262–266, 2013.
5. Fishbein MC: The vulnerable and unstable atherosclerotic plaque, *Cardiovasc Pathol* 19(1):6–11, 2010.
6. Naghavi M, Libby P, Falk E, et al.: From vulnerable plaque to vulnerable patient: a call for new definitions and risk assessment strategies: part I, *Circulation* 108(14):1664–1672, 2003.
7. Arbab-Zadeh A, Nakano M, Virmani R, Fuster V: Acute coronary events, *Circulation* 125(9):1147–1156, 2012.
8. Tearney GJ, Regar E, Akasaka T, et al.: Consensus standards for acquisition, measurement, and reporting of intravascular optical coherence tomography studies: a report from the International Working Group for Intravascular Optical Coherence Tomography Standardization and Validation, *J Am Coll Cardiol* 59(12):1058–1072, 2012.
9. Jia H, Abtahian F, Aguirre AD, et al.: In vivo diagnosis of plaque erosion and calcified nodule in patients with acute coronary syndrome by intravascular optical coherence tomography, *J Am Coll Cardiol* 62(19):1748–1758, 2013.
10. Abtahian F, Jang IK: Optical coherence tomography: basics, current application and future potential, *Curr Opin Pharmacol* 12(5):583–591, 2012.
11. Uemura S, Ishigami K, Soeda T, et al.: Thin-cap fibroatheroma and microchannel findings in optical coherence tomography correlate with subsequent progression of coronary atheromatous plaques, *Eur Heart J* 33(1):78–85, 2012.
12. Sinclair H, Bourantas C, Bagnall A, Mintz GS, Kunadian V: OCT for the identification of vulnerable plaque in acute coronary syndrome, *JACC Cardiovasc Imaging* 8(2):198–209, 2015.
13. Takarada S, Imanishi T, Kubo T, et al.: Effect of statin therapy on coronary fibrous-cap thickness in patients with acute coronary syndrome: assessment by optical coherence tomography study, *Atherosclerosis* 202(2):491–497, 2009.
14. Komukai K, Kubo T, Kitabata H, et al.: Effect of atorvastatin therapy on fibrous cap thickness in coronary atherosclerotic plaque as assessed by optical coherence tomography: the EASY-FIT study, *J Am Coll Cardiol* 64(21):2207–2217, 2014.
15. Alluri K, Joshi PH, Henry TS, Blumenthal RS, Nasir K, Blaha MJ: Scoring of coronary artery calcium scans: history, assumptions, current limitations, and future directions, *Atherosclerosis* 239(1):109–117, 2015.
16. Otsuka F, Sakakura K, Yahagi K, Joner M, Virmani R: Has our understanding of calcification in human coronary atherosclerosis progressed? *Arterioscler Thromb Vasc Biol* 34(4):724–736, 2014.
17. Mizukoshi M, Kubo T, Takarada S, et al.: Coronary superficial and spotty calcium deposits in culprit coronary lesions of acute coronary syndrome as determined by optical coherence tomography, *Am J Cardiol* 112(1):34–40, 2013.
18. Kelly-Arnold A, Maldonado N, Laudier D, Aikawa E, Cardoso L, Weinbaum S: Revised microcalcification hypothesis for fibrous cap rupture in human coronary arteries, *Proc Natl Acad Sci U S A* 110(26):10741–10746, 2013.
19. Medbury HJ, Williams H, Fletcher JP: Clinical significance of macrophage phenotypes in cardiovascular disease, *Clin Transl Med* 3(1):63, 2014.
20. Tearney GJ, Yabushita H, Houser SL, et al.: Quantification of macrophage content in atherosclerotic plaques by optical coherence tomography, *Circulation* 107(1):113–119, 2003.
21. Phipps JE, Vela D, Hoyt T, et al.: Macrophages and intravascular OCT bright spots: a quantitative study, *JACC Cardiovasc Imaging* 8(1):63–72, 2015.
22. Tian J, Hou J, Xing L, et al.: Significance of intraplaque neovascularisation for vulnerability: optical coherence tomography study, *Heart* 98(20):1504–1509, 2012.
23. Tian J, Hou J, Xing L, et al.: Does neovascularization predict response to statin therapy? Optical coherence tomography study, *Int J Cardiol* 158:469–470, 2012.

24. Choi BJ, Matsuo Y, Aoki T, et al.: Coronary endothelial dysfunction is associated with inflammation and vasa vasorum proliferation in patients with early atherosclerosis, *Arterioscler Thromb Vasc Biol* 34(11):2473–2477, 2014.
25. Abela GS, Aziz K, Vedre A, Pathak DR, Talbott JD, Dejong J: Effect of cholesterol crystals on plaques and intima in arteries of patients with acute coronary and cerebrovascular syndromes, *Am J Cardiol* 103(7):959–968, 2009.
26. Nakamura S, Inami S, Murai K, et al.: Relationship between cholesterol crystals and culprit lesion characteristics in patients with stable coronary artery disease: an optical coherence tomography study, *Clin Res Cardiol* 103:1015–1021, 2014.
27. Kubo T, Yamano T, Liu Y, et al.: Feasibility of optical coronary tomography in quantitative measurement of coronary arteries with lipid-rich plaque, *Circ J* 79(3):600–606, 2015.
28. Fujii K, Hao H, Ohyanagi M, Masuyama T: Intracoronary imaging for detecting vulnerable plaque, *Circ J* 77(3):588–595, 2013.
29. Hong YJ, Jeong MH, Choi YH, et al.: Positive remodeling is associated with vulnerable coronary plaque components regardless of clinical presentation: virtual histology-intravascular ultrasound analysis, *Int J Cardiol* 167(3):871–876, 2013.
30. Wu X, Maehara A, Mintz GS, et al.: Virtual histology intravascular ultrasound analysis of non-culprit attenuated plaques detected by grayscale intravascular ultrasound in patients with acute coronary syndromes, *Am J Cardiol* 105(1):48–53, 2010.
31. Kato K, Yasutake M, Yonetsu T, et al.: Intracoronary imaging modalities for vulnerable plaques, *J Nippon Med Sch* 78(6):340–351, 2011.
32. Stone GW, Maehara A, Lansky AJ, et al.: A prospective natural-history study of coronary atherosclerosis, *N Engl J Med* 364(3):226–235, 2011.
33. Calvert PA, Obaid DR, O'Sullivan M, et al.: Association between IVUS findings and adverse outcomes in patients with coronary artery disease: the VIVA (VH-IVUS in Vulnerable Atherosclerosis) Study, *JACC Cardiovasc Imaging* 4(8):894–901, 2011.
34. Cheng JM, Garcia-Garcia HM, de Boer SP, et al.: In vivo detection of high-risk coronary plaques by radiofrequency intravascular ultrasound and cardiovascular outcome: results of the ATHEROREMO-IVUS study, *Eur Heart J* 35(10):639–647, 2014.
35. Nicholls SJ, Ballantyne CM, Barter PJ, et al.: Effect of two intensive statin regimens on progression of coronary disease, *N Engl J Med* 365(22):2078–2087, 2011.
36. Puri R, Nicholls SJ, Shao M, et al.: Impact of statins on serial coronary calcification during atheroma progression and regression, *J Am Coll Cardiol* 65(13):1273–1282, 2015.
37. Puri R, Libby P, Nissen SE, et al.: Long-term effects of maximally intensive statin therapy on changes in coronary atheroma composition: insights from SATURN, *Eur Heart J Cardiovasc Imaging* 15(4):380–388, 2014.
38. Räber L, Taniwaki M, Zaugg S, et al.: Effect of high-intensity statin therapy on atherosclerosis in non-infarct-related coronary arteries (IBIS-4): a serial intravascular ultrasonography study, *Eur Heart J* 36(8):490–500, 2015.
39. Jaguszewski M, Klingenberg R, Landmesser U: Intracoronary near-infrared spectroscopy (NIRS) imaging for detection of lipid content of coronary plaques: current experience and future perspectives, *Curr Cardiovasc Imaging Rep* 6:426–430, 2013.
40. Madder RD, Smith JL, Dixon SR, Goldstein JA: Composition of target lesions by near-infrared spectroscopy in patients with acute coronary syndrome versus stable angina, *Circ Cardiovasc Interv* 5(1):55–61, 2012.
41. Oemrawsingh RM, Cheng JM, García-García HM, et al.: Near-infrared spectroscopy predicts cardiovascular outcome in patients with coronary artery disease, *J Am Coll Cardiol* 64(23):2510–2518, 2014.
42. Kini AS, Baber U, Kovacic JC, et al.: Changes in plaque lipid content after short-term intensive versus standard statin therapy: the YELLOW trial (reduction in yellow plaque by aggressive lipid-lowering therapy), *J Am Coll Cardiol* 62(1):21–29, 2013.
43. Roleder T, Kovacic JC, Ali Z, et al.: Combined NIRS and IVUS imaging detects vulnerable plaque using a single catheter system: a head-to-head comparison with OCT, *EuroIntervention* 10(3):303–311, 2014.
44. Fard AM, Vacas-Jacques P, Hamidi E, et al.: Optical coherence tomography–near infrared spectroscopy system and catheter for intravascular imaging, *Opt Express* 21(25):30849–30858, 2013.
45. Ueda Y, Ogasawara N, Matsuo K, et al.: Acute coronary syndrome: insight from angioscopy, *Circ J* 74(3):411–417, 2010.
46. Mizuno K, Wang Z, Inami S, et al.: Coronary angioscopy: current topics and future direction, *Cardiovasc Interv Ther* 26(2):89–97, 2011.
47. Qian D, Bottomley PA: High-resolution intravascular magnetic resonance quantification of atherosclerotic plaque at 3T, *J Cardiovasc Magn Reson* 14:20, 2012.
48. Schneiderman J, Wilensky RL, Weiss A, et al.: Diagnosis of thin-cap fibroatheromas by a self-contained intravascular magnetic resonance imaging probe in ex vivo human aortas and in situ coronary arteries, *J Am Coll Cardiol* 45(12):1961–1969, 2005.
49. Regar E, Hennen B, Grube E, et al.: First-in-man application of a miniature self-contained intracoronary magnetic resonance probe. A multi-centre safety and feasibility trial, *EuroIntervention* 2(1):77–83, 2006.
50. Larsen PK, Waxman S: Intracoronary thermography: utility to detect vulnerable and culprit plaques in patients with coronary artery disease, *Current Cardiovascular Imaging Reports* 2(4):300–306, 2009.
51. Puri R, Worthley MI, Nicholls SJ: Intravascular imaging of vulnerable coronary plaque: current and future concepts, *Nat Rev Cardiol* 8(3):131–139, 2011.
52. Suh WM, Seto AH, Margey RJ, Cruz-Gonzalez I, Jang IK: Intravascular detection of the vulnerable plaque, *Circ Cardiovasc Imaging* 4(2):169–178, 2011.
53. Jaffer FA, Calfon MA, Rosenthal A, et al.: Two-dimensional intravascular near-infrared fluorescence molecular imaging of inflammation in atherosclerosis and stent-induced vascular injury, *J Am Coll Cardiol* 57(25):2516–2526, 2011.
54. Ughi GJ, Verjans J, Fard AM, et al.: Dual modality intravascular optical coherence tomography (OCT) and near-infrared fluorescence (NIRF) imaging: a fully automated algorithm for the distance-calibration of NIRF signal intensity for quantitative molecular imaging, *Int J Cardiovasc Imaging* 31(2):259–268, 2015.
55. Dixon AJ, Hossack JA: Intravascular near-infrared fluorescence catheter with ultrasound guidance and blood attenuation correction, *J Biomed Opt* 18(5):56009, 2013.
56. Li BH, Leung AS, Soong A, et al.: Hybrid intravascular ultrasound and optical coherence tomography catheter for imaging of coronary atherosclerosis, *Catheter Cardiovasc Interv* 81(3):494–507, 2013.
57. Ong DS, Jang IK: Causes, assessment, and treatment of stent thrombosis–intravascular imaging insights, *Nat Rev Cardiol* 12:325–336, 2015.
58. Arbab-Zadeh A, Fuster V: The myth of the "vulnerable plaque": transitioning from a focus on individual lesions to atherosclerotic disease burden for coronary artery disease risk assessment, *J Am Coll Cardiol* 65(8):846–855, 2015.
59. Kaul S, Narula J: In search of the vulnerable plaque: is there any light at the end of the catheter? *J Am Coll Cardiol* 64(23):2519–2524, 2014.

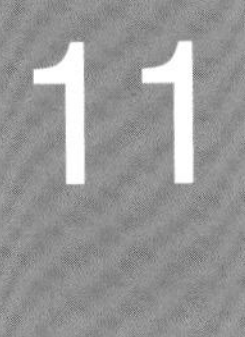

急性心肌梗死的危险分层

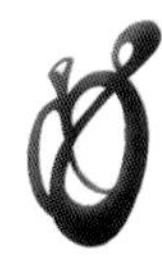

L. Kristin Newby，Amit N. Vora，and Christopher B. Granger
杨毓秀　丰雷　译　尹栋　审校

引言

急性心肌梗死是全世界发病率和死亡率的主要原因（见第 2 章）[1]。在美国，每年死于心肌梗死的患者数目约为 157 000 名，但这一数字并不能掩盖心肌梗死患者在死亡率和复发性缺血事件发生率上的广泛差异。ST 段抬高型心肌梗死（STEMI）患者的短期死亡风险较高，然而非 ST 段抬高型心肌梗死（NSTEMI）患者的长期死亡风险较高，后者被认为与年龄增长以及合并症情况有关。

对急性心肌梗死患者进行危险分层，是患者管理中不可或缺的一部分。预后信息非常重要，它可以帮助合理地分流患者和分配资源，从而可以为心肌梗死患者提供适当的就诊地点及治疗强度。急性心肌梗死的患者及家属希望在疾病面前了解其严重程度和预期后果。虽然 STEMI 患者的治疗在于及早开通闭塞的血管，使心肌得到再灌注，这可以通过直接经皮冠状动脉介入治疗（PCI）或溶栓疗法来实现；但血管再通后的合理监测和治疗尤为重要，因此精准的危险分层必不可少（见第 14 章）。对于 NSTEMI 患者，危险分层不仅提供了关键的预后信息，对于最佳治疗路径的决策也至关重要（见第 16 章）。高危患者可能更易于从早期介入性治疗和及时的血运重建中获益，但低危患者则可能更适于采用缺血驱动的治疗策略。此外，急性心肌梗死患者的许多治疗选择都可能带来严重的出血风险，如血运重建、双联抗血小板治疗、糖蛋白Ⅱb/Ⅲa 抑制剂或其他抗凝剂治疗。由于许多（但不是全部）预示缺血风险增加的因素同时也是导致出血风险增加的原因，在制订诊疗计划时，临床医生可以通过危险分层来权衡特定疗法的获益与风险。

急性心肌梗死患者的个体化风险评估涵盖了多个数据点的整合，这些数据点最初由患者首次就医时的基线人群资料和临床特征组成。在初始评估期间，应收集并整合临床表现及其他信息，包括体格检查发现、心电图（ECG）以及心肌坏死标志物。然后将这些数据与已证实的风险模型例如 GRACE（全球急性冠状动脉事件注册）危险评分或 TIMI（心肌梗死溶栓治疗）危险评分相结合，从而为患者死亡或主要不良心血管事件的短期和长期风险提供明确的预后指导。这些危险评分还可以结合其他生物标志物的测量结果，提供更大的鉴别能力，并使得患者再分类更为精准（见第 8 章）。在整个临床过程中，风险基于所提供的治疗呈动态演变，出院时再次进行风险评估，则可以对复发性缺血事件、心脏性猝死和再次住院的可能性进行分层。

在本章中，对于急性心肌梗死患者的临床风险预测，我们提出了一个深入的观点。我们将从人群资料和临床风险因素开始探讨，然后结合急性临床表现的相关信息，如症状、体格检查结果和心电图。接下来，我们将回顾一些临床中应用的综合集成风险模型，例如STEMI和不稳定型心绞痛（UA）-NSTEMI所使用的GRACE危险评分和TIMI危险评分，讨论其开发、验证和应用的过程。我们还将讨论辅助新型生物标志物与综合危险评分相结合的应用价值（也可参见第8章）。最后，我们将阐明对急性心肌梗死患者进行出院后危险分层的重要性。

人群资料和临床风险预测指标

年龄

随着年龄的增长，急性心肌梗死的发病率和患病率逐渐增加；男性初发心肌梗死的平均年龄约为65岁，女性约为72岁[2]。老年患者出现急性心肌梗死后不良事件的风险增加（图11-1）[3]。在STEMI的TIMI危险评分的推导人群中（中位年龄为62岁；四分位数范围为52～70岁），65岁以上患者的单因素变量死亡率几乎增加5倍［比值比（OR），4.9；95%置信区间（CI），4.2～5.7］。一项来自GUSTO Ⅱb研究的亚组研究表明，STEMI患者每增加10岁，其死亡率或心肌梗死发生率将增长1.32（95% CI，1.04～1.76）[4]。在大多数人群队列中，年龄是所有急性冠脉综合征（ACS）患者发生短期不良事件最重要的决定因素，年龄因素对心肌梗死患者的影响比不稳定型心绞痛患者更为明显。

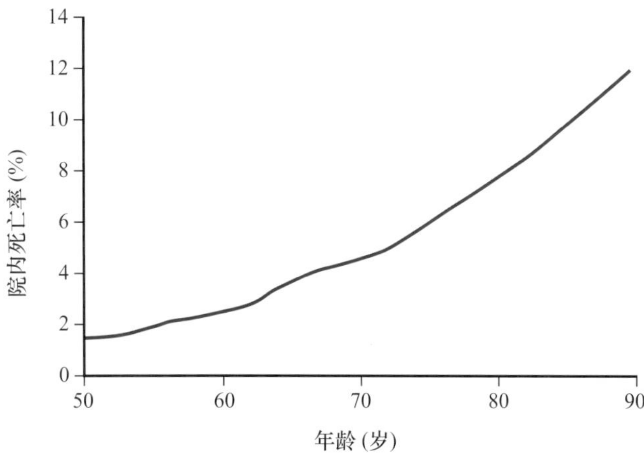

图11-1 CRUSADE注册研究中年龄和院内死亡率的关系。（From Alexander KP，et al：Evolution in cardiovascular care for elderly patients with non-ST-segment elevation acute coronary syndromes：results from the CRUSADE National Quality Improvement Initiative. J Am Coll Cardiol 46：1479-1487，2005.）

老年患者急性心肌梗死后预后较差的原因有以下几点：首先，与年轻患者相比，老年患者有更多的合并症，包括肾功能不全以及服用多种药物带来的重大身体负担；老年患者的症状表现多倾向于非典型性，他们的心电图也较少具有诊断意义；老年患者较少接受指南推荐的药物治疗及血运重建治疗；老年患者的出血风险明显增加[5]，并且可能会由于服用抗栓药物的剂量不当而进一步加重风险。虽然临床试验表明，老年患者甚至比年轻患者更容易从血运重建治疗中获益，但早期介入性治疗的益处必须与其出血风险相权衡。TACTICS-TIMI18的研究表明，老年患者接受早期介入性治疗后，以大出血发生率增加为代价，降低了短期和中期心血管缺血事件的发生率，从而得到了更多的绝对获益。一项基于患者水平数据的meta分析包括了FRISC-Ⅱ研究、ICTUS研究以及RITA-Ⅲ研究，结果表明，与接受保守治疗相比，接受常规介入性治疗的65～74岁患者［风险比（HR），0.72；95% CI，0.58～0.90］以及75岁及以上患者（HR，0.71；95% CI，0.55～0.91），其5年不良心血管事件的发生率显著降低[6]。

正因为年龄在急性心肌梗死患者危险分层中的重要作用，它被纳入了各种最常见的风险预测工具中。尽管证据表明年龄是最有力的单一风险预测因素，但其重要性往往会在临床医生的“格式塔（gestalt）”风险评估中被低估[7]，这一事实强调了在风险评估中使用客观工具的重要性。

性别

前期研究表明，与男性相比，女性的合并症较多，常常表现为非典型胸部症状[8-9]，并往往在心肌梗死症状发作后表现出来[10]，且更容易被不合理地诊断而从急诊科出院。CRUSADE注册研究表明，在住院期间和出院时，女性更容易有传统的危险因素，但反而较少接受循证治疗。女性发生死亡和不良心血管事件的未校准风险更高，但这很大程度上可以由潜在风险因素如年龄、合并症以及治疗上的差异来解释[11]。一项汇总分析涵盖了11项随机临床试验的136 247名患者（28%为女性），女性的住院死亡率显著高于男性（OR，1.91；95% CI，1.83～2.00），经过多变量校正后，二者关系不再显著（校正OR，1.06；95% CI，0.99～1.15）[12]。一项包括8个随机试验的

meta 分析表明，介入性治疗更适用于女性高危患者（OR，0.67；95% CI，0.50 ~ 0.88），但是在低危患者中则倾向于有害（OR，1.35；95% CI，0.78 ~ 2.35）；因此指南支持对低危女性患者进行保守治疗[13]。

糖尿病

一项来自《国家健康与营养问卷调查》的数据表明，美国约有 2820 万成年人经受着糖尿病（DM）的困扰。对于所有动脉粥样硬化以及缺血性心脏病的患者，糖尿病是一项毋庸置疑的导致死亡、脑卒中以及冠状动脉疾病发生率增加的危险因素[1]。糖尿病患者不易表现出典型的缺血症状，而更倾向于症状的延迟出现。糖尿病患者也明显更容易存在其他心血管危险因素，包括高血压和高胆固醇血症[14-15]。

在 GRACE 注册研究中，约有 25% 的患者患糖尿病，与不伴有糖尿病的所有急性冠脉综合征患者相比，糖尿病患者发生心力衰竭、肾衰竭、心源性休克以及院内死亡的概率更高。一项基于芬兰人群的研究表明，糖尿病患者发生首次心肌梗死的风险与非糖尿病患者出现复发性心肌梗死的风险相近。一项包含 62 036 名患者（STEMI 患者为 46 577 例，UA-NSTEMI 患者为 15 459 例）在内的 11 项 TIMI 试验的汇总分析表明，无论对于 UA-NSTEMI 患者（2.1% *vs*. 1.1%；$P < 0.001$；OR，1.78；95% CI，1.24 ~ 2.56）还是 STEMI 患者（8.5% *vs*. 5.4%；$P < 0.001$；OR，1.40；95% CI，1.24 ~ 1.57），糖尿病患者的 30 天死亡率几乎是非糖尿病患者的 2 倍（图 11-2）[16]。后续众多临床试验的分析一致表明，糖尿病患者发生死亡和不良心血管事件的风险显著增加。尽管糖尿病患者发生 PCI 术后出血以及其他并发症的风险更高，但早期介入性治疗仍可以改善该患者群体的总体预后。糖尿病似乎也可以作为一种识别多支血管疾病患病群体的风险特征，这类患者可以从冠状动脉旁路移植术中得到更大的获益[17-18]。

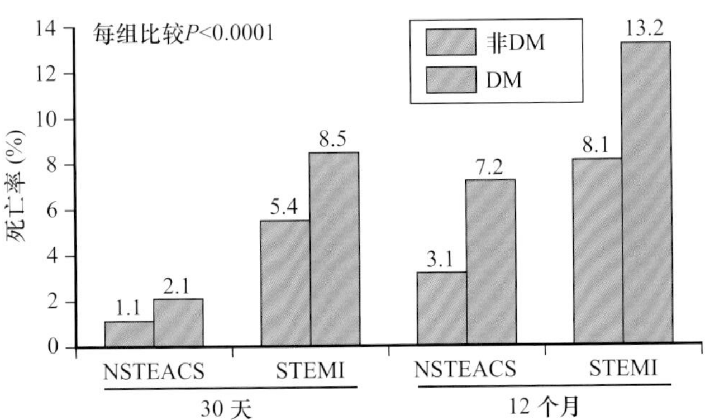

图 11-2 不同类型急性冠脉综合征 30 天和 1 年死亡率，根据是否患有糖尿病（DM）分组。 NSTEACS，非 ST 段抬高型急性冠脉综合征；STEMI，ST 段抬高型心肌梗死。（Data from a pooled analysis of 11 independent TIMI Study Group clinical trials.）

肾脏疾病

慢性肾脏疾病患者发生不良心血管事件和出血的风险增加（图 11-3）[19]。在一项关于 1 200 000 名患者的分析中，Go 和同事们注意到[2]，肾功能恶化的患者中死亡和心血管事件的发生率逐步逐级地增加，其校正后的全因死亡率几乎增加了 6 倍（校正 HR，5.9；95% CI，5.4 ~ 6.5），各种心血管事件的风险增加了 3 倍（校正 HR，3.4；95% CI，3.1 ~ 3.8）。VALIANT 研究（缬沙坦治疗急性心肌梗死试验）的分析表明，即使对于估算肾小球滤过率低于 81.0 ml/（min · 1.73 m^2）的轻度肾功能不全患者，肾小球滤过率每减少 10 ml/（min · 1.73 m^2），其死亡和不良心血管事件的发生率也会增加 10%。在 A-Z 试验中，即使用 C 反应蛋白（CRP）校正过炎症指标后，恶化的肾脏疾病[估算肾小球滤过率 < 60 ml/（min · 1.73 m^2）]仍然是心血管死亡率升高的独立预

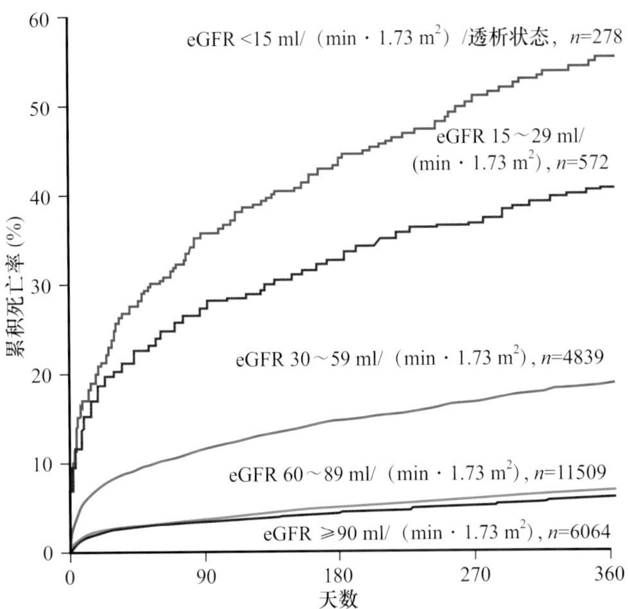

图 11-3 SWEDEHEART 注册研究中 NSTEMI 患者的肾功能和 1 年死亡率。 eGFR，估算肾小球滤过滤。（From Szummer K，et al：Influence of renal function on the effects of early revascularization in non-ST-elevation myocardial infarction：data from the Swedish Web-System for Enhancement and Development of Evidence-Based Care in Heart Disease Evaluated According to Recommended Therapies [SWEDEHEART]. Circulation 120：851-858，2009.）

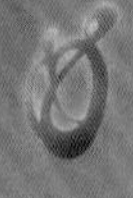

测因子（风险比，1.82；95% CI，1.1～2.97）。

肾脏疾病患者不仅出血风险增加[20-23]，也可能在接受介入性治疗后出现急性肾损伤，而导致肾功能的进一步恶化，因此在初始危险分层中进行肾功能的评估至关重要。心导管插入术后的肾功能恶化可能是由于碘造影剂或者来自主动脉斑块的动脉粥样硬化栓子（或者两者都有）直接损伤肾所导致的。虽然轻中度肾功能不全的患者均可从介入性治疗中获益[24-25]，但伴有肾功能不全的NSTEMI患者仍不太可能采取介入性治疗。医疗工作者常规采用MDRD公式或Cockcroft-Gault公式来计算估算肾功能，但是Cockcroft-Gault公式可能更适用于预测急性心肌梗死后死亡率，特别是对于女性、瘦小患者（体重指数＜25 kg/m^2）以及老年患者[26]。

吸烟

吸烟是一个传统的心血管危险因素，每年造成全美国约467 000人死亡[2]，然而1993年，在接受溶栓治疗的STEMI患者中，首次发现了一个“吸烟者悖论”，即急性心肌梗死患者中吸烟者的预后优于非吸烟者。但是，由于其中吸烟者比非吸烟者的年龄约小9岁，后续研究将吸烟者几乎所有预后的改善都归因于他们更年轻和具有更少的合并症，他们患心肌梗死的年龄较小，存活的概率更大。此外，最初报导“吸烟者悖论”的研究针对于接受溶栓治疗的患者；而后续的研究则评估了接受介入性治疗的患者，其结果与之矛盾。在ACUITY研究的一项分析中，Robertson和同事们报告称，NSTE-ACS患者中吸烟者的短期结局与非吸烟者相似，但是1年结局更差；此外他们注意到，尽管吸烟者比非吸烟者年轻近10岁，但两者的冠状动脉病变的解剖范围类似[27]。STNTAX研究的一项后续分析也报导称吸烟者的5年临床结局更差[28]。

周围动脉疾病

周围动脉疾病（PAD）也是一项急性心肌梗死患者不良心血管事件风险增加的确定因素。在OPUS-TIMI 16研究的急性冠脉综合征患者中，与无周围动脉疾病患者相比，合并周围动脉疾病患者的死亡风险更高（8.8% *vs*. 3.9%；校正HR，1.39；95% CI，1.07～1.81）[29]。在CRUSADE注册研究中，Bhatt和同事们观察到多处血管床疾病患者的院内缺血性事件的发生率增加（三处血管床疾病患者的OR，1.31；$P < 0.001$）[30]，而Subherwal和同事们则报导称广泛血管病变患者的长期死亡风险增加（校正HR，1.49；95% CI，1.38～1.61）（图11-4）[31]。对于接受PCI的急性心肌梗死患者，周围血管疾病仍然是院内死亡率的一个独立预测因素（OR，2.2；95% CI，1.7～3.0）。

既往服用阿司匹林

尽管阿司匹林一直是急性心肌梗死患病期间和患病后的药物治疗基石[32]，但是之前的研究表明，在发病前服用过阿司匹林的患者预后更差，并且在UA-STEMI患者的TIMI危险评分中，既往服用阿司匹林被作为一项独立的预测因素。尽管这一现象背后的病理生理学机制尚不明确，但这一关系可能反映了既往服用阿司匹林的患者会出现阿司匹林治疗“失败”或并存更多严重疾病的相关风险[33-34]。

初发表现

心绞痛的性质

胸部不适的特点、性质和持续时间会对其预后产生影响。Braunwald和同事们将典型的心绞痛症状定义为①胸骨后疼痛具有特征性的疼痛性质和持续时间；②发作常由体力劳动或情绪紧张所诱发；③可通过休息或硝酸甘油缓解。典型的心绞痛与非典型

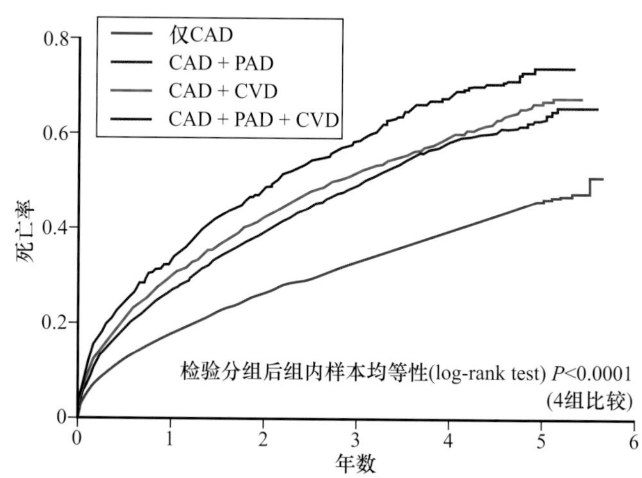

图11-4　既往血管床受累导致的多血管疾病患者非ST段抬高型心肌梗死后的长期死亡率，患者来自CRUSADE注册研究。CAD，冠状动脉疾病；CVD，脑血管疾病；PAD，周围动脉疾病。（From Subherwal S，et al：Polyvascular disease and long-term cardiovascular outcomes in older patients with non-ST-segment-elevation myocardial infarction. Circ Cardiovasc Qual Outcomes 5：541-549，2012.）

或非心源性胸痛相比预后更差[35]。严重心绞痛症状被定义为过去 24 h 内发生 2 次或 2 次以上心绞痛发作，它被纳入 UA-NSTEMI 的 TIMI 危险评分（参见“早期风险评估的综合风险模型”部分）。非急性心肌缺血特征性的不适类型包括极短暂的不适感（少于数秒钟）、胸膜痛、中和（或）下腹部疼痛、局部疼痛（特别是在左心尖或肋骨肋软骨交界处）、随触诊或运动而重现的疼痛或者向下肢放射的疼痛。然而，非典型性胸部不适并不一定能排除急性心肌梗死的可能，因为很大一部分老年急性心肌梗死患者表现为非典型症状，包括胸膜痛和（或）随触诊而重现的疼痛。此外，通过硝酸甘油或者“胃肠道鸡尾酒疗法”而缓解的疼痛，并不一定可以支持或排除急性心肌梗死的可能性[36]。

血流动力学不稳定性

从监测生命体征开始进行全面的体格检查，可能有助于发现心力衰竭或心源性休克的信号；这些情况可能是由于重度左心室功能不全或者急性心肌梗死的机械性并发症导致，如二尖瓣腱索断裂或心室壁破裂（见第 25 章）。研究表明，心动过速、低血压、啰音、第三心音或二尖瓣反流性杂音与心肌梗死后出现不良事件的风险增加相关。1967 年首次提出的 Killip 分级仅仅依据体格检查的结果，显示死亡率随着心力衰竭症状的升级而上升。最初仅在 STEMI 患者中提出的 Killip 分级，同样在一项包含 26 090 例 NSTEMI 患者的汇总分析中得到了证实，对于 Killip 分级为Ⅲ / Ⅳ级的 NSETEMI 患者，其 30 天死亡风险（HR，2.35；95% CI，1.69 ～ 3.26）和 60 天死亡风险均显著增加（HR，2.12；95% CI，1.63 ～ 2.75）[37]。正因为这些体格检查结果的重要性，Killip 分级被纳入 STEMI 的 TIMI 危险评分和 GRACE 危险评分。心率和血压本身就包含重要的预后信息，如心动过速和低血压均是重要的风险预测因素。

心电图

心电图是急性心肌梗死患者危险分层和患者管理的重要组成部分[38]。当前指南建议，所有考虑急性缺血的胸痛患者应在症状出现后 10 分钟内做心电图[36,39]。心电图表现为急性 ST 段抬高的患者应快速采取再灌注治疗路径（见第 13 章）。心电图未见 ST 段抬高的患者，即使 ST 段改变相对较小，也可能与不良预后相关。心电图表现为 ST 段低平，即使是压低 0.05 mV（标准 ECG 上显示为 0.5 mm）的患者，与仅表现为 T 波倒置的患者相比，其死亡率或心肌梗死发生率也更高，即便经过多变量校正后也是如此（图 11-5）。此外，ST 段偏离等电位线的程度也可作为不良事件的预测指标。对来自 GUSTO- Ⅳ研究的 7800 名 NSTE-ACS 患者的分析表明，与任何其他临床因素或生物标志物相比，ST 段改变≥ 0.2 mV 是短期和长期死亡率更有力的预测指标。对于 NSTE-ACS 患者，尤其是心电图表现为 ST 段压低≥ 0.1 mV

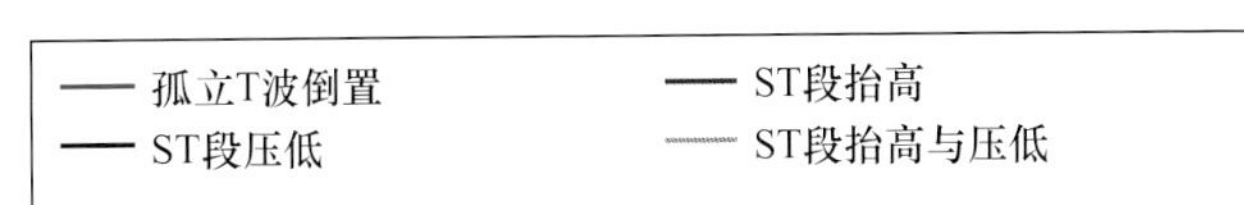

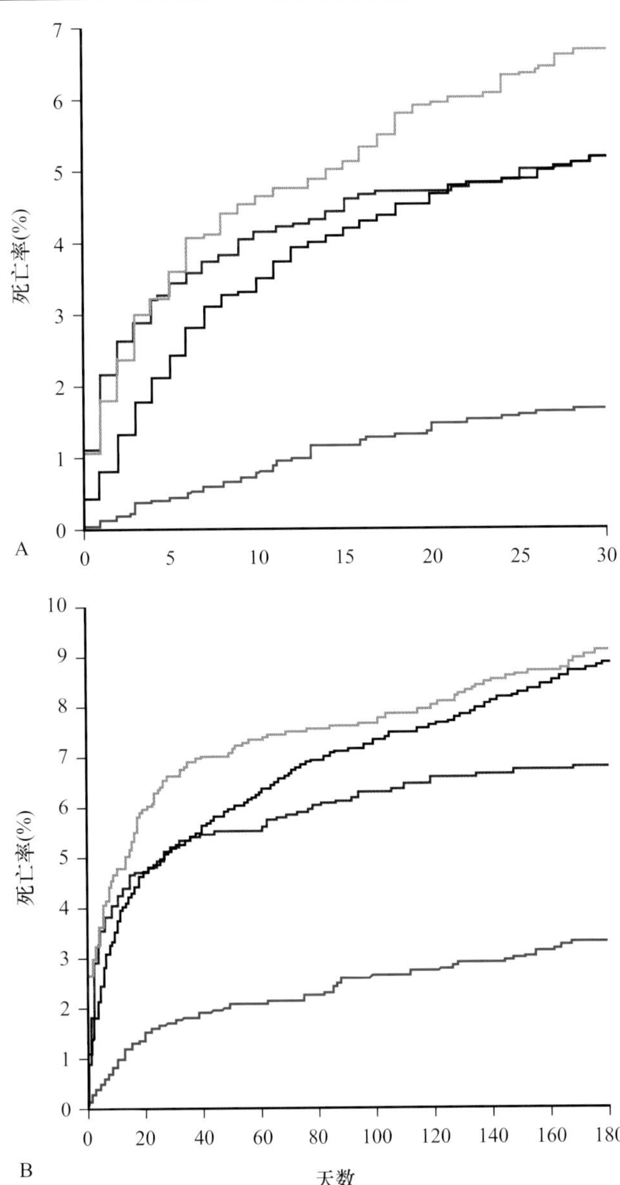

图 11-5 基于不同心电图异常通过 Kaplan-Meier 法估计急性冠脉综合征患者 30 天（A）和 6 个月（B）死亡率。（From Savonitto S，et al：Prognostic value of the admission electrocardiogram in acute coronary syndromes. JAMA 1999；281：707-13，1999.）

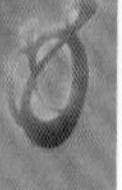

的患者，院内血运重建治疗与4年死亡率降低有关。

对称性T波倒置的深度≥0.2 mV可能提示左前降支近端缺血；然而，非特异性T波倒置的深度＜0.2 mV可能没有临床意义[36]。重要的是，对于有症状的患者，一份正常的心电图也不能排除其急性心肌梗死的可能性，因为2%～6%的急性心肌梗死患者最初的心电图可能正常或者呈非特异性，但是这类患者的院内死亡率似乎低于具有诊断性心电图的患者。

大多数研究已经讨论了心电图在风险评估和治疗路径中的应用价值，但Carmo和同事们评估了24小时连续心电监测在234名NSTE-ACS患者中的应用，并报告称其与GRACE危险评分相比，对预后信息的补充价值有限[40]。Scirica和同事们则研究了7天连续心电监测的应用，在MERLIN-TIMI 36研究的6355例患者中，每有一次及以上的缺血症状发作（定义为ST段压低≥0.1 mV且持续时间≥1分钟，发作时心率＜100次/分），其不良心血管事件的风险增加，即使经过多变量校正后也是如此（死亡风险：7.7% *vs*. 2.7%；$P < .001$；校正HR，2.46；95% CI，1.81～3.33）[41]。

心肌坏死标志物

当出现急性缺血相关症状时，心肌坏死的证据对于急性心肌梗死的诊断尤为重要。过去数十年间，应用于临床的心肌坏死标志物包括肌红蛋白、肌酸激酶以及肌酸激酶同工酶MB特异度较低，肌钙蛋白I和T异构体是目前检测心肌坏死最敏感、最特异的指标（见第7章），并重新定义了ACS中的UA-NSTEMI疾病谱（见第1章）[42]。

心肌坏死标志物一致性地表现出与心肌梗死后死亡风险存在分层关系。重要的是，复发性缺血和梗死与心肌坏死标志物的风险关系呈倒“U”形，意味着标志物水平由低到中增长的人群风险最高，也许可以将存在罪犯病变潜在风险的高危ACS患者识别出来。在TIMI ⅢB试验中，Antman及同事们发现，心肌肌钙蛋白I升高的患者其死亡风险增加了1.8～7.8倍，这与GUSTO ⅡA试验的结果类似。

自从这些里程碑式的著作发表以来，已有30多项临床试验和基于社区的队列研究表明，肌钙蛋白可以作为ACS患者死亡和复发性缺血风险的独立预测指标。总体而言，疑似NSTE-ACS且肌钙蛋白浓度升高的患者其死亡或复发性梗死的风险大约增高4倍。在STEMI患者中，肌钙蛋白浓度升高也与短期死亡率增高相关。从检测心肌肌钙蛋白中获得的预后信息，是对其他重要临床风险指标（包括患者年龄、ST段改变和心力衰竭）的补充。

随着对肌钙蛋白高灵敏度测定方法的发展，已经可以测量出低浓度的肌钙蛋白，并能够在健康人群中更精确地描述肌钙蛋白的分布（见第7章）。在此背景下，临床决策的推荐极限值已朝着更低浓度的方向发展，从而引发了一些疑问——肌钙蛋白浓度呈低或极低水平升高有何临床意义？现已有多项研究证实，高敏肌钙蛋白测定结果为阳性的患者其风险增加。例如，在一项超过4600名患者的研究中，采用基于指南的第99个百分位界值，高敏肌钙蛋白测定可以将30天心血管死亡或新发心肌梗死风险显著增高的患者识别出来[43]。重要的是，该检测手段还可以识别出低浓度端人群的风险梯度，而上一代检测方法并不能做到这一点。相反，如果肌钙蛋白浓度低于第99个百分位界值，则可以识别出30天内死亡或复发性缺血事件风险较低的NSTE-ACS患者。

早期风险评估的综合风险模型

GRACE危险评分

由GRACE试验发展而来的预测院内死亡率的危险评分，仍然是早期评估院内死亡风险的最有效和应用范围最广的危险评分之一。该评分系统于1999—2001年最初开发自一组非选择的11 389例ACS患者队列（包括509例院内死亡），当时共有来自14个不同地域的国家（阿根廷、澳大利亚、奥地利、比利时、巴西、加拿大、法国、德国、意大利、新西兰、波兰、西班牙、英国和美国）的94所医院参与其中。

该评分的初始模型是通过多变量logistic回归建模技术构建的，使用logistic回归模型检验候选变量（从临床变量、专家意见和先前模型的结果中选择）之间的关系；采用多变量逐步logistic回归分析估计院内死亡率。最终的模型由8项独立的危险因素组成，涵盖了近90%的预后信息：年龄（OR，每10年1.7；95% CI，1.55～1.85）；Killip分级（OR，每一等级2.0；95% CI，1.81～2.29）；收缩压（OR，每降低20 mmHg 1.4；95% CI，1.27～1.45）；ST段改变（OR，2.4；95% CI，1.90～3.00）；发病时心搏骤停（OR，4.3；95% CI，2.80 ～ 6.72）；发病时血清肌酐水平（OR，每增加 1 mg/dl 1.2；95% CI，1.15 ～ 1.35）；发病时心肌生物标志物呈阳性（OR，1.6；95% CI，1.32 ～ 2.00）；心率（OR，每增加 30 次 / 分 1.3；95% CI 从 1.16 ～ 1.48）。最新版本的危险评分（可浏览 http：//www.GRACEscore.org）可以在无 Killip 分级和血清肌酐水平相关信息的情况下使用，并可对住院期间、6 个月、1 年和 3 年死亡以及 1 年心肌梗死或死亡的风险进行预测。

最终的模型在建模队列中显示出很好的区分度，c 统计量为 0.83。值得注意的是，在该多变量模型中，院内死亡率的单变量预测因素如性别、心力衰竭史和肾功能不全史，均未发现有显著的统计学意义。此外，该多变量模型中的其他因素，包括既往服用阿司匹林（OR，0.73；95% CI，0.58 ～ 0.91）和既往服用他汀类药物（OR，0.50；95% CI，0.34 ～ 0.97）均有显著的统计学意义，但它们仅轻微增加了总体区分度（c 统计量＝ 0.85），故未被纳入最终的简化模型中（图 11-6）。

GRACE 危险评分已在后续的许多队列研究中得到了良好的验证，并且得到了英国国家卫生医疗质量标准署的认可。GRACE 危险评分在后续的 GRACE 注册研究中首次得到了很好的验证，该研究纳入 2001 年 3 月 21 日之后入组的 3972 名患者（包括 215 例死亡患者），c 统计量为 0.85。在 GUSTO-Ⅱ b 队列研究中，入选 ACS 发病 72 小时内随机静脉注射肝素或水蛭素的病例，共纳入了来自 13 个国家 373 家医院的 12 142 名患者，尽管未将发病时心搏骤停这项最有力的死亡率预测指标收集在内，该模型仍然效果良好（c 统计量＝ 0.79）。

使用 GRACE 队列开发的一项补充危险评分，用于预测出院患者的 6 个月死亡率，该评分系统为

1. 找出每项预测因子的得分:

Killip 分级	得分	SBP, mmHg	得分	心率（次/分）	得分	年龄（岁）	得分	肌酐 (mg/dl)	得分
Ⅰ	0	≤80	58	≤50	0	≤30	0	0～0.39	1
Ⅱ	20	81～99	53	50～69	3	30～39	8	0.40～0.79	4
Ⅲ	39	100～119	43	70～89	9	40～49	25	0.80～1.19	7
Ⅳ	59	120～139	34	90～109	15	50～59	41	1.20～1.59	10
		140～159	24	110～149	24	60～69	58	1.60～1.99	13
		160～199	10	150～199	38	70～79	75	2.00～3.99	21
		≥200	0	≥200	46	80～89	91	>4.0	28
						≥90	100		

其他风险因素	分数
入院时心搏骤停	39
ST段改变	28
心脏生物标志物水平增高	14

2. 将所有预测因素的得分加起来:

Killip 分级 + SBP + 心率 + 年龄 + 肌酐水平 + 入院时心搏骤停 + ST段改变 + 心脏生物标志物水平增高 = 总分

3. 根据总分查看对应风险:

总分	≤60	70	80	90	100	110	120	130	140	150	160	170	180	190	200	210	220	230	240	≥250
住院死亡风险, %	≤0.2	0.3	0.4	0.6	0.8	1.1	1.6	2.1	2.9	3.9	5.4	7.3	9.8	13	18	23	29	36	44	≥52

例如，一名65岁患者 Killip 分级为Ⅱ级,收缩压为99 mm Hg, 心率为100次/分, 血清肌酐水平为1 mg/dl, 入院时无心搏骤停，但有 ST段改变和心肌酶水平增高。
他的分数应为 20 + 53 + 15 + 58 + 7 + 0 + 28 + 14 = 195。
该患者出现院内死亡的风险约为15.5%。

同样地，一名55岁患者 Killip 分级为Ⅰ级,收缩压为80 mm Hg, 心率为60次/分, 血清肌酐水平为0.39 mg/dl,无其他风险因素，他的分数应为: 0 + 58 + 3 + 41 + 1 =103,该患者出现院内死亡的风险约为0.9%。

图 11-6　GRACE 危险评分初始模型列线（诺模）图。SBP，收缩压 .（From Granger CB，et al：Predictors of hospital mortality in the global registry of acute coronary events. Arch Intern Med 163：2345-2353，2003.）

候选变量构建了逐步 Cox 比例风险回归模型，然后采用后向逐步选择法，创建了 α 值小于 0.05 的多变量模型。最终的出院后 6 个月死亡率模型包括以下 9 个变量：年龄（OR，每 10 年增加 1.7；95% CI，1.63 ～ 1.84）；心肌梗死病史（OR，1.4；95% CI，1.20 ～ 1.59）；充血性心力衰竭病史（OR，2.1；95% CI，1.80 ～ 2.47）；心率（OR，每增加 30 次 / 分 1.3；95% CI，1.23 ～ 1.47）；收缩压（OR，每下降 20 mmHg 1.1，95% CI，1.06 ～ 1.17）；初始血清肌酐水平（OR，每增加 1 mg/dl 1.2；95% CI，1.12 ～ 1.23）；初始心脏生物标志物升高（OR，1.5；95% CI，1.33 ～ 1.79）；ST 段压低（OR，1.5；95% CI，1.29 ～ 1.69）；无院内 PCI（OR，1.9；95% CI，1.30 ～ 1.88）。该模型也显示出良好的区分度，整个队列（n = 22 645）的 c 统计量为 0.77（图 11-7）。

随后，采用类似的方法开发了一个全面的模型用于预测自发病起 6 个月死亡或复发性心肌梗死的风险，该模型纳入了 GRACE 注册研究中截至 2005 年 9 月的 43 810 名患者。该简化模型包含了与院内死亡率模型相同的 8 项独立预测因子，并显示出良好的区分度，其中预测心肌梗死发病后 6 个月死亡率的 c 统计量为 0.81，死亡或复发性心肌梗死的 c 统计量为 0.73。

GRACE 危险评分是在 20 世纪 90 年代末至 21 世纪 00 年代初开发的，当时急性心肌梗死的现代治疗手段例如药物洗脱支架、新一代抗血小板药物和强效抗凝药物尚未出现，但这些治疗手段下 GRACE 评分系统的有效性已在一项关于 5985 例急性冠脉综合征患者的分析中得到证实，这些患者均来自 MASCARA 西班牙注册研究。在 MASCARA 注册研究中，GRACE 危险评分显示出强大的区分度，其中预测院内死亡率的 c 统计量为 0.85，预测 6 个月内死亡率的 c 统计量为 0.81[44]。

GRACE 危险评分与先前的风险模型相比有很大的优势：第一，它涵盖了未经筛选的全球范围内接受常规临床治疗的患者；而其他危险评分仅针对参加随机临床试验的队列。第二，它具有出色的区分度，初始模型中的 c 统计量即可达到 0.83。第三，与其他模型预测复合终点不同，GRACE 风险模型仅预测硬终点事件；其初始模型预测了院内死亡率，后续模型预测了 6 个月死亡或复发性心肌梗死事件。第四，它是一个统一的模型，可以对从 UA 到 STEMI 的整个 ACS 疾病谱进行风险预测。

ST 段抬高型心肌梗死的 TIMI 危险评分

STEMI 的 TIMI 危险评分是通过 inTIME 试验的患者队列来构建的，该试验随机纳入了 14 114 名患者，分别给予兰替普酶或阿替普酶治疗。TIMI 危险评分由 8 项预测 30 天死亡率增加的因子组成，变量权重共为 14 分：①年龄；②糖尿病，高血压或心绞痛；③收缩压低于 100 mmHg；④心率高于 100 次 / 分；⑤ Killip 分级Ⅱ～Ⅳ级；⑥体重低于 67 kg；⑦新发左束支传导阻滞或前壁 ST 段抬高；⑧溶栓治疗的时间超过 4 小时（图 11-8）。该模型具有良好的区分度（c 统计量＝ 0.78），并且对于危险评分为 0 ～ 8 分的患者，其 30 天死亡率呈现从 0.8% 到 35.9% 的显著分层。虽然 STEMI 的 TIMI 危险评分基于接受溶栓治疗的患者，但随后该评分也在接受直接 PCI 再灌注治疗的患者中得到了验证[45]。TIMI 危险评分的主要优势是它可以在床旁进行，并可以根据病史、心电图和体格检查，进行简单的整数计算来得出。

不稳定型心绞痛和（或）非 ST 段抬高型心肌梗死的 TIMI 危险评分

UA 和（或）NSTEMI 的 TIMI 危险评分最初是通过 TIMI-11B 试验中的普通肝素治疗组（n = 1957）进行构建的，该试验评估了 UA 或 NSTEMI 患者使用依诺肝素与普通肝素相比的安全性和有效性。该危险评分系统在类似的 ESSENCE 试验中依诺肝素组（n = 1953）和依诺肝素与普通肝素联用组（n = 3171）得到了验证，ESSENCE 试验也比较了不稳定型心绞痛或非 Q 波型心肌梗死患者皮下注射依诺肝素与普通肝素的疗效。该危险评估模型采用多变量回归建模技术评估了候选变量的重要性，然后使用多元逐步（向后消除）回归模型进行了测试。

该多变量模型揭示了 7 项独立预测因子，可以对需要在 14 天内进行紧急血运重建的情况，如死亡、复发性心肌梗死或复发性缺血复合终点进行预测：65 岁及以上（OR，1.75；95% CI，1.35 ～ 2.25），至少 3 项冠状动脉疾病危险因素（危险因素包括冠状动脉疾病的家族史、高血压、高胆固醇血症、糖尿病或当前吸烟状态）（OR 为 1.54；95% CI，1.16 ～ 2.06），已存在冠状动脉狭窄程度≥ 50%（OR 为 1.70；95% CI，1.30 ～ 2.21），过去 7 天使用过阿司匹林，ST 段改变（OR，1.51；95% CI，1.13 ～ 2.02），24 小时内出现两次或以上心绞痛发作（OR，1.53；

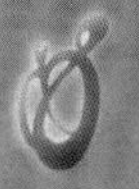

因急性冠脉综合征住院患者出院后6个月死亡风险计算

在左下角记录每个变量的得分，并将分数相加，计算总风险评分。在诺模图的X轴上找到总分。Y轴上相对应的概率即出院后6个月内的全因死亡率的预测。

病史

① 年龄（岁） — 分数

年龄（岁）	分数
≤29	0
30～39	0
40～49	18
50～59	36
60～69	55
70～79	73
80～89	91
≥90	100

② 充血性心力衰竭病史 — 24

③ 心肌梗死病史 — 12

首诊检查结果

④ 静息心率，次/分

静息心率，次/分	分数
≤49.9	0
50～69.9	3
70～89.9	9
90～109.9	14
110～149.9	23
150～199.9	35
≥200	43

⑤ 收缩压，mmHg

收缩压，mmHg	分数
≤79.9	24
80～99.9	22
100～119.9	18
120～139.9	14
140～159.9	10
160～199.9	4
≥200	0

⑥ ST段低平 — 11

住院检查

⑦ 初始血清肌酐，mg/dl

初始血清肌酐，mg/dl	分数
0～0.39	1
0.4～0.79	3
0.8～1.19	5
1.2～1.59	7
1.6～1.99	9
2～3.99	15
≥4	20

⑧ 心脏生物标志物水平增高 — 15

⑨ 未行院内PCI — 14

分数

① ______
② ______
③ ______
④ ______
⑤ ______
⑥ ______
⑦ ______
⑧ ______
⑨ ______

总危险评分 ______ （分数总和）

死亡风险 ______ （从图中查得）

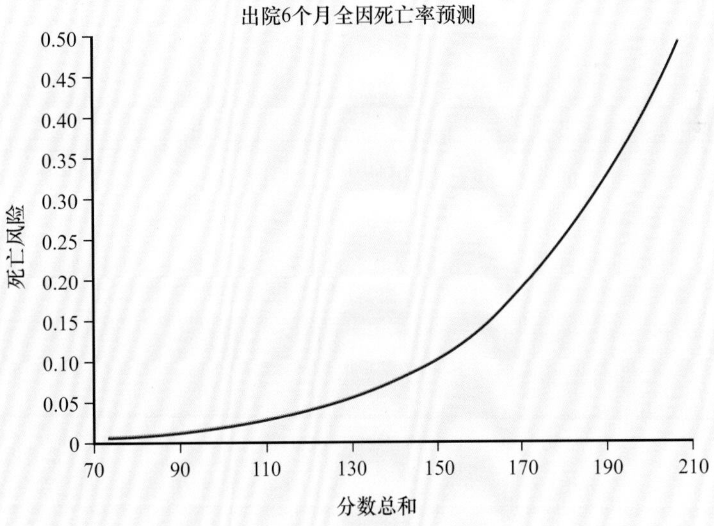

图 11-7　利用 GRACE 危险评分模型计算因急性冠脉综合征住院患者出院后 6 个月死亡风险。（From Eagle KA，et al：A validated prediction model for all forms of acute coronary syndrome：estimating the risk of 6-month postdischarge death in an international registry. JAMA 291：2727-2733，2004.）

95% CI，1.20 ～ 1.96）以及血清心脏标志物（血清肌酸激酶同工酶或心脏特异性肌钙蛋白）水平升高（OR，1.56；95% CI，1.21 ～ 1.99）。由于各因子的预后权重相对类似，因此最终的 TIMI 危险评分是各项预测因子的总和（范围 0 ～ 7）。

TIMI 危险评分在推导队列（c 统计量＝ 0.65）和各个初始验证队列（如前所述的合并验证队列中 c 统计量＝ 0.63）中均显示出中等强度的区分度。风险随着评分的增加而呈线性增长。此外，TIMI 危险评分能够预测大范围的复合终点风险，危险评分

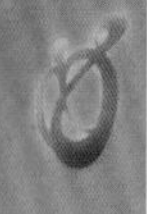

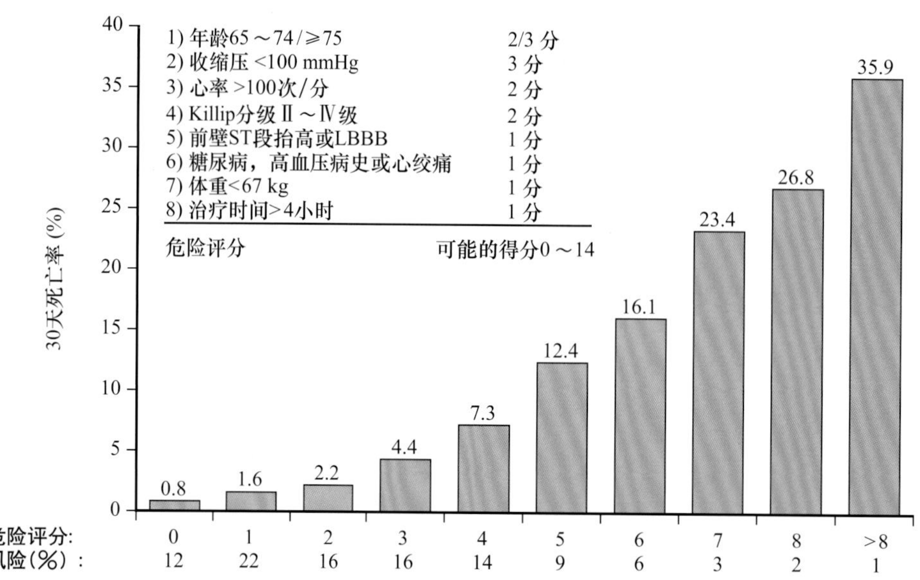

图 11-8 ST 段抬高型心肌梗死的 TIMI 危险评分和 30 天死亡风险。LBBB，左束支传导阻滞。（From Morrow DA，et al.：TIMI risk score for ST-elevation myocardial infarction：a convenient，bedside，clinical score for risk assessment at presentation：an intravenous nPA for treatment of infarcting myocardium early II trial substudy. Circulation 102：2031-2037，2000.）

为 0 ～ 1 的患者，其风险为 4.7%，直至危险评分为 6 ～ 7 的患者，其风险增加至 40.9%。

TIMI 危险评分是从精心设计的随机临床试验中，选取一组经过严格筛选的队列而构建并验证的，并在后续的临床试验和当代的临床实践中得到了进一步的验证。其复合终点不仅包括死亡率，还包括其他具有临床意义的事件。此外，GRACE 危险评分的不同组分显示出风险的差异性，因而必须通过加权以达到最终危险评分，但 TIMI 危险评分则允许进行简单的算术和，使得危险分层可直接与不良事件相对应（图 11-9）。最后，尽管与其他验证后的风险模型相比，TIMI 评分的 c 统计量较低，但有人对于将 c 统计量作为模型效用的唯一衡量指标提出了质疑[46]，而更倾向于使用其他度量方法，例如对于部分患者使用特定模型进行重新评估。更重要的是，UA 和（或）NSTEMI 的 TIMI 危险评分可用于指导治疗决策，并可以识别早期介入性治疗和更有效的抗栓治疗中获益潜力更大的患者（图 11-10）。总之，结合实际的床旁应用和临床治疗，TIMI 危险评分仍然是临床危险分层中使用最广泛的评分之一。

动态风险模型

在急性心肌梗死的危险分层中，GRACE 危险评分和 TIMI 危险评分应用范围最广，但两者均依赖于

病史	分数
年龄 ≥65岁	1
≥3个CAD危险因素 (FHx, HTN, ↑胆固醇, DM, 目前吸烟)	1
已知CAD (狭窄≥50%)	1
过去7天使用过ASA	1
表现	
近期 (≤24小时)严重心绞痛	1
↑心脏标志物	1
ST段抬高≥0.05 mV	1
危险评分=总分(0～7)	

TIMI 11B研究14天心脏事件风险（%）*

危险评分	死亡或心肌梗死	死亡，心肌梗死或紧急再灌注治疗
0/1	3	5
2	3	8
3	5	13
4	7	20
5	12	26
6/7	19	41

* 纳入标准：过去24小时静息下发生不稳定型心绞痛或非ST段抬高型心肌梗死，具有CAD证据（ST段变化或生物标志物阳性）

图 11-9 非 ST 段抬高型急性冠脉综合征的 TIMI 危险评分以及 14 天死亡、心肌梗死或严重复发性心肌梗死的风险，促使紧急血运重建。ASA，阿司匹林；CAD，冠状动脉疾病；DM，糖尿病；FHx，家族史；HTN，高血压；MI，心肌梗死。（Data from Antman EM，et al：The TIMI risk score for unstable angina/non-ST elevation MI：A method for prognostication and therapeutic decision making. JAMA 284：835-42，2000.）

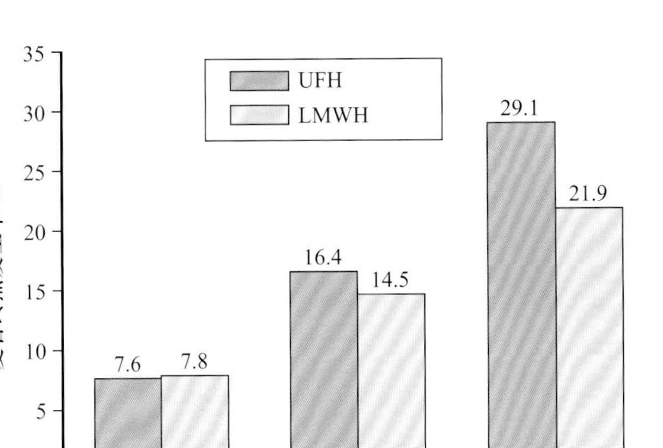

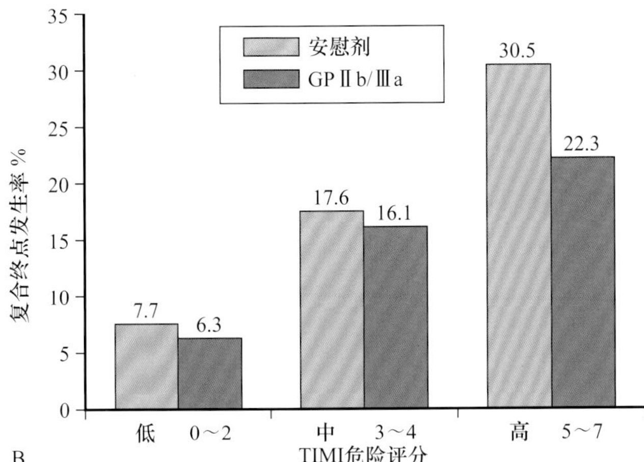

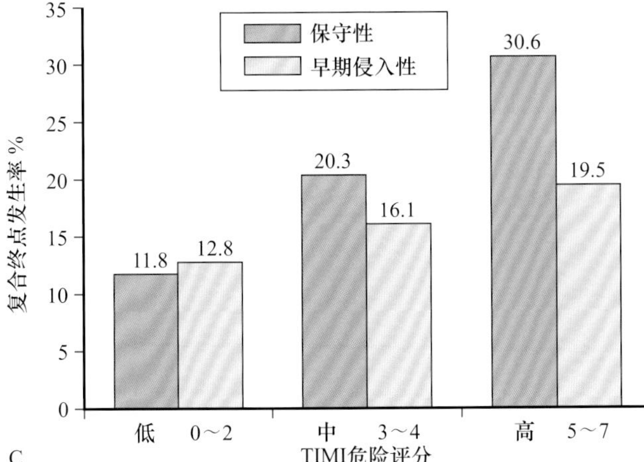

图 11-10 非 ST 段抬高型急性冠脉综合征的 TIMI 危险评分和所选治疗获益的相关关系。有效的患者管理策略为 TIMI 危险评分更高的患者提供了最大的绝对获益。复合终点发生率（%）按照风险组别和治疗分配来进行分层（在相应参考文献中查看终点的定义）。GP，糖蛋白；LMWH，低分子量肝素；UFH，普通肝素。（Data from［**A**］Antman EM，et al：The TIMI risk score for unstable angina/non-ST elevation MI：a method for prognostication and therapeutic decision making. JAMA 284：835-842，2000，［**B**］Morrow DM，et al：An integrated clinical approach to predicting the benefit of tirofiban in non-ST elevation acute coronary syndromes. Application of the TIMI Risk Score for UA/NSTEMI in PRISM-PLUS. Eur Heart J 23：223-229，2002，and［**C**］Cannon CP，et al：Comparison of early invasive and conservative strategies in patients with unstable coronary syndromes treated with the glycoprotein IIb/IIIa inhibitor tirofiban. N Engl J Med 344：1879-1887，2001）

在特定时间点采集的数据。然而在临床实践中，患者的风险是根据治疗和并发症而不断发生变化的。例如，对于接受溶栓治疗的患者进行持续性的疗效评估，可以指导后续行血管造影和补救性 PCI 的潜在时机。此外，心力衰竭或重度左心室收缩功能障碍的发生发展是未来心脏不良事件的最有力的预测指标，但初始评估中可能尚未表现出这些情况，因而使用静态模型进行采集并不准确。

GRACE 危险评分包括一项出院后模型，该模型可以包括一些院内事件，但目前能够系统性采集不同时间点数据的模型仍较少，因而难以进行更精准的风险预测。NSTE-ACS 患者群体的动态风险模型可以涵盖住院期间多个时间点的数据，报导称该模型 30 天死亡率预测的精确性显著提高[36]。Westerhout 和同事们利用 APEX-MI 试验中 STEMI 患者在基线时间和发病后 2 小时、24 小时和 96 小时采集的数据，构建了一项 90 天死亡率动态模型，他们报告称，心率、Killip 分级和肌酐水平等指征的重要性已经下降，而再灌注成功或心源性休克等院内事件则越来越重要。总之，最终的模型提供了更好的区分度（c 统计量从基线的 0.819 上升到 96 小时的 0.847），并能够对 90 天死亡风险较低的患者进行更精确的预测[47]。Amin 和同事们用类似的方法构建了 STEMI 的动态 TIMI 危险评分，通过加入了一些院内事件，如复发性心肌梗死、脑卒中、大出血、充血性心力衰竭和（或）休克、心律失常和肾衰竭，从而构建了一个区分度更高的更为全面的评分系统（图 11-11）[48]。动态风险模型可以将整个住院过程的信息整合起来，包括基线以及特定时间点获取的数据，因此它可能是一个能够捕获总体风险变化的有效方法。

新型生物标志物

在第 8 章中，我们讨论了除心肌肌钙蛋白以外的其他生物标志物在心肌梗死危险分层中的应用。接下来，我们将提出一种新的观点，即将其他这些生物标志物整合到临床危险分层中。

C 反应蛋白

在趋化因子（特别是白介素 6）刺激下，由肝细胞合成的急性期全身炎症反应标志物 CRP，已在动脉粥样硬化和急性心肌梗死的患者中被广泛地研究，已有证据表明，CRP 本身可能与动脉血栓的级联瀑布反应有关[49]。在急性心肌梗死患者中 CRP 水

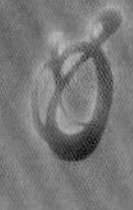

	分数
STEMI的基线TIMI危险评分	分值区间为0～14
年龄(岁)	
65～74	2
>75	3
DM/HTN/心绞痛	1
收缩压<100 mm Hg	3
心率>100 次/分	2
Killip分级 Ⅱ～Ⅳ	2
体重< 67 kg	1
前壁ST段抬高或LBBB	1
治疗时间>4小时	1
动态评分中增加的医院事件	
复发性心肌梗死	1
脑卒中	5
大出血	1
CHF/休克	3
心律失常	2
肾衰竭	3
动态TIMI危险评分	分值区间为0～29

STEMI的基线TIMI危险评分有0～14分的分值区间。

图 11-11 ST 段抬高型心肌梗死（STEMI）的动态 TIMI 危险评分。CHF，慢性心力衰竭；DM，糖尿病；HTN，高血压；LBBB，左束支传导阻滞（From Amin ST，et al：Dynamic TIMI risk score for STEMI. J Am Heart Assoc 2：e003269，2013.）

平升高，并往往在再灌注治疗后的 72 小时达到峰值[50]。随着 CRP 水平升高，死亡风险逐级增加，而 CRP 水平超过 10 mg/L 则意味着心血管死亡风险达到最高。如今 CRP 已与 GRACE 危险评分结合起来进行死亡率预测，但 CRP 的增益效应尚不清楚；一项包括 290 例 ACS 患者的小型研究表明，尽管将高灵敏度 CRP 加入 GRACE 模型中并未增加 c 统计量（0.705 ～ 0.718；$P = 0.46$）或净风险分级，高灵敏度 CRP 水平的升高仍与院内事件的增加有关[51]。因此，CRP 水平升高可能预示着心血管事件的风险增加，但它在验证后的综合危险评分中的作用尚不明确。

利钠肽

心室肌细胞分泌的 B 型利钠肽（BNP）和 N 末端 BNP 前体（NT-pro-BNP）可以在心脏机械性延展后利钠并减少全身血管阻力，已成为心力衰竭患者中广泛应用的指标。它们也是预测急性冠脉综合征患者死亡和新发心力衰竭风险的有力指标（见第 8 章）。BNP 与现有的危险评分相结合也可提高风险预测的能力。一项关于法国急性心肌梗死注册研究的分析表明，对于 NT-pro-BNP 水平以及 GRACE 危险评分在中位数以上的老年患者，其心血管死亡率接近 50%[52]。一项 600 例 NSTE-ACS 患者的研究表明，将 BNP 加入 UA-NSTEMI 患者的 TIMI 危险评分或 GRACE 危险评分，均可以显著提高院内死亡率的区分度[53]。另外一项研究则针对由 GRACE 危险评分进行初始分层的患者，评估了 BNP 在高敏肌钙蛋白 T 基础上的应用价值，结果表明尽管各个模型的 c 统计量均高于 0.85，但 BNP 在 1 年死亡率的评估上并未提供更多的预后价值[54]。

生长分化因子 -15

生长分化因子 -15（GDF-15）是转化生长因子 -β 超家族中的一种细胞因子，动物模型中已经证实，它可以在急性心肌缺血、再灌注损伤和心力衰竭等病理状态下上调。在一项关于 GUSTO- Ⅳ试验中 NSTE-ACS 患者的分析中，GDF-15 水平与 1 年死亡率明显增高存在显著的相关性（上三分之一水平的死亡率为 14.1%，下三分之一水平的死亡率为 1.5%；$P < 0.001$）。此外，GDF-15 水平高于 1800 ng/L 是一项有力的独立的死亡率区分度指标（c 统计量＝ 0.757），并可以提供独立于传统的心血管危险因素和生物标志物之外的预后信息[55]。很多研究证实，GDF-15 联合已验证的危险评分指标可以改善急性心肌梗死后死亡率的预测。对于 NSTE-ACS 患者，在 GRACE 危险评分中结合 GDF-15，可以改善其 5 年死亡率预测的总体区分度（图 11-12）[56]。Eggers 和

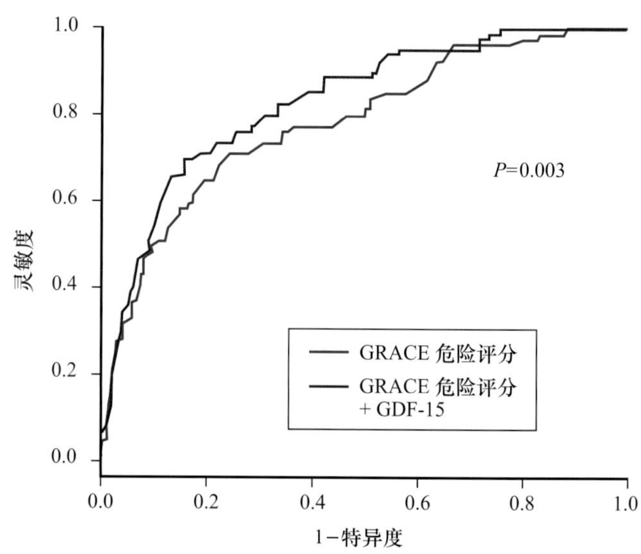

图 11-12 接受者操作特征曲线显示了生长分化因子 15（GDF-15）与 GRACE 危险评分相结合后对于长期死亡率预测的增量效益（From Eggers KM，et al：Improving long-term risk prediction in patients with acute chest pain：the Global Registry of Acute Coronary Events［GRACE］risk score is enhanced by selected nonnecrosis biomarkers. Am Heart J 160：88-94，2010.）

同事们发现，在453例胸痛患者中，加入GDF-15也使GRACE评分的区分度得到了提高[57]。Widera和同事们表明，将GDF-15加入GRACE危险评分后，NSTE-ACS患者的区分度（c统计量0.79～0.85；$P < 0.001$）和净再分类指数（> 0为0.58；$P = 0.002$）均得到显著改善[58]。

肿瘤抑制素2

肿瘤抑制素2（ST2）是白细胞介素1受体家族的成员之一，可在心肌缺血和机械应力中上调，并可以在缺血性损伤后的心室重构中发挥作用（见第8章）[59]。血浆中ST2浓度与心肌梗死患者的死亡率升高存在独立的关联性，但是它与复发性缺血风险无关。Sabatine和同事们发现，ST2和NT-pro-BNP可对临床危险因素的风险预测起到补充作用，将c统计量从0.82（95% CI，0.77～0.87）提高到0.86（95% CI，0.81～0.90）[60]。Dhillon和同事们将ST2和NT-pro-BNP与GRACE危险评分结合起来，发现在677例STEMI患者中，其30天死亡率的区分度（GRACE危险评分的c统计量＝0.82 *vs.* 0.90）显著提高[60a]。

P物质前体

P物质前体是一种更稳定的速激肽P物质替代物，可用于急性心肌梗死患者的评估，并被认为是主要不良心血管事件（HR，1.42；95% CI，1.10～1.54）、死亡和（或）复发性心肌梗死（HR，1.42；95% CI，1.20～1.68）风险增高的独立预测因素。有趣的是，它与GRACE危险评分结合时，可以很好地进行患者再分类，尤其是对于低危患者[61]。

基于生物标志物的整合方法

将各种临床和实验室检查因素结合起来，可整合为一个危险评分来进行精确的风险辨识，与之相类似，若将各种生物标志物整合进一个定量的评分系统，将有望改善风险预测。Sabatine和同事们选取了OPUS-TIMI16和TACTICS-TIMI 18试验中的ACS患者，发现多标志物的方法可以改善对6个月死亡、心肌梗死和（或）心力衰竭的风险预测[62-63]。O'Malley和同事们则选取了MERLIN-TIMI 36试验中的NSTE-ACS患者，选用与血流动力学压力增高有关的标志物：加压素原C端肽段（肽素）、肾上腺髓质中段肽和心钠素前体中段肽，评估多标志物方法对于预后的影响，他们发现每种高浓度的生物标志物均与心血管死亡或心力衰竭的风险增加有关，即使经过多变量校正也是如此。此外，将每种生物标志物校正为更常用的生物标志物如BNP、肌钙蛋白I、ST2、妊娠相关血浆蛋白A（PAPP-P）以及髓过氧化物酶以后，它们仍保持与心血管死亡和（或）心力衰竭独立的关联[64]。

多项研究已证实，将多标志物方法应用于急性心肌梗死后危险分层中是切实可行的；但目前较少有研究可以证明，将该方法与验证后的危险评分相结合，能够比孤立的验证良好的评分系统提供更好的区分度或更科学的患者再分类。

基于早期危险分层的治疗途径

将早期危险分层纳入临床决策对于STEMI与NSTEMI患者来说不尽相同。STEMI患者的治疗目标是对闭塞血管及时进行再灌注，直接PCI是STEMI患者再灌注治疗的首选和重要方法（见第13章和第17章）。然而，溶栓疗法也可能适用于某些患者，尤其是不能及时进行直接PCI的低危和中危患者（见第14章）。Claeys和同事们通过STEMI的TIMI危险评分，对5295个患者进行了危险分层，表明接受直接PCI治疗的高危患者（TIMI危险评分≥7）其院内死亡率降低（23.7% *vs.* 30.6%；$P = 0.03$），但是在中危患者（2.9% *vs.* 3.1%；$P = 0.30$）和低危患者（0.3%比0.4%；$P = 0.60$）中只发现极少的获益[65]。STREAM试验对于不能在60分钟内接受直接PCI的STEMI患者进行了溶栓治疗的疗效评估，该试验表明，这两种治疗策略的主要复合心血管终点并无差异（HR，0.86；95% CI，0.68～1.09）。此外，通过TIMI危险评分对患者进行分层后，亚组分析也未发现相互差异（$P_{交互} = 0.71$）[66]。

对于NSTEMI患者，进行初始危险分层对于推进早期治疗管理策略至关重要（见第16章）。对于患有顽固性心绞痛、新发或恶化的心力衰竭或二尖瓣反流、血流动力学不稳定、反复性心绞痛或心电不稳定的患者，均应立即行介入治疗。然而，对于其他确诊或疑似NSTE-ACS的患者，目前指南推荐采用早期介入性策略或缺血驱动的血运重建术，后者包括早期药物治疗，若无效再升级[36]。

包括全面的meta分析在内的大量研究已经表明，常规介入性治疗通常优于选择性介入性治疗或者缺血驱动的血运重建术，但后者可能对于GRACE评分低于109或者UA-NSTEMI的TIMI危险评分为0～1的低危患者更适用（图11-10）。对于接受侵入性治疗的患者，GRACE 危险评分可能有助于决策采取早期（24 小时内行冠状动脉造影）还是延迟介入性治疗（≥ 36 小时）。在 TIMACS 研究中，3031 例 NSTE-ACS 患者被随机分配到常规早期干预组（24 小时内行冠状动脉造影）或延迟干预组（≥ 36 小时），虽然不同组之间在 6 个月死亡、心肌梗死或脑卒中等主要复合事件上并无组间差异（HR，0.85；95% CI，0.68 ～ 1.06），但早期介入性治疗可能更适用于 GRACE 危险评分高于 140 分的患者（HR，0.65；95% CI，0.48 ～ 0.89）[67]。因此，当前的指南推荐，对于 GRACE 危险评分超过 140 分（估计院内死亡风险＞ 3%）、心肌肌钙蛋白水平连续增高或新发 ST 段压低的患者，应行早期介入性治疗。延期介入性治疗则可能更适用于 GRACE 危险评分为 109 ～ 140、TIMI 危险评分≥ 2、糖尿病、肾功能不全、近期行 PCI、以前接受过冠状动脉旁路移植术或者左心室收缩功能不全的患者[36]。

出院前危险分层

无创性缺血检查方法的应用

关于急性心肌梗死后患者无创性检查手段的应用请参阅第 30 章。1979 年，Theroux 和同事们发现，心肌梗死患者出院前 1 天平板运动试验异常者，其 1 年心绞痛发生率和死亡率增加（$P < 0.001$），这一发现现已在所有 ACS 患者中得到证实。因此，当前指南建议，对未行冠状动脉造影和暂无需要行冠状动脉造影的高危特征的 STEMI 患者，行出院前无创性缺血检查为 Ⅰ 类推荐；无创性缺血检查的 Ⅱ b 类推荐则用于明确血管造影发现病变的功能意义，以及指导出院后的运动处方[39]。

对于 NSTEMI 患者，无创性成像技术可能是一项识别高风险患者的有用工具，这类高风险患者可能更适用于介入性治疗。当前指南支持将无创性检查手段应用于解除缺血风险 12 ～ 24 小时的中低危患者[36]。

心脏性猝死的风险

请参阅第 28 章。左心室功能的评估是住院期间心肌梗死后危险分层的关键因素。第 30 章讨论了左心室功能评估方法的选择。对于接受介入性治疗的患者，通常在心导管术期间，通过心室造影术来进行左心室功能的评估。尽管如此，超声心动图仍是评估整体和局部左心室功能的最常用方法。

未来方向

当前的风险预测模型将临床、症状以及基于生物标志物的危险因素合并为整数权重，简化了区分度而易于使用。但如今可能不再需要这种权衡，因为电子病历系统可以将大量患者的数据进行整合，自动计算出急性心肌梗死事件后的临床风险。高敏肌钙蛋白可用于早期心肌梗死的检测和危险分层。定量风险评估的应用使得患者分诊更为合理，从而便于进行监测并及早出院，但目前仍需要做更多的工作，以最佳早期风险评估为出发点，提供更有效的实践治疗方法。

在"精准医学"时代，未来的风险预测模型将能够在高通量分子（"组学"）技术中实现重大进展，将独特的分子特征整合入当前的预测模型中来增加区分度。像 MURDOCK 心血管疾病研究之类的研究，不仅详细记录了传统心血管危险因素的临床数据，还合并了 DNA（基因组学）、RNA（转录组学）、蛋白质（蛋白质组学）以及代谢物（代谢组学）的数据，进一步开发覆盖整个心血管疾病范围的更强大的疾病风险预测工具[68]。

经典参考文献

Antman EM, et al.: The TIMI risk score for unstable angina/non-ST elevation MI: a method for prognostication and therapeutic decision making, *JAMA* 284(7):835–842, 2000.

Braunwald E: Unstable angina. A classification, *Circulation* 80(2):410–414, 1989.

Eagle KA, et al.: A validated prediction model for all forms of acute coronary syndrome: estimating the risk of 6-month postdischarge death in an international registry, *JAMA* 291(22):2727–2733, 2004.

Granger CB, et al.: Predictors of hospital mortality in the global registry of acute coronary events, *Arch Intern Med* 163(19):2345–2353, 2003.

Killip 3rd T, Kimball JT: Treatment of myocardial infarction in a coronary care unit. A two year experience with 250 patients, *Am J Cardiol* 20(4):457–464, 1967.

Morrow DA, et al.: TIMI risk score for ST-elevation myocardial infarction: a convenient, bedside, clinical score for risk assessment at presentation: an intravenous nPA for treatment of infarcting myocardium early II trial substudy, *Circulation* 102(17):2031–2037, 2000.

Theroux P, et al.: Prognostic value of exercise testing soon after myocardial infarction, *N Engl J Med* 301(7):341–345, 1979.

参考文献

1. Mozaffarian D, et al.: Heart disease and stroke statistics–2015 update: a report from the American Heart Association, *Circulation* 131(4):e29–e322, 2015.
2. Go AS, et al.: Chronic kidney disease and the risks of death, cardiovascular events, and hospitalization, *N Engl J Med* 351(13):1296–1305, 2004.
3. Chin CT, et al.: Trends in outcomes among older patients with non-ST-segment elevation myocardial infarction, *Am Heart J* 167(1):36–42, e1, 2014..
4. Holmes Jr DR, et al.: Effect of age on outcome with primary angioplasty versus thrombolysis, *J Am Coll Cardiol* 33(2):412–419, 1999.
5. Mathews R, et al.: In-hospital major bleeding during ST-elevation and non–ST-elevation myocardial infarction care: derivation and validation of a model from the ACTION Registry®-GWTG™, *Am J Cardiol* 107(8):1136–1143, 2011.
6. Damman P, et al.: Effects of age on long-term outcomes after a routine invasive or selective invasive strategy in patients presenting with non-ST segment elevation acute coronary syndromes: a collaborative analysis of individual data from the FRISC II - ICTUS - RITA-3 (FIR) trials, *Heart (British Cardiac Society)* 98(3):207–213, 2012.
7. Yan AT, et al.: Understanding physicians' risk stratification of acute coronary syndromes: insights from the Canadian ACS 2 Registry, *Arch Intern Med* 169(4):372–378, 2009.
8. Dey S, et al.: Sex-related differences in the presentation, treatment and outcomes among patients with acute coronary syndromes: the Global Registry of Acute Coronary Events, *Heart (British Cardiac Society)* 95(1):20–26, 2009.
9. Coventry LL, Finn J, Bremner AP: Sex differences in symptom presentation in acute myocardial infarction: a systematic review and meta-analysis, *Heart Lung* 40(6):477–491, 2011.
10. Diercks DB, et al.: Gender differences in time to presentation for myocardial infarction before

and after a national women's cardiovascular awareness campaign: a temporal analysis from the Can Rapid Risk Stratification of Unstable Angina Patients Suppress ADverse Outcomes with Early Implementation (CRUSADE) and the National Cardiovascular Data Registry Acute Coronary Treatment and Intervention Outcomes Network-Get with the Guidelines (NCDR ACTION Registry-GWTG), *Am Heart J* 160(1):80–87, e3, 2010.

11. Bucholz EM, et al.: Sex differences in long-term mortality after myocardial infarction: a systematic review, *Circulation* 130(9):757–767, 2014.
12. Berger JS, et al.: Sex differences in mortality following acute coronary syndromes, *JAMA* 302(8):874–882, 2009.
13. O'Donoghue M, et al.: Early invasive vs conservative treatment strategies in women and men with unstable angina and non-ST-segment elevation myocardial infarction: a meta-analysis, *JAMA* 300(1):71–80, 2008.
14. Hasin T, et al.: Comparison of treatment and outcome of acute coronary syndrome in patients with versus patients without diabetes mellitus, *Am J Cardiol* 103(6):772–778, 2009.
15. Elbarouni B, et al.: Temporal changes in the management and outcome of Canadian diabetic patients hospitalized for non-ST-elevation acute coronary syndromes, *Am Heart J* 162(2):347–555, e1, 2011.
16. Donahoe SM, et al.: Diabetes and mortality following acute coronary syndromes, *JAMA* 298(7):765–775, 2007.
17. Fihn SD, et al.: 2014 ACC/AHA/AATS/PCNA/SCAI/STS Focused update of the guideline for the diagnosis and management of patients with stable ischemic heart disease: a report of the American College of Cardiology/American Heart Association Task Force on Practice Guidelines, and the American Association for Thoracic Surgery, Preventive Cardiovascular Nurses Association, Society for Cardiovascular Angiography and Interventions, and Society of Thoracic Surgeons, *Circulation* 130(19):1749–1767, 2014.
18. Armstrong EJ, Rutledge JC, Rogers JH: Coronary artery revascularization in patients with diabetes mellitus, *Circulation* 128(15):1675–1685, 2013.
19. Hakeem A, Bhatti S, Chang SM: Screening and risk stratification of coronary artery disease in end-stage renal disease, *JACC Cardiovascular Imaging* 7(7):715–728, 2014.
20. Hanna EB, et al.: Characteristics and in-hospital outcomes of patients with non-ST-segment elevation myocardial infarction and chronic kidney disease undergoing percutaneous coronary intervention, *JACC Cardiovasc Interv* 4(9):1002–1008, 2011.
21. Mehran R, et al.: A risk score to predict bleeding in patients with acute coronary syndromes, *J Am Coll Cardiol* 55(23):2556–2566, 2010.
22. Saltzman AJ, et al.: Long-term impact of chronic kidney disease in patients with ST-segment elevation myocardial infarction treated with primary percutaneous coronary intervention: the HORIZONS-AMI (Harmonizing Outcomes With Revascularization and Stents in Acute Myocardial Infarction) trial, *JACC Cardiovascular Interventions* 4(9):1011–1019, 2011.
23. Sherwood MW, Wang Y, Curtis JP, Peterson ED, Rao SV: Patterns and outcomes of red blood cell transfusion in patients undergoing percutaneous coronary intervention, *JAMA* 311(8):836–843, 2014.
24. Szummer K, et al.: Influence of renal function on the effects of early revascularization in non-ST-elevation myocardial infarction: data from the Swedish Web-System for Enhancement and Development of Evidence-Based Care in Heart Disease Evaluated According to Recommended Therapies (SWEDEHEART), *Circulation* 120(10):851–858, 2009.
25. Charytan DM, et al.: Early angiography in patients with chronic kidney disease: a collaborative systematic review. Clinical Journal of the American Society of Nephrology, *CJASN* 4(6): 1032–1043, 2009.
26. Szummer K, et al.: Cockcroft-Gault is better than the Modification of Diet in Renal Disease study formula at predicting outcome after a myocardial infarction: data from the Swedish Web-system for Enhancement and Development of Evidence-based care in Heart disease Evaluated According to Recommended Therapies (SWEDEHEART), *Am Heart J* 159(6):979–986, 2010.
27. Robertson JO, et al.: Impact of cigarette smoking on extent of coronary artery disease and prognosis of patients with non-ST-segment elevation acute coronary syndromes: an analysis from the ACUITY Trial (Acute Catheterization and Urgent Intervention Triage Strategy), *JACC Cardiovasc Interv* 7(4):372–379, 2014.
28. Zhang YJ, et al.: Smoking is associated with adverse clinical outcomes in patients undergoing revascularization with PCI or CABG: The SYNTAX Trial at 5-year follow-up, *J Am Coll Cardiol* 65(11):1107–1115, 2015.
29. Morrow DA: Cardiovascular risk prediction in patients with stable and unstable coronary heart disease, *Circulation* 121(24):2681–2691, 2010.
30. Bhatt DL, et al.: Prior polyvascular disease: risk factor for adverse ischaemic outcomes in acute coronary syndromes, *Eur Heart J* 30(10):1195–1202, 2009.
31. Subherwal S, et al.: Polyvascular disease and long-term cardiovascular outcomes in older patients with non-ST-segment-elevation myocardial infarction, *Circ Cardiovasc Qual Outcomes* 5(4):541–549, 2012.
32. Fuster V, Sweeny JM: Aspirin: a historical and contemporary therapeutic overview, *Circulation* 123(7):768–778, 2011.
33. Floyd CN, Ferro A: Mechanisms of aspirin resistance, *Pharmacology Therapeutics* 141(1):69–78, 2014.
34. Kasmeridis C, Apostolakis S, Lip GY: Aspirin and aspirin resistance in coronary artery disease, *Curr Opin Pharmacol* 13(2):242–250, 2013.
35. Fihn SD, et al.: 2012 ACCF/AHA/ACP/AATS/PCNA/SCAI/STS guideline for the diagnosis and management of patients with stable ischemic heart disease: a report of the American College of Cardiology Foundation/American Heart Association Task Force on Practice Guidelines, and the American College of Physicians, American Association for Thoracic Surgery, Preventive Cardiovascular Nurses Association, Society for Cardiovascular Angiography and Interventions, and Society of Thoracic Surgeons, *J Am Coll Cardiol* 60(24): e44–e164, 2012.
36. Amsterdam EA, et al.: 2014 AHA/ACC guideline for the management of patients with non-ST-elevation acute coronary syndromes: a report of the American College of Cardiology/American Heart Association Task Force on Practice Guidelines, *J Am Coll Cardiol* 64(24): e139–e228, 2014.
37. Bawamia B, Mehran R, Qiu W, Kunadian V: Risk scores in acute coronary syndrome and percutaneous coronary intervention: a review, *Am Heart J* 165(4):441–450, 2013.
38. Scirica BM: Acute coronary syndrome: emerging tools for diagnosis and risk assessment, *J Am Coll Cardiol* 55(14):1403–1415, 2010.
39. O'Gara PT, et al.: 2013 ACCF/AHA guideline for the management of ST-elevation myocardial infarction: a report of the American College of Cardiology Foundation/American Heart Association Task Force on Practice Guidelines, *J Am Coll Cardiol* 61(4):e78–e140, 2013.
40. Carmo P, et al.: Does continuous ST-segment monitoring add prognostic information to the TIMI, PURSUIT, and GRACE risk scores? *Ann Noninvasive Electrocardiol* 16(3):239–249, 2011.
41. Scirica BM, et al.: Ischemia detected on continuous electrocardiography after acute coronary syndrome: observations from the MERLIN-TIMI 36 (Metabolic Efficiency With Ranolazine for Less Ischemia in Non-ST-Elevation Acute Coronary Syndrome-Thrombolysis In Myocardial Infarction 36) trial, *J Am Coll Cardiol* 53(16):1411–1421, 2009.
42. Braunwald E, Morrow DA: Unstable angina: is it time for a requiem? *Circulation* 127(24): 2452–2457, 2013.
43. Grinstein J, et al.: Prognostic implications of low level cardiac troponin elevation using high-sensitivity cardiac troponin T, *Clin Cardiol* 38(4):230–235, 2015.
44. Abu-Assi E, et al.: Do GRACE (Global Registry of Acute Coronary events) risk scores still maintain their performance for predicting mortality in the era of contemporary management of acute coronary syndromes?, *Am Heart J* 160(5):826–834, 2010. e1–e3.
45. Gonzalez-Pacheco H, et al.: The TIMI risk score for STEMI predicts in-hospital mortality and adverse events in patients without cardiogenic shock undergoing primary angioplasty, *Archivos de Cardiologia de Mexico* 82(1):7–13, 2012.
46. Cook NR: Statistical evaluation of prognostic versus diagnostic models: beyond the ROC curve, *Clin Chem* 54(1):17–23, 2008.
47. Westerhout CM, et al.: Dynamic modeling of 90-day mortality in ST-elevation myocardial infarction patients undergoing primary percutaneous coronary intervention, *Am Heart J* 165(3):354–362, e2, 2013.
48. Amin ST, et al.: Dynamic TIMI risk score for STEMI, *J Am Heart Assoc* 2(1), 2013. e003269.
49. Yousuf O, et al.: High-sensitivity C-reactive protein and cardiovascular disease: a resolute belief or an elusive link? *J Am Coll Cardiol* 62(5):397–408, 2013.
50. Roubille F, et al.: Routinely-feasible multiple biomarkers score to predict prognosis after revascularized STEMI, *Eur J Intern Med* 21(2):131–136, 2010.
51. Correia LC, et al.: Does C-reactive protein add prognostic value to GRACE score in acute coronary syndromes? *Arquivos Brasileiros de Cardiologia* 102(5):449–455, 2014.
52. Lorgis L, et al.: Prognostic value of N-terminal pro-brain natriuretic peptide in elderly people with acute myocardial infarction: prospective observational study, *BMJ* 338, b1605, 2009.
53. Garcia-Alvarez A, et al.: Additional value of B-type natriuretic peptide on discrimination of patients at risk for mortality after a non-ST-segment elevation acute coronary syndrome, *Eur Heart J Acute Cardiovasc Care* 3(2):132–140, 2014.
54. Meune C, et al.: The GRACE score's performance in predicting in-hospital and 1-year outcome in the era of high-sensitivity cardiac troponin assays and B-type natriuretic peptide, *Heart (British Cardiac Society)* 97(18):1479–1483, 2011.
55. Chan D, Ng LL: Biomarkers in acute myocardial infarction, *BMC Medicine* 8:34, 2010.
56. Eggers KM, et al.: Growth-differentiation factor-15 for long-term risk prediction in patients stabilized after an episode of non-ST-segment-elevation acute coronary syndrome, *Circ Cardiovasc Genet* 3(1):88–96, 2010.
57. Eggers KM, et al.: Improving long-term risk prediction in patients with acute chest pain: the Global Registry of Acute Coronary Events (GRACE) risk score is enhanced by selected non-necrosis biomarkers, *Am Heart J* 160(1):88–94, 2010.
58. Widera C, et al.: Adjustment of the GRACE score by growth differentiation factor 15 enables a more accurate appreciation of risk in non-ST-elevation acute coronary syndrome, *Eur Heart J* 33(9):1095–1104, 2012.
59. Richards AM, Di Somma S, Mueller T: ST2 in stable and unstable ischemic heart diseases, *Am J Cardiol* 115(7 Suppl):48b–58b, 2015.
60. Sabatine MS, et al.: Complementary roles for biomarkers of biomechanical strain ST2 and N-terminal prohormone B-type natriuretic peptide in patients with ST-elevation myocardial infarction, *Circulation* 117(15):1936–1944, 2008.
60a. Dhillon OS, et al.: Pre-discharge risk stratification in unselected STEMI: is there a role for ST2 or its natural ligand IL-33 when compared with contemporary risk markers? *Int J Cardiol* 167(5):2182–2188, 2012.
61. Ng LL, et al.: Pro-substance p for evaluation of risk in acute myocardial infarction, *J Am Coll Cardiol* 64(16):1698–1707, 2014.
62. deFilippi CR: Seliger SL. Biomarkers for prognostication after acute coronary syndromes: new times and statistics, *J Am Coll Cardiol* 54(4):365–367, 2009.
63. Eggers KM, et al.: Prognostic value of biomarkers during and after non-ST-segment elevation acute coronary syndrome, *J Am Coll Cardiol* 54(4):357–364, 2009.
64. O'Malley RG, et al.: Prognostic performance of multiple biomarkers in patients with non-ST-segment elevation acute coronary syndrome: analysis from the MERLIN-TIMI 36 trial (Metabolic Efficiency With Ranolazine for Less Ischemia in Non-ST-Elevation Acute Coronary Syndromes-Thrombolysis In Myocardial Infarction 36), *J Am Coll Cardiol* 63(16):1644–1653, 2014.
65. Claeys MJ, et al.: Contemporary mortality differences between primary percutaneous coronary intervention and thrombolysis in ST-segment elevation myocardial infarction, *Arch Intern Med* 171(6):544–549, 2011.
66. Armstrong PW, et al.: Fibrinolysis or primary PCI in ST-segment elevation myocardial infarction, *N Engl J Med* 368(15):1379–1387, 2013.
67. Mehta SR, et al.: Early versus delayed invasive intervention in acute coronary syndromes, *N Engl J Med* 360(21):2165–2175, 2009.
68. Shah SH, et al.: Reclassification of cardiovascular risk using integrated clinical and molecular biosignatures: design of and rationale for the Measurement to Understand the Reclassification of Disease of Cabarrus and Kannapolis (MURDOCK) Horizon 1 Cardiovascular Disease Study, *Am Heart J* 160(3):371–379, e2, 2010.

12

临床实践 / 争议

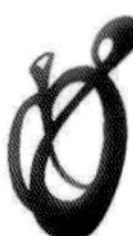

低危患者的急诊评价——哪些患者能够出院返家?

Benjamin M. Scirica
徐延路 译

引言

在美国，每年有超过 8 百万患者因胸痛或其他可能的缺血性症状到医院急诊室（emergency departments，ED）就诊。但是，这其中仅有很少患者最终确诊为急性冠脉综合征（acute coronary syndrome，ACS），最终确诊为急性 ST 段抬高型心肌梗死（myocardial infarction，MI）的不到 5%，仅有大约 1/4 的患者诊断为非 ST 段抬高型 ACS（non-ST-elevation ACS，NSTE-ACS）[1]。因此，如何应用最少的检查尽早识别出低危患者并让其出院，与此同时，合理有效地筛检出心血管事件高危患者并对其进行进一步评价和干预，这些仍然是心内科医生、急诊室医生及社区医生在日常诊疗工作中最常遇见和最具有挑战性的临床场景。

在美国，胸痛和腹痛是促使患者到急诊室就诊最常见的两个症状（参见第 6 章），过去 10 年间，这类患者的就诊量也相对稳定。但是，在这 10 年间人们对这类患者的评价和干预（无论是在急诊室还是在心内科病房）都有了长足的进步。与 10 年前相比，就诊的胸痛患者现在能接受先进的影像学检查，比如超声心动图、心脏 CT 和心脏 MRI。以接受影像学检查的比例为例，1999 年时是 3.4%，而 2008 年时则升至 15.9%。另外，和以其他症状如腹痛为主诉的患者相比，以胸痛为主诉的患者收入院、转运至上级医疗机构或死亡的可能性更大。尽管过去 10 余年间此类患者入院、转运或死亡的比例已经由 1990 年的 42.5% 下降至 2008 年的 35.2%[2]，但是，对整个医疗保健系统而言，急诊评价胸痛患者并竭力处理具有高发生率的并发症仍然是耗费财力和人力的巨大负担。

可疑 MI 患者的临床表现和对此类患者病情评价方法的重要探讨在本书第 6 章已经提及。在第 7 章里我们也讨论了有关优化检测心脏肌钙蛋白（cardiac troponin，cTn）的原则。在第 8 章里我们讨论了其他生物标志物，在第 9 章里论述了影像学的应用。本章将会对一些特定的策略和算法进行综述，这些策略和算法整合了临床、实验室及影像学各方面的数据，并以此识别出那些虽然具有类似 ACS 患者症状但其实发病可能性很低的患者。那些能够识别、筛选出这类低危患者的有效诊断方法应该更快捷，更简便，无需更多额外检查，并应减少住院时间，与此同时，还应避免未能识别真正的 ACS 患者而让其出院的错误。既往的研究提示，约有 2% 的急性心肌梗死患者未能被识别出，并因误诊而离开急诊出院。在现今这个时代，通常情况下公认的心肌梗死误诊出院比例应小于 1%[1]。

“低可能性患者”的定义

在定义可以从急诊室安全出院的特定患者人群之

前，我们有必要对“低可能性”（“low prob- ability”）和“低危”（“low risk”）这两个标签术语进行明确的区分，因为在讨论胸痛和 ACS 时，我们会随时切换使用这两个术语。我们描述“低可能性”特征的时候，是特指这类就诊患者患有 ACS 的可能性小，而在描述“低危”特征时是特指这类就诊患者已诊断为 ACS，其后续发生心血管事件的可能性小（参见第 6 章）。在已确诊 ACS 患者病情评价中，危险分层是尤为关键的一环，危险分层也包含了众多在诊断 ACS 时所需的临床特征性资料。但是，对确诊患者进行的危险评估的临床意义与对疑似缺血症状患者的诊断评估完全不同。比如，一位患者有很高 ACS 可能性，并因此应收入院，但就发生后续心血管事件而言其仅为中危或低危患者（参见图 6-2）。确诊 ACS 患者的危险分层已在本书第 11 章中详述。

ACS 可能性确定和排除的考虑

疑似缺血症状患者的评价至少要综合以下临床信息，包括患者合并疾病情况、病史和临床表现、心电图。大部分就诊患者至少还要检查一项心肌坏死生物标志物用以综合评价，如 cTn，除非该患者心肌缺血的可能性极低。关于患者进一步行无创检查的决定，尤其是哪种检查最合适，通常有争议。识别 ACS 低可能性患者仍最具有挑战的方面就是缺乏单一的“金标准”检测方法。肌钙蛋白检测可以识别出心肌损伤，但其并不能说明根本的病因（参见第 7 章）。对 MI 的诊断是基于临床情况、辅助检查结果和最终的临床思维判断。

依据临床表现特征和心电图，绝大多数患者能被划分为极低可能性、低可能性、中度可能性或高度可能性组别（参见第 6 章）。针对就诊患者 ACS 可能性进行的早期、快速评估是非常重要的，因为后续各项检查评价的价值就建立在前期对患 ACS 可能性的评价之上。通常来说，附加的检查对中度可能性患 ACS 的患者最有价值（图 12-1）。对前期评价为高度可能性的患者而言，即使后续的检查是“阴性”结果也不一定有说服力，因为高的无法接受的假阴性率是可能的。相反地，对极低可能性的患者而言，后续检查的阳性结果很有可能是假阳性，并不表明可以据此结果而诊断此患者为 ACS，这种情形和下述情况类似：面对一个有 3 天胸前区不适（制酸药物可缓解）病史的 25 岁女性，我们去检测她的 cTn。而对一位合并糖尿病和外周血管疾病、表现为典型胸痛的 75 岁老年患者而言，初始检测 cTn 水平在正常范围也不能完全排除该患者 ACS 的诊断。

在最初处理怀疑缺血性症状的患者时，排除不稳定性缺血综合征通常比确诊为 ACS 更重要。在排除疾病诊断中，评估检查前患该疾病的概率与其最终确诊同等重要。当要判定某一检查是否有助于排除诊断时，须考虑此类疾病的基本发病率和该检查对排除该疾病的特异性。比如我们进一步讨论的这个问题，CT 造影对一个确诊为冠状动脉疾病的患者无助于排除 ACS 诊断；同样，检测高敏 cTn 对于终末期肾病和严重左心室肥厚的患者会出现无法解释的结果。

稳定性和不稳定性冠心病

对可疑 ACS 患者进行评价时，明确识别稳定性冠心病和诱发 ACS 的不稳定性冠状动脉病变之间的不同尤为重要。尽管既往确诊冠心病患者进展为 ACS 的可能性较非冠心病患者大，但是，稳定性冠心病患者通常表现为非缺血性甚至非心源性胸部症状。潜在的无症状冠心病患者也可表现为症状性胃肠反流性疾病的胸部不适。由此可见，冠心病的诊断并不等同于 ACS 的诊断，可是无论在临床实践中，还是在临床科研调查中，我们常常混淆二者。临床表现的情景是诊断 ACS 所必需的。

识别低可能性患者

尽管有多个不同的可用于临床的方案来界定、识别患 ACS 低可能性的就诊患者，但是所有这些方案都是靠整合病史、体格检查、心电图和心脏生物标志物这些因素来评价的（参见第 6 章）。从这个意义上来说，界定患 ACS 低可能性的就诊患者就相当于筛检出那些具有患 ACS 高可能性临床特征的就诊患者。更确切地说，如果患者没有典型的胸痛症状（如类似既往心绞痛症状、胸和左上肢疼痛或不适），那他们患 ACS 的可能性低（参见图 6-4）。低可能性患者往往比较年轻，少见心血管疾病危险因素。依据这一点，举例来说我们很难把一个合并糖尿病的年龄大于 70 岁的老年患者顺理成章地划归到低可能性组别去，无论该老年患者症状典型或不典型。在患者体格检查方面，低 ACS 可能性的就诊患者没有容量超负荷和周围血管疾病体征。此外，如果患者

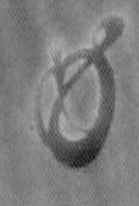

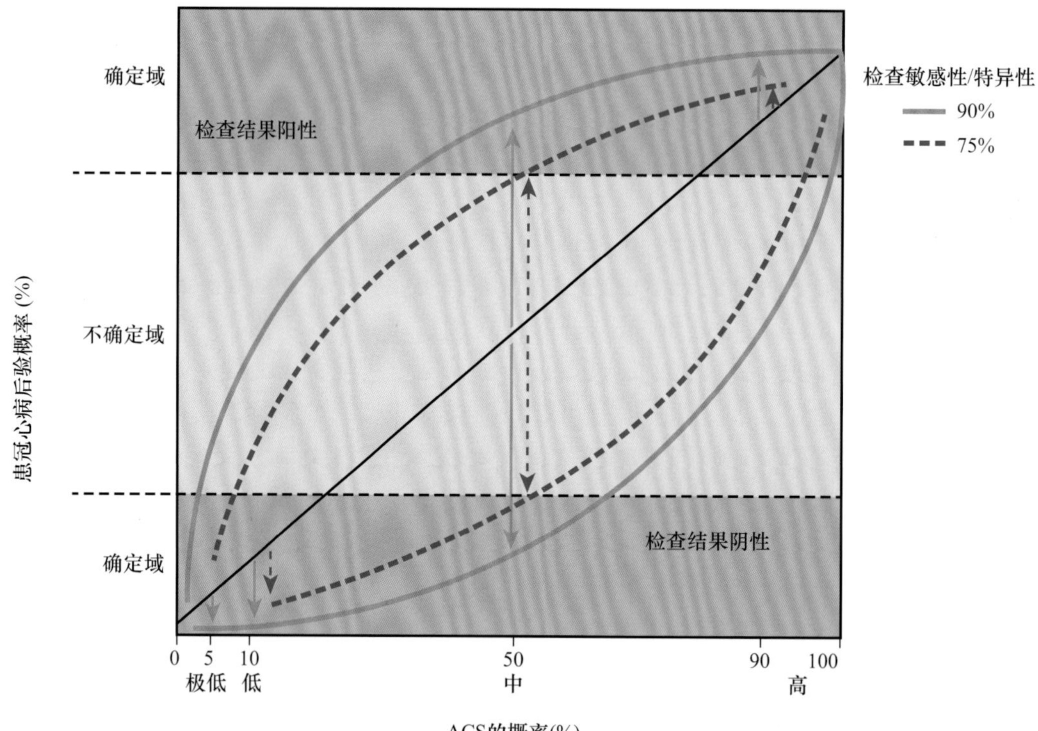

图 12-1　一项检查提高诊断的增量价值，依赖于该项检查的特征（例如特异性和敏感性）、临床医生的检查前评估和患者疑诊某种疾病的概率。检查前概率的重要性用此图例来说明，特异性强调检查最适用于某种疾病中度可能性的患者。例如，对一个患急性冠脉综合征（acute coronary syndrome，ACS）中度可能性的患者，阳性或阴性检查结果可以彻底改变患者的检查后概率（纵轴），能显著增加确定域面积，即使这项检查的敏感性 / 特异性为 75%（蓝色虚线）。任何检查的诊断准确性随着敏感性和特异性的增加而提高，将使检查后概率提高到 90%（黄色实线）。相反，在检查前概率谱的两端——低和高概率——检查结果对检查后概率未产生有意义的影响，以致于在低概率患者中的检查结果阳性提示假阳性。（Modified from Weustink AC，de Feyter PJ：The role of multi-slice computed tomography in stable angina management：A current perspective. Neth Heart J 19［7-8］：336-343，2011.）

心电图正常无缺血性表现或至多表现为 T 波低平或倒置（小于 0.1 mV），他们往往被定为低可能性。或许更重要的是，ACS 低可能性患者其初始检测的 cTn 水平往往是正常的。

低可能性患者的流行病学

大部分因胸痛就诊的患者仅是患不稳定性冠心病低可能性或中度可能性的人群。患 ACS 低可能性的就诊患者占所有因胸痛就诊的患者的确切比例很难准确估测，这是因为各个临床研究中患 ACS 低可能性的界定标准各不相同，并且各个临床研究中所涵盖的队列人群也彼此不同。谨记以上事实的情况下，患 ACS 低可能性的就诊患者占所有因胸痛就诊的患者的比例约为 25% ～ 40%。

快速诊断方案

有关识别和合理地分诊患 ACS 低可能性的就诊患者的临床策略都是基于一些成型的快速诊断方案。这些方案在急诊室、专门的胸痛单元和住院病房执行。当今的美国医保报销体系鼓励缩短住院时间，并致力于使更多的就诊患者从急诊室直接出院，在院停留不超过 24 小时。因此，一个成功的诊断方案系统的标准不但是真正 ACS 患者极低的漏检率，还包括从入院到出院尽量短的时间和尽量少的后续附加检查。

风险评分系统

有多种风险评分系统用于可疑缺血症状患者的临床评价。一些评分系统是由基于大规模胸痛患者人群研究衍生出来的，另一些评分系统则是直接施用或完善后使用既往的临床风险评分系统（基于确诊 ACS 患者人群的研究衍生出来的）。这些评分系统共有的一个首要原则是对低可能性就诊患者人群最终确诊为 MI 的概率极低。比较某两个风险评估系统孰优孰劣是有挑战性的，因为这两者所依据研究的入选标准不同，研究所检测的心肌坏死生物标志物也不同。例如，同一个风险评分系统心肌标志物选用 cTn 作为参数与选用肌酸激酶同工酶（creatine kinase-myocardial biomarker，CK-MB）得出的结论明显不同（参见第 1 章和第 7 章）。

Goldman 及其同事 30 余年前可能最早提出过一个综合性的风险评估算法。随后不断发展完善的各种风险评估算法都借用了诸如 TIMI（thrombolysis in myocardial infarction，TIMI）风险评分、GRACE 风险评分（the global registry of acute coronary events，GRACE）、PURSUIT 风险评分等评分方法[3]，上述几种风险评分系统最初从有关 ACS 患者的临床试验和注册研究中衍生而来，并在这些研究得到验证（参见第 11 章）。依据研究设计，上述风险评分系统用于预测 ACS 患者主要心血管事件发生及临床结局，但是单独用他们去明确胸痛患者是否诊断 ACS 则其敏感度和特异度都不理想。应用修正过的 TIMI 风险评分系统[4]（增加 cTn 水平异常和心电图异常改变的权重），即使评分为 0 分，它也还是不能准确断定就诊胸痛患者能否尽早出院回家[5]。

还有一些新的风险评分算法，这些来源于医学研究的评分系统专门用于患 ACS 低可能性的就诊人群的早期识别，以便患者能免除后续检查并安全地出院回家。但是这些评分系统仍有局限性而无法推广应用，因为评估结果的假阴性率或者说漏检率始终无法低于临床可接受的 1% 的最高上限界值。这其中有一个针对胸痛就诊患者的风险评分系统，即 HEART 风险评分系统，它应用最广泛且证实有效，该系统评估患者五个方面的情况：病史、心电图、年龄、危险因素和肌钙蛋白，并测算生成一个从 0 到 10 的分值（参见图 6-6）。在确认其有效性的研究中，低 HEART 风险评分（0 ～ 3）患者中，约 1/3 其后续发生心脏事件的风险低于 1%[6]。

所有诊断性风险评分都使用心肌坏死生物标志物作为评估参数。生物标志物 cTn 的引入使得风险评分系统在诊断性评估时更精准，但是就如本章随后将探讨的一样，仅仅单一检测 cTn 并不能总是明确排除 ACS 的诊断。

一个动态的风险评估系统应该不断整合后续获得的资料和数据，而不是仅仅依赖最初获得的临床资料来做出评估。几乎所有用于筛检出低、中度患 ACS 可能性的就诊患者的算法（风险评分系统）都应该是动态运用的，因为仅仅依靠最初获取的临床和生化标志物检测资料，任何单一的检查或算法的评估结果其敏感度或特异度都不够好。

排除心肌梗死

一直以来，具有可疑缺血综合征表现的患者经评价后会被给予"排除 MI（rule out MI，R/O MI）"这个代表性的诊断，其实与其说它是一个诊断名称，还不如说它是一个诊断性策略称谓。这个策略包括：系列心电图、8 小时内分次（通常总共 3 次）检测生物标志物和随后进行的运动负荷试验。随着检测标志物由 CK-MB 转换为 cTn，绝大多数医疗机构在评价可疑患者时将检测次数由 3 次减少为 2 次，将 2 次检测之间的时间间隔缩短为 3 ～ 6 小时（参见第 7 章）。但是，即使减少了检测次数及缩短了检测时间间隔，这个诊断策略还要考虑运动负荷试验检查结果，因此它仍然可能耗时 18 ～ 36 小时。由此可知，人们依然致力于研发出更先进的风险评分算法，以便于尽早鉴别出患 ACS 低可能性的患者并让其出院。

为了使动态评估流程更快捷，缩短复查生物标志物检测的时间间隔是最早应用的方法之一，但问题仍然存在，即 2 次检测间隔到底多长始终存在争议（参见第 7 章）。由于酶促反应不佳及诊断界值相对高，早前的生物标志物检测方法无法探查心肌损害早期和心肌损害轻微时标志物水平。早前 R/O MI 风险评估流程规定 2 次检测 CK-MB 之间间隔 6 ～ 8 小时，这种方法可以部分克服上述早期检测方法的不足。早期 cTn 检测方法虽然优于 CK-MB 检测，但也存在这种缺陷，它们无法检测到心脏事件发生早期 cTn 的变化，只有通过大致相同时间间隔的序列检查来提高检测的敏感度以防漏诊。随着新一代 cTn 检测方法（不包括要进一步探讨的高敏 cTn 检测）的临床应用，2 次检测间隔可以缩短至 3 小时，有些风险评估系统（算法）甚至可缩短至 2 小时。

整合的风险评估算法

当前多数胸痛风险评估算法（系统）都包含一个说明患 ACS 可能性的评价，该算法是基于患者临床表现和 2 次序列 cTn 检测。北美胸痛常规（the North American Chest Pain Rule）（参见图 6-6）是一个相对便捷的风险评估算法，对 40 岁或以下的胸痛就诊患者而言，仅检测 1 次 cTn 结合 3 个临床特征，该算法就能准确识别出低可能性的患者，对 40 ～ 50 岁的患者而言，检测 2 次 cTn 结合临床特征，该算法也能准确识别出低可能性的患者[7]。但是很遗憾，该算法对60岁以上患者无法准确评价其患病风险，凸显该算法在预估ACS高概率患者中对ACS排除诊断能力欠缺的问题。

HEART风险评分系统使用临床参数进行评估，其通过向HEART路线输入数据并结合0～3小时系列检测的cTn值就可以实时更新HEART系统评估结果[8]（图12-2）。根据HEART路线（HEART评分0～3分，序列cTn检测阴性）被评估为ACS低可能性的患者约占胸痛就诊人群的50%，这些患者可以无需进一步检查并可从急诊出院返家。在一个随机对照临床试验中，与标准的评估方法相比，HEART路径降低患者心脏检查频次，缩短在院时间达12小时，提高早期出院返家患者的比例，与此同时，HEART路线系统评估的低危患者也没有发生后续的心脏事件。

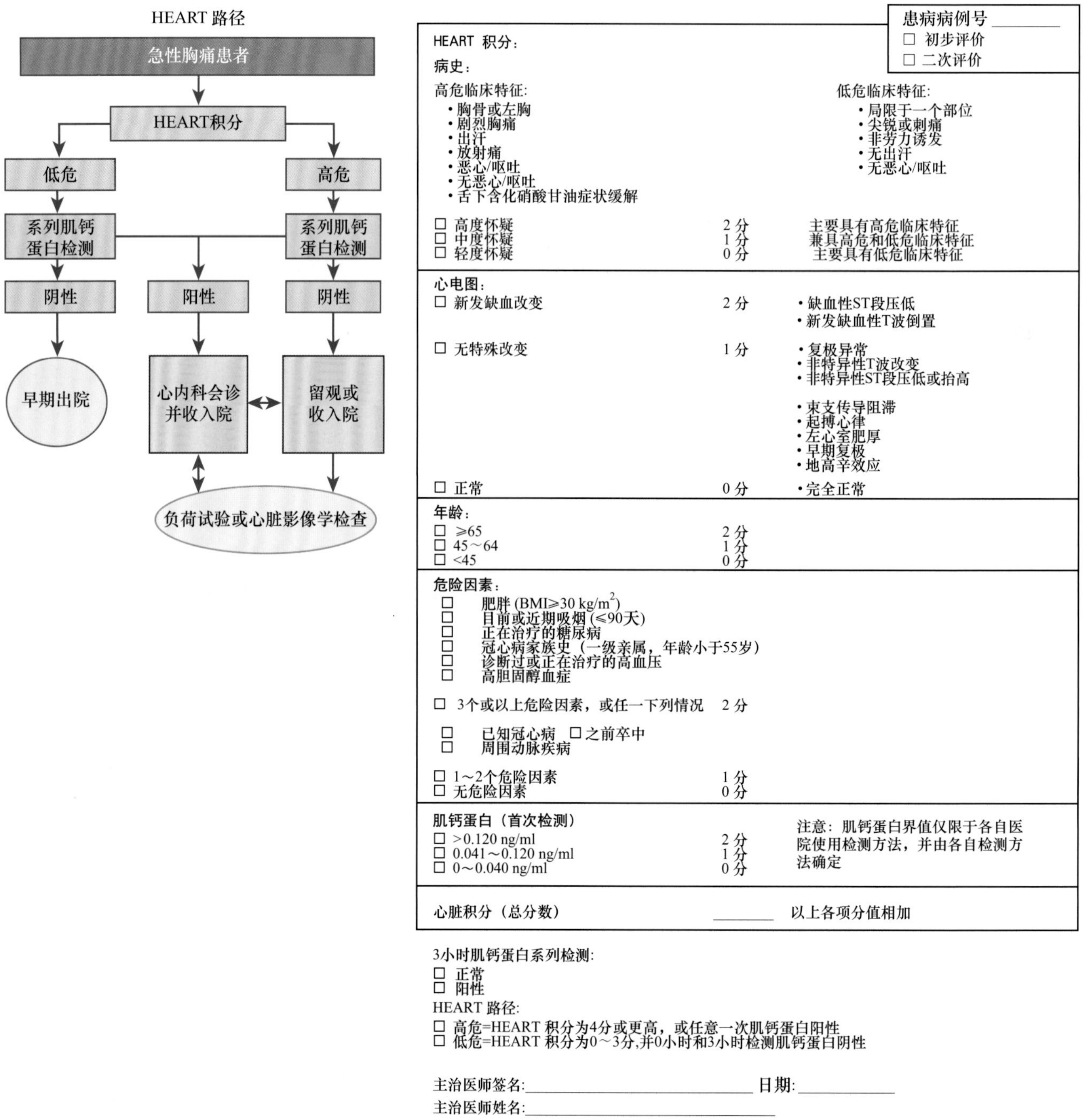

HEART 路径

急性胸痛患者
HEART积分
低危
高危
系列肌钙蛋白检测
系列肌钙蛋白检测
阴性
阳性
阴性
早期出院
心内科会诊并收入院
留观或收入院
负荷试验或心脏影像学检查

患病病例号 ________
☐ 初步评价
☐ 二次评价

HEART 积分：

病史：

高危临床特征：
- 胸骨或左胸
- 剧烈胸痛
- 出汗
- 放射痛
- 恶心/呕吐
- 无恶心/呕吐
- 舌下含化硝酸甘油症状缓解

低危临床特征：
- 局限于一个部位
- 尖锐或刺痛
- 非劳力诱发
- 无出汗
- 无恶心/呕吐

☐ 高度怀疑 2分 主要具有高危临床特征
☐ 中度怀疑 1分 兼具高危和低危临床特征
☐ 轻度怀疑 0分 主要具有低危临床特征

心电图：
☐ 新发缺血改变 2分
- 缺血性ST段压低
- 新发缺血性T波倒置

☐ 无特殊改变 1分
- 复极异常
- 非特异性T波改变
- 非特异性ST段压低或抬高
- 束支传导阻滞
- 起搏心律
- 左心室肥厚
- 早期复极
- 地高辛效应

☐ 正常 0分
- 完全正常

年龄：
☐ ≥65 2分
☐ 45～64 1分
☐ <45 0分

危险因素：
☐ 肥胖（BMI≥30 kg/m^2）
☐ 目前或近期吸烟（≤90天）
☐ 正在治疗的糖尿病
☐ 冠心病家族史（一级亲属，年龄小于55岁）
☐ 诊断过或正在治疗的高血压
☐ 高胆固醇血症

☐ 3个或以上危险因素，或任一下列情况 2分

☐ 已知冠心病 ☐ 之前卒中
☐ 周围动脉疾病

☐ 1～2个危险因素 1分
☐ 无危险因素 0分

肌钙蛋白（首次检测）
☐ >0.120 ng/ml 2分
☐ 0.041～0.120 ng/ml 1分
☐ 0～0.040 ng/ml 0分

注意：肌钙蛋白界值仅限于各自医院使用检测方法，并由各自检测方法确定

心脏积分（总分数） ________ 以上各项分值相加

3小时肌钙蛋白系列检测：
☐ 正常
☐ 阳性

HEART 路径：
☐ 高危=HEART 积分为4分或更高，或任意一次肌钙蛋白阳性
☐ 低危=HEART 积分为0～3分，并0小时和3小时检测肌钙蛋白阴性

主治医师签名：________________ 日期：________
主治医师姓名：________________

图12-2 HEART路径（左）和HEART路径评价表（右）。BMI：体重指数。（From Mahler SA，Miller CD，Litt HI，et al：Performance of the 2-hour accelerated diagnostic protocol within the American College of Radiology Imaging Network PA 4005 cohort. Acad Emerg Med 22：452-460，2015.）

在我们医院，我们把 HEART 风险评分系统整合成一个动态的风险评估算法，用以诊断可疑 ACS 的患者。在我们自己的这个算法中，入院时评估 HEART 评分低的患者，如果起病症状发生在入院就诊前 6 小时或以上，该患者可以直接出院返家。如果该患者起病症状发生在入院就诊前 6 小时以内，因为我们医院不检测高敏 cTn，我们会在入院 3 小时后再次检测 cTn，如果 cTn 值在临界值以下，那么该患者无需再行检查可以出院返家（图 12-3）。

事实上，多个临床研究已经证实了一个快捷诊断方案的有效性，这个方案采集就诊时（0 小时）和 2 小时血行常规 cTn 检测，并联合 TIMI 风险评分进行评价。亚太胸痛评价临床试验（Observational Asia-Pacific Evaluation of Chest Pain Trial，ASPECT） 这个观察性研究共纳入 3582 个胸痛至少持续 5 分钟且不合并心电图 ST 段抬高的患者。其中 352 个患者（9.8%）被评估为患 ACS 低可能性，这些患者 TIMI 风险评分为 0 分，没有心电图新发缺血性改变，0 小时和 2 小时 cTn 检测皆为阴性，这 352 位患者中，仅有 3 人（0.9%）发生后续的心脏事件。这个快捷诊断方案的主要缺陷在于 ASPECT 研究队列中近 90% 的胸痛患者未能满足其严苛的早期出院而无需后续检查标准，这个缺陷也限制了这个方案的推广应用[9]。一个前瞻性随机对照初步研究也证实了该快捷诊断方案的有效性，在这个随机试验中，应用快捷诊断方案评价时，6 小时内出院返家的胸痛患者数量是按标准诊断方案评价时的 2 倍，此研究中标准诊断方案是在胸痛发作起始后 6 ～ 12 小时取血行 cTn 检测，当然，这个初步研究样本量太小，其无法真正确定快捷诊断流程方案的假阴性率可否接受[10]。另外，来自北美的更大样本量的研究也对这个快捷诊断方案进行了验证。在这个研究人群中，经评价近 50% 患者符合 ACS 低可能性的标准，这其中仅有 5 位（0.9%）患者在未来 30 天内发生主要不良心血管事件。因为该研究样本人群取自于另一个专门设计用来评价 CT 血管造影（CT angiography，CTA）在胸痛早期诊断中价值的临床研究，纳入的是低、中度可能性的患者，患 ACS 低可能性患者比例可能人为地偏高，后续 0.9% 的事件率也可能是假性升高，因为 5 位患者中 4 位血运重建治疗只是根据 CTA 结果，而非症状驱动所做的决定，临床意义难以解释[11]。

肌钙蛋白在 ACS 低可能性患者中的意义

心脏肌钙蛋白是首选的心肌坏死标志物，其是可疑缺血性胸痛患者实验室评价最重要的组成部分（参见第 7 章）。大多数医院已经淘汰用于早期评价的 CK 实验室检查，除非是血运重建术后心肌梗死或再发心肌梗死的诊断评价，因为此时肌钙蛋白仍然处于初始事件的高水平状态。

高敏肌钙蛋白的检测

更加敏感的肌钙蛋白检测方法的出现显著改变了缺血低可能性患者的临床诊断方案。多个研究结果显示，更灵敏的 cTn 检测方法有如下作用：①能够检测到常规方法无法检测到的心肌损伤肌钙蛋白水平，使先前诊断为不稳定型心绞痛的患者转而诊断为 MI（参见第 1 章）[12]；②和以前方法相比，检测到心肌坏死时间更早（图 12-4）。因此，高敏肌钙蛋白（high-sensitivity assays for troponin，hsTn） 检测进一步提高了对患 ACS 极低可能性患者的识别能力。与此同时，也导致了 hsTn 水平升高但已排除 ACS 诊断患者所占比例升高，这部分内容第 7 章已作讨论。心肌坏死（无论何种类型）识别敏感度的提高必然伴随着 ACS 诊断特异度的消减，同样地，未检测到 hsTn 提高了排除 ACS 诊断的敏感度，但这也是以检出低可能性组 ACS 患者的减少为代价。由于商业上的原因，hsTn 检测在美国尚无法应用，目前有关 hsTn 检测的数据都来自欧洲，hsTn 检测事实上已在那里用于临床实践许多年了。在欧洲心脏病协会关于 NSTE-ACS 管理指南[13]中，hsTn 检测被倡导用于“1 小时快速排除 ACS 方案”。

单用 hsTn 检测进行评价时，其阴性预测值范围是 92% ～ 100%。在症状发生早期（小于 2 小时）检测 hsTn，其诊断准确性会下降，但即使这样，它也仍然优于同期用常规 cTn 检测的准确性[14-15]。hsTn 检测的阴性预测值在不同研究中会有变动，这是因为各研究间入选人群不同，hsTn 检测采集样本距发病开始的时间点不同，检测的酶促反应特性不同，最重要的是所使用的分界值不同。举例来说，用一个更低的检测值作为分界值（如用罗氏 hsTnT 检测方法的 3 ng/L）就比用一个第 99 百分位值作为分界值（14 ng/L）能获得一个更高的阴性预测值。使用

SCAMPs 数据表
主治医生: ______________
胸痛*SCAMP*联合科室: 急诊科

患者身份填写区
病案号: ______________
姓名: ______________
日期: ______________

和ACS高度相关的表现:
☐ STEMI　☐ 不稳定型心绞痛
☐ 确定的NSTEMI　☐ 卧位心绞痛
☐ 动态心电图改变　☐ 初发心绞痛
☐ 恶化心绞痛

☐ YES → ☐ 收入心内科　☐ 收入导管室　(表格流程完成)

↓ ☐ 否

因与心源性胸痛无关诊断而收患者入院或让患者出院

☐ 是 →
心脏性
☐ 心力衰竭
☐ 心律失常
☐ 其他非冠状动脉性心脏疾病 ______
非心脏性
☐ 肌肉骨骼性
☐ 胃肠性
☐ 肺源性
☐ 其他: ______
→ 最佳患者诊治临床判断(表格流程完成)

↓ ☐ 否

HEART胸痛积分	2分	1分	0分	总分
病史:	☐ 高度可疑	☐ 中度可疑	☐ 轻度可疑或无嫌疑	
ECG:	☐ 显著ST段压低	☐ 非特异性复极异常	☐ 正常	
年龄:	☐ ≥65岁	☐ >45~<65岁	☐ ≤45岁	
危险因素:(糖尿病, 目前吸烟, 高血压, 高胆固醇血症, 冠心病家族史)	☐ ≥3个危险因素或动脉粥样硬化病史	☐ 1或2个危险因素	☐无已知危险因素	
肌钙蛋白:	☐ ≥0.03 ng/ml	☐ ≥0.01 至<0.03 ng/ml	☐ <检测阈值	
			心脏分值:	

☐ 7～10分 → SCAMP可能性:高

☐ 4～6分 → SCAMP可能性:中度

☐ 0～3分 → SCAMP可能性:低

SCAMP可能性:高

SCAMP推荐:
入住心脏病房

SCAMP推荐: 请心内科医生会诊
☐ 患者的心内科医生: ☐ BWH ☐ 院外
作为急诊医生你会怎样做:
☐ 我会和心内科医生交流
☐ 我不打算和心内科医生沟通
☐ 我无法和心内科医生碰面
☐ 患者没有自己的心内科医生

你的（急诊科医生）诊疗计划:
☐ 将患者收入院:
☐ 心内科
☐ 内科/其他科，原因: ______________

☐ 安排急诊留观
☐ 心内科医生建议
☐ 其他: ______________

☐ 出院，原因:
☐ 心内科医生建议
☐ 其他: ______________

☐ 咨询心内科医生，原因:
☐ 其他: ______________

SCAMP可能性:中度

SCAMP推荐:
于急诊室观察8小时

SCAMP推荐: 请心内科医生会诊
☐ 患者的心内科医生: ☐ BWH ☐ 院外
作为急诊医生你会怎样做:
☐ 我会和心内科医生交流
☐ 我不打算和心内科医生沟通
☐ 我无法和心内科医生碰面
☐ 患者没有自己的心内科医生

你的（急诊科医生）诊疗计划:
☐ 安排急诊留观

☐ 将患者收入院:
☐ 心内科　☐ 内科/其他科
原因:
☐ 急诊科留观区已满
☐ 心内科医生建议
☐ 其他: ______________

☐ 留置急诊科（并非安排留观）:
(CONTINUE ON BACK)
再次肌钙蛋白检测时间:
☐ 3 h　☐ 6 h　☐ 其他: ________
原因:
☐ 急诊科留观区已满
☐ 其他: ______________

☐ 无需二次检测肌钙蛋白即可出院返家，原因:
☐ 心内科医生建议
☐ 其他: ______________

SCAMP可能性:低

SCAMP推荐:
就诊时已距发病大于6小时 → 让患者出院
就诊时距胸痛发病6小时或以内 → 嘱3小时后行肌钙蛋白检测

SCAMP推荐: 请心内科医生会诊
☐ 患者的心内科医生: ☐ BWH ☐ 院外
作为急诊医生你会怎样做:
☐ 我会和心内科医生交流
☐ 我不打算和心内科医生沟通
☐ 我无法和心内科医生碰面
☐ 患者没有自己的心内科医生

你的（急诊科医生）诊疗计划:
☐ 嘱患者在急诊再次行肌钙蛋白检测(继续回访)
☐ 3 h　☐ 6 h, 原因 : ________

☐ 将患者收入院:
☐ 心内科　☐ 内科/其他科
原因:
☐ 急诊科留观区已满
☐ 患者护理情况需要
☐ 心内科医生建议
☐ 其他: ______________

☐ 安排急诊留观，原因:
☐ 心内科医生建议
☐ 其他: ______________

☐ 无需二次检测肌钙蛋白即可出院返家，原因:
☐ 就诊时已距发病大于6 h
☐ 心内科医生建议
☐ 其他: ______________

图 12-3　布莱根妇女医院（BWH）胸痛评价算法。这个临床路径设计了一个标准化的临床评价和处理计划（Standardized Clinical Assessment and Management Plan，SCAMP）(Institute for Relevant Clinical Data Analytics，Inc.，Boston，MA；http://www.scamps.org)，使用 HEART 评分系统将患者分类为低、中、高可能性三类

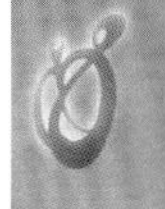

非急诊留观患者行二次肌钙蛋白检测
请在患者从急诊出院前完成表格

*SCAMP*对低危患者的推荐:
- 不要嘱患者行运动试验
- 3 h肌钙蛋白
- 出院后常规初级保健医生随访

该患者在急诊期间是否行一项或多项负荷试验检查?

- □ 否
- □ 是，原因:
  - □ 心内科医生建议
  - □ 患者需行CAD检查：但72 h内无门诊预约
  - □ 此前已有主治医师开具的负荷试验检查（为何检查不详）
  - □ 其他: ______________________

如果是 →

此项检查是否改变了患者的诊疗管理？如果是，如何改变的?

- □ 对患者诊疗无影响
- □ 尽快随访
- □ 收入心内科
- □ 其他: ______________________

就诊时距发病已超过6 h了吗?

- □是 → 推荐：让患者出院
- □否 ↓

和初次风险分层相比，患者诊断ACS可能性是否增高?

- □是 ↓
- □否 → 推荐：让患者出院

如何?

- □ 动态心电图改变
- □ 肌钙蛋白升高趋势走行提示患ACS
- □ 其他: ______________

推荐：

至心内科就诊

您的诊疗计划：

- □ 将患者收入院:
  - □ 心内科　□ 内科/其他科
- □ 安排急诊留观，原因:
  - □ 心内科医生推荐
  - □ 其他: ______________________
- □ 让患者出院，原因:
  - □ 心内科医生推荐
  - □ 其他: ______________________
- □ 其他: ______________________

推荐：
让患者出院
患者是否有计划至常规初级保健医生处随访

您的诊疗计划：

- □ 让患者出院
- □ 将患者收入院:
  - □ 心内科　□ 内科/其他科
  - 原因：
    - □ 患者护理需要
    - □ 心内科医生推荐
    - □ 其他: ______________________
- □ 安排急诊留观，原因:
  - □ 心内科医生推荐
  - □ 其他: ______________________
- □ 其他: ______________________

图 12-3（续） 对患 ACS 低可能性患者而言，如果症状在就诊前已超过 6 小时，初始肌钙蛋白检测阴性，他们可以立即出院返家。如果其症状在就诊前约 6 小时或不到 6 小时，就 3 小时后加做第二次肌钙蛋白检测，也是阴性，患者也可出院返家。对于中可能性患者应该收入急诊留观区，进一步观察或检查。推荐这一流程是为方便尽快安排门诊患者无创检查，以加快患者出院。ACS：急性冠脉综合征，CAD，冠心病，ED，急诊室；ECG，心电图，NSTEMI，非 ST 段抬高型心肌梗死，PCP，初级医疗保健医护人员，STEMI，ST 段抬高型心肌梗死

更低的阈值换来的是被评价为患 ACS 低可能性的患者更少[16]。

但是，一个其阴性预测值低于 99% 的实验室检查显然无法用于胸痛患者的早期排查，患者不可能仅行这一项检查就能安全地从急诊室出院返家。因此，大多数研究就想办法弥补以上的不足，要么 hsTn 检测结合其他临床资料如心电图，要么再次行快速 hsTn 检测进行系列评价。一项纳入 14636 人的大型队列研究就发现了对胸部不适患者有 99.8% 的阴性预测值的组合：这些患者的 hsTnT 值很低（小于 5 ng/L），他们

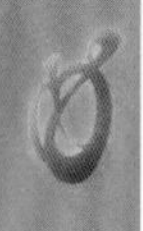

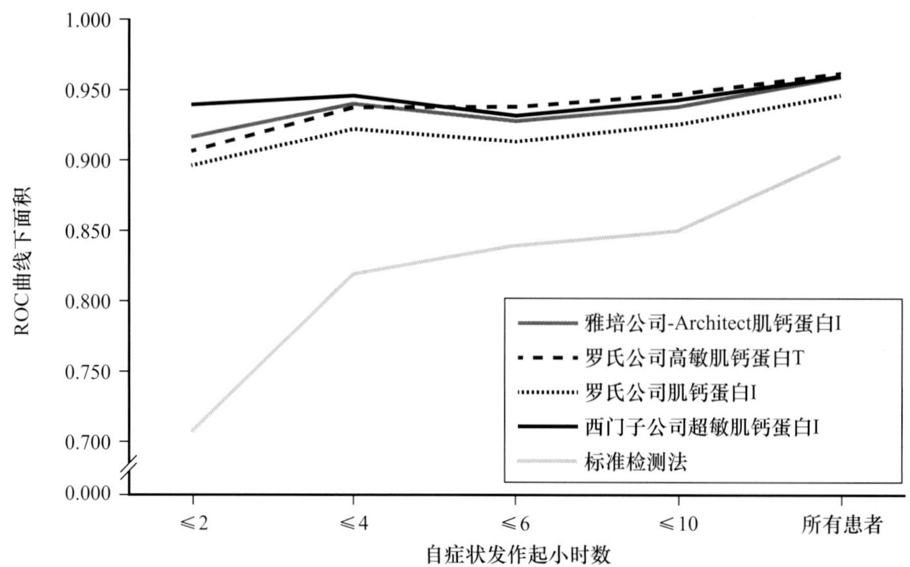

图 12-4　依据发病时间展现各种肌钙蛋白检测方法的诊断准确性。在发病 2 小时以内，肌钙蛋白检测识别心肌梗死患者的敏感度不超过 70%，在发病 10 小时，其敏感度也不到 90%。相比之下，新一代肌钙蛋白检测方法在发病 2 小时的敏感度超过 90%。以胸痛发作时间为横轴，4 种高敏心脏肌钙蛋白检测法和入院时标准检测结果诊断急性心肌梗死的 ROC 曲线下面积。（From Reichlin T，Hochholzer W，Bassetti S，et al：Early diagnosis of myocardial infarction with sensitive cardiac troponin assays. N Engl J Med 361：858-867，2009.）

的心电图也没有缺血性改变[17]。这个研究发现 39 个 hsTnT 值小于 5 ng/L 的患者最终被诊断为 MI，这其中 24 个患者有缺血性心电图改变。由此可见，心电图仍然是这类胸痛患者进行临床风险评价的核心内容，即使行 hsTn 检测情况也是如此。其他一些研究则倡导应用更高一点的 hsTn 临界值（小于 14 ng/L），并结合更详尽的临床数据考量（如修正版的 Goldman 标准）和正常的心电图，这样就能识别出更多患 ACS 低可能性患者进而让其尽早、安全出院返家（表 12-1）。相对于仅用 hsTn，目标是提高风险评价算法对 ACS 患者诊断的特异性，因为其敏感度已经够高（接近 100%）但特异性还相对低。使用这类算法，如果以 hsTn 小于 3 ng/L 和 5 ng/L 为分界值，那么初次 hsTn 检测能安全出院患者的比例将由 7.9% 分别均升至 39.8%[18]。

还有一些研究建议更快速诊断方案，即进行第二次系列 hsTnT 检测，两次之间相隔 1 或 2 小时。在一项使用 hsTnI 的研究中，队列中有 20% ～ 25% 符合低可能心肌梗死标准，即两次 hsTnI 检测阴性并 TIMI 评分 0 分，而 hsTnI 对 ACS 事件的阴性预测值为 100%。如果把 TIMI 评分改为 0 分到 1 分，那么低可能性患者占比可增加到大约 50%，但其阴性预测值也只降低为 99.7%[19]。在另一个纳入 1042 个患者的研究中，使用 hsTnI 值 6 ng/L 为分界值并在发病 0 小时和 1 小时进行检测，其阴性预测值为 99.7%，能够识别出将近 40% 的低 ACS 可能性患者让他们尽快出院[20]。

另一些研究则采用 hsTnT 检测进行风险评价并能缩短留院观察时间。该研究纳入 1665 名患者，如果初次检测 hsTnT 低于 12 ng/L，并且 1 小时后再次检测 hsTnT 的绝对变化值小于 3 ng/L，那么 hsTnT 检测的阴性预测值可以保证达到 100%（参见图 7-4）[21]。另一个纳入 1320 名患者的研究也证实 hsTnT 检测的阴性预测值可达到 99.9%（有一个 MI 患者被漏诊）[22]。这项研究的结论也支持应用 hsTnT 检测的绝对变化值而不是相对变化值作为标准，这样其对患 ACS 低可能性患者的评估更精确[23]。1 小时“排除”评价策略已经被推荐写入了欧洲临床实践指南[13]，但在美国，此种策略尚未达成专家共识（参见第 7 章）。

无创性检查

由于使用更新一代或 hsTn 检测技术，鉴于很多快速诊断方案的阴性预测值都很高，额外检查对低可能性患者评价的意义存在疑问。例如，对一个阴性预测值高达 99% 以上的方案，增加检查对其预测值还能有什么提高？因此，临床用于评估可疑缺血性症状患者风险算法中删减一些具有确诊价值的功能或解剖性检查是自然发展趋势。但是这样的修改

表 12-1 修订的 Goldman 风险评分和 TRUST 试验之快速诊断方案（Accelerated Diagnostic Protocol，ADP）

修订的 Goldman 风险评分	
危险因素	计分（每存在一个变量计 1 分）
典型新发静息胸痛	
胸痛发作与以前心肌梗死症状相同	
吸入硝酸甘油喷雾 15 分钟内胸痛无缓解	
胸痛持续超过 60 分钟	
胸痛发作较前频繁	
低血压（收缩压小于 100 mmHg）	
严重气短	
急性心肌梗死或血运重建术后 6 周内胸痛	
修订的 Goldman 风险评分总分	（0 ～ 8）

TRUST 快速诊断流程（ADP）	
类别	诊断标准
低危（适宜出院）	修正的 Goldman 风险评分≤ 1
	非缺血性心电图表现
	高敏肌钙蛋白 T 检测< 14 ng/L
非低危	修正的 Goldman 风险评分> 1
	缺血性心电图改变
	高敏肌钙蛋白 T 检测≥ 14 ng/L

安全提示：本方案对 80 岁及以上患者无效

TRUST，使用高敏肌钙蛋白鉴别排除

（From Carlton EW，Cullen L，Than M，et al：A novel diagnostic protocol to identify patients suitable for discharge after a single high-sensitivity troponin.Heart 101：1041-1046，2015.）

代表着对 ACS 评估的诊断性范式的重要变化。

有两类检查可以用于明确排除 ACS 诊断，比如功能性或者说“激发性”检查，它能诱发心肌缺血。运动平板（踏车）试验（exercise treadmill test，ETT）是一个经典的功能学检查，如果该检查诱发出典型的可复性症状、心电图 ST 段压低或血压下降，那么检查结果就是“阳性”。对一个不稳定性冠脉综合征患者而言，假设他还有一点缺血储备，可以预见的是轻微的劳力负荷就能诱发症状发作。如果一个诊断为 ACS 的患者，在运动试验中其胸痛症状需要达到标准 Bruce 方案 4 级时才能诱发，那该患者的诊断和运动试验结果之间就无法吻合，因为该运动试验结果更像是一个静息时无症状的稳定性冠状动脉疾病患者的胸痛表现。药物诱发血管扩张负荷试验也有类似的问题，因为它也无法识别“低水平”心肌缺血。影像学检查，无论是心肌灌注显像（myocardial perfusion imaging，MPI）、超声心动图，还是心脏磁共振成像，都能显著提高标准 ETT 检查的敏感度和特异度。然而，这些附加的影像学检查应该用在那些基线心电图异常并且不能进行体力活动的患者身上。

在功能学检查中，静息心肌显像使用放射性核素标记药物或超声心动图可以识别活动胸痛患者的缺血心肌区域，这一技术显然是最明智的用于排除 ACS 的检查（参见第 9 章）。在纳入急性胸痛患者的研究中，静息 MPI 的阴性预测值为 99% ～ 100%，但是，在临床实践中，调动医疗资源对一个正在遭受胸痛之苦的患者进行功能学检查确实不容易。另外，绝大多数关于静息 MPI 和超声心动图检查的临床研究都是在敏感的 cTn 检测推广应用之前进行的[1]。

有关计算机辅助断层血管造影（computed tomography angiography，CTA）这个解剖无创检查的内容在第 9 章已详细讨论过。总体来说，已完成的纳入可疑缺血性胸痛患者的研究结果显示 CTA 检查可以显著缩短从就诊到从急诊室出院的在院时间，但是该检查也增加了下游检查项目包括侵入性检查和放射线暴露[24-26]。如果 CTA 检查发现完全正常，那么排除 ACS 诊断则毫无疑问，但是 CTA 检查发现冠状动脉病变，就其本身而言，并不能表明这是一个“罪犯”病变还是一个与胸痛症状无关的无症状固定狭窄。或许，谨慎选对患者是 CTA 用于 ACS 诊断的关键。

何时进行进一步无创性检查

最早的胸痛风险评价方案都要求患者留观 48 小时以求使病情“稳定”后，才行激发性试验检查。随着时间推移，系列 cTn 检测的时间间隔已经极大地缩短，但是即使最近发布的专家共识仍然推荐系列心电图和生物标志物正常的胸痛就诊患者行运动负荷 ECG 试验，无论患者是否已行影像学检查。过去认为，患者只有完成了诱发性试验才能出院，不过，现今的指南准许患者在出院后 72 小时内在门诊行此类试验[27]。目前美国心脏协会 / 美国心脏病学会（American Heart Association/American College of Cardiology，AHA/ACC）的指南推荐可参见框 12-1。这些目前最优化的胸痛患者管理指南仍然有其不确定的方面，这反映在它的推荐级别只是Ⅱ A，证据水平绝大部分是 B 或 C。另外，这些管理指南所涉及的“可能的 ACS”，其实和一种中度可能性的临床类别更相符，而不是指那种低可能性的临床类别。对于快速诊断方案（accelerated diagnostic protocol，ADP）得出阴性结果的患者是否删减后续检查的理由在于：如果预先评价患 ACS 可能性低（比如基于前述文献，在此是小于 1%），那么再行一项后续检查的价值微不足道，无论这项检查的敏感度或特异度有多高。

当预先评价患 ACS 可能性位于中间范围时，无创性诊断性检查的结果往往会影响随后的临床决断。对一个经过初始评价但诊断尚不明确的患者而言，例如，一个 50 岁典型胸痛患者，其合并有多项冠心病危险因素或有明确冠心病，但心电图正常且心肌坏死标志物阴性，无创性检查就能够有助于对该患者明确还是排除 ACS 诊断。当这个患者预先评价患 ACS 可能性约 50% 时，尽早进行的负荷试验阳性结果提示患者缺血可能性更高（后续评价患 ACS 可能性约 85%），然而，如果该患者的运动试验是阴性结果的话，那就提示其缺血可能性急剧降低（后续评价患 ACS 可能性低于 10%）。相比较而言，一

框 12-1　从急诊室或胸痛单元出院：推荐级别 Ⅱ a

1. 将有疑似 ACS 症状但没有客观心肌缺血证据（首诊心电图无缺血性改变伴心脏肌钙蛋白检测正常）的患者安置在胸痛单元或遥测心电监护室进行观察，并进行系列心电图检查和 3 小时及 6 小时间隔的心脏肌钙蛋白检测，这是合理的（证据水平：B）。
2. 嘱疑诊 ACS 但系列心电图检查和心脏肌钙蛋白检测正常的患者，在出院返家前或出院后 72 小时内，行运动负荷心电图试验（证据水平：A），运动核素心肌灌注显像检查，或者负荷超声心动图检查（证据水平：B），这是合理的。
3. 嘱疑诊 ACS 但心电图检查和心脏肌钙蛋白检测正常且无冠心病病史的患者，无需再行系列心电图检查和肌钙蛋白检测，尽早行冠状动脉 CT 造影检查以评估冠状动脉解剖情况（证据水平：A），或静息锝 -99m 核素心肌灌注显像检查以排除心肌缺血（证据水平：B），这是合理的。
4. 嘱转介至门诊进一步检查的低危患者每日服用阿司匹林、短效硝酸甘油和其他合适的药物（例如 β 受体阻滞剂），并嘱托有关他们体力活动水平和医生随访的事宜（证据水平：C），这是合理的。

ACS，急性冠脉综合征

From Amsterdam EA，Wenger NK，Brindis RG，et al：2014 AHA/ACC Guideline for the Management of Patients with Non-ST-Elevation Acute Coronary Syndromes：A report of the American College of Cardiology/American Heart Association Task Force on Practice Guidelines. J Am Coll Cardiol 64：e139-e228，2014.

个 35 岁女性患者伴不典型胸痛，心电图正常且心肌坏死标志物阴性（预先评价患 ACS 可能性 1%），如果其运动试验结果异常，则很有可能提示试验假阳性，而这个很可能假的阳性结果会促使给予患者不必要的药物治疗或介入性的诊断检查。当然，如果其运动试验结果阴性，也仅仅是对疑诊冠心病（coronary heart disease，CHD）可能性很小的些许肯定。所以说，对低危患者而言无创性检查帮助不大（参见图 12-1）。

即使对患 ACS 中度可能性的患者，此类检查的价值已经受到质疑。一个近期的观察性研究纳入了 4181 位因急性胸痛而留观的患者，依据研究方案，这些患者都进行了功能学检查（ETT 或 MPI）。近 3/4 的患者被评估为患 CHD 中度可能性（10% ～ 90%），不到 20% 的患者被评估为低或极低可能性，470 位患者（11.2%）的诱发缺血试验阳性，123 位患者随后进行了冠状动脉造影，这其中 63 位患者（1.5%）诊断为冠心病，只有 28 位患者（0.7%）的冠状动脉病变需要行血运重建手术。仅有 1.5% 患 CHD 中度可能性的患者和 0.75% 患 CHD 低或极低可能性的患者诊断为阻塞性冠状动脉疾病[28]。

ACS 低可能性患者未做任何检查且可出院返家这一概念获得进一步支持。一项有关 CTA 的研究同时检测了患者的 hsTnT，其结果显示在 hsTnT 检测阴性的患者中，CTA 评价的钙化积分中位数是 0 分，只有 11% 的患者存在动脉粥样硬化证据，没有任何患者有大于 50% 的冠状动脉狭窄存在[29]。然而，如果采用非超敏的常规肌钙蛋白检测，12.5% 的肌钙蛋白检测阴性患者在 CTA 中发现了狭窄大于 70% 的冠状动脉病变。

但对于患 ACS 中度可能性患者的评价，进行后续的功能学检查仍然能发挥作用，这使其中大部分患者可以在急症室或留观病房进行处置，而无需收入院且不增加额外医疗花费。另外，正如大部分近期发布的指南所强调的，即使中度可能性患者也可出院返家，并按医嘱在 72 小时内行进一步检查[27]。在让患者不必额外检查出院返家策略之中最具挑战性的内容是要建立一套管护机制，以确保出院患者仍能得到合理的随访管理。在给予患者初始评价的急诊室医生和给予患者随访管理的门诊医生之间，职责的呈递是关键的一环。

总结

鉴于临床表现疑诊 MI 患者的数量、巨大的医疗资源花费和数十载对 ACS 的深入研究，急性胸痛患者的管理和评价仍然十分讲究，堪称一门“艺术”，这门“艺术”既要依据客观数据也不能离开临床疑诊。此外，根深蒂固的实践模式，旨在防止任何 MI 病例的漏诊，对新的心肌坏死检测方法的响应缓慢，这些检测方法再加上简单的临床标准，可以识别出大量可以安全出院的患者，并确保他们在随后处于极低的缺血事件风险中。改变临床实践“文化”极具挑战性，尤其是当这一“文化”与各种不同的激励（例如：对患者仁慈原则，医学法律问题，医保费用报销规定）为此交织在一起时。一个相互协作、充分整合的风险评价方案（参见图 12-5）利用急诊室、心内科、门诊随访的杠杆作用，从而发掘出最大潜力以加快胸痛患者的诊查，减少不必要的检查，并识别出那些需要紧急处理的 ACS 患者。

经典参考文献

Antman EM, Cohen M, Bernink PJ, et al.: The TIMI risk score for unstable angina/non-ST elevation MI: A method for prognostication and therapeutic decision making, *JAMA* 284(7):835–842, 2000.

Boersma E, Pieper KS, Steyerberg EW, et al.: Predictors of outcome in patients with acute coronary syndromes without persistent ST-segment elevation. Results from an international trial of 9461 patients. The PURSUIT Investigators, *Circulation* 101(22):2557–2567, 2000.

Eagle KA, Lim MJ, Dabbous OH, et al.: A validated prediction model for all forms of acute coronary syndrome: Estimating the risk of 6-month postdischarge death in an international registry, *JAMA* 291(22):2727–2733, 2004.

Goldman L, Cook EF, Brand DA, et al.: A computer protocol to predict myocardial infarction in emergency department patients with chest pain, *N Engl J Med* 318(13):797–803, 1988.

Sanchis J, Bodi V, Nunez J, et al.: New risk score for patients with acute chest pain, non-ST-segment deviation, and normal troponin concentrations: A comparison with the TIMI risk score, *J Am Coll Cardiol* 46:443–449, 2005.

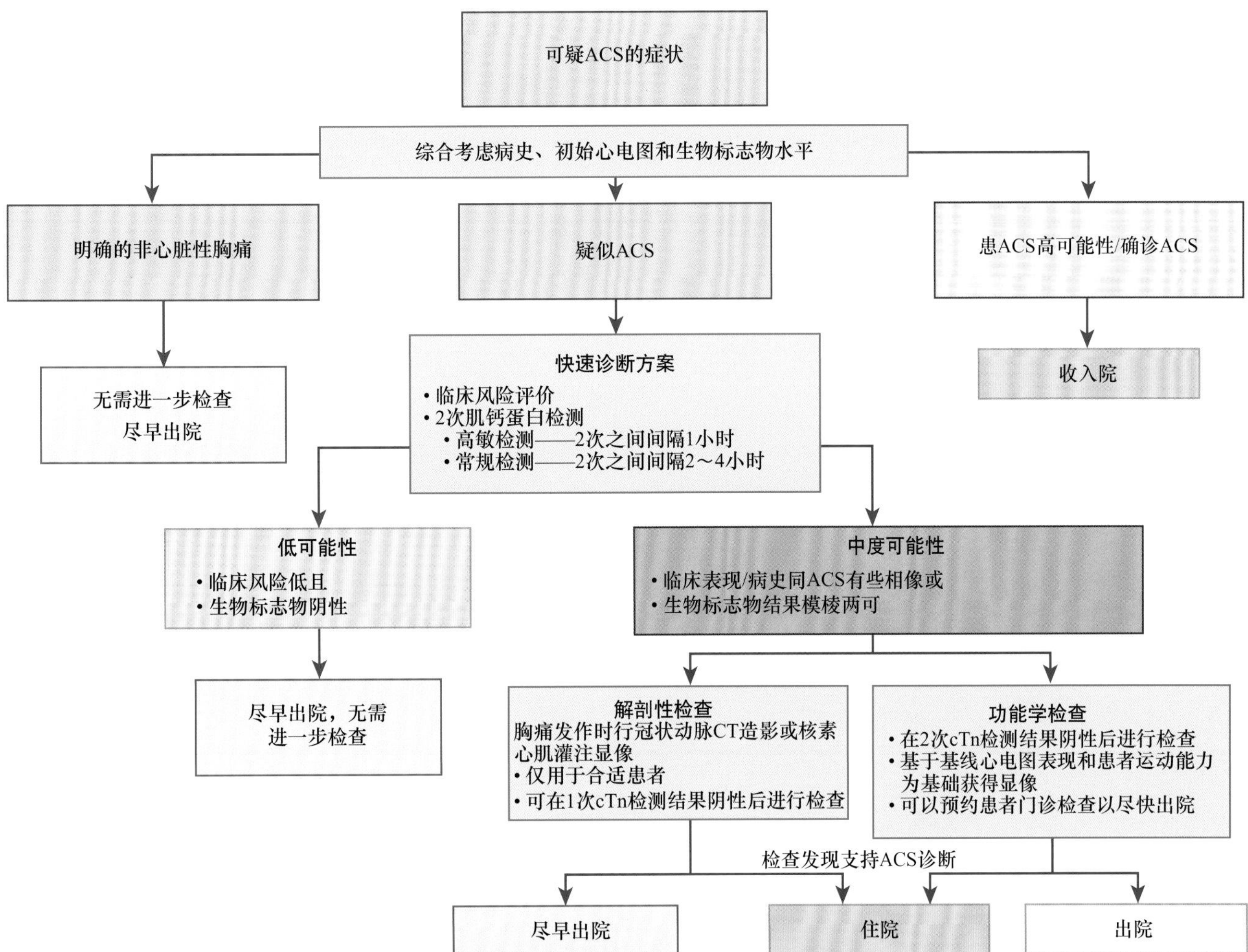

图 12-5　对疑有 ACS 症状患者进行评估的整合路线图。所有怀疑急性冠状动脉缺血的患者应该进行完整的病史收集和详细的体格检查，并需要进行首次心电图检查和肌钙蛋白检测。明确为非心脏性胸痛患者可以立即安排出院，那些患 ACS 高可能性或明确为 ACS 的患者应该收入心内科病房。那些疑诊为 ACS 的患者（例如 ACS 低或中可能性的患者）应该采用快速诊断方案（accelerated diagnostic protocol，ADP）评价，包含再次生物标志物检测。肌钙蛋白检测阴性且临床风险低的患者可以立即安排出院，无需进一步检查。对临床表现与 ACS 有些相似且系列肌钙蛋白检测阴性或模棱两可的患者可以进行后续无创性检查，并可获益。一些选择性患者可以尽早行冠状动脉 CT 造影检查评价，并可能促使患者早出院。功能学检查主要以住院患者为主，但是，对再无症状且肌钙蛋白检测正常的患者，在门诊进行功能学检查是合适的。cTn，心脏肌钙蛋白

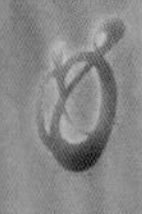

参考文献

1. Amsterdam EA, Kirk JD, Bluemke DA, et al.: Testing of low-risk patients presenting to the emergency department with chest pain: A scientific statement from the American Heart Association, *Circulation* 122(17):1756–1776, 2010.
2. Bhuiya FA, Pitts SR, McCaig LF: Emergency department visits for chest pain and abdominal pain: United States, 1999-2008, *NCHS Data Brief* Sep(43):1–8, 2010.
3. Lee B, Chang AM, Matsuura AC, et al.: Comparison of cardiac risk scores in ED patients with potential acute coronary syndrome, *Crit Pathways Cardiol* 10(2):64–68, 2011.
4. Hess EP, Perry JJ, Calder LA, et al.: Prospective validation of a modified thrombolysis in myocardial infarction risk score in emergency department patients with chest pain and possible acute coronary syndrome, *Acad Emerg Med* 17(4):368–375, 2010.
5. Macdonald SP, Nagree Y, Fatovich DM, Brown SG: Modified TIMI risk score cannot be used to identify low-risk chest pain in the emergency department: A multicentre validation study, *Emerg Med J* 31(4):281–285, 2014.
6. Backus BE, Six AJ, Kelder JC, et al.: Chest pain in the emergency room: A multicenter validation of the HEART Score, *Crit Pathways Cardiol* 9(3):164–169, 2010.
7. Hess EP, Brison RJ, Perry JJ, et al.: Development of a clinical prediction rule for 30-day cardiac events in emergency department patients with chest pain and possible acute coronary syndrome, *Ann Emerg Med* 59(2):115–125.e111, 2012.
8. Mahler SA, Riley RF, Hiestand BC, et al.: The HEART Pathway randomized trial: Identifying emergency department patients with acute chest pain for early discharge, *Circ Cardiovasc Qual Outcomes* 8(2):195–203, 2015.
9. Than M, Cullen L, Reid CM, et al.: A 2-h diagnostic protocol to assess patients with chest pain symptoms in the Asia-Pacific region (ASPECT): A prospective observational validation study, *Lancet* 377(9771):1077–1084, 2011.
10. Than M, Aldous S, Lord SJ, et al.: A 2-hour diagnostic protocol for possible cardiac chest pain in the emergency department: a randomized clinical trial, *JAMA Intern Med* 174(1):51–58, 2014.
11. Mahler SA, Miller CD, Litt HI, et al.: Performance of the 2-hour accelerated diagnostic protocol within the American College of Radiology Imaging Network PA 4005 cohort, *Acad Emerg Med* 22(4):452–460, 2015.
12. Braunwald E, Morrow DA: Unstable angina: is it time for a requiem? *Circulation* 127(24): 2452–2457, 2013.
13. Roffi M, Patrono C, Collet JP, et al.: 2015 ESC guidelines for the management of acute coronary syndromes in patients presenting without persistent ST-segment elevation: Task Force for the Management of Acute Coronary Syndromes in Patients Presenting without Persistent ST-Segment Elevation of the European Society of Cardiology (ESC), *Eur Heart J* 37(3):267–315, 2016.
14. Keller T, Zeller T, Ojeda F, et al.: Serial changes in highly sensitive troponin I assay and early diagnosis of myocardial infarction, *JAMA* 306(24):2684–2693, 2011.
15. Rubini Gimenez M, Twerenbold R, Reichlin T, et al.: Direct comparison of high-sensitivity-cardiac troponin I vs.T for the early diagnosis of acute myocardial infarction, *Eur Heart J* 35(34): 2303–2311, 2014.
16. Body R, Carley S, McDowell G, et al.: Rapid exclusion of acute myocardial infarction in patients with undetectable troponin using a high-sensitivity assay, *J Am Coll Cardiol* 58(13):1332–1339, 2011.
17. Bandstein N, Ljung R, Johansson M, Holzmann MJ: Undetectable high-sensitivity cardiac troponin T level in the emergency department and risk of myocardial infarction, *J Am Coll Cardiol* 63(23):2569–2578, 2014.
18. Carlton EW, Cullen L, Than M, et al.: A novel diagnostic protocol to identify patients suitable for discharge after a single high-sensitivity troponin, *Heart* 101(13):1041–1046, 2015.
19. Cullen L, Mueller C, Parsonage WA, et al.: Validation of high-sensitivity troponin I in a 2-hour diagnostic strategy to assess 30-day outcomes in emergency department patients with possible acute coronary syndrome, *J Am Coll Cardiol* 62(14):1242–1249, 2013.
20. Neumann JT, Sorenson NA, Schwemer T, et al.: *Accurate and rapid diagnosis of myocardial infarction using a high-sensitivity troponin I 1-hour algorithm*, London, UK, 2015, European Society of Cardiology. https://www.escardio.org/static_file/Escardio/Press-media/Press%20releases/2015/Congress/westermann-bacc.pdf.
21. Reichlin T, Cullen L, Parsonage WA, et al.: Two-hour algorithm for triage toward rule-out and rule-in of acute myocardial infarction using high-sensitivity cardiac troponin T, *Am J Med* 128(4): 369–379, 2015. e364.
22. Reichlin T, Twerenbold R, Wildi K, et al.: Prospective validation of a 1-hour algorithm to rule-out and rule-in acute myocardial infarction using a high-sensitivity cardiac troponin T assay, *CMAJ* 187(8):E243–E252, 2015.
23. Reichlin T, Irfan A, Twerenbold R, et al.: Utility of absolute and relative changes in cardiac troponin concentrations in the early diagnosis of acute myocardial infarction, *Circulation* 124(2):136–145, 2011.
24. Hoffmann U, Truong QA, Schoenfeld DA, et al.: Coronary CT angiography versus standard evaluation in acute chest pain, *N Engl J Med* 367(4):299–308, 2012.
25. Litt HI, Gatsonis C, Snyder B, et al.: CT angiography for safe discharge of patients with possible acute coronary syndromes, *N Engl J Med* 366(15):1393–1403, 2012.
26. Hulten E, Goehler A, Bittencourt MS, et al.: Cost and resource utilization associated with use of computed tomography to evaluate chest pain in the emergency department: the Rule Out Myocardial Infarction using Computer Assisted Tomography (ROMICAT) study, *Circ Cardiovasc Qual Outcomes* 6(5):514–524, 2013.
27. Amsterdam EA, Wenger NK, Brindis RG, et al.: 2014 AHA/ACC guideline for the management of patients with non-ST-elevation acute coronary syndromes: A report of the American College of Cardiology/American Heart Association Task Force on Practice Guidelines, *J Am Coll Cardiol* 64(24):e139–e228, 2014.
28. Hermann LK, Newman DH, Pleasant WA, et al.: Yield of routine provocative cardiac testing among patients in an emergency department-based chest pain unit, *JAMA Intern Med* 173(12): 1128–1133, 2013.
29. Januzzi JL, Sharma U, Zakroysky P, et al.: Sensitive troponin assays in patients with suspected acute coronary syndrome: Results from the Multicenter Rule Out Myocardial Infarction Using Computer Assisted Tomography II trial, *Am Heart J* 169(4):572–578 e571, 2015.

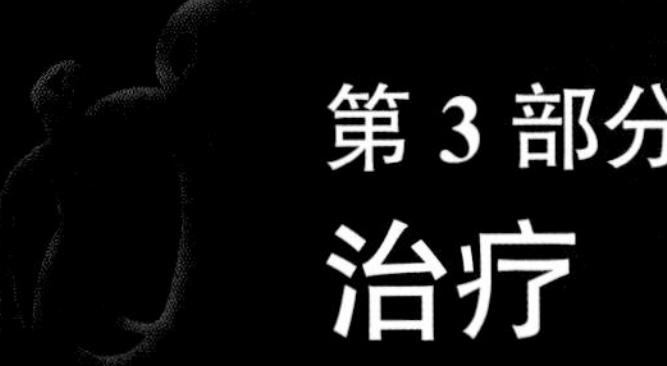

第3部分 治疗

13 心肌梗死的治疗原则

Keith A. A. Fox

贺春晖 译 宋雷 审校

引言

心肌梗死（myocardial infarction，MI）治疗的关键性原则主要基于疾病的病理生理学和不可逆性心肌损伤的时程。治疗急性心肌梗死的基本目标包括：①尽量缩短心肌缺血的时程；②快速建立有效的心肌再灌注；③预防复发性心肌缺血和再次梗死；④治疗心律失常和机械并发症；和⑤以长期二级预防为目标改善潜在的动脉粥样硬化过程（图13-1）。治疗的靶目标为MI发生、发展和并发症中的一系列分子、细胞和解剖学特征。

MI最普遍的病理生理基础是冠状动脉粥样斑块的破裂或侵蚀，血栓堵塞或血栓碎片栓塞到病变冠状动脉的远端区域（1型MI），以及血管张力的改变（参考第3章）。氧供-氧耗失衡也会导致梗死（2型MI）而无冠状动脉阻塞。2型MI的治疗重点在于纠正失衡的原因（例如贫血、心动过速和心力衰竭）。这些病理生理学的认识构成了冠心病患者在就诊时（请参阅“急诊院内管理”部分）、首次住院期间（请参阅“再发缺血”部分）以及长期（请参阅“二级预防和康复”部分）抗栓治疗的基础。

MI的临床表现和并发症取决于缺血的程度和持续时间，以及受累的心肌体积。这种与预后紧密相关的关系决定了急性心肌梗死的初始治疗目标（请参阅“院前管理”和“急诊院内管理”），以及为实现这些目标开发卫生保健系统的重要性（请参见第5章）。在临床上可能表现为ST段抬高MI（ST elevated MI，STEMI），非ST段抬高MI（Non-ST elevation MI，NSTEMI），或不稳定型心绞痛（无可检测到的心肌损伤）（请参见第1章）。尽管STEMI的急性治疗取得了重大进展，但仍有约15%～20%的患者就诊太晚延误再灌注时机（尤其是老年人和患有严重合并症的患者），在全球范围内，仍有许多卫生保健机构未达到专业指南中规定的标准（请参阅“心肌梗死的早期识别”部分）。但是，已经有众多研究和报告表明，该指导目标是可以达到的，且与STEMI患者心血管预后改善有显著关系[1]。促进更多符合条件

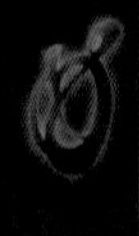

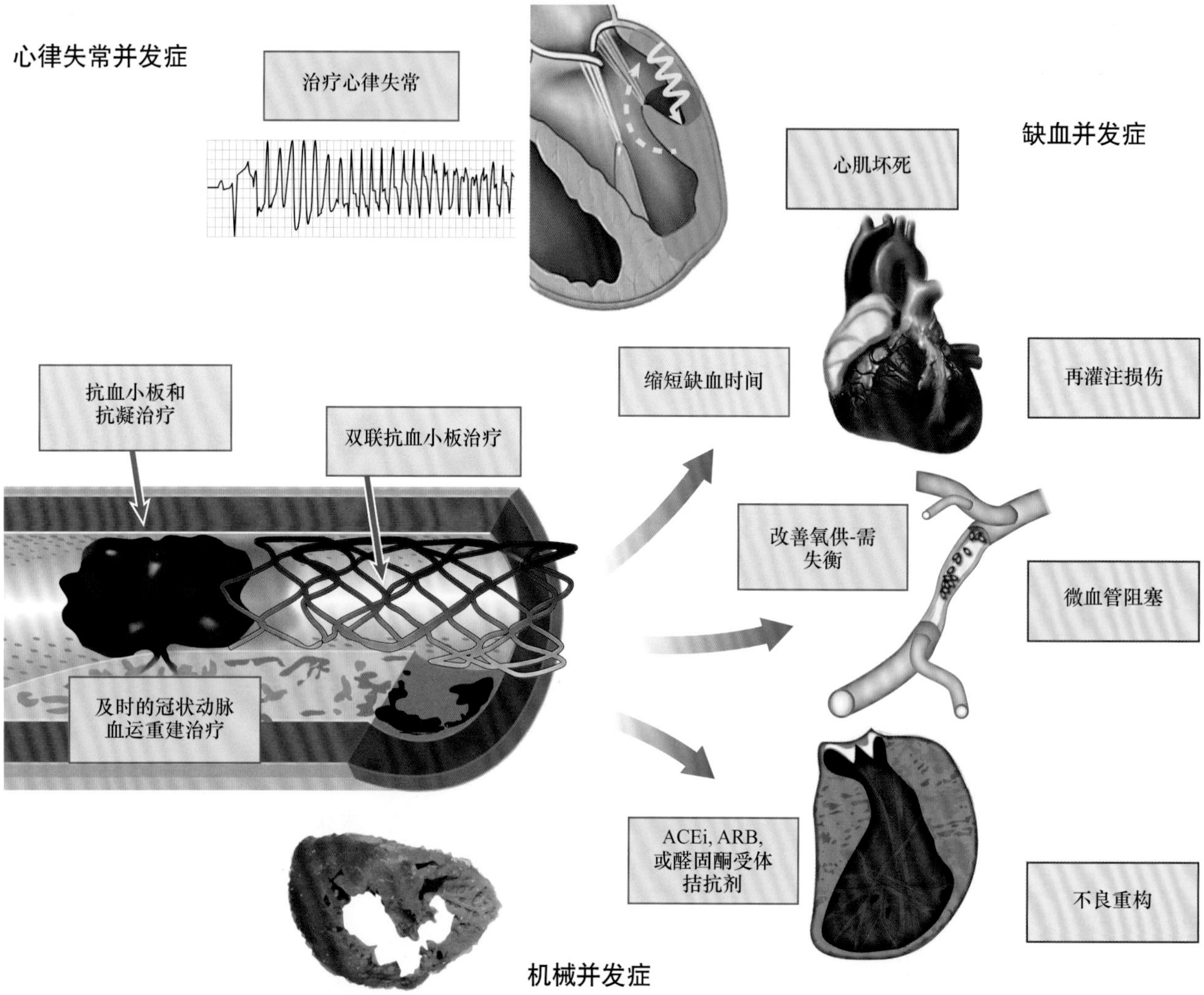

心律失常并发症

治疗心律失常

缺血并发症

心肌坏死

抗血小板和抗凝治疗

双联抗血小板治疗

缩短缺血时间

再灌注损伤

改善氧供-需失衡

微血管阻塞

及时的冠状动脉血运重建治疗

ACEi, ARB, 或醛固酮受体拮抗剂

不良重构

机械并发症

图 13-1 心肌梗死主要并发症和治疗靶目标。一例斑块破裂和动脉闭塞及支架置入患者的冠状动脉。处理的主要原则是治疗心律失常并发症，尽量缩短再灌注前的缺血时间，抗栓治疗抑制血栓形成和栓塞，改善氧的供-需失衡，抑制不良重构及治疗机械并发症。ACEi，血管紧张素转换酶抑制剂；ARB，血管紧张素受体拮抗剂

的 STEMI 患者的再灌注治疗，将比通过不断更新住院治疗策略（例如新的再灌注策略），可能有更大的整体医疗获益。

本章概述了急性 MI 治疗的基本原则，包括了急诊再灌注以及缺血、血栓、心律失常和机械并发症。本章构建了一个框架，后续章节将详细阐述急性 MI 的治疗。动脉粥样硬化的病理生理学、缺血损伤、心肌损伤愈合以及重塑分别在第 3 章、第 4 章和第 36 章描述。MI 的诊断在第 6 章和第 7 章讨论。

院前处理

心肌梗死的早期识别

MI 早期处理中的主要挑战是早期识别出患者需要紧急评估的症状，然后迅速激活医疗急救系统（此时间间隔构成了“患者延迟”）（框 13-1 和图 14-1）。一些患者发生前驱性不稳定型心绞痛，随后发展为

框 13-1 院前处理原则

心肌梗死的早期识别

- 公众教育的挑战：“错误警报”；响应延迟者，包括老年人、体质虚弱者和某些种族的人群；女性较男性患者的响应延迟。
- 急诊医疗系统的快速响应，包括心脏医疗网络的整合，可以直接进入支持经皮冠状动脉介入治疗的“心脏中心”。
- ST 段抬高型心肌梗死（STEMI）：避免院间转运；院前诊断（如将心电图远程传送到心脏中心）；除非没有可行直接 PCI 的医院，否则绕过那些没有直接 PCI 能力的医院。
- STEMI：如果没有＜ 60 分钟内可以转运到达的 PCI 中心，需考虑院前溶栓治疗

梗死（有或无冠状动脉完全闭塞）。许多患者无法识别 MI 的症状，还可能会因为症状不典型，害怕或否认自己正患有心脏病而延误诊治。提高公众意识的做法可能会在短期内引发一系列的误报，但公众教育水平的提高已经缩短了许多卫生保健系统中的“症状到就诊的时间”。妇女往往较男性就诊更晚，同样的趋势可以在老年人，某些族裔（如拉美裔、非裔美国人、南亚裔），以及社会经济地位较低的人群中发现。再次发作 MI 的患者往往比首次 MI 的患者延迟更多，提示这些患者可能存在侥幸心理或恐惧心理。

第 5 章介绍了患者发生首次医疗接触后，在院前快速诊断 MI 的方法。

心脏骤停

流行病学研究证明 STEMI 相关死亡的 60% ～ 73% 是在医院外发生的，主要出现在发病后的前 1 ～ 2 小时内。这些早期死亡主要是由心室颤动引起的心搏骤停。阻断急性心肌梗死与心脏性猝死之间的关联是心肌梗死治疗的关键目标（框 13-2）。尽管心肌梗死的院内治疗取得了重大进展，但几乎没有证据表明院前死亡率出现下降。许多社区正在进行旨在解决这一不足的举措，例如生存链培训[2]，通过提高受训人员进行心肺复苏（cardiopulmonary resuscitation，CPR）的比例和自动体外除颤器的可用性，降低因心搏骤停引起的院前死亡率（请参阅第 4 章）。教育举措提高了人们对 CPR 的认识，增加了接受 CPR 的心脏骤停患者的比例[3]。对于心肌梗死后心室颤动并成功复苏的患者，当前的指南建议进行急诊血管造影并及时进行急诊经皮血运重建[4-5]。

快速心肌再灌注系统开发

行政卫生部门、专业协会、医院及个体服务提供者对 MI 患者的注意力主要集中在院内延误（从门到针或从门到球囊的时间）；然而，院前延误才是缺血时间延长的根本原因。因此，需要基于系统的方法来提供有效的统筹管理，以缩短整体缺血时间。缩短缺血时间（理想情况下≤ 120 分钟）的整体系统目标[4-5]，当前达标面临的挑战，[6]以及这些目标的具体实施方法已在第 5 章详述。开发针对 MI 的组织完善的急救系统是可行的，治疗时间的达标是现实的。美国[7-11]和国际注册研究（如 GRACE）已经证实了这种重要的变化趋势，降低了 MI 死亡率和新发心力衰竭的发生率（请参阅第 2 章）[12-13]。

框 13-2　心搏骤停处理原则

心脏性猝死和复苏

- 院前心脏骤停和猝死是大部分急性心肌梗死患者早期死亡的原因。
- 复苏的成功率与复苏时间密切相关（心室颤动后每分钟生存率降低 7% ～ 10%）。
- 目击者的心肺复苏（CPR）可将生存率提高约 30%。
- 具有成熟的 CPR 培训且配备自动体外除颤器（AED）的地区，院外心搏骤停的生存率可提高 2 ～ 3 倍

急诊院内处理

疑似心肌梗死患者的急救处理主要基于快速诊断和恢复罪犯血管的血流。MI 急救处理中的关键概念列在框 13-3，并在随后的部分进行阐述。疑似心肌梗死患者的诊断评估在第 6 章讨论，心脏生物标志物和影像学检查方法请参见第 7 章、第 8 章和第 9 章。

早期再灌注

最大限度地减少 STEMI 患者的再灌注延迟对于挽救缺血性心肌，限制残余的心肌损伤，降低随后发生心力衰竭风险以及提高生存率至关重要（请参阅第 14 章和第 36 章）。时间延迟的影响并非是线性的（图 13-2）；在缺血发作后 60 ～ 90 分钟内进行再灌注可最有效地挽救心肌。“黄金 1 小时”一词已被用于 MI 发作后的前 60 分钟，因为在此期间心肌功能的恢复最有效，某些患者甚至经历了 MI 发作但并没有发展为 MI 的心电图（ECG）变化，没有可测量到的心肌损伤（参见图 13-2）。

MI 的临床表现取决于缺血的严重程度和持续时间，以及随后不可逆细胞损伤的心肌体积。因此，STEMI 患者的初始治疗目的为尽可能快地恢

框 13-3　非 ST 段抬高型心肌梗死的应急处理原则

- 再灌注和血运重建对减少缺血时间至关重要。
- 治疗目标包括：急诊医疗响应时间＜ 10 分钟，转运至具有经皮冠状动脉介入治疗能力的中心时间＜ 30 分钟，首次医疗接触至再灌注时间应＜ 90 分钟。
- 通过心电图遥测和绕过急诊室的流程直接确诊心肌梗死。
- 如果转运时间过长，需要考虑院前溶栓。
- 采用辅助治疗以减少复发性心肌缺血并减少心律失常和心力衰竭

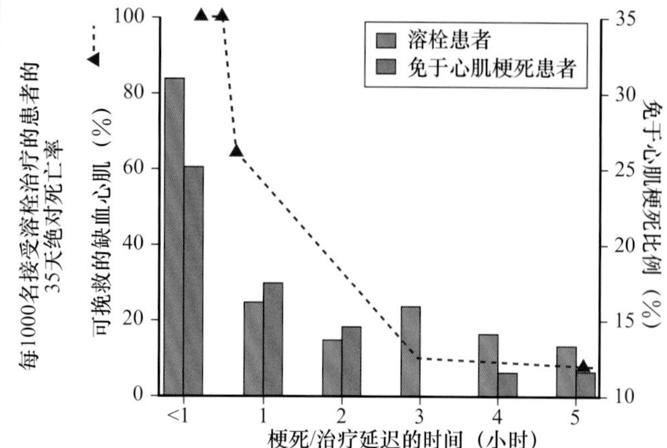

图 13-2　消逝时间（缺血时间）与挽救的缺血心肌、生命以及通过再灌注治疗免于心肌梗死（MI）比例之间的关系。蓝色实心柱状图表示根据症状发作的时间，每 1000 例接受溶栓治疗的患者所挽救的生命数量。红色柱状图表示从症状发作开始接受溶栓治疗的患者中最终免于心肌梗死（MI）的患者比例。（Adapted from Armstrong PW，Westerhout CM，Welsh RC：Duration of symptoms is the key modulator of the choice of reperfusion for ST-elevation myocardial infarction. Circulation 119：1293，2009.）

复梗死相关动脉血流。再灌注治疗方法的选择，包括选择静脉溶栓还是直接经皮冠状动脉介入治疗（percutaneous coronary intervention，PCI）以及有关院际转运的相关决策将在第 14 章详述。STEMI 的静脉溶栓疗法在第 15 章讨论，有关直接 PCI 的讨论请参见第 17 章。

尽管大部分的注意力主要集中在 STEMI 患者的再灌注时机上，但 NSTEMI 患者也可能因缺血时间延长而出现严重并发症，包括心力衰竭、低血压和心律失常。NSTEMI 患者，尤其是高危患者，也应考虑进行急诊血运重建，以治疗进行性或间歇性的心肌缺血（请参阅“初步风险评估”和第 16 章）。

静脉溶栓

在直接 PCI 治疗广泛应用之前，静脉溶栓是再灌注治疗的基石，在无条件或无法及时进行直接 PCI 的情况下，它仍然是重要的治疗方法（请参见第 14 章）。由于成本原因一些古老的溶栓药（如链激酶和尿激酶）仍在世界某些地区广泛使用。静脉溶栓治疗的后续发展目的在于改善给药的便捷和速度，平衡溶栓效果与出血风险。与链激酶相比，新一代的溶栓药如阿替普酶、瑞替普酶和替奈普酶等药物的抗栓作用更强（参见第 15 章）。

尽管 STEMI 和非 ST 段抬高的急性冠脉综合征（acute coronary syndrome，ACS）的早期机制相似，而且在此过程中血栓形成均起着关键作用，但早期研究中显示不稳定型心绞痛并不能从静脉溶栓中获益。由于这些研究入选了部分低危患者，一些专家提出了现代溶栓药的冠状动脉内给药能否对高危的 NSTEMI 患者起作用的问题。然而，由于缺乏明确的获益以及明显增加的大出血风险，目前专业指南不建议对 NSTEMI 患者使用静脉溶栓治疗。

临床救治路径：ST 段抬高型心肌梗死

STEMI 患者的临床救治路径旨在最大程度地缩短缺血持续时间，并将患者分流至最佳医疗团队以利于 MI 并发症的治疗（参见第 5 章）。在有条件及时进行直接 PCI 并具备有经验团队的条件下，直接 PCI 治疗在大多数国家 / 地区已经成为 STEMI 再灌注治疗的主流方法（图 13-3）。STEMI 临床救治路径的关键要素包括：患者迅速认识到需要呼叫急救系统的必要性，迅速派遣和急救人员迅速到达（＜ 10 分钟），对可疑 STEMI 的急救车内诊断，应用止痛和抗栓药物，快速转运到有 PCI 能力的中心（＜ 30 分钟），并启动及时的 PCI 治疗（图 13-4）。直接进入导管室可以避免急诊室评估过程的延误。当 PCI 中心距离过远，交通拥堵和恶劣天气而导致院前转运延长时，则有必要选择院前溶栓的策略（请参阅第 14 章）。即使在溶栓治疗成功后，仍有必要转运至有 PCI 能力的中心以治疗可能的残余狭窄，最大程度降低再闭塞风险，并评估非罪犯血管狭窄的血运重建（请参阅“再发缺血”和第 14 章）。

临床救治路径：非 ST 段抬高型心肌梗死

NSTEMI 的临床表现比 STEMI 更为隐蔽，可能伴有新发的劳力性心绞痛，恶化或不稳定型心绞痛，或无任何前驱症状。与 STEMI 不同，NSTEMI 患者发作时通常不伴随本身特征性症状。由于发病的表现，患者早期可能会误诊为胃肠道或肌肉骨骼症状，因此常就诊于非急诊医疗系统（如初级卫生保健系统、普通内科或非急诊胸痛诊所）。其诊断基于临床症状和缺血性心电图表现，但不伴有持续性的 ST 段抬高（参见第 1 章和第 6 章），以及敏感的心肌生物标志物升高（如高敏肌钙蛋白升高参见第 7 章）。然而在氧供需不平衡（2 型 MI）或无冠状动脉闭塞下的心肌细胞坏死（如心力衰竭或肺栓塞）时，可能存在轻度的非特异性 ECG 异常和坏死心肌标志物，会使 NSTEMI 的诊断更加困难[14]。对于首次就诊时

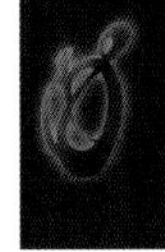

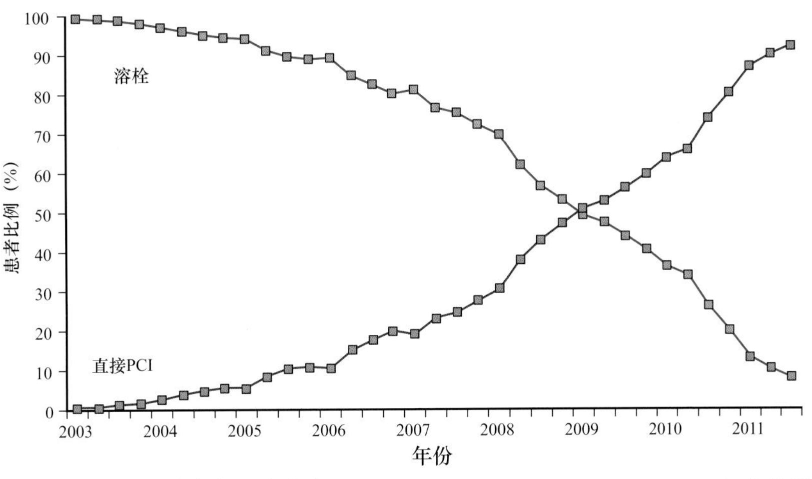

图 13-3 英国溶栓治疗和主要经皮冠状动脉介入治疗（Percutaneouscoronary intervention，PCI）的随时间变化比例。心肌梗死国家评估项目（Myocardial Infarction National Audit Program）记录了英格兰和威尔士所有医院收治的全部 MI 患者的治疗和临床结果，证明直接 PCI 已经取代了溶栓治疗的地位[10]。（Source：Myocardial Ischaemia National Audit Project. www.ucl.ac.uk/nicor/audits/minap.）

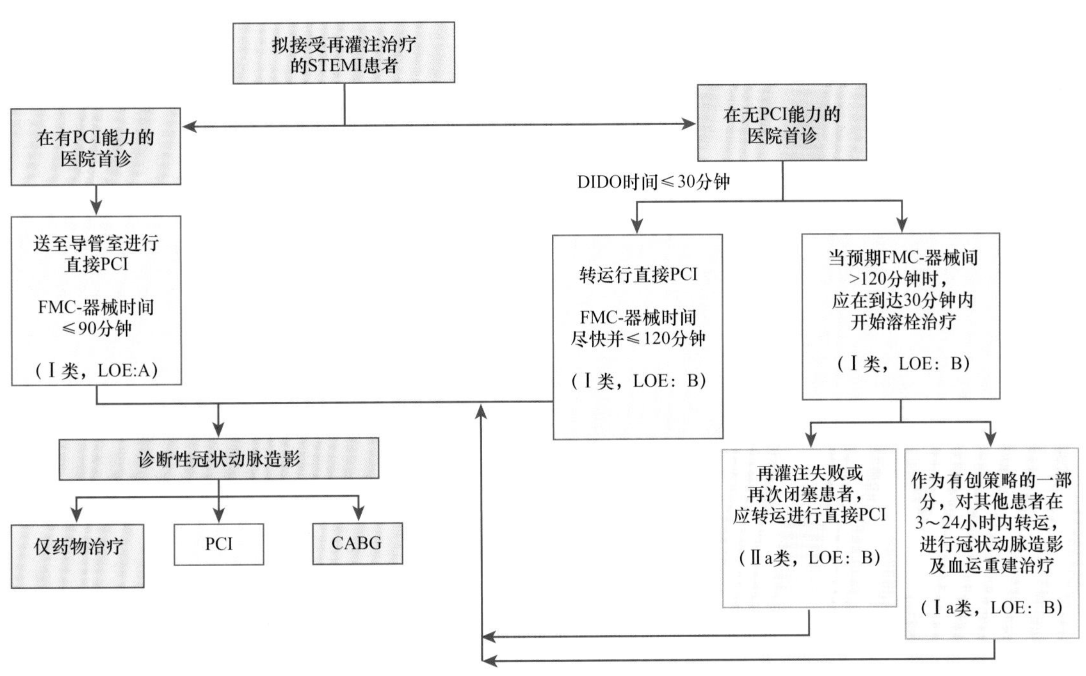

图 13-4 美国心脏病学院基金会 / 美国心脏协会指南推荐有关急性 ST 段抬高型心肌梗死（STEMI）再灌注策略的决策流程。CABG，冠状动脉旁路移植术；DIDO，进门至出门时间；FMC，首次医疗接触；LOE，证据水平；PCI，经皮冠状动脉介入治疗。（From O'Gara PT，et al：2013 ACCF/AHA guideline for the management of ST-elevation myocardial infarction：a report of the American College of Cardiology Foundation/American Heart Association Task Force on Practice Guidelines. J Am Coll Cardiol 61：e78，2013.）

没有 ST 段抬高但仍在发展中的 MI 患者，需要特别注意，因此复查 ECG 以及连续的 ST 段监测很重要。一旦确定 NSTEMI 的诊断，应在考虑介入性检查评估的同时开始抗栓治疗（请参见“初步风险评估”部分）。

就诊时其他疗法

MI 的处理流程见图 13-5。抗凝和抗血小板药物，以及减轻心肌氧供-氧需不匹配的药物使用的基本原则将在本章下文介绍（请参见“再发缺血”部分）。

止痛药

缓解疼痛症状非常重要，不仅可以缓解痛苦，还可以避免交感神经激活对心脏的影响，包括增加后负荷和致心律失常（请参见第 28 章）。静脉阿

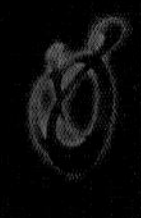

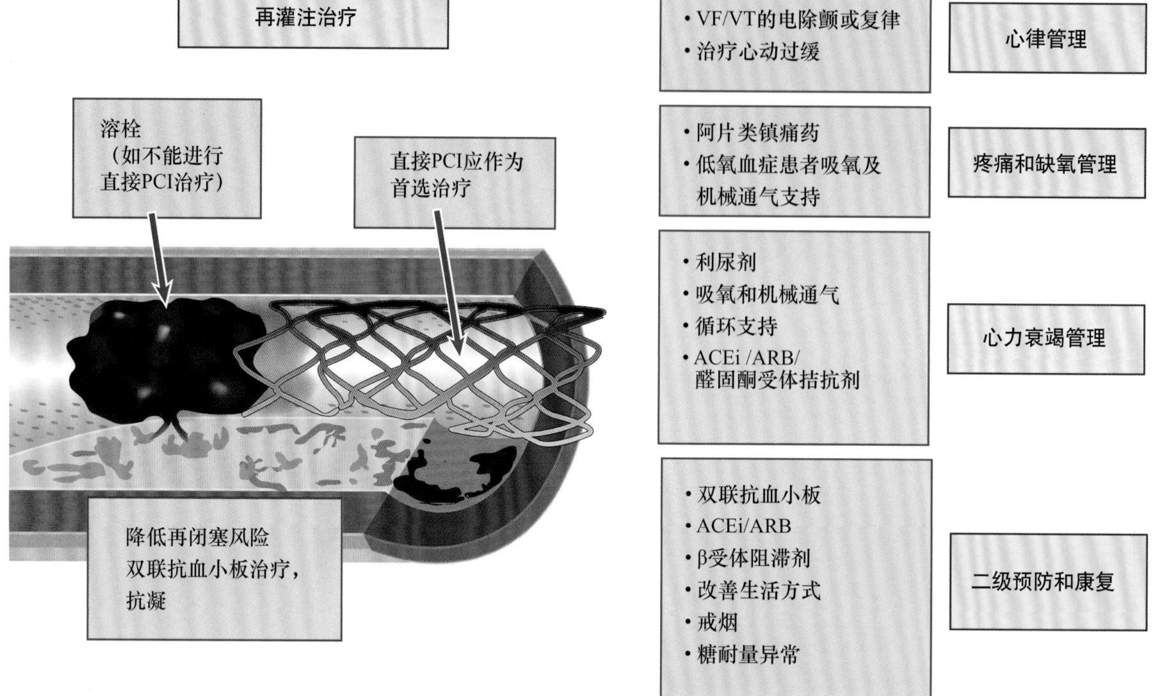

图 13-5 ST段抬高型心肌梗死（STEMI）和再灌注治疗后的关键治疗措施及主要类别。 ACEi，血管紧张素转换酶抑制剂；ARB，血管紧张素受体拮抗剂；PCI，经皮冠状动脉介入治疗；VF，心室颤动；VT，室性心动过速

片类镇痛药是最常用的治疗方法，用药过程中应仔细滴定并经常与止吐药一起使用。例如，推荐以5～15分钟的间隔重复2～8 mg的硫酸吗啡静脉注射，直至疼痛解除或出现副作用（如低血压、呼吸抑制或严重呕吐）。通过成功的镇痛减轻焦虑可消除患者躁动和自主神经系统的兴奋，从而减少心肌耗氧。吗啡还可能通过外周动脉和静脉扩张，而减少呼吸作功，降低交感张力和增加迷走张力，减慢心率而有助于减轻肺水肿。观察性研究发现吗啡的给药可能与ACS患者的不良预后有关，但是这种结果很难排除混杂因素所致。

硝酸酯类药物

硝酸酯类药物常用于急性心肌梗死患者，可缓解血管痉挛并减轻疼痛。其具有通过扩张冠状动脉血管增加冠状动脉血流，通过增加静脉容量降低心室前负荷的能力，因此推荐舌下含服硝酸酯类药物用于MI患者的初始治疗。目前，仅在可疑右心室梗死或明显低血压（如收缩压＜90 mmHg），尤其是伴有心动过缓的STEMI患者中，不推荐使用舌下硝酸甘油。对于这些患者，应该持续观察症状改善及血流动力学的变化。即使是很小剂量的硝酸酯类药物，也会引起突然的血压降低和心动过缓，这种反应通常可通过静脉应用阿托品逆转。由于患者的血流动力学状态常常变化，因此在STEMI的早期阶段应避免口服长效硝酸酯类药物。对于胸痛症状长时间持续的患者，静脉硝酸甘油可能有助于控制症状和改善缺血，但需要注意监测血压变化。在评估STEMI患者对舌下或静脉硝酸酯类药物的反应时，不应延迟再灌注治疗的启动。尽管有很强的病理生理学基础，但与安慰剂相比硝酸酯类药物并未能改善MI患者的临床预后（请参阅“其他改善缺血的药物”部分）。

氧疗

对所有住院治疗的心肌梗死患者给予至少24～48小时的氧疗是MI的常规治疗方法，这主要是基于经验性假设以及吸入氧气可以保护缺血心肌的证据，但是尚缺乏在无心力衰竭或缺氧人群中使用的证据[15]。低氧（氧饱和度低于94%）患者可通过面罩供氧来纠正低氧血症，但对于那些与心力衰竭相关的严重低氧血症患者，可能需要机械通气和循环支持（参见第25章）。相反一项小规模研究在氧饱和度＞94%的人群中比较了氧气或空气吸入的效果，没有证据表明吸入氧气给患者带来获益或危害（依据6个月的心肌梗死面积）。

再发缺血

全面、持续性地减轻缺血，缓解症状以及预防复发性的冠状动脉血栓并发症是 MI 患者治疗的核心目标（表 13-4）。早期反复缺血和再梗死是急性心肌梗死的重要并发症，尽管其发生率随着常规冠状动脉血运重建的开展已经下降（参阅第 23 章）。但如果没有条件及时进行直接 PCI，溶栓可作为 STEMI 患者化解阻塞性血栓的初始治疗策略（参阅“早期再灌注”和第 15 章）。抗血小板和抗凝治疗对于减轻血栓负荷或再闭塞十分关键，而冠状动脉血运重建对恢复冠状动脉血流至关重要，是大部分 STEMI 患者治疗冠状动脉闭塞的主流方法。对于罪犯血管再灌注后仍残余严重冠状动脉狭窄的 NSTEMI 和 STEMI 患者，改善心肌氧供-氧需失衡是治疗的基石，并常与抗栓药物联合使用（图 13-6）。针对梗死进展、MI 并发症（包括心力衰竭、心律失常和心源性休克）以及持续或反复缺血的风险，由具有 ACS 专业知识和相应设备的团队进行 MI 诊疗是十分必要的。仔细而全面地评估患者的死亡和再发缺血风险，对于选择合适的治疗策略并分流至最适合的医疗单位至关重要（参见第 11 章）。

框 13-4　非 ST 段抬高型心肌梗死的紧急处理原则

- 关键原则是缓解心肌缺血，减轻症状并预防冠状动脉血栓并发症。
- 应用高敏心肌坏死生物标志物排除心肌梗死（MI）。
- 2 型 MI 中的心肌坏死生物标志物升高为“供-需失衡”。
- 风险评估系统（包括 TIMI 和 GRACE 风险评分）的应用对识别患者危重情况以及急诊血运重建至关重要。
- 应用双联抗血小板和抗凝策略减少血栓并发症。
- 最大程度地减少出血风险（患者评估、血管入路和抗栓药物选择）。
- 辅助治疗可用于减少心肌缺血，心律失常和心衰。

初步风险评估

急诊再灌注治疗是 STEMI 患者的首选治疗方法，除非患者有明确的禁忌证或缺血时间过长。急诊 PCI 的绝对禁忌证相对较少，溶栓的主要禁忌证是脑出血。紧急情况下临床决策的关键是并发症和出血的风险是否足以超过再灌注的获益。因此，急

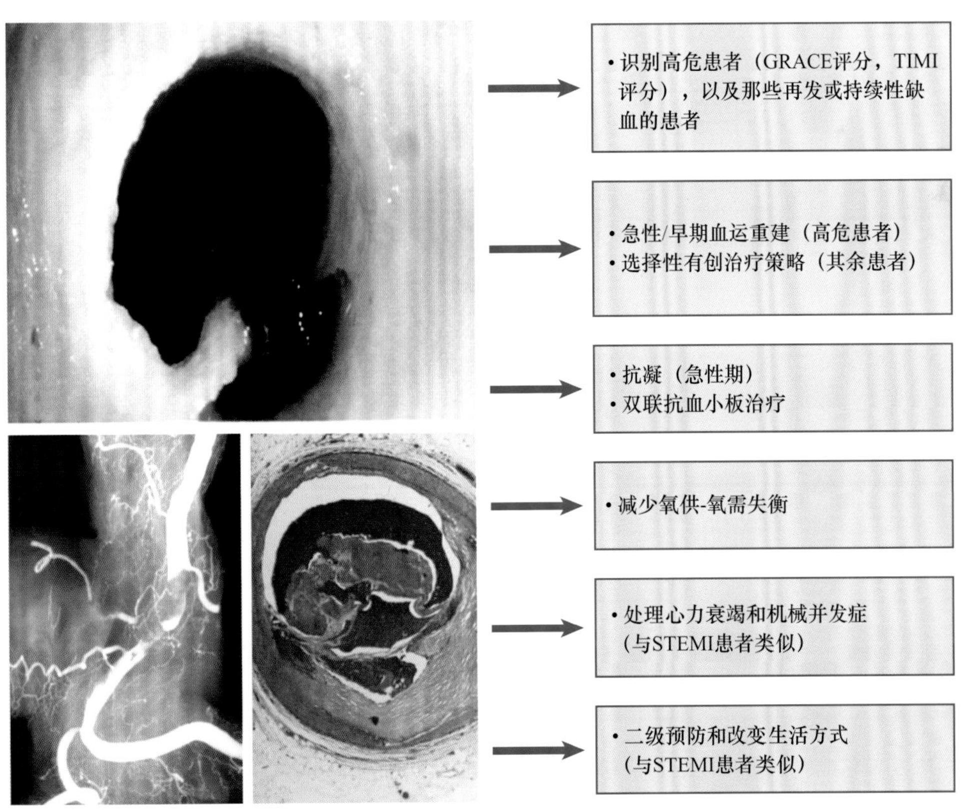

•识别高危患者（GRACE评分，TIMI评分），以及那些再发或持续性缺血的患者
•急性/早期血运重建（高危患者）
•选择性有创治疗策略（其余患者）
•抗凝（急性期）
•双联抗血小板治疗
•减少氧供-氧需失衡
•处理心力衰竭和机械并发症（与STEMI患者类似）
•二级预防和改变生活方式（与STEMI患者类似）

图 13-6　预防非 ST 段抬高型心肌梗死（NSTEMI）患者再发缺血的策略。一例冠状动脉部分闭塞（造影和病理学）的 NSTEMI 患者，伴有斑块破裂和血栓附着。处理原则是基于临床表现和风险评分（GRACE 评分或 TIMI 评分）识别高危患者，以进行早期血运重建，抑制血栓形成和栓塞，解决氧供-氧需失衡，治疗心力衰竭和机械性并发症，进行二级预防和改变生活方式以降低复发风险

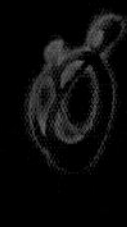

诊期风险评估通常基于患者的临床情况，利用风险评估工具以指导患者分流及之后的治疗选择，减少并发症的发生。

对于NSTEMI患者，最关键的早期决策为是否急诊或早期进行选择性冠状动脉造影，以完成血运重建治疗（参见第16章）。随机对照试验发现高风险的ACS患者可以从预防死亡、MI和再住院中获益，因此指南建议此类患者采用积极的血管造影策略（图13-7）。尽管一些高危患者有明显的临床表现，如持续的缺血证据（心电图上广泛的ST段压低）或缺血并发症如心力衰竭和心律失常，但很多患者并无明显表现。因此，一些风险评估工具（如TIMI评分、GRACE评分）已经开发并经过验证[16-17]。在临床实践中存在一种“治疗-风险悖论”，较低风险的患者而不是较高风险的患者更有可能接受血运重建和更积极的抗栓治疗[17-18]，尤其是在高龄患者和合并症患者中，临床医生可能会低估潜在的获益而高估风险。综合风险评分为临床评估提供了一种快速而稳健的工具，是指导治疗的关键方法，被主流指南推荐应用[19-20]。现在，许多医疗卫生系统都将风险评估纳入了NSTEMI的分层和早期处理。

作为一个风险分层影响临床决策的实例，NSTE-ACS介入策略的远期随机对照临床研究显示，每100例高危患者进行介入治疗可以减少11例死亡或MI，这一数字在中危患者为4例，而低危患者仅为2例[21]。如果将随机试验中的介入比例应用于临床实践中的高危患者，结合大规模注册研究观察到的数据，每10 000例非ST段抬高型ACS患者进行介入治疗将减少30～80例心血管死亡或心肌梗死[17]。

血栓并发症

血栓形成是MI中早期斑块破裂、冠状动脉闭塞，以及后续的梗死血管供血区域的血栓栓塞进程的核心机制（参阅第3章）。尽管全身促血栓形成和炎性风险上调（“易损血液”），以及局部机械或生物刺激斑块破裂（“易损斑块”）在血栓形成中的贡献存在很多争论，但当前证据表明这两种机制可能都很重要，并且二者之间存在相互作用。因此全部1型MI患者应全身使用抗血小板和抗凝治疗，以在斑块破裂部位局部抑制血栓形成。

减少复发性血栓形成是治疗的核心目标，但同时应权衡严重出血的风险（参见第29章）。ACS抗栓治疗的临床试验表明，将出血事件降至最低也有助于降低病死率。此外，较低的出血率还与较低的死亡风险和MI复发相关。早期抗凝研究中使用高剂量抗凝药以减少血栓形成的并发症，但出血风险很高（参见第18章）。严重出血并发症不仅与出血事件直接相关，在出血事件之后还会产生间接的不良

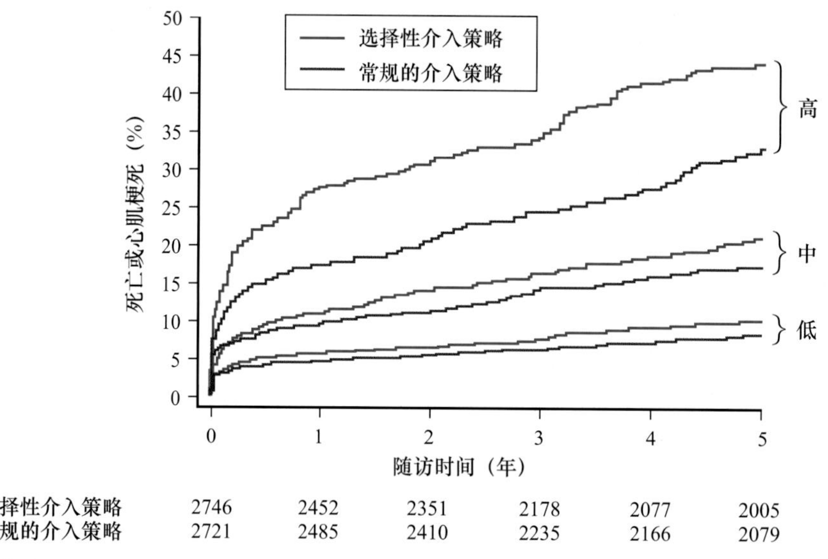

选择性介入策略	2746	2452	2351	2178	2077	2005
常规的介入策略	2721	2485	2410	2235	2166	2079

图13-7 初始保守治疗策略或介入治疗策略对后续的死亡或心肌梗死发生率的影响。基线风险最高的1/3患者进行常规介入血运重建的绝对获益为每100例降低11例事件的发生，在中危组为3.8例，而低危组为2.0例。（From the Task Force on Myocardial Revascularization of the European Society of Cardiology［ESC］and the European Association for Cardio-Thoracic Surgery［EACTS］：Guidelines on revascularization. Eur Heart J 31：2501，2010；and Fox KAA，et al.，for the FIR Collaboration：Long-term outcome of a routine versus selective invasive strategy in patients with non-ST-Segment elevation acute coronary syndrome：a meta-analysis of individual patient data. J Am Coll Cardiol 55：2435，2010.）

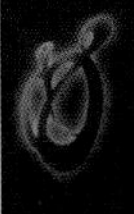

后果。这些晚期发生的事件可能是出血后治疗方法改变（如停止抗栓治疗或输血）的不良后果（参见第29章）。因此，当代抗凝治疗中的一项重要原则是“越少可能获益越大（less may be more）”，目标是达到有效抗凝的最低浓度。

抗血小板治疗

本部分介绍了抗血小板治疗的基本原则，详细的治疗方法将在第19章和第20章讨论。实验和病理学研究已经确定了血小板在冠状动脉血栓形成中的关键地位，随后的临床试验最终证实了抗血小板治疗可有效减少MI的复发性血栓并发症。斑块破裂部位的血小板聚集促进了进一步的血小板聚集及血栓形成。活化的血小板和血小板微粒通过凝血酶活化刺激凝血瀑布反应，而凝血酶反过来又是血小板的有效活化剂，因此需要针对抑制血小板活化和抑制凝血酶进行治疗。但是，血小板激活和胃肠外抗凝的平衡非常关键。这种平衡必须足以抑制血栓形成，但不会引起大出血。抗血小板治疗的临床目标是抑制血栓形成，最大程度地减少血栓并发症，包括斑块破裂部位远端的血栓栓塞、闭塞或再闭塞以及支架内血栓形成。

阿司匹林

RISK研究和其他NSTE-ACS患者的一些中等规模试验[22]，以及在STEMI患者中进行的大规模的ISIS-2试验，通过证实阿司匹林的益处证明了抗血小板药物在ACS治疗中的作用（参见第19章）。NSTEMI研究共纳入2448例患者，在目前标准来看是一个中等规模研究，但该研究证明了将抗血小板治疗作为ACS治疗的关键可将死亡或MI的风险降低大约一半。

$P2Y_{12}$受体抑制

血小板具有多种激活途径，抑制与阿司匹林互补的血小板途径经证明可为MI患者提供更多获益（参见第19章）。双联抗血小板治疗最先应用第二代噻吩并吡啶类药物在NSTE-ACS患者中得到验证，将氯吡格雷加阿司匹林与单纯使用阿司匹林对比，发现接受双抗治疗的患者死亡、MI和卒中的复合终点降低了约20%[22]。随后的临床研究扩大了双抗治疗在STEMI患者中受益的证据（参见第19章）[4]。此后，机制方面的研究证明了某些患者对氯吡格雷的反应不良（“氯吡格雷抵抗”），且与不良临床事件相关（参见第20章）。在此基础上，发明了更有效的二磷酸腺苷（ADP）受体拮抗剂并在大规模随机对照临床试验中进行了验证，结果表明使用第三代$P2Y_{12}$抑制剂普拉格雷和替格瑞洛可以进一步降低复发性动脉粥样硬化性血栓事件发生率（参见第19章）[23-24]。

糖蛋白Ⅱb/Ⅲa受体拮抗剂

糖蛋白Ⅱb/Ⅲa受体拮抗剂阻断了血小板激活最终的共同通路，即纤维蛋白原或血管性血友病因子与血小板Ⅱb/Ⅲa整合素受体的结合（参见第19章）。其最早应用于ACS的经皮冠状动脉血运重建术中，以最大程度地减少血栓负荷，微血管及围术期并发症。早期研究是在更有效的双联抗血小板治疗广泛应用之前进行的，当时的标准疗法还是阿司匹林单药抗血小板治疗。因此，当前的指南降低了血小板糖蛋白Ⅱb/Ⅱa受体拮抗剂的推荐级别，仅保留其在PCI条件下的使用，作为复杂介入治疗以及血栓并发症患者的备选治疗方法。不建议将糖蛋白Ⅱb/Ⅲa受体拮抗剂无选择地使用于全部患者中，也不建议在造影之前应用。

抗凝治疗

在MI患者中应用抗凝治疗的目的是在血小板聚集诱发的血栓形成部位抑制“红血栓”的产生和聚集（“白血栓”主要包含血小板凝集物）。尽管抗凝药物在急性心肌梗死的治疗中仍然是核心要素，抗血小板治疗的改变以及介入器械和技术的改良促进了MI抗凝治疗的发展。早期介入技术（球囊血管成形术和第一代支架术）具有较高的血栓形成概率，通常需要使用大剂量的肠胃外抗凝药物，导致出血并发症显著增加。随着技术的进步，特别是新一代支架及更有效的双联抗血小板治疗（阿司匹林加替格瑞洛或普拉格雷）的临床应用，所需要的抗凝药物明显减少，出血并发症的发生率也相应地有所降低（如，使用比伐卢定替代肝素加糖蛋白Ⅱb/Ⅲa受体拮抗剂的使用；请参阅第18章）。

普通肝素

世界上使用最广泛的抗凝药物仍然是普通肝素（unfractionated heparin，UFH）。值得注意的是，早期应用UFH的临床试验通常规模较小，其获益仅在汇总分析中得到证明（参见第18章）。UFH的最佳剂量尚未确定，较早的研究倾向于使用更高的剂量

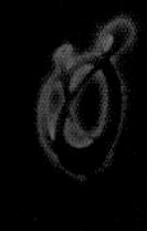

（如 140 U/kg），与当前的临床研究中使用的较低剂量（如 60 U/kg）相比，出血并发症发生率更高。

低分子量肝素

由于 UFH 可能导致不可预测的抗凝作用，需要严密监测和滴定剂量，因此开发出抗凝效果可预测的抗凝药物，通过在凝血瀑布中抑制 UFH 的上游发挥作用（参见第 18 章）。低分子量肝素（low-molecular-weight heparins，LMWH）相关的研究表明，其具有较低的死亡率和（或）MI 发生率，但出血风险相对增加。LMWH 经皮下注射，无需监测和反复调整剂量，因此比 UFH 给药更简便。主要采用保守治疗策略的 ACS 的多项研究表明，LMWH 方案的有效性显著优于 UFH 方案（参见第 18 章）。但是在介入治疗策略中应用时，LMWH 并未带来明显的获益，并且与出血事件增加相关。

Ⅹa 因子抑制剂

与 LMWH 相似，直接Ⅹa 抑制剂在凝血瀑布中的抗凝效果比作用于凝血酶的药物（Ⅱa 抑制剂）更强。它可有效抑制凝血酶的生成，但对已经形成的血凝块中的凝血酶没有作用（参见第 18 章）。磺达肝癸钠（一种肠胃外应用的戊多糖）是与 LMWH 依诺肝素进行过对照研究的Ⅹa 因子抑制剂[25]。这些试验的目的以依诺肝素的标准剂量评测磺达肝癸钠的最小有效剂量，以在等效性的前提下最大程度减少出血并发症。在 OASIS 5 研究中，磺达肝癸钠达到了非劣效终点（9 天），与 LMWH 相比降低了几乎一半的大出血事件，30 天和 6 个月时死亡率亦有降低（参见第 18 章）。但是，有证据表明其可能增加导管相关的血栓事件率。磺达肝癸钠不能阻断Ⅱa 因子，在阻断导管相关的接触性血栓方面不如 UFH 有效。将低剂量的 UFH 与磺达肝癸钠联用对于预防导管相关的血栓形成可能是必要的，但是这种方法尚未在大规模临床试验中得到验证。磺达肝癸钠已被批准在美国以外的 ACS 患者中使用，因出血并发症发生率低及其易于操作的优势，可用于社区医院或那些非介入治疗患者。但对于需要进行转运 PCI 的患者通常会转换为另一种抗凝药物，通常为 UFH。

直接凝血酶抑制剂

直接凝血酶抑制剂（水蛭素、阿加曲班、比伐卢定）不需要辅助因子激活，直接抑制现有的凝血酶，但不抑制凝血瀑布反应中更上游的因子。第 18 章将讨论比伐卢定在 MI 患者中的应用。

其他改善缺血的药物

除了旨在恢复血流通畅，预防血栓形成和心律失常并发症的治疗，其他辅助治疗目的还在于缓解氧供与氧需不平衡造成的缺血症状。

硝酸酯类药物

硝酸酯类药物的潜在益处包括扩张大冠状动脉和小动脉，有助于改善缺血区域的灌注；扩张静脉系统，减少前负荷和心室容积，并降低肺毛细血管楔压；同时还会扩张全身性动脉系统从而降低后负荷。总体来看，这些改变通过降低室壁张力和心肌氧耗减少心绞痛发作。尽管具有这些潜在的有利作用，两个大规模临床试验中发现与安慰剂对照比较，常规使用硝酸酯类药物并未显示出改善主要不良心血管事件的有益作用。因此，硝酸酯类药物仅应在急性期用于控制高血压或心力衰竭，或用于缓解心绞痛症状。由于无症状者长期经验性使用并无明显获益，除非持续存在心绞痛或心力衰竭，硝酸酯类药物使用不应超过心肌梗死后的第一个 48 小时。

钙通道阻滞剂

急性心肌梗死患者不建议常规使用钙通道阻滞剂，因为汇总各类证据并未显示出获益，反而表现出不利的趋势。

β 受体阻滞剂

β 受体阻滞剂对 MI 患者的治疗效果可分为即刻（梗死早期）和长期作用。即刻静脉内应用 β 受体阻滞剂可降低心脏指数、心率和血压，并减少心肌氧耗。除上述静脉 β 受体阻滞剂的有益效果以外，在某些患者可能存在潜在的有害作用，导致当前指南未推荐在 MI 早期对大多数患者静脉内应用 β 受体阻滞剂。

已有超过 52 000 名急性 MI 患者参加了 β 受体阻滞剂相关的随机对照临床试验。然而这些研究大多是在再灌注治疗广泛应用之前的时代进行，许多患者在 MI 的恢复期使用了 β 受体阻滞剂。上述再灌注前时代的研究数据表明 β 受体阻滞剂有降低死亡率、再梗死和心搏骤停的趋势。在再灌注治疗时代，溶栓治疗的同时给予静脉 β 受体阻滞剂并不能降低死亡率，但确实降低了复发性缺血事件的发生。在一项纳入 45 852 例患者的大规模随机对照研究中，MI 患者在发病 24 小时内被随机分配至美托洛尔或安慰剂对照组，美托洛尔组序贯给药，5 ～ 15 mg 静脉推注，然后口服 200 mg/d，结果发现美托洛尔组患者死亡、再梗死或心搏骤停的复合终点发生率与安慰剂组相比无差异，但再梗死和心室颤动的发作显著减少，每治疗 1000 名患者能减少 5 例终点事件的发生。然而，每治疗 1000 名这样的患者，美托洛尔组又额外多发生 11 例心源性休克发作。患有中至重度左心功能不全（Killip Ⅱ级或更高）的患者发生心源性休克的风险最大。

因此，尽管有确定证据支持 β 受体阻滞剂用于治疗慢性心力衰竭患者，但尚无明确证据支持在所有心肌梗死患者常规使用 β 受体阻滞剂[26]。尽管如此，由于越来越多的证据提示早期应用 β 受体阻滞剂可能对 MI 患者有益，目前的专业指南推荐在无禁忌证的患者 MI 发作前 24 小时内口服 β 受体阻滞剂。如果患者存在心律失常或高血压，而无心力衰竭和（或）低心排血量，无明显增加的休克风险，且无其他相对禁忌证，那么静脉应用 β 受体阻滞剂也是合理的。此外，开始对 β 受体阻滞剂有禁忌证（例如心力衰竭）的患者，应在 24 小时后重新评估口服 β 受体阻滞剂的指征。β 受体阻滞剂可能对于那些存在残余未血运重建的严重冠状动脉狭窄的患者，或在 MI 后早期有复发性缺血或快速性心律失常的患者特别有效。

因此专业指南中建议除非存在禁忌证，β 受体阻滞剂应早期用于急性心肌梗死患者，并用于随后的二级预防。但是，在当前指南中，对于那些左心室射血分数正常，没有心绞痛发作，或不存在需要 β 受体阻滞剂治疗的高血压或心律失常的 MI 者，尚无明确的循证医学证据支持其合适的用药持续时间。

冠状动脉血运重建

冠状动脉血运重建的目标是恢复缺血性心肌的灌注，并减少狭窄和斑块破裂部位再次阻塞的风险。在 STEMI 中，急诊血运重建旨在减轻缺血性损伤并最大程度地减少心肌梗死并发症（参见第 17 章）。血运重建的主要目标是开通闭塞的罪犯病变，非罪犯病变是否需要同期治疗仍存在争论，一些相关临床研究正在进行。许多患者在冠状动脉的其他部位还有病变，当前指南建议在直接 PCI 时仅对罪犯病变进行血运重建，但最近的一项中等规模的研究提示完全性的血运重建可能有助于改善预后（CvLPRIT 研究）[27]。更大规模的 COMPLETE 研究（NCT01740479）正在进行，该试验评价了非罪犯病变的分期血运重建策略。

NSTEMI 患者急诊血运重建的选择主要基于高危人群的识别（图 13-8；参阅第 16 章），以及进行性缺血或缺血并发症的治疗。其余患者可接受非急诊血管造影的治疗策略，或使用影像学方法鉴别隐匿性缺血（参见“鉴别隐匿性缺血”和第 30 章）。

识别隐匿性缺血

除治疗罪犯血管以外，预防非罪犯血管病变相关的再发缺血也是 MI 患者综合治疗的关键。通过介入评估那些未治疗的冠状动脉病变，或使用无创检查评价非罪犯病变的严重程度，有助于发现有缺血病变以进行必要的后续治疗。这些检查方法不是互相排斥的。然而对于 NSTEMI 患者，一种基于症状和负荷试验的名为“观察等待”的保守策略，已被证明效果劣于造影及必要时血运重建的治疗策略[21]。

隐匿性缺血的有创检查

使用压力导丝测量冠状动脉病变的血流储备分数（fractional flow reserve，FFR）以确定狭窄的功能学意义，既优于冠状动脉造影指导的策略，也优于单纯药物治疗[28-29]。高分辨率磁共振成像也可估算冠状动脉血流，但尚需较大规模临床试验验证（参见第 33 章）[30]。

隐匿性缺血的无创检查

超声灌注成像（参见第 31 章）、核素心肌显像（参见第 32 章）、磁共振成像（参见第 33 章）等多种无创检查方法均可用于检测隐匿性缺血。既往这些方法已被广泛研究，但主要针对的是稳定性冠心病患者[31]。上述每一种影像学技术均优于以前的活动平板检查，后者敏感度及特异度均较差（参见第 30 章）。

心律失常及机械并发症

MI 急性并发症的治疗应始于院前阶段，并延续至院内治疗全过程。治疗的核心原则在于减轻严重

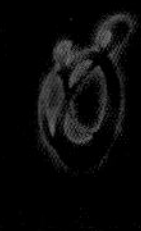

机械并发症的风险，预防并及时治疗危及生命的心律失常（框 13-5）。一旦出现严重并发症（如，严重心力衰竭、心输出量降低和心源性休克、亚急性心脏破裂），心肌损害往往难以逆转。

心律失常

心室颤动是梗死早期数小时内发生猝死的主要原因；因此，需要快速识别那些进展期的心肌梗死患者，并寻求经过培训并有条件心肺复苏的医生的帮助（参见第 5 章）。由于大部分基于医院的临床试验均排除了院前早期死亡的患者，因此流行病学研究具有一定难度。社区流行病学研究表明，与 STEMI 相关的死亡中有 60% ～ 73% 是在院外发生的，主要发生在心肌梗死后的前 1 ～ 2 小时内。切断急性 MI 与心脏性猝死之间的联系是心肌梗死治疗的核心目标。早期治疗的关键要素包括快速的院前心肺复苏和除颤。之后的心律失常（室性心动过速、心室颤动和心房颤动）可能是大面积的心肌坏死和损伤的后果；因此，有效而迅速的再灌注治疗对心律失常的预防至关重要。对于那些持续性心肌损伤和收缩功能降低的患者，植入式心脏（除颤）装置可能是有效的（参见第 28 章）。梗死后期出现的室性心律失常是持续性缺血、机械功能障碍和心力衰竭的标志，为提示预后不良的因素。

其他的心律失常和传导障碍通常在梗死的急性期出现，特别容易出现在心室功能受损的患者中，最常见的是新发心房颤动，其次是非持续性室性心动过速和心电传导异常（参见第 28 章）[32]。在心功能受损患者中，高度房室传导阻滞对于心源性死亡的预测作用比普通心动过速更高[32]。

机械并发症

即使应用当前的治疗方法，仍有许多患者会出现持续性的心肌损伤，导致机械性的收缩功能障碍及其相关并发症的发生。机械并发症，如心脏破裂和急性二尖瓣功能失常将在第 26 章讨论。此外，由缺血顿抑导致的心室收缩功能受损（参阅第 24 章）和不良重构，是心室扩大和机械功能障碍相关的室壁张力增加引起的不良后果。在此过程中发生的神经内分泌激活，与非缺血心肌的基因表达变化、钙调控异常、心肌细胞死亡和肥大有关，还与受累心肌的扩张相关。因此进一步机械功能障碍和室壁张力改变产生恶性循环导致心肌的适应不良或病理性重构（参阅第 36 章）。

框 13-5　心律失常及机械并发症的处理原则

- 抑制神经内分泌通路激活的适应性不良，以减轻心力衰竭和不良重构。
- 心律失常的识别和处理（包括持续性室性心律失常和心房颤动）。
- 辅助治疗以减轻症状。
- 辅助支持装置治疗机械性功能障碍和心力衰竭。
- 高血糖和高血脂的管理。
- 隐匿性缺血的识别和处理。
- 二级预防和康复。

心力衰竭是不良重构的最常见表现（参阅第 25 章），降低其远期不良影响的研究已经取得了实质性进展（参阅第 36 章）。不同阶段的干预均可能有助于减轻急性心肌梗死患者的心力衰竭风险：首先，通过及时血运重建最大限度地减少心肌损伤是 MI 治疗的核心原则。其次，减轻再灌注损伤将会缩小梗死最终累及的范围，新的减少再灌注损伤的治疗方法仍在研究中（参阅第 24 章）。最后，既往研究证实促进心肌愈合和防止受损心室的不良重构可降低心力衰竭的发生，特别是抑制神经内分泌激活的治疗已经取得了突破性进展。肾素-血管紧张素和醛固酮受体拮抗剂的应用已显著改善了有心力衰竭风险或已罹患心力衰竭的 MI 患者的预后和生活质量（参阅第 25 章和第 36 章）。对于心肌梗死后心力衰竭风险增加的患者，先于 β 受体阻滞剂早期应用上述药物是合理的。虽然如此，尽管在 MI 早期不推荐使用，但 β 受体阻滞剂在 MI 后缺血性心肌病引起的慢性心力衰竭的长期治疗中仍起着关键作用（参见第 25 章）。

心室辅助装置最初用于提高心输出量并稳定血流动力学的急性衰竭状态，是过渡至最终确定有效的治疗方法（通常是心脏移植）的桥梁。心室辅助装置仍然面临着重要挑战，包括感染、出血和卒中，但未来发展将允许辅助装置小型化，以利于作为一种长期植入人体的“终点治疗”方法（参见第 27 章）。

急性期的辅助疗法

降脂药物

降脂治疗对二级预防的长期获益已经得到公认，他汀类药物的指南推荐级别为 I 类推荐[33-34]。meta

分析发现，与中-低剂量的他汀类药物治疗相比，大剂量他汀类药物可以进一步减少远期心血管死亡、MI、缺血性卒中和再次血运重建[33]。住院早期启动降脂治疗可改善急性心肌梗死患者的治疗依从性，因此被推荐用于所有无禁忌证的心肌梗死患者。此外，早期应用他汀类药物还可能有助于降低斑块易损性及介入并发症的发生率，从而带来更多的临床获益。降脂治疗应用于远期二级预防将于第 34 章详细讨论。

高血糖的处理

高血糖在 STEMI 和 NSTEMI 的急性期常见，无论对于糖尿病还是非糖尿病患者来说都是远期预后不良的预测指标。虽然在梗死早期，由于儿茶酚胺和其他刺激性因素血糖可急剧升高，但也有可能提示存在未识别的糖尿病和糖耐量受损。糖尿病和糖耐量异常的首发表现也可能在 MI 过程中出现。因此指南建议对所有早期出现血糖升高的患者进行快速血糖和糖化血红蛋白的测定，并在怀疑糖尿病时进行口服葡萄糖耐量检查[5]。临床研究已经证实应用胰岛素纠正血糖升高的获益，但同时也有一些有争议的结果[35]。

在两项大规模的临床研究发现使用葡萄糖、胰岛素加钾的药物组合未显示出获益，而强化胰岛素治疗可能会在危重患者中导致低血糖相关的并发症。尽管缺乏大规模研究的确切证据，指南仍建议谨慎但适度地控制血糖升高，并注意预防低血糖的治疗策略[4-5]。

二级预防和康复

动脉粥样硬化血栓形成是一种慢性疾病，其自然病史可随着时间分成不稳定期和相对静止期。急性心肌梗死患者出院后可能会误以为自己的疾病在完成血运重建后已经被治愈。然而，MI 患者的严重不良心血管事件的风险比无 MI 患者高 2 倍以上。因此，一些二级预防药物及措施需要在住院期间启动，并维持至出院以后，包括抗栓、降脂以及应对神经内分泌激活的药物（参见第 34 章）。

治疗持续时间

动脉粥样硬化血栓形成是一种慢性疾病，通常广泛累及整个动脉系统，可能伴有众多的非阻塞性病变。然而，这些非阻塞性病变可能在未来引起阻塞（冠心病患者的纵向研究提示，其后续发生的事件中约有 50% 是由非罪犯病变引起的）（参见第 10 章）[36]。由于这些原因，急性 MI 患者进行长期二级预防治疗很有必要。

降脂治疗、阿司匹林、血管紧张素转换酶抑制剂、血管紧张素受体拮抗剂和肾素抑制剂等药物治疗应该是维持终身的。但对于心肌梗死第 1 年以后的双联抗血小板治疗方案，应在综合考虑血栓及出血风险、成本及可获得性的情况下，权衡每位患者的获益与风险后应用（参阅第 35 章）[37-38]。

生活方式改变和心脏康复

心肌梗死患者的远期预后不仅受到原发事件和心肌损伤程度的影响，还受到所有危险因素的影响，但人们对于梗死后长期风险的累积影响常常认识不足。例如，对于住院 NSTEMI 患者，其 5 年死亡或 MI 事件中的 80% 以上发生在出院以后（图 13-8）[39]。

通过改变生活方式以降低心血管风险较难实施，更难于维持。戒烟和康复计划的监控是改进二级预防干预质量的实际例子。生活方式的关键干预措施包括戒烟、血压控制、饮食和血糖调节、减轻体重和运动。不幸的是，许多患者无法进行根本性的改变，只有很少数人真正完成了这些项目。患者对于二级预防治疗的依从性是长期预防的关键目标[5]。

肥胖是几乎所有工业化社会的重要问题，仅仅提供饮食方面的建议效果非常有限。最近针对重度肥胖患者和 2 型糖尿病患者进行减肥手术的研究表

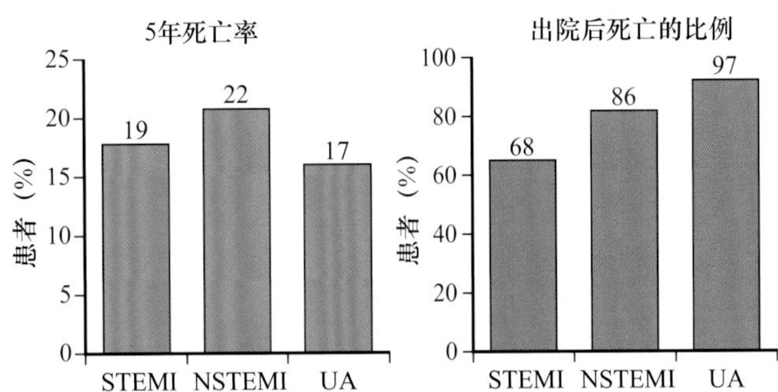

图 13-8 ST 段抬高型心肌梗死（STEMI）、非 ST 段抬高型心肌梗死（NSTEMI）或不稳定型心绞痛（UA）患者出院后的 5 年事件发生率，来自大规模国际多中心 GRACE 注册研究的证据。总体而言，随访到 5 年时大约有 1/5 的患者死亡，大部分的事件发生在出院以后。（From Fox KAA，et al：Underestimated and under-recognized：the late consequences of acute coronary syndrome［GRACE UK—Belgian Study］. Eur Heart J 31：2755，2010.）

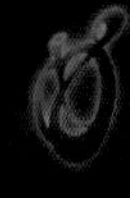

明，其不仅可以减轻体重，而且可以逆转糖耐量异常[40]。然而这种手术方法不适用于大多数发生 ACS 事件后的患者。

以运动为基础的康复计划不仅可以改善与健康相关的生活质量，还可以减少此后心血管事件的风险（参阅第 34 章）[4-5]。

未来展望

至少对于那些幸存下来并获得治疗的患者，目前的治疗措施已经从根本上改善了 MI 后的结局。病死率进行性下降，且在时间顺序上与关键的循证医学支持的治疗方法临床应用有关。当然还有许多工作要做，特别是降低院前死亡率以及 MI 后的远期风险。

在心肌梗死的治疗中，早期识别斑块破裂风险从而预防血栓形成、血管闭塞及后续进展的心肌梗死，是一个关键但仍未解决的问题。存在斑块破裂但不伴有冠状动脉闭塞的情况在临床上比破裂者发生率更高、更普遍，继而在临床上表现为 MI（参见第 3 章）。血管镜、血管内超声（虚拟组织学）和尸检研究发现，斑块破裂可能发生在冠状（和全身）动脉系统的多个部位，而其中许多破裂事件都是隐性发生而并无临床表现。这些斑块破裂可能会自我修复而并无可探查到的血栓并发症，但可能参与冠状动脉粥样硬化病变的进展（第 10 章）[41-42]。如果可以早期识别并治疗这些易损斑块，将颠覆心肌梗死的救治[43]。

当前的研究主要聚焦于早期识别那些不稳定的斑块，即所谓的“易损斑块”。但迄今为止，这种易损斑块的识别和治疗还没有进入临床实际应用[44]。例如联合应用正电子发射断层成像（positron emission tomography，PET）与计算机断层成像（computed tomography，CT）用于高危斑块的识别（图 13-9）[45]。如何识别易损患者仍是研究中面临的挑战，但是近期有关炎症、修复和心肌细胞损伤生物标志物的研究进展，为 MI 的治疗、预防以及管理方面的新兴研究指明了方向（参见第 8 章）。

在急诊心脏病学中，已经有大量的试验证据和一致的临床指南推荐。但是对于药物治疗，急诊医生和急诊心脏病专家面临着多种选择和挑战，在对于循证医学证据的使用方面存在重大分歧，尤其是对于合并症多、体质弱以及某些种族和社会经济群体。从社会角度来看，与其他选择性的治疗方案相

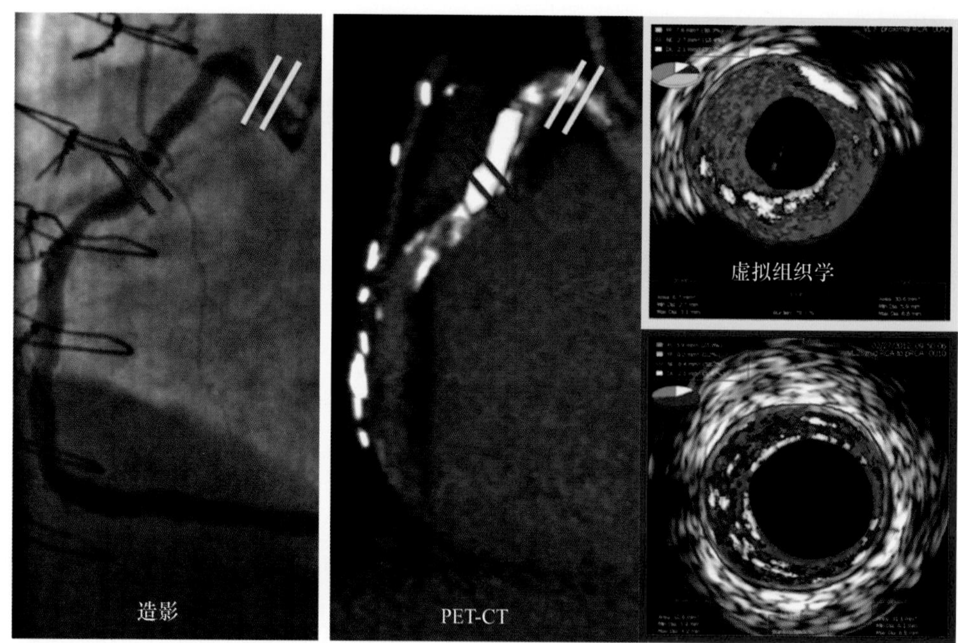

图 13-9　冠状动脉造影（左图）显示病变弥漫，但无闭塞性病变。结合正电子发射断层成像-计算机断层成像（PET-CT）显示大量钙化（致密的白色病变）和两处动脉粥样硬化病变。血管内超声（IVUS）进行的虚拟组织学检查显示 18F-NaF 阴性斑块（上方黄框），提示斑块主要是纤维脂质成分（绿色），伴部分钙化（白色），但几无坏死。18F-NaF 阳性斑块（下方红框）显示微量钙化（白色）和大的坏死核（红色）。急性冠脉综合征后斑块破裂部位显示为 18F-NaF 阳性斑块。（From Joshi NV，et al：18F-fluoride positron emission tomography for identification of ruptured and high-risk coronary atherosclerotic plaques：a prospective clinical trial. Lancet 383：705，2014.）

比，那些符合指南Ⅰ类推荐的治疗能带来更大的潜在获益。解决这一问题需要更好的质量改进项目、组织上的改变以及足够的资金支持[40]，不仅面临相当大的挑战，更有进一步的发展空间。

经典参考文献

Eikelboom JW, et al.: Adverse impact of bleeding on prognosis in patients with acute coronary syndromes, *Circulation* 114:774, 2006.

The Clopidogrel in Unstable Angina to Prevent Recurrent Events Trial Investigators: Effects of clopidogrel in addition to aspirin in patients with acute coronary syndromes without ST-segment elevation, *N Engl J Med* 345:494, 2001.

ISIS-2 (Second International Study of Infarct Survival) Collaborative Group: Randomised trial of intravenous streptokinase, oral aspirin, both, or neither among 17,187 cases of suspected acute myocardial infarction: ISIS-2 (Second International Study of Infarct Survival) Collaborative Group, *Lancet* 2:349, 1988.

The Risk Group: Risk of myocardial infarction and death during treatment with low dose aspirin and intravenous heparin in men with unstable coronary artery disease, *Lancet* 336:827, 1990.

Salomaa V, et al.: Decline in out-of-hospital coronary heart disease deaths has contributed the main part to the overall decline in coronary heart disease mortality rates among persons 35 to 64 years of age in Finland. The FINAMI Study, *Circulation* 108:691, 2003.

参考文献

1. Jollis JG, et al.: Systems of care for ST-segment-elevation myocardial infarction: a report from the American Heart Association's mission: lifeline, *Circ Cardiovasc Qual Outcomes* 5:423, 2012.
2. Weisfeldt DT, et al.: Survival after application of automatic external defibrillators before arrival of the emergency medical system, *J Am Coll Cardiol* 55:1713, 2010.
3. Lloyd-Jones D, et al.: Executive summary: Heart disease and stroke statistics – 2010 update: a report from the American Heart Association, *Circulation* 121:948, 2010.
4. O'Gara PT, et al.: 2013 ACCF/AHA Guideline for the management of ST-elevation myocardial infarction: executive summary: a report of the American College of Cardiology Foundation/American Heart Association Task Force on Practice Guidelines, *Circulation* 127:529, 2013.
5. Steg PG, et al.: Guidelines for the management of acute myocardial infarction in patients presenting with ST-segment elevation, *Eur Heart J* 33:2569, 2012.
6. Fox KAA, Huber KA: European perspective on improving acute systems of care in STEMI: we know what to do but how can we do it? *Nat Clin Pract Cardiovasc Med* 5:708, 2008.
7. Roe MY, et al.: Treatments, trends and outcomes of acute myocardial infarction and percutaneous coronary intervention, *J Am Coll Cardiol* 56:254, 2010.
8. Desta L, Jernberg T, Löfman I: Incidence, temporal trends, and prognostic impact of heart failure complicating acute myocardial infarction: the SWEDEHEART Registry (Swedish Web-System for Enhancement and Development of Evidence-Based Care in Heart Disease Evaluated According to Recommended Therapies): a study of 199,851 patients admitted with index acute myocardial infarctions, 1996 to 2008, *J Am Coll Cardiol Heart Failure* 3:234, 2015.
9. Lamberts M, et al.: Oral anticoagulation and antiplatelets in atrial fibrillation patients after myocardial infarction and coronary intervention, *J Am Coll Cardiol* 62:981, 2013.
10. Myocardial Ischaemia National Audit Project (MINAP) UK: How the NHS cares for patients with heart attack. Annual Public Report April 2013–May 2014. http://www.ucl.ac.uk/nicor/audits/minap/documents/annual_reports/minap-public-report-2014.
11. Hanssen M, et al.: French Registry on acute ST-elevation and non ST-elevation myocardial infarction 2010. FAST-MI 2010, *Heart* 98:699, 2012.
12. Schiele F, et al.: Reperfusion strategy in Europe: temporal trends in performance measures for reperfusion therapy in ST-elevation MI, *Eur Heart J* 31:2614, 2010.
13. Gale CP, et al.: Resolving inequalities in care? Reduced mortality in the elderly after acute coronary syndromes. The Myocardial Ischaemia National Audit Project 2003 – 2010, *Eur Heart J* 33:630, 2011.
14. Thygesen K, et al.: the Writing Group on behalf of the Joint ESC/ACCF/AHA/WHF Task Force for the Universal Definition of Myocardial Infarction. Third universal definition of myocardial infarction, *Eur Heart J* 233:2551, 2012.
15. Cabello JB, et al.: Oxygen therapy for acute myocardial infarction, *Cochrane Database Syst Rev* 16:CD007160, 2010.
16. Amin ST, et al.: Dynamic TIMI risk score for STEMI, *J Am Heart Assoc* 2:e003269, 2013.
17. Fox KAA, et al.: Should patients with acute coronary disease be stratified for management according to their risk? Derivation, external validation and outcomes using the updated GRACE risk score, *BMJ Open* 21:4, 2014.
18. Fox KAA, on behalf of the GRACE Investigators, et al.: Intervention in acute coronary syndromes: do patients undergo intervention on the basis of their risk characteristics? The Global Registry of Acute Coronary Events (GRACE), *Heart* 93:177, 2007.
19. Amsterdam EA, et al.: AHA/ACC guideline for the management of patients with non-ST-elevation acute coronary syndromes: a report of the American College of Cardiology/American Heart Association Task Force on Practice Guidelines, *J Am Coll Cardiol* 64:e139, 2014.
20. Hamm CW, et al.: ESC guidelines for the management of acute coronary syndromes in patients presenting without persistent ST-segment elevation. The Task Force for the management of acute coronary syndromes (ACS) in patients presenting without persistent ST-segment elevation of the European Society of Cardiology (ESC), *Eur Heart J* 32:2999, 2011.
21. Fox KAA, for the FIR Collaboration, et al.: Long-term outcome of a routine versus selective invasive strategy in patients with non–ST-segment elevation acute coronary syndrome: a meta-analysis of individual patient data, *J Am Coll Cardiol* 55:2435, 2010.
22. Jneid H, et al.: 2012 ACCF/AHA focused update of the guideline for the management of patients with unstable angina/non-ST-Elevation Myocardial Infarction (Updating the 2007 Guideline Cardiology Foundation/American Heart Association Task Force on Practice Guidelines and Replacing the 2011 Focused Update) : A Report of the American College of Cardiology Foundation/American Heart Association Task Force on Practice Guidelines, *Circulation* 126:875, 2012.
23. Wiviott SD, et al.: Prasugrel versus clopidogrel in patients with acute coronary syndromes, *N Engl J Med* 357:200, 2007.
24. Wallentin L, et al.: Ticagrelor versus clopidogrel in patients with acute coronary syndromes, *N Engl J Med* 361:1045, 2009.
25. Mehta SR, et al.: Antithrombotic therapy with fondaparinux in relation to interventional management strategy in patients with ST and non-ST segment elevation acute coronary syndromes. An individual patient-level combined analysis of the Fifth and Sixth Organization to Assess Strategies in Ischemic Syndromes (OASIS 5 and 6) Randomized Trials, *Circulation* 118:2038, 2008.
26. Bangalore S, et al.: Clinical outcomes with β-blockers for myocardial infarction: a meta-analysis of randomized trials, *The American Journal of Medicine* 127:939, 2014.
27. Gershlick AH, et al.: Randomized Trial of Complete Versus Lesion-Only Revascularization in Patients Undergoing Primary Percutaneous Coronary Intervention for STEMI and Multivessel Disease: The CvLPRIT Trial, *J Am Coll Cardiol* 65:963, 2015.
28. Tonino PAL, et al.: Fractional flow reserve versus angiography for guiding percutaneous coronary intervention, *N Engl J Med* 360:213, 2009.
29. De Bruyne B, et al.: Fractional flow reserve–guided PCI versus medical therapy in stable coronary disease, *N Engl J Med* 367:991, 2012.
30. Chiribiri A, et al.: Assessment of coronary artery stenosis severity and location: quantitative analysis of transmural perfusion gradients by high-resolution MRI versus FFR, *J Am Coll Cardiol Img* 6:600, 2013.
31. Garcia-Garcia HM, et al.: Imaging plaques to predict and better manage patients with acute coronary events, *Circ Res* 114:1904, 2014.
32. Bloch Thomsen PE, et al.: Long-term recording of cardiac arrhythmias with an implantable cardiac monitor in patients with reduced ejection fraction after MI, *Circulation* 122:1258, 2010.
33. Reiner Z, et al.: ESC/EAS Guidelines for the management of dyslipidaemias. The Task Force for the management of dyslipidaemias of the European Society of Cardiology (ESC) and the European Atherosclerosis Society (EAS), *Eur Heart J* 32:1769, 2011.
34. Stone NJ, et al.: 2013 ACC/AHA guideline on the treatment of blood cholesterol to reduce atherosclerotic cardiovascular risk in adults. A report of the American College of Cardiology/American Heart Association Task Force on Practice Guidelines, *Circulation* 129:S1, 2014.
35. De Caterina R, et al.: Glycaemic control in acute coronary syndromes: prognostic value and therapeutic options, *Eur Heart J* 31:1557, 2010.
36. Stone GW, et al.: A prospective natural-history study of coronary atherosclerosis, *N Engl J Med* 364:226, 2011.
37. Colombo A, Chieffo A: Dual antiplatelet therapy after drug-eluting stents — how long to treat? *N Engl J Med* 371:2225, 2014.
38. Bonaca MP, et al.: Long-term use of ticagrelor in patients with prior myocardial infarction, *N Engl J Med* 373:1274, 2015.
39. Fox KAA, et al.: Underestimated and under-recognized: the late consequences of acute coronary syndrome (GRACE UK – Belgian Study), *Eur Heart J* 31:2755, 2010.
40. Ricci C, et al.: Early impact of bariatric surgery on type II diabetes, hypertension, and hyperlipidemia: a systematic review, meta-analysis and meta-regression on 6,587 patients, *Obes Surg* 4:522, 2014.
41. Baber U, et al.: Prevalence, impact and predictive value of detecting subclinical coronary and carotid atherosclerosis in asymptomatic adults: The Bioimage study, *J Am Coll Cardiol* 65:1065, 2015.
42. Uchida Y: Recent advances in coronary angioscopy, *J Cardiol* 57:18, 2011.
43. Finn AV, et al.: Concept of vulnerable/unstable plaque, *Arterioscler Thromb Vasc Biol* 30:1282, 2010.
44. Jo JA, et al.: Simultaneous morphological and biochemical endogenous optical imaging of atherosclerosis, *Eur Heart J Cardiovasc Imaging* 16:910, 2015.
45. Joshi NV, et al.: 18F-fluoride positron emission tomography for identification of ruptured and high-risk coronary atherosclerotic plaques: a prospective clinical trial, *Lancet* 383:705, 2014.

14 临床实践 / 争议

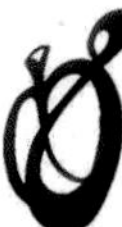

ST 段抬高型心肌梗死患者再灌注治疗及转运策略的选择

Kevin R. Bainey and Paul W. Armstrong
吴超 译 高晓津 审校

病例展示

一位 57 岁男性，因剧烈胸痛 1.5 小时，于凌晨 4 点被送至一家无法行急诊经皮冠状动脉介入治疗（primary percutaneous coronary intervention，PPCI）的社区医院。患者既往有明确的高血压病史。患者妻子拨打了“911”急救电话，在医护人员接诊的第一时间，患者血流动力学稳定。心脏查体中，患者于胸骨角上方测量颈静脉压力为 7 cmH_2O，且可闻及第三心音。肺部体征则为双下肺湿啰音。救护车接诊 10 分钟内完成了心电图检查，结果为大范围前壁 ST 段抬高型心肌梗死，不伴基线 Q 波形成。尽管当时正值严冬，医护人员评估经急救系统（emergency medical service，EMS）转运至可行 PCI 医院的时间为 60 分钟。而初诊医院可行替奈普酶（tenecteplase，TNK）治疗。

引言

在当前循证医学时代，STEMI 的发病率及死亡率显著下降（见第 2 章）。这一趋势伴随着梗死面积的减小和左心室功能的改善，主要是通过及时、有效的再灌注治疗来实现的（见第 13 章）。而且，公众教育的提高使得患者更早就医，由训练有素、装备精良的医护团队迅速做出急救反应共同提高了该领域的疗效。此外，在合适的患者、合适的时间、合适的地点，运用最佳的再灌注治疗方式，已经被整合成流程化的模式，这一举措提升了急性 ST 段抬高型心肌梗死（ST-segment elevation myocardial infarction，STEMI）患者的治疗效果（见第 5 章）。

早期危险因素评估有助于诊断，并指导使用合适的现代药理学和（或）侵入性治疗策略，这是理想的以患者为中心的治疗措施的关键因素（见第 11 章）。然而，在许多国家，普遍的临床观点是急诊 PCI 不仅是由指南 I 类推荐的优选再灌注治疗方案（假定急诊 PCI 可以迅速地在有经验且全天 24 小时可行该操作的医院进行），而且应成为唯一方案。虽然目前相当一部分患者可以及时在这样的中心行 PPCI 治疗，但想在绝大多数 STEMI 患者（比如那些被送往无法行 PCI 的治疗中心的患者，如前病例所述）中达成这一目标有更大的挑战性。将大部分

STEMI患者安置于其所属地，在任意时间及时地让患者行PPCI，转运事宜和总缺血时间（定义为症状发生至行有效再灌注治疗的延迟时间）仍然存在严峻的管理方面的挑战。因为STEMI预后的关键因素是总缺血时间，然而大量证据说明在许多为行急诊PCI而转运的患者中，被推荐的治疗时间窗总是被超出，故需要去探索另外的治疗策略。药物介入治疗（pharmacoinvasive，PI）策略目前被认为是一种合理的选择。

本章旨在为需要转运至可行PCI医院的STEMI患者其再灌注治疗策略的选择提供见解。正如2004年第一次由美国心脏病学基金会/美国心脏协会（American College of Cardiology Foundation/American Heart Association，ACCF/AHA）发布的STEMI指南，这些意见与STEMI推荐方法的4个关键部分一致，即：① STEMI患者的基线风险；②溶栓治疗的风险；③首次医疗接触时间；④成功施行专业急诊PCI所需的时间。

延迟转运患者行急诊经皮冠状动脉介入再灌注治疗的因素

患者在大型专科中心快速行急诊PCI预后极佳。然而，无法前往PCI中心的患者对延迟治疗极为敏感，这可能会抵消治疗所带来的临床获益（图14-1，亦可参见第5章）。

患者延迟

虽然我们已在全球公共教育中付出努力，许多患者仍然在症状发生约1～2小时内没有就医[1-2]。已有一份关于那些最可能延误治疗的患者的资料，表明此类人群更有可能是老年人、妇女、糖尿病患者、非洲人或社会经济地位较低的人[3-4]。近6000例自症状发生6小时内接受PPCI的患者临床试验数据强调了及早就医对老年人愈发重要；尽管总体人群中仅17%的患者年龄超过65岁，但这部分患者中死亡人数占总死亡人数的64%[5]。另一个问题与患者转运至医疗中心的选择有关。由于至少50%的患者不使用EMS而是自发前往最近的急诊[6]，从而更容易进一步延迟诊断和治疗（见图5-12）。ACTION-GWTG注册研究发现仅有60%的STEMI患者启动EMS。自发转运的患者更有可能是年轻人、男性、血流动力学稳定和有较少合并症的患者。我们需要关注持续更久的缺血时间和进一步的治疗延迟，这易使患者预后不良[7]。

院前系统延迟

在直接启动EMS的患者中，将其转运至具备PCI能力的医院仍具挑战。目前已经尝试将这些患者绕过非PCI医院而直接送往地区内推荐的PCI中心；

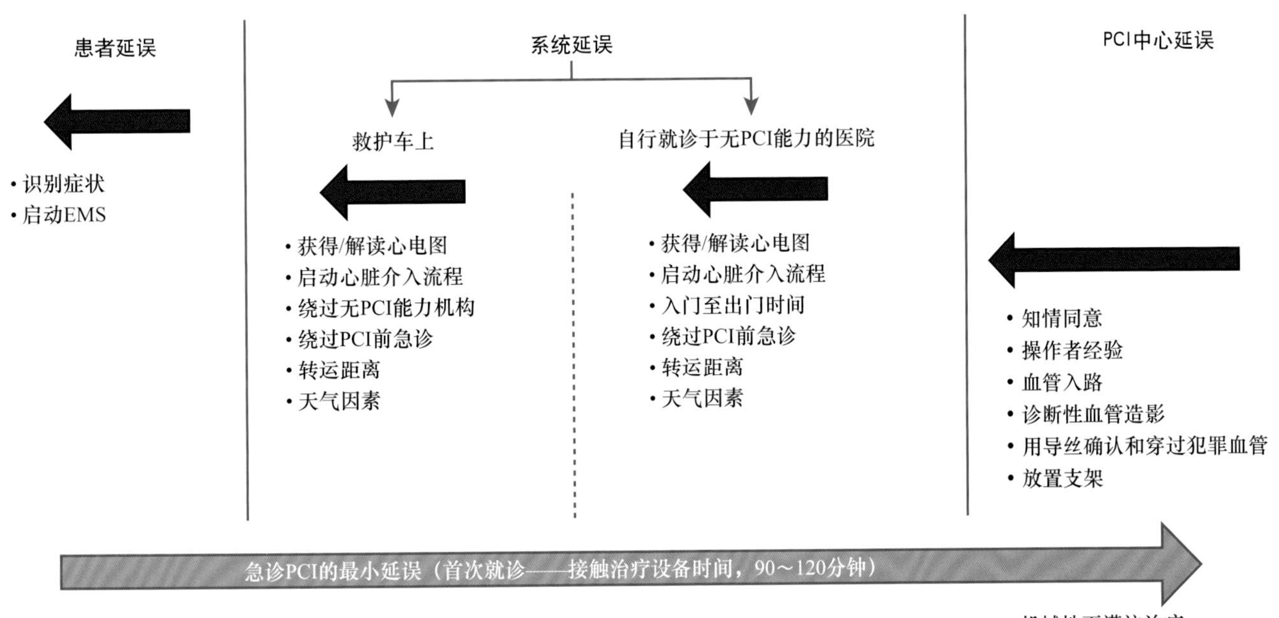

图14-1 STEMI行急诊PCI的转运延误构成因素。鼓励救护车接诊患者后绕过非PCI医院，直接前往PCI医院。但转运仍可能会导致救护车运送到无PCI能力的医院，这会带来进一步的延误。EMS，紧急医疗服务

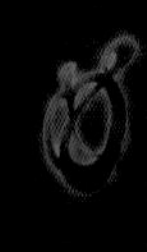

然而这类患者中仍有80%无法在90分钟内行PPCI（见第5章）[8]。尽管国家努力降低急诊PCI的治疗时间，一项来自ACTION-GWTG注册研究（包含了自2008—2011年“任务：生命线”计划的患者）的超过12 000例STEMI患者的分析发现，跳过急诊这一流程很少实行（10.5%），就算实行也主要是在常规工作时间。跳过急诊的患者首次接受治疗的时间会缩短，但缩短的时间对校正后院内死亡率的改善微乎其微［比率比（odds ratio，OR）：0.69；95%可信区间（confidence interval，CI）：0.45 ～ 1.03；$P = 0.07$］[9]。

丹麦一项重要的由EMS转运行PPCI的6209例STEMI患者（35%由院前直接转运至PCI中心，其余患者从无PCI能力的医院转运）组成的观测性注册研究发现，患者远期死亡率［平均3.4年，四分位间距（interquartile range，IQR）：1.8 ～ 5.2］因系统延迟而增加（见图5-9）[10]。因此，当考虑到急诊PCI转运问题时，表现于系统延迟的总缺血时间的影响至关重要，且有预测价值。这些数据尤其重要，因为①它们揭示了丹麦国土面积小，转运车程短，急诊PCI设施充足，仍无法为绝大多数患者提供及时的急诊PCI治疗；②丹麦在进行转运策略的研究施行方面有着充足的经验，而这些转运策略对于急诊PCI的流程有着重大影响；③短期死亡率（院内，出院后30天甚至1年）对于评估再灌注治疗延迟的长期影响敏感度不足。这一问题将在下文“未来的展望”部分中进一步探讨。

院内系统延迟

在美国，多数STEMI患者没有被送往可行PCI的医院，因为在美国大部分医疗机构（约80%）没有行PCI的能力。对于那些自行前往无法行PCI的机构以及需要转运的患者来说，入院至球囊通过时间（门球时间，door-to-balloon times）仍远超出以提高获得尽早治疗机会（2007年的7.6%至2009年的18.7%）为目的的推荐时间（门球时间≤ 90分钟）[8]。通过2005年至2007年国家心血管病数据注册研究（National Cardiovascular Data registry，NCDR-CathPCI），Wang教授及其同事评估了超过115 000例STEMI患者，这些患者在美国全国范围内的790家医院接受了PPCI治疗[11]。这些人中，有25%是被转运至无PCI能力的医院。那些不得不进行转运的患者，其接受治疗的时间明显超过了指南推荐的时间限制，且中位“门球时间”超过了那些直接转运至PPCI中心患者的时间（中位时间149分钟 *vs.*79分钟）。只有10%的转运患者“门球时间”能在90分钟以内。ACTION注册研究GWTG回顾了超过20 000例可行溶栓治疗的患者，这些患者被送往无PCI能力的中心，其院间车程为30 ～ 120分钟[12]。这些人中，大部分患者（70.5%）被转运至PCI中心以行PPCI。令人失望的是，只有51.3%的患者可以达到ACC/AHA指南推荐的首诊至再灌注治疗需在120分钟以内的时间要求。图14-2根据转运的车程时间进行分层，展示了在规定再灌注治疗时间内接受治疗的患者比例。值得一提的是，在车程超过60分钟的患者中，只有52.7%的患者接受了溶栓治疗（见图14-2）。因此，这些由其他医疗机构转运的患者延迟获得及时急诊PCI治疗的现象持续存在，其占比仍然高得难以接受，并且不匹配当前的STEMI治疗指南[13]。

“转入至转出（Door-in-Door-out）”时间

介于上文提及的治疗延迟（即等待转运和急诊延迟），我们已开始将更多的精力放在减少从到达无法行PCI医院至转运到PCI机构的时间延迟[14]。2008年ACC/AHA《关于急性心肌梗死的临床实行方法》中推荐DIDO时间＜ 30分钟[15]。这一高质量的指标，是基于NCDR ACTION-GWTG注册研究的近15 000例初期就诊于无PCI能力医院随后进行转运的患者中评估而来的。这一人群中，中位DIDO

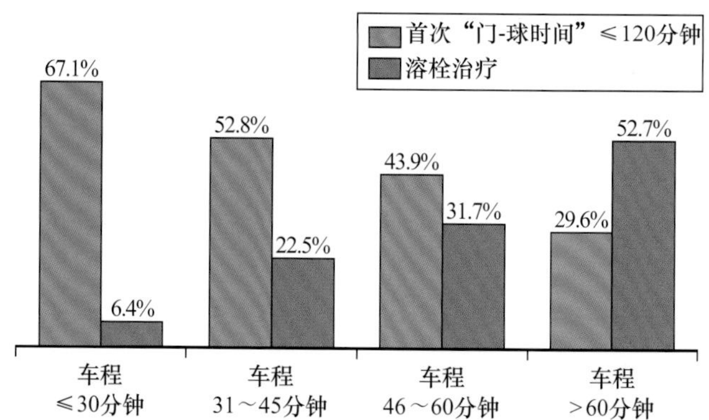

图14-2 “门-球时间”≤ 120分钟（蓝色柱状图）的患者与接受溶栓治疗患者（红色柱状图）的比例对比。上述比例由需要转运的STEMI患者的院间车程进行分类。这是一份来自美国国家心血管病数据注册研究的报告。（Data from Vora AN，et al：Fibrinolysis use among patients requiring interhospital transfer for ST-segment elevation myocardial infarction care：A report from the US National Cardiovascular Data Registry. JAMA Intern Med 175：207-215，2015.）

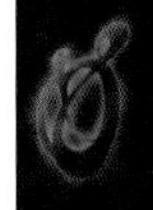

时间为 68 分钟（IQR 43 ～ 120 分钟），只有 11% 的患者的 DIDO 时间能在 30 分钟以内（见图 5-10）。DIDO 时间延长的预测因素包括高龄、女性、非常规工作时间就诊，以及非 EMS 转运抵达医院[16]。

转运模式

转运时间也受制于地理因素。即使在一个完善的 STEMI 转运系统里，只有那些转运车程仅 30 分钟的医院可以控制首次“入室至血运重建设备（door-to-device，D2D）”时间在 90 ～ 120 分钟以内（中位 D2D 时间，对于转运车程≤ 30 分钟的医院为 93 分钟，对于车程 31 ～ 45 分钟的医院为 117 分钟，若转运车程＞ 45 分钟的医院则为 121 分钟）[17]。为了帮助 STEMI 患者快速转运，人们已在航空转运领域进行探索，但没有取得一致的成功。在一项由俄亥俄州的辛辛那提进行的研究中，140 位患者由直升机从 16 家医院向半径 150 英里内的 6 家 PCI 中心进行转运，其目的是为行 PPCI。111 位患者最终接受了 PCI 治疗，其中 97% 的病例超过了 90 分钟的 D2D 时间（中位时间为 131 分钟）[18]。与地面转运相比，在不考虑转运车程距离方面，直升机转运延迟了 D2D 时间（对于转运车程 31 ～ 45 分钟的医院而言，直升机转运中位 D2D 时间为 125 分钟；而对于转运车程＞ 45 分钟的医院而言，中位时间为 138 分钟）[17]。

急诊 PCI 中心组织工作延迟

即使可以做到将患者快速转运至 PPCI 机构，使其尽早行 PPCI 的阻碍仍然存在。一项来自 NCDR CathPCI 注册研究的约 83 000 例 STEMI 患者的观察性研究（2009—2011 年）提到，14.7% 的患者由于知情同意、对血管入路及导丝穿过梗死相关血管的困难的担忧，接受 PPCI 的时间被延迟。意料之中的是，即使在校正基线风险数据之后，延迟行 PPCI 患者的院内死亡率，与无 PPCI 中心组织工作延迟的患者相比显著提高（15.1% *vs.* 2.5%，$P < 0.01$）[19]。这一发现强调了在大型的有 PPCI 经验的中心培养技能开发的重要性[20]，以及对试图在已有这些设施的地区建立小规模 PPCI 中心的警示。第 5 章内容讨论了如何在一个理想的 STEMI 系统里去制订将治疗延迟最小化策略的相关细节。

转运患者再灌注策略的选择

无论 STEMI 患者是在救护车上还是在社区医院，能满足将其转运至医疗机构的“万全之策”是不存在的。虽然需要敏感性和对社区现状及医院的了解去制订个体化方式，在 2004 年 ACC/AHA STEMI 指南中久负盛名的箴言仍是达到最佳实践效果的核心，即“合适、及时地运用某种方式的再灌注治疗可能比治疗选择更重要。最大的关注点是尽可能快地给予患者再灌注治疗。”正因如此，应用基于循证的再灌注策略选择以促进和维持高质量的再灌注治疗，尽量减小心肌损伤，避免不良的左心室重构，减少心肌梗死所致的机械并发症，是一线医师的主要职责（见第 13 章）。最好通过整合图 14-3 所示的各种因素来完成这一工作。

STEMI 风险指数的影响

因为在调整再灌注策略过程中，基线风险与从症状发生到再灌注治疗的时间有很强的关联性，认识到 STEMI 风险的广泛性是至关重要的。在心肌梗死国家注册研究（National Registry of Myocardial

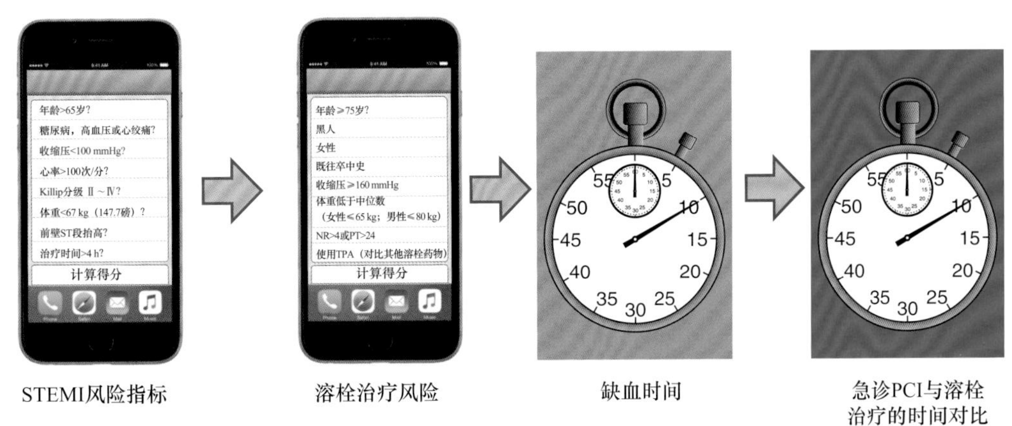

图 14-3　为需要转运至 PCI 能力医院的 STEMI 患者选择再灌注策略时需要考虑的 4 个关键因素

Infarction，NRMI）-3 中，Morrow 及其同事已证明其研究中的大部分 STEMI 患者为低危人群［即心肌梗死溶栓治疗临床试验（thrombolysis in myocardial infarction，TIMI）风险评分＜5 分］[21]。10 年后，在比利时的研究数据分析表示仅 18.5% 的患者为 TIMI 高危人群，从而证实了这一论点[22]。虽然在大部分病例中，接受 PPCI 的患者与接受溶栓治疗的患者相比其生存率没有差别［即那些接受急诊 PCI 的低危（0.3% *vs.* 0.4%，调整后 P 值＝0.60）、中危（2.9% *vs.* 3.1%，调整后 P 值＝0.30）的患者］，然而对于那些 TIMI 风险评分为高危的患者，接受急诊 PCI 的人群其院内生存率较接受溶栓治疗的人群有所提高（23.7% *vs.* 30.6%，调整后 *P* 值＝0.03）[22]。这些数据与丹麦多中心、随机的、关于比较急性心肌梗死行溶栓治疗和急诊血运重建研究（Danish Multicentre Randomized Study of Fibrinolytic Therapy vs. Primary Angioplasty in Acute Myocardial Infarction，DANAMI）-2 的 3 年随访结果高度契合，后者通过 TIMI 风险评分对患者基础风险进行分级（低危 TIMI 0～4 分，高危 TIMI ≥ 5 分）[23]。与溶栓治疗相比，只有高危患者通过 PPCI 有生存率获益（25.3% *vs.* 36.2%，*P* ＝ 0.02）（图 14-4），然而，大多数低危患者（74%）接受 PPCI 后无生存获益（8.0% *vs.* 5.6%）。

虽然接受 PPCI 治疗的 TIMI 高危患者有临床获益，其他的高危人群仍需进一步观察。对于出现血流动力学障碍的患者，“我们是否应对心源性休克患者的梗阻血管行紧急再血管化治疗（Should We Emergently Revascularize Occluded Coronaries for Cardiogenic Shock，SHOCK）”试验的二级分析证明，与用药后稳定且延迟行侵入性评估操作相比，早期冠状动脉造影和急诊血运重建［PCI 或者冠状动脉旁路移植术（coronary artery bypass graft，CABG）］可使患者获益。约 50% 的患者被随机分配至急诊血运重建之前接受溶栓治疗[24]。在 SHOCK 注册研究中，溶栓治疗联合主动脉内球囊反搏（intra-aortic balloon pump counterpulsation，IABP）可以降低院内死亡率[25]。因此，对于无法行血运重建以及转运至具备 PCI 能力医院所需时间过长的医院来说，溶栓治疗相对于即刻转运至 PCI 中心来说，似乎是一个合理选择。

虽然基线风险有着关键影响，先前没有任何研究表明这一关键变量与总缺血时间有联系。有争议的是，早期呈现大面积心肌梗死的患者，与晚期呈现大面积、但已存活超过高死亡风险时间窗的心肌梗死患者相比，前者有着最高的死亡率。这一生存偏差在介入前溶栓领域得到了充分阐述，其中症状发生 1 小时内的患者，88% 在入院前或入院时死亡（发病后 1 小时内的患者这一比例为 43%）[26-27]。因此，越来越多的人从先前研究数据认识到，在选择

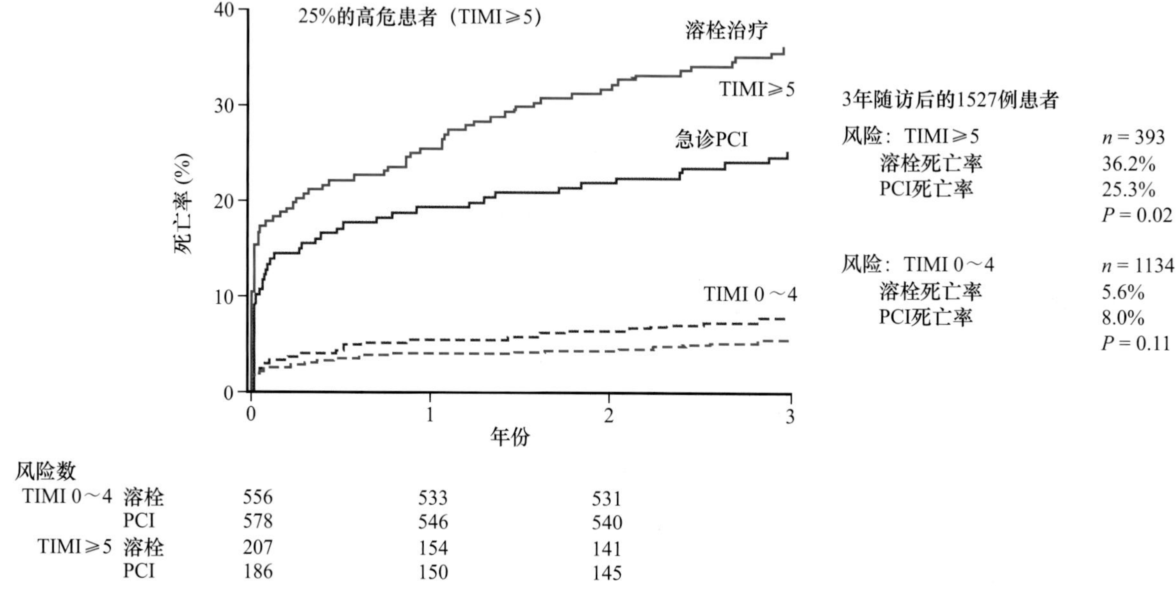

图 14-4　来自 DANAMI-2 研究的 3 年随访的数据。根据基线 TIMI 风险评分而划分的死亡结局。应注意到 25% 的患者 TIMI 风险评分≥ 5，急诊 PCI 对于此类人群有益，然后对于 75% 的研究人群表现出了相反的趋势。TIMI 风险评分 0～4 的患者标注为虚线，TIMI 风险评分≥ 5 的患者标注为实线。（Adapted from Thune JJ，et al：Simple risk stratification at admission to identify patients with reduced mortality from primary angioplasty. Circulation 112：2017-2021，2005；Figure 1.）

再灌注治疗策略时也要考虑有缺血风险的心肌面积，同时对于早期呈现大面积心肌梗死的患者（＜2～3小时）来说，更短时间实现首诊至再灌注治疗更为重要。基于Pinto及其同事的NRMI注册研究的分析，前壁心肌梗死（即大面积心肌梗死风险）的年轻患者若早期存在症状，应当考虑接受溶栓治疗，鉴于其与PPCI有同等获益（图14-5）[28]。在这方面，2012年欧洲心脏病学会（European Society of Cardiology，ESC）STEMI指南指明了首诊至再灌注治疗＜90分钟，对于这类患者是一个更佳的目标。这一推荐已被"心肌梗死后早期再灌注策略（Strategic Reperfusion Early After Myocardial Infarction，STREAM）"试验的分析结果所支持。这一试验将早期表现为STEMI患者随机分为药物联合介入治疗（pharmacoinvasive，PI）组和PPCI组，证实了在两组患者中，不考虑缺血风险区域前提下（由基线心电图定义），其死亡、心源性休克、再梗死的复合事件发生率相似[28a]。

溶栓风险的影响

急诊再灌注治疗策略选择的一个关键决策点，在于迅速评估溶栓的风险。第15章（见表15-5）总结了溶栓的禁忌证，包括颅内出血（intracranial hemorrhage，ICH）风险的增加。使用当代溶栓药物所致的ICH总发病率大约为1%[29]，这一结果必须融入到由先前溶栓研究确定的预测因素参与的药物再灌注治疗风险-获益分析之中（见第15章）。举例来说，在"链激酶与TPA在梗阻冠状动脉的全球运用（Global Utilization of Streptokinase and TPA for Occluded Coronary Arteries，GUSTO）-1"试验中，有既往卒中或短暂性脑缺血发作（transient ischemic attack，TIA）病史的患者，罹患ICH风险有所升高（5%～7%）[30]。ICH的独立预测因子，由1994—1995年间，"心血管合作项目"的超过30 000例医保患者的数据分析而来（ICH总风险率为1.43%）。这些独立预测因子被纳入到一项范围为0.69%（风险评分0～1分）至4.11%（风险评分≥5分）的风险评估之中（表14-1）[31]。

表15-5将溶栓的绝对禁忌证和相对禁忌证加以区分。对于有绝对禁忌证的患者，PPCI是唯一合理的选择，然而对于有相对禁忌证的患者，是否行溶栓治疗，需权衡心肌梗死风险和显著延迟行PPCI所带来的代价。非颅内出血的风险也应纳入考虑，但它的总发生率与急诊PCI人群相当或较低[29,32]。

但是，即使评估患者可行溶栓治疗，目前趋于主导的是对于"门球时间"和PPCI的关注，它们可导致不可预见的后果[33]。在一项大型NCDR注册研究中，22 481例患者可行溶栓治疗，其中有些被送往无PCI能力的医院，有些需要转运，仅29.5%接受了溶栓治疗[12]。而且，在大型急诊PCI中心，"转入至行溶栓治疗时间（门针时间，door-to-needle times）"似乎更长。对于如此简单的溶栓方法，我们称这种现象为"技能闭锁"[34-35]。溶栓治疗这一基本技能，

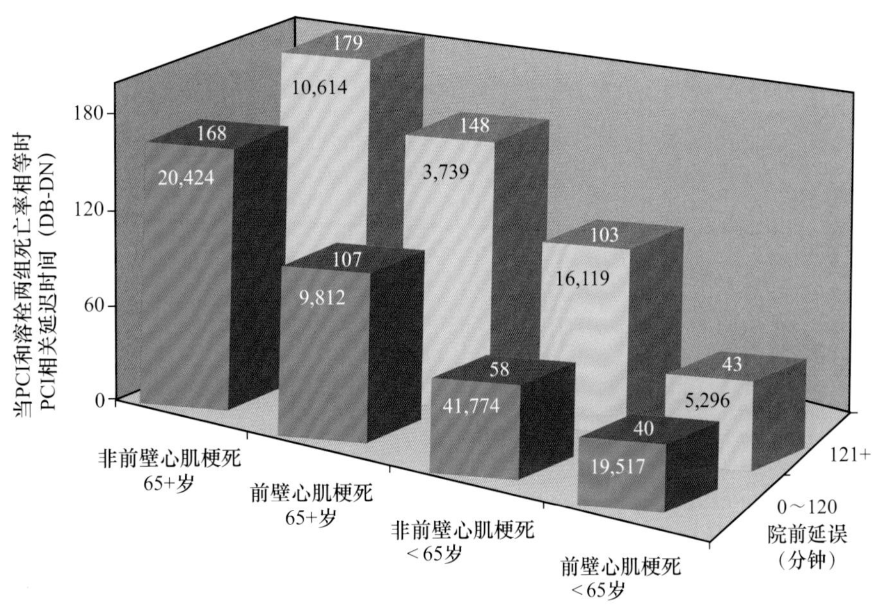

图14-5 当PCI和溶栓治疗死亡率相等时，心肌梗死区域、年龄、缺血时间对PCI相关延误的影响。注意前壁心肌梗死年轻患者的狭窄的PCI相关延误时间窗。DB-DN，门球时间，门针时间。（From Pinto DS，et al：Hospital delays in reperfusion for ST-elevation myocardial infarction：implications when selecting a reperfusion strategy. Circulation 114：2019-2025，2006；Figure 4.）

表 14-1 预测溶栓颅内出血的风险评分

风险因素 *	风险评分	颅内出血概率（%）
年龄≥ 75 岁	0 ～ 1	0.69
黑种人	2	1.02
女性	3	1.63
既往卒中史	4	2.49
收缩压≥ 160 mmHg	≥ 5	4.11
女性体重≤ 65 kg 或男性≤ 80 kg		
INR ＞ 4 或 PT ＞ 24		
行阿替普酶治疗		

ICH，颅内出血；INR，国际标准化比值；PT，凝血酶原时间
* 出现 1 个风险因素算 1 分，没出现算 0 分

尤其在低年资医生之中正在退化（他们中许多人从来没有对 STEMI 患者进行过溶栓治疗），但它对于医生保有治疗所有 STEMI 患者的能力和熟练度来说是至关重要的。

缺血时间的影响

Jennings 和 Reimer 的首次犬类试验结果表示[36]，冠状动脉梗阻后的 20 分钟内，从心内膜开始发生缺血性坏死，且心肌细胞坏死会持续进行直至透壁，3 ～ 6 小时内达峰。在第 1 小时内的再灌注治疗挽救了约 2/3 的有梗死风险的心肌，但随后挽救效果突然下降。而且，溶栓治疗受试者（Fibrinolytic Therapy Trialists，FTT）合作组证实，症状发生 60 分钟内接受溶栓治疗的患者有最大生存获益（35 天死亡率）（图 13-3）[37]。Francone 及其同事通过心脏磁共振检测行 PPCI 的不同总缺血时间，发现当症状发生至球囊通过时间＞ 90 分钟时，心肌挽救率明显下降，并与微循环阻塞加重一致（图 14-6）[38]。因此，无论何种形式的再灌注策略的成功都明确依赖于时间因素。

早期就诊患者

在现代医疗管理中，因再灌注策略选择所造成的缺血时间的影响很大程度被忽视了。通过探索溶栓与 PPCI 之间的时间关系，与溶栓相比，急诊 PCI 的效力随时间变化而斜率减低；相对于更一致、较低时间敏感性、开放阻塞血管的 PPCI，这一发现一定程度上与更成功的药物溶解早期血栓有关。一项超过 5000 例接受溶栓治疗的 STEMI 患者的 meta 分析发现，2 小时内接受治疗的患者获益最大；之后死亡率呈线性下降[39]。“对比急诊血管成形术和院前溶栓在急性心肌梗死中的运用（Comparison of primary Angioplasty and Pre-hospital fibrinolysis In acute Myocardial infarction，CAPTIM）”研究和“选择何种 STEMI 早期治疗（Which Early ST-Elevation Myocardial Infarction Therapy，WEST）”研究，二者观察目标为发病 2 小时内即接受早期治疗的患者。一项关于上述两项研究的 meta 分析表明，接受早期溶栓（随后及时行冠状动脉介入）的患者与早期行 PPCI 的患者相比，前者 1 年生存率有所提高（2.8% *vs.* 6.9%；HR 0.43；95% CI：0.20 ～ 0.91；P = 0.21）。这一证据更加强调了减少早期 STEMI 患者总缺血时间的重要性。这一发现可能与心源性休克和心力衰竭的发生率减低，以及更容易发生心肌梗死

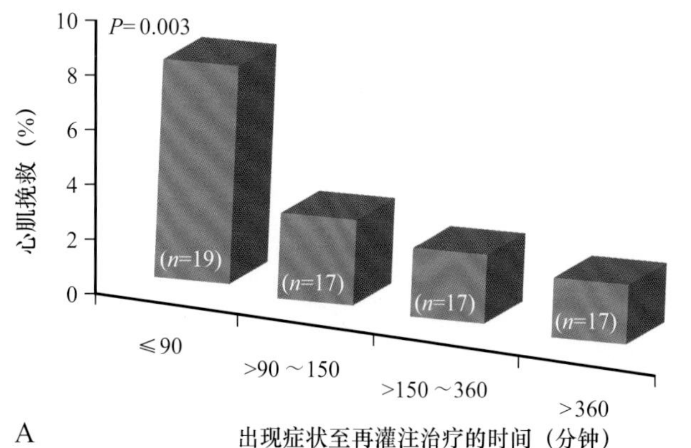

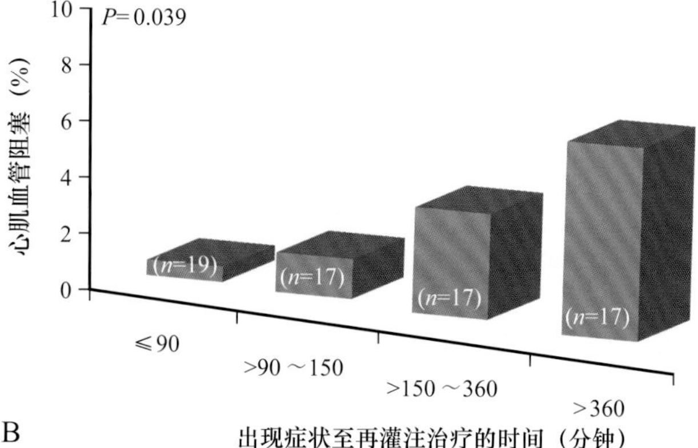

图 14-6 同一家中心内出现症状 12 小时内行急诊 PCI 的连续入组的 70 例患者的症状出现至再灌注治疗时间，与心肌挽救（**A**）和心肌血管阻塞（**B**）之间的关系。（Adapted from Francone M，et al：Impact of primary coronary angioplasty delay on myocardial salvage，infarct size，and microvascular damage in patients with ST-segment elevation myocardial infarction：Insight from cardiovascular magnetic resonance. J Am Coll Cardiol 54：2145-2153，2009.）

缓解有关（见图 13-3）。

在“新型溶栓剂的安全性和有效性评估（Assessment of the Safety and Efficacy of a New Thrombolytic，ASSENT）-3”溶栓试验中，1/4 的患者在症状发生 1 小时内接受了治疗，结果为患者的初始 ST 段完全回落，仅少量甚至没有心肌坏死[40]。这种情况在来自 STREAM 研究的一项预设分析中也得到证实（患者在症状出现 3 小时内被随机分组），与 PPCI 相比，早期溶栓 MI 缓解更为普遍（11.1% *vs.* 6.9%；$P < 0.01$）。MI 缓解可改善 30 天的临床终点［死亡，心源性休克，充血性心力衰竭和（或）MI 复发：7.0% *vs.* 12.5%；$P = 0.042$］；而早期溶栓成功的患者复合终点发生率较低（5.1% *vs.* 12.0%；$P = 0.038$）[41]。其与缺血时间、实验性心肌抢救之间有良好的一致性（图 14-6），通过早期溶栓挽救了生命，以迅速的再灌注治疗缓解心肌梗死。

晚期就诊患者

对于发病时间超过 3 ～ 4 小时的 STEMI 患者，与溶栓治疗的时间-再灌注曲线相比，其生存曲线斜率变低。因此，总缺血时间的影响可能占比不大。为了提高再灌注治疗效果，这些病例应该着重考虑行 PPCI。许多 STEMI 患者，症状发生时间难以确定，大部分需要依赖于患者回忆；这一问题在老年人、妇女、糖尿病患者以及心力衰竭患者中尤为明显[42]。基线心电图的基线 Q 波的分析结果也许能让我们进一步了解心肌梗死演变过程，并且已被证明与心肌再灌注减少、不良临床结局有关，可作为对于超过症状发生时间窗的一项预后指标[43]。这一关系在女性 STEMI 患者中尤为重要[44]。因此，当 Q 波已经形成，可以预见到挽救心肌的可能性较小（不论总缺血时间长短），此时考虑转运至 PCI 中心行 PPCI 可能是必要的。为此，我们有兴趣将先前病例展示中的心电图，与发病早期（2 小时内）的前壁心肌梗死患者的心电图进行比较：尽管 ST 段抬高的时间和范围相似，右侧基线心电图已有明显形成的 Q 波（图 14-7）。由心电图提供的关于 STEMI 演变过程的额外信息可能对再灌注方式的调整有所帮助。

急诊 PCI 与溶栓对比各自转运时间的影响

一些随机试验已证明了 PPCI 转运策略可使就诊于无 PCI 能力医院的患者获益。“在普通社区医院转运至特定 PTCA 机构的、已行或未行急诊溶栓治疗的患者中行急诊血管成形术（Primary Angioplasty in patients transferred from General community hospitals to specialized PTCA Units with or without Emergency thrombolysis，PRAGUE）-2”试验将 850 例来自捷

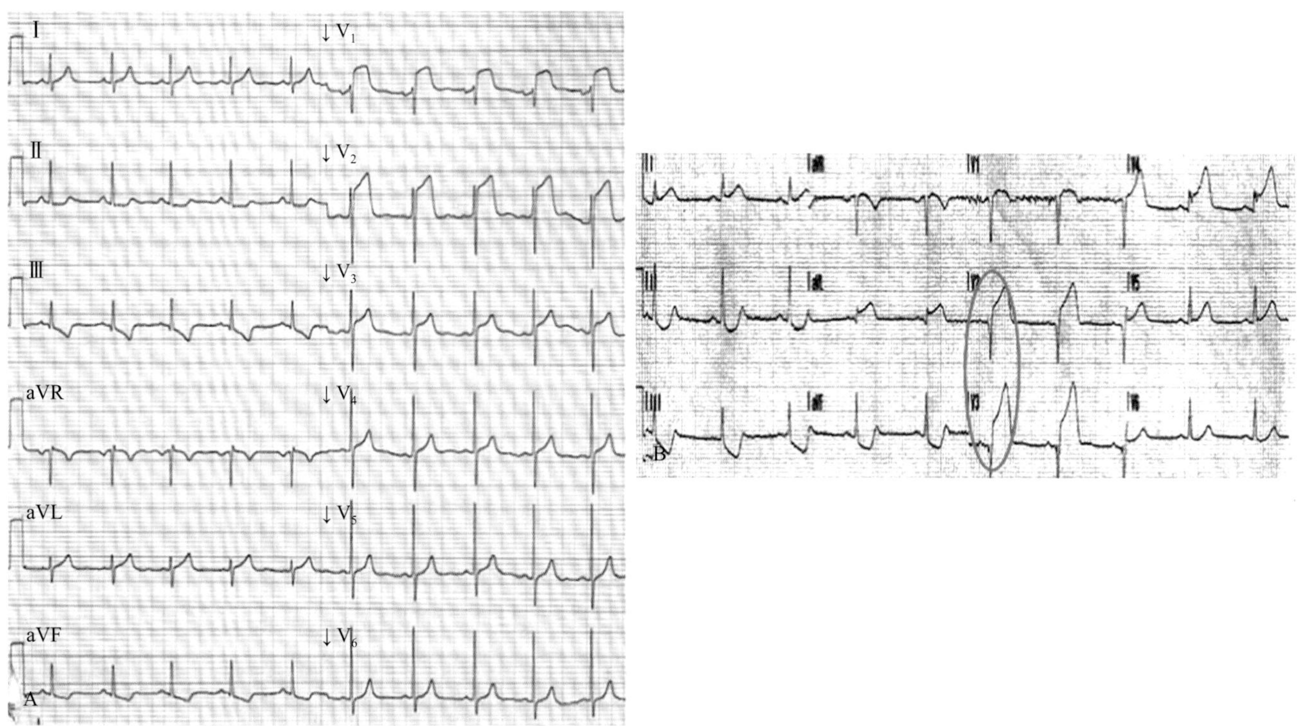

图 14-7　两位前壁 STEMI 患者在症状出现后同一时间（2 小时）的 12 导联心电图。应注意到 **A** 图无基础 Q 波，然而 **B** 图有典型 Q 波

克的STEMI患者随机分为院内溶栓组（根据临床常规指征行PCI）和即刻转运行PPCI组。PCI组的随机分配至球囊扩张时间显著减少［（97±27）分钟］，表明了试验中以最小的系统延迟来进行有效转运。此种情况下，转运行PPCI组与溶栓组相比，前者30天死亡率有减少趋势（6.8% *vs.* 10.0%；$P = 0.12$）。但是，鉴于非特异性纤溶酶原激活剂（链激酶）的使用，在发病早期就诊的患者（< 3小时）中没有发现死亡率差异（7.3% *vs.* 7.4%）[45]。

相似的是，丹麦的DANAMI-2研究者将1771位患者随机分为早期溶栓组及PPCI组，在随机分配到无PCI能力医院的1129位患者中，采取转运行PPCI这一方式的组里可观察到临床获益（死亡，再梗死的临床证据，致残性卒中）（8.5% *vs.* 14.2%；$P = 0.002$）。这些患者的系统延迟再次被控制到最小，因为从随机化分配到治疗的中位时间为90分钟（IQR：74 ～ 108分钟）。而且，获益主要是由于再梗死的减少（1.6% *vs.* 6.3%；$P < 0.001$），其中常规冠状动脉造影对溶栓患者来说是非强制的（对于再灌注失败的病例建议重复溶栓）。两组死亡率（6.6% *vs.* 7.8%；$P = 0.35$）和卒中率（1.1% *vs.* 2.0%；$P = 0.15$）没有差异[46]。如前所述，且与后续调查转运时间的"现实世界"注册研究数据不同的是，上述研究中系统延迟时间都很短暂，这一情况有利于那些就诊于无PCI能力医院的患者行PPCI的成功。更具体地说，值得注意的是在DANAMI 2研究中，溶栓和PPCI初始再灌注治疗的时间差异（28分钟）非常小。

最近，STREAM试验（1892例患者）对比了早期溶栓适时联合介入（PI方式）、PPCI两组治疗在发病3小时内而无法于60分钟内获得PCI治疗（最常见原因是需要转运至可行PCI的医疗机构）的患者中的效果。两组的30天基本终点事件率（死亡、休克、充血性心力衰竭、再梗死）没有差异（PI组为12.4% *vs.* 急诊PCI组为14.3%；相对危险度，0.86；95% CI 0.68 ～ 1.09）[29]。此外，两组的1年死亡率亦无差异[47]。因此，这一研究出于安全考虑，将占比20%的≥75岁患者的溶栓药物剂量减半，结果支持对于大部分无法及时行PCI的STEMI患者运用PI方式作为替代治疗是合理的。特别值得注意的是，该研究的STEMI患者接受再灌注治疗时间远早于其他STEMI随机研究，而这一时间窗对于挽救心肌来说机会最佳（图14-8）。

PCI相关延迟

目前引起持续争论的主题，即在平衡因患者等待行PPCI或溶栓治疗所致的缺血时间与选择早期溶栓治疗，找到二者导致相同死亡率的时间节点。Nallamothu等进行了一项关于23个对比急诊PCI和溶栓的随机试验的加权meta回归分析，这一分析包含了7739例STEMI患者，结果发现伴随着62分钟

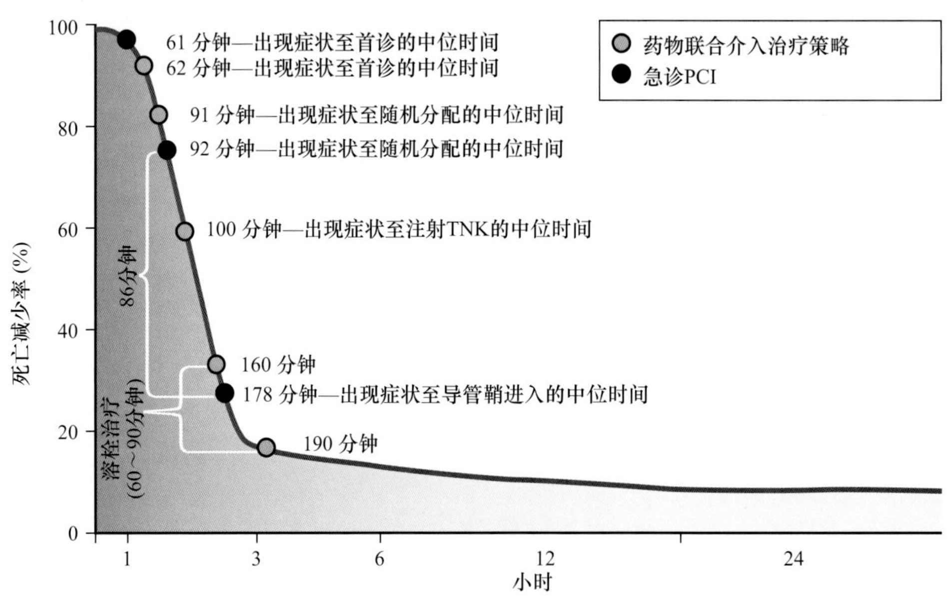

图14-8 图解出现症状的经过时间与死亡率下降（以及假设的心肌挽救）之间的重要关系。STREAM试验描述了自症状出现到首诊的关键时间引起的再灌注策略的不同。应注意到此曲线中再灌注治疗开始于早期和陡峭的部分。TNK，替奈普酶（Adapted from Gersh BJ，et al：Pharmacological facilitation of primary percutaneous coronary intervention for acute myocardial infarction：is the slope of the curve the shape of the future? JAMA 293：979-986，2005；and Armstrong PW，et al：Fibrinolysis or primary PCI in ST-segment elevation myocardial infarction. N Engl J Med 368：1379-1387，2013.）

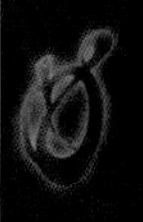

的PCI相关延迟，这些患者具有相似的4～6周生存率[48]。在NRMI注册研究中[28]，Pinto等计算了来自645家NCDR医院的192 000例STEMI患者的PCI相关延迟时间，发现不论哪种再灌注策略，其PCI延迟时间约为114分钟（分析中将近一半患者的转运延迟时间超过120分钟），这些患者的院内死亡率相等（真实相等）。然而，这些结果是基于可能存在延长PCI相关延迟时间的混杂因素的观察性分析而来。一项附加的前瞻性STREAM研究将患者通过急诊PCI延迟时间加以分类，结果提示早期溶栓与50～60分钟内行PPCI相似，但如果PCI相关延迟＞90分钟，则早期溶栓会显现优势（图14-9）[49]。

再灌注治疗选择注意事项的总结

考虑到图14-3呈现的4个再灌注治疗调整的关键成分，图14-10展示了临床医师为STEMI患者行再灌注治疗的概览。我们认为，对于发病早期，特别是合并大面积心肌梗死的患者，行溶栓治疗更佳，此疗法有巨大的心肌挽救潜力甚至可使心肌梗死“流产”。这一决策最好在接近首诊（理想情况是在救护车上或无PCI能力医院的急诊）时做出。一个额外的、反映心肌梗死进展状态的指标是心电图上ST段抬高区域呈现的基线Q波。这一标志已被证实从症状开始后随时间对终点的预测效力会逐步递增，在症状发生时间难以确定时，这一作用可能尤为重要[43]。

在一家专业的24小时医疗中心可靠地接受PPCI治疗的时间极难估计。但是通常来说，如果预见到

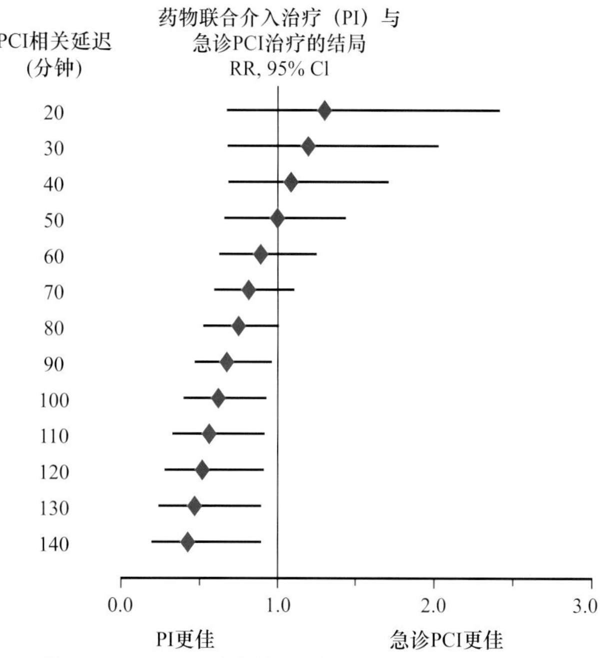

图14-9 来自STREAM研究的连续急诊PCI相关延迟时间（分钟）与30天内死亡、充血性心力衰竭、休克和（或）心肌梗死结局的相关性。图中展示了相对危险度和95%可信区间（PI *vs.* PPCI）。二者治疗效果在PPCI相关延迟时间为50～60分钟左右时相当，在80～90分钟时PI治疗表现出了优势。（From Gershlick AH，Westerhout CM，Armstrong PW，et al：Impact of a pharmacoinvasive strategy when delays to primary PCI are prolonged. Heart 101：692-698，2015.）

接受PPCI时间可能会被延迟至大于90分钟（或在发病早期患者中大于60分钟），那么应该行溶栓治疗。PPCI对于高危STEMI和（或）不稳定的、必须有保证地开通梗死相关血管以达到稳定状态的患

STEMI患者再灌注治疗选择

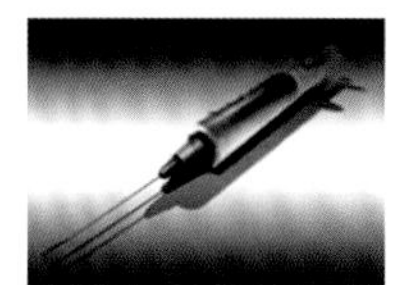

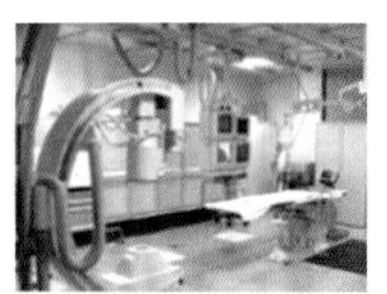

一般选择溶栓
- 发病早期2～3小时内
- 大面积的心肌损伤风险（尤其是发病早期患者）
- 梗死区域无Q波
- PCI相关延迟时间>90分钟或在发病早期患者中>60分钟
- 无法选择侵入性操作

一般选择急诊PCI
- STEMI风险评分≥5分或心源性休克的高危人群
- 发病晚期>3小时
- 梗死区域形成Q波
- PCI相关延迟时间<90分钟
- 存在溶栓绝对禁忌证，尤其是颅内出血风险增加
- 诊断存疑

图14-10 STEMI患者再灌注治疗选择的考量。PCI，经皮冠状动脉介入治疗。（Adapted from Antman EM，et al：ACC/AHA guidelines for the management of patients with ST-elevation myocardial infarction：A report of the American College of Cardiology/American Heart Association Task Force on Practice Guidelines [Committee to Revise the 1999 Guidelines for the Management of Patients with Acute Myocardial Infarction]. J Am Coll Cardiol 44：E1-E211，2004.）

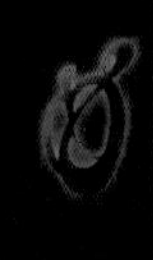

者，是更佳的选择。缺血时间延长（＞3小时）和（或）有基线Q波的患者同样更适合接受PPCI，因为溶栓疗效不佳且挽救心肌概率减小。PPCI对于疑诊STEMI（即“伪装性”心肌梗死）或存在溶栓禁忌证的患者同样更有优势。

药物联合介入治疗成功的关键因素

院前溶栓

溶栓治疗的成功与否很大程度上取决于冠状动脉血栓的形成时间，发病早期患者有着最高的再灌注成功率（见第13章）。因为持续存在的院内治疗延迟，我们提倡院前溶栓以进一步改善临床终点。院前溶栓的潜在优势，首次在20世纪90年代的一项观察性研究中被证明，该研究中的患者于症状发生1.5小时内接受院前溶栓（与之对比的是症状发生后1.5～4小时），结果证实可减少心肌梗死范围、保留左心室功能[50]。随后的一项包含了6组随机试验（6434位患者的）meta分析表明，院前溶栓与院内溶栓相比，缩短了溶栓药物运用时间（104分钟 *vs.* 162分钟），与之对应的是院内全因死亡率的下降（OR：0.83；95% CI：0.70～0.98），绝对减少比例为2%，每62位受治患者中有1位可获救[51]。院前溶栓现已被多个地区整合入STEMI医疗途径和网络之中。

补救性介入治疗

缺血性胸痛缓解，血流动力学恢复稳定，加速性室性自主心律的出现，还有最重要的——溶栓后60～90分钟抬高的ST段较基线回落至少50%，均为再灌注成功的有效指标（见第23章）。但是，至少1/3的STEMI患者无法在溶栓后获得成功的心肌再灌注，这表示对这类患者同时有责任和需要去继续尽早完成冠状动脉联合介入治疗。补救性血管成形术与传统疗法或重复溶栓的比较（Rescue Angioplasty Versus Conservative Therapy or Repeat Thrombolysis，REACT）试验证明这一方式较传统疗法或重复溶栓更有益[52]。补救性介入的好处已被两项大型meta分析所证实[53-54]。这一方式在CAPTIM、WEST研究和STREAM试验之中亦显示出良好益处。

常规联合介入治疗

运用常规冠状动脉造影联合溶栓的结合策略随后已变成一项引人关注的再灌注策略，然而对于溶栓后再灌注成功的患者行介入操作的最佳时间存在争议。基于先前的一系列试验［包括ASSENT 4PCI和易化介入治疗加强再灌注流速以阻止不良事件发生（Facilitated Intervention with Enhanced Reperfusion Speed to Stop Events，FINESSE）试验］，一项运用药物治疗（无论是足量溶栓治疗或是半量联合糖蛋白Ⅱb/Ⅲa受体拮抗剂疗法）后即刻机械介入治疗（易化PCI）的策略，因为其所致的出血风险过高及PCI期间无法改善终点而基本被放弃[55-56]。来自急性ST段抬高或非ST段抬高型心肌梗死的法国注册研究（French registry of Acute ST-elevation or non-ST-elevation Myocardial Infarction，FAST MI）的数据也提示溶栓后快速系统地施行PCI需谨慎[57]。

为了规避这一风险，其他研究已在探索关于联合介入治疗的更宽的时间窗。“急性缺血性心脏病分析组（Grupo de Análisis de la Cardiopatía Isquémica Aguda，GRACIA）”研究的随机数据（500例症状发生12小时内的患者）提示随访12个月后，那些于溶栓成功6～24小时内行早期介入治疗的患者，相比于缺血指导的传统治疗方式的患者，有较低的死亡率、再梗死率，或再次血运重建率（9% *vs.* 21%；RR：0.44；95% CI：0.28～0.70；$P=0.0008$）[58]。急性心肌梗死中联合阿西单抗、瑞替普酶、支架研究（Combined Abciximab REteplase Stent Study in Acute Myocardial Infarction，CARESS-in-AMI）使用半量溶栓剂量联合阿西单抗，发现约2～3小时后行即刻PCI（对比于仅在有补救性PCI指征时才施行的传统疗法）可减少30天内的死亡率、再梗死率或难治性心绞痛概率（4.4% *vs.* 10.7%；HR：0.40；95% CI：0.21～0.76；$P=0.004$）[59]。一项2003—2010年、包含7项随机临床试验（含前述2项）的meta分析纳入了2961例随机分配至溶栓后早期PCI（24小时内）和标准溶栓治疗（补救性PCI和介入治疗概率可变）的患者。在此研究中，早期冠状动脉造影策略可使30天内死亡和或再梗死率复合事件减少（OR：0.65；95% CI：0.49～0.88；$P=0.004$），以及再发心肌缺血事件减少（OR：0.25；95% CI：0.13～0.49；$P<0.001$），同时大出血（OR：0.93；95% CI：0.67～1.34；$P=0.70$）和卒中事件（OR，0.93；95% CI，0.67～1.34；$P=0.70$）发生率没有增加。而且，随访6～12月后该获益效果仍然显著［死亡和（或）再梗死率0.71；95% CI：0.52～0.97；

$P = 0.03$][60]。这些数据与 Larson 等在明尼苏达观察性注册研究所得的结果一致，后者观察了 PI 策略（半量溶栓剂）对于因转运距离过长而可能延迟治疗的 STEMI 患者的安全性和有效性[61]。

溶栓后转运

为增强 ACS 患者再灌注于溶栓后常规行血管成形与支架植入术（Trial of Routine Angioplasty and Stenting after Fibrinolysis to Enhance Reperfusion in Acute Myocardial Infarction，TRANSFER AMI）试验研究了 1059 例就诊于无 PCI 能力医院且接受了足量溶栓药物（TNK）治疗的患者，并将其随机分为接受早期 PCI 治疗组［以溶栓后 6 小时内（中位时间 2.8 小时）行 PCI 为目标紧急转运至 PCI 中心］和标准治疗组，后者为仅在需要行补救性 PCI 时进行转运，否则鼓励其留在无急诊 PCI 能力医院至 24 小时行常规介入操作（中位时间 32.5 小时）。接受常规早期 PCI 的患者，其 30 天内的死亡、再梗死、再发心肌缺血、新发或加重的充血性心力衰竭、心源性休克的复合终点有所改善（11.0% *vs.* 17.2%；HR，0.64；95% CI，0.47 ～ 0.87；$P = 0.004$）[62]。但是，此研究中早期转运组表现出更高的死亡率和休克率，与发生再梗死及再发缺血这些较轻的终点事件概率相反。在 266 例≤ 75 岁的发病 6 小时内的 STEMI 患者中，来自挪威的 STEMI 患者区域治疗（Norwegian Study on District Treatment of STEMI，NORDSITEMI）试验将转运至 PCI 机构所需时间较长的溶栓后患者，分为即刻常规转运行 PCI 与有缺血指征后行 PCI 两种策略并进行比较。虽然 12 个月的随访发现两组不存在由死亡、再梗死、卒中或新发缺血组成的主要终点事件的差异，但死亡率、再梗死率或卒中率在即刻转运行 PCI 的人群中有所下降（6% *vs.* 16%；HR，0.36；95% CI，0.16 ～ 0.81；$P = 0.01$）[63]。这一结果主要受较低的再梗死率影响，出人意料的是卒中率也对结果有些许影响。

除非有进一步的有力证据，我们支持目前指南的推荐：接受溶栓治疗后常规转运至 PCI 中心作为 PI 策略一部分。这一策略是为了 24 小时内行冠状动脉造影，同时避免溶栓后 2 ～ 3 小时内行介入治疗（除非因补救性介入的需要而强制进行）（图 14-11；也可参考下文“指南推荐了什么？”部分）。

但是，后勤的制约和经济的障碍可能会阻碍将此策略推行至所有接受溶栓治疗的 STEMI 患者。当客观条件要求更具选择性的方式时，我们必须把注意力集中在高危人群。因此，有大面积受损心肌或其他高危征象，以及那些已发展至心源性休克或急性重度心力衰竭的患者，应该在溶栓后即刻转运至 PCI 中心行冠状动脉造影和急诊血运重建（PCI 或 CABG）[24,60]。溶栓失败或有再次血管闭塞的患者也应转运至 PCI 中心行补救性介入治疗[54]。然而，对于溶栓 24 ～ 48 小时后无再发缺血且没有转运至 PCI 中心的病情稳定患者，尤其是初始心肌梗死风险程度小的人群，为行介入治疗而常规转运至 PCI 中心是否获益仍不明确。ESC（Ⅰ类推荐）和 ACC/AHA（Ⅱ a 类推荐）指南对溶栓后病情稳定患者是否为行 PCI 而常规转运的推荐有些许不同。因为这一问题的不确定性，我们主张此种情况下行有缺血指征的冠状动脉介入是合理的替代选择。动脉闭塞试验（Occluded Artery Trial，OAT）为此策略提供了进一步支持，该研究纳入了 2166 例在心肌梗死 3 ～ 28 天后有梗死相关血管阻塞但没有明确心肌缺血的病情稳定患者，其中最佳药物治疗组与 PCI 组相比，二者随访 4 年的死亡率、再梗死率、心力衰竭发生率相似[64-65]。

转运患者再灌注的辅助治疗

对于接受溶栓治疗的患者来说，抗栓治疗必须同时进行。对于抗血小板治疗（见第 19 章），负荷量的阿司匹林（162 ～ 325 mg）[66] 和氯吡格雷（≤ 75 岁患者为 300 mg，＞ 75 岁患者为 75 mg）[67-68] 应在溶

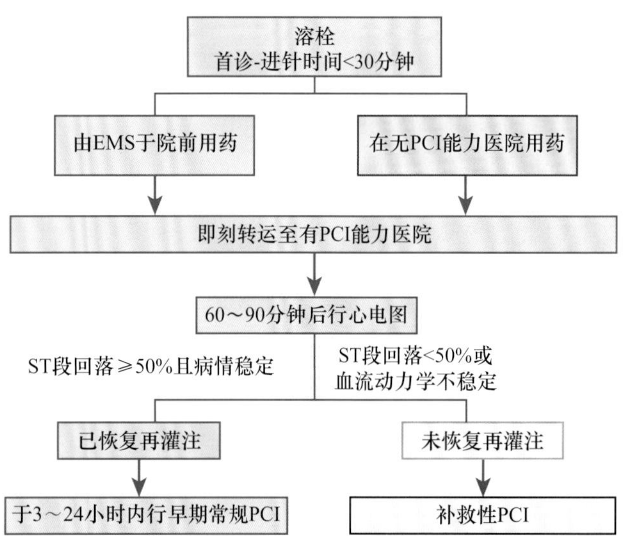

图 14-11　STEMI 行溶栓治疗后的转运和评估流程图。EMS，紧急医疗服务；FMC，首次医疗接触；PCI，经皮冠状动脉介入治疗

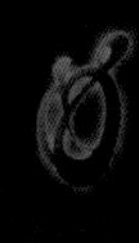

栓前或同时给予[68]。更强效的 $P2Y_{12}$ 受体抑制剂还未如预期那般被常规使用，并且不被推荐用于溶栓治疗。避免静脉用糖蛋白Ⅱb/Ⅲa受体拮抗剂，因其在溶栓过程中有大出血风险[56,69]。对于抗凝治疗（见第18章），给予低分子量肝素静脉弹丸给药（≤75岁患者为30 mg，＞75岁患者不给负荷量），序贯以体重为基础的皮下剂量（≤75岁患者为1 mg/kg，一天两次，＞75岁患者为0.75 mg/kg，一天一次）。这一方式较普通肝素（注射后以体重为基础静脉弹丸给药，以维持APTT 50～70秒）更佳[70]。

对于转运行PPCI的患者（同样见第17章），应在机械再灌注治疗前尽早予负荷量的阿司匹林（162～325 mg）[66]和 $P2Y_{12}$ 受体抑制剂。后者负荷剂量可选择的种类有氯吡格雷（600 mg）[71]，替格瑞洛（180 mg）[72]或普拉格雷（60 mg）[73]。用于支持PPCI的抗凝治疗策略将在第17、18章中讨论。

STEMI网络

即使占据全球最高的PCI实施率之一，也只有不到20%的美国医院有24小时专业化急诊PCI机构。因此，STEMI的区域化管理，存在双重再灌注治疗模式（具备可行性的急诊PCI再灌注治疗或PI再灌注治疗作为替代），同时发展高效的转运策略，仍是关键因素。这种网络机制可以达到最佳再灌注来控制总缺血时间，保证所有符合条件的STEMI患者高效接受治疗（图14-12）[74]。这一区域系统的基本原理、组织和应用已在第5章中介绍。成功运行STEMI网络已带了临床结局的改善。在加拿大内的亚伯达省北部的Vital Heart反应网络（于WEST试验基础上建立[75]）是综合的、为大型城市（埃德蒙顿，约1百万人口）和亚伯达省北部农村地区（约400 000 km^2）医疗服务提供的双重STEMI再灌注体系的例子。在延迟行机械再灌注治疗的患者中，PI策略具备安全性和有效性，院内结果提示低院内死亡率，这一结果在意料之中（即农村患者中）[76]。

虽然精心设计的区域系统获得了成功，它们仍受制于地理多元性，变化的天气模式，转运模式和时间的变化，有效的资源和基础设施，卫生保健系统的特点和（或）特征（普遍的，双重的，私人的等等）。尽管已经有了确立的STEMI网络，这些问题并非罕见（占7%～25%），并且如果PPCI是唯一默认的再灌注方式，那么这些问题会改变患者的生存率[8,10,33,77-79]。

指南推荐了什么?

已更新的2013ACCF/AHA STEMI指南强调了再灌注治疗、区域医疗系统的组织、转运程序、抗血栓和药物治疗以及后续二级预防策略相关方面的进展，以期最优化患者结局（见图13-5）。对于发

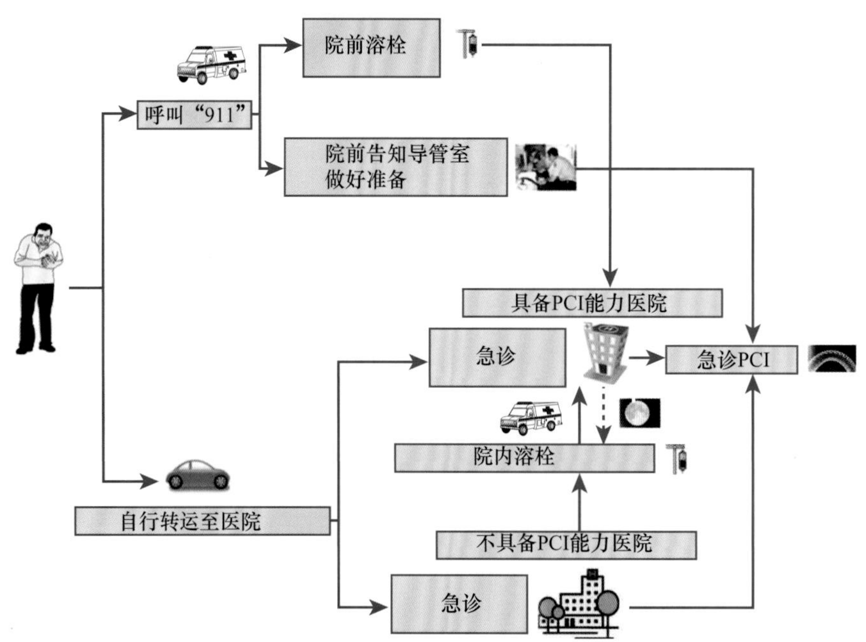

图14-12　由4个影响再灌注治疗选择的关键因素决定的一个成功的STEMI网络构成。PCI，经皮冠状动脉介入治疗。（Adapted from Welsh RC，et al：Canadian Society Working Group：Providing a perspective on the 2007 focused update of the American Heart Association 2004 guidelines for the management of ST elevation myocardial infarction. Can J Cardiol 25：25-32，2009）.

病 12 小时内的患者，若能由有经验的术者及时地实施 PPCI，则优先考虑该方式（Ⅰ类推荐，证据等级 A）。若能达到首诊至接触操作设备时间＜ 90 分钟这一目标，为行 PPCI，EMS 应该将患者转运至可行 PCI 医院（Ⅰ类推荐，证据等级 B）。若患者就诊于无 PCI 能力的机构，在首诊至接触操作设备时间为 120 分钟以内应考虑即刻转运患者至 PCI 中心以行 PPCI（Ⅰ类推荐，证据等级 B）。若此目标无法达成，而无相关禁忌证时，应及时于 30 分钟内行溶栓治疗（Ⅰ类推荐，证据等级 B）[80]。

同样地，2012 年 ESC 关于 STEMI 管理的指南强调了及时实施再灌注治疗的重要性，但这些指南重点在获得院前医疗救助（区域 STEMI 网络），这需要救护团队接受训练、设备齐全，从而快速识别 STEMI 并实施再灌注治疗（包括溶栓治疗）。如果选择溶栓，此治疗应在首诊后 30 分钟内实施。对于被送至 EMS 或无 PPCI 能力医院的患者，若可实现将其即刻转运至 PCI 中心且由有经验的团队于 120 分钟内实施 PPCI，则优先推荐行 PPCI（Ⅰ类推荐，证据等级 A），否则应予溶栓治疗。但是，对于发病早期（症状发生后 2 小时内）且伴随大面积心肌梗死风险的患者，如果 PPCI 不能在首诊 60 分钟内实行，则应考虑行溶栓治疗（Ⅰ类推荐，证据等级 B）[81]。

STEMI 患者行双重灌注策略的推荐方法

“PPCI 是 STEMI 的唯一再灌注策略”这一说法既无证据基础也不符合逻辑，因为充分的证据表明 STEMI 患者转运时间过长，这些患者临床预后不佳。而且，在新的再灌注模式和充分重视减少总缺血时间的现行背景下，PPCI 治疗的延迟时间有所增加是不可接受的。认识到再灌注治疗策略和 STEMI 网络二者互补关系的重要性可保证患者获得最佳治疗。识别发病早期患者是至关重要的，因为即刻再灌注治疗可挽救心肌，改善临床结局（即减少心肌梗死面积、心力衰竭发生率、死亡率）。因此公共卫生等级必须得到提高，以保证更早获得院前诊断、治疗以及 STEMI 患者分类。但是，在选择再灌注治疗策略时我们必须考虑环境和患者的调控（图 14-13）。

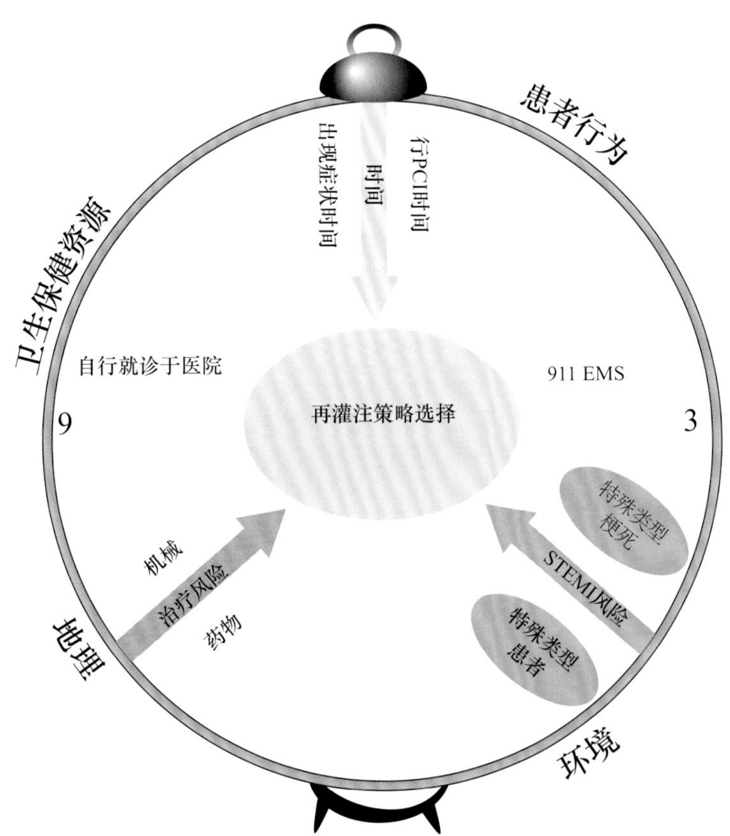

图 14-13 调整 STEMI 再灌注治疗策略选择的概念模型。环绕于外部的是构成外部环境结构的因素。此模型中，出现症状时间和预期接受 PCI 时间与患者因素、梗死因素、再灌注治疗特殊相关风险因素共同汇聚。EMS，紧急医疗服务。（From Armstrong PW，et al：Duration of symptoms is the key modulator of the choice of reperfusion for ST-elevation myocardial infarction. Circulation 119：1293-1303，2009.）

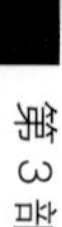

我们提供了一种可参考的程序，帮助那些处于救护车上或就诊于无PCI能力医院但因STEMI治疗而需转运的患者选择再灌注疗法（图14-14）。

病例回顾

经过深思熟虑，备班的心脏病介入专家给予患者双重抗血小板治疗（162 mg 阿司匹林＋300 mg 氯吡格雷）和低分子量肝素注射（30 mg 静脉用药后序贯 1 mg/kg）。之后很快于5秒内以静脉内弹丸给药方式予40 mg TNK（70 kg男性）（配至8 ml），同时患者“门-针时间”为25分钟。即刻安排患者转运至可行PCI医院，随后患者80分钟后到达CCU。到达时患者的症状缓解，90分钟心电图显示ST段完全回落，无Q波形成。随后在同一天内（约5小时）实行了经桡动脉的常规冠状动脉造影术。术中发现了前降支近端有一孤立的80%狭窄，同时顺向血流正常。遂予患者静脉弹丸注射低分子量肝素（35 mg），并放置药物洗脱支架。入院后第2天，查肌钙蛋白I轻度升高，随后行心脏磁共振，结果提示左心室射血分数为50%，合并轻度前壁运动减退及心肌水肿。4日后患者出院，继续行ACEI、β受体阻滞剂，大剂量他汀类药物及双重抗血小板治疗（阿司匹林＋氯吡格雷）。

未来的展望

过去十年间在STEMI医疗方面的显著进步使得该领域的未来发展评估有所挑战。可以看出，未来及时行再灌注治疗的质量指标必须关注总缺血时间并纳入风险评估。当死亡率减低至前所未有的低水平时，很明显这一评估指标还比较“生硬”，尤其是在短期内加以施行。朝评估复杂终点事件的方向发展，虽然合情合理，但因不同终点事件的成分对临床意义不同，且人们认识到这些事件不总是以均等的方式表现，因而这一过程充满阻碍。一个有趣的选择是把每位患者的所有事件进行计算（而不仅仅是第一个）并根据每一组成事件的临床意义，提前阐述其相对比重。这一方法可通过临床研究人员和患者的输入获得相关信息[82-83]。我们同样有机会在未来的研究中引入新的终点事件，比如心肌梗死“流产”的发生率。

随着STEMI在许多发展中国家的发病率上升，更多地采用PI策略似乎可行，并已在许多地区广泛

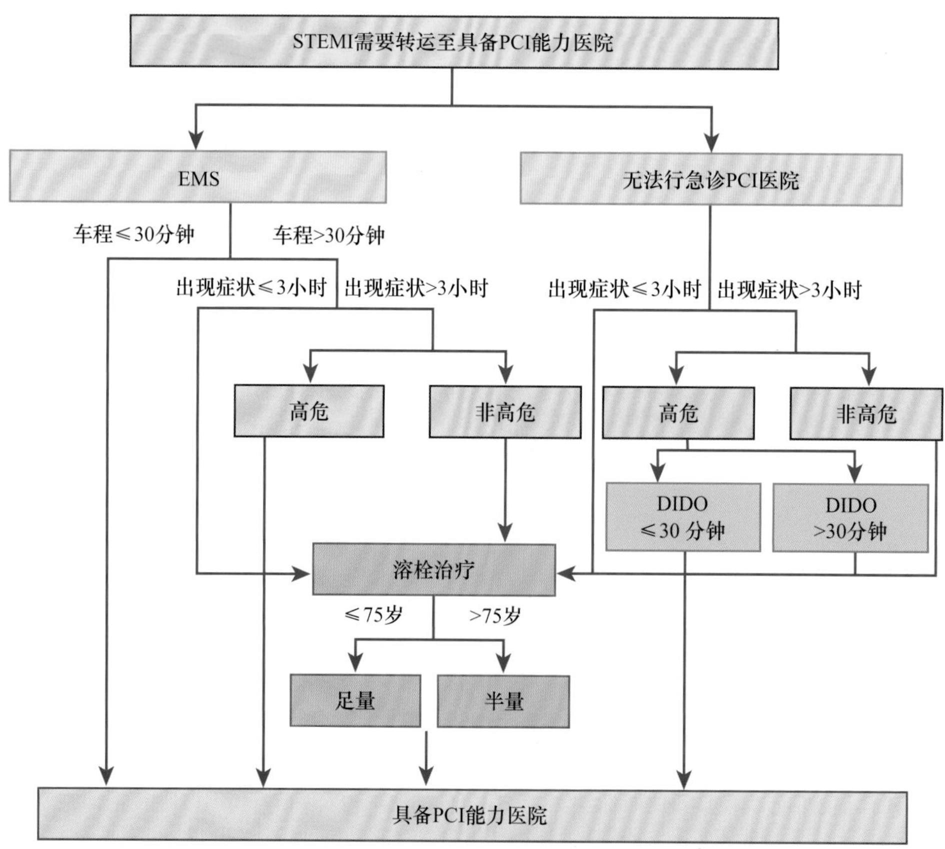

图14-14 笔者对于行双重再灌注治疗选择的STEMI患者转运的推荐治疗流程。DIDO，入室-出室时间；EMS，紧急医疗服务；PCI，经皮冠状动脉介入治疗

推行。因为更强效的口服 $P2Y_{12}$ 受体拮抗剂的出现，它们在溶栓治疗背景下作为伴随治疗的地位需要更进一步研究加以明确。正如 STREAM 研究中老年患者队列数据所证实的，溶栓药物最佳剂量同样需进一步探究（见第 15 章）。

最后，有一开放性的问题，即接受溶栓治疗的所有患者是否需要常规行冠状动脉介入。成功再灌注治疗后无再发缺血的低危患者可能属于此人群；于治疗后数小时内行常规冠状动脉造影的结果表明，此类患者中相当一部分已开通冠状动脉，血流灌注极佳，治疗已很成功。对于仍在接受治疗的 STEMI 患者，仍需进一步研究来明确此问题。

参考文献

1. Goldberg RJ, et al.: Prehospital delay in patients with acute coronary syndromes (from the Global Registry of Acute Coronary Events [GRACE]), *Am J Cardiol* 103:598–603, 2009.
2. Spencer FA, et al.: Delay to reperfusion in patients with acute myocardial infarction presenting to acute care hospitals: an international perspective, *Eur Heart J* 31:1328–1336, 2010.
3. Canto JG, et al.: Prevalence, clinical characteristics, and mortality among patients with myocardial infarction presenting without chest pain, *JAMA* 283:3223–3229, 2000.
4. Gibler WB, et al.: Persistence of delays in presentation and treatment for patients with acute myocardial infarction: the GUSTO-I and GUSTO-III experience, *Ann Emerg Med* 39:123–130, 2002.
5. Gharacholou SM, et al.: Age and outcomes in ST-segment elevation myocardial infarction treated with primary percutaneous coronary intervention: findings from the APEX-AMI trial, *Arch Intern Med* 171:559–567, 2011.
6. Canto JG, et al.: Use of emergency medical services in acute myocardial infarction and subsequent quality of care: observations from the National Registry of Myocardial Infarction 2, *Circulation* 106:3018–3023, 2002.
7. Mathews R, et al.: Use of emergency medical service transport among patients with ST-segment-elevation myocardial infarction: findings from the National Cardiovascular Data Registry Acute Coronary Treatment Intervention Outcomes Network Registry-Get With The Guidelines, *Circulation* 124:154–163, 2011.
8. Roe MT, et al.: Treatments, trends, and outcomes of acute myocardial infarction and percutaneous coronary intervention, *J Am Coll Cardiol* 56:254–263, 2010.
9. Bagai A, et al.: Emergency department bypass for ST-segment-elevation myocardial infarction patients identified with a prehospital electrocardiogram: a report from the American Heart Association Mission: Lifeline program, *Circulation* 128:352–359, 2013.
10. Terkelsen CJ, et al.: System delay and mortality among patients with STEMI treated with primary percutaneous coronary intervention, *JAMA* 304:763–771, 2010.
11. Wang TY, et al.: Door-to-balloon times for patients with ST-segment elevation myocardial infarction requiring interhospital transfer for primary percutaneous coronary intervention: a report from the National Cardiovascular Data Registry, *Am Heart J* 161:76–83 e71, 2011.
12. Vora AN, et al.: Fibrinolysis use among patients requiring interhospital transfer for ST-segment elevation myocardial infarction care: a report from the US National Cardiovascular Data Registry, *JAMA Intern Med* 175:207–215, 2015.
13. Ranasinghe I, et al.: Comparative effectiveness of population interventions to improve access to reperfusion for ST-segment-elevation myocardial infarction in Australia, *Circ Cardiovasc Qual Outcomes* 5:429–436, 2012.
14. Miedema MD, et al.: Causes of delay and associated mortality in patients transferred with ST-segment-elevation myocardial infarction, *Circulation* 124:1636–1644, 2011.
15. Krumholz HM, et al.: ACC/AHA 2008 performance measures for adults with ST-elevation and non-ST-elevation myocardial infarction: a report of the American College of Cardiology/American Heart Association Task force on performance measures (writing committee to develop performance measures for ST-elevation and non-ST-elevation myocardial infarction): Developed in collaboration with the American Academy of Family Physicians and the American College of Emergency Physicians: Endorsed by the American Association of Cardiovascular and Pulmonary Rehabilitation, Society for Cardiovascular Angiography and Interventions, and Society of Hospital Medicine, *Circulation* 118:2596–2648, 2008.
16. Wang TY, et al.: Association of door-in to door-out time with reperfusion delays and outcomes among patients transferred for primary percutaneous coronary intervention, *JAMA* 305: 2540–2547, 2011.
17. Munoz D, et al.: Transport time and care processes for patients transferred with ST-segment-elevation myocardial infarction: the reperfusion in acute myocardial infarction in Carolina emergency rooms experience, *Circ Cardiovasc Interv* 5:555–562, 2012.
18. McMullan JT, et al.: Reperfusion is delayed beyond guideline recommendations in patients requiring interhospital helicopter transfer for treatment of ST-segment elevation myocardial infarction, *Ann Emerg Med* 57:213–220 e211, 2011.
19. Swaminathan RV, et al.: Nonsystem reasons for delay in door-to-balloon time and associated in-hospital mortality: a report from the National Cardiovascular Data Registry, *J Am Coll Cardiol* 61:1688–1695, 2013.
20. Canto JG, et al.: The volume of primary angioplasty procedures and survival after acute myocardial infarction. National Registry of Myocardial Infarction 2 Investigators, *N Engl J Med* 342: 1573–1580, 2000.
21. Morrow DA, et al.: Application of the TIMI risk score for ST-elevation MI in the National Registry of Myocardial Infarction 3, *JAMA* 286:1356–1359, 2001.
22. Claeys MJ, et al.: Contemporary mortality differences between primary percutaneous coronary intervention and thrombolysis in ST-segment elevation myocardial infarction, *Arch Intern Med* 171:544–549, 2011.
23. Thune JJ, et al.: Simple risk stratification at admission to identify patients with reduced mortality from primary angioplasty, *Circulation* 112:2017–2021, 2005.
24. Hochman JS, et al.: One-year survival following early revascularization for cardiogenic shock, *JAMA* 285:190–192, 2001.
25. Sanborn TA, et al.: Impact of thrombolysis, intra-aortic balloon pump counterpulsation, and their combination in cardiogenic shock complicating acute myocardial infarction: a report from the SHOCK trial registry. Should we emergently revascularize occluded coronaries for cardiogenic shock? *J Am Coll Cardiol* 36:1123–1129, 2000.
26. Lowel H, Lewis M, Hormann A: (Prognostic significance of prehospital phase in acute myocardial infarct. Results of the Augsburg Myocardial Infarct Registry, 1985-1988), *Dtsch Med Wochenschr* 116:729–733, 1991.
27. The pre-hospital management of acute heart attacks: Recommendations of a task force of the European Society of cardiology and the European Resuscitation Council, *Eur Heart J* 19: 1140–1164, 1998.
28. Pinto DS, et al.: Hospital delays in reperfusion for ST-elevation myocardial infarction: implications when selecting a reperfusion strategy, *Circulation* 114:2019–2025, 2006.
28a. Bainey KR, et al.: Implications of ischaemic area at risk and mode of reperfusion in ST-elevation myocardial infarction, *Heart*. Epub ahead of print, 2016.
29. Armstrong PW, et al.: Fibrinolysis or primary PCI in ST-segment elevation myocardial infarction, *N Engl J Med* 368:1379–1387, 2013.
30. Gore JM, et al.: Stroke after thrombolysis. Mortality and functional outcomes in the GUSTO-I trial. Global Use of Strategies to Open Occluded Coronary Arteries, *Circulation* 92:2811–2818, 1995.
31. Brass LM, et al.: Intracranial hemorrhage associated with thrombolytic therapy for elderly patients with acute myocardial infarction: results from the Cooperative Cardiovascular Project, *Stroke* 31:1802–1811, 2000.
32. Keeley EC, Boura JA, Grines CL: Primary angioplasty versus intravenous thrombolytic therapy for acute myocardial infarction: a quantitative review of 23 randomised trials, *Lancet* 361:13–20, 2003.
33. Armstrong PW, Boden WE: Reperfusion paradox in ST-segment elevation myocardial infarction, *Ann Intern Med* 155:389–391, 2011.
34. Nallamothu BK, et al.: Relation between hospital specialization with primary percutaneous coronary intervention and clinical outcomes in ST-segment elevation myocardial infarction: National Registry of Myocardial Infarction-4 analysis, *Circulation* 113:222–229, 2006.
35. Nallamothu BK, et al.: Times to treatment in transfer patients undergoing primary percutaneous coronary intervention in the United States: National Registry of Myocardial Infarction (NRMI)-3/4 analysis, *Circulation* 111:761–767, 2005.
36. Jennings RB, Reimer KA: Factors involved in salvaging ischemic myocardium: effect of reperfusion of arterial blood, *Circulation* 68:I25–136, 1983.
37. Indications for fibrinolytic therapy in suspected acute myocardial infarction: Collaborative overview of early mortality and major morbidity results from all randomised trials of more than 1000 patients. Fibrinolytic Therapy Trialists' (FTT) Collaborative Group, *Lancet* 343:311–322, 1994.
38. Francone M, et al.: Impact of primary coronary angioplasty delay on myocardial salvage, infarct size, and microvascular damage in patients with ST-segment elevation myocardial infarction: insight from cardiovascular magnetic resonance, *J Am Coll Cardiol* 54:2145–2153, 2009.
39. Boersma E, et al.: Early thrombolytic treatment in acute myocardial infarction: reappraisal of the golden hour, *Lancet* 348:771–775, 1996.
40. Taher T, et al.: Aborted myocardial infarction in patients with ST-segment elevation: insights from the assessment of the safety and efficacy of a new thrombolytic regimen-3 trial electrocardiographic substudy, *J Am Coll Cardiol* 44:38–43, 2004.
41. Dianati Maleki N, et al.: Aborted myocardial infarction in ST-elevation myocardial infarction: insights from the strategic reperfusion early after myocardial infarction trial, *Heart* 100:1543–1549, 2014.
42. Canto AJ, et al.: Differences in symptom presentation and hospital mortality according to type of acute myocardial infarction, *Am Heart J* 163:572–579, 2012.
43. Armstrong PW, et al.: Baseline Q-wave surpasses time from symptom onset as a prognostic marker in ST-segment elevation myocardial infarction patients treated with primary percutaneous coronary intervention, *J Am Coll Cardiol* 53:1503–1509, 2009.
44. Kaul P, et al.: Relative prognostic value of baseline Q wave and time from symptom onset among men and women with ST-elevation myocardial infarction undergoing percutaneous coronary intervention, *Am J Cardiol* 110:1555–1560, 2012.
45. Widimsky P, et al.: Long distance transport for primary angioplasty vs immediate thrombolysis in acute myocardial infarction. Final results of the Randomized National Multicentre Trial–PRAGUE-2, *Eur Heart J* 24:94–104, 2003.
46. Andersen HR, et al.: A comparison of coronary angioplasty with fibrinolytic therapy in acute myocardial infarction, *N Engl J Med* 349:733–742, 2003.
47. Sinnaeve PR, et al.: ST-segment-elevation myocardial infarction patients randomized to a pharmaco-invasive strategy or primary percutaneous coronary intervention: Strategic Reperfusion Early After Myocardial Infarction (STREAM) 1-year mortality follow-up, *Circulation* 130: 1139–1145, 2014.
48. Nallamothu BK, Bates ER: Percutaneous coronary intervention versus fibrinolytic therapy in acute myocardial infarction: is timing (almost) everything? *Am J Cardiol* 92:824–826, 2003.
49. Gershlick AH, et al.: Impact of a pharmacoinvasive strategy when delays to primary PCI are prolonged, *Heart* 101:692–698, 2015.
50. Linderer T, et al.: Prehospital thrombolysis: beneficial effects of very early treatment on infarct size and left ventricular function, *J Am Coll Cardiol* 22:1304–1310, 1993.
51. Morrison LJ, et al.: Mortality and prehospital thrombolysis for acute myocardial infarction: a meta-analysis, *JAMA* 283:2686–2692, 2000.
52. Gershlick AH, et al.: Rescue angioplasty after failed thrombolytic therapy for acute myocardial infarction, *N Engl J Med* 353:2758–2768, 2005.
53. Collet JP, et al.: Percutaneous coronary intervention after fibrinolysis: a multiple meta-analyses approach according to the type of strategy, *J Am Coll Cardiol* 48:1326–1335, 2006.
54. Wijeysundera HC, et al.: Rescue angioplasty or repeat fibrinolysis after failed fibrinolytic therapy for ST-segment myocardial infarction: a meta-analysis of randomized trials, *J Am Coll Cardiol* 49:422–430, 2007.
55. Assessment of the Safety and Efficacy of a New Treatment Strategy with Percutaneous Coronary Intervention (ASSENT-4 PCI) Investigators. Primary versus tenecteplase-facilitated percutaneous coronary intervention in patients with ST-segment elevation acute myocardial infarction (ASSENT-4 PCI): randomised trial, *Lancet* 367:569–578, 2006.
56. Ellis SG, et al.: Facilitated PCI in patients with ST-elevation myocardial infarction, *N Engl J Med* 358:2205–2217, 2008.
57. Danchin N, et al.: Comparison of thrombolysis followed by broad use of percutaneous coronary intervention with primary percutaneous coronary intervention for ST-segment-elevation acute myocardial infarction: data from the French Registry on Acute ST-elevation Myocardial Infarction (FAST-MI), *Circulation* 118:268–276, 2008.
58. Fernandez-Aviles F, et al.: Routine invasive strategy within 24 hours of thrombolysis versus ischaemia-guided conservative approach for acute myocardial infarction with ST-segment elevation (GRACIA-1): a randomised controlled trial, *Lancet* 364:1045–1053, 2004.
59. Di Mario C, et al.: Immediate angioplasty versus standard therapy with rescue angioplasty after thrombolysis in the combined abciximab reteplase stent study in acute myocardial infarction (CARESS-in-AMI): an open, prospective, randomised, multicentre trial, *Lancet* 371:559–568, 2008.
60. Borgia F, et al.: Early routine percutaneous coronary intervention after fibrinolysis vs. standard therapy in ST-segment elevation myocardial infarction: a meta-analysis, *Eur Heart J* 31:2156–2169, 2010.
61. Larson DM, et al.: Safety and efficacy of a pharmaco-invasive reperfusion strategy in rural ST-elevation myocardial infarction patients with expected delays due to long-distance transfers, *Eur Heart J* 33:1232–1240, 2012.
62. Cantor WJ, et al.: Routine early angioplasty after fibrinolysis for acute myocardial infarction, *N Engl J Med* 360:2705–2718, 2009.
63. Bohmer E, et al.: Efficacy and safety of immediate angioplasty versus ischemia-guided management after thrombolysis in acute myocardial infarction in areas with very long transfer distances results of the NORDISTEMI (Norwegian Study on District Treatment of ST-Elevation Myocardial Infarction), *J Am Coll Cardiol* 55:102–110, 2010.

64. Hochman JS, et al.: Coronary intervention for persistent occlusion after myocardial infarction, *N Engl J Med* 355:2395–2407, 2006.
65. Hochman JS, et al.: Long-term effects of percutaneous coronary intervention of the totally occluded infarct-related artery in the subacute phase after myocardial infarction, *Circulation* 124:2320–2328, 2011.
66. Antithrombotic Trialists' Collaboration: Collaborative meta-analysis of randomised trials of antiplatelet therapy for prevention of death, myocardial infarction, and stroke in high risk patients, *BMJ* 324:71–86, 2002.
67. Sabatine MS, et al.: Addition of clopidogrel to aspirin and fibrinolytic therapy for myocardial infarction with ST-segment elevation, *N Engl J Med* 352:1179–1189, 2005.
68. Chen ZM, et al.: Addition of clopidogrel to aspirin in 45,852 patients with acute myocardial infarction: randomised placebo-controlled trial, *Lancet* 366:1607–1621, 2005.
69. Assessment of the Safety and Efficacy of a New Thrombolytic Regimen (ASSENT)-3 Investigators: Efficacy and safety of tenecteplase in combination with enoxaparin, abciximab, or unfractionated heparin: The ASSENT-3 randomised trial in acute myocardial infarction, *Lancet* 358:605–613, 2001.
70. Antman EM, et al.: Enoxaparin versus unfractionated heparin with fibrinolysis for ST-elevation myocardial infarction, *N Engl J Med* 354:1477–1488, 2006.
71. Mehta SR, et al.: Double-dose versus standard-dose clopidogrel and high-dose versus low-dose aspirin in individuals undergoing percutaneous coronary intervention for acute coronary syndromes (CURRENT-OASIS 7): a randomised factorial trial, *Lancet* 376:1233–1243, 2010.
72. Wallentin L, et al.: Ticagrelor versus clopidogrel in patients with acute coronary syndromes, *N Engl J Med* 361:1045–1057, 2009.
73. Wiviott SD, et al.: Prasugrel versus clopidogrel in patients with acute coronary syndromes, *N Engl J Med* 357:2001–2015, 2007.
74. Armstrong PW, Westerhout CM, Welsh RC: Duration of symptoms is the key modulator of the choice of reperfusion for ST-elevation myocardial infarction, *Circulation* 119:1293–1303, 2009.
75. Armstrong PW: A comparison of pharmacologic therapy with/without timely coronary intervention vs. primary percutaneous intervention early after ST-elevation myocardial infarction: The WEST (Which Early ST-elevation Myocardial Infarction Therapy) study, *Eur Heart J* 27:1530–1538, 2006.
76. Shavadia J, et al.: Bridging the gap for nonmetropolitan STEMI patients through implementation of a pharmacoinvasive reperfusion strategy, *Can J Cardiol* 29:951–959, 2013.
77. Huber K, et al.: Enhancing the efficacy of delivering reperfusion therapy: a European and North American experience with ST-segment elevation myocardial infarction networks, *Am Heart J* 165:123–132, 2013.
78. Huber K, Goldstein P, Danchin N, Fox KA: Network models for large cities: the European experience, *Heart* 96:164–169, 2010.
79. Lambert L, et al.: Association between timeliness of reperfusion therapy and clinical outcomes in ST-elevation myocardial infarction, *JAMA* 303:2148–2155, 2010.
80. O'Gara PT, et al.: 2013 ACCF/AHA guideline for the management of ST-elevation myocardial infarction: a report of the American College of Cardiology Foundation/American Heart Association Task Force on Practice Guidelines, *J Am Coll Cardiol* 61:e78–e140, 2013.
81. Steg PG, et al.: ESC guidelines for the management of acute myocardial infarction in patients presenting with ST-segment elevation, *Eur Heart J* 33:2569–2619, 2012.
82. Bakal JA, et al.: Evaluation of early percutaneous coronary intervention vs. standard therapy after fibrinolysis for ST-segment elevation myocardial infarction: contribution of weighting the composite endpoint, *Eur Heart J* 34:903–908, 2013.
83. Stafinski T, et al.: Incorporating patient preferences into clinical trial design: results of the opinions of patients on treatment implications of new studies (options) project, *Am Heart J* 169: 122–131 e122, 2015.

15 ST 段抬高型心肌梗死的溶栓治疗

Peter R. Sinnaeve and Frans Van de Werf
张立敏 译 高立建 审校

引言

ST 段抬高型心肌梗死（STEMI）是由主要的心外膜冠状动脉闭塞引起的，通常是由易损斑块破裂触发，随后形成闭塞性血栓。快速恢复冠状动脉血流对于预防心肌坏死至关重要，早期梗死相关动脉的再灌注会限制梗死面积并改善预后（另请参阅第 13 章）。因此，在症状发作和再灌注之间实现尽可能短的延迟是 STEMI 治疗中最关键的因素之一（参见第 5 章）。可以使用直接经皮冠状动脉介入治疗（PCI）（参见第 17 章）、机械性再灌注或使用纤维蛋白溶解剂溶栓的药物性再灌注，来实现梗死相关动脉的有效再灌注。不幸的是，全世界仅有少数医院可立即使用导管室设施。此外，设有导管室的医院通常在非办公时间不提供直接 PCI。相比之下，溶栓治疗普遍可用且无需先进的后勤保障（表 15-1）。因此，尽管被越来越多采用的直接 PCI 治疗有着明显的获益（详见图 13-4），但对于全球许多 STEMI 患者来说，溶栓治疗仍然是再灌注治疗的唯一选择。在过去的几十年中，溶栓治疗、识别受益人群以及出血风险方面取得了显著进展。此外，在过去几年的研究中，为如何将溶栓治疗纳入现代医院救治网络提供了答案，尤其是成功溶栓患者何时及如何计划进行血管造影和 PCI 治疗（参见第 14 章）。

简要历史概述

早在 1912 年，詹姆斯·赫里克（James Herrick）就已将心外膜冠状动脉的突然血栓阻塞确定为心肌梗死（MI）的触发因素，但这种病理生理机制在随后的几十年中被严重忽略了[1]。Kagan 及其同事在 20 世纪 60 年代对 176 例“新”梗死的尸检中，发现仅 87 例患者有血栓形成性冠状动脉闭塞的证据，而另外 43 例患者则为“非血栓性”闭塞。直到 10 余年后的 1980 年，DeWood 及其同事在有症状的发病早期 STEMI 患者行血管造影提供了强有力的血管完全闭塞证据后，人们才开始对 MI 的溶栓治疗感兴趣。

Fletcher 及其同事早在 20 世纪 50 年代就研究了 MI 患者的药理学再灌注。在 20 世纪 60 年代和 20 世纪 70 年代，几项关于静脉内和冠状动脉内溶栓治

表 15-1 溶栓治疗与直接经皮冠状动脉介入治疗的优缺点比较

溶栓	直接 PCI
优点	
普遍可用	更有效的再灌注和更好的结果
独立于医生的经验，可以由受过训练的医务人员使用	再梗死或残余缺血的风险更小
可以在院前或社区医院实施	更少的全身和颅内出血的风险
缺点	
全身和颅内出血的风险更高	取决于团队经验和全天候设施的可用性
60% 的患者得到再灌注	与 PCI 相关的时间延迟可能很长
对于发病时间长的患者无效	

PCI，经皮冠状动脉介入治疗

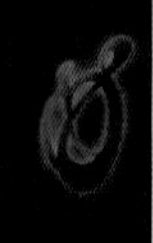

疗的研究显示出相互矛盾的结果，这主要是因为样本量小，治疗方案和分析终点不同。另外，出血风险也被认为高到不可接受。尽管如此，在1971年由Verstraete（$n = 764$）牵头的关键性欧洲试验显示，在STEMI患者中，静脉内链激酶较肝素能显著降低STEMI患者住院死亡率（18.5% *vs.* 26.3%；$P = 0.011$）[1a]。1981年，Markis及其同事对9名接受冠状动脉内予链激酶治疗的患者进行了一项试验性研究，结果表明，局部溶栓治疗具有挽救受损害心肌的潜力，特别是在早期呈报者中。Western Washington的另一项研究（$n = 250$），显示接受冠状动脉内链激酶治疗的患者30天死亡率降低近3倍，一直持续到1年[1b]。由于与冠状动脉内给药相关的挑战以及缺乏冠状动脉内给药较全身给药的益处，后来的研究使用了更简单的静脉给药方案。1985年的一项meta分析（包括33个试验）证实了溶栓剂对结局具有明显的有益作用[2]。STEMI溶栓治疗的时代终于来临。1986年，第一个大规模的GISSI-1试验表明纤溶酶制剂显著降低死亡率，具有里程碑意义（参见“链激酶的临床试验”部分）。

溶栓在当代治疗中的作用

既然指南和学术团体一致明确建议直接PCI（PPCI）作为首选再灌注方式，溶栓治疗在21世纪是否仍然有意义？与溶栓治疗相比，PPCI的通畅率更高，颅内出血并发症更少（参见第17章）。PPCI还可以立即处理潜在的病变或破裂斑块，容易评估冠状动脉疾病的程度（表15-1）。总体就结果而言，PPCI比溶栓治疗结果更好[3]，但前提是必须由经验丰富的介入团队在首次医疗接触后120分钟内完成PPCI（参见第5章和第14章）。在全球相当大比例的STEMI患者不可能快速实施PPCI，这取决于所在地理位置和医疗机构的分布不同。因此，溶栓治疗仍然是许多患者的重要选择。例如，在当代国际上针对不同区域急性冠脉综合征患者（EPICOR）中抗栓治疗管理模式的长期随访的注册研究中，溶栓治疗占STEMI患者治疗的14%～33%[4]。此外，在最新的欧洲调查中，在37个参与国中，患者接受溶栓的比率差异很大，捷克共和国的不存在到乌克兰的80%以上（每100万居民中有300名）（图15-1）。[5]

显然，在偏远或人烟稀少的地区，溶栓治疗是快速再灌注的唯一选择[6]。同样在城市，构架性和意想不到的院间转运延迟也经常被低估。一旦坚持将STEMI患者送往有行PPCI能力的中心，但意外的延误就会发生，失去了早期再灌注的机会。在没有禁忌证的情况下，此类患者可能会受益于早期的溶栓治疗。转移相关的延迟在PPCI中很常见，随之而来的门-球时间增加，使PPCI相对于溶栓治疗的优势明显减弱（参见第14章）[7]。在一项大的美国注册研究中（$n = 115\ 316$），只有一半PPCI治疗的STEMI患者中，达到指南推荐的门-球时间少于120分钟。更具体地说，在转运延迟超过30分钟的患者中，不到一半在120分钟内得到再灌注治疗[8]。相比之下，估计开车时间超过60分钟的STEMI患者中，一半接受了溶栓治疗。从本质上讲，尽管需要努力减少转运时间并优化STEMI急救网络以进行快速转诊，但仍有很大一部分STEMI患者可从溶栓治疗中获益。例如，在比利时（一个导管室密度大的小国）最近进行的一项注册登记中，无PCI能力的医院将患者转向PPCI医院导致更长的治疗延迟，而总的结果没有变化[9]。在大多数STEMI救治网络中，溶栓治疗并不是从PCI中孤立出来的[6]。溶栓治疗和PCI（补救或计划）的最佳组合仍在研究中，这将单独阐述（参见14章）。此外，局部冠状动脉内溶栓引起了人们新的兴趣和关注，特别是对于血栓负担大的PPCI患者的替代治疗方式[10]。由于这些原因，溶栓治疗在当今完善的救治网络中仍很重要[11]。

溶栓药物如何起作用?

使用纤维蛋白溶解剂（纤溶剂）的目的是溶解阻塞冠状动脉中血流的血栓。血栓的溶解是通过激活纤溶系统的药理作用实现的。纤维蛋白溶解剂将无活性的纤溶酶原转变为活性纤溶酶（图15-2）。然后，纤溶酶将血栓的主要成分纤维蛋白降解为可溶性纤维蛋白降解产物，最终溶解血栓。纤溶剂传统上分为纤维蛋白选择性制剂和非选择性制剂，这取决于它们是否在不存在全身纤溶酶原激活的情况下溶解血栓（表15-2）。

链激酶、复合纤溶酶链激酶和尿激酶是非纤维蛋白选择性纤溶剂，可不加选择地激活全身及血栓结合的纤溶酶原为纤溶酶。这种活性不仅会引起血栓的局部溶解，还会引起全身血纤维蛋白原的降解。相反，阿替普酶及其衍生物以及葡激酶则相对

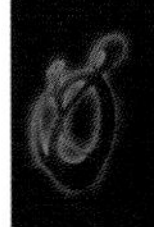

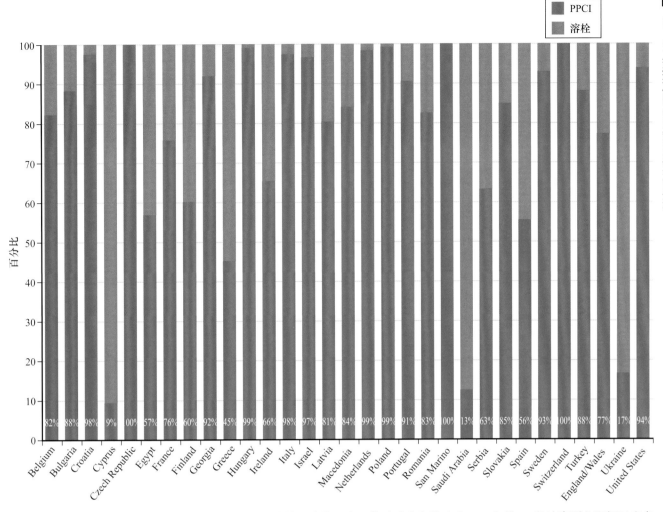

图 15-1　在欧洲和美国，接受再灌注治疗和接受过溶栓或直接经皮冠状动脉介入治疗（PPCI）的 ST 段抬高型心肌梗死患者的相对比例（数据来自 2010—2011 年）。（Data from Kristensen SD, et al: Reperfusion therapy for ST elevation acute myocardial infarction 2010/2011: current status in 37 ESC countries. Eur Heart J 2014; 35: 1957; and Morrow DA, personal communication, July 28, 2015.）

表 15-2　纤溶剂

非纤维蛋白特异性药物	纤维蛋白特异性药物
链激酶	阿替普酶及其衍生物
沙芦普酶	瑞替普酶
APSAC（阿尼普酶）	替奈普酶 拉诺普酶 安弟普酶 孟替普酶 帕米替普酶
	葡激酶

APSAC，纤溶酶原链激酶激活剂

选择性地作用于与血栓结合的纤维蛋白原，且往往不像链激酶那样会消耗过多的全身凝血因子。纤维蛋白选择性药物在溶解血栓方面更有效。但也确实会带来一些副作用。他们缺乏全身性纤维蛋白原消耗可能会增加再发血栓形成和闭塞的风险（参见第 23 章）。随后的阿替普酶衍生物旨在提供更实用剂量给药，同时由于某些衍生物的纤维蛋白特异性增强，从而可能改善风险-获益平衡。

几个循环因子抑制了纤溶酶原的激活，最显著的是纤溶酶原激活物抑制剂（PAI）-1（见图 15-2）。活性纤溶酶被 α_2- 抗纤溶酶抑制。对 PAI-1 的抵抗或缺乏抵抗性可在一定程度上区分不同溶栓药物的作用特性。因此，PAI-1 是富含血小板血栓对溶栓药拮抗的主要决定因素。

特异性纤溶剂

链激酶

链激酶是一种非纤维蛋白原特异性纤溶剂，可

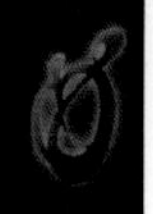

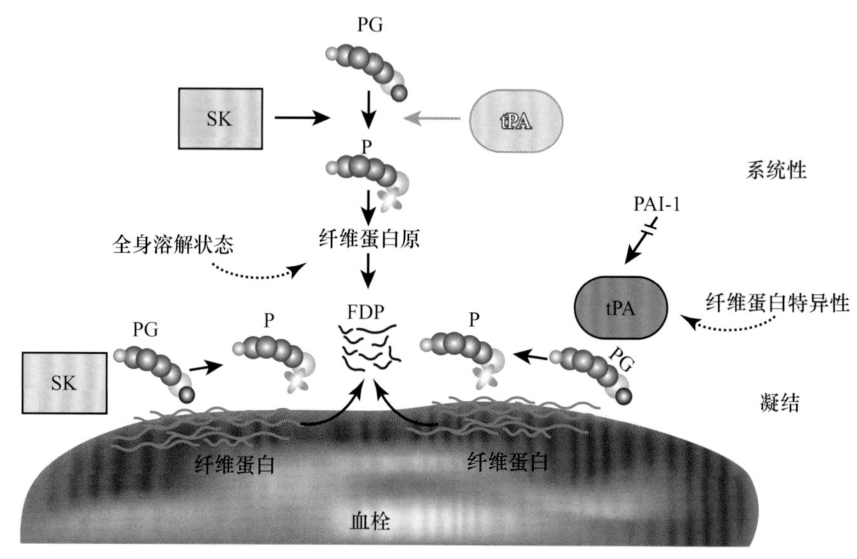

图 15-2 纤溶剂的作用机制：组织纤溶酶原激活物（tPA）（阿替普酶）主要激活结合在血凝块表面的纤溶酶原，而链激酶则不加选择地激活血凝块结合和液相的纤溶酶原。FDP，纤维蛋白降解产物；P，纤溶酶；PAI-1，纤溶酶原激活物抑制剂 1；PG，纤溶酶原；SK，链激酶

间接激活纤溶酶原（表 15-3 和表 15-4）。链激酶是一种类似于丝氨酸蛋白酶的单链长 414 个氨基酸的蛋白质，但它本身没有酶活性。纤溶酶原与链激酶形成复合物后被激活，暴露其活性位点，从而催化向纤溶酶的转化。该复合物能抵抗 α_2- 抗纤溶酶，比循环中游离纤溶酶更不易失活。

STEMI 通常在 1 小时内输注 150 万单位的链激酶。然而，由于缺乏纤维蛋白特异性，当 α_2- 抗纤溶酶耗尽时，链激酶可在循环中产生活性纤溶酶并诱导全身纤溶状态。在输注后的头 60 分钟内，循环血纤维蛋白原水平会下降到低于基线的 20% 以下[12]。因此，通常不推荐抗凝剂与链激酶或其他非纤维蛋白特异性药物联合使用（参见第 18 章）。静脉给予肝素是否获益仍存争议。

表 15-3 溶栓剂的特性

	纤维蛋白特异性	半衰期（分钟）	PAI-1 抵抗
链激酶	—	18 ～ 23	—
APSAC	—	40 ～ 90	—
阿替普酶	↑	3 ～ 4	—
瑞替普酶	↓	15 ～ 18	—
替奈普酶	↑↑	20 ～ 24	↑
拉替普酶	↓	30 ～ 45	↑
帕米替普酶	↑	30 ～ 47	—
孟替普酶	↑	23	↑
葡激酶（PEG）	↑↑↑	13	—

APSAC，纤溶酶原链激酶激活剂；PAI-1，纤溶酶原激活物抑制剂 -1

表 15-4 常用纤溶剂的给药方案

链激酶
150 万 IU/ 小时
阿替普酶
15 mg 负荷量
输注 90 分钟
• 0.75 mg/kg 不少于 30 分钟（最大 50 mg） • 0.50 mg/kg 不少于随后的 1 小时（最大 35 mg） • 总剂量不超过 100 mg
瑞替普酶
起始 10 U 静推，然后在 30 分钟后给予第二次 10 U 静推
替奈普酶
根据体重调整单次推注剂量： • 30 mg 体重＜ 60 kg • 35 mg 体重 60 ～ 69 kg • 40 mg 体重 70 ～ 79 kg • 45 mg 体重 80 ～ 89 kg • 50 mg 体重≥ 90 kg
如果年龄＞ 75 岁，则剂量减半 *

* 未在标签上标明

由于链激酶是由溶血性链球菌产生的，因此接受链激酶的患者总是会产生抗链球菌抗体。这种免疫反应通常会引起发热，在第一次给药后的前 3 个月会完全中和再次给予的链激酶的作用，从而有效地避免了早期的再次给药。在某些患者中，高中和抗体滴度在治疗后会持续数年。此外，在急性心肌

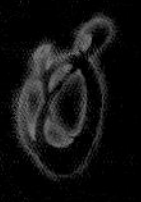

梗死患者中，链激酶原抗体已相对普遍存在，并且可以在用链激酶治疗后妨碍再灌注。然而，低血压是链激酶的常见一过性副作用，与急性过敏反应相比，其原因更可能是因缓激肽释放所致。

链激酶的临床试验

在 GISSI-1 研究中，将 11 806 例发病 12 小时内的 STEMI 患者随机分为静脉链激酶组或对照治疗组，前者院内死亡率为 10.7%，后者为 13.1%，这表明每治疗 1000 例链激酶多挽救了 23 条生命，死亡率的优势一直持续到 1 年和 10 年随访（图 15-3）。另一个具有里程碑意义的试验，即 ISIS-2（第二项国际心肌梗死生存研究），表明链激酶联合阿司匹林更大获益。17 187 例患者接受 1.5 MU 链激酶或 160 mg/d 的阿司匹林治疗 1 个月，或两种联合或均不使用。单独使用阿司匹林或链激酶治疗可显著降低死亡率（分别为 23% 和 24%），联合给药具有更大的益处；阿司匹林可显著降低非致死性再梗死，并与任何原因的明显颅内出血（ICH）增加无关（见第 19 章）。单独使用链激酶时，再梗死率更高，当联合阿司匹林后则消失了。

组织型纤溶酶原激活剂

重组组织型纤溶酶原激活剂（rt-PA；阿替普酶）是通过重组 DNA 技术生产的单链组织型纤溶酶原激活剂分子（见表 15-3 和表 15-4）。在没有纤维蛋白的情况下，阿替普酶是相对较弱的纤溶酶原激活剂；然而，一旦与血凝块表面纤维蛋白结合形成三元复合物能快速激活纤溶酶原转化成纤溶酶。因此，它具有比链激酶更高的纤维蛋白特异性，但会引起轻度的循环中纤维蛋白原消耗[13]。在纤维蛋白表面形成的纤溶酶有更强的拮抗 α_2- 抗纤溶酶的失活作用。阿替普酶的功效在一定程度上会被 PAI-1 抵消。阿替普酶半衰期短，因此需要连续静脉输注。还要同时进行抗凝治疗，因为纤维蛋白特异性药物在没有全身抗凝状态下再闭塞风险增加 2 倍。

组织型纤溶酶原激活剂的临床试验

STEMI 患者使用阿替普酶的初步经验证实了其溶栓作用和纤维蛋白特异性。在确定当前的很高剂量之前，已在多项研究中测试了多种阿替普酶用药方案。在 1988 年进行的首个大规模应用阿替普酶研究，ASSET（斯堪的纳维亚早期溶栓研究）试验中，阿特普酶的给药时间异常长。尽管该研究中没有阿司匹林，但与安慰剂相比死亡率降低了 26%。尽管阿替普酶 3 小时的给药方案中获得了比链激酶更高的通畅度评分，但 ISIS-3（n = 41 299，使用度替普酶）[14] 和 GISSI-2-International（n = 12 490，使用阿替普酶）[15] 的大规模试验，虽应用类似 tPA 的药物，但死亡率与链激酶相同。

问题是链激酶或阿替普酶两者中的哪一个降低死亡率最有效，1993 年首次进行了在全球使用链激酶和组织型纤溶酶原激活剂治疗冠状动脉闭塞症（GUSTO）试验[16]。该试验包括 40 000 多名患者，90 分钟使用

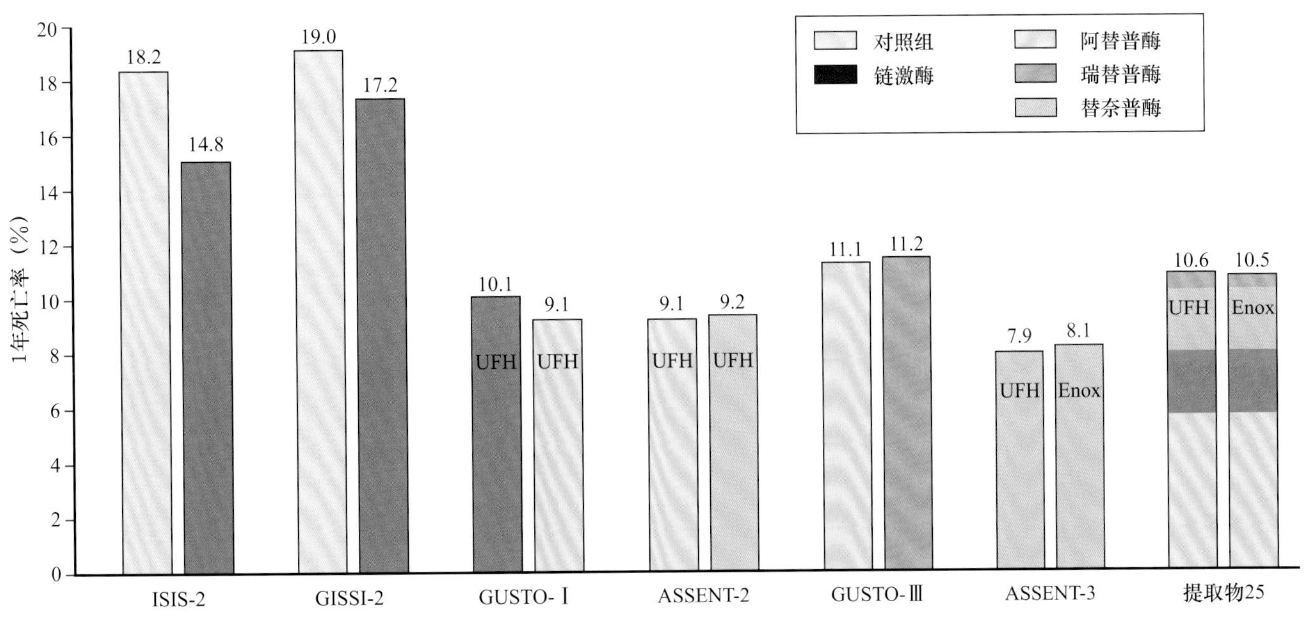

图 15-3　重要溶栓试验中的 1 年死亡率。Enox，依诺肝素；UFH，普通肝素

阿替普酶的给药方案比3小时方案有更高的通畅率。接受阿替普酶和静脉内肝素治疗的患者的30天死亡率为6.3%，而接受链激酶和静脉内肝素治疗的患者的30天死亡率为7.4%（$P=0.001$），这是由于前者90分钟达到心肌梗死溶栓试验（TIMI）血流3级明显要高（为54%，使用链激酶时为32%）[17]。在进行系统有计划的血管造影和溶栓治疗后的血管成形术之前（见第23章），早期再闭塞的情况并不少见。部分是因为溶栓药物反常地促凝和血小板活化副作用导致，并与30天高死亡率相关（12%，而早期且持续通畅的冠状动脉患者为1.1%）[18]。最后GUSTO-1令人信服地结束了如下争论——与早期Ⅱ期研究中观察到结果一样，成功早期开通血管是否直接改善了结果（通常称为"开通动脉理论"），还是除了溶栓之外还通过其他机制改善了预后。GUSTO-Ⅰ试验（共41 021位患者）中比较了四种溶栓策略的30天死亡率差异，是根据血管造影子研究中90分钟TIMI 3级血流的差异准确预测的[19]。从早期通畅数据预测的死亡率差异与实际死亡率之间的差异支持了早期、完全和持续的心外膜冠状动脉再通是溶栓治疗潜在挽救生命的基本机制。

瑞替普酶

在鉴定了组织纤溶酶原激活物的分子结构之后，进行了一些以通过有针对性的突变和缺失来改善其特性的尝试（参见表15-3和表15-4）。通常，这些努力集中于改善纤维蛋白的特异性和对PAI-1的拮抗，尤其是延长其半衰期。第二代溶栓剂瑞替普酶是改善阿替普酶缺点的首次尝试。它是阿替普酶的突变体，其中指状结构域、环状结构域-1和表皮生长因子结构域被切除。这导致血浆清除率降低，半衰期比阿替普酶更长（参见表15-3），从而可以大剂量注射方式给药。尽管PAI-1导致的失活仍然与阿替普酶相似，但指状结构域的切除降低了其对纤维蛋白的特异性。

瑞替普酶的临床试验

在两项开放标签的随机预试验中，对急性心肌梗死患者评估了不同剂量的瑞替普酶。在两项研究［在急性心肌梗死（RAPID）Ⅰ和Ⅱ中进行瑞替普酶（r-PA）与阿替普酶再通率研究］中间隔30分钟给予两次10 U瑞替普酶静注较接受3小时或预先大剂量负荷的阿替普酶输注治疗的患者，TIMI 3级血流概率明显更高（图15-4）。受这些有利的早期再通率的鼓舞，在两项大型试验中对瑞替普酶进行了评估。在一项国际双盲溶栓疗效比较（INJECT）试验中，将6010例在症状发作后12小时内患有MI的患者随机分为两次给予负荷量瑞替普酶（10U），间隔30分钟或链激酶治疗。35天死亡率两种方案没有任何差异。在INJECT的一个子研究中，使用瑞替普酶治疗患者的ST段完全回落的百分比更高，但并未改善预后[20]。GUSTO-Ⅲ试验是一项优势试验，有15 059名患者[21]，与INJECT研究一样，随机分为双倍负荷剂量的瑞替普酶或大剂量阿替普酶，两个治疗组30天死亡率相似（7.47% *vs.* 7.24%），出血性卒中（0.91% *vs.* 0.93%）或其他大出血并发症发生率相似。两组在1年的随访中死亡率相似（见图15-3），并且在各个亚组之间保持一致，包括老年人和症状发作后较早就诊的患者。因此，在90分钟时再通率更高的瑞替普酶未转变为近期或中期死亡率的降低。初始再通率与预后之间的这种不一致性可以部分解释为与阿替普酶相比，瑞替普酶的血小板激活和表面受体表达增加，以及随后的再闭塞。时至今日瑞替普酶仍然在临床上应用。

替奈普酶

替奈普酶是由阿替普酶在三个位点发生突变（T103，N117，KHRR296-299）经生物工程处理而成，从而延长了血浆半衰期（T103，20分钟），改善了纤维蛋白结合和纤维蛋白的特异性，并能拮抗PAI-1（N117和KHRR296-299）。使其清除速度较慢，可以方便地进行单次大剂量给药（参见表15-3和表15-4）。替奈普酶较高的纤维蛋白特异性是由于降低了在纤维蛋白原和纤维蛋白降解产物存在下的纤溶

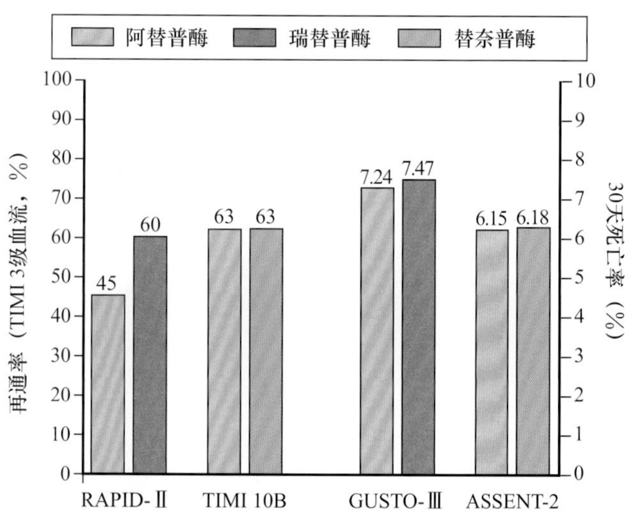

图15-4 具有里程碑意义的瑞替普酶和替奈普酶试验中再通率与预后之间的关系

酶原激活的效率，而在纤维蛋白存在下的效率仍然相当。结果，与阿替普酶相比，替奈普酶会更快再通。替奈普酶对富含血小板的血栓也比其母体有更高的溶栓效力。

替奈普酶的临床试验

最初在 TIMI 10A 和 10B 试验中评估了不同剂量的替奈普酶对闭塞血管经造影观察开通的疗效。两者合计，与阿替普酶（63%）相比，单次推注 40 mg 替奈普酶的通畅率是相同的。由于 TIMI 10B 试验中 ICH 过多，必须提前终止 50 mg 替奈普酶研究（图 15-5）。同时，在 ASSENT（一项新的溶栓治疗的安全性和有效性评估）1 研究中评估了单次推注替奈普酶的安全性。3325 名患者接受了 30 mg 或 40 mg 替奈普酶的单次推注给药。死亡率或严重出血并发症（包括 ICH）的发生率较低，各治疗组之间无显著差异。

在 ASSENT-2 双盲试验中，将 16 949 例患者随机分为单剂量，根据体重调整的替奈普酶或体重调整的大负荷量阿替普酶治疗组[22]。该研究专门设计为等效试验，该研究表明，替奈普酶和阿替普酶 30 天死亡率相当［6.18% *vs*. 6.15%；90% 置信区间（CI）为 0.917 ～ 1.104］。两种疗法在任何亚组分析中均无显著差异（除了在症状发作 4 小时后接受替奈普酶治疗的患者 30 天死亡率较低外），尽管替奈普酶（0.93%）和 rt-PA（0.94%）组的 ICH 发生率相似，但女性、年龄大于 75 岁的患者以及体重不足 67 kg 的患者在使用替奈普酶治疗后趋于 ICH 发生率较低。在替奈普酶组中，脑出血并发症的发生率较低，这一差异在高危女性患者更为明显。因此，替奈普酶的纤维蛋白特异性增加可能导致晚期患者的预后更好，高危患者的出血并发症更少。

经过 ASSENT 试验后，在真实世界的实践和临床试验中使用了不同剂量的替奈普酶。在心肌梗死后早期进行的药物-介入性策略再灌注研究（STREAM）（见第 14 章）中，在入选了 20% 研究人群后，由于过多的出血并发症，包括老年人 ICH（替奈普酶在 75 岁以上患者中的剂量减小了 50%）[23]。由于采用了根据年龄调整给药剂量后，分配到溶栓组的 75 岁或 75 岁以上的患者没再发生 ICH。该观察结果表明，仅使用一半剂量的替奈普酶，老年患者会更多获益；但是，尚未提出正式的专业协会建议来支持该方案。

拉替普酶

拉替普酶具有历史意义，但还未在临床应用就已被终止。拉替普酶是阿替普酶的缺失突变体，它通过删除其纤连蛋白指状和表皮生长因子结构域，并将三环结构域中第 117 位残基的天冬酰胺突变为谷氨酰胺来实现（参见表 15-3 和表 15-4）。拉替普酶可以单次推注方式给药，随着血浆清除浓度降低

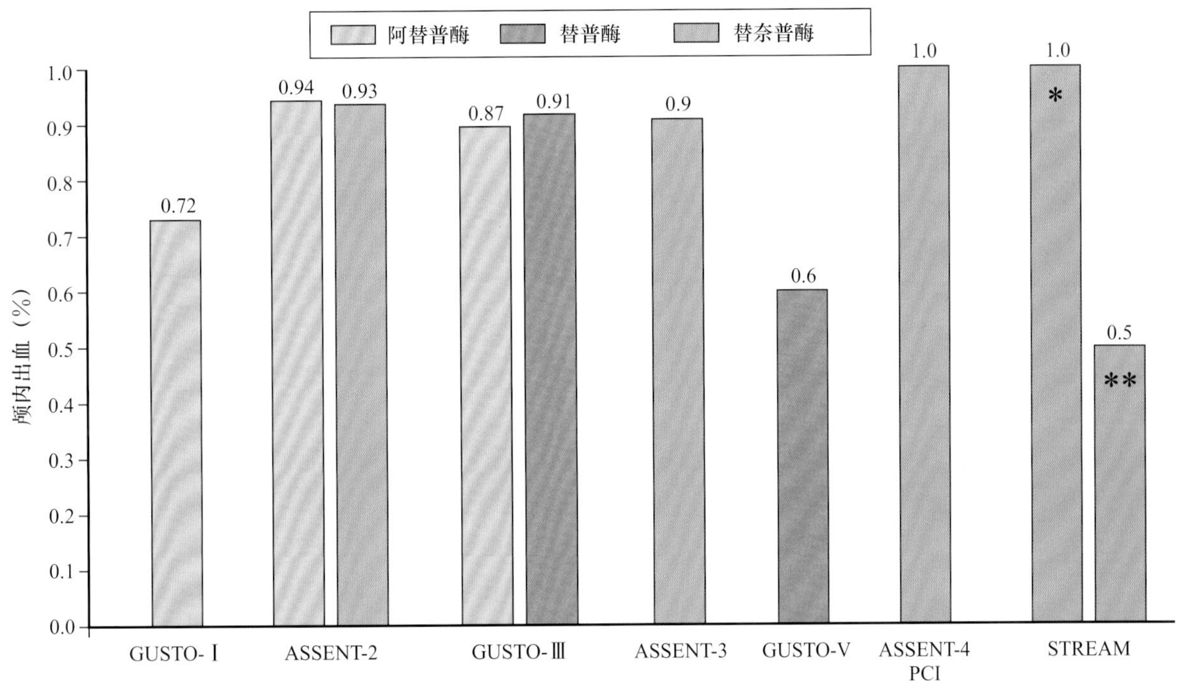

图 15-5 随机溶栓研究中的颅内出血发生率。ASSENT-4 PCI 和 STREAM 研究仅显示溶栓组发生率（在 STREAM 修正方案中将 75 岁及以上患者的替奈普酶剂量减半，* 为前方案，** 为后方案）

后（30 分钟）允许再次给药。

在静脉 nPA 早期治疗心肌梗死（InTIME）-2- 试验中，将 15 078 例患者以单次推注拉替普酶（120 kU/kg）或前负荷阿替普酶以 2 ∶ 1 的比例随机分配。两组的平均出血率分别为 6.75% 和 6.61%[24]。不幸的是，拉替普酶治疗组的出血性卒中发生率更高（1.12%，而阿替普酶则为 0.64%）。拉替普酶的 ICH 发生率增加和轻微出血被认为与剂量相对较高和纤维蛋白特异性较低有关。InTIME-2 试验强调了足够样本量的Ⅱ期试验对剂量选择的重要性，并且还揭示减少静脉内肝素剂量可降低出血率，支持了溶栓过程中趋向于应用小剂量抗凝药物方案（见第 18 章）。

具有历史意义的纤溶酶

葡激酶

重组葡激酶仅在某些国家 / 地区使用，但为使本章内容完整起见，在此简要介绍。尽管葡激酶是一种细菌纤维蛋白溶解剂，1908 年被发现，但其在 STEMI 中的临床应用直到 20 世纪最后十年才重新引起人们的兴趣和动力（见表 15-3 和表 15-4）。与链激酶的很早临床应用相反，这种延迟是由于测试对象的血清样品中存在抗体相关的中和作用以及在 20 世纪 60 年代使用葡激酶治疗的犬大出血所致。因为与其他物种相比，葡激酶只对犬无纤维蛋白特异性，因此这种动物模型的选择是不正确的[25]。

葡激酶具有很强的溶栓能力，可有效溶解富含血小板的血栓，并且具有高纤维蛋白特异性，在重组葡激酶（STAR）试验中，对 100 例 STEMI 患者评估了葡激酶与大剂量和根据体重调整的阿替普酶对早期冠状动脉开通的影响。使用阿替普酶治疗的患者中有 58% 达到了 90 分钟 TIMI 血流 3 级，使用葡激酶治疗的患者有 60%，葡激酶被证实是高度纤维蛋白特异性的，可保持循环纤维蛋白原、纤溶酶原和 α_2- 抗纤溶酶的水平，而阿替普酶引起纤维蛋白原、纤溶酶原和 α_2- 抗纤溶酶的明显下降。尽管野生型葡激酶可诱导抗体反应，但已显示具有降低抗原性的变异体可减少失活性抗体的发生和程度。

沙芦普酶

沙芦普酶或尿激酶在 STMEI 患者中很少应用，在欧洲或美国未获批准[26]。沙芦普酶是一种单链重组尿激酶型纤溶酶原激活剂，无免疫原性。尽管不是纤维蛋白特异性的，但其血浆半衰期为 9 分钟。在 COMPASS（沙芦普酶与链激酶比较）试验中，3089 例患者随机分至沙芦普酶组或链激酶组，沙芦普酶组 30 天死亡率低（5.7% *vs.* 链激酶组的 6.7%）。沙芦普酶 ICH 发生率高（0.9% *vs.* 链激酶组的 0.3%），虽然该试验入选了少数老年患者。另一项研究 BASE（欧洲负荷量沙芦普酶）试验采用了几种给药方案，尽管最高剂量（40/40 mg 两次静推）可产生最高的开通率，但其并发症的发生率也最高。

安弟普酶

安弟普酶是一种嵌合融合蛋白，由 t-PA 三环状结构 -2 结构域和单链尿激酶 -PA 混合组成。它是纤维蛋白特异性的，非免疫原性的，可以单次推注给药。在体外，它似乎比原尿激酶或替奈普酶更有效。在两项冠状动脉造影研究（2k2 和 3k2）中，超过 50% 的患者（1 剂 ±1 mg/kg）获得 TIMI 血流 3 级，具有良好的安全性。在这些初步研究之后，未再进一步发展。

溶栓治疗的临床应用，适应证和禁忌证

溶栓治疗的适应证

传统上，典型的胸痛持续时间长达 12 小时且伴有心电图 ST 段抬高或新发的束支传导阻滞的患者，都适合溶栓治疗。溶栓的血栓溶解是时间依赖性的，在新形成的血栓上效果最好。另外，在 STEMI 的早期，血栓可能会更小，从而更快更容易溶解。因此，溶栓延迟与 ST 段未成功回落有关，并导致较高的长期死亡率。就症状发作而言，在症状发作后长达 12 小时急性溶栓可能会改善临床结果，最新的美国心脏协会（AHA）/ 美国心脏病学会（ACC）和欧洲心脏病学会（ESC）指南建议在该时间窗内溶栓[27-28]；再灌注延迟的每一分钟都会不可避免地导致更大范围的坏死。有研究发现在 2 小时内治疗的患者与随后治疗的患者相比，溶栓治疗后的相对死亡率降低了 2 倍以上[29]。

实施溶栓治疗的常规心电图标准为至少在两个或多个连续导联中 ST 段抬高 ≥ 0.1 mV（参见第 6 章）。由于完全性左束支传导阻滞患者的死亡率明显较高，在这一人群中也推荐使用溶栓治疗。

溶栓治疗的禁忌证

溶栓治疗的禁忌证本质上是为了避免过多的出

血风险（表 15-5 和表 15-6）。在这些患者中，尤其是那些有卒中病史或近期大手术史或出血史的患者，即使有显著治疗延迟也应考虑直接 PCI。

注册研究表明，75 岁以上接受溶栓治疗的患者死亡率偏高，这可能是由于严重出血并发症过多所致。这种过高的死亡率也可以部分地解释为阴性选择，因为年龄较大的患者可能更倾向选择 PPCI。但是，这些观察性研究的死亡率与大型随机试验的结果相反。在老年心肌梗死的直接血管成形术（SENIORPAMI）试验中，在 481 位年龄较大（≥ 70 岁）的患者中，未发现直接 PCI 优于溶栓治疗。此外，FTT（溶栓治疗试验者）组的数据显示，年龄在 75 岁以上的 3300 例 STEMI 患者中，溶栓治疗的绝对死亡率显著降低，甚至比年轻患者降幅还大（每 1000 名随机患者中 34 例与 16 例）[30]。持续令人担忧的是溶栓引起 ICH 风险，尤其是在老年人中（图 15-5）。最近，包括 STREAM 和注册研究在内的试验结果表明，减少溶栓剂量可能是老年人的安全有效替代方案。但是，在当今标准的前期双联抗血小板治疗和计划的 PCI 条件下，减少溶栓药物剂量的安全性和获益的权衡仍需进一步阐明。

再灌注评估

早期有效性试验应用造影中 60 分钟或 90 分钟开通梗死相关血管作为溶栓成功的最重要标识。梗死相关动脉的 TIMI 血流分级低于 3 级与左心室功能恢复不良和死亡率增加有关。但是，血管造影最多只能显示冠状动脉闭塞和再通的动态过程的视图。心肌组织再灌注比冠状动脉开通在预后方面作用更强，但恢复的心外膜血流量不能充分反映组织水平的再灌注[31]。无创评估组织水平再灌注可以通过超声声学造影（参见第 31 章），磁共振成像（参见第 33 章）或 ST 段监测实现。反映心肌再灌注的 ST 段恢复已被证明与较好的短期和长期死亡率相关。相反，即使在溶栓治疗后 TIMI 3 级血流的患者中，未能实现早期 ST 段恢复者预后也较差。在当代实践和临床试验中，溶栓治疗后 90 分钟时抬高的 ST 段回落达到 50% 或更高也可用于评估早期成功的再灌注。如果出现再灌注失败的征兆，例如抬高的 ST 段回落不足，血流动力学或心电不稳定或持续胸痛，则应考虑采用补救性 PCI。相比之下，在成功的溶栓治疗后，冠状动脉造影和 PCI 仅应于 3 ～ 24 小时内实施，以避免围介入期血栓并发症。

表 15-5　溶栓禁忌证

绝对禁忌证	相对禁忌证
既往有出血性脑卒中	6 个月内短暂性脑缺血发作
非出血性脑卒中＜ 6 个月	不受控制或难治性高血压
中枢神经系统畸形，肿瘤或损害	外伤性心肺复苏或延长心肺复苏术
2 ～ 4 周内的手术或内部严重外伤	目前使用抗凝剂
活动性（不受控制的）出血	最近出血（2 ～ 4 周）
一个月内消化道出血	怀孕
已知出血性疾病	
疑似主动脉夹层	

表 15-6　颅内出血风险增加的患者

- 脑血管疾病，包括脑血管意外和短暂性脑缺血发作
- 年龄大于 75 岁
- 女性
- 低体重者
- 入院时高血压或者脉搏压大

辅助治疗

由于冠状动脉血栓的形成和溶解是血小板和凝血系统不同途径复杂相互作用的结果，在溶栓治疗之外针对这些独立成分的药物的额外使用有可能优化溶栓并防止再次闭塞。溶栓的主要缺点是增加的凝血酶引起的促凝副作用。因此，更好、更安全地抑制凝血酶和血小板可改善溶栓药物的功效。抗凝剂和抗血小板疗法的使用分别在第 18 章和第 19 章中进行了详细描述，在此仅简单讨论。

溶栓治疗中的抗凝

普通肝素

自 GUSTO 试验以来，静脉普通肝素（UFH）已成为标准的使用纤维蛋白特异性溶栓剂的辅助抗血栓形成疗法。UFH 不一定能提高早期开通率，但可以通过防止血栓形成在以后的时间点提高通畅率。经过数个大型试验和长达十年的研究，确定了最佳的 UFH 给药方案，平衡了出血风险与血栓形成之间的关系。Giugliano 及其同事在几项研究中分析了不同的肝素给药方案和监测方案[32]。在其中三项试验（TIMI 9，GUSTO Ⅱ 和 TIMI 10B）中，在试验过程中降低了肝素剂量，从而降低了 ICH 的发生率。ASSENT-3 试验中使用的当前推荐剂量方案还包括 3 小时后早期测量活化的部分凝血活酶时间[33]。

UFH 的使用具有明显的缺点。由于生物利用度

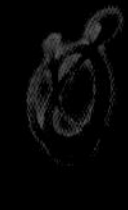

低和清除率可变，接受 UFH 抗凝治疗的患者差异很大，因此需要频繁监测活化部分凝血酶时间。UFH 在抑制凝血相关凝血酶和 X 因子方面也相对无效，并且不会减少溶栓相关的凝血酶产生。这些特性可导致溶栓停止后反弹激活凝血瀑布，增加了再次闭塞的风险（请参阅第 23 章）。UFH 已被低分子量肝素（LMWH）替代，作为溶栓疗法的辅助手段。

低分子量肝素和戊糖

与常规 UFH 相比，LMWH 具有多个优势，包括更高的生物利用度，对活化血小板抑制的更好以及肝素诱导的血小板减少症的发生率更低。同样，LMWH 比 UFH 更好的抗Ⅹa：Ⅱa 比率能更有效地抑制凝血酶。LMWHs 易于管理，并具有更稳定和可预测的抗凝反应，从而无需进行活化的部分凝血酶时间监测。与 UFH 相比，皮下给药和更长的半衰期明显方便了院前和院内给药。

研究表明，在急性冠脉综合征中使用 LMWH 可降低再梗死率，并提高晚期开通性。与 UFH 相比，在 ASSENT PLUS 和 HART Ⅱ（肝素阿司匹林再灌注试验Ⅱ）试验中，阿替普酶溶栓后应用达肝素钠或依诺肝素的开通率往往更高。在 ENTIRE-TIMI（依诺肝素和替奈普酶加或不加 GP Ⅱb/Ⅲa 抑制剂作为 STEMI- 心肌梗死溶栓的再灌注策略）23 试验中，与 UFH 加替奈普酶相比，1 小时时依诺肝素加全剂量替奈普酶的 TIMI 3 级血流相似[34]。

在 ASSENT-3 研究中，将依诺肝素（30 mg 静脉推注然后立即 1 mg/kg，每 12 小时皮下注射，用 7 天）联合替奈普酶与 UFH 联合替奈普酶[33]进行比较。依诺肝素显著降低了 30 天缺血性并发症的风险（见图 15-3）。在 ASSENT-3 PLUS 试验的院前环境中也评估了依诺肝素与替奈普酶的联合，观察到依诺肝素的缺血性并发症无明显减少，但老年患者的 ICH 会增加。然而，依诺肝素与溶栓用于急性心肌梗死再灌注治疗（ExTRACT-TIMI 25）研究，通过年龄调整剂量（无负荷量和维持剂量的 75%），溶栓后应用依诺肝素仍增加了大出血率达 50%，但没有增加 ICH 的风险，同时依诺肝素仍降低了缺血性并发症的风险。两项将 LMWH 与 UFH 对比的 meta 分析证实 LMWH 降低了死亡和再梗死的风险，但与重大出血并发症的风险较高相关（优势比，1.45，95% CI，1.24 ～ 1.91）[35-36]。在当前指南中，推荐使用依诺肝素（按年龄和体重调整后的 ExTRACT 研究剂量）（ⅠA 类推荐）[27-28]。

磺达肝癸钠，一种合成的五糖，具有选择性抗凝血酶依赖性Ⅹa 因子抑制剂。与 LMWH 一样，磺达肝癸钠的生物学变异性较小，不需要监测其抗凝作用。在缺血性综合征评价策略（OASIS）-6 试验中，将磺达肝癸钠与 UFH 或安慰剂比较，用于 12 092 例 STEMI 患者中[37]。45% 的患者（$n = 5436$）使用了溶栓疗法，多数接受非纤维蛋白特异性药物。在这些患者中，与标准肝素或安慰剂相比，磺达肝癸钠的死亡或心肌梗死风险显著降低了 21%。此外，无论溶栓剂的类型如何，使用磺达肝癸钠的出血风险（包括 ICH）都会大大降低。指南建议将磺达肝癸钠作为所有纤溶酶的辅助疗法（AHA/ACC，ⅠB 类），或仅作为链激酶的辅助疗法（ESC，ⅡaA 类）[27-28]。

直接凝血酶抑制剂

与仅抑制液相凝血酶的 UFH 不同，直接凝血酶抑制剂可抑制与纤维蛋白和循环血栓部分凝血酶。由于血栓部分凝血酶未充分失活是溶栓治疗促凝副作用的部分原因，直接抑制凝血酶可能减少再灌注后缺血性并发症的发生。凝血酶抑制剂如水蛭素或比伐卢定只能与链激酶有较好的相互作用，而对于阿替普酶则不是。在 HERO-2（水蛭素和早期再灌注或闭塞）试验中，将 17 073 例 STEMI 患者随机分为链激酶和 UFH 或链激酶和比伐卢定组[38]。两种方案在 30 天时的死亡率无差异，尽管在 96 天内的再梗死率比伐卢定组明显降低，这表明对凝血酶的早期且有效地抑制可降低再闭塞率。但是，比伐卢定组的轻度至中度出血并发症发生率较高。尚无纤维蛋白特异性溶栓剂与直接凝血酶和Ⅹa 因子抑制剂合用的研究。

溶栓治疗中的抗血小板药

在具有里程碑意义的 ISIS-2 研究中，将阿司匹林用于 STEMI 患者显然是有益的。另外，再梗死率与单独应用溶栓治疗的患者相比明显降低，自此，阿司匹林成为溶栓治疗的标准疗法。

二磷酸腺苷受体拮抗剂

尽管在溶栓治疗的患者中使用了阿司匹林，但药理学上再灌注成功后的再闭塞和再梗死仍然是一个问题，尤其是当无法行发病早期（3 ～ 24 小时）PCI 时。CLARITY（氯吡格雷作为辅助再灌注治疗）试验检查了 $P2Y_{12}$ 受体拮抗剂氯吡格雷（300 mg 负荷，随后为 75 mg/d）是否与溶栓治疗的患者梗死相关的动脉开通率更高相关[39]。氯吡格雷似乎是通过防止再阻塞而不是通过促进早期再灌注来提高开通率（图 15-6）。CLARITY 研究在溶栓治疗后至少 2 天行冠状动脉造影随访时，应用氯吡格雷与通畅率明显相关。没有观察到使用氯吡格雷引起出血并发症（包括 ICH）的风险增加。但是，由于 CLARITY 不包括年龄大于 75 岁的患者，因此尚不确定前期双重抗血小板治疗在接受溶栓治疗的老年人中是否安全。在目前实践中，大多数溶栓治疗的患者均接受早期冠状动脉造影（参见第 14 章）。对于不能接受直接 PCI 但仍可使用 STEMI 急救网络中的 PCI 设施的患者进行溶栓治疗时，明智的做法是在开始溶栓治疗时预先口服负荷量氯吡格雷，而不要等到介入治疗时才给药。氯吡格雷对 CLARITY 试验中患者的益处似乎与 PCI 时给予的糖蛋白（GP）Ⅱ b/ Ⅲ a 受体拮抗剂无关，这表明在溶栓时预先开始使用氯吡格雷可以减少补救或计划早期 PCI 时需要额外的抗栓药。在 ASSENT-4PCI 研究中，只有在认为需要 PCI 时，才根据协议启动氯吡格雷。氯吡格雷给药的延迟可能是替奈普酶开通率低于预期的原因之一。相比之下，在 STREAM 研究中，比较了在 60 分钟内无法接受直接 PCI 的患者中，将溶栓加挽救或计划中的 PCI 与直接 PCI 进行比较，先给予 300 mg 氯吡格雷的负荷剂量，然后每日 75 mg[40]。但是，由于安全性数据不足，在 75 岁以上的患者中未给予负荷剂量。最终，两种策略的结果似乎都相似[23,40]。

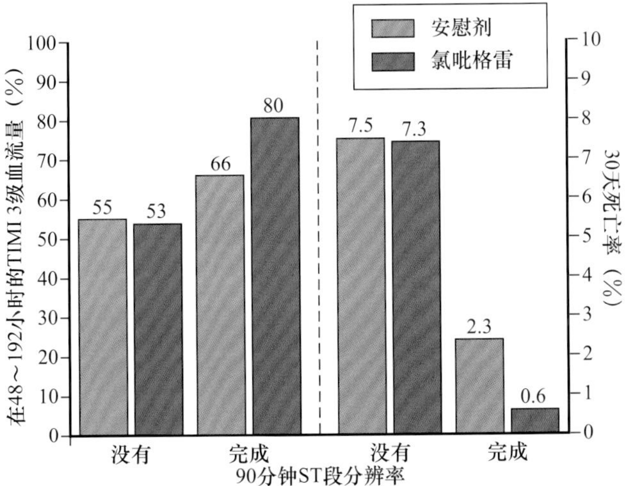

图 15-6　在 CLARITY-TIMI 28 研究中，患者随机分为安慰剂组和氯吡格雷组，图中显示两组早期（90 分钟）ST 段回落情况与用药后 48 ～ 192 小时造影显示 TIMI 血流 3 级比率（左栏）和结果（右栏）的关系

最近的一项机械学研究表明，在开始使用氯吡格雷、处于溶栓后 3 ～ 48 小时，但在计划进行血管造影或 PCI 之前进行测量，仍有 2/3 的患者具有令人无法接受的高残留血小板反应性[41]。使用替格瑞洛与重新使用 600 mg 氯吡格雷相比，血小板反应率显著降低。在适当规模的临床试验中，尚未评估使用替格瑞洛或预先使用替格瑞洛进行溶栓的有效性和安全性。此外，目前还没有关于普拉格雷与溶栓同时使用的有效性或安全性的数据。然而，观察性证据表明，氯吡格雷可安全地在经选择的溶栓治疗患者行 PCI 时转为普拉格雷[42]。

糖蛋白Ⅱ b/ Ⅲ a 受体拮抗剂

长久以来，人们一直相信在溶栓治疗方案中添加 GP Ⅱ b/ Ⅲ a 受体拮抗剂可以克服溶栓治疗的一些缺点。半剂量溶栓和 GP Ⅱ b/ Ⅲ a 受体拮抗剂的组合显示出较少的全身纤溶酶原激活并逆转纤溶药物的血小板活化作用，可经冠状动脉造影证实明显减少血栓。在 GUSTO-V 和 ASSENT-3 中评估了阿昔单抗联合减量溶栓药的疗效和安全性[33,43]。联合使用阿昔单抗与溶栓药物可减少急性心肌梗死后的缺血性并发症，但这种益处明显增加了出血并发症的风险，尤其是在老年人中。因此，阿昔单抗通常不用于溶栓治疗。

院前溶栓治疗

从症状发作到开始治疗之间的时间损失仍然是 STEMI 治疗延迟的关键因素，在农村或人烟稀少的地区可能尤其成问题。因为当在症状发作的 2 小时内对患者进行治疗时，随机溶栓试验的死亡率始终较低，因此院前治疗是改善溶栓早期再灌注和预后的一种有吸引力的方法。与单一剂量的依诺肝素一起使用单次大剂量的溶栓剂（例如替奈普酶）的便利性无疑促进了院前再灌注方案。在 ASSENT-3PLUS 试验的院前环境中对这种组合进行了研究。在急救车而不是急诊室开始使用溶栓药可节省 47 分钟的时间，这使症状发作后 2 小时内接受治疗的患者比例从 ASSENT-3 中的 29% 增加到 ASSENT-3 中的 52%。这些患者的病死率低于症状发作后 2 小时以上接受治疗的患者。一项 meta 分析证实，与院内溶栓相比，院前治疗所花费的时间导致死亡率显著降低 17%[44]。CAPTIM（血管成形术和院前溶栓的比较）研究解决了院前溶栓是否比转运患者到有介入设施医院行直接 PCI 更有利的问题[45]。即使在 5 年随访中，直接 PCI 在预后方面也未发现优于院前溶栓治疗，但是，溶栓后补救 PCI 很多，这可能有助于院前组的良好预后。法国注册管理机构关于急性 ST 段抬高型心肌梗死（FAST-MI）的报告显示，与直接 PCI 术相比，当代药物介入联合的背景下院前溶栓的 5 年预后良好[46]。同样，在 STREAM 试验中，院前溶栓和计划 PCI 相较于直接 PCI 转运更为有利，前提是 75 岁以上患者中替奈普酶的剂量减半[23]。

总结

尽管直接 PCI 在全球范围内已证明获益并得到越来越多的使用，但溶栓治疗仍然是 STEMI 患者相关治疗的一种选择。它可显著改善预后，是在没有 PCI 设施或无法及时进行 PPCI 时的首选再灌注治疗。对于许多 STEMI 患者，尤其是在农村或偏远地区，它通常是立即再灌注的唯一选择。理想情况下，单剂量静脉推注的溶栓治疗是在已建立的 STEMI 急救网络内的院前环境中开始，应联合依诺肝素和氯吡格雷，然后进行早期介入性治疗（参见第 14 章）。老年人中替奈普酶的最佳剂量仍需进行前瞻性评估，但近期研究中获益与出血风险之间的良好平衡表明，半量静脉推注可能是该人群的首选治疗方案。

经典参考文献

DeWood MA, et al.: Prevalence of total coronary occlusion during the early hours of transmural myocardial infarction, *N Engl J Med* 303:897, 1980.

Effectiveness of intravenous thrombolytic treatment in acute myocardial infarction: Gruppo Italiano per lo Studio della Streptochinasi nell'Infarto Miocardico (GISSI), *Lancet* 1:397, 1986.

Fletcher A, et al.: Treatment of of patients suffering from early myocardial infarction with massive and prolonged streptokinase therapy, *Trans Assoc Am Physicians* 71:287–296, 1958.

Herrick JB: Landmark article (JAMA 1912). Clinical features of sudden obstruction of the coronary arteries. By James B. Herrick, *JAMA* 250:1757, 1983.

Kagan A, Livsic AM, Sternby N, Vihert AM: Coronary-artery thrombosis and the acute attack of coronary heart-disease, *Lancet* 2:1199, 1968.

Markis JE, et al.: Myocardial salvage after intracoronary thrombolysis with streptokinase in acute myocardial infarction, *N Engl J Med* 305:777, 1981.

参考文献

1. Van de Werf FJ, Topol EJ, Sobel BE: The impact of fibrinolytic therapy for ST-segment-elevation acute myocardial infarction, *J Thromb Haemost* 7:14, 2009.
1a. Streptokinase in recent myocardial infarction: a controlled multicentre trial. European working party, *Br Med J* 3:325–331, 1975.
1b. Kennedy JW, et al.: The western Washington randomized trial of intracoronary streptokinase in acute myocardial infarction: a 12-month follow-up report, *N Engl J Med* 312:1073–1078, 1985.
2. Yusuf S, et al.: Intravenous and intracoronary fibrinolytic therapy in acute myocardial infarction: overview of results on mortality, reinfarction and side-effects from 33 randomized controlled trials, *Eur Heart J* 6:556, 1985.
3. Keeley EC, Boura JA, Grines CL: Primary angioplasty versus intravenous thrombolytic therapy for acute myocardial infarction: a quantitative review of 23 randomised trials, *Lancet* 361:13, 2003.
4. Bueno H, et al.: Opportunities for improvement in anti-thrombotic therapy and other strategies for the management of acute coronary syndromes: insights from EPICOR, an international study of current practice patterns, *Eur Heart J Acute Cardiovasc Care* 5:3–12, 2016.
5. Kristensen SD, et al.: Reperfusion therapy for ST elevation acute myocardial infarction 2010/2011: current status in 37 ESC countries, *Eur Heart J* 35:1957, 2014.
6. Halvorsen S: STEMI treatment in areas remote from primary PCI centres, *EuroIntervention* (8 Suppl P)P44, 2012.
7. Pinto DS, et al.: Benefit of transferring ST-segment-elevation myocardial infarction patients for percutaneous coronary intervention compared with administration of onsite fibrinolytic declines as delays increase/clinical perspective, *Circulation* 124:2512, 2011.
8. Vora AN, et al.: Fibrinolysis use among patients requiring interhospital transfer for ST-segment elevation myocardial infarction care: a report from the US National Cardiovascular Data Registry, *JAMA Internal Medicine* 175:207, 2015.
9. Claeys MJ, et al.: Contemporary mortality differences between primary percutaneous coronary intervention and thrombolysis in ST-segment elevation myocardial infarction, *Arch Intern Med* 171:544, 2011.
10. Boscarelli D, et al.: Intracoronary thrombolysis in patients with ST-segment elevation myocardial infarction presenting with massive intraluminal thrombus and failed aspiration, *Eur Heart J Acute Cardiovasc Care* 3:229, 2014.
11. Henry TD, Jacobs AK, Granger CB: Regional systems of care for ST-elevation myocardial infarction: do they save lives? *Am Heart J* 166:389, 2013.
12. Collen D, et al.: Analysis of coagulation and fibrinolysis during intravenous infusion of recombinant human tissue-type plasminogen activator in patients with acute myocardial infarction, *Circulation* 73:511, 1986.
13. Van de Werf F, et al.: Coronary thrombolysis with intravenously administered human tissue-type plasminogen activator produced by recombinant DNA technology, *Circulation* 69:605, 1984.
14. ISIS-3: a randomised comparison of streptokinase vs tissue plasminogen activator vs anistreplase and of aspirin plus heparin vs aspirin alone among 41,299 cases of suspected acute myocardial infarction. ISIS-3 (Third International Study of Infarct Survival) Collaborative Group, *Lancet* 339:753, 1992.
15. GISSI-2: a factorial randomised trial of alteplase versus streptokinase and heparin versus no heparin among 12,490 patients with acute myocardial infarction. Gruppo Italiano per lo Studio della Sopravvivenza nell'Infarto Miocardico, *Lancet* 336:65, 1990.
16. An international randomized trial comparing four thrombolytic strategies for acute myocardial infarction. The GUSTO investigators, *N Engl J Med* 329:673, 1993.
17. The effects of tissue plasminogen activator, streptokinase, or both on coronary-artery patency, ventricular function, and survival after acute myocardial infarction. The GUSTO Angiographic Investigators, *N Engl J Med* 329:1615, 1993.
18. Reiner JS, et al.: Early angiography cannot predict postthrombolytic coronary reocclusion: observations from the GUSTO angiographic study. Global Utilization of Streptokinase and t-PA for Occluded Coronary Arteries, *J Am Coll Cardiol* 24:1439, 1994.
19. Simes RJ, et al.: Link between the angiographic substudy and mortality outcomes in a large randomized trial of myocardial reperfusion. Importance of early and complete infarct artery reperfusion. GUSTO-I Investigators, *Circulation* 91:1923, 1995.
20. Schroder R, et al.: Extent of early ST segment elevation resolution: a strong predictor of outcome in patients with acute myocardial infarction and a sensitive measure to compare thrombolytic regimens. A substudy of the International Joint Efficacy Comparison of Thrombolytics (INJECT) trial, *J Am Coll Cardiol* 26:1657, 1995.
21. A comparison of reteplase with alteplase for acute myocardial infarction: The Global Use of Strategies to Open Occluded Coronary Arteries (GUSTO III) Investigators, *N Engl J Med* 337:1118, 1997.
22. Assessment of the Safety and Efficacy of a New Thrombolytic Investigators: Single-bolus tenecteplase compared with front-loaded alteplase in acute myocardial infarction: the ASSENT-2 double-blind randomised trial, *Lancet* 354:716, 1999.
23. Sinnaeve PR, et al.: STEMI patients randomized to a pharmaco-invasive strategy or primary PCI: The STREAM 1-year mortality follow-up, *Circulation* 130:1139, 2014.
24. InTime II Investigators: Intravenous NPA for the treatment of infarcting myocardium early; InTIME-II, a double-blind comparison of single-bolus lanoteplase vs accelerated alteplase for the treatment of patients with acute myocardial infarction, *Eur Heart J* 21:2005, 2000.
25. Collen D, et al.: Recombinant staphylokinase variants with altered immunoreactivity. III: Species variability of antibody binding patterns, *Circulation* 95:455, 1997.
26. Han YL, et al.: The efficacy and safety of pharmacoinvasive therapy with prourokinase for acute ST-segment elevation myocardial infarction patients with expected long percutaneous coronary intervention-related delay, *Cardiovascular Therapeutics* 31:285, 2013.
27. O'Gara PT, et al.: 2013 ACCF/AHA guideline for the management of ST-elevation myocardial infarction: a report of the American College of Cardiology Foundation/American Heart Association Task Force on Practice Guidelines, *Circulation* 127:e362, 2013.
28. Steg PG, et al.: ESC Guidelines for the management of acute myocardial infarction in patients presenting with ST-segment elevation, *Eur Heart J* 33:2569, 2012.
29. Boersma E, et al.: Early thrombolytic treatment in acute myocardial infarction: reappraisal of the golden hour, *Lancet* 348:771, 1996.
30. White HD: Thrombolytic therapy in the elderly, *Lancet* 356:2028, 2000.
31. Ross AM, et al.: Extended mortality benefit of early postinfarction reperfusion. GUSTO-I Angiographic Investigators. Global Utilization of Streptokinase and Tissue Plasminogen Activator for Occluded Coronary Arteries Trial, *Circulation* 97:1549, 1998.
32. Giugliano RP, et al.: Lower-dose heparin with fibrinolysis is associated with lower rates of intracranial hemorrhage, *Am Heart J* 141:742, 2001.
33. Assessment of the Safety and Efficacy of a New Thrombolytic Regimen (ASSENT)-3 Investigators: Efficacy and safety of tenecteplase in combination with enoxaparin, abciximab, or unfractionated heparin: the ASSENT-3 randomised trial in acute myocardial infarction, *Lancet* 358:605, 2001.
34. Antman EM, et al.: Enoxaparin as adjunctive antithrombin therapy for ST-elevation myocardial infarction: results of the ENTIRE-Thrombolysis in Myocardial Infarction (TIMI) 23 Trial, *Circulation* 105:1642, 2002.
35. Eikelboom JW, et al.: Unfractionated and low-molecular-weight heparin as adjuncts to thrombolysis in aspirin-treated patients with ST-elevation acute myocardial infarction: a meta-analysis of the randomized trials, *Circulation* 112:3855, 2005.
36. Murphy SA, et al.: Efficacy and safety of the low-molecular weight heparin enoxaparin compared with unfractionated heparin across the acute coronary syndrome spectrum: a meta-analysis, *Eur Heart J* 28:2077, 2007.
37. Yusuf S, et al.: Effects of fondaparinux on mortality and reinfarction in patients with acute ST-segment elevation myocardial infarction: the OASIS-6 randomized trial, *JAMA* 295:1519, 2006.
38. White H: Thrombin-specific anticoagulation with bivalirudin versus heparin in patients receiving fibrinolytic therapy for acute myocardial infarction: the HERO-2 randomised trial, *Lancet* 358:1855, 2001.
39. Sabatine MS, et al.: Addition of clopidogrel to aspirin and fibrinolytic therapy for myocardial infarction with ST-segment elevation, *N Engl J Med* 352:1179, 2005.
40. Armstrong PW, et al.: Fibrinolysis or primary PCI in ST-segment elevation myocardial infarction, *N Engl J Med* 368(15):1379, 2013.
41. Alexopoulos D, et al.: Ticagrelor versus high dose clopidogrel in ST-segment elevation myocardial infarction patients with high platelet reactivity post fibrinolysis, *J Thromb Thrombolysis* 40:261, 2015.
42. Almendro-Delia M, et al.: Safety and efficacy of in-hospital clopidogrel-to-prasugrel switching in patients with acute coronary syndrome: an analysis from the 'real world.', *J Thromb Thrombolysis* 39:499, 2015.
43. Topol EJ: Reperfusion therapy for acute myocardial infarction with fibrinolytic therapy or combination reduced fibrinolytic therapy and platelet glycoprotein IIb/IIIa inhibition: the GUSTO V randomised trial, *Lancet* 357:1905, 2001.
44. Morrison LJ, et al.: Mortality and prehospital thrombolysis for acute myocardial infarction: A meta-analysis, *JAMA* 283:2686, 2000.
45. Bonnefoy E, et al.: Primary angioplasty versus prehospital fibrinolysis in acute myocardial infarction: a randomised study, *Lancet* 360:825, 2002.
46. Danchin N, et al.: Five-year survival in patients with ST-segment-elevation myocardial infarction according to modalities of reperfusion therapy: the French Registry on Acute ST-Elevation and Non-ST-Elevation Myocardial Infarction (FAST-MI) 2005 Cohort, *Circulation* 129:1629, 2014.

16 非ST段抬高型急性冠脉综合征（NSTE-ACS）血运重建：适宜人群，时机和方式？

Stefan James，Daniel Lindholm，and Christoph Varenhorst

王欢欢　译　高立建　审校

引言

非ST段抬高型急性冠脉综合征（NSTE-ACS）由严重的冠状动脉狭窄或急性血栓堵塞血管所致（见第13章）。在绝大多数病例中，心肌标志物水平升高，表明心肌损伤与病变部位的血栓阻塞以及病变处血栓致下游血管栓塞有关。抗凝剂和抗血小板药物治疗可影响血栓形成（见第18章和第19章）。而最常见的是，一处或多处严重的冠状动脉狭窄仍然存在，故在最初强化抗血小板治疗过程中或停止后，出现复发事件的风险很高。早期行冠状动脉造影和血运重建治疗是合理地改善冠状动脉血流的根本方法。

通过经皮冠状动脉介入治疗（PCI）或冠状动脉旁路移植术（CABG）来消除或绕开影响血流的病变，可使患者病情迅速好转和长期稳定。这些益处和风险不仅与病变特征有关，还与影响动脉粥样硬化血栓形成进展和这些介入手术并发症风险的患者特征有关（见第17章）。早期的风险分层（见第11章）对于识别即刻和长期的高死亡风险和心血管事件风险的患者很重要，早期的介入策略和辅助的药物治疗可以降低这种风险[1-2]。

冠状动脉造影

在卫生保健系统采取有创冠状动脉造影和冠状动脉血运重建可在大多数NSTE-ACS住院患者中完成。对于介入的决策应该仔细权衡介入风险和潜在的获益。一旦通过造影确定了病变所在的解剖位置，决定进行冠状动脉血运重建术，需考虑到与拟行手术（PCI或CABG）相关的发病和死亡风险，以及在短期和长期预后、症状缓解、生活质量和住院时间方面的益处。

在绝大多数情况下，冠状动脉造影允许临床医生实现以下目标：

- 明确ACS诊断与堵塞的冠状动脉疾病（CAD）相关（或排除CAD是胸痛的起源）。
- 指导后续的抗血栓治疗或避免不必要地使用抗血栓药物。
- 确定罪犯病变。
- 确定冠状动脉血运重建术的适应证。
- 评估冠状动脉解剖对PCI和CABG的适用性。
- 对患者短期和长期危险分层。

NSTE-ACS患者的冠状动脉造影表现多种多样，冠状动脉可以从正常血管表现到严重、弥漫性病变。在临床诊断为ACS的患者中，大约10%的患者为左主干病变，25%为三支病变，25%为双支病变，25%

为单支病变，15% 在冠状动脉造影中没有明显的狭窄。风险指标如年龄、男性、糖尿病、既往心肌梗死（MI）、既往严重心绞痛、肾功能不全、左心室功能不全（表现为 B 型利钠肽升高）、ST 段压低、肌钙蛋白升高、生长分化因子 15（GDF15）升高，似乎与更高运动负荷试验风险、多支病变或左主干病变相关（见第 11 章）[3]。然而，冠心病程度与这些风险指标的相关性较弱。

识别犯罪病变

在 NSTE-ACS 患者中，重要的是在冠状动脉造影中识别犯罪病变。这种病变典型表现为管腔内充盈缺损，与血栓、斑块溃疡、斑块不规则、夹层一致，或血流受影响。NSTE-ACS 患者冠状动脉血管内多个易损斑块可共存，主要是薄纤维帽粥样斑块（见第 3 章）。将近 1/4 的 NSTE-ACS 患者存在急性闭塞的冠状动脉，其中 2/3 在冠状动脉造影时已可见侧支循环。因此，区分急性或亚急性和慢性闭塞具有挑战性，而仅根据血管造影的结果来确定罪犯病变也许不太可能。

常规介入与择期介入治疗比较

多项临床试验和 meta 分析比较了常规介入和选择性介入治疗[4-5] NSTE-ACS 患者的策略。与选择性介入策略相比，常规介入策略改善了临床结果，降低了 ACS 的复发率、随后的再住院和血运重建（图 16-1A-C）。6 FRISC-2、TACTICS-TIMI 18 和 RITA-3 试验是患者接受当代抗血栓治疗的最早的三个临床试验，大多数血运重建方式为常规支架置入术或冠状动脉旁路移植术。所有三个试验都表明，与开始保守（选择性介入）治疗相比，常规介入治疗策略可降低死亡、心肌梗死和复发性严重心绞痛的复合终点率。虽然 FRISC-2 和 TACTICS-TIMI 18 在住院期间存在更多与手术相关 MI 的早期危险，但在 6 个月的随访评估中，死亡率和 MI 均有降低。在 5 年的长期随访中，其他益处包括死亡和心肌梗死的复合发生率持续下降，以及总体生存率提高的趋势（见图 16-1A 至 C）。

有些令人惊讶的是，ICTUS 试验显示：在肌钙蛋白阳性的 NSTE-ACS 患者中进行的早期介入策略与仅在静息或运动时有心肌缺血的患者中进行选择性血运重建策略相比没有优势（见图 16-1D）。然而，本试验与其他两项试验结果的差异可能是由于接受非介入治疗的患者中有 44% 的人后期转而接受了介入干预来解释。

在早期介入治疗和保守治疗的多项试验中，不同试验中接受血运重建的患者比例有显著差异。在一些试验中，只有不到 50% 的介入策略组患者接受了早期血运重建手术，相比之下，非介入策略组的血运重建手术的早期血运重建率为 35% ～ 45%（图 16-2）。因此，常规血运重建的死亡率优势可能取决于随机分组的血运重建率的差异（图 16-3）。

此外，常规介入治疗的真正好处在试验中可能被低估了，这不仅仅是因为当患者在药物治疗期间因病情恶化再行（组间交叉）血运重建是被允许的，也因为试验排除了那些具有极高风险特征的患者，并非连续入选。当 ICTUS 试验开始招募患者时，以往试验已公布的结果很可能将高危患者排除在试验之外，直接给予介入治疗。

meta 分析

Mehta 等进行的第一项 meta 分析报告了常规介入治疗的总体获益，包括死亡和心肌梗死的复合终点和心肌梗死作为独立终点的降低（表 16-1）。然而，在常规介入治疗组患者中存在早期缺血性事件的（住院）风险。这个 meta 分析中入选的时间跨度内（1994—2005），NSTE-ACS 治疗的以下方面发生了改变，包括噻吩并吡啶类药物和糖蛋白 GP Ⅱ b/ Ⅲ a 受体拮抗剂，以及介入技术的进展，如冠状动脉支架的置入。在分层分析中，1999 年以后发表的研究中，缺血性事件的减少比早些时候发表的研究更明显。在这三项研究的亚组分析中，均提供了肌钙蛋白数值，与肌钙蛋白升高的患者相比，对于肌钙蛋白水平没有升高的患者，常规的侵入性治疗策略没有明显的获益。应用任何心肌损伤的生物标志物（肌酸激酶、肌酸激酶同工酶或肌钙蛋白）分析所有纳入的研究也显示出类似的结果。

O’Donoghue 等将 Mehta 和他的同事们在之前的分析中包括的所有研究，以及一项额外的研究（ICTUS）进行汇总，并提取了性别特异性信息（见表 16-1）。在添加了中性结果的数据后，在统计学上证明了死亡 / 心肌梗死和心肌梗死的终点无统计学差别；然而，常规的介入治疗降低了死亡、心肌梗死和再住院的复合终点。这一益处在高风险患者（反映在心肌损伤的生物标志物水平升高）中体现得

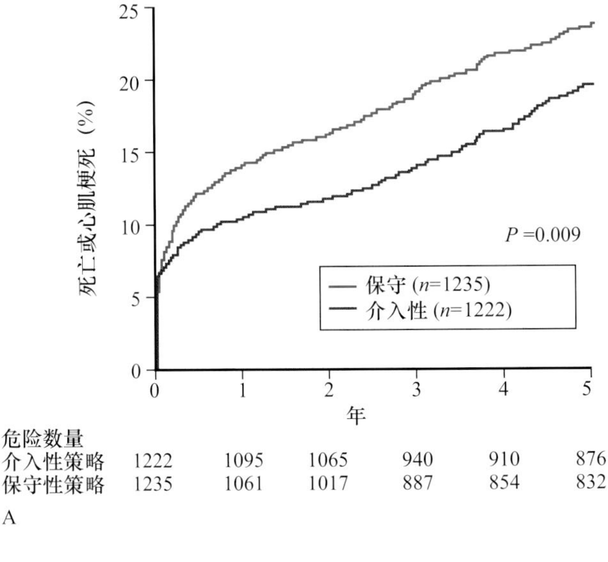

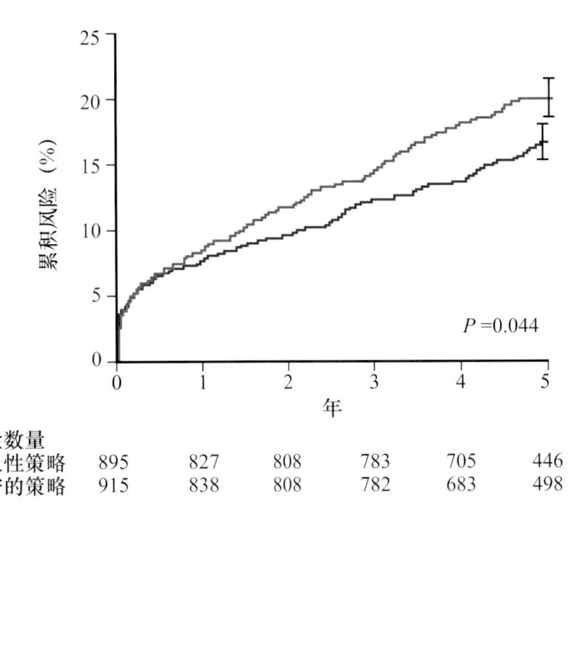

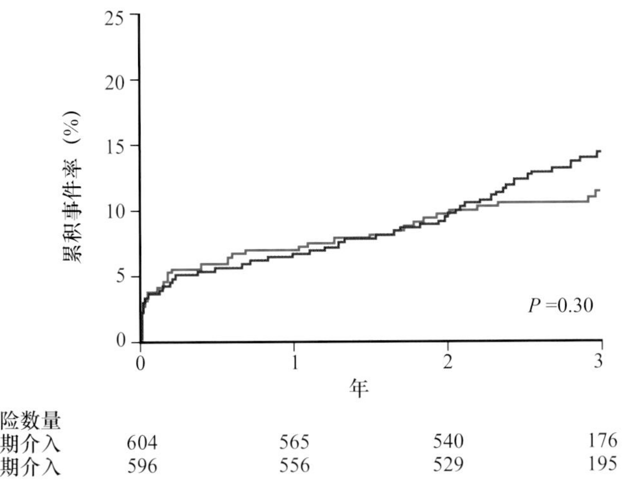

图 16-1　NSTE-ACS 四项大型前瞻性随机试验的最长期结果。A. 在 FRISC-2 试验中，主要终点：死亡或心肌梗死的 5 年结果。**B.** RITA-3 试验中死亡、心肌梗死复合终点的平均 5 年结果。**C.** ICTUS 试验中死亡和自发性心肌梗死复合终点的平均 3 年结果。（**A**，From Lagerqvist B，Husted S，Kontny F，et al：5-year outcomes in the FRISC-II randomised trial of an invasive versus a non-invasive strategy in non-ST-elevation acute coronary syndrome：A follow-up study. Lancet 368：998-1004，2006. **B**，From Fox KA，Poole-Wilson P，Clayton TC，et al：5-year outcome of an interventional strategy in non-ST-elevation acute coronary syndrome：The British Heart Foundation RITA 3 randomised trial. Lancet 366：914-920，2005. **C**，From Hirsch A，Windhausen F，Tijssen JG，et al：Long-term outcome after an early invasive versus selective invasive treatment strategy in patients with non-ST-elevation acute coronary syndrome and elevated cardiac troponin T（the ICTUS trial）：A follow-up study. Lancet 369：827-835，2007.）

最为明显，无论男性还是女性。在生物标志物检测结果为阴性的女性中，常规的早期介入策略没有明显的益处。类似地，在对包括 FRISC-Ⅱ、RITA-3、ICTUS 和 OASIS-5 研究在内的女性数据 meta 分析中，常规的介入治疗策略与选择性的介入性治疗策略相比并无益处，而且似乎前者死亡率更高[5]。在 Bavry 和同事[6]进行的 meta 分析中，纳入的一个要求是提供是否应用 GP Ⅱb/Ⅲa 受体拮抗剂和噻吩并吡啶。此外，包括溶栓药物的研究也被排除在外。因此，最早的试验没有包括在内（见表 16-1）。常规介入治疗降低了死亡率和随后的心肌梗死（MI）发生率；同样，之前发现的 MI 的早期危险和死亡率变化并不再明显，在 1 个月及以后随访中的缺血事件也无明显差异。

长期结果

在对 FRISC-Ⅱ、RITA-3 和 ICTUS 试验数据进行的患者水平 meta 分析中，对比评估了常规介入和选择性介入策略的 5 年结果（而不是之前三次 meta 分析的 1 年结果）。与选择性介入策略相比，常规的介

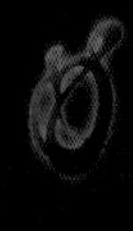

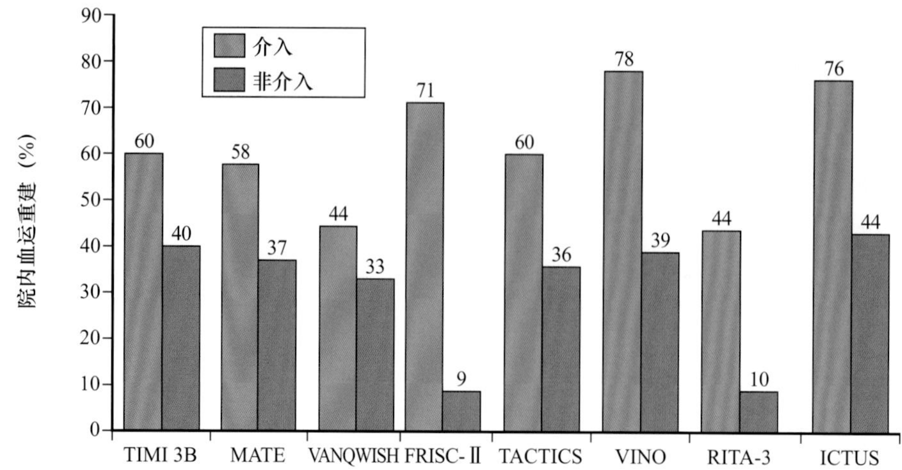

图 16-2 NSTE-ACS 早期介入与非介入治疗的前瞻性随机试验中，院内心脏血运重建的比例

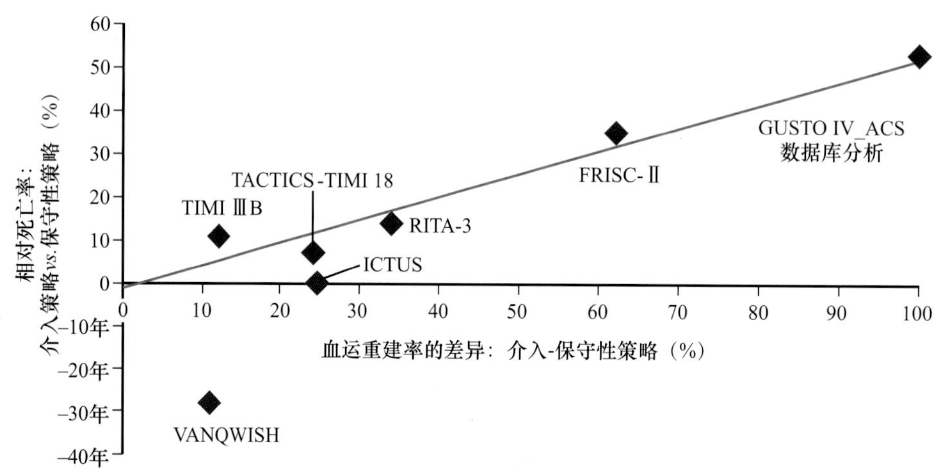

图 16-3 能证明相对死亡率获益取决于两个随机组之间血运重建率的差别（From Task Force for Diagnosis and Treatment of Non-ST-Segment Elevation Acute Coronary Syndromes of European Society of Cardiology，Bassand JP，Hamm CW，et al：Guidelines for the diagnosis and treatment of non-ST-segment elevation acute coronary syndromes. Eur Heart J 28：1598-1660，2007.）

入策略始终有较低的死亡和 MI 复合终点，而 MI 死亡[4]的危险比（HR）为 0.90（CI，0.77 ～ 1.05）。在对 FRISC-Ⅱ、ICTUS 和 RITA-2 试验的个体数据进行病例汇总分析中，评估了年龄对常规或选择性介入策略的长期结局的影响。在 65 岁以下的患者和女性患者中，常规介入策略的 5 年获益逐渐减弱[7]。最近发表的 RITA-3 试验的 10 年结果表明，不论患者的危险程度，常规介入治疗的生存优势在 5 年后减弱，10 年后消失[8]。常规和选择性介入治疗组的全因死亡率和心血管死亡率相似（全因死亡率为常规介入组的 25.1% *vs.* 选择性介入组的 25.4%，$P=0.94$；心血管死亡：常规介入组的 15.1% *vs.* 选择性介入组的 16.1%；$P=0.65$）。然而，前 5 年治疗和时间的关联性明确，使全因死亡率明显低，但后 5 年常规介入组的死亡率比选择性介入组高。

从早期研究中得到的有意义的治疗效果，临床对这些结果的广泛接受，指南建议可能使临床实践更倾向于选择常规介入治疗。

患者的选择

大多数急性冠脉综合征患者都建议采用早期介入治疗策略，既能识别所有严重的冠状动脉病变，又能通过早期血运重建改善临床结果[1,9-10]。虽然绝大多数数据支持常规的介入策略，但指南也强调了危险分层在决策过程中的重要性（图 16-4；框 16-1）。欧洲心脏病学会（ESC）和美国心脏协会 / 美国心脏病学会（AHA/ACC）指南指出早期介入策略不推荐用于严重合并症的患者，介入治疗合并症的风险很有可能超过血运重建带来的益处。此外，急性胸痛和急性冠脉综合征低可能性（肌钙蛋白检测阴

表 16-1 评价 NST-ACS 常规介入与选择性介入治疗的随机临床试验的 meta 分析

试验 / 研究	发表年	样本量	meta 分析			
			Mehta 等人（2005）	Bavry 等（2006）	O'Donoghue 等（2008）	FOX 等（2010）
TIMI- Ⅲ B	1994	1473	x	x		
VANQWISH	1998	920	x	x		
MATE	1998	201	x	x		
FRISC- Ⅱ	1999	2457	x	x	x	x
TRUCS	2000	148		x		
TACTICS-TIMI 18	2001	2220	x	x	x	
VINO	2002	131	x	x	x	
RITA-3	2002	1810	x	x	x	x
ISAR-COOL	2003	410		x		
ICTUS	2005	1200		x	x	x
结果						
死亡 /MI			OR，0.82（0.72 ～ － 0.93）	未报告	OR，0.92（0.69 ～ － 1.23）	HR，0.85（0.75 ～ － 0.96）
死亡			OR，0.92（0.77 ～ － 1.09）	RR：0.75（0.63 ～ － 0.90）	OR，0.97（0.71 ～ － 1.32）	HR，0.90（0.77 ～ － 1.05）
MI			OR，0.75（0.65 ～ － 0.88）	RR：0.83（0.72 ～ － 0.96）	OR，0.84（0.64 ～ － 1.12）	HR，0.77（0.65 ～ － 0.90）

HR：风险比；OR，比值比；RR，相对风险

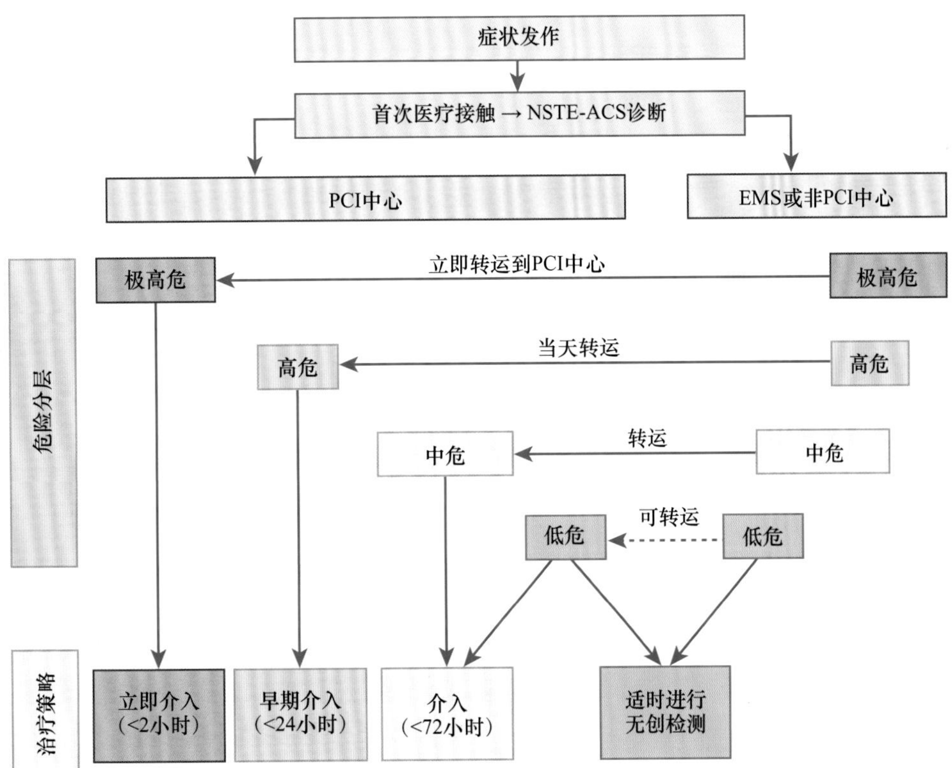

图 16-4 根据初始危险分层的非 ST 段抬高型急性冠脉综合征（non-ST-elevation acute coronary syndrome，NSTE-ACS）治疗策略与时机选择。EMS，紧急医疗服务；PCI，经皮冠状动脉介入治疗。（From Roffi M，et al：2015 ESC guidelines for the management of acute coronary syndromes in patients presenting without persistent ST-segment elevation：Task Force for the Management of Acute Coronary Syndromes in Patients Presenting without Persistent ST-Segment Elevation of the European Society of Cardiology，Eur Heart J 37：267-315，2016.）

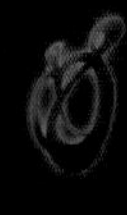

框 16-1　NSTE-ACS 介入治疗的风险标准

极高风险标准

血流动力学不稳定或心源性休克
再发或持续性顽固性胸痛，药物治疗无效
危及生命的心律失常或心搏骤停
MI 的机械并发症
急性心力衰竭
再发动态 ST-T 波变化，尤其 ST 段间歇性抬高

高风险标准

与 MI 一致的肌钙蛋白升高或降低
动态 ST 段或 T 波变化（有症状或无症状）
GRACE 评分＞ 140

中风险标准

糖尿病
肾功能不全［eGFR ＜ 60 ml/（min · 1.73 m^2）］
LVEF ＜ 40% 或充血性心力衰竭
梗死后早期心绞痛
既往 PCI
既往 CABG
GRACE 风险评分＞ 109 而＜ 140

低风险标准

无上述任何特征

eGFR，估算的肾小球滤过率；LVEF：左心室射血分数；PCI：经皮冠状动脉介入治疗

性）的患者不太可能从常规的介入策略中获益。

大约 10% 的 NSTE-ACS 患者冠状动脉造影并没有狭窄[10]。与阻塞性冠状动脉疾病患者相比，这组患者更可能是年轻人和女性，糖尿病或既往的心肌梗死或 PCI 史。由于弥漫性或非常严重的冠状动脉疾病而不能行血运重建患者的预后数据很少。对于这些患者，进行药物治疗，以减少长期风险和设法减轻反复发作心绞痛仍然是唯一的选择。对于介入性评估，如果需要进行血运重建手术，有时会接受主治医师对获益（降低缺血性风险）和风险（与手术相关）之间的负平衡评价而不予实施。其他有时不愿采用介入策略的患者是那些非常年老或虚弱、伴有痴呆或肿瘤合并症的患者，或那些出血并发症高风险的患者。

血运重建的时机

虽然对于高危 NSTE-ACS 患者推荐常规的有创治疗干预，但血管造影和血运重建的最佳时机仍存在争议。

立即有创治疗评估

极高危 NSTE-ACS 患者，定义为至少有一个极高危标准的患者，这些极高危标准也是随机对照试验（RCTs）中的除外标准，包括下列：

- 血流动力学不稳定或心源性休克
- 药物治疗下不能控制的仍再发或持续性胸痛
- 致命性心律失常或心搏骤停
- 心肌梗死的机械并发症
- 急性心力衰竭伴有难治性心绞痛或 ST 段改变
- 再发 ST-T 动态改变，有间断性 ST 段抬高

对于这些患者，若缺乏合适的治疗方法，通常近远期预后较差。另一个额外风险是，患者可能是被误诊为 NSTE-ACS，而实际上导致缺血病变的动脉已完全闭塞。推荐对此类患者进行直接介入策略（即在入院后 2 小时内进行，类似于 STEMI 的处理）以明确诊断和实施血管重建，不管心电图或生物标志物的结果如何。没有 STEMI 设施的中心应该立即将这些高危患者转运。

随机临床试验

早期介入和延迟介入治疗方法已经在几个相对较小的随机对照试验[11-14]和一个更大的试验（TIMACS）[15]中进行对比（表 16-2）。由 Katritsis 等[16]对四个相关的（包括 TIMACS）临床试验进行 meta 分析，没有发现二者之间的全因死亡率或 MI 有差异。然而，再发心肌缺血和再次住院的风险在早期介入干预组明显降低。从随机化入组 / 入院到冠状动脉造影的中位时间，早期介入治疗组为 1.16 ～ 14 小时，延迟介入治疗组为 20.8 ～ 86 小时。

一项最新的 meta 分析（包括另外 3 个随机对照试验、2 个注册观察数据和 2 个随机对照试验的事后分析）显示了类似的结果。早期介入治疗（RCT 研究中小于 20 小时，观察性研究中小于 24 小时）未带来死亡率和心肌梗死方面的明显差异[17]。

在 TIMACS 的（预先指定的）亚组分析中，结果与缺血风险之间的关系通过 GRACE 评分来评估。高危患者，即 GRACE 评分达 140 分的患者，24 小时内获得了血运重建的明确获益，在死亡、心肌梗死或卒中的复合终点上，血运重建的相对风险降低了 35%（绝对风险降低 7.1%）；然而，在 GRACE 评分低于 140 分的患者中未见明显差异[15]（图 16-5）。

表 16-2 随机试验和观察性研究的 meta 分析，评估 NST-ACS 的早期和延迟介入治疗

试验 / 研究	发表	N	meta 分析	
			Katritsis et al.（2011）	Navarese et al.（2013）
随机对照临床试验				
ISAR-COOL	2003	410	x	x
ELISA	2003	220	x	x
ABOARD	2009	352	x	x
OPTIMA	2009	142		x
TIMACS	2009	3031	x	x
Zhang et al.	2010	815		x
LIPSIA-NSTEMI	2012	602		x
观察性研究				
ACURITY*	2010	7749		x
SYNERGY*	2007	10027		x
CRUSADE	2005	56352		x
GRACE	2005	8853		x
结果				
随机对照临床试验				
死亡 / 心肌梗死			没有报告	
死亡			RR 0.85（0.64 ～ 1.11）	OR 0.83（0.64 ～ 1.09）
心肌梗死			RR 0.94（0.61 ～ 1.45）	OR 1.15（0.65 ～ 2.01）
观察性研究				
死亡 / 心肌梗死				
死亡				OR 0.80（0.63 ～ 1.02）
心肌梗死				OR 0.86（0.69 ～ 1.08）

* 虽然 SYNERGY 和 ACURITY 是随机对照试验，但它们不是主要用来评估介入手术的时机。因此被认为是观察性的

专业指南推荐

因此，ESC 对 NSTE-ACS 心肌血运重建指南“推荐早期介入策略（＜ 24 小时）建议至少满足一个主要高危标准”——肌钙蛋白的上升 / 下降、动态 ST-T 变化，和 GRACE 分数高于 140 分被认为是主要高危标准（参见图 16-4 和框 16-1）[2]。

同时，AHA/ACC 指南推荐对有顽固性心绞痛、血流动力学或电不稳定（无严重合并症或介入手术的禁忌证）的 NSTE-ACS 患者采用早期介入策略[9]。

NSTE-ACS 亚组患者的血运重建

慢性肾脏疾病

肾功能受损约占 25% ～ 30% 的 ACS 患者。此外，慢性肾脏病（CKD）与死亡率的大幅增加有关。有慢性肾脏病的患者通常有合并症，增加出血和缺血风险。尽管有介入治疗的优势，血运重建术在慢性肾脏病患者中却未得到充分利用[18]。几项观察性研究的结果一致表明，早期侵入性治疗可降低轻至中度肾功能不全患者的死亡率。在终末期肾病患者中，获益似乎减弱了，因此，早期侵入性治疗的优势在这些患者中并不确定。

由于 CKD 患者通常被排除在 RCT 研究之外，因此对于轻度至中度 CKD 的 NSTE-ACS 患者，早期介入治疗的效果缺乏证据。在 FRISC- Ⅱ试验，肌酐水平大于 150 μmol/L（1.7 mg/dl）的受试者被排除在外，肾功能受损患者的死亡 / 心肌梗死的绝对风险降低幅度更高[6]。TACTICS-TIMI 18 试验中肌酐水平高于 221 μmol/（2.5 mg/d）的患者被排除在外，但

主要的结果

特征	患者数量	早期 (%)	延迟 (%)	事件的风险比 (95% CI)	交互P值
整体	3031	9.6	11.3	0.85 (0.68～1.06)	
年龄					0.46
<65 年	1293	6.4	6.4	0.98 (0.64～1.52)	
≥65 年	1736	12.2	14.6	0.83 (0.64～1.07)	
性别					0.53
女	1052	9.6	12.3	0.77 (0.53～1.12)	
男	1976	9.6	10.7	0.89 (0.68～1.18)	
ST段偏移					0.71
否	1523	7.5	8.5	0.88 (0.62～1.26)	
是	1508	11.6	14.2	0.81 (0.61～1.07)	
心脏标志物升高					0.43
否	668	10.4	10.4	1.00 (0.62～1.60)	
是	2363	9.4	11.5	0.81 (0.63～1.04)	
GRACE评分					0.01
0～140	2070	7.6	6.7	1.12 (0.81～1.56)	
≥141	961	13.9	21.0	0.65 (0.48～0.89)	

0.33 0.50 0.70 1.00 1.50 2.00 3.00

早期更好 延迟更好

A

次要终点

特征	患者数量	早期 (%)	延迟 (%)	事件的风险比 (95% CI)	交互P值
总体	3031	9.5	12.9	0.72 (0.58～0.89)	
年龄					0.86
<65 岁	1295	6.0	8.3	0.70 (0.46～1.06)	
≥65 岁	1736	12.3	16.2	0.74 (0.58～0.95)	
性别					0.69
男	1052	9.9	14.3	0.68 (0.48～0.97)	
女	1978	9.2	12.2	0.74 (0.56～0.97)	
ST段偏移					0.86
否	1523	7.0	10.0	0.69 (0.49～0.98)	
是	1508	11.9	16.0	0.72 (0.55～0.94)	
心脏标志物升高					0.22
否	666	11.8	12.9	0.92 (0.59～1.41)	
是	2365	8.8	13.0	0.67 (0.52～0.85)	
GRACE得分					0.15
0～140	2049	7.5	8.8	0.83 (0.61～1.12)	
≥141	982	13.7	21.6	0.62 (0.45～0.83)	

0.33 0.50 0.70 1.00 1.50 2.00 3.00

早期更好 延迟更好

B

图 16-5 干预急性冠脉综合征（TIMACS）试验中预先指定的亚组的主要和次要结局的风险比。A. 显示了在选定的亚组患者中，与延迟干预组相比，早期干预组中死亡、心肌梗死或卒中的复合主要结局的风险比。**B.** 在相同的亚组中显示了死亡、心肌梗死或难治性缺血的复合结果的风险比。方块的大小与相应亚群的大小成比例。GRACE，全球急性冠状动脉事件登记研究。（From Mehta SR，et al：Early versus delayed invasive intervention in acute coronary syndromes，N Engl J Med 360：2165-2175，2009.）

死亡 / 心梗的降低在轻至中度肾脏病患者和正常肾功能患者中相似[19]。

对比剂肾病（CIN）是一种与常规侵入策略相关的重要并发症。CKD 是 CIN 最重要的预测指标。CKD 患者发生 CIN 的风险是健康人的 20 倍[20]。在一项包含 8000 例 PCI 患者的研究中，根据某些危险因素制订了 CIN 风险评分。重要的危险因素包括低血压、主动脉内球囊反搏、充血性心力衰竭、慢性肾脏病、年龄大于 75 岁、贫血、造影剂用量。高危患者为得分在 16 分以上的患者，相应的 CIN 风险为 57.3%，透析风险为 12.6%，而低危患者为得分在 5 分以下的患者，CIN 风险为 7.5%，透析风险为 0.04%[21]。

在一项大型回顾性观察研究中，观察对于具有终末期肾脏病的多支病变患者，冠状动脉旁路移植术（CABG）被认为是比 PCI 术更好的血运重建术方式。与 PCI 术相比，CABG 与较低的死亡风险或 MI 相关[22]。尽管如此，对这些衰弱人群还是推荐最小创伤的介入治疗。

老年患者

在美国，65岁以上的人口比例（13%）预计到2050年将达到20%左右。随着人口特征的变化，人们对于研究老年ACS预后的兴趣增加了，同时也努力阐明血运重建术对老年ACS患者的不同性别之间的差异。ACS临床试验中年龄大于75岁的老年患者比例偏低。在ACS不同表现中，与STEMI患者相比，NSTE-ACS患者平均年龄更大。由于老年人在临床试验中的代表性不足，他们根据指南接受治疗的可能性较小。

有研究表明，早期的介入治疗对老年女性的益处比老年男性要小。老年女性在住院期间比老年男性更不可能进行血运重建。这种差异是否与选择偏倚还是与适当病例选择有关，目前还没有定论。对评估NSTE-ACS患者常规介入策略与选择性介入策略（FRISC-Ⅱ、ICTUS和RITA-3）效果的三项试验数据进行的meta分析显示，与男性相比，无论年龄大小[23]，女性患者的早期风险更大，长期获益更少。80岁后的研究将年龄超过80岁的NSTE-ACS患者随机分为介入策略组和保守治疗组。总体平均年龄为84岁，大约一半的患者为女性；与接受保守治疗（药物）的患者相比，接受介入治疗的患者缺血性事件减少47%[24]。

性别和有创性治疗的选择

在FRISC-2和RITA-3试验中，男性的介入策略效果明显优于女性[25]。这一观察结果可能部分原因是在介入组中接受血管成形术的女性比例较低，主要原因之一是女性患者冠状动脉严重病变的比例较男性患者低。另一个原因可能是接受冠状动脉旁路移植术的女性，特别是那些患有糖尿病和年龄较大的女性，围术期并发症的风险增加。然而，在TACTICS-TIMI 18[25]或ICTUS试验中均未观察到这些与性别相关的早期介入治疗的效果差异。在对所有已发表的前瞻性随机试验数据的meta分析中，在常规介入治疗的总体获益方面，未发现明显的性别相关差异。在女性和男性中，获益仅限于那些高危人群，即肌钙蛋白升高和（或）ST段压低患者。

为正确评估女性ACS患者疗效，对于有中到高危风险发生事件的患者，选取相同的适应证来对比两性的诊断性冠状动脉造影更可取。然而，在选择最合适的治疗时，应考虑到女性较男性的长期预后更好和围术期风险更高。由于女性的获益和风险之间的平衡的不确定性，进行新的前瞻性试验对比评估女性早期介入与保守策略是必要的。

血运重建策略：冠状动脉介入治疗与冠状动脉旁路移植术

冠状动脉旁路移植术（CABG）的血运重建方式已经进行了50多年，PCI术进行了35年。这两种血运重建技术都经历了不断的进步。技术的进步使围术期不良事件发生率不断降低，使得两种血运重建技术的效果都很好。尽管如此，两种血运重建策略之间的差异应该被认识到。在CABG中，桥血管位置搭在罪犯血管以远的冠状动脉中段处，以防随后的近端血管堵塞结果。相比之下，理想地置入支架可通过治疗局部狭窄病变恢复冠状动脉正常血流，但无法对支架以近新发病变起保护作用。心肌缺血血运重建术比其他任何干预方法都更多地受制于随机对照试验结果的影响。

冠状动脉造影和血运重建的主要目的是改善预后和缓解症状。尽管大多数STEMI患者的再灌注治疗选择的是直接PCI（见第14章），NSTE-ACS中血运重建的前提是选择合适患者先行诊断性导管术检查，然后通过PCI或CABG完成血运重建。没有专门针对NSTE-ACS患者的随机临床试验比较PCI和CABG的效果。目前的证据对于两种血运重建策略（PCI和CABG）都支持，NSTE-ACS患者血运重建方式的选择取决于几个因素。

对于稳定的NSTE-ACS患者，其血运重建策略的选择应与稳定的冠状动脉疾病患者类似（表16-3）。在单支病变中（NSTE-ACS约占30%），PCI是大多数患者的首选治疗方法。在大约50%的患者中，有多支血管病变，是仅行罪犯血管PCI，还是多支血管PCI（即刻或分期），或行CABG需要做出决定。在这些患者中，建议采用多学科讨论的方法，如由心内科专家、介入心脏病专家和心外科医生参与的“心脏团队”进行讨论，并结合患者的意愿确定血运重建策略[2]。

血运重建策略的选择在很大程度上取决于冠状动脉狭窄累及范围和严重程度。对于左主干病变，CABG历来被认为是首选的治疗方法，但观察性研究表明，PCI术也可以取得良好的效果。左主干病变经常累及分叉部位，这反过来又增加了再狭窄和支架内血栓形成的风险。如果病变累及多支血管，

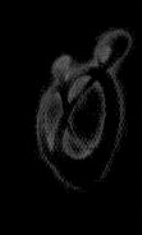

表 16-3 对两种冠状动脉解剖结构和较低的手术死亡率的稳定 NST-ACS 患者血运重建方式（CABG 与 PCI）选择的建议

根据 CAD 的范围推荐	推荐级别 *	
	CABG	PCI
不累及 LAD 近段的单支或双支病变	Ⅱ B	Ⅰ
累及 LAD 近段的单支血管病变	Ⅰ	Ⅰ
累及 LAD 近段的双支病变	Ⅰ	Ⅰ
左主干病变，SYNTAX 积分≤ 22 分	Ⅰ	Ⅰ
左主干病变，SYNTAX 积分 23 ～ 32 分	Ⅰ	Ⅱ a
左主干病变，SYNTAX 积分＞ 32 分	Ⅰ	Ⅲ
三支病变，SYNTAX 积分≤ 22 分	Ⅰ	Ⅰ
三支病变，SYNTAX 积分 23 ～ 32 分	Ⅰ	Ⅲ
三支病变，SYNTAX 积分＞ 32 分	Ⅰ	Ⅲ

Adapted from Windecker S，Kolh P，Alfonso F，et al：2014 ESC/EACTS guidelines on myocardial revascularization：The Task Force on Myocardial Revascularization of the European Society of Cardiology（ESC）and the European Association for Cardio-Thoracic Surgery（EACTS）. Developed with the special contribution of the European Association of Percutaneous Cardiovascular Interventions（EAPCI）. Eur Heart J 35（37）：2541-2619，2014.

CABG：冠状动脉旁路移植术；LAD：左前降支（动脉）；PCI：经皮冠状动脉介入治疗。

* Ⅰ：证据和（或）一致同意某一治疗或手术操作有益、有用、有效；Ⅱ a：证据不一致，但证据 / 意见倾向有用 / 有效；Ⅱ b：证据矛盾，有用 / 有效在证据 / 意见中不太确定；Ⅲ：证据和（或）一致同意所给予的治疗或手术操作无效或在某些情况下可能有害

CABG 与 PCI 术相比有更好的生存率，与是否累及左主干病变无关[26]。最近的证据表明，PCI 在治疗狭窄程度较轻的左主干病变方面得到了与冠状动脉旁路移植术相似的结果，术后 5 年的死亡率和心肌梗死发生率相当[27]。在 SYNTAX（采用紫杉醇支架经皮冠状动脉介入治疗与心脏外科手术之间的协同作用）研究中，将 1800 例累及三支血管或左主干的稳定缺血性心脏病患者随机分为 CABG 组和 PCI 组[28]。总体人群中 1 年的死亡 / 心肌梗死发生率相似，但冠状动脉旁路移植术组的卒中发生率增加，PCI 组的再次血运重建率更高。

SYNTAX 评分是根据造影发现冠状动脉病变的复杂程度及据此所对应的积分总和来确定冠状动脉疾病的复杂性，以此作为病变危险分层的工具。SYNTAX 评分高于 32 分的患者属于极高危人群，低于 22 分的患者属于低危人群。重要的是，在低 SYNTAX 评分的患者组中，PCI 和 CABG 的主要不良事件发生率相似，PCI 的卒中发生率较低。近年来，使用药物洗脱支架（DES）与较低的再狭窄率和更少的再次血运重建有关。因此，在广泛使用 DES 之前进行的研究中，CABG 的益处可能被高估了。对于更严重的三支血管病变，随机和观察性研究的结果一致显示 CABG 较 PCI 有生存优势。

除了造影评估冠状动脉疾病的严重程度和复杂性外，血运重建治疗的决定还需要基于患者的个人意向、左心室功能和合并症以及整个手术的风险。

总结

NSTE-ACS 是不稳定 CAD 最常见的表现，也是冠状动脉造影和血运重建最常见的适应证。早期识别罪犯病变和其他潜在的血流受限的狭窄对确诊、危险分层和选择血运重建模式很重要。对有很高心肌梗死和死亡风险或有很高冠状动脉闭塞可能性的患者应行急诊冠状动脉造影。大多数 NSTE-ACS 患者应在发病后 1 ～ 2 天内进行冠状动脉检查，以减小缺血并发症的风险，减少强效抗血栓治疗时间，缩短住院天数。血运重建的模式应由介入、非介入心脏内科医师和心胸外科医师组成的多学科团队共同决定。

经典参考文献

Bavry AA, Kumbhani DJ, Rassi AN, et al.: Benefit of early invasive therapy in acute coronary syndromes: A meta-analysis of contemporary randomized clinical trials, *J Am Coll Cardiol* 48(7): 1319–1325, 2006.

Boden WE, O'Rourke RA, Crawford MH, et al.: Outcomes in patients with acute non-Q-wave myocardial infarction randomly assigned to an invasive as compared with a conservative management strategy. Veterans Affairs Non-Q-Wave Infarction Strategies in Hospital (VANQWISH) Trial Investigators, *N Engl J Med* 338(25):1785–1792, 1998.

Cannon CP, Weintraub WS, Demopoulos LA, et al.: Comparison of early invasive and conservative strategies in patients with unstable coronary syndromes treated with the glycoprotein IIb/IIIa inhibitor tirofiban, *N Engl J Med* 344(25):1879–1887, 2001.

de Winter RJ, Windhausen F, Cornel JH, et al.: Early invasive versus selectively invasive management for acute coronary syndromes, *N Engl J Med* 353(11):1095–1104, 2005.

Effects of tissue plasminogen activator and a comparison of early invasive and conservative strategies in unstable angina and non-Q-wave myocardial infarction: Results of the TIMI IIIB Trial. Thrombolysis in Myocardial Ischemia, *Circulation* 89(4):1545–1556, 1994.

Fox KA, Poole-Wilson PA, Henderson RA, et al.: Interventional versus conservative treatment for patients with unstable angina or non-ST-elevation myocardial infarction: The British Heart Foundation RITA 3 randomised trial. Randomized Intervention Trial of unstable Angina, *Lancet* 360(9335):743–751, 2002.

Invasive compared with non-invasive treatment in unstable coronary-artery disease: FRISC II prospective randomised multicentre study. FRagmin and Fast Revascularisation during InStability in Coronary artery disease (FRISC II) Investigators, *Lancet* 354(9180):708–715, 1999.

McCullough PA, O'Neill WW, Graham M, et al.: A prospective randomized trial of triage angiography in acute coronary syndromes ineligible for thrombolytic therapy. Results of the medicine versus angiography in thrombolytic exclusion (MATE) trial, *J Am Coll Cardiol* 32(3):596–605, 1998.

Mehta SR, Cannon CP, Fox KAA, et al.: Routine vs selective invasive strategies in patients with acute coronary syndromes: a collaborative meta-analysis of randomized trials, *JAMA* 293(23): 2908–2917, 2005.

Michalis LK, Stroumbis CS, Pappas K, et al.: Treatment of refractory unstable angina in geographically isolated areas without cardiac surgery. Invasive versus conservative strategy (TRUCS study), *Eur Heart J* 21(23):1954–1959, 2000.

Neumann FJ, Kastrati A, Pogatsa-Murray G, et al.: Evaluation of prolonged antithrombotic pretreatment ("cooling-off" strategy) before intervention in patients with unstable coronary syndromes: A randomized controlled trial, *JAMA* 290(12):1159–1593, 2003.

O'Donoghue M, Boden WE, Braunwald E, et al.: Early invasive vs conservative treatment strategies in women and men with unstable angina and non-ST-segment elevation myocardial infarction: A meta-analysis, *JAMA* 300(1):71–80, 2008.

Spacek R, Widimský P, Straka Z, et al.: Value of first day angiography/angioplasty in evolving non-ST segment elevation myocardial infarction: An open multicenter randomized trial. The VINO Study, *Eur Heart J* 23(3):230–238, 2002.

参考文献

1. Roffi M, Patrono C, Collet JP, et al.: 2015 ESC guidelines for the management of acute coronary syndromes in patients presenting without persistent ST-segment elevation: Task Force for the Management of Acute Coronary Syndromes in Patients Presenting without Persistent ST-Segment Elevation of the European Society of Cardiology, *Eur Heart J* 37(3):267–315, 2016.
2. Windecker S, Kolh P, Alfonso F, et al.: 2014 ESC/EACTS guidelines on myocardial revascularization: The Task Force on Myocardial Revascularization of the European Society of Cardiology (ESC) and the European Association for Cardio-Thoracic Surgery (EACTS). Developed with the special contribution of the European Association of Percutaneous Cardiovascular Interventions

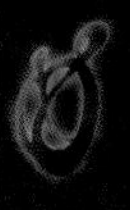

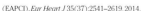

(EAPCI), *Eur Heart J* 35(37):2541–2619, 2014.

3. Wallentin L, Lindholm D, Siegbahn A, et al.: Biomarkers in relation to the effects of ticagrelor in comparison with clopidogrel in non-ST-elevation acute coronary syndrome patients managed with or without in-hospital revascularization: A substudy from the Prospective Randomized Platelet Inhibition and Patient Outcomes (PLATO) trial, *Circulation* 129(3):293–303, 2014.
4. Fox KA, Clayton TC, Damman P, et al.: Long-term outcome of a routine versus selective invasive strategy in patients with non-ST-segment elevation acute coronary syndrome: A meta-analysis of individual patient data, *J Am Coll Cardiol* 55(22):2435–2445, 2010.
5. Swahn E, Alfredsson J, Afzal R, et al.: Early invasive compared with a selective invasive strategy in women with non-ST-elevation acute coronary syndromes: A substudy of the OASIS 5 trial and a meta-analysis of previous randomized trials, *Eur Heart J* 33(1):51–60, 2012.
6. Hoenig MR, Aroney CN, Scott IA: Early invasive versus conservative strategies for unstable angina and non-ST elevation myocardial infarction in the stent era, *Cochrane Database Syst Rev*(3), 2010. CD004815.
7. Damman P, Clayton T, Wallentin L, et al.: Effects of age on long-term outcomes after a routine invasive or selective invasive strategy in patients presenting with non-ST segment elevation acute coronary syndromes: A collaborative analysis of individual data from the FRISC II-ICTUS-RITA-3 (FIR) trials, *Heart* 98(3):207–213, 2012.
8. Henderson RA, Jarvis C, Clayton T, et al.: 10-year mortality outcome of a routine invasive strategy versus a selective invasive strategy in non–ST-segment elevation acute coronary syndrome: The British Heart Foundation RITA-3 randomized trial, *J Am Coll Cardiol* 66:511–520, 2015.
9. Amsterdam EA, Wenger NK, Brindis RG, et al.: 2014 AHA/ACC guideline for the management of patients with non–ST-elevation acute coronary syndromes: A report of the American College of Cardiology/American Heart Association Task Force on Practice Guidelines, *Circulation* 130(25):e344–e426, 2014.
10. De Ferrari GM, Fox KA, White JA, et al.: Outcomes among non-ST-segment elevation acute coronary syndrome patients with no angiographically obstructive coronary artery disease: Observations from 37,101 patients, *Eur Heart J Acute Cardiovasc Care* 3:37–45, 2014.
11. Montalescot G, Cayla G, Collet JP, et al.: Immediate vs delayed intervention for acute coronary syndromes: a randomized clinical trial, *JAMA* 302(9):947–954, 2009.
12. Riezebos RK, Ronner E, Bals Ter E, et al.: Immediate versus deferred coronary angioplasty in non-ST-segment elevation acute coronary syndromes, *Heart* 95(10):807–812, 2009.
13. Zhang J, Qiao SB, Zhu J: Chinese Cooperative Group of the Timing of Intervention in Acute Coronary Syndrome: [Outcome of patients with non-ST segment elevation acute coronary syndrome undergoing early or delayed intervention], *Zhonghua Xin Xue Guan Bing Za Zhi* 38(10):865–869, 2010.
14. Thiele H, Rach J, Klein N, et al.: Optimal timing of invasive angiography in stable non-ST-elevation myocardial infarction: The Leipzig Immediate versus early and late PercutaneouS coronary Intervention triAl in NSTEMI (LIPSIA-NSTEMI Trial), *Eur Heart J* 33(16):2035–2043, 2012.
15. Mehta SR, Granger CB, Boden WE, et al.: Early versus delayed invasive intervention in acute coronary syndromes, *N Engl J Med* 360(21):2165–2175, 2009.
16. Katritsis DG, Siontis GCM, Kastrati A, et al.: Optimal timing of coronary angiography and potential intervention in non-ST-elevation acute coronary syndromes, *Eur Heart J* 32(1):32–40, 2011.
17. Navarese EP, Gurbel PA, Andreotti F, et al.: Optimal timing of coronary invasive strategy in non-ST-segment elevation acute coronary syndromes: A systematic review and meta-analysis, *Ann Intern Med* 158(4):261270, 2013.
18. Szummer K, Lundman P, Jacobson SH, et al.: Influence of renal function on the effects of early revascularization in non-ST-elevation myocardial infarction: Data from the Swedish Web-System for Enhancement and Development of Evidence-Based Care in Heart Disease Evaluated According to Recommended Therapies (SWEDEHEART), *Circulation* 120(10): 851–858, 2009.
19. G1 Marenzi, Cabiati A, Assanelli E: Chronic kidney disease in acute coronary syndromes, *World J Nephrol* 1(5):134–145, 2012.
20. Nicola R, Shaqdan KW, Aran K, et al.: Contrast-induced nephropathy: Identifying the risks, choosing the right agent, and reviewing effective prevention and management methods, *Curr Probl Diagn Radiol* 44(6):501–504, 2015.
21. National Clinical Guideline Centre: *Acute kidney injury: Prevention, detection and management up to the point of renal replacement therapy*, London, UK, 2013, Royal College of Physicians (UK); National Institute for Health and Clinical Excellence: Guidance.
22. Chang TI, Shilane D, Kazi DS, et al.: Multivessel coronary artery bypass grafting versus percutaneous coronary intervention in ESRD, *J Am Soc Nephrol* 23(12):2042–2049, 2012.
23. Damman P, et al.: Effects of age on long-term outcomes after a routine invasive or selective invasive strategy in patients presenting with non-ST segment elevation acute coronary syndromes: a collaborative analysis of individual data from the FRISC II-ICTUS-RITA-3 (FIR) trials, *Heart* 98:207–213, 2012.
24. Tegn N, et al.: Invasive versus conservative strategy in patients aged 80 years or older with non-ST-elevation myocardial infarction or unstable angina pectoris (After Eighty study): an open-label randomised controlled trial, *Lancet* 387:1057–1065, 2016.
25. Dolor RJ, Melloni C, Chatterjee R, Allen LaPointe NM, editors: *Treatment strategies for women with coronary artery disease*, Rockville, Md, 2012, Agency for Healthcare Research and Quality.
26. Park SJ, Kim YH, Park DW, et al.: Randomized trial of stents versus bypass surgery for left main coronary artery disease, *N Engl J Med* 364(18):1718–1727, 2011.
27. Morice MC, Serruys PW, Kappetein AP, et al.: Outcomes in patients with de novo left main disease treated with either percutaneous coronary intervention using paclitaxel-eluting stents or coronary artery bypass graft treatment in the Synergy Between Percutaneous Coronary Intervention with TAXUS and Cardiac Surgery (SYNTAX) trial, *Circulation* 121(24):2645–2653, 2010.
28. Serruys PW, Morice MC, Kappetein AP, et al.: Percutaneous coronary intervention versus coronary-artery bypass grafting for severe coronary artery disease, *N Engl J Med* 360(10):961–972, 2009.

17 心肌梗死的经皮冠状动脉介入治疗

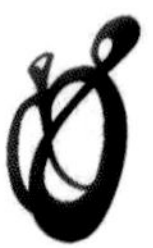

Deepak L. Bhatt and Jeremiah P. Depta
刘帅 译 窦克非 审校

引言

经皮冠状动脉介入治疗（PCI）是在急性心肌梗死（MI）血运重建术中占主导地位的治疗方法。美国每年约行 95.4 万例 PCI，有接近 60 万名主要诊断为急性 MI 的患者出院（见第 2 章），其中符合 PCI 主要适应证的占相当大的比例[1]。本章回顾急性 MI 包括 ST 段抬高型心肌梗死（STEMI）和非 ST 段抬高型心肌梗死（NSTEMI）患者行 PCI 的证据和实践中的问题。STEMI 再灌注治疗的选择见第 14 章。NSTEMI 管理策略的选择见第 16 章。抗血小板治疗见第 19 章。抗凝治疗见第 18 章。

经皮冠状动脉介入治疗的时机

缩短 ST 段抬高型心肌梗死获得治疗时间的策略

如果能由经验丰富的术者及时实施手术，直接 PCI 术是 STEMI 患者再灌注治疗的推荐方法[2]。症状发作后 3 小时内行再灌注治疗的患者获益最大（见第 13 章）。第 5 章详细讲解了 STEMI 区域性急救和再灌注治疗体系的发展，以限制总缺血时间并使治疗时间达标。对任何一个患者无论推荐获得治疗时间的目标是多长，均应尽可能迅速实施冠状动脉再灌注治疗。据估计，在没有因临床因素而延迟治疗的情况下，90% 就诊于有 PCI 能力医院的 STEMI

框 17-1 ST 段抬高型心肌梗死缩短门-器械时间检查清单

获得治疗时间目标

具备 PCI 能力医院

目标：FMC- 器械时间＜ 90 分钟

不具备 PCI 能力医院

目标：将患者转送至具备 PCI 能力的医院且 FMC- 器械时间＜ 120 分钟（进门至出门＜ 30 分钟）

如果预期门-球时间＞ 120 分钟，则在到达后 30 分钟内给予溶栓治疗。

缩短门-器械时间检查清单

☐ 院前 ECG 以诊断 STEMI 并启动 PCI 小组

☐ 急诊医师启动 PCI 小组

☐ 中心呼叫系统启动 PCI 小组

☐ PCI 小组于 20 分钟抵达导管室

☐ STEMI 救治小组对治疗时间指标进行及时分析和反馈

ECG：心电图；FMC：首次医疗接触；PCI：经皮冠状动脉介入治疗；STEMI：ST 段抬高型心肌梗死。

Adapted from O'Gara PT, et al. 2013 ACCF/AHA guideline for the management of ST-elevation myocardial infarction: a report of the American College of Cardiology Foundation/American Heart Association Task Force on Practice Guidelines. Circulation 127: e362, 2013.

患者能实现进门至器械通过病变时间≤ 90 分钟的目标[3]。美国心脏病学会（ACC）/ 美国心脏协会（AHA）开发了一份检查清单（框 17-1）[2]，并制订了实用的系统策略以缩短门-器械时间。

非 ST 段抬高型心肌梗死：血管造影术的时机

对于 NSTEMI 患者，诊断性冠脉血管造影术及其 PCI 的时机选择是由患者危险分层、临床病情稳定性和患者意愿决定的（见第 16 章）。采用早期有创治疗策略的患者将接受血管造影术，而采用缺血指导策略的患者通常在药物治疗失败后接受血管造影。此类患者在无创检查中存在缺血的客观证据，或存在很高的缺血发作或死亡风险[4]。根据临床风险评估（框 17-2），将有创策略冠脉血管造影的时机分为紧急（＜ 2 小时）、早期（＜ 24 小时）和延迟（25 ～ 72 小时）；对有难治性症状、严重心力衰竭或电活动和（或）血流动力学不稳定的患者应立即进行有创冠脉血管造影评估（见第 16 章）。

在一项对 7 项随机试验和 4 项观察性研究包括 82 869 名非 ST 段抬高型急性冠脉综合征（NSTE-ACS）患者的 meta 分析中发现，与延迟有创策略相比，早期有创策略并没有提高生存率或减少心肌梗死的复发[5]。在急性冠状动脉综合征患者的干预时

框 17-2 非 ST 段抬高型心肌梗死冠脉血管造影，在早期有创策略或缺血指导策略中的时机选择

缺血指导策略

- 低危评分［例如，TIMI 评分（0 或 1 分），GRACE 风险评分（＜ 109 分）］
- 低危肌钙蛋白阴性的女性患者
- 缺乏高危特征时，根据患者或医师的意愿

紧急有创治疗（2 小时内）

- 顽固性心绞痛
- 心力衰竭的症状或体征
- 新发或加重的二尖瓣反流
- 血流动力学不稳定
- 尽管强化药物治疗下，仍有反复性心绞痛或休息及低强度运动时缺血发作
- 持续 VT 或 VF

早期有创治疗（24 小时内）

- 无以上特征，但是 GRACE 风险评分＞ 140 分
- 肌钙蛋白动态变化
- 新发或推测有的新发 ST 段压低

延迟有创性治疗（25 ～ 72 小时内）

- 无以上特征，但患者有糖尿病
- 肾功能不全［GFR ＜ 60 ml/（min · 1.73 m^2）］
- LV 收缩功能降低（EF ＜ 40%）
- 早期梗死后心绞痛
- 6 个月内曾行 PCI
- 既往 CABG 史
- GRACE 风险评分 109 ～ 140 分；TIMI 评分＞ 2 分

CABG：冠状动脉旁路移植术；EF：射血分数；GFR：肾小球滤过率；LV：左心室；PCI：经皮冠状动脉介入治疗；VF：心室颤动；VT：室性心动过速。

Adapted from Amsterdam EA, et al: 2014 AHA/ACC guideline for the management of patients with non-ST-elevation acute coronary syndromes: A report of the American College of Cardiology/American Heart Association Task Force on Practice Guidelines. Circulation 130: e344, 2014.

机（TIMACS）试验中，采用早期有创性策略的高危患者［GRACE（急性冠状动脉事件全球登记）风险评分＞ 140 分］在 6 个月时的死亡率、心肌梗死率和卒中发生率较延迟有创策略降低 38%[6]。对于有较高不良临床事件风险的患者，应提倡早期有创治疗策略（见框 17-2）。

血管入路

血管入路选择对于 PCI 的成功与否至关重要。在美国，最常用的入路血管为股动脉。桡动脉入路目前已较普及并得到了许多患者和术者的青睐。重要的是，出血是最常见的 PCI 相关并发症，也与较高的死亡率相关。

血管入路的操作

股动脉

经股动脉入路的诊断性冠状动脉造影术和PCI需行股动脉逆行穿刺（图17-1）[7]。一般穿刺股总动脉，因其较粗并在手动压迫止血时可以抵住股骨头。应在动脉置管前对患者进行镇静和局部麻醉。由于个人身体结构上存在变异性，在选择动脉穿刺部位之前，应注意几个标志。髂前上棘和耻骨之间画一条线界定为腹股沟韧带。不可用腹股沟皮肤褶皱来大致地划出腹股沟韧带，尤其对肥胖患者不可取。应该在X线透视下检查标定股骨头。应在腹股沟韧带下方约1～2 cm处以30°～45°角度进入股总动脉，通常即位于股骨头的中心。"低位穿刺"会使导管进入股浅动脉，从而增加血肿、动脉夹层、阻塞或形成假性动脉瘤或动静脉瘘的风险。相反，在腹股沟韧带或腹壁下动脉上方的"高位穿刺"会失去股骨头的依赖使手动压迫止血效果不佳，显著增加腹膜后出血的风险。PCI抗凝治疗前，应在侧斜位上通过股动脉鞘进行有限的血管造影，以确定股骨头、腹壁下动脉和股动脉分叉与动脉穿刺点的位置关系。以能掌握好PCI时间和（或）选择使用血管闭合装置止血。

减少股动脉入路血管并发症的两种常用技术包括

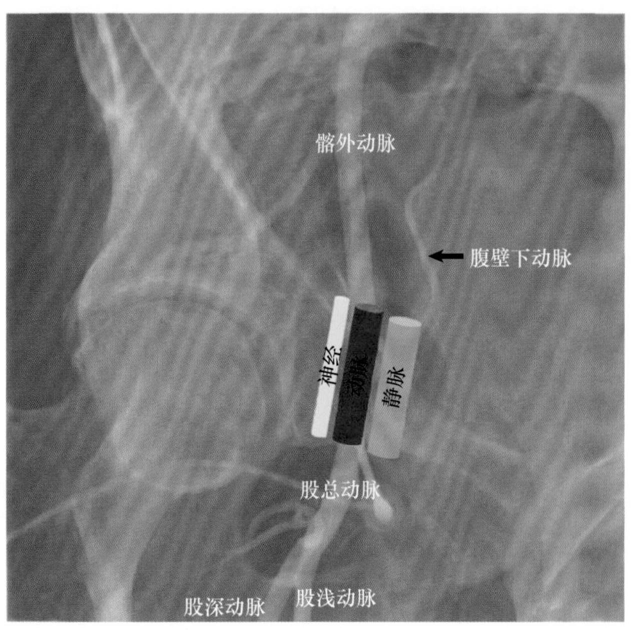

图17-1　股动脉的解剖学。右股动脉右前斜位股动脉造影。股总动脉应在股骨头中1/3的腹股沟韧带下方进入，以避免低位刺入（即在股动脉分叉处或以下）或高位刺入（即在腹壁下动脉上方）。（From Bangalore S，Bhatt DL：Femoral arterial access and closure. Circulation 124：e147-156，2011.）

使用微穿刺针（micropuncture needle）（印第安纳州布鲁明顿Cook Medical）[8]或在超声引导下穿刺[9]。传统上，股动脉穿刺使用18号宽孔穿刺针头。可使用稍小的21号微穿刺针穿刺股总动脉。在动脉内置入0.018英寸导丝后，可通过穿刺针或内扩张器行选择性血管造影以利于鞘管进入点的定位。如位置可接受，可沿导丝向前推送4 F微穿刺鞘。如果动脉切入点过低或过高，可再由备选位点穿刺进入股动脉，移除穿刺针和内扩张器使出血风险最小化。实时超声指导可用于股动脉入路穿刺，使穿刺针进入股动脉的过程可视化，同时还能探测到股动脉分叉，利于鞘管由分叉点上方置入股总动脉。

桡动脉

桡动脉入路的学习曲线通常比股动脉长，不适用于有前臂动静脉瘘管的患者。建议通过尺-掌动脉弓评估尺动脉侧支循环。然而，未能证明无尺动脉侧支循环（即不完整的手掌弓）为桡动脉入路的绝对禁忌证[10]。可使用改良Allen或容量-氧饱和（plethysmo-oxymetric）试验测试，后者特异性更高。任何异常Allen测试结果应由容量-氧饱和测试确认。当尝试经桡动脉入路时，局麻应使用少量利多卡因（1～2 ml），以减少局部血管痉挛或减弱桡动脉搏动感的风险。微穿刺针用于穿刺桡动脉入路并经0.021～0.025英寸导丝置入亲水性的桡动脉鞘。超声波引导还可以减少尝试动脉置管失败的次数。血管痉挛是桡动脉入路主要的限制，于动脉内给予抗痉挛药物（如：硝酸甘油、地尔硫䓬、维拉帕米）是必要的，几种药剂单用或"鸡尾酒"配方可用于预防血管痉挛，大多数术者使用维拉帕米（2.5～5 mg）和（或）硝酸甘油（100～200 μg）。在桡动脉插入鞘管后应开始抗凝以减少桡动脉闭塞的风险。先给低剂量的普通肝素（如2000～3000 IU或50 IU/kg）再于引导导管前送至升主动脉或冠状动脉时，立即追加肝素为治疗剂量。由于大多数人是右手优势者，左侧桡动脉入路可能优于右侧桡动脉；而且其升主动脉路径与经股动脉入路时相近，这使标准Judkin导管更易于进入冠状动脉内，在冠状动脉旁路移植术（CABG）患者中也更容易进入左侧内乳动脉。

桡动脉与股动脉入路的优缺点对比

在考虑血管入路时，术者应该考虑股动脉和桡

表 17-1 经皮冠状动脉介入治疗股动脉和桡动脉入路的比较

	股动脉	桡动脉
解剖方面		
血管大小	6 ~ 10 mm	2 ~ 3 mm
血管路径	变异性低	变异性高
血管位置	因体型不同而不同	浅表
毗邻血管神经束	有	
操作方面		
操作成功率	略高	略低
操作时间	相近	相近
造影剂用量	相近	相近
透视时间	略短	略长
鞘管大小的选择	无限制	有限制（通常为 6 F）
学习曲线	较短	较长（通常需要 50 例）
患者治疗及护理		
患者意愿	较少	较多
术后可下地活动时间	通常 2 ~ 6 小时后	立即
住院时长	长	短
并发症		
穿刺部位出血	较常见	较少见
血管阻塞	罕见	0 ~ 10%
假性动脉瘤	1% ~ 5%	罕见

Adapted from Byrne RA，et al：Vascular access and closure in coronary angiography and percutaneous intervention. Nat Rev Cardiol 10：27-40，2013.

动脉入路之间的差异（表 17-1）[11]。在美国，由于对桡动脉入路不熟悉以及对增加手术和辐射暴露时间的担忧，桡动脉 PCI 的比例低于 2%。然而，在美国桡动脉入路年增长比例已经达到 15% ~ 20%，预计在未来十年还会上升。

现有证据：桡动脉对比股动脉

与股动脉入路相比，经桡动脉入路的血管并发症和大出血发生率较低，在一些研究中，心脏不良事件发生率也更低。在桡动脉与股动脉冠状动脉介入治疗的对比（RIVAL）试验中，将非 ST 段抬高型 ACS 患者随机分为股动脉入路组和桡动脉入路组，虽然两组间在死亡、心肌梗死、卒中和非 CABG 大出血的发生率无差异。但桡动脉入路组的血管并发症发生率显著低于股动脉入路组[12]。在桡动脉与股动脉在 ST 段抬高型急性冠脉综合征中的随机对照研究（RIFLS-STEACS）和桡动脉与股动脉入路治疗 ST 段抬高型心肌梗死（STEMI-RADIAL）试验中，桡动脉入路的 STEMI 患者出血和血管并发症的发生率比股动脉入路显著下降[13-14]。并转化成住院时间更短，死亡率更低[13]。国家心血管数据注册中心的 meta 分析和观察数据也显示，经桡动脉入路导管的 STEMI 患者死亡率更低[15-16]。最近，通过经桡动脉入路和全身血管 X 线照射减少不良出血事件（MATRIX）试验也显示，经桡动脉入路比经股动脉入路的主要出血并发症更少，有或无 ST 段抬高的 ACS 患者死亡率更低[17]。

STEMI 患者使用桡动脉入路的考虑

尽管有证据表明，经桡动脉入路能够减少 STEMI 患者的血管并发症、大出血和死亡率，与 NSTEMI 患者相比，STEMI 患者使用桡动脉入路的比例反而更低。一个担忧是桡动脉入路所需时间的增加可能会延长 STEMI 获得治疗的时间。然而，STEMI 的门-器械时间需要延迟 83 分钟才能抵消掉经桡动脉 PCI 相对于股动脉 PCI 的死亡率优势[18]。由于发生心源性休克的风险较高，STEMI 患者的腹股沟区总应准备好，以备血流动力学支持所急需的静脉或额外动脉通路。

血管闭合器何时考虑使用

血管闭合器初衷是在通过减少穿刺部位出血和血管并发症以提高 PCI 的安全性。然而，临床试验和 meta 分析表明，与手动压迫相比，血管闭合器并不能降低出血或血管并发症发生率[19]。为此，目前 ACC/AHA 指南不建议常规使用血管闭合器[20]。

当使用手动压迫［即每 French 3 分钟的时间（例如 6 F = 18 分钟）］止血时，使用肝素后只要活化凝血时间（ACT）小于 160 ~ 180 秒，或者使用比伐卢定停药 2 小时后而没有检查 ACT 的情况下，股动脉鞘可以常规拔出。股动脉压迫止血可用手指按压法或有效手动压迫辅助装置（例如止血加压器 FemoStop，产自明尼苏达州圣保罗，St. Jude Medical）完成。血管闭合器可实现更快速的止血，允许患者更早下地活动，提高患者满意度，并可能缩短住院时间。在未行桡动脉入路情况下，肥胖患者由于其体型限制，有效手动压迫可能效果不佳，或不能忍受长时间仰卧位的个人，应使用血管闭合器。动脉穿刺口位于股动脉分叉处、股浅动脉内或

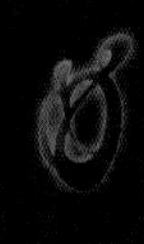

较小的股动脉（< 5 mm）存在较高的装置止血失败和潜在动脉闭塞风险；此时在一般情况下不推荐使用血管闭合器。目前临床上有多种获批的、不同机制的血管闭合装置可供选择[7]，其安全性和有效性均未进行一定的大规模临床随机试验评价。

血管并发症的处理

血管并发症是PCI后最常见的不良事件，与住院费用、时间、发病率和死亡率增加相关。两个最常见的并发症是血肿和假性动脉瘤，不常见的并发症包括血管离断、动静脉瘘、动脉闭塞、腹膜后出血、股神经损伤和感染。血肿通常可通过局部压迫和保守治疗，很少需要输血。如果出现可触及的瘀伤或搏动性肿块，应立即用超声检查。较小假性动脉瘤（< 3 cm）可行连续血管超声随访；大于3 cm的假性动脉瘤可以用超声引导下注射凝血酶治疗。任何突发低血压和穿刺血管同侧出现腹痛的患者应怀疑腹膜后出血（RPH）[21]。迅速识别、同时扩容和输血支持是疑诊RPH患者的重要治疗。尽管理论上存在支架内血栓形成的风险，抗凝逆转或输注血小板也可能是必要的。早期计算机断层成像（CT）可能有确诊意义，但不得延迟积极的支持治疗或对不稳定的患者转移。大多数RPH保守处理有效，对于血流动力学无法稳定的患者血管内介入或外科手术治疗是唯一选择。如果患者突然出现腿痛、感觉异常、脉搏减弱或消失、四肢发冷或发紫，应考虑疑诊动脉阻塞；动脉阻塞是一种血管急症，应给予静脉抗凝和紧急血管内介入或外科修复治疗。

介入相关药物治疗

操作时的镇静

PCI通常在最小至中等程度的镇静下进行。基本目标是让患者在意识减轻和能够听从口头指令的情况下术中感到舒适。若需要，PCI术中应该吸氧。由于术中呼吸抑制导致缺氧和（或）高碳酸血症的潜在风险，所有患者都应评估其气管插管困难病史或临床预测因素（如肥胖）。如果困难存在，可以咨询麻醉科，并考虑给予麻醉监护的必要性。PCI术中常规静脉注射镇静剂和止痛剂应以小剂量递增。两种最常用的药物为咪达唑仑（0.5～1 mg弹丸式静脉注射）作为镇静剂和芬太尼（25～50 μg弹丸式静脉注射）作为止痛剂。两种药物都快速起效（2～5分钟）及给药后30～60分钟内迅速代谢的特征，且分别能用氟马西尼和纳洛酮拮抗其作用。

口服抗血小板治疗

抗血小板治疗对急性心肌梗死PCI是基础治疗（见第19章和第20章）。本部分，我们将重点为PCI术者介绍口服抗血小板治疗的实用内容。所有患者应服用负荷剂量阿司匹林（即325 mg），如果患者不能吞咽或呕吐，则给予600 mg的直肠栓剂。大多数STEMI和NSTEMI患者应接受负荷剂量的二磷酸腺苷（ADP）$P2Y_{12}$抑制剂（尽管确切的给药时间，特别在NSTEMI患者仍有争议）。

何时给予预负荷口服二磷酸腺苷 $P2Y_{12}$ 抑制剂

在可能的情况下，对急性MI患者建议尽可能使用负荷剂量的ADP $P2Y_{12}$抑制剂口服预负荷，并在STEMI诊断为后尽早给药。一项meta分析中发现与氯吡格雷预负荷比未预负荷可明显降低STEMI患者的死亡率，以及STEMI和NSTE-ACS患者的主要冠状动脉不良事件率[22]。氯吡格雷血小板抑制和患者预后（PLATO）研究使替格瑞洛获批可用于ACS患者[23]，所有患者在PCI术前均给予了替格瑞洛预负荷。目前尚无替格瑞洛的延迟给药与预负荷相对比NSTEMI患者治疗的对照研究。当下并不推荐将普拉格雷用于NSTEMI患者的上游治疗[4]。MI普拉格雷-溶栓优化血小板抑制改善治疗结局评估试验（TRITON-TIMI 38）中，在冠状动脉造影术后PCI开始时使用了普拉格雷。目前ACC/AHA指南的确主张，尽可能对于STEMI患者使用普拉格雷预治疗[2]。

抗凝治疗策略

所有接受PCI的患者术中必须使用抗凝治疗。初始药物的选择将在后面的章节中详细讲解（见第18章）。对于STEMI患者，普通肝素和比伐卢定两种抗凝药均被推荐；大多数术者也会在PCI术中使用其中任何一种抗凝药。由于存在导管内血栓形成的风险，术中不能单独使用磺达肝癸钠抗凝。对于正接受依诺肝素治疗的患者（即每12小时1 mg/kg），PCI术中不推荐使用普通肝素或比伐卢定抗凝。如果最后一次依诺肝素的时间在PCI前已超过8～12小时，或

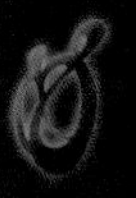

为低剂量给药，则应静脉内追加 0.3 mg/kg 抗凝。

抗凝监测内容

ACT 是监测 PCI 术中抗凝治疗效果的标准方法。在球囊血管成形术时期，较高水平的 ACT 与较低的围术期缺血事件的发生率相关，但同时也增加了出血的风险。然而，这种相关性并未在冠状动脉支架相关试验中得到证实。在应用普通肝素后，PCI 术中应常规检查 ACT。于静脉弹丸式给予普通肝素（70 ～ 100 U/kg）约 5 分钟后就应检查 ACT。传统在没有糖蛋白Ⅱ b/ Ⅲ a 受体拮抗剂（GPI）的情况下，最低有效 ACT 水平应大于 250 秒。如果一并给予 GPI，则 ACT 应大于 200 秒。ACT 的范围根据 PCI 的复杂性可有所不同，但通常不应超过 350 秒。如果应用比伐卢定（0.75 mg/kg 随后给予 1.75 mg/kg 每小时静脉输液），则不需要检测 ACT。但是，大多数术者会检测一次 ACT 水平以了解比伐卢定是否通过“有效的”外周静脉通路输入体内。此外，PCI 术中使用低分子量肝素不需要任何监测。磺达肝癸钠需要在 PCI 术中联合使用肝素，因此可以检测 ACT 以确保维持治疗水平的抗Ⅱa 凝血因子活性。

ST 段抬高型心肌梗死应用比伐卢定对比肝素的现有证据

对于 STEMI 患者，比伐卢定在直接 PCI 中的安全性和有效性引发了重大争议。急性 MI 血运重建和支架完美预后（HORIZONS-AMI）研究表明与肝素联合 GPI 相比，比伐卢定能降低 STEMI 患者的死亡率（全因性和心源性）[24]。但又与急性（即直接 PCI ＜ 24 小时）支架内血栓形成的发生率显著增高相关[25]。有理论认为 PCI 期间支架内血栓形成，可能是由于 PCI 术后立即停用比伐卢定以及以氯吡格雷（一种效力较低、起效较慢的 ADP $P2Y_{12}$ 药物）抗血小板治疗所导致。

欧洲 ACS 救护造影（EUROMAX）试验中，与普通肝素或低分子肝素联合临时 GPI 相比，比伐卢定降低了术后 30 天净不良事件和大出血的发生率[26]。该试验设计使用了更强效的口服 ADP $P2Y_{12}$ 抑制剂（即普拉格雷和替格瑞洛）克服 HORIZONS-AMI 的局限性，还在 PCI 术后数小时内继续使用小剂量比伐卢定（每小时 0.25 mg/kg）维持抗凝，尽管如此，使用比伐卢定的急性支架内直接血栓形成的发生率仍然较高。一项连续入选直接 PCI 的 STEMI 患者试验即抗血栓治疗在 PCI 术中为何有效（HEAT-PPCI）的结果则表明与伐卢定相比肝素联合 GPI 可降低全因死亡率、卒中、再梗死或计划外血运重建和支架内血栓形成，而大出血发生率无任何差异[27]。

急性 MI 比伐卢定与肝素和 GPI 联合肝素比较试验（BRIGHT）研究为克服 HORIZONS-AMI 的局限性，以标准剂量［1.75 mg/（kg · h）］持续使用比伐卢定至急性 MI 患者 PCI 术后中位数时间 3 小时止，其中 88% 为 STEMI 患者[28]。发现与肝素相比，使用氯吡格雷和比伐卢定的患者，不论是否使用 GPI，出血发生率明显减少，而严重的心脑血管不良事件包括急性支架内血栓形成发生率在两组间未见差异。推测延长标准剂量比伐卢定的持续泵入时间可以降低直接 PCI 在 HORIZONS-AMI 和 EUROMAX 试验中出现的急性支架内血栓形成的风险。一项比较比伐卢定和肝素的 meta 分析证实，比伐卢定比肝素更容易导致急性支架内血栓形成[29]。延长比伐卢定的输注时间可能会降低这一风险，但还需在其他研究中得到证实。而与肝素和 GPI 相比，比伐卢定出血的风险更少；然而，在未常规使用 GPI 和经桡动脉入路时，这种获益似乎并不突出。

静脉抗血小板治疗

何时使用糖蛋白Ⅱ b/ Ⅲ a 受体拮抗剂

GPI 的使用在口服双联抗血小板疗法时代之前已逐步建立[30]。在 PCI 术中使用 GPI 可减少缺血事件的发生，但同时也会增加出血的风险。目前，在急性 MI 的 PCI 术中 GPI 可临时使用，不推荐常规与比伐卢定合用。临时 GPI 可用于血栓负荷大、使用 DAPT 时出现支架内血栓或 ADP $P2Y_{12}$ 抑制剂负荷不足的患者（如由于呕吐或心源性休克所致胃肠道吸收不良等时）。可使用阿昔单抗［先 0.25 mg/kg IV 弹丸式推注，随后每分钟 0.125 μg/kg（最多 10 μg/min）］，双弹丸式注射依替巴肽［180 μg/kg IV 弹丸式推注 10 分钟内 2 次，并于首剂后 2 μg/kg · min］，或大剂量替罗非班［25 μg/kg IV 推注，随后 0.15 μg/kg · min 维持输注］都可以使用。冠状动脉内注射阿昔单抗（相同剂量）也可用于有大面积 STEMI 或血栓负担大的患者，尽管没有证据表明其优于静脉注射[2]。

静脉注射二磷酸腺苷 $P2Y_{12}$ 抑制剂的作用

对于急性 MI 患者，静脉注射 ADP $P2Y_{12}$ 抑制剂对于特定的患者可能是有作用的。坎格瑞洛是一种可逆的、可静脉注射 ADP $P2Y_{12}$ 受体拮抗剂，可在使用后 3 ～ 6 分钟内达到强有力抑制血小板作用，又可在停药 60 分钟后使血小板功能完全恢复[31]。CHAMPION（坎格瑞洛与标准治疗理想血小板抑制对比）-PCI 和 CHAMPION-PLATFORM 为两项最早的坎格瑞洛临床试验。将坎格瑞洛与 PCI 术前或术后负荷 600 mg 剂量的氯吡格雷进行了比较。由于在 48 小时的主要疗效终点发生率没有差异，两项试验均提前终止。一项临床试验的汇总分析使用了 MI 的通用定义（去除约 60% 的临床终点，即围术期 MI）的结果表明，与氯吡格雷相比，随机分配到坎格瑞洛组的患者死亡、心肌梗死或缺血驱动的血运重建和支架内血栓形成的复合终点率降低，而严重出血的发生率没有增加[32]。随后便开展了 CHAMPION-PHOENIX 试验，将患者（44% 的 ACS 患者，其中包括 18% 的 STEMI 患者）在择期或急诊 PCI 前，随机分为坎格瑞洛和氯吡格雷负荷量（300 ～ 600 mg）组。结果显示坎格瑞洛降低了主要疗效终点（死亡、心肌梗死、缺血造成的血运重建或支架内血栓形成）和支架内血栓及术中支架血栓形成的单一终点事件，而没有增加出血[33-34]。在 STEMI 或 NSTEMI 患者口服 ADP $P2Y_{12}$ 后血小板功能抑制不足或无法应用的紧急临床情况下，坎格瑞洛可作为一种有效的血小板抑制剂。

患者口服抗凝的实际问题

大约 5% ～ 8% 的患者在入院时因心房颤动、静脉血栓栓塞或心脏机械瓣膜等情况需要口服抗凝药物[35]。中断治疗可能导致更高的血栓栓塞发生率[36]；但是，桥接策略增加了出血和不良缺血性事件的发生风险[37]。如果患者正在接受口服抗凝治疗同时因急性 MI 需行 PCI 治疗，则应尽可能采用桡动脉入路，以减少出血的风险。无论最后一次何时服用口服抗凝药物，都需要在 PCI 术中静脉追加普通肝素（依照基线 ACT 计算剂量）或比伐卢定（无需剂量调整）进行抗凝治疗。因出血风险增加，这些患者在 PCI 术中应避免使用 GPI，有补救指征需要时例外。PCI 术后最佳的联合抗血栓治疗方案尚不清楚[35]，备选方案见第 21 章。口服抗凝和冠脉支架的理想抗血小板和抗凝治疗（WOEST）研究将行 PCI（$n = 573$）且具有口服抗凝药指征的患者随机分为三联抗血栓疗法（阿司匹林、氯吡格雷、华法林）或氯吡格雷加华法林两组[38]。两组患者在 12 个月时的缺血事件发生率相似，但三联抗血栓治疗组出血风险明显增多。与此类似，冠状动脉内支架和抗血栓方案——药物洗脱支架使用阿司匹林和口服抗凝治疗的患者 6 周与 6 个月氯吡格雷治疗方案的对比试验（ISAR-TRIPLE）发现 6 个月的三联疗法并不优于 6 周的三联疗法，但较短的三联疗法患者出血更少[39-40]。表 17-2 是关于 PCI 术后患者口服抗凝治疗的专家意见[35]。

经皮冠状动脉介入治疗

PCI 是 STEMI 患者和大多数 NSTEMI 患者的首选治疗。冠状动脉介入治疗从球囊血管成形术到支架置入术再到药物洗脱支架（DES）置入的演变提高了介入手术治疗效果，使急性 MI 相关的患病率降低。

支架的基本原理

支架的设计是为了克服球囊血管成形术的局限性，即血管弹性回缩、血管急性闭塞和再狭窄发生。裸金属支架（BMS）由不锈钢或钴铬合金制成（表 17-3）。在直接 PCI 术中，与球囊血管成形术相比，BMS 可降低靶血管的血运重建，但不降低死亡率或再发心肌梗死发生率。

单独球囊血管成形术适应证

在急性 MI 的治疗中很少单独行球囊血管成形术。单独行球囊血管成形术主要在出血风险高或那些因为依从性差、不耐受或预期行外科手术而不能服用 DAPT 的患者中使用。然而，在这些情况下，如果术后可以维持 4 ～ 6 周的 DAPT 治疗，BMS 通常也是可以使用的。目前最小的支架直径为 2.00 mm。如果参考血管的直径小于 2.00 mm，球囊血管成形术是一个可接受的备选方案。

ST 段抬高型心肌梗死：直接支架置入对比预扩张

STEMI 由继发于斑块破裂的急性血栓闭塞引起，通常伴有大量血栓和斑块负荷。传统的支架置入术涉及病变的预扩张，使支架完全扩张达到参考血管最大直径。在支架置入撑开前，通常需要预扩张处理好纤维化或钙化的狭窄病变。大多数 STEMI 患者血管病变直径的狭窄程度大于 50%，预扩张有可能使血栓和（或）斑块栓塞到远端冠状动脉及微循环，

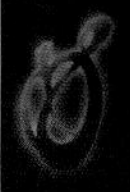

表 17-2　急性心肌梗死经皮冠状动脉介入治疗的患者的口服抗凝治疗建议

时机	VAK	NOAC
围术期治疗：STEMI		
抗凝	持续	持续
静脉肝素（剂量）	需要（减量：50 U/kg）	需要（减量：50 U/kg）
静脉比伐卢定（剂量不调整）	可考虑使用，尤其在出血风险高时	可考虑使用，尤其在出血风险高时
血管穿刺部位	桡动脉	桡动脉
支架类型	新一代 DES*	新一代 DES*
抗血小板治疗	ASA 325 mg 与氯吡格雷 LD（300 ～ 600 mg）	ASA 325 mg 与氯吡格雷 LD（300 ～ 600 mg）
联合 GPI	不需要	不需要
围术期治疗：NSTEMI		
抗凝	持续	中止（术前 24 h，无需桥接）
静脉肝素（剂量）	是（减量：50 U/kg）	是（减量：50 U/kg 或标准 40 ～ 100 U/kg，取决于最后一次给药）
静脉比伐卢定（剂量不调整）	可考虑使用，尤其在出血风险高时	可考虑使用，尤其在出血风险高时
血管穿刺部位	桡动脉	桡动脉
支架类型	新一代 DES*	新一代 DES*
抗血小板治疗	ASA 325 mg 与氯吡格雷 LD（300 ～ 600 mg）	ASA 325 mg 与氯吡格雷 LD（300 ～ 600 mg）
联合 GPI	不需要	临时
抗血栓治疗：0 ～ 12 个月		
初始治疗	三联治疗（ASA 81 mg/d、氯吡格雷和 VKA）	三联治疗（ASA 81 mg/d、氯吡格雷和 NOAC）
三联治疗疗程	6 个月	6 个月
三联治疗期间 OAC 强度	降低（目标 INR 为 2 ～ 2.5）	降低（低剂量 NOAC：达比加群 110 mg 每日 2 次；利伐沙班 15 mg/d；阿哌沙班 2.5 mg 每日 2 次）
三联治疗中的监测	每 2 周查一次 INR	每 4 周查一次血红蛋白和肾功能
保胃治疗	需要（PPI）	需要（PPI）
三联治疗后的抗血栓治疗策略	VKA（目标 INR 2 ～ 3）＋单联抗血小板治疗（ASA 81 mg/d 或氯吡格雷）	NOAC（标准剂量）＋单联抗血小板治疗（ASA 81 mg/d 或氯吡格雷）
抗血栓治疗：＞ 12 个月		
抗血栓治疗	VKA 单药治疗（＋ASA 81 mg/d 或氯吡格雷）†	NOAC 单药治疗（＋ ASA 81 mg/d 或氯吡格雷）†

ASA：阿司匹林；DES：药物洗脱支架；GPI：糖蛋白Ⅱ b/ Ⅲ a 受体拮抗剂；INR：国际标准化比值；IV：静脉输入；LD：负荷剂量；NOAC：非维生素 K 拮抗剂（译者注：常用新型口服抗凝药）；NSTEMI：非 ST 段抬高型心肌梗死；OAC：口服抗凝药；PPI：质子泵抑制剂；STEMI：ST 段抬高型心肌梗死；VKA：维生素 K 拮抗剂。

* 患者出血风险增高或 6 个月内计划行外科手术是可考虑使用裸金属支架。

† 在特殊情况下［例如，左主干和（或）最后仅有血管的支架，支架内血栓形成和（或）复发性心血管事件史，弥漫性冠状动脉病变］，考虑出血风险低时可无限期联合使用低剂量 ASA（75 ～ 100 mg/d）或氯吡格雷（基于个人出血，尤其是消化道出血和支架内血栓的风险）的抗血小板方案。

Adapted from Rubboli A，et al：The optimal management of patients on oral anticoagulation undergoing coronary artery stenting. The 10th anniversary overview. Thromb Haemost 112：1080-1087，2014.

导致微血管系统功能障碍或损伤，产生再灌注损伤或无复流现象。直接支架置入不仅可以使远端栓塞最小化，还可以减少手术的时间和费用。一项对 206 例 STEMI 患者的随机试验表明，与预扩张相比，直接支架置入术可改善再灌注和心电图 ST 段的回落。对 HORIZONS-AMI 的事后分析与一项大型观察性注册分析显示，直接支架置入术有相似的再灌注改善，同时术后 1 年的死亡率也较低[41-42]。直接支架

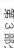

置入术应是安全有效的，对于STEMI患者血栓负荷大而不需要预扩张的病变（如非钙化斑块）应考虑该方法。

药物洗脱支架与裸金属支架

药物洗脱支架的研发缘由

随着支架技术的研发进展，急性支架内血栓形成发生率显著降低（＜1%），支架内再狭窄成为冠状动脉支架置入术的主要问题[43]。与球囊血管成形术相比，冠状动脉支架增加了急性管腔面积获得；因为减少血管弹性回缩并增大了血管直径。然而，血管损伤和对支架置入反应促进了内膜增生；尽管如此，支架的管腔面积净增益仍有明显提高。BMS置入后约有30%的患者在第1年内出现血管造影再狭窄，其中只有一半的患者出现症状。DES由支架、药物和用于控制药物释放动力学的聚合物组成。DES保持了BMS的机械支撑优势，也为血管损伤的部位提供了药物抗再狭窄治疗。第一代DES所用的药物为紫杉醇或雷帕霉素（即西罗莫司）。紫杉醇干扰微管解聚，抑制细胞复制和细胞因子介导的平滑肌细胞增殖和（或）迁移。西罗莫司能够抑制哺乳动物的雷帕霉素靶蛋白，从而阻断细胞周期从G1向S的过渡，抑制血管平滑肌细胞的增殖。已有几种雷帕霉素同类药物被研发出来，目前用于第二代DES中（例如，依维莫司、佐他莫司和优美莫司biolimus）。

治疗急性心肌梗死的证据

第一代DES与BMS进行对比的初步证据显示，DES在PCI术后的前2年，靶血管重建率显著减少，而在死亡、心肌梗死或支架内血栓形成发生率上没有任何差异[44]。两大试验比较了新一代的DES和BMS在STEMI患者中的治疗效果。依维莫司洗脱支架和裸金属支架治疗ST段抬高型心肌梗死对比（EXAMINATION）试验结果表明与BMS相比，EES（依维莫司洗脱支架）显著降低了STEMI患者2年随访时靶血管重建和支架内血栓的发生率[45-47]，而死亡和心肌梗死发生率则无差异。类似靶血管血运重建的减少也见于急性ST段抬高型心肌梗死生物可降解涂层biolimus洗脱支架与裸金属支架对比（COMFORTABLE AMI）试验中，该试验将患者随机分为biolimus洗脱支架组和BMS组[48]。

实际问题

与BMS相比，DES具有更优的治疗效果，主要得益于靶血管重建的减少。STEMI患者是否能够耐受或依从首次PCI后延长的DAPT（即≥12个月）具有临床挑战性。对于不能耐受（如出血风险升高或预期的有创或外科手术等操作）或由于社会或经济困难而不能依从延长的DAPT疗程的患者，应避免置入DES[2]。对于病变再狭窄风险较高的患者，应考虑使用DES；这些高风险指标既包括解剖因素（如长病变、小血管、开口病变、再狭窄病变、既往PCI史、高复杂性病变），也包括临床因素（如女性、糖尿病、慢性肾病、多支冠状动脉病变）。

目前的药物洗脱支架平台

美国可用的DES（见表17-3）因支架平台、药剂和聚合物类型的不同而不同。一般来说，新一代的DES的疗效和安全性是相似的，并不强烈支持使用某一种类型的支架。

新型支架或球囊平台

DES的局限性包括再狭窄和晚期（＞30天）或晚晚期（≥12个月）支架内血栓的风险。目前建议

表17-3　目前美国现有冠状动脉支架

支架名称（生产商）	支架平台	药物	聚合物
BMS			
Integrity（美敦力）	钴铬	—	—
REBEL（波士顿科学）	铂铬	—	—
VeriFLEX（波士顿科学）	不锈钢	—	—
Vision（雅培）	钴铬	—	—
DES			
Endeavour（美敦力）	钴铬	佐他莫司	磷酸胆碱
Promus Element或Premier（波士顿科学）	铂铬	依维莫司	PMBA/PVDF-HFR
Resolute（美敦力）	钴铬	佐他莫司	Biolinx
Synergy（波士顿科学）	铂铬	依维莫司	生物可吸收PLGA
TaxusIon（波士顿科学）	铂铬	紫杉醇	SIBS
XienceV、Prime、Premier、Alpine（雅培）	钴铬	依维莫司	PMBA/PVDF-HFR

BMS：裸金属支架；DES：药物洗脱支架；PBMA：聚甲基丙烯酸丁酯；PLGA：聚乳酸-羟基乙酸共聚物；PVDF-HFR：聚亚乙烯基氟化六氟丙烯；SIBS：聚苯乙烯-b-异丁烯-b-苯乙烯

在置入 DES 后至少使用 DAPT 12 个月，以降低支架内血栓的风险。目前批准的 DES（见表 17-3）有持久的聚合物涂层，药物洗脱后留在支架上，作为炎症或延迟内皮化的病灶，从而分别导致再狭窄或支架内血栓形成。一些新型支架设计正在研发之中，旨在减少或消除来自支架聚合物和（或）支架本身的炎症刺激。生物可吸收聚合物 DES，其聚合物完全或部分吸收，可留下 BMS，这在理论上可以降低再狭窄和支架内血栓的风险。最近 Synergy DES（马萨诸塞州马尔堡 Boston Scientific）在美国获批上市，其效果与第二代 DES 相当，临床获益相似[49]。无聚合物涂层支架也正在开发中，这类支架可以在所需的一段时间内洗脱药物抑制再狭窄。生物可吸收支架已发展成完全生物可降解的支架，即支架平台或支架在置入一段时间后完全再吸收。由于再狭窄在支架置入 9 ～ 12 个月内发生率低，此后对永久性血管支架的支撑需求会随着时间的推移而减少，同时有可能造成晚期再狭窄或支架内血栓形成。此外，这可以尽量减少 DES 置入后对长期 DAPT 的需求。目前正在进行评估生物可吸收支架的安全性和有效性的相关试验。还有研究探索药物涂层球囊在 PCI 中的应用。但对 CAD 原发狭窄病变的治疗中，并没有显示出 DES 相似的疗效[50]。最后，MGuard（以色列特拉维夫 InspireMD）支架被设计为一种 BMS，带有聚对苯二甲酸乙二醇酯微网，用于覆盖、捕获和清除可能存在于 STEMI 中充满血栓病变碎片，以防栓塞远端循环。初步证据表明，MGuard 支架使 ST 段回落和心外膜血流得以改善[51]；然而其临床意义尚不清楚。

辅助诊断和治疗器械

血管内影像的实际应用

冠状动脉造影是一种二维图像，具有一定的局限性。亦即它是一种能够准确描述血管腔的“光亮图”，但关于斑块组成、大小和分布的信息较为有限。血管内影像可以实时评估冠状动脉狭窄，且可以在 PCI 术中的不同时间使用。血管内超声（IVUS）和光学相干断层成像（OCT）是临床上最常用的两种血管内影像器械。近红外光谱可以用于检测斑块的脂质组成和潜在的易损性，但不常用于 PCI 术中。这些设备的具体内容见第 10 章。

在 PCI 术中应用血管内影像的证据主要集中于 BMS 中的 IVUS[52]。总的来说，结果是充满争议的。最大的 PCI 中使用 IVUS 的前瞻性研究（$n = 8583$；38% 的患者接受了 IVUS），结果显示在 DES 置入后的最初 12 个月内，IVUS 与显著减少主要心脏不良事件、心肌梗死和支架内血栓有关[53]，而有趣的是，这种获益在 STEMI 患者中最强。

IVUS 和 OCT 可在 PCI 的不同阶段使用。于 PCI 术前可用血管内影像确定斑块的位置、大小、形态和分布。病变成分可改变介入治疗的策略。例如，如果病变严重钙化（如 IVUS/OCT 显示的环形钙化），可在球囊血管成形术前进行旋磨术。此外，斑块的位置和分布可以显著影响分叉病变的支架术策略，尤其是左主干病变[54]。血管内影像的另一个重要用途是确定支架失败的原因是支架内血栓形成或支架内再狭窄，OCT 可能是首选的影像方法，因为它可以准确评估支架的内皮覆盖（即晚期和晚晚期支架内血栓形成的潜在原因）或发现新发动脉粥样硬化病变是晚期支架失败的原因[52]。

急性心肌梗死何时测定血流储备分数测定

冠状动脉造影术并不总是准确地预测冠状动脉病变的血流动力学意义[55]。只有当血管造影狭窄度大于 80% ～ 90% 才能准确预测血流储备分数（FFR）小于 0.80 时的血流动力学显著性病变。FFR 通过静脉内注射腺苷使冠脉循环最大充血时测定冠状动脉与主动脉病变远端平均压力比来评估血管病变的血流动力学意义。在稳定的疾病中，与单纯的血管造影术相比，FFR 引导下的血运重建改善了临床预后[56-57]。FFR 不是一个能够确认 STEMI 中罪犯血管的有效方法，这也限制了它在直接 PCI 术中的应用。然而，FFR 可能是评估 STEMI 非罪犯病变潜在缺血的重要诊断工具。在 NSTEMI 中，仅通过血管造影术很难确定多支血管 CAD 患者的罪犯病变。FFR 可用于指导测值小于 0.80 的病变的血运重建。FFR 在评估左主干中度狭窄（为 50% ～ 70%）病变潜在缺血方面尤其有意义。

血栓抽吸清除术

血栓抽吸清除术可通过手动抽吸导管或流变除栓导管系统完成（例如，Angiojet，由马萨诸塞州马尔堡波士顿科学公司制造）。后者使用专用设备，先

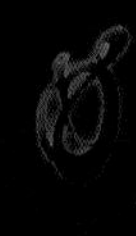

通过高速盐水喷射溶解血栓，再将周围的血液和血栓吸出。流变除栓的设备有器械相关性血管创伤的高风险，而手动抽吸导管使用简单、导管更细，受到许多术者的青睐。在STEMI的治疗中，近一半的术者常规使用手动抽吸血栓[2,20,58]。

一项来自20个随机对照试验共11 321例患者的meta分析表明，与单纯PCI术相比，STEMI直接PCI患者术前采用血栓抽吸术可明显减少主要不良心血管事件，包括支架内血栓形成[59]。然而，来自中等规模随机试验的心血管结果证据并不支持它的常规使用。斯堪的纳维亚ST段抬高型心肌梗死血栓抽吸（TASTE）试验没有显示对STEMI患者（$n=7244$）随机血栓抽吸与单纯PCI相比，其有死亡率、心肌梗死和支架内血栓发生率任何降低[60]。STEMI患者PCI行常规血栓抽吸术与单纯PCI的对比研究（TOTAL）将10 732名STEMI患者进行了直接PCI治疗，随机分为补救性血栓抽吸组和常规血栓抽吸组，在180天时常规血栓抽吸组没有发现任何临床益处而且其卒中发生率还更高（图17-2）[61]。在STEMI患者中，手动血栓抽吸术不应作为常规操作，但可考虑用于血栓负荷大的患者或作为直接PCI术后补救性措施应用。

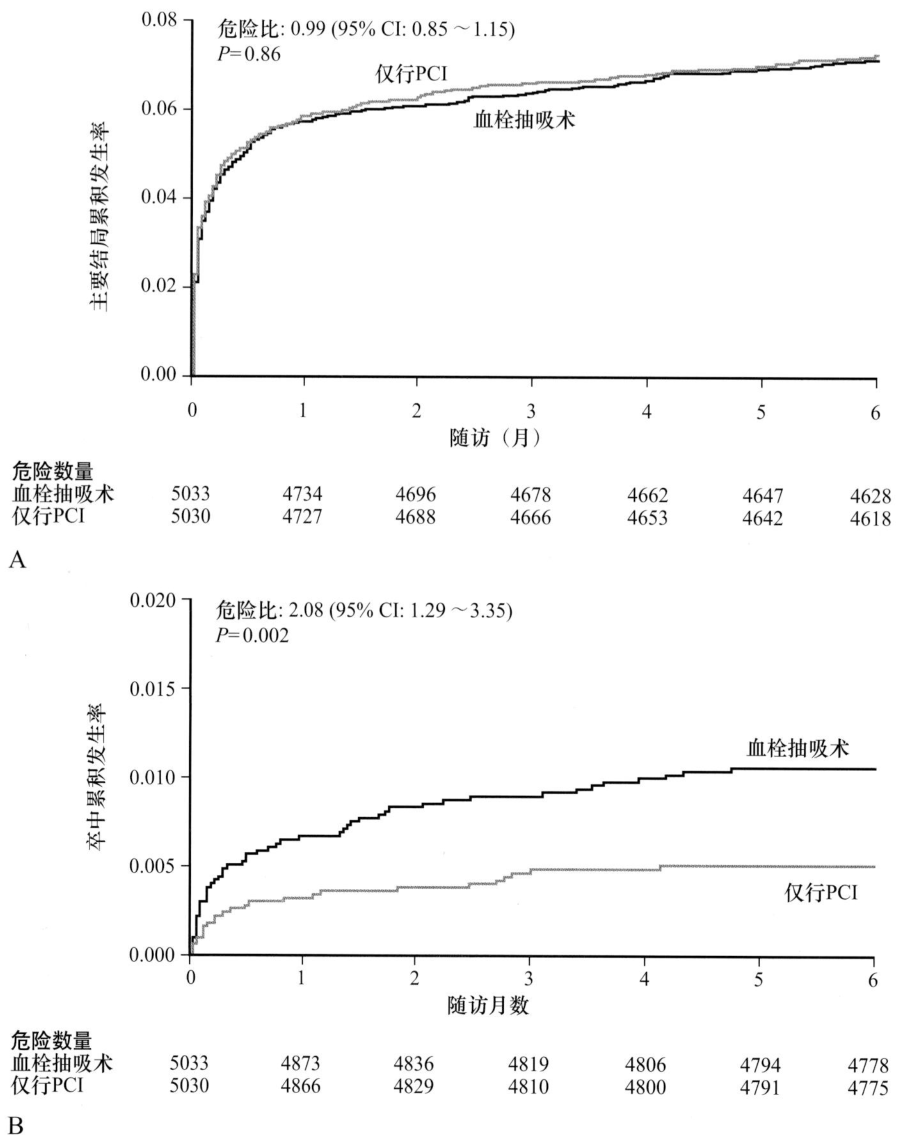

图17-2 TOTAL试验中180天时Kaplan-Meier生存曲线预估临床结局。（**A**）ST段抬高型心肌梗死直接PCI患者（n = 10 732），在随机的常规PCI和补救性血栓抽吸术两组间的主要结局（心血管死亡、心肌梗死、心源性休克或纽约心脏协会Ⅳ级心力衰竭）发生率未观测到差异。（**B**）与仅PCI和补救性血栓抽吸组相比，常规血栓抽吸患者180天时脑卒中率则显著升高。CI：置信区间。（引自Jolly SS，et al：Randomized trial of primary PCI with or without routine manual thrombectomy. N Engl J Med 372：1389-1398，2015.）

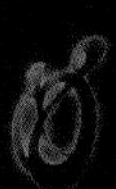

远端栓塞保护装置

栓塞保护装置有可能捕获任何在PCI术中可能引起栓塞的动脉粥样硬化碎片或血栓。现已开发出几种栓塞保护装置或使用病变近端堵塞或远端过滤器来捕获栓子碎片。近端堵塞装置在美国已无市场产品。因此，在PCI中可使用基于过滤器的装置（图17-3）能捕获超过120 μm大小的碎片。该滤器的一个优点是可在整个PCI过程中保持前向血流。目前，栓塞保护装置应用于大隐静脉移植血管的PCI治疗。因为SVG血管病变通常含有更多脆弱易碎的动脉粥样硬化碎片[20]。在没有静脉桥血管病变的情况下，心肌梗死的PCI（包括STEMI）中并无需要栓塞保护指征。在一项STEMI患者的随机试验中，远端栓塞保护与单纯PCI相比没有改善临床结局或缩小心肌梗死面积[62]。

特殊病变的经皮冠状动脉介入治疗策略

分叉病变

冠状动脉分叉病变出现在主要冠状动脉分支处或其附近，约占PCI术的20%[63]。在STEMI患者中，分叉病变约占直接PCI靶病变的10%[64]。由于解剖学的复杂性和血运重建过程中病变的动态变化，分叉病变PCI的手术和临床结局仍不理想。处理分叉病变最佳的PCI策略选择目前仍有争议。在考虑分叉病变PCI时，要点是仔细评估动脉粥样硬化病变的分布，主支近端和远端血管和分支的相对大小，以及主支和分支的分叉角度。在主支支架置入术中，2%～ 51%的分叉病变因狭窄加重在PCI时可能需要分支置入支架[65]。主支支架置入时可能会发生病变解剖的动态变化而影响或损伤分支血流，包括斑块或隆突移位、分叉角改变、血管痉挛、夹层，侧支开口形态改变等变化。

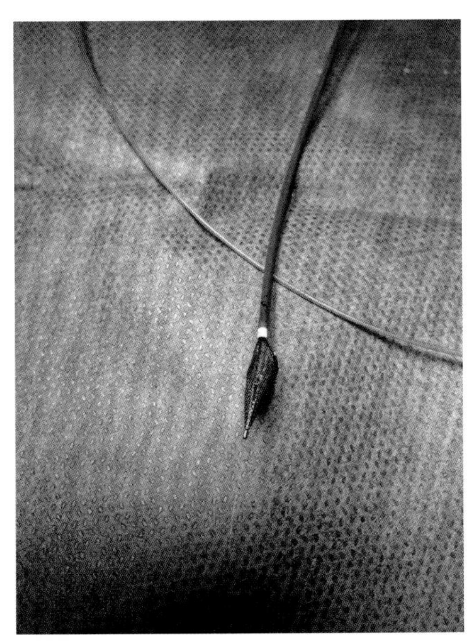

图17-3　栓塞保护过滤器械。在对大隐静脉移植物经皮冠状动脉介入治疗后，使用基于过滤器的栓塞保护装置所捕获的冠状动脉粥样硬化碎片

Medina分类是目前分叉病变使用最广泛的方案（图17-4）。“真”分叉病变在主支和分支（即Medina 1，1，1；1，0，1；或0，1，1）都存在显著的（＞50%）狭窄。IVUS还可用于评估分叉病变中斑块的分布，并常与血管造影分类法相比较后重新对病变进行分类[54]。在分叉病变PCI中，重要的是确定优先使用单个支架（为临时单支架）或双支架植入分叉病变。在主支支架置入后，如果存在临床症状和（或）分支血管造影（如分支血流＜TIMI 3级）或分支辅助测量（如FFR＜0.80）结果需要干预分支，就可临时置入分支支架。

双支架技术包括主支和分支的支架置入。随机和观察数据表明，临时分支支架置入术与计划分支支架置入术（即双支架植入）有相似的临床效果，但临时分支支架置入术的操作时间和显影剂用量均减少。一项对9项随机试验共2569例冠状动脉分叉病变患者的meta分析表明，采用双支架置入术治疗心肌梗死的风险明显高于采用临时分支支架置入术[66]。这一证据适用于所有分叉病变的普遍性目前是有争议的，应针对每个病变各自特点进行PCI策略上的调整。

真分叉病变的分支病变延伸到血管开口外时，通常应采用双支架方法治疗。双支架策略已开发了多种支架术式，包括裙裤、双对侧挤压、微挤压、主分支同时“对吻”支架、T型支架和V型支架。无论分叉支架置入术式如何，均应在主支和侧支进行最后的对吻耐高压球囊后扩张。与BMS相比，DES在分叉PCI中的再狭窄率较低，而应常规选择。目前美国已经研发适合分叉病变的支架，但尚未在临床中应用。

左主干病变

左主干冠脉（LMCA）PCI的策略将取决于斑块的分布（即开口、体部、远端）、LMCA的长度

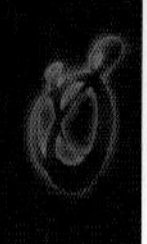

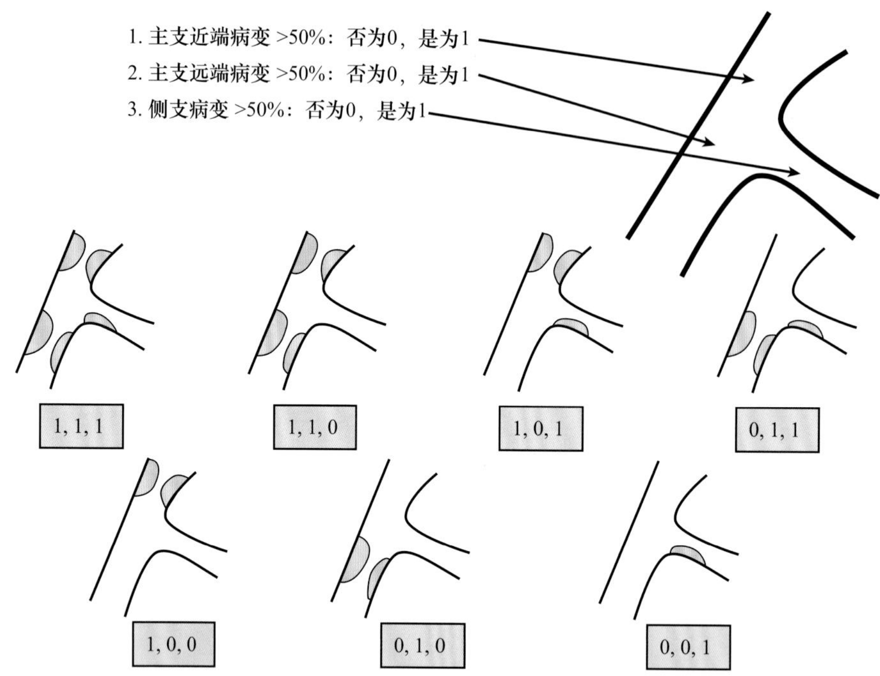

图 17-4 分叉病变 Medina 分型（引自 Latib A，Colombo A：Bifurcation disease：what do we know，what should we do？ JACC Cardiovasc Interv 1：218-26，2008.）

和大小以及分叉角度。不累及左主干远端的开口或体部的局灶性狭窄通常可以用一个短的单支架治疗。然而，分叉病变 PCI 治疗策略也适用于涉及左主干远端病变和/或累及左前降支或左回旋支开口的情况。由于血管造影的局限性，在技术上可行时，应考虑应用 IVUS 以准确评估左主干及其分支中斑块的分布。在 STEMI 患者中，如果左主干病变是靶病变，那么在 TIMI 血流＜3 级的患者中应考虑 PCI。在 NSTEMI 中，左主干病变的患者应立即由心脏小组在评估冠状动脉疾病的复杂性［即 TAXUS 支架 PCI 与心脏外科协作（SYNTAX）］评分、手术风险［即胸外科学会（STS）］评分和其他合并症情况后根据本地专业人员讨论意见和患者的意愿确定最佳的血管重建策略决定行 PCI 或 CABG 治疗[20]。一般而言，PCI 和 CABG 对比的临床结果相似，PCI 术后血运重建率较高，CABG 的卒中风险更高[20]。对于 SYNTAX（＞33 分）、糖尿病或多支血管 CAD 患者，CABG 通常优选于 PCI，而对于 SYNTAX 评分低（＜22 分）或手术风险高（STS＞5%）的患者，应倾向于选择 PCI。

主动脉-冠状动脉开口部病变

主动脉-冠状动脉开口部（Aorto-Ostial）病变通常定义为离血管从主动脉开口起点（如左主干、右冠状动脉或异常开口的冠状动脉）3 mm 以内的病变。仅行血管造影术可能很难诊断 Aorto-Ostial 病变，在冠状动脉导管到位时压力波形出现嵌顿的情况下，应高度怀疑冠状动脉开口部病变。IVUS 和 FFR 分别有助于确定血管造影中度或不确定病变的狭窄程度及其血流动力学意义。IVUS 还可在支架置入时评估斑块分布、血管直径大小，并标记血管开口位置[67]。重要的是还可排除导管刺激引起的冠状动脉开口痉挛；冠状动脉内注射硝酸甘油（100～200 μg）通常可缓解痉挛。由于主动脉肌层和弹力层的回缩，冠状动脉开口部病变可以抵抗血管成形术和支架置入的作用。由于再狭窄率较低，冠状动脉开口部病变通常植入 DES 而非 BMS[20]。

大隐静脉移植血管病变

对大隐静脉移植血管（SVG）行 PCI 治疗具有较高的围术期 MI 发生率和急性并发症发生率，其原因是动脉粥样硬化栓塞和血管活性物质向下游微循环释放，而导致无复流现象。SVG 病变比自身冠状动脉病变更脆弱，在 PCI 过程中更容易发生远端栓塞。在 STEMI，大约有 2%～3% 的患者有 CABG 病史，并且其中大约有一半患者的 SVG 为罪犯血管[68-69]。有 CABG 史的 STEMI 患者的直接 PCI 门-器械时间（即再灌注）更长、血管造影结局更差

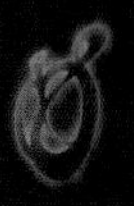

和不良临床结局发生率（包括死亡）更高[68-69]。如前所述，在 SVG PCI 术中应考虑使用栓塞保护装置，以改善临床结局。与 BMS 相比，DES 在 SVG-PCI 中应首选，因为能减少不良临床结局和再次血管重建的发生率[70]。

钙化病变

与斑块破裂或糜烂相比，钙化病变不太可能引起伴或不伴心电图 ST 段抬高的 ACS[71]。然而，部分伴有严重钙化病变的患者会出现 MI。对广泛的钙化病变行 PCI 操作在技术上是有挑战性的。由于钙化动脉的硬度高，导丝、球囊或支架难以进入并到达病变位置。钙化也可以非常高强度地抵抗高压球囊扩张，这可能会导致支架膨胀不足（即，急性支架内血栓形成的预测因素）。当球囊扩张不充分或球囊或支架无法穿过病变时，应对钙化动脉使用斑块旋磨术[20]。最常用的斑块旋磨装置（马萨诸塞州马尔堡波士顿科学公司），使用快速旋转（150 000 ～ 160 000 转 / 分）的表面镶嵌有金刚石小颗粒的旋磨头磨削去除斑块。大多数术者将使用一个较小外径（1.5 mm 或 1.75 mm）的旋磨头进行旋磨修整斑块，以利有效的球囊扩张和完全的支架扩张贴壁。

非罪犯病变的血运重建

急性 MI（主要是 STEMI 患者）的 PCI 中一个有争议的问题是考虑非罪犯病变的血运重建或“预防性支架置入”[72]。在急性 MI 中，多支血管 CAD 患者相比单支 CAD 患者的不良心血管事件发生率（包括死亡和再梗死）明显增高。在 MI 期间，通常认为引起罪犯病灶血管斑块破裂的病理生理紊乱在整个冠状动脉血管中普遍存在，由此可导致非罪犯血管斑块的不稳定及易损性[72]。

关于 STEMI 多支血管血运重建的有效性和安全性，观察数据和前瞻性研究尚未得出结论。在多中心急性心肌梗死预防性血管成形术（PRAMI）试验中，将 STEMI 接受了罪犯病灶直接 PCI 的患者（n = 465）随机分配到对任何显著狭窄病变（直径狭窄 ≥ 50%）行预防性 PCI 组，和不再干预组[73]。在平均随访 23 个月时，与未再干预组相比，预防性 PCI 显著降低了心源性死亡、非致命性 MI 和难治性心绞痛的复合发生率（图 17-5A）。当仅限于心源性死亡或非致命性 MI 终点时，预防性支架置入的益处仍然存在，而支架内血栓发生率方面两组间没有观察到差异。与以往 STEMI 多支血管血运重建的研究不同，PRAMI 不允许分期 PCI。因此，将 PRAMI 和先前发表的文献进行比较是很困难的。在完全性与仅罪犯血管直接 PCI 试验（CvLPRIT）研究中，STEMI 患者（$n = 296$）被随机分为院内完全性与仅罪犯血管直接 PCI 两组；完全血运重建组中有 64% 的患者在直接 PCI 时接受了非罪犯血管 PCI[74-75]。与单纯罪犯病血管 PCI（见图 17-5B）相比，完全院内血管重建的患者，在 12 个月时其全因死亡率、再发心肌梗死、心力衰竭和缺血导致的血运重建的复合主要终点事件明显减少。在观察性研究中，完全血运重建似乎对于 NSTE-ACS 的患者有益[76-77]。随着在研 STEMI 和 NSTE-ACS 患者临床试验揭晓补充更多关于非罪犯血管血运重建的额外证据，将进一步明确非罪犯血管 PCI 治疗急性心肌梗死的有效性和安全性。

ST 段抬高型心肌梗死：何时需要冠状动脉旁路移植术?

STEMI 患者很少需要急诊或紧急行外科 CABG 手术（＜ 1%）。有适合 CABG 血管解剖并存在以下情况的患者应考虑 CABG：① PCI 不能进行或失败，而持续缺血和（或）血流动力学不稳定；②有心肌梗死后机械并发症需行外科修复；或③由于缺血和左主干狭窄（＞ 50%）或冠状动脉三支病变引起的危及生命的室性心律失常[78]。对于血流动力学稳定的持续性心绞痛和存活心肌面积较小的患者或 PCI 并发了无复流的患者不应行 CABG[78]。在冠状动脉解剖情况不适合 PCI 和梗死相关血管通畅（即 TIMI 血流 3 级）的稳定患者，如果大面积心肌处于缺血风险状态，也可以考虑行外科 CABG 术。

经皮血流动力学支持

与药物治疗相比，经皮血流动力学辅助装置提供了更好的循环支持。益处包括：①维持器官灌注，②预防循环系统休克，③降低心内充盈压以缓解肺淤血，④减少左心室舒张末期容积并改善心肌灌注[79]。第 27 章讨论了可用的设备、适应证和并发症。对于 STEMI 患者药物治疗无效并发心源性休克时，应在

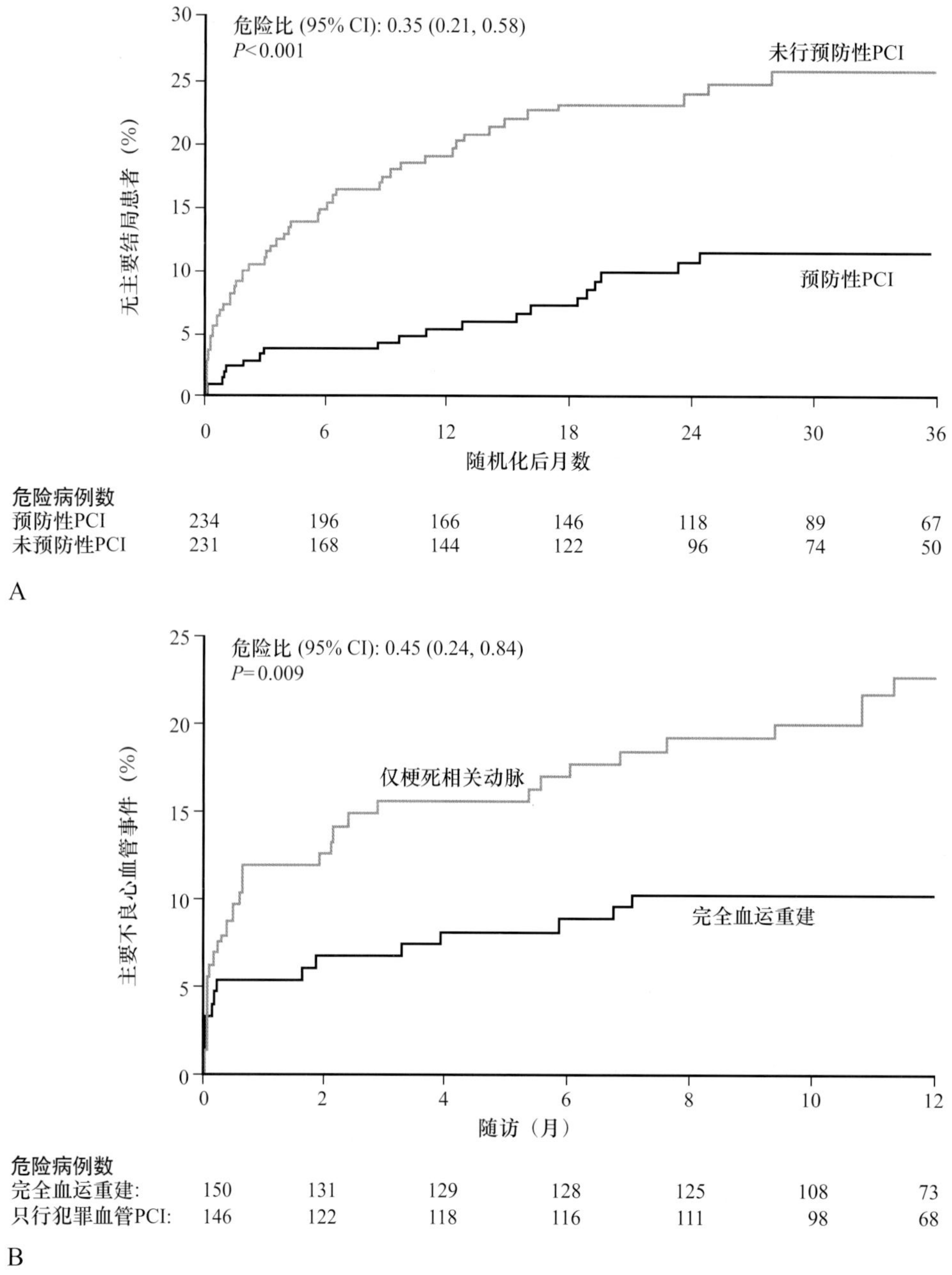

危险病例数	0	6	12	18	24	30	36
预防性PCI	234	196	166	146	118	89	67
未预防性PCI	231	168	144	122	96	74	50

A

危险病例数	0	2	4	6	8	10	12
完全血运重建:	150	131	129	128	125	108	73
只行犯罪血管PCI:	146	122	118	116	111	98	68

B

图 17-5　PRAMI 和 CvLPRIT 试验 Kaplan-Meier 生存曲线预估临床结局　**A.** PRAMI 试验中，ST 段抬高型心肌梗死（STEMI）的患者被随机分为非分次预防性经皮冠状动脉介入治疗（PCI）和未预防性 PCI（即只处理犯罪血管）组，在随访 23 个月时，前者的主要结局（心源性死亡、非致死性心肌梗死和顽固性心绞痛）发生率更低。**B.** CvLPRIT 试验中，完全血运重建比只行犯罪血管 PCI，在 12 月时显著减低了 STEMI 患者（n = 296）主要不良心血管事件（全因死亡率、再次 MI、心力衰竭和缺血驱使的血运再建）的发生。CI：置信区间（Adapted from Wald DS，et al：Randomized trial of preventive angioplasty in myocardial infarction. N Engl J Med 369：1115-23，2013；and Gershlick AH，et al：Randomized trial of complete versus lesion-only revascularization in patients undergoing primary percutaneous coronary intervention for STEMI and multivessel disease：the CvLPRIT trial. J Am Coll Cardiol 65：963-72，2015.）

PCI 前开始机械循环辅助支持治疗，不考虑导致门-器械时间有所延迟。机械循环支持同样适用于接受高危 PCI 的患者[80]，如左主干病变、严重的血管多支病变或为心脏射血分数小于 35% 的患者开通仅剩最后一根冠脉等具有挑战性及耗时较长的 PCI[79]。

冠状动脉介入并发症及处理

无复流现象

无复流现象定义为在心外膜冠状动脉大血管已成功再通的情况下，冠状动脉血流或灌注仍然减少的PCI并发症。在急性MI中，无复流现象的发生率为2.3%，多见于老年、STEMI、从症状出现到就诊的时间延长、心源性休克、长病变、复杂病变（C型）、分叉病变或支架置入前冠状动脉血流＜TIMI 3级患者[81]。无复流现象与院内死亡率的风险显著升高相关（比值比2.20；$P < 0.001$）[81]，在SVG病变的PCI或冠状动脉旋磨术中也能发生。导致无复流现象的机制是多因素的，包括缺血-再灌注损伤、微循环损伤和功能障碍以及远端栓塞（见第24章）[82]。尽管在急诊PCI中血栓抽吸的临床疗效尚未得出结论，但血栓抽吸术降低了无复流现象的风险，并且可能对病变血栓负荷重的STEMI患者有益[82]。现有几种针对无复流防治的研究药物，包括腺苷、钙通道阻滞剂（如维拉帕米）、肾上腺素、GPI、硝酸甘油、硝普钠以及溶栓药[82]。目前尚缺乏证据支持预防或治疗无复流的最佳药物或方案。当无复流现象发生时，可使用腺苷、硝普钠或维拉帕米治疗。如果在残余血栓负荷较大的情况下出现无复流，可以使用GPI和手动血栓抽吸术。

冠状动脉穿孔

在PCI术中，冠状动脉穿孔发生率为0.2%～0.6%，复杂病变或冠状动脉旋磨术中发生率更高。大多数冠状动脉穿孔是自限性的，可根据Ellis标准（17-4）进行分类，并根据严重程度进行处理。最重要的是需要立即认识发现任何冠状动脉穿孔和迅速用球囊封堵造影剂外渗部位以近的穿孔血管。通常需要较长时间的球囊扩张（＞10分钟）以阻止血流进入心包。在此期间，患者的血流动力学可以稳定下来。患者的血流动力学稳定与否是紧急心包穿刺引流的决定标准。如果有货，灌注球囊导管能提供球囊阻塞部位以远的血流，在长时间的球囊扩张封堵期间保持心肌灌注。随后的治疗将取决于其严重程度、位置和对球囊堵塞的反应。小穿孔通过球囊能完全封闭。冠状动脉介入导管引起的远端穿孔可以通过球囊堵塞或微导管抽吸来使远端血管塌陷，但如果持续出血，则可以考虑使用线圈、血管塞、血栓、皮下脂肪或纤维蛋白胶进行栓堵。警告事项是远端栓塞通常会导致栓塞部位的血管闭塞。如果长时间球囊封堵后仍有出血，可以置入聚四氟乙烯覆膜支架。Ⅲ型冠状动脉穿孔常导致心脏压塞，这种穿孔应置入覆膜支架。接受覆膜支架置入的患者应避免术中使用抗凝拮抗剂（即，当抗凝完全逆转时，有发生支架内血栓的风险）。在特定患者（如既往CABG手术史）中，出血性渗出可能是局灶性的，并且可以自我压塞导致穿孔的闭合。在心包穿刺术引流下，仍有持续出血和（或）血流动力学异常时应考虑急诊心脏手术治疗。

术中和急性支架内血栓形成

学术研究联合会将支架内血栓形成分为明确、很可能的或可能的[83]。支架内血栓形成的时间定义为术中（PCI完成前）、急性期（＜24小时）、亚急性期（24小时至30天）、晚期（＞30天至1年）或晚晚期（＞1年）。第一年内支架内血栓形成的发生率约为1%，其中大多数发生在术后前30天内。在急性MI中，无论NSTEMI还是STEMI，接受PCI的患者发生支架内血栓的风险随时间逐渐增加[84-85]。在荷兰一项大型登记研究对21 009名接受PCI的患者分析中发现，急性、亚急性、晚期和晚晚期支架内血栓的占比分别为32%、41%、13%和14%[86]。与支架内血栓形成相关的临床预测因素包括临床因素、解剖因素和手术操作因素（框17-3），其中DAPT的停药是支架内血栓形成的主要因素。

术中支架血栓形成（即PCI结束前新出现的或渐增的支架内或支架附近的血栓）是严重不良临床事件的主要担忧和风险。急性MI、大血栓负荷、无复流现象和分叉病变增加了术中支架内血栓形成的

表17-4 冠状动脉穿孔的Eliis分类

穿孔类型（%）	描述	死亡	MI	心脏压塞	紧急心脏手术
一型（21%）	管腔外造影剂滞留，无心肌染色、渗出或血管夹层的证据	0%	0%	8%	15%
二型（50%）	心肌或心包造影剂染色，无外渗	0%	14%	13%	10%
三型（29%）	造影剂通过＞1 mm的穿孔渗出或漏入心包腔	19%	50%	63%	66%

MI：心肌梗死

引自Ellis SG，et al：Increased coronary perforation in the new device era. Incidence，classification，management，and outcome. Circulation 90：2725，1994.

框 17-3　与支架内血栓形成有关的预测指标

临床因素
- 急性 MI（STEMI ＞ NESTMI）
- 氯吡格雷依从性差或停药
- 氯吡格雷生物可利用度下降
- 糖尿病
- 肾功能不全
- 充血性心力衰竭，尤其是左心室功能障碍
- 既往近距离放射治疗
- 恶性肿瘤
- 可卡因使用

解剖因素
- 长病变
- 小血管
- 多支病变
- 分叉病变

手术操作因素
- 分支置入支架
- 支架扩张不良
- 支架贴壁不良（晚期或晚晚期支架内血栓形成）
- 残余流入性和流出性疾病
- 持续冠状动脉夹层
- 双支架挤压技术
- 重叠支架
- 残余血栓
- PCI 中低于治疗剂量的抗凝
- PCI 后 TIMI 血流＜ 3 级
- PCI 前未服用阿司匹林

MI：心肌梗死；NSTEMI：非 ST 段抬高型心肌梗死；PCI：经皮冠状动脉介入治疗；STEMI：ST 段抬高型心肌梗死；TIMI：心肌梗死的溶栓治疗

引自 Mauri L，Bhatt DL：Percutaneous coronary intervention. In Mann DL，Zipes DP，Libby P，Bonow RO，eds：Braunwald' s heart disease：a textbook of cardiovascular medicine. ed 10. Philadelphia：Saunders，2015，p 1258.

风险。术中支架内血栓大多数发生在因急性 MI 行 PCI 的患者。如果发生术中或急性支架内血栓形成，支架血管会发生急性闭塞。需进行紧急处理。术中支架内血栓一旦发生，至关重要的是检查 ACT，以确定是否抗凝不足促发了支架内血栓形成。支架内血栓通常需要血栓抽吸导管吸出。血管内影像检查是确定是否为机械问题导致了支架内血栓（如限流性夹层）的关键方法，将决定治疗策略。包括 GPI 在内的其他药物治疗可能是有效的。如果使用氯吡格雷时发生支架内血栓，且已证实患者具有服药依从性，则通常建议换为更强效的 ADP $P2Y_{12}$ 抑制剂进行治疗。为心肌梗死并发心源性休克患者预防支架内血栓时，一定要考虑到口服药物在胃肠道吸收不良的可能性。在这些情况下，有必要延长 GPI 或坎格雷洛的输注时间，直到口服药物已充分吸收为止，以确保充分的血小板抑制作用。

经皮冠状动脉介入治疗后双联抗血小板治疗的最佳时间：支架血栓的预防

指南建议在 PCI 和（或）急性 MI 后，DAPT 需要 12 个月[2,4,20]。证据表明第二代 DES 的支架内血栓发生率低于第一代 DES[87]。指导急性 MI 患者（包括经 PCI 治疗的患者）DAPT 疗程所考虑的因素见第 35 章。在为 PCI 患者考虑支架类型和 DAPT 疗程时，要仔细讨论风险、获益和备选方案。

经皮冠状动脉介入治疗后的在院期间临床随访

经皮冠状动脉介入治疗术后第二天的评估

急性 MI 患者 PCI 术后，应仔细检查血管入路部位的并发症。应鼓励患者在医院走动，以此评估症状复发和任何可能因走动而加剧的股动脉血管入路并发症。重要的是，要对目前的药物进行评估，特别是用于预防支架内血栓形成的抗血小板药物的使用和副作用。另外，讨论出院后的预期情况并制订初步随访计划很有必要（见第 34 章）。

生物标志物评估

PCI 术后不建议常规评估心脏生物标志物。在急性 MI 行 PCI 时，大多数患者有心脏生物标志物升高。临床实践中较少在 PCI 完成血运重建术后常规检查心脏生物标志物，仅对出院前有复发症状的患者。在 PCI 术后的急性梗死期，使用心脏生物标志物检查（尤其是心肌肌钙蛋白在急性心肌梗死后 14 天内仍然升高）很难评估再梗死（见第 23 章）[4]。一个例外是当出现冠状动脉并发症时，应常规检测心脏生物标志物。

复发性胸痛的处理

约 30% ～ 40% 的患者在 PCI 术后出现胸痛。原因可能从非心源性到危及生命的情况（如支架内血栓形成）。初步评估应包括心电图（ECG）和心脏生物标志物，以及抗缺血药物主要是硝酸甘油的使用效果评估。MI 后的心电图应仔细评判是否有任何新

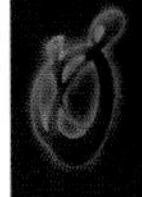

的或恶化的缺血改变或引起胸痛的其他原因（如梗死后心包炎）。对于 MI 患者，尤其是 STEMI 患者，很难从心电图上发现再梗死（见第 23 章）。无论临床表现如何，所有患者都应在 PCI 术后立即进行心电图检查，用于复发性胸痛患者的对比很有价值。如果 PCI 后新发 ST 段抬高或较基础心电图 ST 段抬高增加，应立即行冠状动脉造影以排除支架内血栓形成。尽管胸痛频发，多数患者不会有任何新的心电图改变。如果胸痛严重，药物治疗无效，还应考虑再次进行冠状动脉造影。对于复发性胸痛患者，复习回放 PCI 影像很重要，可能会发现遗漏的冠状动脉并发症或导致缺血性症状的潜在未获血运重建区域。患者的疼痛也可能会从局部血管损伤处发展为良性的血管疼痛（如伸展性疼痛）。

肾功能不全的监测

7% 左右的 PCI 患者会发生急性肾损伤（或造影剂肾病），其中 0.3% 的患者需要行血液透析[88]。重要的是，在急性肾损伤或血液透析患者中住院死亡的风险分别为 10% 和 34%[88]。STEMI、心源性休克和严重基础慢性肾病［肾小球滤过率（GFR）< 30 ml/min/1.73 m^2］是急性肾损伤的强有力的独立预测因子[88]。PCI 术后不需要常规监测肾功能，但慢性肾病患者［GFR < 60 ml/min · 1.73 m^2］或接受大量造影剂（造影剂毫升数 /GFR > 2）的患者需要[89]。

直接经皮冠状动脉介入治疗 ST 段抬高型心肌梗死后多长时间可安全出院?

目前缺乏关于 STEMI 患者直接 PCI 术后早期出院安全性的证据。在美国，目前以 PCI 为主的 STEMI 再灌注治疗的患者中位住院时间约为 3 天，明显短于其他国家[90]。一项注册分析研究了 65 岁以上 STEMI 患者首次 PCI 术后 30 天的临床结果[91]。直接 PCI 术后 48 小时出院与住院 4 ～ 5 天相比，死亡率和主要不良心血管事件发生率相似；但是分析还显示，在急诊 PCI 术后当天或第二天就出院与较低的生存率和较差的临床结局相关。这项研究表明，在选定的 STEMI 患者中，急诊 PCI 术后 48 小时出院是安全的。

总结

PCI 是 STEMI 和大多数 NSTEMI 患者的主要治疗策略。在血管入路、设备、支架设计、辅助诊断和治疗器械以及血管内影像等方面的创新提高了 PCI 治疗 MI 的安全性和有效性。PCI 围术期的药物治疗正在不断发展，旨在减少缺血事件及出血的发生。随着新技术的出现，PCI 将继续发展成急性 MI 的首选治疗方法。

参考文献

1. Mozaffarian D, et al.: Heart disease and stroke statistics-2015 update: a report from the American Heart Association, *Circulation* 131:e29–e322, 2015.
2. O'Gara PT, et al.: 2013 ACCF/AHA guideline for the management of ST-elevation myocardial infarction: a report of the American College of Cardiology Foundation/American Heart Association Task Force on Practice Guidelines, *Circulation* 127:e362–425, 2013.
3. Bradley EH, et al.: National efforts to improve door-to-balloon time results from the Door-to-Balloon Alliance, *J Am Coll Cardiol* 54:2423–2429, 2009.
4. Amsterdam EA, et al.: 2014 AHA/ACC Guideline for the management of patients with non-ST-elevation acute coronary syndromes: a report of the American College of Cardiology/American Heart Association Task Force on Practice Guidelines, *Circulation* 130:e344–426, 2014.
5. Navarese EP, et al.: Optimal timing of coronary invasive strategy in non-ST-segment elevation acute coronary syndromes: a systematic review and meta-analysis, *Ann Intern Med* 158:261–270, 2013.
6. Mehta SR, Granger CB, Boden WE, et al.: Early versus delayed invasive intervention in acute coronary syndromes, *N Engl J Med* 360:2165–2175, 2009.
7. Bangalore S, Bhatt DL: Femoral arterial access and closure, *Circulation* 124:e147–156, 2011.
8. Cilingiroglu M, et al.: Fluoroscopically-guided micropuncture femoral artery access for large-caliber sheath insertion, *J Invasive Cardiol* 23:157–161, 2011.
9. Seto AH, et al.: Real-time ultrasound guidance facilitates femoral arterial access and reduces vascular complications: FAUST (Femoral Arterial Access With Ultrasound Trial), *JACC Cardiovasc Interv* 3:751–758, 2010.
10. Valgimigli M, et al.: Transradial coronary catheterization and intervention across the whole spectrum of Allen test results, *J Am Coll Cardiol* 63:1833–1841, 2014.
11. Byrne RA, et al.: Vascular access and closure in coronary angiography and percutaneous intervention, *Nat Rev Cardiol* 10:27–40, 2013.
12. Jolly SS, et al.: Radial versus femoral access for coronary angiography and intervention in patients with acute coronary syndromes (RIVAL): a randomised, parallel group, multicentre trial, *Lancet* 377:1409–1420, 2011.
13. Romagnoli E, et al.: Radial versus femoral randomized investigation in ST-segment elevation acute coronary syndrome: the RIFLE-STEACS (Radial Versus Femoral Randomized Investigation in ST-Elevation Acute Coronary Syndrome) study, *J Am Coll Cardiol* 60:2481–2489, 2012.
14. Bernat I, et al.: ST-segment elevation myocardial infarction treated by radial or femoral approach in a multicenter randomized clinical trial: the STEMI-RADIAL trial, *J Am Coll Cardiol* 63:964–972, 2014.
15. Karrowni W, et al.: Radial versus femoral access for primary percutaneous interventions in ST-segment elevation myocardial infarction patients: a meta-analysis of randomized controlled trials, *JACC Cardiovasc Interv* 6:814–823, 2013.
16. Baklanov DV, et al.: The prevalence and outcomes of transradial percutaneous coronary intervention for ST-segment elevation myocardial infarction: analysis from the National Cardiovascular Data Registry (2007 to 2011), *J Am Coll Cardiol* 61:420–426, 2013.
17. Valgimigli M, et al.: Radial versus femoral access in patients with acute coronary syndromes undergoing invasive management: a randomised multicentre trial, *Lancet* 385:2465–2476, 2015.
18. Wimmer NJ, et al.: Delay in reperfusion with transradial percutaneous coronary intervention for ST-elevation myocardial infarction: might some delays be acceptable? *Am Heart J* 168:103–109, 2014.
19. Schulz-Schupke S, et al.: Comparison of vascular closure devices vs manual compression after femoral artery puncture: the ISAR-CLOSURE randomized clinical trial, *JAMA* 312:1981–1987, 2014.
20. Levine GN, et al.: 2011 ACCF/AHA/SCAI guideline for percutaneous coronary intervention. A report of the American College of Cardiology Foundation/American Heart Association Task Force on Practice Guidelines and the Society for Cardiovascular Angiography and Interventions, *J Am Coll Cardiol* 58:e44–122, 2011.
21. Ellis SG, et al.: Correlates and outcomes of retroperitoneal hemorrhage complicating percutaneous coronary intervention, *Catheter Cardiovasc Interv* 67:541–545, 2006.
22. Bellemain-Appaix A, et al.: Association of clopidogrel pretreatment with mortality, cardiovascular events, and major bleeding among patients undergoing percutaneous coronary intervention: a systematic review and meta-analysis, *JAMA* 308:2507–2516, 2012.
23. Wallentin L, et al.: Ticagrelor versus clopidogrel in patients with acute coronary syndromes, *N Engl J Med* 361:1045–1057, 2009.
24. Mehran R, et al.: Bivalirudin in patients undergoing primary angioplasty for acute myocardial infarction (HORIZONS-AMI): 1-year results of a randomised controlled trial, *Lancet* 374: 1149–1159, 2009.
25. Brener SJ, et al.: Intra-procedural stent thrombosis: a new risk factor for adverse outcomes in patients undergoing percutaneous coronary intervention for acute coronary syndromes, *JACC Cardiovasc Interv* 6:36–43, 2013.
26. Steg PG, et al.: Bivalirudin started during emergency transport for primary PCI, *N Engl J Med* 369:2207–2217, 2013.
27. Shahzad A, et al.: Unfractionated heparin versus bivalirudin in primary percutaneous coronary intervention (HEAT-PPCI): an open-label, single centre, randomised controlled trial, *Lancet* 384:1849–1858, 2014.
28. Han Y, et al.: Bivalirudin vs heparin with or without tirofiban during primary percutaneous coronary intervention in acute myocardial infarction: the BRIGHT randomized clinical trial, *JAMA* 313:1336–1346, 2015.
29. Cavender MA, Sabatine MS: Bivalirudin versus heparin in patients planned for percutaneous coronary intervention: a meta-analysis of randomised controlled trials, *Lancet* 384:599–606, 2014.
30. Bhatt DL, Topol EJ: Current role of platelet glycoprotein IIb/IIIa inhibitors in acute coronary syndromes, *JAMA* 284:1549–1558, 2000.
31. Depta JP, Bhatt DL: New approaches to inhibiting platelets and coagulation, *Annu Rev Pharmacol Toxicol* 55:373–397, 2015.
32. White HD, et al.: Reduced immediate ischemic events with cangrelor in PCI: a pooled analysis of the CHAMPION trials using the universal definition of myocardial infarction, *Am Heart J* 163:182–190 e4, 2012.
33. Bhatt DL, et al.: Effect of platelet inhibition with cangrelor during PCI on ischemic events, *N Engl J Med* 368:1303–1313, 2013.
34. Genereux P, et al.: Impact of intraprocedural stent thrombosis during percutaneous coronary intervention: insights from the CHAMPION PHOENIX Trial (Clinical Trial Comparing Cangrelor

to Clopidogrel Standard of Care Therapy in Subjects Who Require Percutaneous Coronary Intervention), *J Am Coll Cardiol* 63:619–629, 2014.

35. Rubboli A, et al.: The optimal management of patients on oral anticoagulation undergoing coronary artery stenting. The 10th Anniversary Overview, *Thromb Haemost* 112:1080–1087, 2014.
36. Ruiz-Nodar JM, et al.: Anticoagulant and antiplatelet therapy use in 426 patients with atrial fibrillation undergoing percutaneous coronary intervention and stent implantation implications for bleeding risk and prognosis, *J Am Coll Cardiol* 51:818–825, 2008.
37. Steinberg BA, et al.: Use and outcomes associated with bridging during anticoagulation interruptions in patients with atrial fibrillation: findings from the Outcomes Registry for Better Informed Treatment of Atrial Fibrillation (ORBIT-AF), *Circulation* 131:488–494, 2015.
38. Dewilde WJ, et al.: Use of clopidogrel with or without aspirin in patients taking oral anticoagulant therapy and undergoing percutaneous coronary intervention: an open-label, randomised, controlled trial, *Lancet* 381:1107–1115, 2013.
39. Fiedler KA, et al.: Duration of triple therapy in patients requiring oral anticoagulation after drug-eluting stent implantation: The ISAR-TRIPLE Trial, *J Am Coll Cardiol* 65:1619–1629, 2015.
40. Bhatt DL: When is a double better than a TRIPLE? Stenting in patients with atrial fibrillation, *J Am Coll Cardiol* 65:1630–1632, 2015.
41. Mockel M, et al.: Comparison of direct stenting with conventional stent implantation in acute myocardial infarction, *Am J Cardiol* 108:1697–1703, 2011.
42. Dziewierz A, et al.: Impact of direct stenting on outcome of patients with ST-elevation myocardial infarction transferred for primary percutaneous coronary intervention (from the EUROTRANSFER registry), *Catheter Cardiovasc Interv* 84:925–931, 2014.
43. Bavry AA, Bhatt DL: Appropriate use of drug-eluting stents: balancing the reduction in restenosis with the concern of late thrombosis, *Lancet* 371:2134–2143, 2008.
44. Brar SS, et al.: Use of drug-eluting stents in acute myocardial infarction: a systematic review and meta-analysis, *J Am Coll Cardiol* 53:1677–1689, 2009.
45. Sabate M, et al.: Everolimus-eluting stent versus bare-metal stent in ST-segment elevation myocardial infarction (EXAMINATION): 1 year results of a randomised controlled trial, *Lancet* 380:1482–1490, 2012.
46. Bhatt DL: EXAMINATION of new drug-eluting stents–top of the class!, *Lancet* 380:1453–1455, 2012.
47. Sabate M, et al.: Comparison of newer-generation drug-eluting with bare-metal stents in patients with acute ST-segment elevation myocardial infarction: a pooled analysis of the EXAMINATION (clinical Evaluation of the Xience-V stent in Acute Myocardial INfArcTION) and COMFORTABLE-AMI (Comparison of Biolimus Eluted From an Erodible Stent Coating With Bare Metal Stents in Acute ST-Elevation Myocardial Infarction) trials, *JACC Cardiovasc Interv* 7:55–63, 2014.
48. Raber L, et al.: Effect of biolimus-eluting stents with biodegradable polymer vs bare-metal stents on cardiovascular events among patients with acute myocardial infarction: the COMFORTABLE AMI randomized trial, *JAMA* 308:777–787, 2012.
49. Natsuaki M, et al.: Two-year outcome of a randomized trial comparing second-generation drug-eluting stents using biodegradable or durable polymer, *JAMA* 311:2125–2127, 2014.
50. Byrne RA, et al.: Drug-coated balloon therapy in coronary and peripheral artery disease, *Nat Rev Cardiol* 11:13–23, 2014.
51. Stone GW, et al.: Prospective, Randomized, Multicenter Evaluation of a Polyethylene Terephthalate Micronet Mesh-Covered Stent (MGuard) in ST-Segment Elevation Myocardial Infarction: The MASTER Trial, *J Am Coll Cardiol* 60:1975–1984, 2012.
52. Mintz GS: Clinical utility of intravascular imaging and physiology in coronary artery disease, *J Am Coll Cardiol* 64:207–222, 2014.
53. Witzenbichler B, et al.: Relationship between intravascular ultrasound guidance and clinical outcomes after drug-eluting stents: the assessment of dual antiplatelet therapy with drug-eluting stents (ADAPT-DES) study, *Circulation* 129:463–470, 2014.
54. Oviedo C, et al.: Intravascular ultrasound classification of plaque distribution in left main coronary artery bifurcations: where is the plaque really located? *Circ Cardiovasc Interv* 3:105–112, 2010.
55. Tonino PA, et al.: Angiographic versus functional severity of coronary artery stenoses in the FAME study fractional flow reserve versus angiography in multivessel evaluation, *J Am Coll Cardiol* 55:2816–2821, 2010.
56. Tonino PA, et al.: Fractional flow reserve versus angiography for guiding percutaneous coronary intervention, *N Engl J Med* 360:213–224, 2009.
57. De Bruyne B, et al.: Fractional flow reserve-guided PCI versus medical therapy in stable coronary disease, *N Engl J Med* 367:991–1001, 2012.
58. Chiang A, et al.: Procedural variation in the performance of primary percutaneous coronary intervention for ST-elevation myocardial infarction: a SCAI-based survey study of US interventional cardiologists, *Catheter Cardiovasc Interv* 83:721–726, 2014.
59. Kumbhani DJ, et al.: Aspiration thrombectomy in patients undergoing primary angioplasty: totality of data to 2013, *Catheter Cardiovasc Interv* 84:973–977, 2014.
60. Frobert O, et al.: Thrombus aspiration during ST-segment elevation myocardial infarction, *N Engl J Med* 369:1587–1597, 2013.
61. Jolly SS, et al.: Randomized trial of primary PCI with or without routine manual thrombectomy, *N Engl J Med* 372:1389–1398, 2015.
62. Stone GW, et al.: Distal microcirculatory protection during percutaneous coronary intervention in acute ST-segment elevation myocardial infarction: a randomized controlled trial, *JAMA* 293:1063–1072, 2005.
63. Latib A, Colombo A: Bifurcation disease: what do we know, what should we do? *JACC Cardiovasc Interv* 1:218–226, 2008.
64. Dudek D, et al.: Impact of bifurcation target lesion on angiographic, electrocardiographic, and clinical outcomes of patients undergoing primary percutaneous coronary intervention (from the Harmonizing Outcomes With Revascularization and Stents in Acute Myocardial Infarction [HORIZONS-AMI] trial), *Eurointervention* 9:817–823, 2013.
65. Singh J, et al.: A modified provisional stenting approach to coronary bifurcation lesions: clinical application of the "jailed-balloon technique.", *J Interv Cardiol* 25:289–296, 2012.
66. Gao XF, et al.: Stenting strategy for coronary artery bifurcation with drug-eluting stents: a meta-analysis of nine randomised trials and systematic review, *EuroIntervention* 10:561–569, 2014.
67. Patel Y, et al.: Impact of intravascular ultrasound on the long-term clinical outcomes in the treatment of coronary ostial lesions, *Catheter Cardiovasc Interv* 87:232–240, 2016.
68. Welsh RC, et al.: Prior coronary artery bypass graft patients with ST-segment elevation myocardial infarction treated with primary percutaneous coronary intervention, *JACC Cardiovasc Interv* 3:343–351, 2010.
69. Nikolsky E, et al.: Comparison of outcomes of patients with ST-segment elevation myocardial infarction with versus without previous coronary artery bypass grafting (from the Harmonizing Outcomes With Revascularization and Stents in Acute Myocardial Infarction [HORIZONS-AMI] trial), *Am J Cardiol* 111:1377–1386, 2013.
70. Mehilli J, et al.: Drug-eluting versus bare-metal stents in saphenous vein graft lesions (ISAR-CABG): a randomised controlled superiority trial, *Lancet* 378:1071–1078, 2011.
71. Dong L, et al.: Comparison of plaque characteristics in narrowings with ST-elevation myocardial infarction (STEMI), non-STEMI/Unstable Angina Pectoris and Stable Coronary Artery Disease (from the ADAPT-DES IVUS Substudy), *Am J Cardiol* 115:860–866, 2015.
72. Pollack A, et al.: Preventive stenting in acute myocardial infarction, *JACC Cardiovasc Interv* 8:131–138, 2015.
73. Wald DS, et al.: Randomized trial of preventive angioplasty in myocardial infarction, *N Engl J Med* 369:1115–1123, 2013.
74. Gershlick AH, et al.: Randomized trial of complete versus lesion-only revascularization in patients undergoing primary percutaneous coronary intervention for STEMI and Multivessel Disease: the CvLPRIT trial, *J Am Coll Cardiol* 65:963–972, 2015.
75. Bhatt DL: Do we really know the CvLPRIT in myocardial infarction? Or just stent all lesions? *J Am Coll Cardiol* 65:973–975, 2015.
76. Shishehbor MH, et al.: In unstable angina or non-ST-segment acute coronary syndrome, should patients with multivessel coronary artery disease undergo multivessel or culprit-only stenting? *J Am Coll Cardiol* 49:849–854, 2007.
77. Zapata GO, et al.: Culprit-only or multivessel percutaneous coronary stenting in patients with non-ST-segment elevation acute coronary syndromes: one-year follow-up, *J Interv Cardiol* 22:329–335, 2009.
78. Hillis LD, et al.: 2011 ACCF/AHA guideline for coronary artery bypass graft surgery. A report of the American College of Cardiology Foundation/American Heart Association Task Force on Practice Guidelines. Developed in collaboration with the American Association for Thoracic Surgery, Society of Cardiovascular Anesthesiologists, and Society of Thoracic Surgeons, *J Am Coll Cardiol* 58:e123–210, 2011.
79. Rihal CS, et al.: 2015 SCAI/ACC/HFSA/STS clinical expert consensus statement on the use of percutaneous mechanical circulatory support devices in cardiovascular care: endorsed by the American Heart Assocation, the Cardiological Society of India, and Sociedad Latino Americana de Cardiologia Intervencion; Affirmation of Value by the Canadian Association of Interventional Cardiology-Association Canadienne de Cardiologie d'intervention, *J Am Coll Cardiol* 65:e7–e26, 2015.
80. Myat A, et al.: Percutaneous circulatory assist devices for high-risk coronary intervention, *JACC Cardiovasc Interv* 8:229–244, 2015.
81. Harrison RW, et al.: Incidence and outcomes of no-reflow phenomenon during percutaneous coronary intervention among patients with acute myocardial infarction, *Am J Cardiol* 111:178–184, 2013.
82. Niccoli G, et al.: No-reflow: again prevention is better than treatment, *Eur Heart J* 31:2449–2455, 2010.
83. Cutlip DE, et al.: Clinical end points in coronary stent trials: a case for standardized definitions, *Circulation* 115:2344–2351, 2007.
84. Aoki J, et al.: Early stent thrombosis in patients with acute coronary syndromes treated with drug-eluting and bare metal stents: the Acute Catheterization and Urgent Intervention Triage Strategy trial, *Circulation* 119:687–698, 2009.
85. Wiviott SD, et al.: Intensive oral antiplatelet therapy for reduction of ischaemic events including stent thrombosis in patients with acute coronary syndromes treated with percutaneous coronary intervention and stenting in the TRITON-TIMI 38 trial: a subanalysis of a randomised trial, *Lancet* 371:1353–1363, 2008.
86. van Werkum JW, et al.: Predictors of coronary stent thrombosis: the Dutch Stent Thrombosis Registry, *J Am Coll Cardiol* 53:1399–1409, 2009.
87. Tada T, et al.: Risk of stent thrombosis among bare-metal stents, first-generation drug-eluting stents, and second-generation drug-eluting stents: results from a registry of 18,334 patients, *JACC Cardiovasc Interv* 6:1267–1274, 2013.
88. Tsai TT, et al.: Contemporary incidence, predictors, and outcomes of acute kidney injury in patients undergoing percutaneous coronary interventions: insights from the NCDR Cath-PCI registry, *JACC Cardiovasc Interv* 7:1–9, 2014.
89. Gurm HS, et al.: Renal function-based contrast dosing to define safe limits of radiographic contrast media in patients undergoing percutaneous coronary interventions, *J Am Coll Cardiol* 58:907–914, 2011.
90. Kociol RD, et al.: International variation in and factors associated with hospital readmission after myocardial infarction, *JAMA* 307:66–74, 2012.
91. Swaminathan RV, et al.: Hospital length of stay and clinical outcomes in older STEMI patients after primary PCI: A report from the National Cardiovascular Data Registry, *J Am Coll Cardiol* 65:1161–1171, 2015.

18 临床实践/争议

初始抗凝治疗的选择

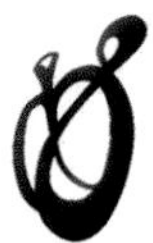

Johanne Silvain，Lee Nguyen，and Gilles Montalescot

杜雪 译 钱杰 审校

背景

心肌梗死（myocaridal infarction，MI）可分为 ST 段抬高型心肌梗死（ST-elevation MI，STEMI）和非 ST 段抬高型心肌梗死（non-ST-segment MI，NSTEMI）两型。尽管二者的病理生理特点和总体治疗原则相似，但在抗凝方案以及保守或有创操作治疗策略的选择方面存在差异。

急性冠脉综合征抗凝治疗的原理

STEMI 患者使用抗凝药物的证据充分，治疗目标如下[1-2]：

1. 无论采用何种再灌注治疗策略（溶栓、血管成形术或药物保守治疗），均以恢复并维持犯罪血管的血流通畅为治疗目标；

2. 预防心室血栓形成和缺血性脑卒中；

3. 预防冠状动脉介入治疗（percutaneous coronary intervention，PCI）相关并发症，包括：导管血栓形成、支架远端血栓栓塞、PCI 后慢血流或无再流、缺血性脑卒中、急性血管闭塞以及急性支架内血栓形成。

此外，抗凝治疗还能预防急危重症和长期卧床患者的常见并发症，如深静脉血栓和继发性肺栓塞。

NSTEMI 患者虽然犯罪血管较少出现完全闭塞，但其治疗目标大致相同[3]：

1. 无论采用何种再灌注治疗策略（血管成形术或药物保守治疗），均以恢复并维持犯罪血管血流通畅为治疗目标；

2. 预防 PCI 相关并发症；

3. 预防长期卧床相关并发症。

防止血栓形成和进展

缺血心肌成功且持久的血流再灌注是抗栓治疗（抗血小板治疗和抗凝治疗）的首要目标（第 19 章）。冠状动脉内皮损伤、斑块破裂、脂质核心外露是所有急性冠脉综合征（acute coronary syndrome，ACS）早期的共同病理生理改变。随后，血小板在病变处黏附和聚集，激活凝血级联反应，形成以血小板为主要成分的白色血栓（图 18-1A）。

凝血酶原激活为凝血酶（Ⅱa），并将纤维蛋白原转化为纤维蛋白，进而促进血栓栓子的形成和稳定，是白色血栓形成的关键环节（图 18-1B 和图 18-1C）。此时，白色血栓或是自溶而不引起任何症状，或是导致冠状动脉次全闭塞引发 NSTEMI，又或是完全阻塞冠状动脉导致 STEMI。因此，若无特殊禁忌，所有 MI 患者均应尽快启动抗凝治疗。初始抗凝药物种类和剂量的选择不仅取决于 MI 的类型，还取

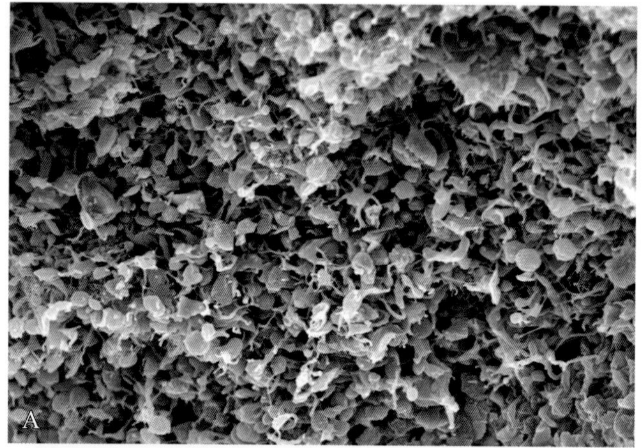

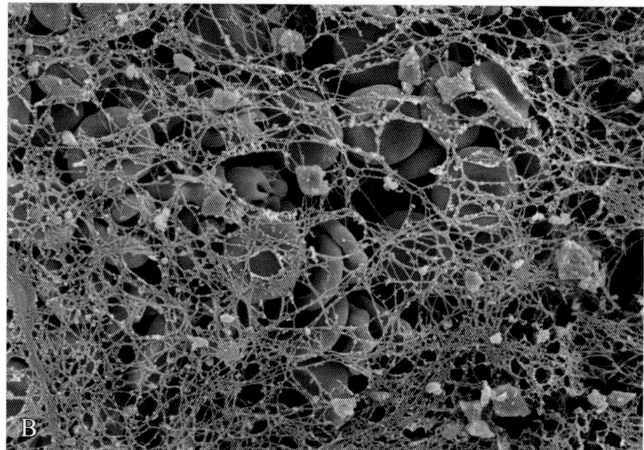

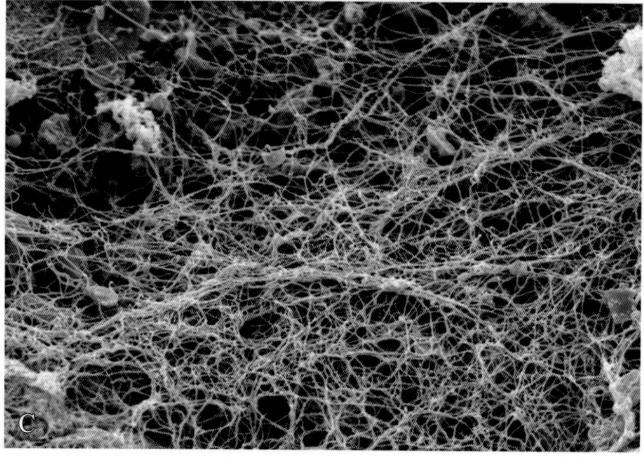

图 18-1　扫描电镜下观察急性心肌梗死时抽吸出的冠状动脉血栓。（**A**）富含血小板的血栓；（**B**）纤维蛋白使血栓稳定；（**C**）富含纤维蛋白的血栓。（From Silvain J，et al：Composition of coronary thrombus in acute myocardial infarction. J Am Coll Cardiol 57：1359-1367，2011.）

决于后续是否桥接 PCI 或溶栓治疗。

尽管普通肝素作为传统非口服抗凝药具有较高的推荐级别，且在 MI 的初始治疗中被广泛应用，然而多个临床研究表明，普通肝素的抗凝疗效并不理想。相比之下，后续出现的非口服抗凝药，其有效性得到越来越多临床试验数据的支持，例如低分子量肝素（low-molecular-weight heparins，LMWH）。

常见抗凝药物概述

虽然抗凝治疗无法使已有血栓性闭塞的冠状动脉完全再通，但它能保持冠状动脉血运重建后的血管通畅，并降低 PCI 术后血栓并发症的风险。初始抗凝治疗主要包括以下 4 种药物：普通肝素（unfractionated heparin，UFH）、LMWH（如依诺肝素）、磺达肝癸钠、比伐卢定。其中，UFH 和依诺肝素是来自黏膜组织的生物产品（例如，猪或牛的小肠上皮细胞），是目前国际上最常用的抗凝药物。由于 UFH 和依诺肝素的固有缺陷，磺达肝癸钠和比伐卢定等人工合成抗凝药应运而生。上述 4 种抗凝药物的作用机制及其优缺点对比详见图 18-2 和表 18-1。

普通肝素

UFH 是最早应用于 MI 治疗的抗凝药物。UFH 是分子量在 2000 ～ 30 000 道尔顿（Da）之间的一系列黏多糖片段组成的混合物。大多数片段的分子量为 15 000 ～ 18 000 Da。UFH 可与活化的抗凝血酶结合，从而提高后者对凝血酶的抑制作用。活化的抗凝血酶可与包括 X 因子在内的多个凝血因子结合而发挥抗凝作用。由于 UFH 主要通过与活化的抗凝血酶结合而发挥抗凝作用，因而属于间接凝血酶抑制剂（图 18-2）。因皮下注射吸收较差，UFH 主要通过静脉给药。

抗凝效果不稳定是 UFH 最大的缺点。由于 UFH 是分子量不同的混合物，故而在内质网的清除速率不同，导致抗凝疗效存在显著差异，所以应用 UFH 时需密切监测活化凝血时间（activated clotting time，ACT）和活化部分凝血活酶时间（activated partial thromboplastin time，APTT）。而且，UFH 可导致 2% ～ 3% 的患者出现致命性的免疫介导的血小板减少，又称为肝素诱导的血小板减少症（heparin-induced thrombocytopenia，HIT）。此外，UFH 对抗凝血酶的抑制程度以及对血小板因子 4（platelet factor 4，PH4）的敏感性存在波动，且不能与结合型凝血酶结合。上述内在特性使得 UFH 甚至可促进血小板的激活及聚集。

UFH 初始用药时，即使根据患者体重给予标准化剂量，也只有不到 1/3 患者的 APTT 达标。UFH 的抗凝作用在停药后数小时内迅速消失。在停药后 24 小时内，即使已经口服阿司匹林抗血小板治疗，依然存在血栓再次形成并致心肌缺血的风险。为克服 UFH 上述缺陷，人们开发了替代产品。

既往临床医生给予患者大剂量 UFH，以期降低

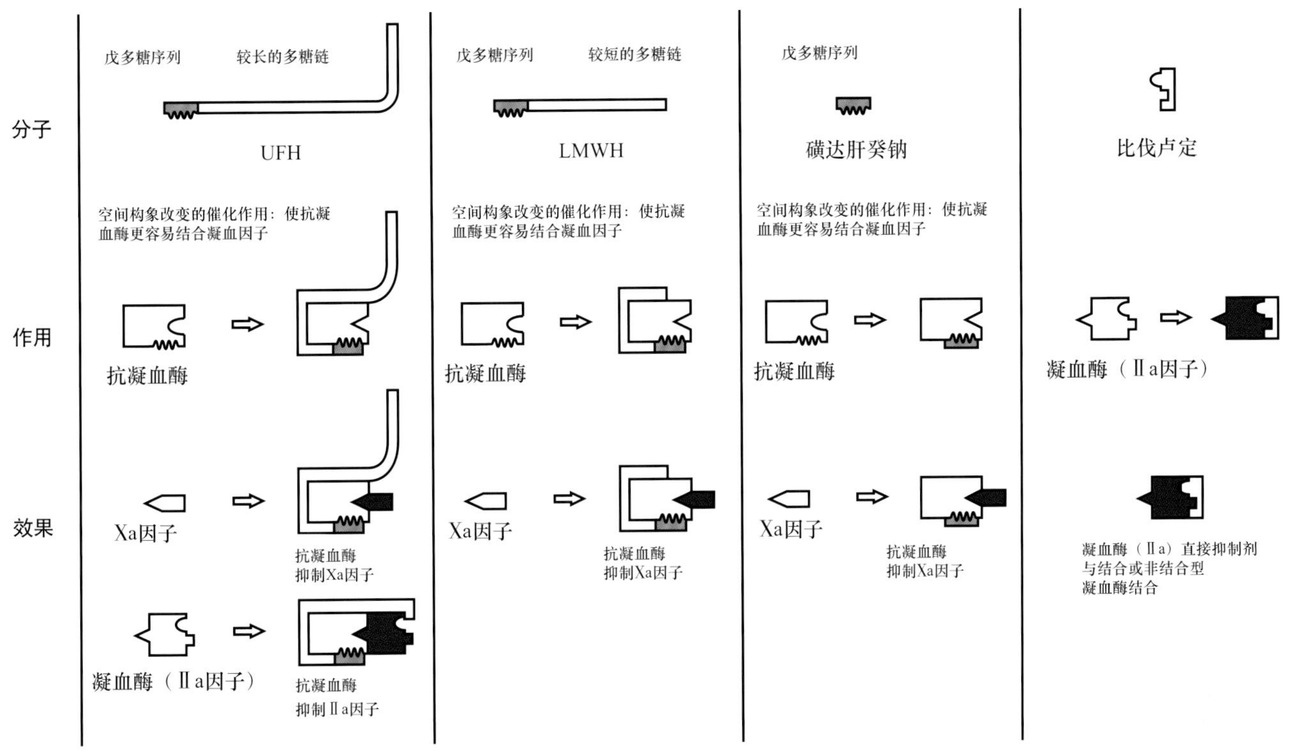

图 18-2　目前已上市的抗凝药物的作用机制。LMWH 具有较大比例的较短多糖链优势，由于较短的多糖链只催化抑制Ⅹa 因子，故 LMWH 对Ⅹa 因子具有较高的选择性。然而，LMWH 中包含的较长多糖链亦可抑制Ⅱa 因子。LMWH，低分子量肝素；UFH，普通肝素

表 18-1　肠外抗凝药的药理特点

药物	UFH	依诺肝素	磺达肝癸钠	比伐卢定
作用机制	AT 介导的Ⅹa 因子和Ⅱa 因子抑制剂	AT 介导的Ⅹa 因子和Ⅱa 因子抑制剂	Ⅹa 因子直接抑制剂	可逆性凝血酶（Ⅱa 因子）直接抑制剂
给药途径	IV-SC	IV-SC	SC	IV
半衰期	1～2 小时	5～7 小时	17～21 小时	25 分钟
分子量	3～30 kDa	2～10 kDa	1.7 kDa	2.2 kDa
代谢途径	肝	肝	大部分以药物原型排泄	血浆蛋白酶
清除途径	肾脏外	肾	肾	肾
起效时间	即刻起效（IV）	即刻起效（IV） 3～5 h（SC）	2～3 h（SC）	即刻起效
作用特点	对结合型凝血酶无抑制作用	对结合型凝血酶无抑制作用；对Ⅹa 因子选择性更高	对结合型凝血酶无抑制作用	对结合型凝血酶有抑制作用
HIT 发病率	1%～3%	≤ 0.2%	可忽略不计	无
解救药	鱼精蛋白	鱼精蛋白（部分解救）	无	无

AT，激活的凝血酶；HIT，肝素诱导血小板减少症；IV，静脉注射；SC，皮下注射；UFH，普通肝素

溶栓或 PCI 术后的血栓栓塞风险。然而，临床研究表明大剂量 UFH 不会额外减少缺血风险，反而可能增加出血风险；而降低 UFH 剂量并不会降低其抗凝效果。因此，在最新关于 PCI 抗凝的临床试验中，研究者在联合应用血小板糖蛋白Ⅱb/Ⅲa 受体拮抗剂（glycoprotein Ⅱb/Ⅲa receptor inhibitors，GPI）的前提下减少 UFH 用量（最高 175 U/kg，逐渐减量至 140 U/kg、100 U/kg、85 U/kg、70 U/kg、60 U/kg 和 50 U/kg），同样以 ACT 作为评估最佳抗凝效价的指标。结果发现，不同剂量的 UFH 抗凝效果相近，但出血风险随着 UFH 剂量的增加而显著升高，再次说明 UFH 的安全治疗窗相对较窄。

低分子量肝素

LMWH属于肝素衍生化合物，分子量在2000～1000 Da（表18-2）。LMWH主要通过结合抗凝血酶进而抑制Ⅹa因子发挥其抗凝作用。LMWH亦可同时抑制Ⅹa因子和Ⅱa因子，取决于分子量大小。LMWH的分子量越大，对Ⅱa因子的抑制选择性越高（图18-2）。依诺肝素是在ACS中研究最多且应用最广的LMWH。LMWH的分子量只有UFH的1/3左右，生物利用度更高，可皮下注射给药。不仅如此，LMWH的抗凝效果较UFH更加稳定，对于肾功能正常的患者，根据体重给予标准化剂量，不需监测任何凝血指标。

当与抗凝血酶结合后，LMWH对Ⅹa因子表现出更高的选择性，使得凝血级联反应在凝血酶形成之前就被有效遏制。不同的LMWH对Ⅹa/Ⅱa因子的抑制选择性存在差异。以依诺肝素为例，其对Ⅹa/Ⅱa因子抑制比例为3∶1。此外，依诺肝素发生HIT的概率更低，不足UFH的1/20。更为重要的是，依诺肝素具有一定的抗炎作用，且不会促进血小板的激活和聚集。

LMWH经肾清除是其最大的缺点。当合并肾功能不全时，反复注射（＞3次）LMWH会导致其在体内蓄积。与UFH相同，依诺肝素过量也会增加出血风险。依诺肝素的第一个Ⅱ期临床试验（TIMI ⅡA研究）的结果表明，为避免额外的出血风险，其用量不宜超过1.0 mg/kg。

表18-2 不同LMWH的比较*

名称（商品名或通用名）	平均分子量（Da）	抗Ⅹa/Ⅱa比值	FDA批准的ACS适应证
依诺肝素（Lovenox，Clexane）	4200	3.8	有
那曲肝素（Fraxiparine，Sleparina）	4500	3.6	有
瑞维肝素（Clivaparine）	4000	3.5	无
达替肝素（Fragmin）	6000	2.7	有
帕肝素钠（Fluxum，Minidalton）	4500～5000	2.4	无
阿地肝素（Normiflo）	6000	1.9	无
亭扎肝素（Innohep，Logiparin）	4500	1.9	无
舍托肝素（Alphaparin，Sandoparin，Embolex）	4200～6200		不适用

ACS，急性冠脉综合征；Da，道尔顿；FDA，美国食品药品监督管理局。

*按照抗Ⅹa/Ⅱa比值由大到小排列

磺达肝癸钠

磺达肝癸钠是人工合成的戊多糖，其化学结构类似于肝素的抗凝血酶结合位点（图18-2）。磺达肝癸钠的作用机制与LMWH类似，通过与抗凝血酶结合，诱导后者发生空间构象改变，从而抑制Ⅹa因子介导的血栓形成。磺达肝癸钠不仅选择性更高，且为可逆性结合。与UFH和LMWH不同的是，磺达肝癸钠并不抑制Ⅱa因子（图18-3）。

磺达肝癸钠的主要优点如下：皮下注射的生物利用度为100%，半衰期长达15～17小时。因此，只需皮下给药，1次/日。由于它主要经肾代谢，故禁用于肌酐清除率30 ml/min以下的患者。磺达肝癸钠的抗凝效果稳定且可预测，且与HIT相关自身抗体之间不存在交叉免疫，因而无需监测凝血指标。此外，由于磺达肝癸钠对血小板释放的肝素中和蛋白（如血小板因子4）不敏感，所以无需监测血小板计数，但需监测其抗Ⅹa活性。在该药的Ⅱ期临床试验中，研究者将不同剂量的磺达肝癸钠静脉制剂（2.5 mg和5.0 mg）同UFH相比较，由于更优的安全性，研究结果推荐使用较低剂量（2.5 mg）的磺达肝癸钠。

比伐卢定

比伐卢定和水蛭素都是人工合成的直接Ⅱa因子抑制剂。虽然在初期研究中，多个凝血酶直接抑制剂均具有潜力，但最终只有比伐卢定可用于PCI

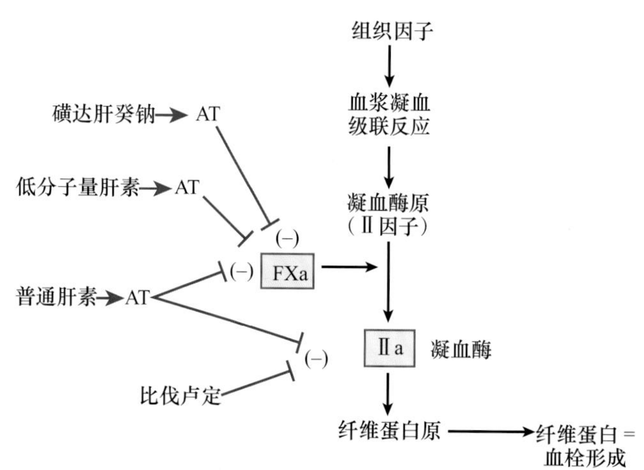

图18-3 抗凝治疗靶点。AT，抗凝血酶；FⅩa，激活的Ⅹ因子；Ⅱa，激活的Ⅱ因子；LMWH，低分子量肝素

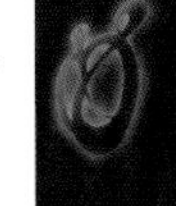

和 ACS 的临床治疗。与 LMWH 和 UFH 不同的是，比伐卢定同时抑制游离型和结合型凝血酶，且对血小板的激活作用更小。此外，由于比伐卢定不与血浆蛋白结合，且完全经肾清除，故其抗凝作用更易预测，可通过监测凝血指标（APTT 和 ACT）评估其抗凝疗效。

在比伐卢定的Ⅱ期临床试验中，探索了不同给药方案。以小剂量负荷给药（0.5 mg/kg 和 0.75 mg/kg）的方案开始，发现其抗凝效果不足以满足 PCI 术中的抗凝需要。在随后第一个 PCI 抗凝的大规模临床试验中，便采用高剂量［1.0 mg/kg 静脉注射，继而 2.5 mg/（kg · h）静脉滴注 4 h，继而 0.2 mg/（kg · h）静脉滴注 20 h］与高剂量 UFH（175 UI/kg）对比。随后更改为静脉负荷和维持且均减量的方案，即 0.75 mg/kg 静脉注射，继而 1.75 mg/kg 静脉滴注直至 PCI 结束。然而，目前尚不明确 PCI 术后比伐卢定继续使用的最佳时长。

其他肠外抗凝药

目前有多个肠外抗凝药正处于临床试验阶段。奥米沙班（Otamixaban）是人工合成的静脉用Ⅹa 因子直接抑制剂，其起效和灭活迅速，有线性变化的血流动力学特征，且几乎不经肾代谢。然而，在奥米沙班治疗 ACS 和择期 PCI 的大规模Ⅲ期临床试验（TAO 临床试验）中，该药与 UFH 和依替巴肽相比并无额外获益[4]。

REG-1 是一种新型的抗凝药物。该药包括两种成分：一种是人工合成的特异性Ⅸ因子抑制剂 pegnivacogin，另一种则是可注射的特异性拮抗剂 anivamersen[5]。虽然这种药物组成看似适合用于紧急情况，然而由于出现过敏反应使得该药终止于研发阶段。另一方面，在预防膝关节置换术后血栓形成的临床试验中，Ⅺ因子反义寡核苷酸（ISIS 416858）的抗凝效果（特异性降低Ⅺ因子水平）优于依诺肝素。

抗凝药物使用的监测

并非所有抗凝药物的应用都需要监测抗凝指标。对于 UFH，由于其安全治疗窗较窄，故需常规监测以下 2 种凝血指标：其一是 APTT，其结果多在 1 小时内得出，安全治疗范围为 50 ～ 75 秒，相当于 1.5 ～ 2.5 倍正常上限；超出该范围时，出血风险明显增加，且不额外增加抗凝所带来的获益；低于该范围时，则无法充分发挥抗凝效果。其二是 ACT，可用于 PCI 术中监测 UFH 的抗凝效果，然而 ACT 的高低与 PCI 操作的预后并无明显关联。

依诺肝素可通过标准显色反应试剂盒测定其抗Ⅹa 因子活性，从而可靠地评估其抗凝效果。虽然根据体重和肾功能调整剂量后，90% 以上应用依诺肝素的患者均可以达到有效治疗范围，部分 ACS 患者仍因抗Ⅹa 因子活性不足，在 PCI 围术期面临更高的心肌缺血和死亡风险。目前尚无床旁简便易行的针对依诺肝素的监测方法。ACT 预测 LMWH 抗凝疗效的特异性不佳。虽然 Hemonox 床旁检测等方法已被证实有效[6]，但尚未常规应用于临床诊疗中。这是由于约 95% 的依诺肝素使用者，其药物抗凝活性已处于有效治疗范围。

磺达肝癸钠的药物活性无法通过 APTT、ACT、凝血酶原时间、凝血酶时间等常规指标监测，需采用特殊的标准曲线法评估其抗Ⅹa 活性。

比伐卢定的血药浓度与 APTT 和 ACT 密切相关，所以监测 UFH 的凝血指标同样适用于比伐卢定。在 REPLACE-2 临床试验中，研究者在应用负荷剂量的比伐卢定后检测 ACT，若 ACT 较低则再次给予负荷剂量的比伐卢定。然而，由于比伐卢定的药代动力学和药效动力学特性，只有 2% ～ 3% 的使用者在首次负荷后出现较低的 ACT。因此，在 PCI 围术期短期应用比伐卢定时，无需常规监测 ACT。

综上，只有应用 UFH 时需要常规监测凝血指标。然而，meta 分析结果表明，应用 UFH 期间床旁 ACT 检测结果与出血和缺血并发症的相关性并不理想。

抗凝治疗的逆转

由于出血是抗凝治疗的主要并发症，抗凝药物的拮抗剂对临床诊疗十分重要。鱼精蛋白硫酸盐可以逆转等摩尔浓度的 UFH 的抗凝作用，也可部分抑制 LMWH 的抗凝效果，但是对磺达肝癸钠和比伐卢定无效。一方面，由于比伐卢定的半衰期很短，出血时立即停药即可；另一方面，磺达肝癸钠尚无特异性拮抗剂，虽然可考虑应用重组的Ⅶa 因子予以拮抗，但可能会增加血栓风险。

初始抗凝治疗

STEMI 的直接经皮冠状动脉介入治疗

虽然已有大量相关的研究数据，直接 PCI 围术期的抗凝治疗方案争议犹存（第17章）。接受急诊PCI的患者不仅需要双联抗血小板治疗（第19章），还应联合应用非口服抗凝药。磺达肝癸钠有可能引起导管内血栓的风险，因而不推荐在急诊PCI时使用，并未本章讨论。UFH、比伐卢定、替罗非班的静脉制剂可用于急诊PCI的抗凝治疗。表18-3总结了专业协会相关指南对STEMI直接PCI时抗凝治疗的建议。

UFH在直接PCI中的应用

UFH静脉注射联合GPI静脉滴注，逐渐滴定至ACT达到目标范围，是大家熟悉且广泛应用的STEMI患者直接PCI时的初始抗凝治疗方案。UFH在美国心脏病学会基金会/美国心脏协会（ACCF/AHA）和欧洲心脏病学会（ESC）指南中均为Ⅰ类推荐[7]，但由于缺乏UFH在直接PCI治疗有效性的安慰剂对照临床试验，推荐仅为C级证据级别。UFH的剂量应该遵循择期PCI的指南推荐，即单用UFH时给予70～100 U/kg初始负荷剂量，当UFH与GPI联合时给予50～60 U/kg初始负荷剂量。

依诺肝素与UFH在直接PCI中的应用对比

在美国，依诺肝素一般不用于直接PCI的围术期抗凝治疗。然而，多个非随机对照研究和国际性开放标签的随机对照试验（ATOLL临床试验）的结果均支持在直接PCI时应用比UFH药效更加稳定且可预测的依诺肝素（0.5 mg/kg静脉注射，继而40 mg皮下注射）[8]。在ATOLL临床试验的预定的探索性分析中，主要联合研究终点（30天死亡、并发MI、缺血再灌注治疗失败和大出血）的相对风险降低17%，但未达到明显统计学差异（$P = 0.063$）。重要的次要研究终点（死亡、再发MI或ACS或紧急再次血运重建）以及其他联合次要研究终点（死亡、需要心肺复苏的心搏骤停、并发MI）的相对风险均明显减少。重要的是，与UFH组相比，依诺肝素组的出血风险并未增加。在ATOLL临床试验的探索性符合方案（per-protocol）分析中[9]，超过87%的受试者遵循了研究方案。对于接受急诊PCI的患者，静脉依诺肝素的效果明显优于UFH，前者不但能显著减少主要终点事件［相对风险（RR）0.76；95%置信区间（CI）0.62～0.94；$P = 0.012$］、缺血终点、死亡（RR 0.36；95% CI 0.18～0.74；$P = 0.003$）和大出血（RR 0.46；95% CI 0.21～1.01；$P = 0.050$），且临床净获益显著（RR 0.46；95% CI 0.3～0.74；$P = 0.002$）。

在对比PCI围术期应用UFH和依诺肝素的系统性综述和meta分析中[10]，研究者将非随机对照研究、多个随机对照研究的析因分析以及ATOLL临床试验的结果重新组合，共纳入10 243名因STEMI而接受急诊PCI行抗凝治疗（FUH或依诺肝素）的患者（图18-4）。研究发现，依诺肝素可显著降低死亡（RR 0.52；95% CI 0.42～0.64；$P < 0.001$）、死

表18-3 直接PCI的初始抗凝治疗建议

抗凝药物	AHA		ESC	
	COR	LOE	COR	LOE
UFH				
与GP Ⅱ b/ Ⅲ a受体拮抗剂联用时：50～70 U/kg	Ⅰ	C	Ⅰ	C
不与GP Ⅱ b/ Ⅲ a受体拮抗剂联用时：70～100 U/kg	Ⅰ	C	Ⅰ	C
比伐卢定				
无论是否予肝素预处理，予比伐卢定0.75 mg/kg静脉注射，继而1.75 mg/（kg·h）静脉输注，必要时追加0.3 mg/kg				
若CrCl＜30 ml/min，则按1 mg/（kg·h）静脉输注	Ⅰ	B	Ⅱ a	A
出血高风险患者，比伐卢定联合GP Ⅱ b/ Ⅲ a受体拮抗剂效果优于UFH	Ⅱ a	B		
依诺肝素				
无论是否联用GP Ⅱ b/ Ⅲ a受体拮抗剂，予依诺肝素0.5 mg/kg静脉负荷			Ⅱ a	B
磺达肝癸钠				
不建议在急诊PCI单独使用	Ⅲ	B	Ⅲ	B

COR，推荐类别；LOE，证据级别；CrCl，肌酐清除率；GP，糖蛋白；PCI，经皮冠状动脉介入治疗；UFH，普通肝素

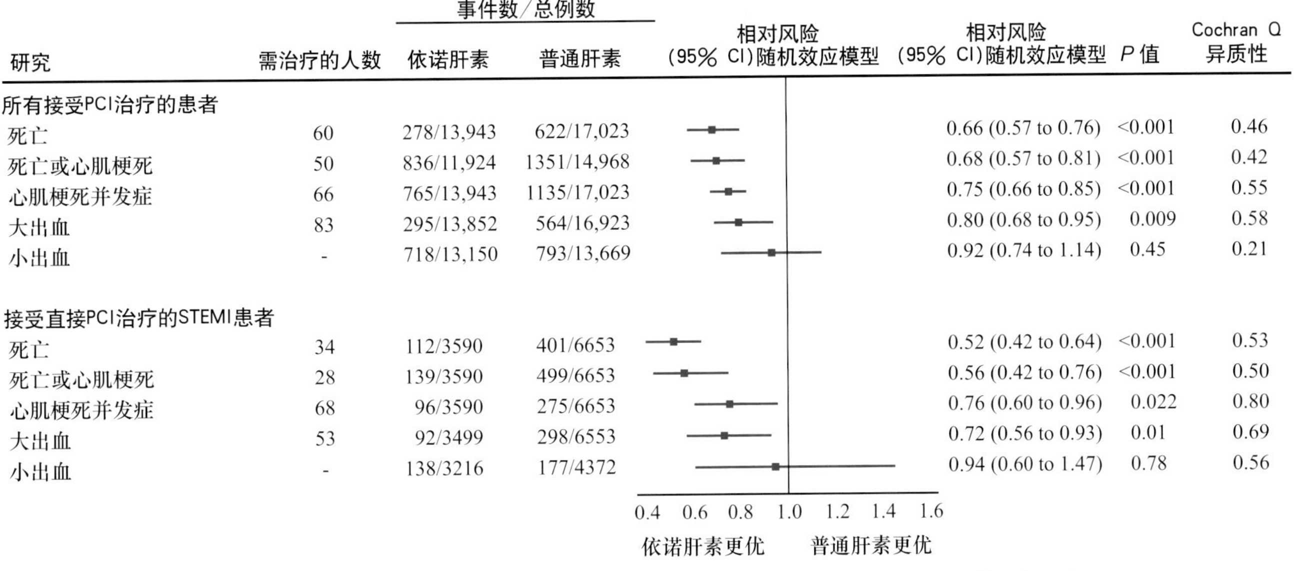

图 18-4 在所有情况下和 STEMI 时的 PCI 治疗中，依诺肝素和普通肝素的疗效对比。CI，置信区间。（From Silvain J，et al：Efficacy and safety of enoxaparin versus unfractionated heparin during percutaneous coronary intervention：systematic review and meta-analysis. BMJ 344：e553，2012.）

亡或心肌梗死（RR 0.61；95% CI 0.47 ～ 0.79；$P < 0.001$）、MI 并发症（RR 0.70；95% CI 0.62～0.80；$P < 0.001$）的相对风险。其他类似研究亦证实上述结论[11-12]。另一 meta 分析结果表明，LMWH 联合 GPI 抗凝方案的有效性位列第一，但其安全性不及比伐卢定和 UFH，位列第三（表 18-4）[13]。研究者提出，在 ATOLL 临床试验以及大多数欧洲国家的实际临床诊疗中，介入医生更多采用桡动脉入路进行 PCI 治疗，这可能是出血风险显著减少的重要原因（第 17 章）。该 meta 分析的作者认为这一组合平衡了有效性和安全性，是最佳的选择[14]。

基于上述研究证据以及依诺肝素在其他非急诊 PCI 中使用的临床经验，ESC 指南推荐将依诺肝素作为直接 PCI 抗凝治疗的替代方案（Ⅱ a 类推荐），其疗效可能优于 UFH（表 18-3）。然而，ACCF/AHA 指南并未将依诺肝素纳入直接 PCI 的抗凝治疗策略（表 18-3）。

比伐卢定与 UFH 在急诊 PCI 中的应用对比

已有多个随机对照临床试验评估比伐卢定在直

表 18-4 不同抗凝治疗策略的有效性和安全性排序

抗凝策略	有效性和安全性排序				
	2013 ACC/AHA 指南	2014 ESC 指南	MACE	大出血	临床应用注意事项
普通肝素＋GPI	COR Ⅰ	COR Ⅰ	第 2	第 4	与新型 P2Y12 抑制剂联用可能会增加出血。桡动脉入路可能会在一定程度上减少出血。
LMWH ＋ GPI	未推荐	COR Ⅱ a	第 1	第 3	与新型 P2Y12 抑制剂联用可能会增加出血。桡动脉入路可能会在一定程度上减少出血。
普通肝素	COR Ⅰ	COR Ⅰ	第 4	第 2	与新型 P2Y12 抑制剂联用可能会减少 MACE，但同时可能会抵消出血风险降低的获益。
比伐卢定	COR Ⅰ	COR Ⅱ a	第 3	第 1	在出血高风险人群中，比伐卢定优于普通肝素＋GPI（COR Ⅱ a）。与新型 P2Y12 抑制剂联用可能会减少 MACE，但同时可能会抵消出血风险降低的获益。
磺达肝癸钠	COR Ⅲ	COR Ⅲ	第 5	第 5	目前证据不支持

COR，推荐级别；GPI，糖蛋白Ⅱ b/ Ⅲ a 受体拮抗剂；LMWH，低分子量肝素；MACE，主要不良心血管事件。

From Bangalore S，et al：Anticoagulant therapy during primary percutaneous coronary intervention for acute myocardial infarction：a meta-analysis of randomized trials in the era of stents and P2Y12 inhibitors. BMJ 349：g6419，2014.

接 PCI 中的应用（图 18-5）。HORIZONS-AMI（Harmonizing Outcomes with Revascularization and Stents in Acute Myocardial Infarction）研究公布其初步结果后（第 17 章）[15]，比伐卢定被国际指南列为 I 类推荐。值得注意的是，比伐卢定联合 GPI 与普通肝素联合 GPI 相比，发生心肌缺血事件风险相似，但早期支架内血栓风险增加，而由于大出血发生率低从而减少了主要研究终点事件（图 18-6A 和图 18-6B）。后续研究已将 $P2Y_{12}$ 抑制剂纳入对照组，也不再常规使用 GPI。

开放标签的 EUROMAX 研究（European Ambulance Acute Coronary Syndrome Angiography）[16] 比较了院前应用比伐卢定联合肝素（主要是 UFH）与低剂量 GPI 联合肝素的疗效。比伐卢定使非冠状动脉旁路移植术（CABG）后 30 天因大出血导致的死亡减少了 40%，但未显示出类似 HORIZONS-AMI 研究在降低死亡率方面的获益。此外，尽管半数以上的受试者接受了新型 $P2Y_{12}$ 抑制剂和更长时间的比伐卢定静脉滴注，但急性支架内血栓仍明显增多，再发心肌梗死的发生率也随之呈增高趋势（1.7% *vs.* 0.9%，RR 1.93；95% CI 0.90 ～ 4.14；P = 0.08）。

第 3 个随机对照临床试验 HEAT-PCI（How Effective are Antithrombotic Therapies in PPCI）旨在对比所有拟行直接 PCI 的 STEMI 患者使用比伐卢定和 UFH 的疗效[17]。该研究反映出当前急诊 PCI 治疗的真实情况：两组间 GPI 使用率均较低（15%），多使用强效 $P2Y_{12}$ 抑制剂（89%），桡动脉入路比例高从而减少操作相关的大出血事件。研究结果表明，在主要联合终点（全因死亡、脑卒中、再发 MI、计划外靶病变再次血运重建）方面 UFH 优于比伐卢定。比伐卢定的心肌缺血（8.7% *vs.* 5.7%，HR 1.52；95% CI 1.09 ～ 2.13；P = 0.01）和支架内血栓形成发生率更高（3.4% *vs.* 0.9%，HR 3.91；95% CI 1.61 ～ 9.52；P = 0.01）。此外，比伐卢定并未明显减少大出血事件的发生（3.5% *vs.* 3.1%；P = 0.59）。

BRAVE（Bavarian Reperfusion Alternatives Evaluation 4）随机对照临床试验[18] 是在直接 PCI 患者中评估普拉格雷联合比伐卢定是否优于氯吡格雷联合 UFH 治疗方案。由于患者入选速度较慢，在研究结束时主要研究终点未出现显著的统计学差异。在 BRIGHT 临床试验（Chinese Bivalirudin in Acute Myocardial Infarction vs Heparin and GPI Plus Heparin Trial）（n = 2194）中，受试者被分为 3 组：比伐卢定 1.75 mg/kg 静脉输注至 PCI 术后中位数时间 3 h（n = 735），肝素单药治疗（n = 729）和 PCI 术后静脉输注肝素和替罗非班（n = 730）。比伐卢定组术后 30 天的主要不良冠状动脉事件（MACE）发生率较肝素单药组或肝素联合替罗非班组均显著降低（8.8% *vs.* 13.2% *vs.* 17%）。这主要是由于比伐卢定组的出血事件，尤其是小出血事件明显减少（4.1% *vs.* 7.5% *vs.* 12.3%）。然而，在主要不良心脑血管事件以及支架内血栓方面三组并无明显差异[19]。

最新的 MATRIX（Minimizing Adverse Haemorrh-

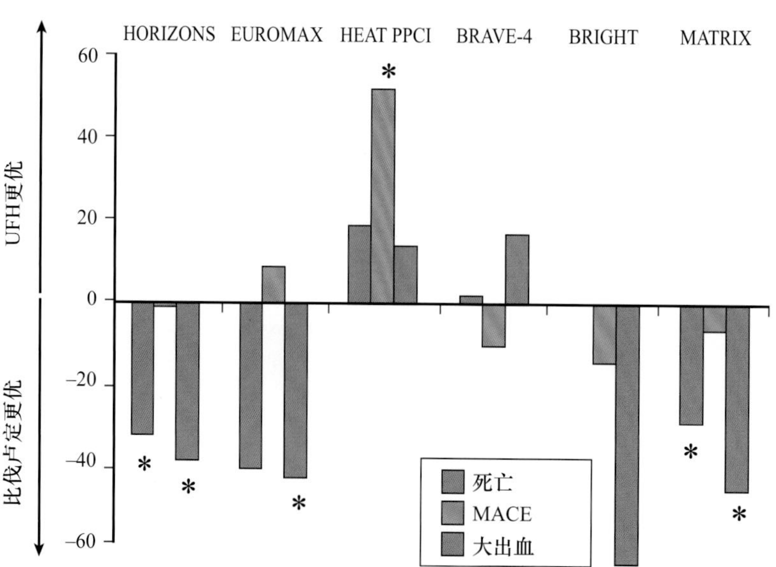

图 18-5 比伐卢定相关临床试验汇总。 * 显著的统计学差异。柱形图代表相对差异。BRIGHT 临床试验仅比较普通肝素（UFH）和比伐卢定的单药治疗方案。MACE，主要不良心血管事件

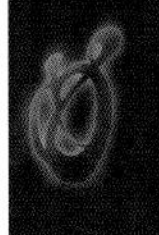

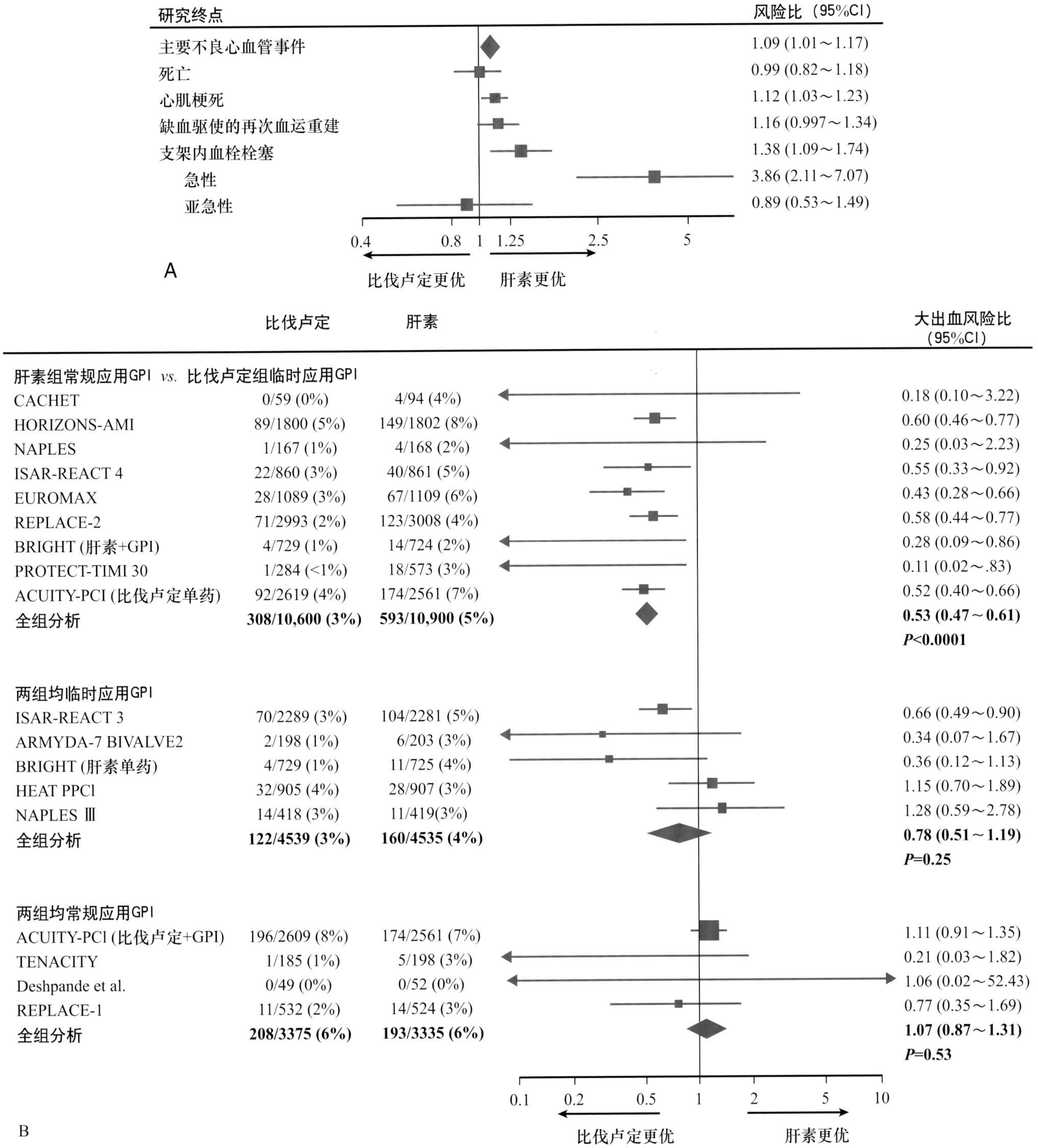

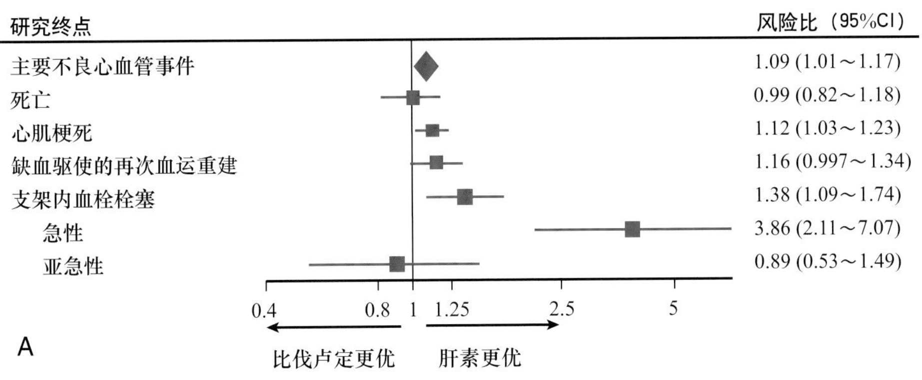

研究终点
风险比（95%CI）
主要不良心血管事件
1.09 (1.01～1.17)
死亡
0.99 (0.82～1.18)
心肌梗死
1.12 (1.03～1.23)
缺血驱使的再次血运重建
1.16 (0.997～1.34)
支架内血栓栓塞
1.38 (1.09～1.74)
急性
3.86 (2.11～7.07)
亚急性
0.89 (0.53～1.49)
0.4
0.8
1
1.25
2.5
5
A
比伐卢定更优
肝素更优
比伐卢定
肝素
大出血风险比
(95%CI)
肝素组常规应用GPI vs. 比伐卢定组临时应用GPI
CACHET 0/59 (0%) 4/94 (4%) 0.18 (0.10～3.22)
HORIZONS-AMI 89/1800 (5%) 149/1802 (8%) 0.60 (0.46～0.77)
NAPLES 1/167 (1%) 4/168 (2%) 0.25 (0.03～2.23)
ISAR-REACT 4 22/860 (3%) 40/861 (5%) 0.55 (0.33～0.92)
EUROMAX 28/1089 (3%) 67/1109 (6%) 0.43 (0.28～0.66)
REPLACE-2 71/2993 (2%) 123/3008 (4%) 0.58 (0.44～0.77)
BRIGHT (肝素+GPI) 4/729 (1%) 14/724 (2%) 0.28 (0.09～0.86)
PROTECT-TIMI 30 1/284 (<1%) 18/573 (3%) 0.11 (0.02～.83)
ACUITY-PCI (比伐卢定单药) 92/2619 (4%) 174/2561 (7%) 0.52 (0.40～0.66)
全组分析 308/10,600 (3%) 593/10,900 (5%) 0.53 (0.47～0.61)
P<0.0001
两组均临时应用GPI
ISAR-REACT 3 70/2289 (3%) 104/2281 (5%) 0.66 (0.49～0.90)
ARMYDA-7 BIVALVE2 2/198 (1%) 6/203 (3%) 0.34 (0.07～1.67)
BRIGHT (肝素单药) 4/729 (1%) 11/725 (4%) 0.36 (0.12～1.13)
HEAT PPCI 32/905 (4%) 28/907 (3%) 1.15 (0.70～1.89)
NAPLES Ⅲ 14/418 (3%) 11/419(3%) 1.28 (0.59～2.78)
全组分析 122/4539 (3%) 160/4535 (4%) 0.78 (0.51～1.19)
P=0.25
两组均常规应用GPI
ACUITY-PCI (比伐卢定+GPI) 196/2609 (8%) 174/2561 (7%) 1.11 (0.91～1.35)
TENACITY 1/185 (1%) 5/198 (3%) 0.21 (0.03～1.82)
Deshpande et al. 0/49 (0%) 0/52 (0%) 1.06 (0.02～52.43)
REPLACE-1 11/532 (2%) 14/524 (3%) 0.77 (0.35～1.69)
全组分析 208/3375 (6%) 193/3335 (6%) 1.07 (0.87～1.31)
P=0.53
0.1
0.2
0.5
1
2
5
10
B
比伐卢定更优
肝素更优

图 18-6 （**A**）比伐卢定和普通肝素（UFH）对主要不良心血管事件研究的 meta 分析。（**B**）比伐卢定和 UFH 对大出血研究的 meta 分析，按照对照组是否应用血小板糖蛋白Ⅱb/Ⅲa 受体拮抗剂（GPI）进行分层。CI，置信区间。（From Cavender MA，Sabatine MS：Bivalirudin versus heparin in patients planned for percutaneous coronary intervention：a meta-analysis of randomized controlled trials. Lancet 384：599-606，2014.）

agic Events by Transradial Access Site and Systemic Implementation of AngioX：Bivalirudin vs. Heparin）临床试验（$n=7213$）结果表明，30 天共同主要复合终点（死亡、心肌梗死、脑卒中）和 30 天临床净不良临床事件（死亡、心肌梗死、脑卒中和非 CABG 出血）方面，在比伐卢定和 UFH 间相比无显著统计学差异。在几个次要终点中，比伐卢定优于 UFH，包括大出血（1.4% *vs.* 2.5%；$P=0.001$）和全因死亡（1.7% *vs.* 2.3%；$P=0.042$）。研究结束时，比伐卢定组中 4.6% 的患者以及 UFH 组中 25.8%

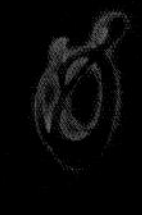

的患者接受了GPI治疗。然而，支架内血栓在比伐卢定组发生率更高（1.0% *vs.* 0.6%；$P = 0.042$）。研究中，比伐卢定是依据说明书建议的剂量给药，包括延长用药时间依据术者判断。

综合以上临床试验和meta分析的结果，比伐卢定单药虽然可增加支架内血栓和再发心肌梗死风险，但是会减少出血事件。后者是UFH联合GPI的主要不良反应[20]。比伐卢定对死亡事件的影响存在争议。因此，2014年ESC和欧洲心胸外科协会在STEMI的直接PCI指南中，将比伐卢定的推荐级别由Ⅰ类下调为Ⅱa类推荐。而2013年ACCF/AHA则在STEMI治疗指南中，将比伐卢定作为直接PCI抗凝治疗的替代方案给予Ⅰ类推荐（表18-3）。

STEMI的溶栓治疗

STEMI溶栓患者联合急性抗凝治疗能有潜在获益，包括促进更快且更持久的梗死相关血管再通，以及预防静脉血栓形成等。然而，新近的临床研究数据引发了学界对溶栓联合抗凝治疗获益的广泛讨论。尤其是再灌注治疗的出现，使之前溶栓治疗的推荐级别逐渐下降。然而，新近的临床研究引发了对溶栓患者联合急性抗凝治疗获益的争论，尤其是再灌注治疗的演进，既往临床试验结果发现两者关联性欠确定。然而，以LMWH作为基础治疗的安慰剂对照临床试验结果，为STEMI溶栓患者联合急性抗凝治疗策略提供了有力的证据支持。基于此，最新的专业协会指南建议在溶栓时及溶栓后予以充分抗凝，以达到最佳的血管再通，并最好一直用到再次血运重建为止（表18-5和表18-6）。溶栓后急性抗凝应至少48小时，最多不超过1周。

溶栓联合肝素抗凝

早在溶栓治疗和氨基水杨酸治疗的临床试验开展之前，早期静脉给予UFH已广泛应用于静脉血栓、缺血性脑卒中和再发心肌梗死的治疗之中。在再灌注治疗的时代，是否应用阿司匹林、溶栓药物种类和UFH剂量给解读相关临床试验结果差异带来了极大的挑战。虽然随机对照临床试验的meta分析表明，溶栓联合UFH治疗并未明显减少再发心肌梗死或死亡，但总体上临床试验数据依然支持溶栓联合UFH能够增加血管持续再通的时间这一论点。即使尚无评估溶栓联合UFH是否能改善临床事件的随机对照临床试验结果，专业指南依然推荐在应用特异性纤溶酶原激活剂类的溶栓药物后继续使用UFH ≥ 48小时是合理的（Ⅱa类推荐）。

指南建议：溶栓联合UFH时，应按UFH 60 U/kg（最大4000 U）静脉注射，继而UFH 12 U/kg（最大1000 U/h）静脉滴注24～48小时。在溶栓期间，必须在溶栓第3、6、12和24小时密切监测UFH剂量，维持APTT在50～70秒。APTT过高（> 70秒）会

表18-5 辅助溶栓再灌注治疗的初始抗凝治疗

抗凝治疗方案	AHA		ESC	
	COR	LOE	COR	LOE
依诺肝素 ● 年龄 < 75岁，予30 mg静脉推注，15分钟内予1 mg/kg皮下注射，每12小时1次（前两次注射总量不超过100 mg） ● 年龄 > 75岁，不予静脉注射，按0.75 mg/kg皮下注射，每12小时1次（前两次注射总量不超过100 mg） ● 无论年龄，若CrCl < 30 ml/min，按1 mg/kg皮下注射，1次/日 ● 疗程：住院期间最长8天或直至再次血运重建前	Ⅰ	A	Ⅰ	A
UFH ● 首剂60 U/kg静脉推注（最大剂量4000 U），继而12 U/（kg·h）静脉输注（最大剂量1000 U），调整剂量以维持APTT在1.5～2.0倍正常上限，持续使用48小时或直至再血管化治疗前	Ⅰ	C	Ⅰ	C
磺达肝癸钠 ● 首剂2.5 mg静脉注射，次日开始予2.5 mg皮下注射1次/日 ● 疗程：住院期间最长8天或直至再次血运重建前 ● CrCl < 30 ml/min时禁用	Ⅰ	B	Ⅱa	B

APTT，活化部分凝血活酶时间；COR，推荐类别；CrCl，肌酐清除率；LOE，证据级别；UFH，普通肝素

表 18-6 溶栓后补救 PCI 的辅助抗栓治疗方案

抗凝治疗方案	AHA	
	COR	LOE
依诺肝素，持续用药至 PCI 术中 • 若末次给药至 PCI 在 8 小时内，无需给药 • 若末次给药至 PCI 术中大于 8 ～ 12 小时，追加 0.3 mg/kg 静脉推注	Ⅰ	B
UFH，持续用药至 PCI 前 • 根据是否使用 GP Ⅱb/ Ⅲa 受体拮抗剂调整用药剂量，以维持 ACT 的目标范围	Ⅰ	C
磺达肝癸钠 PCI 术中的单药抗凝治疗	Ⅲ	C

ACT，活化凝血时间；COR，推荐类别；GP，糖蛋白；LOE，证据级别；PCI，经皮冠状动脉介入治疗；UFH，普通肝素

增加出血、再发心肌梗死和死亡风险，应尽量避免。

溶栓联合 LMWH 抗凝

多个与安慰剂对照和 UFH 对照的临床试验表明，溶栓联合 LMWH 的临床获益十分明确，这与溶栓联合 UFH 疗效的不确定性形成鲜明对比，也支持 LMWH 是溶栓患者辅助抗凝治疗的首选。尤其是与安慰剂对照的 LMWH 临床试验明确发现溶栓联合 LMWH 能够使血管持续再通，促进 ST 段回落，降低联合终点（死亡、再发心肌梗死和再发心绞痛）风险，以及使脑卒中的发生率降低（根据增加的大出血事件权重调整后的结果）。

在 ASSENT3（Assessment of the Safety and Efficacy of a New Thrombolytic 3）临床试验中，溶栓联合依诺肝素与溶栓联合 UFH 方案相比，其血管再通率大致相同，但前者明显减少了（梗死相关动脉）再堵塞事件率、再发梗死以及再发缺血。在 ExTRACT-TIMI-25（Enoxaparin and Thrombolysis Reperfusion for Acute Myocardial Infarction Treatment Thrombolysis in Myocardial Infarction）临床试验中（$n = 20\ 475$），溶栓联合依诺肝素的治疗方案在平衡了大出血影响后显著减少死亡或再发心肌梗死。此外，无论溶栓药物的种类（链激酶或特异性纤溶酶原激活剂），溶栓联合依诺肝素的临床获益在整体分析和亚组分析中均优于溶栓联合 UFH 治疗方案。指南建议：首先给予 LMWH 30 mg 静脉推注，15 分钟后按 LMWH 1 mg/kg 皮下注射，2 次 / 日（前两次注射的总量不超过 100 mg），直至出院或应用满 8 日。需要注意的是，对于 75 岁以上患者，不给予静脉推注，直接按 LMWH 0.75 mg/kg 皮下注射，2 次 / 日，首 2 次给药总量上限为 75 mg；对于肾功能不全（估测肌酐清除率＜ 30 ml/min）患者，无需静脉注射，LMWH 皮下注射改为 1 次 / 日。

溶栓联合磺达肝癸钠抗凝

磺达肝癸钠能够减少梗死相关动脉的再堵塞率。此外，在较大规模的 OASIS 6 临床试验中（$n = 12\ 092$），在死亡或再发心肌梗死方面，溶栓联合磺达肝癸钠显著优于安慰剂治疗（HR 0.79；95% CI 0.68 ～ 0.92），但并不优于溶栓联合 UFH 治疗（HR 0.96；95% CI 0.81 ～ 1.13）。该研究不仅首次确立了抗凝血酶的疗效，且第一次以溶栓联合 UFH 作为对照组（进行头对头比较）。考虑到磺达肝癸钠临床给药的便捷性（2.5 mg 皮下注射，1 次 / 日，最长 8 日），该研究结果支持溶栓联合磺达肝癸钠作为潜在的替代治疗方案。然而，由于磺达肝癸钠本身不具有抗Ⅱ a 活性，若有计划行 PCI 治疗，则需加用具有抗Ⅱ a 活性的抗凝血酶。因此，磺达肝癸钠不应作为唯一的抗凝药物用于计划进行 PCI 再灌注治疗的患者，而且它在肌酐清除率＜ 30 ml/min 的患者中禁用。

溶栓联合比伐卢定抗凝

几个随机临床试验（GUSTO Ⅱ b，$n = 2274$；HIT-4，$n = 1208$；HERO-2，$n = 17\ 073$）对比了凝血酶直接抑制剂（水蛭素和比伐卢定）与 UFH 在 STEMI 溶栓治疗患者中的疗效优劣。上述临床试验结果一致表明，凝血酶抑制剂可使再发心肌梗死率降低 25% ～ 30%，但并不改善生存率。在 GUSTO Ⅱ b 研究中，链激酶联合水蛭素显著降低 30 天死亡和（或）再发心肌梗死率（8.6% *vs*. 14.4%；$P = 0.004$），但是组织特异性纤溶酶原激活物联合水蛭素治疗未带来明显获益。此外，在该研究采纳的剂量水平下，与溶栓联合 UFH 相比，溶栓联合水蛭素或比伐卢定均导致包括颅内出血在内的严重大出血发生率更高。目前尚无特异性纤溶酶原激活剂联合比伐卢定的临床研究。

如果患者既往有明确的肝素诱导的血小板减少症（HIT）病史，链激酶联合比伐卢定作为溶栓联合 UFH 的替代治疗方案是合理的（Ⅱ a类推荐）。指南推荐（根据 HERO 2 研究的药物剂量方案），首先给予比伐卢定 0.25 mg/kg 静脉注射，继而 0.5 mg/（kg · h）持续静脉输注 12 小时，期间若 APTT ＞ 75 s 则需减量，继续 0.25 mg/（kg · h）静脉滴注 36 h。

NSTEMI 的抗凝治疗

除抗血小板治疗外，NSTEMI 患者发病后应尽快

加用抗凝药治疗[21-22]。抗血小板联合抗凝治疗比各自单药治疗的抗栓效果更优[23-24]。针对NSTEMI患者，目前专业指南对多种抗凝药物（UFH、依诺肝素、磺达肝癸钠、比伐卢定）均给予Ⅰ类推荐；需要根据不同治疗策略（有创治疗或药物保守治疗）、使用方便性以及药物价格选择最佳抗凝药物。重要的是，事先抗凝治疗不得延缓血管造影和血运重建治疗。治疗期间不仅要避免抗凝血酶药之间（磺达肝癸钠可以加用UFH，属于例外情况），尤其是UFH与LMWH的交叉互换，还要避免PCI术后无故停用抗凝药物。NSTEMI患者抗凝治疗的概述详见图18-7，专业协会指南的相关推荐详见表18-7。

UFH在NSTEMI中的应用

作为传统的抗凝药物，UFH是NSTEMI患者治疗的基石。汇总6个临床试验结果的meta分析表明，与安慰剂或无任何治疗的对照组相比，UFH使死亡和MI风险降低了33%［比值比（OR）0.67；95% CI 0.45～0.99；$P=0.04$］[24]。其中，UFH抗凝治疗的获益几乎全部来自于心肌梗死风险的降低。然而，这种获益以出血风险增多为代价。初始治疗建议按UFH 60 U/kg予静脉注射，继而12 U/（kg·h）静脉滴注。期间，每6小时监测凝血指标，达标后改为每12～24小时监测一次，并据此调整UFH静脉滴注的剂量。

在PCI时，可以在ACT指导下（目标250～350秒）或按体重调整的剂量（一般为70～100 U/kg）给予UFH静脉推注。当同时使用GPI时，UFH剂量要相应减少。由于UFH的生物利用度波动性较大，对于PCI操作时间较长或需追加UFH时，指南推荐在ACT指导下调整剂量。此外，也可根据APTT的标准化诺模图（nomogram）监测抗凝效果，维持APTT在50～70秒或1.5～2.5倍正常上限之间。若患者在PCI前静脉输注UFH，需根据监测的ACT结果追加UFH静脉推注。应用UFH的患者，尤其是治疗时间较长的患者容易出现HIT。需监测治疗窗以及存在安全性问题（出血和HIT风险）是UFH持续抗凝治疗的主要缺点。

LMWH在NSTEMI的应用

研究证实，LMWH（包括依诺肝素）是NSTEMI

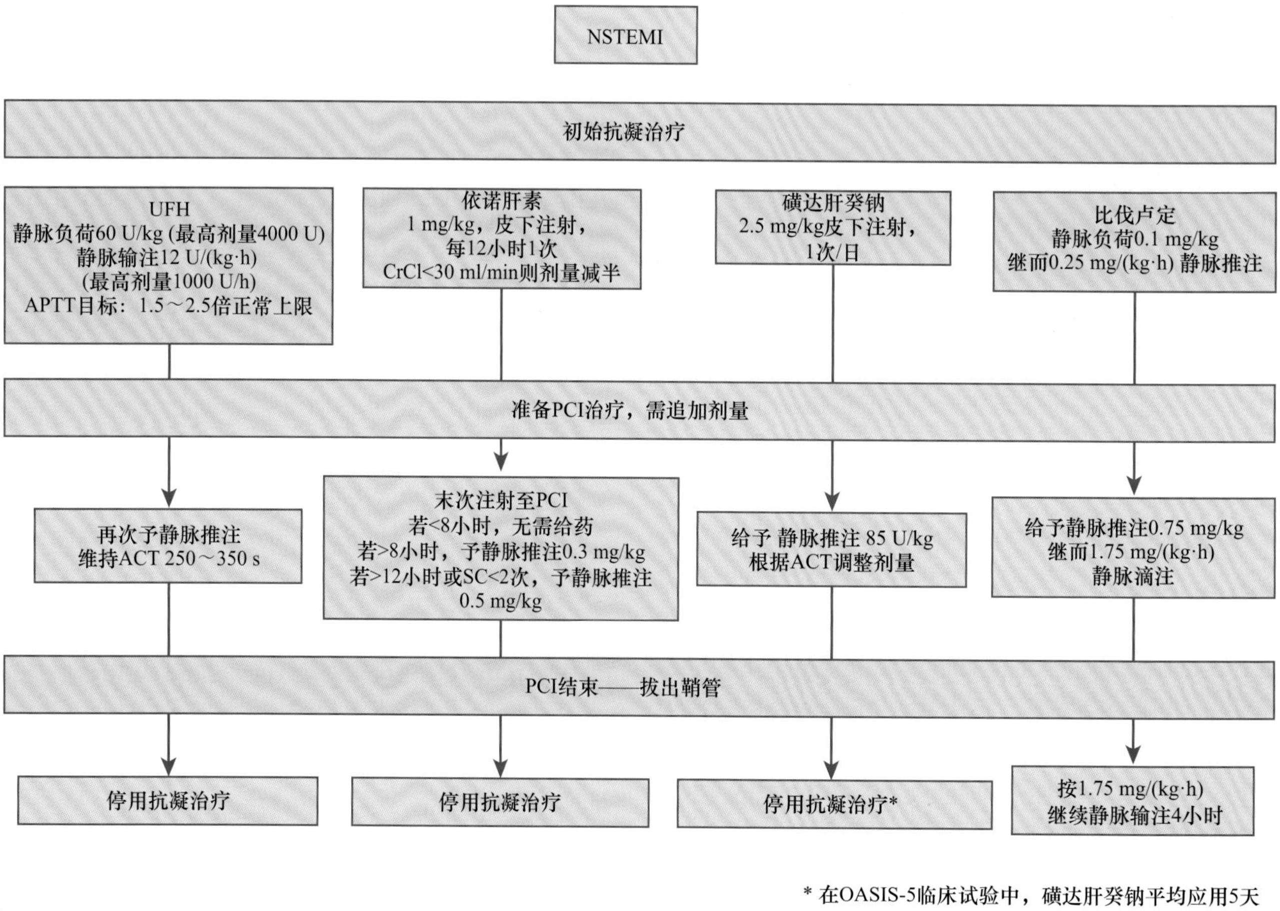

图18-7 NSTEMI患者抗凝治疗总结。ACT，活化凝血时间；APTT，活化凝血酶原时间；CrCl，肌酐清除率；PCI，经皮冠状动脉介入治疗；SC，皮下注射；UFH，普通肝素

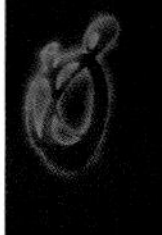

抗凝治疗的有效手段。依诺肝素的标准剂量是 1 mg/kg，每 12 小时皮下注射 1 次。若肌酐清除率< 30 ml/min，则改为 1 次 / 日。依诺肝素联合阿司匹林可使死亡或心肌梗死发生率降低 66%。一项纳入了 21 945 名 NSTE-ACS 患者的 meta 分析表明，依诺肝素组的 30 天死亡或心肌梗死发生率比 UFH 降低了 10%（OR 0.90；95% CI 0.81 ～ 0.99；$P = 0.043$）[25]。另一项仅纳入有创性治疗病例（$n = 30\ 966$）的 meta 分析表明，依诺肝素可显著降低死亡（RR 0.66；95% CI 0.57 ～ 0.76；$P < 0.001$）、死亡和 MI 联合终点（RR 0.68；95% CI 0.57 ～ 0.81；$P < 0.001$）、MI 并发症（RR 0.75；95% CI 0.6 ～ 0.85；$P < 0.001$）和大出血（RR 0.80；95% CI 0.68 ～ 0.95；$P = 0.009$）的风险。目前最大规模的临床试验（SYNERGY 研究，$n = 9978$）在接受有创性治疗的 NSTE-ACS 患者中评估了依诺肝素和 UFH 的抗凝疗效。该研究结果表明，依诺肝素比 UFH 的抗凝效果非优，但也非劣效（RR 0.96；95% CI 0.86 ～ 1.06），且仅轻度增加出血风险，因而是 UFH 的安全且有效的替代抗凝药物。ACCF/AHA 指南推荐在所有接受非有创性治疗的 NSTEMI 患者中将依诺肝素作为 UFH 的替代方案，且 ACCF/AHA 指南更倾向用于非有创治疗的患者（表 18-7）。

依诺肝素的药效动力学和有创性治疗策略

药效动力学研究表明，依诺肝素的药理特性和其肾清除效率十分稳定且容易预测。静脉注射和皮下注射依诺肝素具有不同的药代动力学和药效动力学特征。依诺肝素在上述临床试验中静脉注射剂量（0.5 mg/kg）常常低于皮下注射剂量（0.75 mg/kg）。但抗Ⅹa 因子峰值活性与皮下注射相同，能在 3 分钟内起效，药效持续 2 小时，皮下注射在 2 小时内起效，药效持续 8 ～ 12 小时。在 STEEPLE 研究中（$n = 3528$），静脉注射不同剂量的依诺肝素（0.5 mg/kg 和 0.75 mg/kg）均可使非 ACS 患者的出血风险较 UFH 组显著降低。虽然该研究不足以得出不同依诺肝素剂量组之间的抗凝疗效存在差异的结论，但鉴于低剂量组的出血概率更低，且在实际临床治疗中医生更多采用低剂量依诺肝素（0.5 mg/kg）的治疗方案。对于正在使用依诺肝素的 NSTE-ACS 患者，若末次依诺肝素皮下注射距离 PCI 手术开始的时间小于 8 小时，PCI 术中无需再补充额外的依诺肝素；若末次依诺肝素皮下注射超过 8 小时，则需追加依诺肝

表 18-7　NSTEMI 患者应用抗凝药物的指南推荐

接受 PCI 治疗的 NSTE-ACS 患者的抗凝治疗	ACC		ESC	
	COR	LOE	COR	LOE
所有接受 PCI 治疗的患者，除抗血小板治疗外，均应予抗凝治疗	Ⅰ	C	Ⅰ	A
需根据缺血和出血风险以及有效性和安全性方面的优缺点选择抗凝策略			Ⅰ	C
接受 PCI 治疗的 NSTE-ACS 患者可选择 UFH 静脉给药	Ⅰ	C		
比伐卢定 0.75 mg/kg 静脉推注，继而 1.75 mg/（kg · h）静脉泵入，直至操作结束后 4 小时，是 UFH ＋ GPI 治疗策略的替代方案	Ⅰ	B	Ⅰ	A
UFH 推荐用于从未使用过任何抗凝治疗的 NSTEMI 患者			Ⅰ	B
若接受 PCI 治疗的 NSTE-ACS 患者存在高出血风险，则比伐卢定单药优于 UFH ＋ GPI 联合抗凝方案	Ⅱ a	B		
若患者使用磺达肝癸钠抗凝（SC 2.5 mg/d），接受 PCI 治疗时，应予单次 UFH 85 U/kg 静脉推注，若联合 GPI 则予 UFH 60 U/kg 静脉注射	Ⅰ	B	Ⅰ	B
若依诺肝素末次皮下注射至 PCI 开始时已经 8 ～ 12 小时，或皮下注射次数小于 2 次，则需追加依诺肝素 0.3 mg/kg 静脉注射	Ⅰ	B		
若患者已予依诺肝素皮下注射，则 PCI 时应继续使用依诺肝素抗凝	Ⅱ b	B	Ⅱ a	B
介入操作结束后，除非特殊原因，一般需停用抗凝药	Ⅰ	C	Ⅱ a	C
磺达肝癸钠单药不宜用于 NSTE-ACS 患者 PCI 治疗时的抗凝，因可能增加导管内血栓形成风险	Ⅲ	B		
不建议在 UFH 和 LMWH 之间交叉互换使用			Ⅲ	B

COR，推荐类别；GPI，糖蛋白Ⅱ b/ Ⅲ a 受体拮抗剂；IV，静脉注射；LMWH，低分子量肝素；LOE，证据级别；NSTE-ACS，非 ST 段抬高型急性冠脉综合征；PCI，经皮冠状动脉介入治疗；SC，皮下注射；UFH，普通肝素

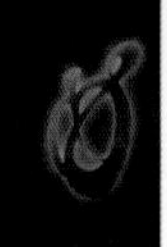

素 0.3 mg/kg 静脉推注；若末次依诺肝素注射已超过 12 小时，或未接受超过 2 次皮下注射，或患者末次时间尚不确定，在 PCI 前追加依诺肝素（0.5 mg/kg）静脉推注。

磺达肝癸钠在 NSTEMI 中的应用

在 ACS 的治疗中，磺达肝癸钠 2.5 mg 皮下注射，1 次 / 日，是初始抗凝治疗的替代方案（Ⅰ类推荐）。在纳入了 20 078 名 NSTE-ACS 患者的 OASIS 5 临床试验中，研究者对比磺达肝癸钠（2.5 mg 皮下注射，1 次 / 日）和依诺肝素（1 mg/kg，皮下注射，2 次 / 日）的有效性和安全性，最长应用 8 日（平均应用 5.2 天和 5.4 天）。在主要药效终点方面（死亡、心肌梗死、术后 9 天时难治性心肌缺血），依诺肝素和磺达肝癸钠在非劣效性分析中无显著差异（5.7% *vs*. 5.8%；HR 1.01；95% CI 0.90 ～ 1.13），但磺达肝癸钠比依诺肝素使大出血事件发生率显著降低 48%（2.2% *vs*. 4.1%；HR 0.52；95% CI 0.44 ～ 0.61；$P < 0.001$）。磺达肝癸钠降低 30 天死亡（2.9% *vs*. 3.5%；HR 0.83；95% CI 0.71 ～ 0.97；$P = 0.02$）和 6 个月死亡（5.8% *vs*. 6.5%；HR 0.89；95% CI 0.80 ～ 1.00；$P = 0.05$），也被归因于其显著降低大出血事件而产生的临床获益。需要注意的是，在 OASIS 5 临床试验中，对照药未针对高龄及肾功能不全调整依诺肝素用量，故可能存在依诺肝素过量的情况。此外，SYNERGY 临床试验中对使用磺达肝癸钠并接受 PCI 的患者均予足量 UFH，这重用药策略导致出血增多。

尽管研究表明磺达肝癸钠具有抗凝疗效，但其导致突发动脉闭塞以及造影相关血栓形成的风险较 UFH 或依诺肝素更高。在 OASIS-5 研究的亚组分析中，接受 PCI 治疗的患者应用磺达肝癸钠后出现导管内血栓栓塞的发生率高于依诺肝素（0.9% *vs*. 0.4%），但若在 PCI 时静脉注射 UFH，似乎可避免这一风险。因此，专业指南建议避免在 PCI 中使用磺达肝癸钠单药抗凝。在 FUTURA/OASIS-8（Fondaparinux Trial With Unfractionated Heparin During Revascularization in Acute Coronary Syndromes）临床试验（$n = 2026$）中，研究者评估磺达肝癸钠初始抗凝治疗后行 PCI 时 UFH 的最佳剂量。结果表明，根据 ACT 调整后的 UFH 标准剂量为 85 IU/kg[28]。

直接抗凝血酶抑制剂

总体而言，接受 PCI 治疗且静脉使用 GPI 的 NSTE-ACS 患者，比伐卢定和肝素的抗凝疗效相似，但前者的大出血风险较低。因此，对于 NSTE-ACS 患者，指南建议首先给予比伐卢定 0.1 mg/kg 小剂量静脉推注，继而 0.25 mg/（kg · h）静脉输注至 PCI 前；若是紧急或择期 PCI，给药方案改为比伐卢定 0.75 mg/kg 静脉推注，继而 1.75 mg/(kg · h) 静脉输注。开放标签的 ACUITY 临床试验（$n = 13\,819$）在拟行介入治疗的 NSTE-ACS 患者中评估比伐卢定的使用。30 天复合缺血终点率在标准剂量肝素联合 GPI 与比伐卢定联合 GPI 两个方案间无显著差异（7.3% *vs*. 7.7%；RR 0.93；95% CI，0.92 ～ 1.23；$P = 0.39$），主要出血率也无差异（5.7% *vs*. 5.3%；RR，0.93；95% CI，0.78 ～ 1.10；$P = 0.38$）。复合缺血终点在比伐卢定单药组也非劣于肝素联合 GPI 组（7.8% *vs*. 7.3%；RR 1.08；95% CI 0.93 ～ 1.24；$P = 0.32$）；但大出血发生率比伐卢定单药组则显著降低（3.0% *vs*. 5.7%；RR 0.53；95% CI 0.43 ～ 0.65；$P < 0.001$），因此，转化成 30 天临床净获益（有效性和出血事件的联合终点）更显优势。

然而，如果患者 PCI 术前未应用氯吡格雷，则比伐卢定单药较肝素联合 GPI 方案的缺血终点事件显著增多（9.1% *vs*. 7.1%；HR 1.29；95% CI 1.03 ～ 1.63）。在 ISAR-REACT 3 临床试验中（稳定型和不稳定型心绞痛患者，$n = 4750$），口服氯吡格雷 600 mg 后接受 PCI 中比较比伐卢定和 UFH 抗凝效果。其中，比伐卢定组主要出血事件减少的临床获益被缺血事件的增加所抵消。但 UFH 组在试验中采用的 140 U/kg 静脉注射剂量，为目前指南推荐剂量的两倍。在 ISAR-REACT 4 临床试验中，研究者发现比伐卢定比 UFH 联合 GPI（阿西单抗）的出血风险更低，这一结果为接受 PCI 治疗的 NSTEMI 患者安全使用比伐卢定增添了新证据[26]。需要注意的是，在所有得出支持比伐卢定使用的临床试验中，对照组均使用了高剂量 UFH 或 UFH 联合 GPI 治疗方案，而这些方案临床不再常规应用。

非再灌注治疗的心肌梗死

OASIS-6 临床试验结果表明，在未接受再灌注治疗的 NSTEMI 患者亚组中，磺达肝癸钠比 UFH 可显著减少死亡或再发 MI 的复合终点发生率，且不额外增加大出血风险[27]。在 TETAMI 临床试验（$n = 1224$）中，依诺肝素与 UFH 相比无明显差异。所以，未接受再灌注治疗的 MI（STEMI 或 NSTEMI）

患者使用磺达肝癸钠和依诺肝素抗凝是合理的选择。若已使用磺达肝癸钠的 PCI 患者，则术中另给 UFH 静脉推注（剂量与直接 PCI 相同），以减少导管内血栓形成的风险[28]。

高危人群

老年患者用药剂量调整

尽管注册研究中老年人群的入选比例较高，但却常常被 NSTE-ACS 的临床试验所排除。即便老年人被纳入临床试验，其出现合并症比例也明显少于真实世界中的诊治的老年患者。因此，上述临床试验的研究结果是否可外推至真实世界中的老年人，仍待商榷。尽管老年患者应用抗血小板和抗凝药物的出血风险明显增加，但他们从药物治疗中的绝对或相对获益亦为最大[29]。此外，由于老年患者肾功能不全的比例更高，在使用经肾排泄的抗栓药物（依诺肝素、磺达肝癸钠和比伐卢定）时，其药物剂量相对偏大。因此，这些患者在接受介入治疗时，应尽量安排血管造影以避免药物蓄积，并在术中缩短曝光时间。依诺肝素静脉注射能避免蓄积，可作为安全的替代抗凝方案。

肾功能不全患者

肾功能不全患者占所有 ACS 患者的 30% ～ 40%。慢性肾脏病（chronic kidney disease，CKD）是 ACS 患者短期和长期死亡风险以及大出血风险增加的独立危险因素。优化药物治疗可使 CKD 患者较非 CKD 患者获益更多[30-31]。然而，由于 CKD 患者的合并症以及抗栓药物的过量自带出血高风险，抗凝治疗需谨慎。依诺肝素、磺达肝癸钠和比伐卢定等抗凝药物可全部或主要经肾清除，在 CKD 患者需减量甚至禁用。依诺肝素和磺达肝癸钠禁用于严重肾功能不全（肌酐清除率＜ 30 ml/min）患者，此时可考虑应用 UFH 抗凝。然而，GRACE 注册研究表明，即便应用 UFH 或 LMWH，出血风险也会随肾功能的下降而升高。

肝素诱导的血小板减少症（HIT）

由于 UFH 和 LMWH 存在交叉反应，故都禁用于既往 HIT 病史的患者。对于这类患者，比伐卢定抗凝是最佳选择，还可以选择磺达肝癸钠、阿加曲班、水蛭素、来匹卢定和达那肝素。

总结

抗凝级联反应在缺血性心脏病中发挥着重要作用，因而作为治疗靶点广受关注。基于临床试验证据和病理生物学原理的支持，UFH 已成为 MI 患者抗凝治疗的基石。很多临床证据也支持 LMWH 用于 MI。更强而一致的 LMWH 的安慰剂对照试验证据为肝素在 ACS 中的获益提供了额外的宝贵支持，而与 UFH 比较的随机试验显示了 LMWH 与 UFH 相似（达肝素、萘达帕林）或更优（依诺肝素）的疗效。在非早期 PCI 的患者中，LMWH 和磺达肝癸钠一样较 UFH 的优势明显，故应优先用于保守治疗的患者。比伐卢定是直接 PCI 的替代抗凝药物，用于出血高风险的患者潜在优势大。

经典参考文献

Antman EM, et al.: ExTRACT-TIMI 25 Investigators. Enoxaparin versus unfractionated heparin with fibrinolysis for ST-elevation myocardial infarction, *N Engl J Med* 354:1477–1488, 2006.

Assessment of the Safety and Efficacy of a New Thrombolytic Regimen (ASSENT)-3 Investigators: Efficacy and safety of tenecteplase in combination with enoxaparin, abciximab, or unfractionated heparin: the ASSENT-3 randomised trial in acute myocardial infarction, *Lancet* 358:605–613, 2001.

Bittl JA, et al.: Treatment with bivalirudin (hirulog) as compared with heparin during coronary angioplasty for unstable or postinfarction angina. Hirulog Angioplasty Study Investigators, *N Engl J Med* 333:764–769, 1995.

Brener SJ, et al.: Relationship between activated clotting time and ischemic or hemorrhagic complications: analysis of 4 recent randomized clinical trials of percutaneous coronary intervention, *Circulation* 110:994–998, 2004.

Eikelboom JW, et al.: Unfractionated and low-molecular-weight heparin as adjuncts to thrombolysis in aspirin-treated patients with ST-elevation acute myocardial infarction: a meta-analysis of the randomized trials, *Circulation* 112:3855–3867, 2005.

Fifth Organization to Assess Strategies in Acute Ischemic Syndromes Investigators; Yusuf S, et al.: Comparison of fondaparinux and enoxaparin in acute coronary syndromes, *N Engl J Med* 354:1464–1476, 2006.

Montalescot G, et al.: Anti-Xa activity relates to survival and efficacy in unselected acute coronary syndrome patients treated with enoxaparin, *Circulation* 110:392–398, 2004.

参考文献

1. O'Gara PT, et al.: 2013 ACCF/AHA guideline for the management of ST-elevation myocardial infarction: a report of the American College of Cardiology Foundation/American Heart Association Task Force on Practice Guidelines, *J Am Coll Cardiol* 61:e78–140, 2013.
2. Bhatt DL, et al.: Antiplatelet and anticoagulation therapy for acute coronary syndromes, *Circ Res* 114:1929–1943, 2014.
3. Amsterdam EA, et al.: American College of Cardiology; American Heart Association Task Force on Practice Guidelines; Society for Cardiovascular Angiography and Interventions; Society of Thoracic Surgeons; American Association for Clinical Chemistry. 2014 AHA/ACC Guideline for the management of patients with non-ST-elevation acute coronary syndromes: a report of the American College of Cardiology/American Heart Association Task Force on Practice Guidelines, *J Am Coll Cardiol* 64:e139–228, 2014.
4. Steg PG, et al.: TAO Investigators. Anticoagulation with otamixaban and ischemic events in non-ST-segment elevation acute coronary syndromes: the TAO randomized clinical trial, *JAMA* 310:1145–1155, 2013.
5. Cohen MGL, et al.: First clinical application of an actively reversible direct factor IXa inhibitor as an anticoagulation strategy in patients undergoing percutaneous coronary intervention, *Circulation* 122:614–622, 2010.
6. Silvain J, et al.: Enoxaparin anticoagulation monitoring in the catheterization laboratory using a new bedside test, *J Am Coll Cardiol* 55:617–625, 2010.
7. Authors/Task Force members Windecker S, et al.: 2014 ESC/EACTS Guidelines on myocardial revascularization: The Task Force on Myocardial Revascularization of the European Society of Cardiology (ESC) and the European Association for Cardio-Thoracic Surgery (EACTS) developed with the special contribution of the European Association of Percutaneous Cardiovascular Interventions (EAPCI), *Eur Heart J* 35:2541–2619, 2014.
8. Montalescot G, et al.: ATOLL Investigators. Intravenous enoxaparin or unfractionated heparin in primary percutaneous coronary intervention for ST-elevation myocardial infarction: the international randomised open-label ATOLL trial, *Lancet* 378:693–703, 2011.
9. Collet JP, et al.: ATOLL Investigators. A direct comparison of intravenous enoxaparin with unfractionated heparin in primary percutaneous coronary intervention (from the ATOLL trial), *Am J Cardiol* 112:1367–1372, 2013.
10. Silvain J, et al.: Efficacy and safety of enoxaparin versus unfractionated heparin during percutaneous coronary intervention: systematic review and meta-analysis, *BMJ* 344:e553, 2012.
11. Navarese EP, et al.: Low-molecular-weight heparins vs. unfractionated heparin in the setting of percutaneous coronary intervention for ST-elevation myocardial infarction: a meta-analysis, *J Thromb Haemost* 9:1902–1915, 2011.
12. Lavi S, et al.: Efficacy and safety of enoxaparin compared with unfractionated heparin in the pharmacoinvasive management of acute ST-segment elevation myocardial infarction: insights from the TRANSFER-AMI Trial, *American Heart Journal* 163:176–181, 2012. e2.
13. Bangalore S, et al.: Anticoagulant therapy during primary percutaneous coronary intervention for acute myocardial infarction: a meta-analysis of randomized trials in the era of stents and

P2Y12 inhibitors, *BMJ* 349:g6419, 2014.

14. Iqbal Z, et al.: ATOLL Investigators. Safety and efficacy of adjuvant glycoprotein IIb/IIIa inhibitors during primary percutaneous coronary intervention performed from the radial approach for acute ST segment elevation myocardial infarction, *Am J Cardiol* 111:1727–1733, 2013.
15. Stone GW, et al.: HORIZONS-AMI Trial Investigators. Bivalirudin during primary PCI in acute myocardial infarction, *N Engl J Med* 358:2218–2230, 2008.
16. Steg PG, et al.: EUROMAX Investigators. Bivalirudin started during emergency transport for primary PCI, *N Engl J Med* 369:2207–2217, 2013.
17. Shahzad A, et al.: HEAT-PPCI trial investigators. Unfractionated heparin versus bivalirudin in primary percutaneous coronary intervention (HEAT-PPCI): an open-label, single centre, randomised controlled trial, *Lancet* 384:1849–1858, 2014. Erratum in *Lancet*. 2014;384:1848.
18. Schulz S, et al.: Bavarian Reperfusion Alternatives Evaluation (BRAVE) 4 Investigators. Prasugrel plus bivalirudin vs. clopidogrel plus heparin in patients with ST-segment elevation myocardial infarction, *Eur Heart J* 35:2285–2294, 2014.
19. Han Y, et al.: BRIGHT Investigators. Bivalirudin vs heparin with or without tirofiban during primary percutaneous coronary intervention in acute myocardial infarction: the BRIGHT randomized clinical trial, *JAMA* 313:1336–1346, 2015.
20. Cavender MA, Sabatine MS: Bivalirudin versus heparin in patients planned for percutaneous coronary intervention: a meta-analysis of randomized controlled trials, *Lancet* 384:599–606, 2014.
21. Amsterdam EA, et al.: American College of Cardiology; American Heart Association Task Force on Practice Guidelines; Society for Cardiovascular Angiography and Interventions; Society of Thoracic Surgeons; American Association for Clinical Chemistry. 2014 AHA/ACC guideline for the management of patients with non-ST-elevation acute coronary syndromes: a report of the American College of Cardiology/American Heart Association Task Force on Practice Guidelines, *J Am Coll Cardiol* 64:e139–228, 2014.
22. Hamm CW, et al.: ESC Committee for Practice Guidelines. ESC guidelines for the management of acute coronary syndromes in patients presenting without persistent ST-segment elevation: The Task Force for the management of acute coronary syndromes (ACS) in patients presenting without persistent ST-segment elevation of the European Society of Cardiology (ESC), *Eur Heart J* 32:2999–3054, 2011.
23. Harrington RA, et al.: Antithrombotic therapy for non-ST-segment elevation acute coronary syndromes: American College of Chest Physicians evidence-based clinical practice guidelines (8th edition), *Chest* 133:670S–707S, 2008.
24. Eikelboom JW, et al.: Unfractionated heparin and low-molecular-weight heparin in acute coronary syndrome without ST elevation: a meta-analysis, *Lancet* 355:1936–1942, 2000.
25. Murphy SA, et al.: Efficacy and safety of the low-molecular weight heparin enoxaparin compared with unfractionated heparin across the acute coronary syndrome spectrum: a meta-analysis, *Eur Heart J* 28:2077–2086, 2007.
26. Ndrepepa G, et al.: Bivalirudin versus heparin plus a glycoprotein IIb/IIIa inhibitor in patients with non-ST-segment elevation myocardial infarction undergoing percutaneous coronary intervention after clopidogrel pretreatment: pooled analysis from the ACUITY and ISAR-REACT 4 Trials, *Circ Cardiovasc Interv* 5:705–712, 2012.
27. Cohen M, Catalin B, Mateen A: Therapy for ST-segment elevation myocardial infarction patients who present late or are ineligible for reperfusion therapy, *J Am Coll Cardiol* 55:1895–1906, 2010.
28. FUTURA/OASIS-8 Trial Group Steg PG, et al.: Low-dose vs standard-dose unfractionated heparin for percutaneous coronary intervention in acute coronary syndromes treated with fondaparinux: the FUTURA/OASIS-8 randomized trial, *JAMA* 304:1339–1349, 2010.
29. Kolte D, et al.: Early invasive versus initial conservative treatment strategies in octogenarians with UA/NSTEMI, *Am J Med* 126:1076–1083, 2013. e1.
30. James S, et al.: Ticagrelor versus clopidogrel in acute coronary syndromes in relation to renal function: results from the Platelet Inhibition and Patient Outcomes (PLATO) trial, *Circulation* 122:1056–1067, 2010.
31. Montalescot G, Silvain J: Ticagrelor in the renal dysfunction subgroup: subjugated or substantiated? *Circulation* 122:1049–1052, 2010.

19 心肌梗死的抗血小板治疗

Dominick J. Angiolillo and Francesco Franchi

高东方 译 梁岩 审校

引言

动脉粥样硬化斑块破裂继发动脉血栓形成是导致急性冠脉综合征（ACS）的主要决定性因素[1-2]。血小板的黏附、活化和聚集在动脉血栓形成的级联反应中起着关键作用，因此，对于ACS患者而言，抗血小板治疗至关重要[3-4]。多条血小板信号通路参与血栓的形成过程，这些是抗血小板药物的潜在靶点[3-4]。目前，临床上有多种口服和静脉药物可用于ACS患者的抗血小板治疗，包括不稳定型心绞痛、非ST段抬高型心肌梗死（NSTEMI）和ST段抬高型心肌梗死（STEMI）[5-10]。本章概述了这些抗血小板治疗在急性心肌梗死中的应用，包括应用原理、药理学原则、关键的临床试验数据和早期处理阶段选择初始抗血小板药物的指导。关于抗血小板治疗的长期二级预防将在第35章讨论。

抗血小板治疗的应用原理

动脉粥样硬化血栓形成的病理学机制及抗血小板治疗的基本原理已分别在第3章和第13章讨论。动脉血管壁的损伤（如斑块破裂、裂隙或糜烂）所致血管内皮下层的暴露导致血小板的募集和活化，同时产生过量的凝血酶，这些事件将最终导致富含纤维蛋白的血栓形成（图19-1）[1-4]。

血小板介导的血栓形成有以下三个主要步骤：①血小板黏附，②活化、募集，③聚集（图19-1）[3-4]。初始期血小板与内皮下层的黏附是由血小板表面的糖蛋白（GP）Ⅰb/Ⅴ/Ⅸ受体复合物与血管性假性血友病因子（vWf）以及血管损伤部位的胶原与血小板胶原受体之间的相互作用介导的[3-4]。黏附后，胶原与这些受体结合会触发细胞内机制，使得血小板整联蛋白处于高亲和力状态，并诱导释放活化因子，增强黏附血小板之间的相互作用，促进循环血小板的进一步募集和活化（详见图19-1）[3-4]。活化因子包括血栓素A2（TXA_2）、二磷酸腺苷（ADP）、血清素、肾上腺素和凝血酶[3-4]。血小板被这些介质激活后将导致血小板形态改变、促炎症分子（如可溶性CD40配体和P-选择蛋白）表达的改变以及血小板促凝血活性的表达[3-4]。所有激动剂的最终途径都是将血小板糖蛋白GPⅡb/Ⅲa这一调节血小板聚集的主要受体激活[3-4]。激活的GPⅡb/Ⅲa受体与可溶性黏附基质结合，包括纤维蛋白原和vWf，导致血小板聚集和由血小板-血小板相互作用介导的血栓形成[3-4]。

血管损伤同样会暴露内皮下组织因子，激活凝血级联反应，产生凝血酶[3-4,11-12]。然而，凝血级联反应只产生少量的凝血酶[3-4,11-12]。凝血酶是最有效的血小板激活物之一，活化的血小板表面是循环凝血酶的主要来源[3-4,11-12]。在动脉血栓形成期间，凝血酶转换为纤维蛋白原，进一步转化为纤维蛋白，产生富含纤维蛋白的凝块，进一步通过血小板膜上的蛋白酶激活受体（protease-activated receptors，PARs）激活血小板[3-4,11-12]。因此，致病性血栓形成是细胞（即血小板）和血浆（即凝血因子）成分之间复杂的相互作用，它们在一个自动放大的过程中相互作用（见图19-1）。

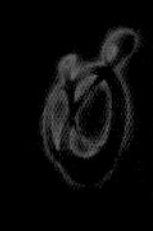

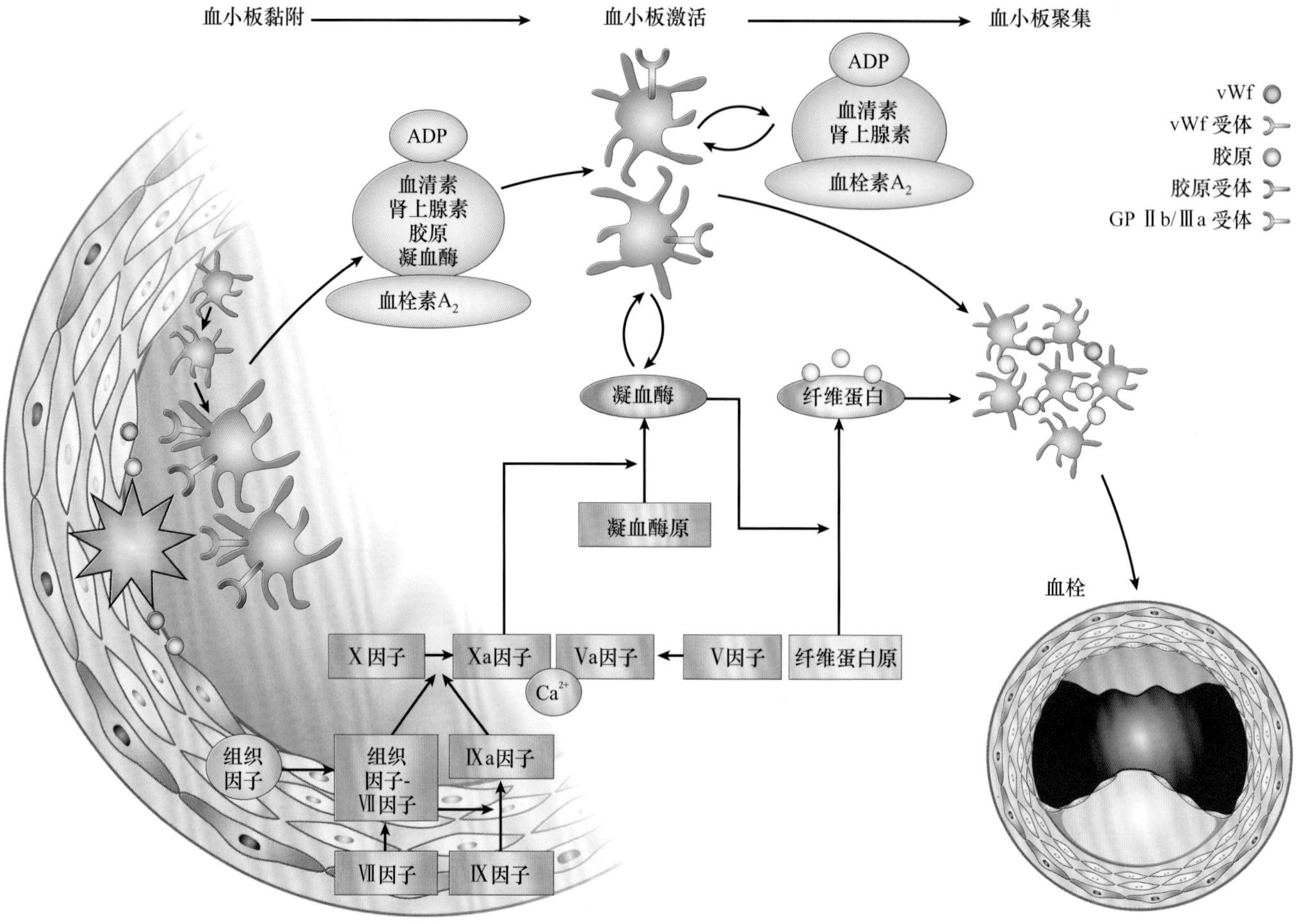

图 19-1 血小板-凝血酶-凝血相互作用的血栓形成机制。斑块破裂暴露内皮下成分，血小板在滚动期的黏附由表面血管性血友病因子（vWf）和糖蛋白（GP）Ⅰb/Ⅴ/Ⅸ受体复合物间的相互作用以及血小板的胶原受体（GP-Ⅵ和 GP-Ia）和暴露于血管损伤部位的胶原介导。胶原与 GP-Ⅵ受体结合触发细胞内机制，诱导激活因子［二磷酸腺苷（ADP）、血栓素 A2、血清素、肾上腺素和凝血酶］的释放，增强黏附血小板之间的相互作用，促进循环血小板的进一步募集和活化。这些因素和胶原激活血小板，导致血小板形态改变，促炎分子（如 P- 选择蛋白和可溶性 CD40 配体）表达，血小板促凝血活性表达，血小板整合素 GP-Ⅱb/Ⅲa（αⅡbβ3）转化为活性形式。激活的 GP-Ⅱb/Ⅲa 受体与细胞外配体纤维蛋白原和 vWf 结合，导致血小板聚集和血小板-血小板相互作用介导的血栓形成。血管损伤也暴露内皮下组织因子（TF），它与Ⅶa 因子形成复合物。TF-Ⅶa 复合物激活因子Ⅸ和因子Ⅹ。因子Ⅹa 缓慢激活因子Ⅴ。然后，Ⅹa 因子与Ⅴa 因子和钙离子（Ca^{2+}）结合，形成凝血酶原复合物，从而启动凝血酶原向凝血酶（Ⅱa 因子）的转化。凝血级联反应只产生少量凝血酶，其主要来源是活化血小板的表面。凝血酶将纤维蛋白原转化成纤维蛋白，产生富含纤维蛋白的凝块，并进一步激活血小板，与蛋白酶激活受体（PAR）-1 和 PAR-4 结合。（Adapted from Franchi F, Angiolillo DJ：Novel antiplatelet agents in acute coronary syndrome. Nat Rev Cardiol 12：30，2015.）

多种受体和信号通路参与动脉血栓形成，因此，针对这一复杂过程的不同组成部分，目前已有多种抗血小板药物的产生，如下一部分所述（图 19-2）。

心肌梗死中的抗血小板治疗

目前已有几种包括口服和静脉用药的抗血小板药物批准用于急性心肌梗死患者的临床治疗。这些包括①环氧合酶（COX）-1 抑制剂（阿司匹林），② ADP $P2Y_{12}$ 受体拮抗剂（也称为 $P2Y_{12}$ 抑制剂）（噻氯匹定、氯吡格雷、普拉格雷、替格瑞洛和坎格瑞洛），③ GP Ⅱb/Ⅲa 抑制剂（或称 GP Ⅱb/Ⅲa 受体拮抗剂）（阿昔单抗、依替巴肽和替罗非班），④ PAR-1 受体拮抗剂（vorapraxar，沃拉帕沙），其被批准用于心肌梗死后患者的二级预防（见 35 章）[5-10]。关于这些抗血小板药物的药理学和临床试验开发的详细信息，请参阅下文。

阿司匹林

阿司匹林通过乙酰化不可逆地阻断 COX-1 酶发挥抗血小板作用，COX-1 酶负责由花生四烯酸生成 TXA_2。通过抑制 COX-1，阿司匹林可降低由 G 偶联血栓素和前列腺素内过氧化物受体介导的血小板活化（见图 19-2）[13-14]。阿司匹林在上消化道被迅速吸收，

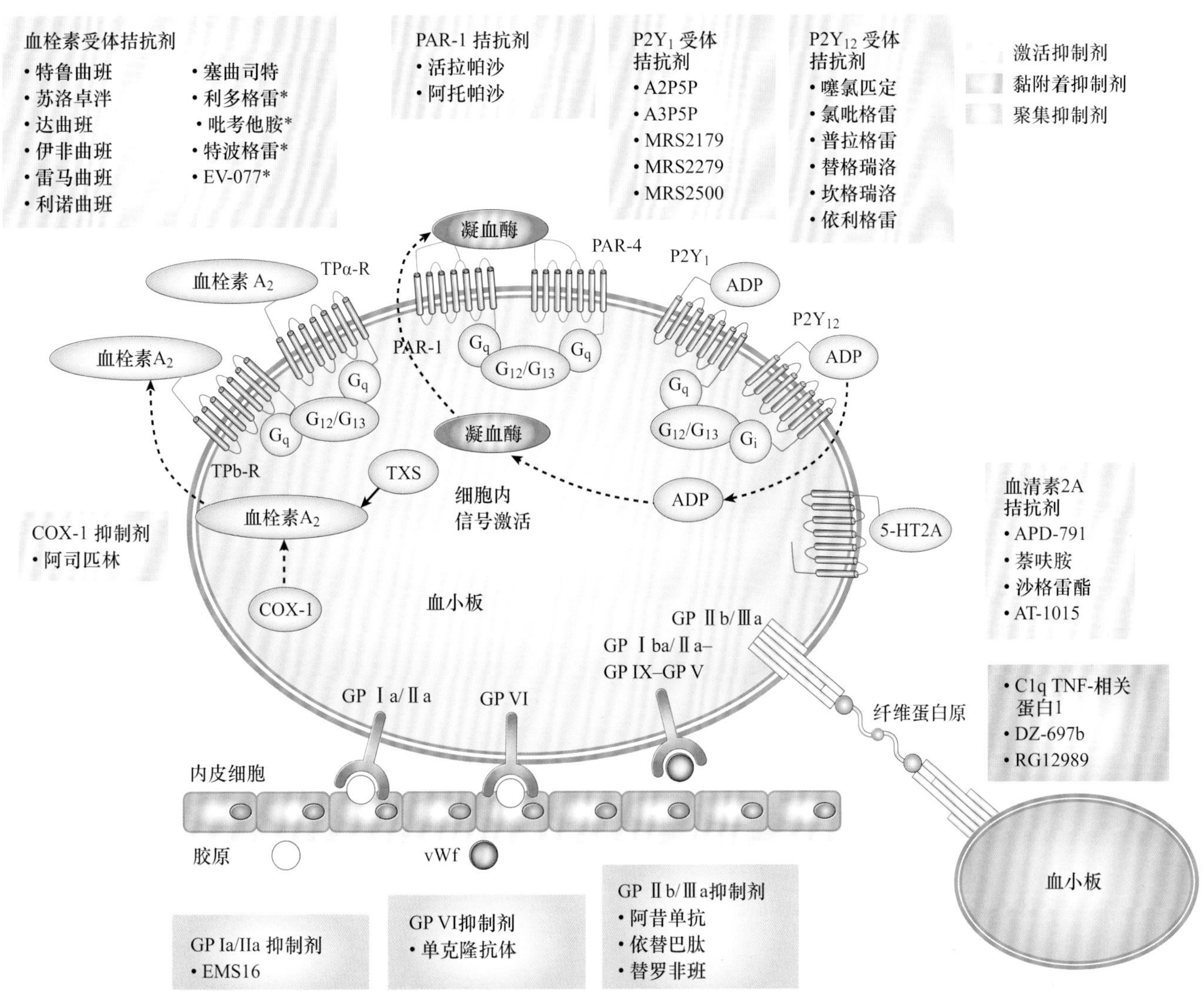

图 19-2 目前和正在出现的抗血小板药物的血小板活化途径和作用部位。血小板在血管损伤的部位通过糖蛋白（GP）受体与暴露的细胞外基质蛋白［胶原和血管性假性血友病因子（vWf）］黏附于内皮细胞。血小板活化通过复杂的细胞内信号传导过程发生，导致多种激动剂的产生和释放，包括血栓素 A2（TXA2）、二磷酸腺苷（ADP）和凝血酶的局部产生。这些因子与它们各自的 G 蛋白偶联受体结合，介导旁分泌和自分泌血小板活化。而且，它们增强彼此的作用（$P2Y_{12}$ 信号调节凝血酶的产生）。主要血小板整合素 GP Ⅱ b/ Ⅲ a 通过形态改变、与纤维蛋白原和 vWf 结合，介导血小板活化的最后一个共同步骤，导致血小板聚集。这些相互作用的最终结果是血小板与纤维蛋白相互作用介导的血栓形成。目前抑制血小板活化的血小板受体、整合素和蛋白质的新的治疗方法包括 TXA2 合酶抑制剂、血栓素受体（TP）受体抑制剂、ADP 受体拮抗剂、GP Ⅱ b/ Ⅲ a 抑制剂和新的蛋白酶激活受体（PAR）拮抗剂和黏附拮抗剂。* 联合应用血栓素受体拮抗剂和血栓素 A2 合成酶抑制剂。5-HT2A，5- 羟色胺 2A 受体。（Adapted from Franchi F，Angiolillo DJ：Novel antiplatelet agents in acute coronary syndrome. Nat Rev Cardiol 12：30，2015.）

其血浆半衰期约为 20 分钟，服用非肠溶的阿司匹林 30 ～ 40 分钟后达到血浆峰值水平。肠溶剂型给药后，达到血浆峰值可能需要 3 ～ 4 小时[13-14]。由于阿司匹林诱导的 COX-1 的阻断是不可逆的，TXA_2 介导的聚集在血小板的整个生命周期（大约 7 ～ 10 天）内都被阻止。每天服用 30 mg 阿司匹林可在 1 周后几乎完全抑制血小板 TXA_2 的生成。在临床实践中，阿司匹林的标准方案为每天 75 ～ 325 mg。更高剂量的阿司匹林通过抑制血管中的血小板抑制剂和血管扩张剂 PGI2（前列环素）来阻断具有抗炎和镇痛作用的 COX-2[13-14]。

在 ISIS-2（国际梗死存活率研究 -2）试验中，疑似急性心肌梗死患者随机接受阿司匹林、链激酶、阿司匹林联合链激酶或安慰剂治疗，结果显示阿司匹林可显著降低疑似急性心肌梗死患者的血管事件死亡率[14]。其他试验中亦显示在心肌梗死患者中，阿司匹林治疗可使心血管事件减少 40% ～ 50%[14]。阿司匹林的临床益处是在低剂量范围（每天 75 mg

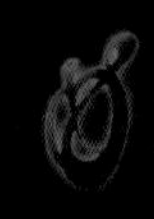

至 100 mg）内获得的，更高剂量的阿司匹林没有更好的临床获益。相反的，阿司匹林所致出血风险呈剂量依赖性，特别是上消化道出血风险[14-15]。尽管阿司匹林有治疗作用，但一些接受长期治疗的患者由于对血小板的抑制作用不足，仍有发生血栓事件的风险，从而产生了"阿司匹林抵抗"这一术语[13-14]。然而，对阿司匹林反应性的变异和心血管事件之间的联系仍然有一些不一致的发现[13-14,16]。这可能归因于用于检测阿司匹林作用的药效学评价方法的类型。当使用特异性 COX-1 活性检测方法时，阿司匹林抵抗极其罕见，而且可能是由于依从性不好所致，同时，药物之间的相互作用（如布洛芬）和肠溶涂层也可能是原因之一[13-14,17]。残余缺血风险主要是因为阿司匹林特异性针对 TXA_2 途径，它在减少通过其他途径激活血小板形成动脉血栓过程中没有作用[3-4,18]。

$P2Y_{12}$ 受体拮抗剂

ADP 激动剂通过嘌呤 G 蛋白偶联的 $P2Y_1$ 和 $P2Y_{12}$ 受体对血小板产生影响（见图 19-2）[3-4,13-14]。尽管这两种受体都参与了血小板的聚集，ADP 对血小板的刺激作用主要是通过 Gi 偶联的 $P2Y_{12}$ 受体激活介导的，这种激活可导致血小板持续聚集和血小板聚集的稳定，而 $P2Y_1$ 则是血小板聚集和形态改变的一个初始较弱而短暂的阶段[3]。阿司匹林联合 $P2Y_{12}$ 受体拮抗剂能够减少血小板聚集，其效果超过单用任何一种药物的效果[4]，这种协同作用已经在评估冠状动脉支架置入患者最佳抗血栓方案的临床试验中被证实是有益的[12,14]。

已经有几种口服 $P2Y_{12}$ 受体拮抗剂（噻氯匹定、氯吡格雷、普拉格雷和替格瑞洛）与阿司匹林联合治疗用于心肌梗死后急性期缺血性事件的预防和心肌梗死后的二级预防（表 19-1）。第一个应用的 $P2Y_{12}$ 受体拮抗剂是第一代噻吩吡啶（Thienopyridine）类药物噻氯匹啶（Ticlopidine）[14]。尽管噻氯匹定联合阿司匹林在预防经皮冠状动脉介入治疗（PCI）患者血栓事件方面优于阿司匹林单药或阿司匹林联合抗凝治疗，但由于其频发的副作用，包括危及生命的血液系统疾病，目前已经放弃使用[14]。以下章节将概述目前批准用于临床的 $P2Y_{12}$ 受体拮抗剂的药理学和临床试验进展，重点是在 ACS 急性期进行的研究。

氯吡格雷

氯吡格雷（图 19-2）是第二代噻氯匹定，与噻氯匹定相比具有更好的安全性[4,12,14]。此外，氯吡格雷可通过给予负荷剂量（LD）而更快地发挥作用，这与噻氯匹定相比具有药理学优势[4,12,14]。氯吡格雷是口服药物，是一种需要经代谢转化才能发挥其抗血小板作用的前体药（表 19-1，图 20-1）[4,12,14]。经肠道吸收后，约 85% 的氯吡格雷被羧化酶水解为非活性代谢物。剩下的 15% 经肝细胞色素 P450（CYP）同工酶快速代谢，尤其是 CYP2C19，在两步氧化过程中将会产生高度不稳定的活性代谢物，不可逆地与 $P2Y_{12}$ 受体结合（图 19-3）[4,12,14]。

很多临床试验表明阿司匹林联合氯吡格雷的双联抗血小板治疗（DAPT）在 ACS 或 PCI 患者中获益（表 19-2）[12,14]。在 CURE（Clopidogrel in Unstable Angina to Prevent Recurrent Events，氯吡格雷预防不

表 19-1 $P2Y_{12}$ 受体拮抗剂的药理特性

	氯吡格雷	普拉格雷	替格瑞洛	坎格瑞洛
药理学分类	噻吩吡啶类	噻吩吡啶类	环戊三唑嘧啶类	ATP 类似物
受体拮抗方式	不可逆	不可逆	可逆	可逆
给药途径	口服	口服	口服	静脉注射
给药频率	每日一次	每日一次	每日两次	推注加滴注
前体药	是	是	否	否 *
起效时间	2～8 小时	30 分钟至 4 小时	30 分钟～4 小时$^{+}$	2 分钟$^{+}$
维持时间	7～10 天	7～10 天	3～5 天	30～60 分钟
CYP 药物相互作用	CYP2C19	无	CYP3A	无
批准应用	ACS 和稳定 CADPCI	PCI 后的 ACS	ACS（全部情况）	未应用过 $P2Y_{12}$ 受体拮抗剂的 PCI 患者

ACS，急性冠脉综合征；CAD，冠状动脉疾病；CYP，细胞色素酶 P450；PCI，经皮冠状动脉介入治疗。* 尽管大多数替卡格雷介导的抗血小板作用是直接的，但约 30%～40% 归因于活性代谢物（AR-C124910XX）。$^{+}$ 取决于临床应用环境

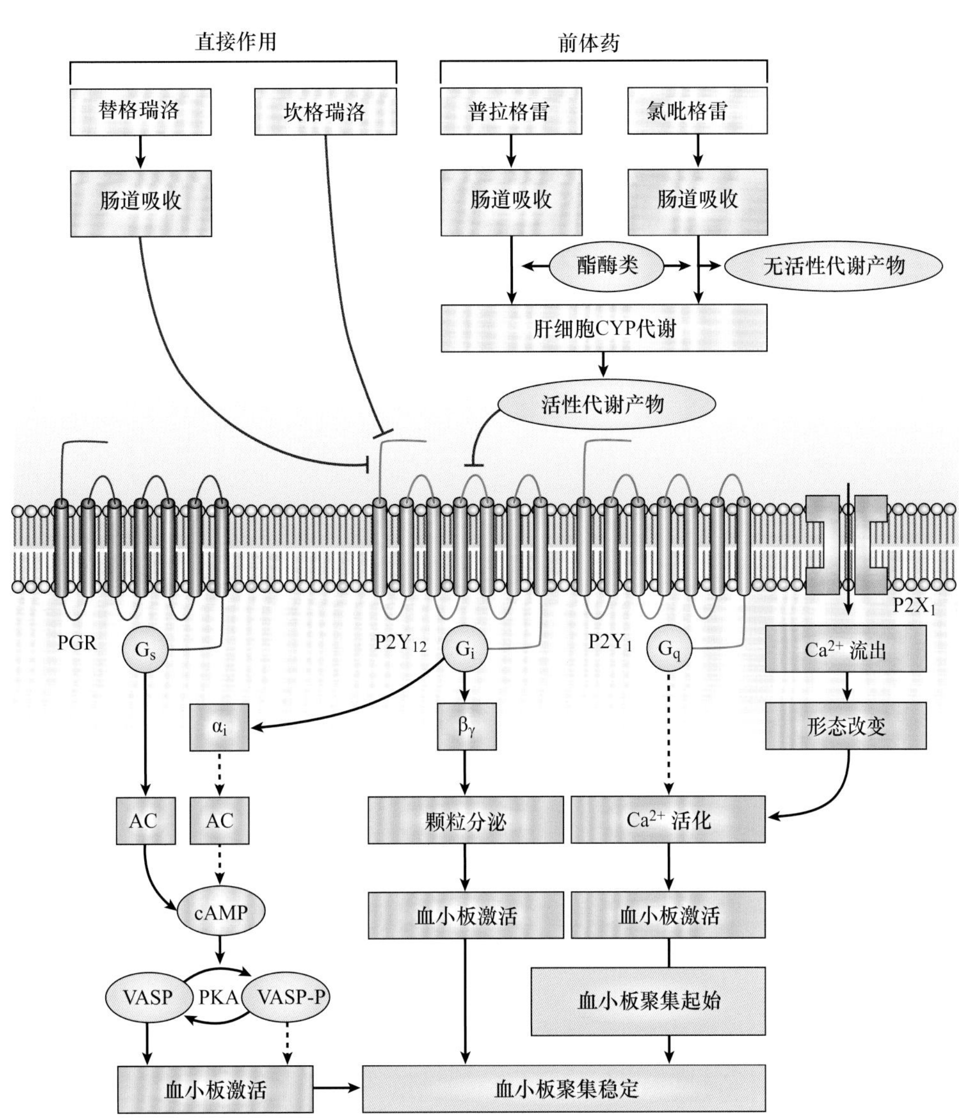

图 19-3 $P2Y_{12}$ 代谢抑制剂及其作用机制 氯吡格雷是一种口服前体药，在肠道吸收后，约 85% 的氯吡格雷被羧化酶水解为无活性代谢物，剩余的约 15% 被肝细胞色素（CYP）P450 同工酶在两步氧化过程中快速代谢，产生高度不稳定的活性代谢物。普拉格雷也是一种口服前体药，具有类似的肠道吸收过程。然而，与氯吡格雷相比，酯酶是普拉格雷激活途径的一部分，而普拉格雷通过单一的 CYP 依赖步骤能够更有效地被氧化为其活性代谢物。直接作用的抗血小板药物（坎格瑞洛和替格瑞洛）具有可逆作用，不需要肝代谢即可达到药效学活性。替格瑞洛经口给药，经肠道吸收后，通过变构调节 $P2Y_{12}$ 受体直接抑制血小板活化，与受体上不同的二磷酸腺苷（ADP）结合位点结合。坎格瑞洛是静脉注射制剂，其无需经过肠道吸收，可直接抑制 $P2Y_{12}$ 受体。P2Y 受体是嘌呤能 G 蛋白偶联受体家族，由 ADP 等胞外核苷酸激活。血小板表达至少两个 ADP 受体，$P2Y_1$ 和 $P2Y_{12}$，分别与 Gq 和 Gi 配对。$P2Y_{12}$ 的激活抑制腺苷酸环化酶（AC），导致环磷酸腺苷（cAMP）水平降低，$P2Y_1$ 的激活导致细胞内钙（Ca^{2+}）水平升高，通过改变糖蛋白Ⅱ b/ Ⅲ a 受体的配体结合特性导致血小板聚集。氯吡格雷、普拉格雷、替格瑞洛和坎格瑞洛与 $P2Y_{12}$ 受体结合，通过调节血小板内 cAMP 水平和血管舒张剂刺激的磷酸化蛋白，最终抑制血小板活化和聚集过程。实心黑色箭头表示激活。黑色虚线箭头表示抑制。PKA，蛋白激酶；VASP，血管扩张刺激磷蛋白；VASP-P，血管扩张刺激磷蛋白磷酸化。（Adapted from Franchi F，Angiolillo DJ：Novel antiplatelet agents in acute coronary syndrome. Nat Rev Cardiol 12：30，2015.）

稳定型心绞痛患者复发事件）试验中，在所有接受药物治疗或血运重建治疗［PCI 或冠状动脉旁路移植术（CABG）］的非 ST 段抬高型急性冠脉综合征患者（$n = 12\,562$）中，氯吡格雷（300 mg 负荷量续惯每日 75 mg）联合阿司匹林治疗与单药阿司匹林治疗相比可显著降低心血管事件、非致命性心肌梗死、卒中所致的死亡率达 20%[14]，但同时也增加了主要出血事件的发生风险[14]。一项关于阿司匹林应用剂量的事后分析显示，较低剂量的阿司匹林（≤ 100 mg）发生出血事件的可能性较低，且不影响疗效。在 CREDO（氯吡格雷减少观察期事件）试验中经过选择性 PCI 治疗（包括 ACS 患者）的低风险人群中和

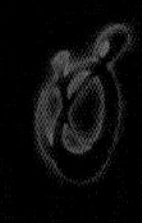

表 19-2　氯吡格雷在急性心肌梗死患者中的主要临床试验

试验	患者（总数）	人群	治疗药物	主要终点	结果
CURE [14]	12 562	NSTE-ACS 患者	阿司匹林+氯吡格雷 *vs.* 阿司匹林	1 年 CV 死亡，非致命性 MI，卒中	9.3% *vs.* 11.4%；HR，0.80；95% CI，0.72 ～ 0.90；*P* < 0.001
PCI-CURE [76]	2658	接受 PCI 治疗的 NSTE-ACS 患者	阿司匹林+氯吡格雷 *vs.* 阿司匹林	CV 死亡，MI，30 天内血运重建治疗	4.5% *vs.* 6.4%；RR，0.70；95% CI，0.50 ～ 0.97；*P* = 0.03
CREDO [14]	2116	接受 PCI 治疗患者（包括 ACS）	阿司匹林+氯吡格雷 *vs.* 阿司匹林	1 年 CV 死亡，MI，卒中	8.5% *vs.* 11.5%；RRR，26.9%；95% CI，3.9% ～ 44.4%；*P* = 0.02
COMMIT [14]	45 852	STEMI	阿司匹林+氯吡格雷 *vs.* 阿司匹林	28 天死亡，再梗死，卒中	9.2% *vs.* 10.1%；OR，0.91；95% CI，0.86 ～ 0.97；*P* = 0.002
CLARITY [14]	3491	STEMI	阿司匹林+氯吡格雷＋ FA *vs.* 阿司匹林＋ FA	梗死相关动脉闭塞，死亡，造影检查前再次 MI	15.0% *vs.* 21.7%；OR，0.64；95% CI，0.53 ～ 0.76；*P* < 0.001
CURRENT-OASIS 7 [15]	25 087	早期有创性治疗的 ACS 患者	阿司匹林+双倍剂量氯吡格雷 *vs.* 阿司匹林＋标准剂量氯吡格雷	30 天 CV 死亡，MI，卒中	4.2% *vs.* 4.4%；HR，0.94；95% CI，0.83 ～ 1.06；*P* = 0.30

ACS，急性冠脉综合征；CV，心血管；FA，纤维蛋白溶解剂；HR，风险比；MI，心肌梗死；NSTE-ACS，非 ST 段抬高型急性冠脉综合征；OR，比值比；PCI，经皮冠状动脉介入治疗；RR，相对危险度；RRR，相对危险度降低率；STEMI，ST 段抬高型心肌梗死。

在 CURE、PCI-CURE、CREDO、COMMIT 和 CLARITY 试验中，氯吡格雷负荷 300 mg 续惯每日 75 mg。在 CURRENT-OASIS 7 试验中，双倍剂量氯吡格雷指负荷量 600 mg，续惯每日 150 mg，共 7 天，之后减量为每日 75 mg；标准剂量氯吡格雷指负荷量 300 mg，续惯每日 75 mg。患者也随机接受小剂量（每日 75 ～ 100 mg）或大剂量（每日 300 ～ 325 mg）阿司匹林治疗

COMMIT（氯吡格雷和美托洛尔在心肌梗死中的应用）、CLARITY（氯吡格雷辅助再灌注治疗）试验中 STEMI 患者，阿司匹林联合氯吡格雷的双联抗血小板治疗方案同样有临床获益[14]。

尽管氯吡格雷是目前应用最广泛的 $P2Y_{12}$ 受体拮抗剂[19-20]，但仍有相当一部分接受氯吡格雷治疗的患者出现复发的血栓栓塞事件[4,14]。这种风险部分归因于对氯吡格雷治疗反应性的高度个体间变异[21]。很多因素与个体对氯吡格雷反应的变异性有关，包括临床特征（如吸收不良、药物相互作用、ACS、糖尿病、肥胖、慢性肾脏病）、遗传特征（如 CYP 的基因多样性）和细胞因子（血小板加速转换、减少 CYP3A4 代谢活性，或 $P2Y_{12}$ 途径上调）（见第 20 章）[21]。药效学研究表明，大约 30% ～ 40% 的患者在接受氯吡格雷治疗时出现血小板高反应性，从而导致不良事件的发生[21-23]。总体来说，这些观察结果强调了对于心肌梗死患者需要更有效、更稳定的抗血小板药物。

普拉格雷

普拉格雷属于不可逆的口服给药的第三代噻吩吡啶类。它是一种前体药，经肠道吸收后，需要通过肝的 CYP 氧化过程来产生其活性代谢物（见表 19-1 和图 19-3）[4,13]。虽然普拉格雷的活性代谢物对 $P2Y_{12}$ 受体的体外亲和力与氯吡格雷的活性代谢物相同，但普拉格雷的代谢转化率更高，在体内的有效性更高[4,13]。与氯吡格雷相比，这些药理特性可转化为更迅速（作用开始更快）、更有效（增强血小板抑制）和可预测（效果的个体间变异性更低）的抗血小板作用[4,13]。60 mg 负荷量的普拉格雷 30 分钟血小板抑制率为 50%，2 小时达 80% ～ 90%[4,13]。

在 TRITON-TIMI 38（Trial to Assess Improvement in Therapeutic Outcomes by Optimizing Platelet Inhibition with Prasugrel-Thrombolysis in Myocardial Infarction 38，评价在心肌梗死患者中应用普拉格雷抗栓的优化血小板抑制方案以减少治疗终点的 TIMI38 研究）试验中，计划接受 PCI 治疗的中高危 ACS 患者（n = 13 608）随机接受普拉格雷负荷 60 mg 续惯每日 10 mg 联合阿司匹林或氯吡格雷负荷 300 mg 续惯每日 75 mg 联合阿司匹林治疗（表 19-3）[4]。中位随访 14.5 个月，与氯吡格雷相比，普拉格雷显著降低主要疗效终点事件（心血管事件死亡、非致命性心肌梗死、卒中的复合终点）（9.9% *vs.* 12.1%；HR 0.81；95% CI 0.73 ～ 0.90；*P* < 0.001），其主要来自于非致命性心肌梗死风险的降低。当使用普拉格雷时，无论支架类型如何，支架内血栓发生率显

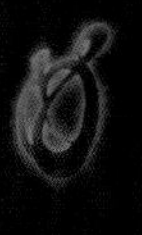

表 19-3 新型抗血小板药物治疗急性冠脉综合征的Ⅲ期临床试验

试验	患者（总数）	人群	治疗药物	主要终点	结果
TRITON-TIMI 38[4]	13 608	接受 PCI 治疗的 ACS 患者	阿司匹林＋普拉格雷 *vs*. 阿司匹林＋氯吡格雷	CV 死亡，非致命性 MI，非致命性卒中	9.9% *vs*. 12.1%（15 个月）；HR，0.81；95% CI，0.73 ～ 0.90；$P < 0.001$
TRILOGY-ACS[30]	9326	药物治疗的 NSTE-ACS 患者	阿司匹林＋普拉格雷 *vs*. 阿司匹林＋氯吡格雷	小于 75 岁人群 17 月时 CV 死亡，MI，卒中	13.9% *vs*. 16.0%；HR，0.91；95% CI，0.79 ～ 1.05；$P = 0.21$
ACCOAST[82]	4033	计划行造影检查的 NSTEMI 患者	30 mg 普拉格雷预处理 *vs*. 安慰剂	7 天 CV 死亡，MI，卒中，GPI 补救，急诊血运重建治疗	10.0% *vs*. 9.8%；HR，1.02；95% CI，0.84 ～ 1.25；$P = 0.81$
PLATO[34]	18 624	ACS	阿司匹林＋替格瑞洛 *vs*. 阿司匹林＋氯吡格雷	血管事件所致死亡，MI，卒中	9.8% *vs*. 11.7%（12 个月）；HR，0.84；95% CI，0.77 ～ 0.92；$P < 0.001$
CHAMPION PHOENIX[58]	11 145	接受 PCI 治疗的患者	阿司匹林＋氯吡格雷＋坎格瑞洛 *vs*. 阿司匹林＋氯吡格雷	48 小时全因死亡，MI，IDR，支架内血栓	4.7% *vs*. 5.9%；OR，0.78；95%CI，0.66 ～ 0.93；$P = 0.005$
TRACER[65]	12 944	NSTE-ACS 患者	标准剂量 APT ＋沃拉帕沙 *vs*. 标准剂量 APT ＋安慰剂	CV 死亡，MI，卒中，再住院治疗的复发缺血，急诊血运重建治疗	18.5% *vs*. 19.9%（2 年）；HR，0.92；95% CI，0.85 ～ 1.01；$P = 0.07$
TRA 2P-TIMI 50[66]	26 449	既往 MI，缺血性卒中，PAD 患者	标准剂量 APT ＋沃拉帕沙 *vs*. 标准剂量 APT ＋安慰剂	CV 死亡，MI，卒中	9.3% *vs*. 10.5%（36 个月）；HR，0.87；95% CI，0.80 ～ 0.94；$P < 0.001$

ACS，急性冠脉综合征；APT，抗血小板治疗；CI，置信区间；CV，心血管；GPI，糖蛋白Ⅱ b/ Ⅲ a 抑制剂；HR，相对危险度；IDR，缺血所致的血运重建；MI，心肌梗死；NSTE，非 ST 段抬高；OR，比值比；PAD，周围动脉疾病；PCI，经皮冠状动脉介入治疗。

Adapted from Franchi F，Angiolillo DJ：Novel antiplatelet agents in acute coronary syndrome. Nat Rev Cardiol 12：30，2015.

著降低了 52%，在使用普拉格雷组，紧急靶血管血运重建率也降低了 34%。

因心肌梗死溶栓治疗（TIMI）定义的非 CABG 相关主要出血事件的显著增加，降低了普拉格雷的这一优势，同时在应用普拉格雷治疗时，CABG 相关的 TIMI 主要出血事件、危及生命的出血事件和致死性出血事件均有增加。但是，对于接受普拉格雷治疗的患者，净临床获益仍然是有利的[4]。与氯吡格雷相比，普拉格雷的疗效在 STEMI 患者中与之一致，在糖尿病患者和复发患者中尤其显著[4,24-25]。普拉格雷治疗的临床结果不因 CYP2C19 酶的存在而受 CYP 多态性或药物干扰[26-27]。不论阿司匹林的剂量如何，结果都是一致的[28]。相比之下，普拉格雷对低体重（＜ 60 kg）和高龄（≥ 75 岁）患者无明显影响，而对于有卒中或短暂性脑缺血发作史的患者而言是不利的[4]。在接受单独 CABG 治疗和术前服用研究药物的患者（$n = 346$）中，与氯吡格雷相比，尽管应用普拉格雷治疗时 12 小时胸腔引流管失血量更高，但普拉格雷降低了全因死亡率和心血管死亡率[29]。

TRILOGY-ACS（急性冠脉综合征的最佳药物治疗策略）试验对普拉格雷与氯吡格雷治疗急性冠脉综合征的疗效进行了比较（见表 19-3）[30]。在接受药物治疗的 NSTE-ACS 患者（$n = 9326$）随机接受阿司匹林联合普拉格雷（负荷 60 mg 续惯每日 10 mg）或阿司匹林联合氯吡格雷（负荷 300 mg 续惯每日 75 mg）的治疗，对于 75 岁及以上或体重低于 60 kg 的患者普拉格雷续惯量调整为每日 5 mg。大约 96% 的患者在随机分组前接受了氯吡格雷预处理。主要终点是年龄小于 75 岁患者的心脏性死亡、心肌梗死或卒中的复合指标（$n = 7243$）。中位随访 17 个月后，普拉格雷和氯吡格雷在主要缺血终点方面无差异（13.9% *vs*.16%；HR 0.91；95% CI 0.79 ～ 1.05；$P = 0.21$）。重要的是，两组间 GUSTO（Global Use of Strategies to Open Occluded Coronary Arteries，开通阻塞冠状动脉的全球应用策略）标准下的非 CABG 相关的严重

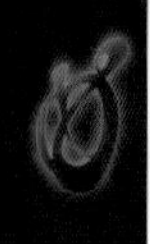

或危及生命的出血、TIMI 大出血、颅内出血发生率较低且相似[30]。此外，在对年龄在 75 岁或以上的患者（$n = 2083$）的二次分析中，与标准剂量氯吡格雷相比，5 mg 的普拉格雷尽管不增加出血风险，但亦无缺血性获益[31]。重要的是，针对随机分组前接受血管造影检查的年龄小于 75 岁患者的亚组研究（$n = 3085$）中，与氯吡格雷相比，普拉格雷显著降低了复合主要终点的风险，但增加了大出血的风险。这些数据表明，当 ACS 患者接受血管造影检查或已经被证实存在解剖上的冠状动脉疾病时，无论患者是接受药物治疗还是 PCI 治疗，更强的抗血小板治疗的益处和风险是同时存在的[32]。

替格瑞洛

替格瑞洛是一种口服的环戊三唑嘧啶类药物，可直接且可逆地抑制血小板 $P2Y_{12}$ 受体（表 19-1 和图 19-3）[4,13]。尽管替格瑞洛抗血小板作用的约 30% ～ 40% 归因于通过肝 CYP3A 系统（CYP3A4 及 CYP3A5）产生的活性代谢物（AR-C124910XX）[4,13]，但它不是一种前体药，不需要代谢激活。替格瑞洛不会直接与 $P2Y_{12}$ 受体上的血小板 ADP 结合位点结合；它可逆地结合到受体上的一个独特位点，并阻止 ADP 通过变构调节以非竞争性方式激活 $P2Y_{12}$ 通路[4,13]。替格瑞洛口服后吸收迅速，半衰期为 7 ～ 12 小时，因此需要每天两次给药。与氯吡格雷相比，替格瑞洛不仅具有更快、更强效、更可预测的抗血小板作用，同时有更快的消除作用[33]。

Ⅲ期 PLATO（血小板抑制和患者预后）试验中评估了替格瑞洛对 ACS 患者的疗效和安全性（见表 19-3）[34]。在 PLATO 试验中，ACS 患者（$n = 18\,624$）随机接受阿司匹林联合替格瑞洛（负荷 180 mg，然后每次 90 mg，每日两次）或阿司匹林联合氯吡格雷（负荷 300 ～ 600 mg，然后每日 75 mg）治疗 12 个月。这项试验涵盖了所有的 ACS 患者，无论患者计划接受介入性或非介入性治疗。接受氯吡格雷预处理的患者可以入选该研究，研究药物负荷剂量的使用可以在血管造影之前或之后进行，但需在 PCI 之前进行。与氯吡格雷相比，12 个月时替格瑞洛显著减少终点事件（血管性死亡、心肌梗死、卒中的复合终点）的发生（9.8% *vs.* 11.7%；HR，0.84；95% CI，0.77 ～ 0.92；$P < 0.001$），包括显著减少 21% 心血管死亡率、16% 的心肌梗死发生率。替格瑞洛也显著降低了支架内血栓形成的发生率。

尽管两组之间研究方案所定义的大出血发生率相近（11.6% *vs.* 11.2%；$P = 0.43$），但是替格瑞洛显著增加了非 CABG 相关的 PLATO 和 TIMI 主要出血以及致死性颅内出血的风险[34]。然而重要的一点是，替格瑞洛优于氯吡格雷的获益在多个亚组中是一致的，包括最初接受非介入性或介入性治疗策略（随后接受 PCI 或 CABG）的患者[35-38]。因此，STEMI、糖尿病、年龄在 75 岁以上、体重在 60 kg 以下、既往卒中或短暂性脑缺血发作、有反复发生的心血管事件、慢性肾脏病、有或没有 CYP2C19 功能缺失多态性的患者也可以从替格瑞洛治疗中获益[34,39-45]。出血事件在各亚组分析中也是一致的，没有亚组出现应用替格瑞洛后出血增加[46]。

在试验中还发现了地理区域上的差别，在北美登记的患者并没有因为替格瑞洛的治疗而减少主要终点的发生。虽然这些发现可以归因于偶然事件，但一项事后分析发现，这可能是由于应用了大剂量（每日 ≥ 300 mg）阿司匹林的缘故，大剂量阿司匹林的使用在北美也更为常见[47]。尽管后续的研究未能证明阿司匹林剂量对替格瑞洛的药代动力学和药效动力学的影响[48]，在与替格瑞洛的联合治疗中，仍然推荐小剂量阿司匹林（≤ 100 mg）的使用[5-10]。

替格瑞洛的非 $P2Y_{12}$ 介导作用与血浆中腺苷水平升高有关[49]。正常情况下，腺苷的半衰期较短，能迅速被红细胞吸收和代谢[49]。替格瑞洛已被证实通过阻断钠依赖的等蛋白核苷转运体（ENT-1）来显著抑制腺苷的细胞摄取，从而增加腺苷的血浆浓度[50-51]。腺苷具有多种心脏和心脏外特性，包括抑制血小板聚集（主要通过激活 A_{2A}G 偶联受体）、舒张动脉血管、减少炎症反应、负性肌力和负性传导作用、刺激肺迷走神经 C 纤维导致呼吸困难，以及在调节肾小球滤过中的作用[49]。尽管替格瑞洛不直接作用于腺苷受体，但是它增强了腺苷的生物学效应，这增加了替格瑞洛的整体获益，包括降低了心血管死亡率，但也导致了替格瑞洛的非出血性副作用，例如相比于氯吡格雷较高的呼吸困难（15% ～ 22% 接受替格瑞洛治疗的患者）和心室停搏发生率，并且替格瑞洛治疗期间会导致肌酐和尿酸水平升高（图 19-4）[49]。这些副作用通常是自限性的，对临床事件没有影响，但在 PLATO 试验中，与氯吡格雷相比，替格瑞洛的停药率更高[34]。需要强调的是，替格瑞洛对肺功能参数如肺活量、肺容量、弥散能力和脉搏血氧饱和度没有影响[52]。

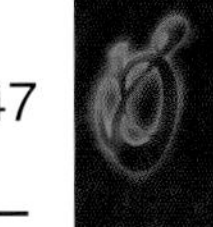

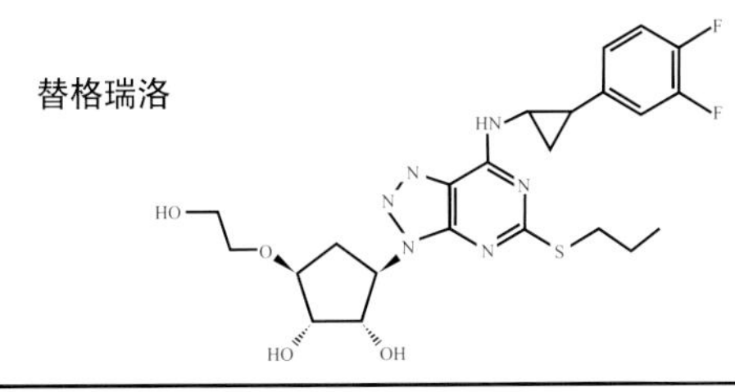

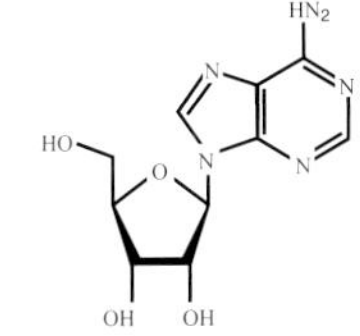

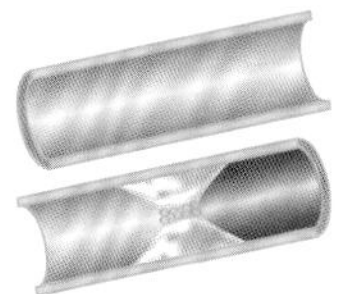

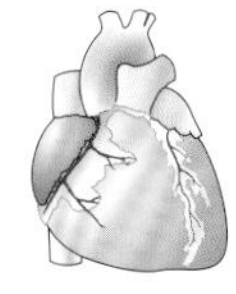

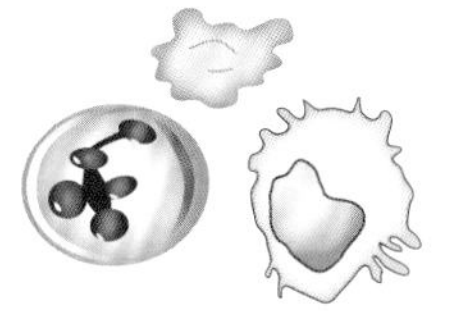
↑腺苷诱导的血小板抑制(体外)
↓死亡率(ACS 合并肺部感染患者)
↑血小板抑制作用
调节炎症

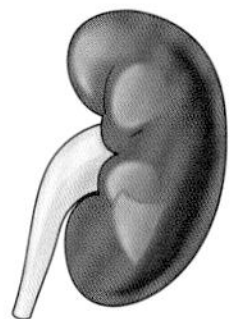

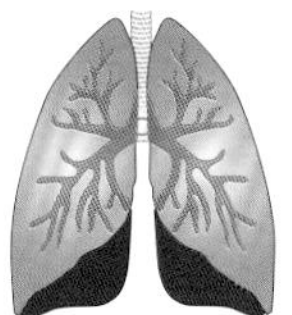

图 19-4　替格瑞洛和腺苷介导的主要生物学效应。腺苷（右）的生物学效应与替格瑞洛（左）的药理效应有相似之处，这表明替格瑞洛至少部分非 $P2Y_{12}$ 介导的效应可能是通过药物诱导的抑制细胞内钠非依赖性平衡核苷转运体 1（ENT-1）介导的。由于腺苷降解主要局限于细胞内空间，因此通过 ENT-1 抑制细胞对腺苷的摄取可延长腺苷的半衰期，从而增加其细胞外（血浆）浓度。因此，替格瑞洛抑制 ENT-1 导致对腺苷的反应增强，通过与腺苷受体 A1R、A2AR、A2BR 和 A3R 亚型的相互作用介导，这些亚型与 Gs 或 Gi 蛋白偶联。ACS，急性冠脉综合征；CV，心血管；MACE，主要不良心血管事件。（Adapted from Cattaneo M，Schulz R，Nylander S：Adenosine-mediated effects of ticagrelor：evidence and potential clinical relevance. J Am Coll Cardiol 63：2503，2014.）

坎格瑞洛（Cangrelor）

尽管普拉格雷和替格瑞洛的抗血小板作用特点迅速、有效、可预测，与氯吡格雷相比有更好的临床疗效，但这些药物仍然存在口服抗血小板药物固有的局限性，包括 ST 段抬高型心肌梗死患者的药效延迟、药物作用消除缓慢，以及在血流动力学不稳定或镇静、插管、休克、低温治疗或恶心、呕吐的患者中无法发挥可靠、可预测的血小板抑制作用[4,53]。坎格瑞洛是一种三磷酸腺苷（ATP）的类似物，是第一种静脉应用的可逆的 $P2Y_{12}$ 抑制剂，它以一种主要竞争的方式直接与 $P2Y_{12}$ 受体结合，而不需要被代谢（见表 19-2 和图 19-3）[4,54]。坎格瑞洛具有非常有效的抗血小板作用（＞80%），几分钟内即可达到稳态浓度，并且具有线性剂量依赖性药代动力学特征，从而产生非常稳定的药效学效应[54-55]。由于它的半衰期很短（3～5 分钟），坎格瑞洛的作

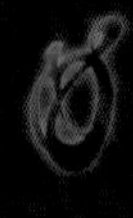

用可快速消除，血小板聚集在30～60分钟内即可恢复到基线水平[54-55]。

坎格瑞洛作为辅助的抗血小板治疗药物在需要接受PCI治疗的患者中已经进行了三个大规模Ⅲ期临床试验[56-58]。尽管前两个试验，即CHAMPION（Cangrelor versus Standard Therapy to Achieve Optimal Management of Platelet Inhibition，坎格瑞洛与标准治疗对比以获得最佳血小板抑制作用）-PCI和CHAMPION-PLATFORM试验因无效而终结，未能表明坎格瑞洛相对于氯吡格雷联合阿司匹林的双联抗血小板治疗在缺血性事件中有何获益[56-57]，试验中终点事件的定义的缺陷（如心肌梗死的定义）也许是导致这一结果的原因[54]。一项CHAMPION-PCI试验与CHAMPIONPLATFORM试验的联合分析中使用了全球心肌梗死定义（见第1章和第7章）来定义心肌梗死事件，结果显示应用坎格瑞洛显著减少主要终点事件的发生[59]。

CHAMPION PHOENIX试验设计来源于这个联合分析的数据假设，该试验用于评估在接受PCI治疗的患者中，在阿司匹林联合氯吡格雷的DAPT基础上加用坎格瑞洛是否可以减少急性缺血性并发症的发生（见表19-3）[58]。该研究纳入了冠心病（CAD）所有临床表现（稳定型心绞痛、NSTE-ACS、STEMI）中初次应用$P2Y_{12}$受体拮抗剂的患者。在血管造影后，患者（n = 11 145）随机接受坎格瑞洛负荷推注（30 μg/kg）后静脉滴注［4 μg/（kg・min），持续2～4小时］或氯吡格雷负荷量（300 mg或600 mg PCI前或PCI术后即刻给药，根据每个试验中心的要求）的治疗。在坎格瑞洛组，患者在输注结束时给予600 mg的氯吡格雷。加用坎格瑞洛治疗组显著降低了48小时主要终点（包括全因死亡、心肌梗死、缺血导致的血运重建和支架内血栓形成）的发生（4.7% *vs.* 5.9%；经坎格瑞洛调整的OR，0.78；95% CI，0.66～0.93；P = 0.005），其中主要是由于心肌梗死风险的降低（3.8% *vs.* 4.7%；P = 0.02）。使用坎格瑞洛同样显著降低了48小时内支架内血栓形成率（0.8% *vs.* 1.4%；OR，0.62；95% CI，0.43～0.90；P = 0.01）[58]。支架内血栓形成被认为可增加48小时和30天不良事件，这一风险也因此得到显著降低[60]。

在使用GUSTO标准和其他出血定义时，坎格瑞洛不增加48小时严重出血的发生率。但是，根据更敏感的ACUITY标准，接受坎格瑞洛治疗的患者主要出血的发生比例明显增加，这主要是由于血管通路部位血肿发生率更高所致。总体来说，使用坎格瑞洛可显著减少不良临床事件（缺血加出血事件）[58]。在30天和多个预先设定的亚组分析中，附加坎格瑞洛治疗的临床获益是一致的，例如根据不同临床表现定义的分组（稳定型心绞痛、NSTE-ACS或STEMI）、氯吡格雷负荷剂量及使用时机的分组、支架类型的分组和研究用药使用持续时间的分组[58]。

在对这三个CHAMPION试验中入选的大约25 000例患者的综合分析中进一步证实了在PHOENIX定义的心肌梗死中也有相同的结果[61]。在接受噻吩吡啶治疗的患者（包括近期心肌梗死患者）和需要冠状动脉搭桥的患者（n = 210）中，坎格瑞洛也被作为桥接治疗策略；坎格瑞洛在输注后其显著且稳定的血小板抑制作用可达7天，术前停药后其作用可迅速消失。这一策略与CABG术前或术中发生大出血或副作用的风险增加无关，但由于这项研究不具备提供该临床结果的足够效力，对于这些发现需谨慎解释[62]。

糖蛋白Ⅱb/Ⅲa抑制剂

GP Ⅱb/Ⅲa抑制剂（GPI）仅可用于静脉注射，包括阿昔单抗、依替巴肽和替罗非班[63]。GPI分为两组：小分子（依替巴肽、替罗非班）和非小分子（阿昔单抗）。GPI具有不同的药理特性，如表19-4所示。GPI针对血小板聚集的最终途径，能竞争性抑制纤维蛋白原和vWf与GP Ⅱb/Ⅲa受体的结合，具有快速有效的抗血小板作用[63]。在接受PCI治疗的STEMI和NSTEMI患者中，GPI已被证实可以改善缺血性结局，尽管这些研究大多未包括新一代$P2Y_{12}$受体拮抗剂的使用[63]。在接受PCI治疗的高危ACS患者中，GPI是一个公认的治疗方案，然而由于其较高的出血相关并发症的发生率，以及具有更良好的安全性的替代治疗策略的出现，目前GPI的应用地位正在下降。有数据表明，接受PCI治疗的ACS患者需要选择性（例如大量残余血栓的紧急处理）而非常规性应用GPI[63]。冠状动脉内注射GPI已经在一些小型研究中进行了验证，与静脉注射相比具有一些获益，但这些尚未在大规模临床试验中得到证实[63]。

蛋白酶活化受体1（PAR-1）拮抗剂

阿司匹林联合一种$P2Y_{12}$受体拮抗剂的双联抗血小板方案主要作用于TXA_2和ADP介导的血小板活化相关的通路[3-4]。因此，这种治疗策略中其他如凝血

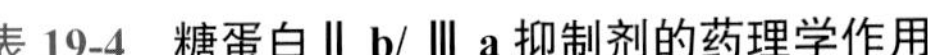
表 19-4 糖蛋白Ⅱb/Ⅲa 抑制剂的药理学作用

	阿昔单抗	依替巴肽	替罗非班
商品名	瑞博注射液	依替巴肽注射液	盐酸替罗非班
分子式	片段抗原结合（Fab）7E3	合成肽	非肽类类似物
分子量	～ 50 000	～ 800	～ 500
化学计量比（作用于 GPⅡb/Ⅲa 的药物）	～ 1.5∶1	>> 100∶1	>> 100∶1
结合方式	非竞争性	竞争性	竞争性
半衰期	血浆：10 ～ 15 小时 生物体内：12 ～ 24 小时	血浆：2 ～ 2.5 小时 生物体内＝血浆	血浆：2 ～ 2.5 小时 生物体内＝血浆
PCI 剂量	负荷： 0.25 mg/kg（10 ～ 60 分钟） 维持： 0.125 μg/（kg · min）（12 小时）	负荷： 180 μg/kg* ＋ 180 μg/kg（10 分钟后） 维持： 2 μg/（kg · min）（24 ～ 48 小时）†	负荷： 25 μg/kg（30 分钟） 维持： 0.10 μg/（kg · min）（48 小时）
根据肾功能调整剂量	无需	负荷： 180 μg/kg 维持： 1 μg/（kg · min）（24 ～ 48 小时）	负荷： 12.5 μg/kg（30 分钟） 维持： 0.10 μg/（kg · min）（48 小时）

GP，糖蛋白；PCI，经皮冠状动脉介入治疗。

* PCI 开始前即刻给药

† 首次负荷后即刻给药

Adapted from Muñiz-Lozano A，Rollini F，Franchi F，Angiolillo DJ：Update on platelet glycoprotein IIb/IIIa inhibitors：recommendations for clinical practice. Ther Adv Cardiovasc Dis 7：197，2013.

酶介导的血小板活化途径没有受到抑制，这可能部分地解释了缺血性事件的残留风险（见图 19-2）[11]。因为凝血酶是血小板活化的关键介质，且已知凝血酶的水平在 ACS 后升高，因此凝血酶靶向介导作用已成为一个重要的临床研究领域[4,11]。可以采用两种不同的策略来阻断凝血酶的作用：直接调节血小板 PAR 受体拮抗剂或直接抑制凝血酶或其他上游凝血因子（如Ⅹ因子）[4,11-12]。根据后一种作用机制，一些试验已经证实了非维生素 K 依赖的口服抗凝剂在心肌梗死患者中应用，这些将在第 21 章详述。

丝氨酸蛋白酶凝血酶是最有效的血小板激活剂之一，活化的血小板表面是循环凝血酶的主要来源[4,11]。蛋白酶活化受体（PAR）是 G 蛋白偶联受体的一个家族，其中有四种类型已经在人体被发现；PAR-1 和 PAR-4 在人血小板上表达，在凝血酶浓度低时，PAR-1 在介导血小板活化中发挥主要作用，而 PAR-4 仅在高浓度凝血酶时发生反应[4,64]。目前已有多种 PAR-1 拮抗剂被发现[11]，其中仅有沃拉帕沙（Vorapaxar）已经完成Ⅲ期临床试验，可以应用于临床。沃沙帕拉应用于两个大规模Ⅲ期临床试验中：TRACER（凝血酶受体拮抗剂减少急性冠脉综合征中的临床事件）试验和 TRA 2° P-TIMI50（凝血酶受体拮抗剂用于动脉粥样硬化性缺血事件的二级预防 -TIMI 50）试验（见图 19-3）[65-66]。虽然在 TRACER 试验中沃沙帕拉在 ACS 的急性处理中并没有在疗效和出血之间取得良好的平衡，但在 TRA 2° P-TIMI50 试验中，这种 PAR-1 拮抗剂对于 MI 后长期治疗的二级预防起重要作用。PAR-1 拮抗剂在 MI 患者中的应用详见第 35 章。

应用共识和指南

表 19-5 和表 19-6 总结了来自美国心脏病学会（ACC）/ 美国心脏协会（AHA）和欧洲心脏病学会（ESC）的指南建议。下文将为 NSTEMI 和 STEMI 患者抗血小板策略的初始处理提供指导建议。

抗血小板治疗的适应证和剂量

口服抗血小板治疗

阿司匹林

阿司匹林是 MI 患者的一线治疗[5-10]。NSTEMI

表 19-5 ACC/AHA 和 ESC 中关于非 ST 段抬高型心肌梗死患者口服和静脉抗血小板治疗指南推荐

推荐内容	ACC/AHA		ESC	
	COR	LOE	COR	LOE
口服治疗				
起病后尽快给予非肠溶性阿司匹林口服（150～325 mg）（或 80～150 mg 静脉）。阿司匹林维持量（最好是每日≤100 mg）长期应用	Ⅰ	A	Ⅰ	A
推荐使用 $P2Y_{12}$ 抑制剂联合阿司匹林维持 12 月以上，除非有禁忌，如出血风险过高：	Ⅰ	B	Ⅰ	A
• 对明确已知冠状动脉病变和准备接受 PCI 治疗的患者推荐普拉格雷（60 mg LD，每日 10 mg MD）	Ⅱa	B	Ⅰ	B
• 替格瑞洛（180 mg LD，90 mg 2 次 / 日 MD）为初始治疗策略，包括已经接受过氯吡格雷预处理的患者	Ⅱa	B	Ⅰ	B
• 氯吡格雷（600 mg LD，每日 75 mg MD）仅用于普拉格雷或替格瑞洛不耐受或存在禁忌时			Ⅰ	B
不推荐对不明确存在冠状动脉病变的患者应用普拉格雷预处理			Ⅲ	B
静脉治疗				
对于紧急情况或血栓并发症应考虑应用 GPI			Ⅱa	C
高危患者血管造影前未予 $P2Y_{12}$ 抑制剂预处理的患者应考虑应用 GPI 联合阿司匹林	Ⅰ	A	Ⅱa	C
高危患者血管造影早期可考虑依替巴肽或替罗非班联合 DAPT	Ⅱa	B	Ⅱb	C
不推荐对接受 PCI 治疗的患者常规应用 GPI			Ⅲ	A

COR，推荐类别；DAPT，双联抗血小板治疗；GPI，糖蛋白Ⅱb/Ⅲa 抑制剂；LD：负荷剂量；LOE，证据级别；MD，维持剂量；PCI，经皮冠状动脉介入治疗

表 19-6 ACC/AHA 和 ESC 中关于 ST 段抬高型心肌梗死患者口服和静脉抗血小板治疗指南推荐

推荐内容	ACC/AHA		ESC	
	COR	LOE	COR	LOE
口服治疗				
起病后尽快给予阿司匹林口服（150～325 mg）（或 80～150 mg 静脉）。阿司匹林维持量（最好是每日≤100 mg）长期应用	Ⅰ	A	Ⅰ	A
推荐尽快或在首次 PCI 时使用 $P2Y_{12}$ 抑制剂联合阿司匹林，维持 12 个月以上，除非有禁忌：	Ⅰ	B	Ⅰ	A
• 普拉格雷（60 mg LD，每日 10 mg MD），如果没有禁忌	Ⅰ	B	Ⅰ	B
• 替格瑞洛（180 mg LD，90 mg 2 次 / 日 MD），如果没有禁忌	Ⅰ	B	Ⅰ	B
• 氯吡格雷（600 mg LD，每日 75 mg MD）仅用于普拉格雷或替格瑞洛不耐受或存在禁忌时	Ⅰ	B	Ⅰ	B
在接受溶栓治疗的患者，阿司匹林基础上需联合氯吡格雷负荷（年龄≤75 岁时予 300 mg LD，＞75 岁患者予 75 mg）后续惯每日 75 mg MD	Ⅰ	A	Ⅰ	A
静脉治疗				
对于紧急情况或有无血流或血栓并发症证据时应考虑应用 GPI			Ⅱa	C
高危患者可考虑应用 GPI	Ⅱb	B	Ⅱb	B

COR，推荐类别；GPI，糖蛋白Ⅱb/Ⅲa 抑制剂；LD：负荷剂量；LOE，证据级别；MD，维持剂量；PCI，经皮冠状动脉介入治疗

和 STEMI 患者均应在起病后立即予非肠溶性阿司匹林（150～325 mg）治疗，之后无论选择何种治疗策略，阿司匹林应该长期维持。负荷量阿司匹林优选口服给药，包括咀嚼，以确保完全抑制 TXA_2 依赖性血小板聚集。然而，对于无法吞咽的患者，在某些国家也可以使用 300～500 mg 的静脉药物制剂。即使在预防心血管事件时的最佳使用剂量仍有争议，目前的证据建议在起始负荷剂量后续惯小剂量阿司匹林（≤100 mg）。在接受阿司匹林治疗的患者应避免使用竞争 COX-1 活性位点的非甾体抗炎药[13-14]。

氯吡格雷

氯吡格雷（300～600 mg 负荷量和每日 75 mg 维持剂量）目前被批准用于心肌梗死和接受 PCI 患

者的治疗，无论其临床表现或治疗策略的选择如何[5-10]。虽然负荷剂量的治疗方案因不同的指南而异，但现有的数据表明，在接受 PCI 的心肌梗死患者中，600 mg 的负荷剂量应该是首选[5-10,14]。对于接受溶栓的 STEMI 患者，氯吡格雷是目前唯一推荐的 $P2Y_{12}$ 受体拮抗剂，对于年龄≤ 75 岁患者推荐 300 mg 负荷剂量后每日 75 mg 维持，对年龄＞ 75 岁患者推荐每日 75 mg，不予负荷量[7-10]。氯吡格雷禁用于活动性病理性出血患者，如消化性溃疡或颅内出血。CYP2C19 慢代谢患者亦应调整治疗策略（见第 20 章）。在接受氯吡格雷治疗的患者中，应避免使用强或中强度的 CYP2C19 抑制剂；因为奥美拉唑对氯吡格雷的活性代谢物和抗血小板活性有影响，尤其应避免同时使用奥美拉唑和氯吡格雷。泮托拉唑和埃索美拉唑对氯吡格雷药理活性的影响小于奥美拉唑，而右旋兰索拉唑和兰索拉唑对氯吡格雷的代谢影响甚微。如果手术前需要中断药物，氯吡格雷应至少停用 5 天[67]。

普拉格雷

普拉格雷（Prasugrel，60 mg 负荷量，每日 10 mg 维持剂量）目前批准用于 ACS 中接受 PCI 治疗的患者，仅应用于冠状动脉解剖明确之后，接受急诊 PCI 治疗的 STEMI 患者除外。普拉格雷不推荐用于非介入治疗的 ACS 和接受 PCI 治疗的稳定的非 ACS 患者。在既往有脑卒中和（或）短暂性脑缺血发作患者及出血高危患者中禁用[5-10,68-69]。在老年患者中，普拉格雷一般不被推荐，除非是高危 ACS、有糖尿病病史和既往心肌梗死过的患者。在这种情况下，美国食品和药物管理局（FDA）推荐应用标准的 10 mg 剂量，而欧洲药物管理局（EMA）建议应用 5 mg 的剂量。两家机构都建议将低体重患者（＜ 60 kg）的剂量调整为 5 mg[68-69]。5 mg 剂量的理论基础主要来自药效学和药代动力学研究，这些研究表明，5 mg 普拉格雷在体重较轻和年龄较大的成年患者中达到了与 10 mg 剂量的非低体重和年轻患者相似的血小板抑制作用[4]。由于普拉格雷与 $P2Y_{12}$ 受体的结合是不可逆的，且具有强效的血小板抑制作用，因此术前应至少停药 7 天，以减少出血的风险[68-69]。

替格瑞洛

替格瑞洛（Ticagrelor，180 mg 负荷量，90 mg 每日两次维持剂量）目前被批准用于治疗和预防所有 ACS 患者的继发性动脉粥样硬化血栓事件，而与治疗策略的选择无关（介入性或非介入性）[5-10,70-71]。它可以用于冠状动脉解剖明确之前，也可以用于经氯吡格雷预处理的患者。替格瑞洛还没有在稳定性冠心病患者中进行临床试验，因此不适合应用于此类人群。过敏、出血高危、既往出血性脑卒中、颅内出血及严重肝功能不全者禁用替格瑞洛。替格瑞洛不能用于无心脏起搏器保护的高度房室传导阻滞或病态窦房结综合征患者。替格瑞洛的使用不需要根据年龄或体重调整剂量。尽管与噻吩吡啶相比，替格瑞洛抗血小板作用的清除速度更快，但因其对血小板的抑制程度高，手术前仍需 5 天的药物洗脱期。因替格瑞洛也经 CYP3A4/5 酶代谢，产生一种活性代谢物（AR-C124910XX），这种代谢产物发挥 30% ～ 40% 的血小板抑制作用，因此服用替格瑞洛的患者应避免使用较强的 CYP3A 抑制剂（如，酮康唑、伊曲康唑、伏立康唑、克拉霉素、奈法唑酮、利托那韦、沙奎那韦、奈非那韦、英地那韦、阿他扎那韦和特利霉素）或诱导剂（如，利福平、地塞米松、苯妥英、卡马西平、苯巴比妥）。此外，在开始替格瑞洛治疗或换用替格瑞洛时，辛伐他汀和洛伐他汀的剂量应避免超过 40 mg，同时推荐监测地高辛浓度水平[70-71]。

沃沙帕拉

沃沙帕拉不推荐用于心肌梗死的急性期治疗[72-73]。

静脉抗血小板治疗

糖蛋白Ⅱ b/ Ⅲ a 抑制剂

因在选择药物治疗的患者中 GPI 的获益有限，因此 GPI 推荐用于接受 PCI 治疗的 NSTEMI 患者，其剂量见表 19-4。GPI 应用于高危 ACS 患者是一种合理的治疗方法，如未接受 $P2Y_{12}$ 受体拮抗剂预处理的心脏生物标志物升高的 ACS 患者[5-10]。GPI 也可用于接受更有效的 $P2Y_{12}$ 受体拮抗剂普拉格雷和替格瑞洛的患者中，因为这些药物具有不同的药效学特征，试验数据表明，无论是否使用 GPI，它们都具有更多的获益。临床数据不支持常规上游使用 GPI，因此，如果认为临床有指征应用，应在介入手术时开始应用[5-10]。在接受直接 PCI 治疗的 STEMI 患者中，使用 GPI 已被证明是有益的。如果认为有必要使用 GPI，则应在导管室进行，因为大多数试验数据未证实上游使用有任何益处。在冠状动脉内应用标准剂量的 GPI 并不比全身静脉应用有任何更大的获益[7-10]。

坎格瑞洛

坎格瑞洛［Cangrelor，PCI 前 30 μg/kg 负荷，4 μg/

（kg·min）静脉维持，持续至少2小时或整个PCI期间，时间取最长值］最近被FDA批准作为PCI术的辅助治疗用于未使用$P2Y_{12}$受体拮抗剂和未使用GPI的患者，用于降低围术期心肌梗死、再次冠状动脉血运重建和支架内血栓形成的风险。坎格瑞洛也被欧洲药品管理局（EMA）批准用于PCI术前未接受口服$P2Y_{12}$受体拮抗剂治疗或不耐受、无法口服$P2Y_{12}$受体拮抗剂的需要接受PCI治疗的患者[74-75]。目前还没有试验用于验证坎格瑞洛作为桥接策略用于除CABG外的其他手术。

抗血小板治疗的时机

总体原则

对于出现心肌梗死的患者，抗血小板治疗的时机至关重要。一旦发病，所有患者均应予阿司匹林治疗。何时口服$P2Y_{12}$受体拮抗剂一直是NSTEMI和STEMI患者诊治的有争论的主题[76]。过去，特别是新型$P2Y_{12}$抑制剂应用之前，从起病到进入导管室的时间均比现在延迟，通常采用预先使用GPI的治疗策略。但是从目前实践模式来看，NSTEMI和STEMI患者预先应用GPI治疗的证据并不充分。至少有一项大规模随机临床试验显示常规预先应用GPI与延后临时给予GPI相比没有任何额外的获益[63]。但是，在特定的高危病例中，仍可以考虑提前使用GPI。目前尚无关于提前应用坎格瑞洛进行治疗的研究，坎格瑞洛仅用于导管室中冠状动脉解剖已经明确，正在接受PCI治疗的患者。

口服$P2Y_{12}$受体拮抗剂的用药时机

预处理一词所应用的临床场景包含很多，包括在救护车上、医疗急诊科、转诊医院、心脏重症监护病房或导管室进行冠状动脉造影后、PCI前给予抗血小板药物治疗。预处理可定义为在冠状动脉解剖明确之前、决定是否进行血运重建之前给予的任何治疗[76]。虽然在选择有创治疗的心肌梗死患者中强调早期充分抑制血小板的必要性，但支持$P2Y_{12}$受体拮抗剂预处理的证据仍然是混杂、有争议的[76-78]。此外，实践模式的改变，需要有创治疗的患者目前正在以更快的速度接受心导管检查，特别是在美国，

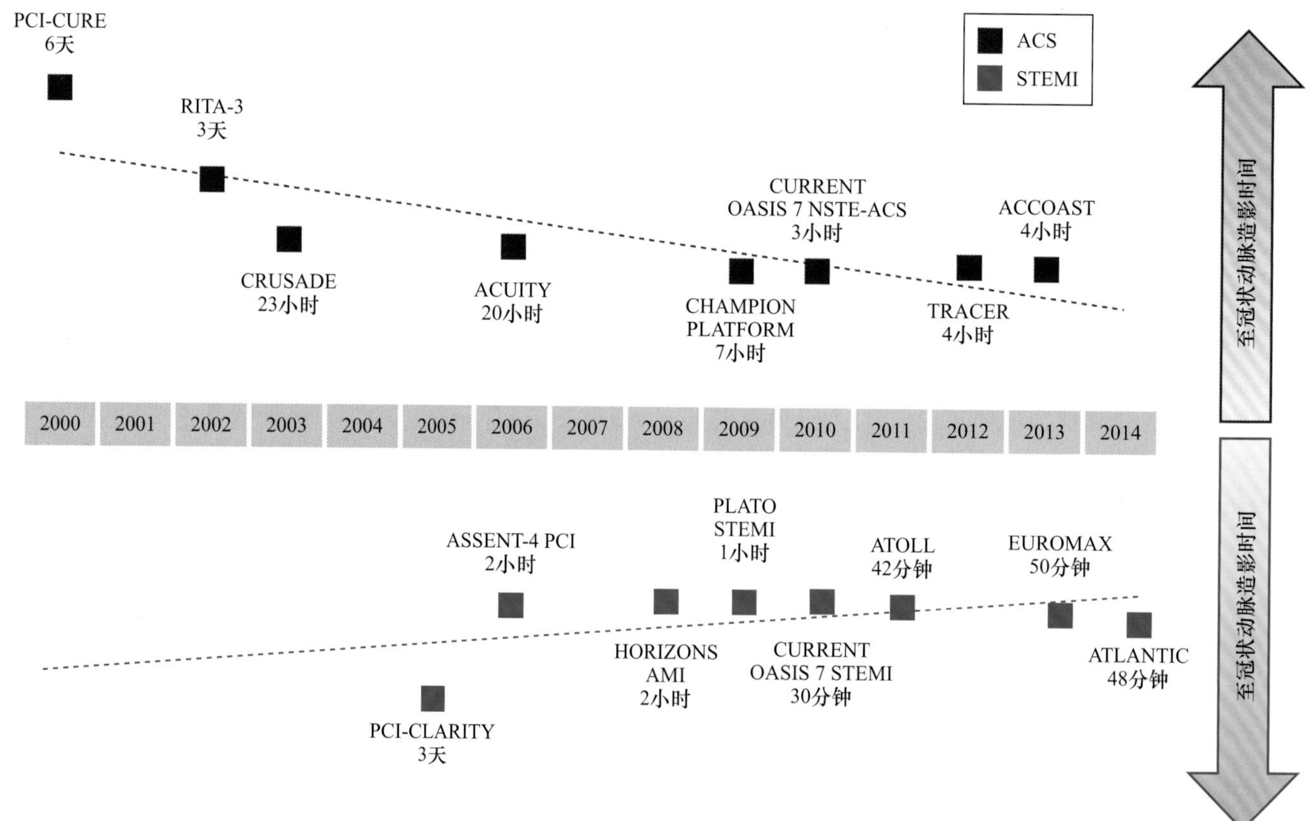

图19-5 非ST段抬高型急性冠脉综合征（NSTE-ACS）和ST段抬高型心肌梗死（STEMI）不同研究中从入院或首次医疗接触到冠状动脉造影的时间。（Adapted from Capodanno D，Angiolillo DJ：Pretreatment with antiplatelet drugs in invasively managed patients with coronary artery disease in the contemporary era：review of the evidence and practice guidelines. Circ Cardiovasc Interv 8：e002301，2015.）

放大了有关预处理益处的争论（图 19-5）[76]。一方面，抗血小板治疗的早期应用可以保护患者避免在PCI 前和 PCI 刚结束后这一易损期形成血栓。但另一方面，当患者没有接受 PCI 时，预处理可能导致不必要的血小板抑制过度，增加相关的出血风险，例如那些没有冠心病的患者或需要接受冠状动脉旁路移植的患者（约占 NSTE-ACS 住院患者的 10% ～ 15%）[76]。尽管 $P2Y_{12}$ 受体拮抗剂预处理似乎是一个非常普遍的做法（57% ～ 90% 的心肌梗死患者），特别是在有的国家[79-80]，但是证据和指导性建议根据临床表现不同存有一定差异。

非 ST 段抬高型心肌梗死

多年来，ACC/AHA 和 ESC 指南中 NSTEMI 患者入院后应尽可能早地应用 $P2Y_{12}$ 受体拮抗剂预处理为Ⅰ类推荐[76]。虽然这些指南中预处理的证据水平较高，但其中并无涉及预先或延后使用 $P2Y_{12}$ 受体拮抗剂的随机试验。值得注意的是，在 2014 年 ESC 心肌血运重建指南和 ACC/AHA NSTE-ACS 指南中，对 NSTE-ACS 患者，关于早期应用 $P2Y_{12}$ 受体拮抗剂不再有具体的建议，也不再推荐使用普拉格雷进行预处理（Ⅲ类）[5,10]。

支持应用氯吡格雷预处理的数据有限且不一致[76-78]。PCI-CURE 研究结果支持在 PCI 术前使用氯吡格雷进行有效的抗血小板治疗可以减少长期不良缺血性事件的发生。但是，这种实践模式目前已经过时，因为在这种情况下，预处理时间很长（中位数为 10 天），并且应用的是 300 mg 负荷量[76]。重要的是，关于 NSTE-ACS 患者的随机临床试验和随机临床试验观察分析的 meta 分析发现，氯吡格雷预处理与否在患者死亡率方面没有差异[81]。

在 NSTEMI 患者中，替格瑞洛预处理的获益尚未在任何随机临床试验中得到验证，因为 PLATO 试验中的所有患者都进行了预处理。PLATO 的研究设计，以及与抗血小板预处理之间缺乏显著的统计学相互作用，支持了目前在冠状动脉解剖明确之前使用替格瑞洛的做法[34,76]。

在 TRITON-TIMI 38 试验中，入组的 NSTE-ACS 患者在冠状动脉造影前不允许使用普拉格雷[4]。因此，我们在 ACCOAST［Comparison of Prasugrel at the Time of Percutaneous Coronary Intervention（PCI）or as Pretreatment at the Time of Diagnosis in Patients with Non-ST Elevation Myocardial Infarction，比较普拉格雷在进行经皮冠状动脉介入治疗（PCI）时应用或作为非 ST 段抬高型心肌梗死患者预处理时应用的影响］试验中验证了普拉格雷预处理对 NSTE ACS 患者的影响（见表 19-3）[82]。在这项研究中，未接受过 $P2Y_{12}$ 受体拮抗剂的 NSTEMI 患者在诊断后尽快随机给予 30 mg 负荷量的普拉格雷预处理或安慰剂。血管造影之后（中位时间 4.3 小时之后），接受 PCI 治疗的患者（$n = 4033$），普拉格雷预处理组再次给予 30 mg 负荷量，安慰剂组给予 60 mg 负荷量。结果显示，普拉格雷预处理组和标准延迟治疗组相比没有改善 7 天主要终点（包括心血管死亡、心肌梗死、卒中、紧急血运重建、紧急应用 GP Ⅱ b/ Ⅲ a 抑制剂的复合终点）（10.0% *vs*. 9.8%；HR，1.02；95% CI，0.84 ～ 1.25；$P = 0.81$），但是普拉格雷组 3 倍增加了 CABG 相关 TIMI 大出血、6 倍增加了危及生命的大出血风险。接受 PCI 治疗组（68.7% 的患者）、接受 CABG 治疗组（6.2% 的患者）和仅接受药物治疗组（25.1% 的患者）之间的结果是一致的[82]。因此，ACCOAST 研究不支持 NSTEMI 患者在血管造影前应用普拉格雷。相应的，近期一个关于 NSTE-ACS 患者的 meta 分析中，应用噻吩吡啶（氯吡格雷或普拉格雷）进行预处理不能够降低死亡率，但是无论治疗策略如何（侵入性治疗或保守治疗），均显著增加了主要出血事件风险[83]。目前还不知道这些数据是否也可以用于分析替格瑞洛的预处理。

ST 段抬高型心肌梗死

2014 年 ESC 关于心肌血运重建指南推荐，对于接受直接 PCI 治疗的 STEMI 患者，推荐在第一次医疗接触时即予以 $P2Y_{12}$ 受体拮抗剂治疗，包括氯吡格雷、普拉格雷和替格瑞洛[10]。ACC/AHA 关于 STEMI 的指南中，尽可能早或接受直接 PCI 当时给予负荷剂量 $P2Y_{12}$ 受体拮抗剂属于Ⅰ类推荐[7]。因为药效学研究表明，$P2Y_{12}$ 受体拮抗剂对 STEMI 患者的抗血小板作用起效较晚[53]，尽管没有足够的数据支持，在直接 PCI 时提供一个更强的血小板抑制作用使得预处理成为一个有吸引力的策略。尽管有数据显示急诊 PCI 时使用氯吡格雷预处理有矛盾的结果[76]，在一项关于接受 PCI 治疗的大型 meta 分析中，在 STEMI 亚组中，氯吡格雷预处理可使死亡率降低约 50%[81]。在 TRITON-TIMI 38 试验中，只有 32% 接受急诊 PCI 治疗（症状出现≤ 12 小时）的 STEMI 患者和 20% 接受补救性 PCI（＞ 12 小时）的患者在PCI前予以负荷剂量，因此，普拉格雷在STEMI患者中的预处理价值尚未被明确证实[4,24]。

替格瑞洛在STEMI患者的预处理作用在ATLANTIC（Administration of Ticagrelor in the Cath-Laboratory or in the Ambulance for New ST-Segment Elevation Myocardial Infarction to Open the Coronary Artery，新发ST段抬高型心肌梗死患者开通冠状动脉时在导管室或急救车中应用替格瑞洛）试验中进行了研究，该试验中接受急诊血管造影的患者（$n = 1862$）随机在院前（急救车上）或院内（在心导管室）接受180 mg的替格瑞洛负荷量及阿司匹林治疗[84]。两种治疗策略中给予负荷剂量的中位时间只相差31分钟。院前替格瑞洛治疗没有减少主要复合终点（PCI前ST段抬高回落程度小于70%的患者占比和初始血管造影时梗死相关动脉无TIMI3级血流占比）。虽然该试验不支持降低临床终点，但两组间大出血发生率较低且相似，这表明了院前应用替格瑞洛的安全性。由于事件数极低，急性（≤24小时）支架内血栓形成率显著降低（院前组0% *vs.* 院内组0.8%）这一结果仅应被视为探索性的发现[84]。

这些结果，连同PLATO研究的试验设计，证实了在STEMI患者中使用替格瑞洛预处理是安全的。值得注意的是，在ATLANTIC研究中小规模的血小板功能亚研究显示，在任何时间点，两种治疗策略对血小板的抑制作用均没有显著差异[84]。总体来说，现有的数据表明，如果急诊PCI进行时有较短的医学接触到球囊时间，经普拉格雷或替格瑞洛治疗或预处理患者PCI前的残余血小板反应活性仍非常高[53,84]。在导管室使用静脉注射制剂，如GPI或坎格瑞洛，有可能即刻抑制血小板活性，直到口服$P2Y_{12}$受体拮抗剂发挥完全的抗血小板作用[54,63]。

口服$P2Y_{12}$受体拮抗剂的选择

十多年来，阿司匹林和氯吡格雷的双联抗血小板治疗方案一直是心肌梗死患者抗血小板治疗的基础[14]。尽管这种组合的效果很好，但新药的研究试验一直表明，新型$P2Y_{12}$受体拮抗剂能够更迅速、更有效、更可预测地抑制血小板，从而显著改善临床结果，尽管会导致主要出血风险的增加[4,14]。因此，无论临床表现（STEMI/NSTEMI）如何，普拉格雷和替格瑞洛都是接受介入性治疗的心肌梗死患者首选的初始治疗药物。在接受非介入性治疗的NSTEMI患者中，替格瑞洛优选于氯吡格雷。NSTEMI和STEMI患者应用$P2Y_{12}$受体拮抗剂时在每一阶段的处理见图19-6和图19-7。

氯吡格雷只应用于普拉格雷和替格瑞洛均存在禁忌时。对于接受溶栓治疗的STEMI患者和需要三联抗血栓治疗的MI患者，氯吡格雷仍然是首选（见第21章），如心房颤动患者，由于出血风险的增加，不推荐使用普拉格雷和替格瑞洛[5-10]。在缺乏对这两种药物进行头对头临床比较的情况下，在这两种药物之中进行选择时应考虑每种药物特殊的禁忌证以及患者的特点[4]。正在进行的ISAR-REACT（Prospective，Randomized Trial of Ticagrelor Versus Prasugrel in Patients With Acute Coronary Syndrome-Intracoronary Stenting and Antithrombotic Regimen：Rapid Early Action for Coronary Treatment，替格瑞洛与普拉格雷治疗急性冠脉综合征冠脉内支架置入术及抗凝治疗比较的前瞻性随机研究：冠状动脉治疗的早期快速行为）5临床试验（NCT01944800），将在大约4000例计划接受介入性治疗的ACS患者中进行普拉格雷和替格瑞洛的头对头比较[85]。此外，虽然血小板功能和基因检测已被提出用于帮助确定哪些患者可能受益于新型$P2Y_{12}$受体拮抗剂的治疗（见第20章），但是目前这些药物的选择仍多是根据临床情况。

由于替格瑞洛与$P2Y_{12}$受体的可逆结合以及8～12小时的半衰期，该药物需要每日两次给药[4]。因此，对于依从性较差的患者而言，替格瑞洛非最佳选择，而那些不可逆结合、在血小板生存期（7～10天）均可阻断$P2Y_{12}$受体、每日一次给药的拮抗剂则是更好的选择。但是，替格瑞洛可逆性结合的特性也提供了更快的消除作用，使得术前的药物洗脱期更短，并可减少围术期相关出血[4]。同时也可以假设，像替格瑞洛这样需要每日两次给药的可逆性结合药物，可提供稳定的血浆浓度，可能对血小板更新率高的患者有更有效的抗血小板作用，比如那些心肌梗死或糖尿病患者，他们的特征是网状血小板的水平较高，可导致血小板反应性高且与不良结局有关[4]。

不同的治疗策略中$P2Y_{12}$受体拮抗剂的选择不同。接受了PCI治疗的心肌梗死患者，氯吡格雷、普拉格雷和替格瑞洛均可以被选择[5-10]。对STEMI患者而言，接受PCI治疗的概率通常较高，因此可以选择所有药物，而在NSTEMI患者中，无论是预处理的选择还是后续治疗策略的选择都具有不确定性，这就使氯吡格雷和替格瑞洛的应用受到限制。这些药

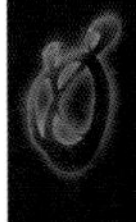

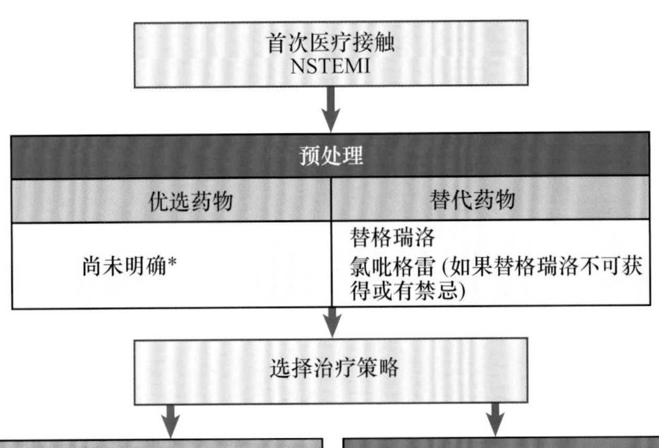

图 19-6　非 ST 段抬高型心肌梗死（NSTEMI）患者 $P2Y_{12}$ 受体拮抗剂的选择。 * 使用 $P2Y_{12}$ 受体拮抗剂进行预处理的选择考虑使用此流程的风险 / 效益比，即同时考虑血栓和出血风险。早期抗血小板治疗可保护患者在经皮冠状动脉介入治疗（PCI）前和即刻后的易损期免受血栓事件的影响。然而，当患者无法行 PCI 时，预处理可能导致不必要的血小板过度抑制和相关出血风险，例如无冠状动脉疾病的患者或需要冠状动脉旁路移植术（CABG）的患者。† 如果患者之前接受过氯吡格雷治疗，则应考虑改用普拉格雷或替格瑞洛

物，除了普拉格雷，都被批准用于接受药物治疗的 NSTEMI 患者的预处理和治疗[5-6,9-10]。在后续的总结中，替格瑞洛仍然是一线治疗，因为在 PLATO 试验中药物治疗亚组显示出其优于氯吡格雷获益[35]。

$P2Y_{12}$ 受体拮抗剂的转换

$P2Y_{12}$ 受体拮抗剂的转换在临床实践中经常出现，尤其是急性心肌梗死患者[80,86-87]。很多情况可能需要临床医生在心肌梗死急性期调整抗血小板药物。因为普拉格雷和替格瑞洛具有更好的临床表现，因此从氯吡格雷更换为另一种药物通常发生在经氯吡格雷预处理的患者身上[80,86-87]。在 PLATO 试验中，有近一半的患者将氯吡格雷调整为替格瑞洛，结果显示无论之前是否应用过氯吡格雷，安全性和有效性结果都是一致的。在试验中，随机分配到替格瑞洛治疗组的患者，无论最后一次使用氯吡格雷的时间，均给予 180 mg 的负荷量[34]。因此，类似的方法可应用于心肌梗死急性期从氯吡格雷调整为替格瑞洛的临床实践中。

在 TRITON TIMI 38 试验中并没有验证从氯吡

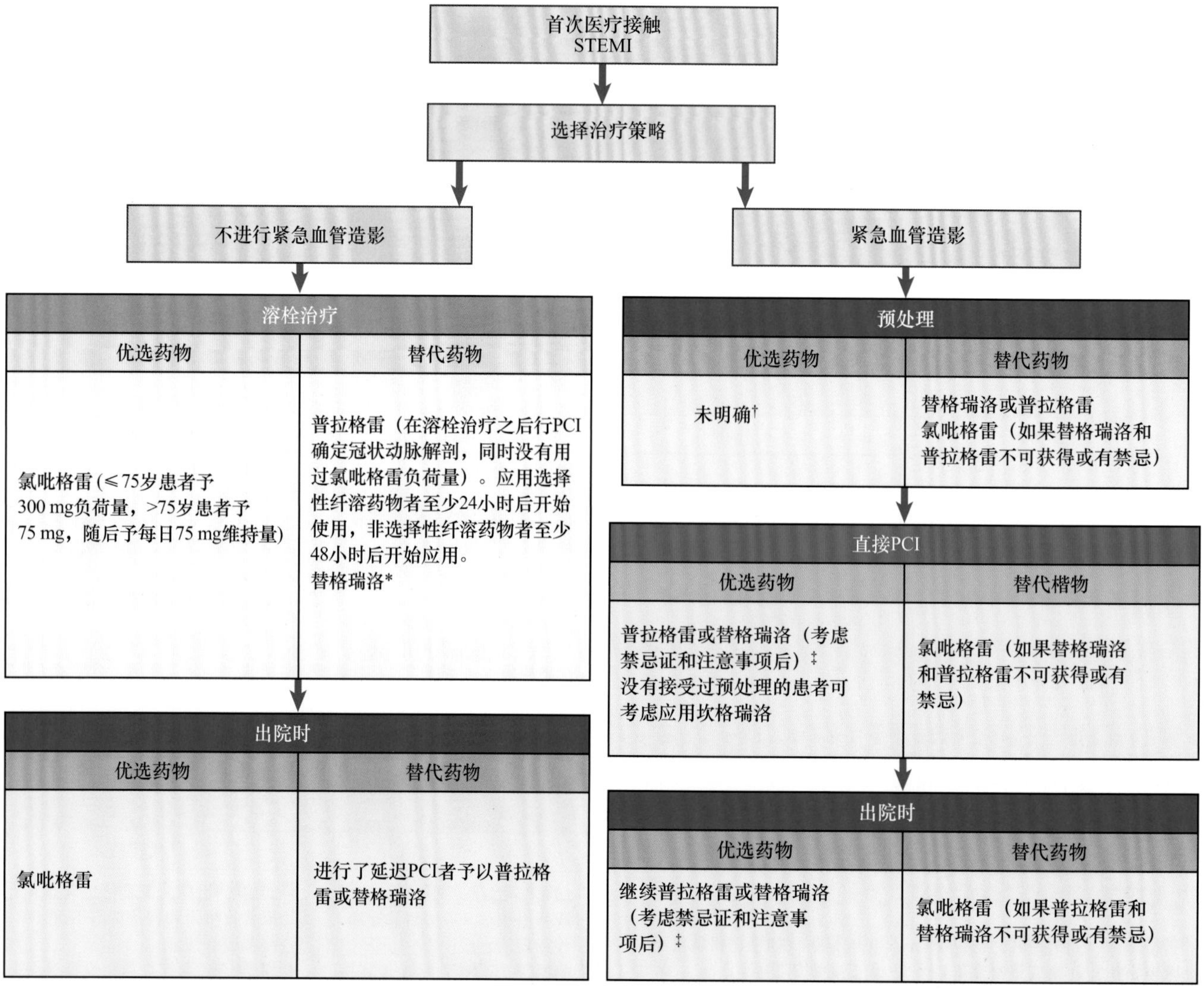

首次医疗接触 STEMI	
↓ 选择治疗策略	
不进行紧急血管造影	紧急血管造影

不进行紧急血管造影 → 溶栓治疗

优选药物	替代药物
氯吡格雷(≤75岁患者予300 mg负荷量，>75岁患者予75 mg，随后予每日75 mg维持量)	普拉格雷（在溶栓治疗之后行PCI确定冠状动脉解剖，同时没有用过氯吡格雷负荷量）。应用选择性纤溶药物者至少24小时后开始使用，非选择性纤溶药物者至少48小时后开始应用。 替格瑞洛*

出院时

优选药物	替代药物
氯吡格雷	进行了延迟PCI者予以普拉格雷或替格瑞洛

紧急血管造影 → 预处理

优选药物	替代药物
未明确†	替格瑞洛或普拉格雷 氯吡格雷（如果替格瑞洛和普拉格雷不可获得或有禁忌）

直接PCI

优选药物	替代楷物
普拉格雷或替格瑞洛（考虑禁忌证和注意事项后）‡ 没有接受过预处理的患者可考虑应用坎格瑞洛	氯吡格雷（如果替格瑞洛和普拉格雷不可获得或有禁忌）

出院时

优选药物	替代药物
继续普拉格雷或替格瑞洛（考虑禁忌证和注意事项后）‡	氯吡格雷（如果普拉格雷和替格瑞洛不可获得或有禁忌）

图 19-7 ST 段抬高型心肌梗死（STEMI）患者 $P2Y_{12}$ 受体拮抗剂的选择。 * 仅在少数非随机小样本试验中对行延迟经皮冠状动脉介入治疗（PCI）的患者进行过检验。† 使用 $P2Y_{12}$ 受体拮抗剂进行预处理的选择考虑使用此流程的风险 / 效益比，即同时考虑血栓和出血风险。早期抗血小板治疗可保护患者在经皮冠状动脉介入治疗（PCI）前和即刻后的易损期免受血栓事件的影响。然而，当患者无法行 PCI 时，预处理可能导致不必要的血小板过度抑制和相关出血风险，例如无冠状动脉疾病的患者或需要冠状动脉旁路移植术（CABG）的患者。‡ 如果患者之前接受过氯吡格雷治疗，则应考虑改用普拉格雷或替格瑞洛

格雷向普拉格雷的转换[4]。注册研究中的数据没有显示出任何主要的安全问题（如出血）与药物转换有关[80,86-87]。来自药效动力学研究的替代数据表明，氯吡格雷预处理的患者可以改用普拉格雷这一更强效的血小板抑制剂。调整时给予 60 mg 负荷量而不是 10 mg 维持剂量可以更快地发挥普拉格雷抗血小板作用，这其中没有任何的药物相互作用，不论患者正在接受每日 75 mg 氯吡格雷的治疗还是最近接受了 600 mg 氯吡格雷的负荷剂量[88-89]。因此，在急性心肌梗死患者中，当从氯吡格雷转换为普拉格雷时，应给予 60 mg 的负荷剂量[87]。

从一种新型 $P2Y_{12}$ 受体拮抗剂转换到氯吡格雷在临床实践中很常见，但支持这种转换的数据有限[80,86-87]。常规处方氯吡格雷可降低费用，同时对普拉格雷和替格瑞洛出血的担忧，仍然是转换为氯吡格雷的关键原因。由于缺少这种治疗策略相关临床研究，基于药效学考虑，由于氯吡格雷不可预测的血小板抑制性，无论何时需要从普拉格雷或替格瑞洛转换为氯吡格雷时，应予以 600 mg 的负荷剂量[87]。

注册数据显示，新型 $P2Y_{12}$ 受体拮抗剂之间的转换很少发生，发生率为 2% ～ 4%[80,86-87]。因此，临床数据是缺乏的，药效学研究也有限。但是从替格瑞洛转换到普拉格雷已被证实与急性血小板反应活性（24 ～ 48 小时）增加有关，可能原因是当转换时给予普拉格雷 60 mg 负荷剂量，由于药物相互作用会降低对血小板的抑制性[90]。相反，小规模药效学

研究表明，当从普拉格雷转换到替格瑞洛时，血小板抑制作用增强[91]。综上，基于获得的最佳证据，在新型 $P2Y_{12}$ 受体拮抗剂转换时，应给予负荷剂量。

从静脉制剂坎格瑞洛转换到氯吡格雷已经在大规模临床试验中进行了验证，而转换到新型 $P2Y_{12}$ 受体拮抗剂的数据则来自于小规模药效学研究。总的来说，现有的数据表明，因为这些药物竞争相同的 ADP 结合位点，为避免药效学相互作用，在坎格瑞洛停用后应立即使用氯吡格雷或普拉格雷[87,92]。相反的，替格瑞洛是一种非竞争性 ADP 拮抗剂，因此在坎格瑞洛注射前、注射中或注射后均可使用[93]。从任何一种口服 $P2Y_{12}$ 受体拮抗剂转换为坎格瑞洛时，均没有关于药物相互作用的证据，因此可以在任何时候开始[87,92-93]。

总结

抗血小板治疗在心肌梗死患者的治疗中起着关键作用。目前，阿司匹林联合普拉格雷或替格瑞洛的双联抗血小板治疗被认为是急性心肌梗死的首选治疗方案，因为这两种药物与氯吡格雷相比，能够更快、更有效地抑制血小板，并改善预后，同时总体安全性亦令人满意。氯吡格雷应用于普拉格雷和替格瑞洛有禁忌和那些需要辅以口服抗凝治疗的患者。尽管 COX-1 和 $P2Y_{12}$ 受体被阻断，患者仍然可能出现缺血性事件，这一结果引起了人们对抗栓治疗策略的兴趣，例如出现了针对血栓形成不同途径的药物，或静脉注射制剂，这些药物在急性冠脉综合征早期阶段即可达到即刻抗血小板效果的作用有一定的吸引力。

经典参考文献

Chen ZM, et al.: Addition of clopidogrel to aspirin in 45,852 patients with acute myocardial infarction: randomised placebo-controlled trial, *Lancet* 366:1607, 2005.

ISIS-2 (Second International Study of Infarct Survival) Collaborative Group: Randomised trial of intravenous streptokinase, oral aspirin, both, or neither among 17,187 cases of suspected acute myocardial infarction: ISIS-2. ISIS-2 (Second International Study of Infarct Survival) Collaborative Group, *Lancet* 1988(2):349, 1988.

Mehta SR, et al.: Effects of pretreatment with clopidogrel and aspirin followed by long-term therapy in patients undergoing percutaneous coronary intervention: the PCI-CURE study, *Lancet* 358:527, 2001.

Sabatine MS, et al.: Addition of clopidogrel to aspirin and fibrinolytic therapy for myocardial infarction with ST-segment elevation, *N Engl J Med* 352:1179, 2005.

Steinhubl SR, et al.: Early and sustained dual oral antiplatelet therapy following percutaneous coronary intervention: a randomized controlled trial, *JAMA* 288:2411, 2002.

Wiviott SD, et al.: Prasugrel versus clopidogrel in patients with acute coronary syndromes, *N Engl J Med* 357:2007, 2001.

Yusuf S, et al.: Effects of clopidogrel in addition to aspirin in patients with acute coronary syndromes without ST-segment elevation, *N Engl J Med* 345:494, 2001.

参考文献

1. Falk E, et al.: Update on acute coronary syndromes: the pathologists' view, *Eur Heart J* 34:719, 2013.
2. Libby P: Mechanisms of acute coronary syndromes and their implications for therapy, *N Engl J Med* 368:2013, 2004.
3. Angiolillo DJ, Ueno M, Goto S: Basic principles of platelet biology and clinical implications, *Circ J* 74:597, 2010.
4. Franchi F, Angiolillo DJ: Novel antiplatelet agents in acute coronary syndrome, *Nat Rev Cardiol* 12:30, 2015.
5. Amsterdam EA, et al.: 2014 AHA/ACC Guideline for the management of patients with non-ST-elevation acute coronary syndromes: a report of the American College of Cardiology/American Heart Association Task Force on Practice Guidelines, *Circulation* 130:e344, 2014.
6. Roffi M, et al.: 2015 ESC guidelines for the management of acute coronary syndromes in patients presenting without persistent ST-segment elevation: Task Force for the Management of Acute Coronary Syndromes in Patients Presenting without Persistent ST-Segment Elevation of the European Society of Cardiology (ESC), *Eur Heart J* 37:267, 2016.
7. O'Gara PT, et al.: 2013 ACCF/AHA guideline for the management of ST-elevation myocardial infarction: a report of the American College of Cardiology Foundation/American Heart Association Task Force on Practice Guidelines, *J Am Coll Cardiol* 61:e78, 2013.
8. Steg PG, et al.: ESC guidelines for the management of acute myocardial infarction in patients presenting with ST-segment elevation, *Eur Heart J* 33:2569, 2012.
9. Levine GN, et al.: 2011 ACCF/AHA/SCAI guideline for percutaneous coronary intervention. A report of the American College of Cardiology Foundation/American Heart Association Task Force on Practice Guidelines and the Society for Cardiovascular Angiography and Interventions, *J Am Coll Cardiol* 58:e44, 2011.
10. Windecker S, et al.: 2014 ESC/EACTS guidelines on myocardial revascularization: the Task Force on Myocardial Revascularization of the European Society of Cardiology (ESC) and the European Association for Cardio-Thoracic Surgery (EACTS) Developed with the special contribution of the European Association of Percutaneous Cardiovascular Interventions (EAPCI), *Eur Heart J* 35:2541, 2014.
11. Angiolillo DJ, Capodanno D, Goto S: Platelet thrombin receptor antagonism and atherothrombosis, *Eur Heart J* 31:17, 2010.
12. Angiolillo DJ, Ferreiro JL: Antiplatelet and anticoagulant therapy for atherothrombotic disease: the role of current and emerging agents, *Am J Cardiovasc Drugs* 13:233, 2013.
13. Mega JL, Simon T: Pharmacology of antithrombotic drugs: an assessment of oral antiplatelet and anticoagulant treatments, *Lancet* 386:281, 2015.
14. Angiolillo DJ: The evolution of antiplatelet therapy in the treatment of acute coronary syndromes: from aspirin to the present day, *Drugs* 72:2087, 2012.
15. Mehta SR, et al.: Dose comparisons of clopidogrel and aspirin in acute coronary syndromes, *N Engl J Med* 363:930, 2010.
16. Pettersen AÅ, et al.: High on-aspirin platelet reactivity and clinical outcome in patients with stable coronary artery disease: results from ASCET (Aspirin Nonresponsiveness and Clopidogrel Endpoint Trial), *J Am Heart Assoc* 1:e000703, 2012.
17. Grosser T, et al.: Drug resistance and pseudoresistance: an unintended consequence of enteric coating aspirin, *Circulation* 127:377, 2013.
18. Capodanno D, et al.: Pharmacodynamic effects of different aspirin dosing regimens in type 2 diabetes mellitus patients with coronary artery disease, *Circ Cardiovasc Interv* 4:180, 2011.
19. Karve AM, et al.: Contemporary use of ticagrelor in interventional practice (from Blue Cross Blue Shield of Michigan Cardiovascular Consortium), *Am J Cardiol* 115:1502, 2015.
20. Bueno H, et al.: Opportunities for improvement in anti-thrombotic therapy and other strategies for the management of acute coronary syndromes: insights from EPICOR, an international study of current practice patterns, *Eur Heart J Acute Cardiovasc Care* 5:3, 2016.
21. Tantry US, et al.: Consensus and update on the definition of on-treatment platelet reactivity to adenosine diphosphate associated with ischemia and bleeding, *J Am Coll Cardiol* 62:2261, 2013.
22. Stone GW, et al.: Platelet reactivity and clinical outcomes after coronary artery implantation of drug-eluting stents (ADAPT-DES): a prospective multicentre registry study, *Lancet* 382:614, 2013.
23. Aradi D, et al.: Bleeding and stent thrombosis on P2Y12-inhibitors: collaborative analysis on the role of platelet reactivity for risk stratification after percutaneous coronary intervention, *Eur Heart J* 36:1762, 2015.
24. Montalescot G, et al.: Prasugrel compared with clopidogrel in patients undergoing percutaneous coronary intervention for ST-elevation myocardial infarction (TRITON-TIMI 38): double-blind, randomised controlled trial, *Lancet* 373:723, 2009.
25. Wiviott SD, et al.: Greater clinical benefit of more intensive oral antiplatelet therapy with prasugrel in patients with diabetes mellitus in the trial to assess improvement in therapeutic outcomes by optimizing platelet inhibition with prasugrel-Thrombolysis in Myocardial Infarction 38, *Circulation* 118:1626, 2008.
26. Mega JL, et al.: Cytochrome P450 genetic polymorphisms and the response to prasugrel: relationship to pharmacokinetic, pharmacodynamic, and clinical outcomes, *Circulation* 119:2553, 2009.
27. O'Donoghue ML, et al.: Pharmacodynamic effect and clinical efficacy of clopidogrel and prasugrel with or without a proton-pump inhibitor: an analysis of two randomised trials, *Lancet* 374:989, 2009.
28. Kohli P, et al.: Discharge aspirin dose and clinical outcomes in patients with acute coronary syndromes treated with prasugrel versus clopidogrel: an analysis from the TRITON-TIMI 38 study (Trial to Assess Improvement in Therapeutic Outcomes by Optimizing Platelet Inhibition with Prasugrel-Thrombolysis In Myocardial Infarction 38), *J Am Coll Cardiol* 63:225, 2014.
29. Smith PK, et al.: Mortality benefit with prasugrel in the TRITON-TIMI 38 coronary artery bypass grafting cohort: risk-adjusted retrospective data analysis, *J Am Coll Cardiol* 60:388, 2012.
30. Roe MT, et al.: Prasugrel versus clopidogrel for acute coronary syndromes without revascularization, *N Engl J Med* 367:1297, 2012.
31. Roe MT, et al.: Elderly patients with acute coronary syndromes managed without revascularization: insights into the safety of long-term dual antiplatelet therapy with reduced-dose prasugrel versus standard-dose clopidogrel, *Circulation* 128:823, 2013.
32. Wiviott SD, et al.: Prasugrel versus clopidogrel for patients with unstable angina or non-ST-segment elevation myocardial infarction with or without angiography: a secondary, prespecified analysis of the TRILOGY ACS trial, *Lancet* 382:605, 2013.
33. Gurbel PA, et al.: Randomized double-blind assessment of the ONSET and OFFSET of the antiplatelet effects of ticagrelor versus clopidogrel in patients with stable coronary artery disease: the ONSET/OFFSET study, *Circulation* 120:2577, 2009.
34. Wallentin L, et al.: Ticagrelor versus clopidogrel in patients with acute coronary syndromes, *N Engl J Med* 361:1045, 2009.
35. James SK, et al.: Ticagrelor versus clopidogrel in patients with acute coronary syndromes intended for non-invasive management: substudy from prospective randomised PLATelet inhibition and patient Outcomes (PLATO) trial, *BMJ* 342:d3527, 2011.
36. Cannon CP, et al.: Comparison of ticagrelor with clopidogrel in patients with a planned invasive strategy for acute coronary syndromes (PLATO): a randomised double-blind study, *Lancet* 375:283, 2010.
37. Held C, et al.: Ticagrelor versus clopidogrel in patients with acute coronary syndromes undergoing coronary artery bypass surgery: results from the PLATO (Platelet Inhibition and Patient Outcomes) trial, *J Am Coll Cardiol* 57:672, 2011.
38. Lindholm D, et al.: Ticagrelor vs. clopidogrel in patients with non-ST-elevation acute coronary syndrome with or without revascularization: results from the PLATO trial, *Eur Heart J* 35:2083, 2014.
39. Steg PG, et al.: Ticagrelor versus clopidogrel in patients with ST-elevation acute coronary syndromes intended for reperfusion with primary percutaneous coronary intervention: a Platelet Inhibition and Patient Outcomes (PLATO) trial subgroup analysis, *Circulation* 122:2131, 2010.
40. James S, et al.: Ticagrelor vs. clopidogrel in patients with acute coronary syndromes and diabetes: a substudy from the PLATelet inhibition and patient Outcomes (PLATO) trial, *Eur Heart J* 31:3006, 2010.
41. Husted S, et al.: Ticagrelor versus clopidogrel in elderly patients with acute coronary syndromes: a substudy from the prospective randomized PLATelet inhibition and patient Outcomes (PLATO) trial, *Circ Cardiovasc Qual Outcomes* 5:680, 2012.
42. James SK, et al.: Ticagrelor versus clopidogrel in patients with acute coronary syndromes and a history of stroke or transient ischemic attack, *Circulation* 125:2914, 2012.
43. Kohli P, et al.: Reduction in first and recurrent cardiovascular events with ticagrelor compared with clopidogrel in the PLATO Study, *Circulation* 127:673, 2013.

44. James S, et al.: Ticagrelor versus clopidogrel in acute coronary syndromes in relation to renal function: results from the Platelet Inhibition and Patient Outcomes (PLATO) trial, *Circulation* 122:1056, 2010.
45. Wallentin L, et al.: Effect of CYP2C19 and ABCB1 single nucleotide polymorphisms on outcomes of treatment with ticagrelor versus clopidogrel for acute coronary syndromes: a genetic substudy of the PLATO trial, *Lancet* 376:1320, 2010.
46. Becker RC, et al.: Bleeding complications with the P2Y12 receptor antagonists clopidogrel and ticagrelor in the PLATelet inhibition and patient Outcomes (PLATO) trial, *Eur Heart J* 32:2933, 2011.
47. Mahaffey KW, et al.: Ticagrelor compared with clopidogrel by geographic region in the Platelet Inhibition and Patient Outcomes (PLATO) trial, *Circulation* 124:544, 2011.
48. Teng R, Maya J, Butler K: Evaluation of the pharmacokinetics and pharmacodynamics of ticagrelor co-administered with aspirin in healthy volunteers, *Platelets* 24:615, 2013.
49. Cattaneo M, Schulz, Nylander S: Adenosine-mediated effects of ticagrelor: evidence and potential clinical relevance, *J Am Coll Cardiol* 63:2503, 2014.
50. Armstrong D, et al.: Characterization of the adenosine pharmacology of ticagrelor reveals therapeutically relevant inhibition of equilibrative nucleoside transporter 1, *J Cardiovasc Pharmacol Ther* 19:209, 2014.
51. Bonello L, et al.: Ticagrelor increases adenosine plasma concentration in patients with an acute coronary syndrome, *J Am Coll Cardiol* 63:872, 2014.
52. Storey RF, et al.: Pulmonary function in patients with acute coronary syndrome treated with ticagrelor or clopidogrel (from the Platelet Inhibition and Patient Outcomes [PLATO] pulmonary function substudy), *Am J Cardiol* 108:1542, 2011.
53. Alexopoulos D, Xanthopoulou I, Goudevenos J: Effects of P2Y12 receptor inhibition in patients with ST-segment elevation myocardial infarction, *Am J Cardiol* 113:2064, 2014.
54. Franchi F, Rollini F, Muñiz-Lozano A, et al.: Cangrelor: a review on pharmacology and clinical trial development, *Expert Rev Cardiovasc Ther* 11:1279, 2013.
55. Angiolillo DJ, Schneider DJ, Bhatt DL, et al.: Pharmacodynamic effects of cangrelor and clopidogrel: the platelet function substudy from the Cangrelor versus Standard Therapy to Achieve Optimal Management of Platelet Inhibition (CHAMPION) trials, *J Thromb Thrombolysis* 34:44, 2012.
56. Harrington RA, et al.: Platelet inhibition with cangrelor in patients undergoing PCI, *N Engl J Med* 361:2318, 2009.
57. Bhatt DL, et al.: Intravenous platelet blockade with cangrelor during PCI, *N Engl J Med* 361:2330, 2009.
58. Bhatt DL, et al.: Effect of platelet inhibition with cangrelor during PCI on ischemic events, *N Engl J Med* 368:1303, 2013.
59. White HD, et al.: Reduced immediate ischemic events with cangrelor in PCI: a pooled analysis of the CHAMPION trials using the universal definition of myocardial infarction, *Am Heart J* 163:182. e4, 2012.
60. Généreux P, et al.: Impact of intraprocedural stent thrombosis during percutaneous coronary intervention: insights from the CHAMPION PHOENIX Trial (Clinical Trial Comparing Cangrelor to Clopidogrel Standard of Care Therapy in Subjects Who Require Percutaneous Coronary Intervention), *J Am Coll Cardiol* 63:619, 2014.
61. Steg PG, et al.: Effect of cangrelor on periprocedural outcomes in percutaneous coronary interventions: a pooled analysis of patient-level data, *Lancet* 382:2013, 1981.
62. Angiolillo DJ, et al.: Bridging antiplatelet therapy with cangrelor in patients undergoing cardiac surgery: a randomized controlled trial, *JAMA* 307:265, 2012.
63. Muñiz-Lozano A, et al.: Update on platelet glycoprotein IIb/IIIa inhibitors: recommendations for clinical practice, *Ther Adv Cardiovasc Dis* 7:197, 2013.
64. Franchi F, et al.: Platelet thrombin receptor antagonism with vorapaxar: a review on pharmacology and clinical trial development, *Future Cardiol* 11:547, 2015.
65. Tricoci P, et al.: Thrombin-receptor antagonist vorapaxar in acute coronary syndromes, *N Engl J Med* 366:20, 2012.
66. Morrow DA, et al.: Vorapaxar in the secondary prevention of atherothrombotic events, *N Engl J Med* 366:1404, 2012.
67. FDA Clopidogrel Full Prescribing Information. http://www.accessdata.fda.gov/drugsatfda_docs/label/2010/020839s048lbl.pdf. Accessed May 1, 2015.
68. FDA Prasugrel Full Prescribing Information. http://www.accessdata.fda.gov/drugsatfda_docs/label/2010/022307s002lbl.pdf. Accessed May 1, 2015.
69. EMA: Assessment Report for Efient. http://www.ema.europa.eu/docs/en_GB/document_library/EPAR_-_Public_assessment_report/human/000984/WC500021975.pdf. Accessed May 1, 2015.
70. FDA: Ticagrelor Full Prescribing Information. www.accessdata.fda.gov/drugsatfda_docs/label/2013/022433s010lbl.pdf. Accessed May 1, 2015.
71. EMA: Assessment Report for Brilique. http://www.ema.europa.eu/docs/en_GB/document_library/EPAR_-_Public_assessment_report/human/001241/WC500100492.pdf. Accessed May 1, 2015.
72. FDA: Vorapaxar Prescribing Information. http://www.accessdata.fda.gov/drugsatfda_docs/label/2014/204886s000lbl.pdf. Accessed May 1, 2015.
73. EMA: Vorapaxar Assessment Report. http://www.ema.europa.eu/ema/index.jsp?curl=pages/medicines/human/medicines/002814/human_med_001839.jsp&mid=WC0b01ac058001d124. Accessed May 1, 2015.
74. Cangrelor United States full prescribing information [online]. www.kengreal.com/pdfs/kengreal-us-prescribing-information.pdf. Accessed July 1, 2015.
75. Cangrelor EMA prescribing information [online]. www.ema.europa.eu/docs/en_GB/document_library/EPAR_-_Product_Information/human/003773/WC500188098.pdf. Accessed July 1, 2015.
76. Capodanno D, Angiolillo DJ: Pretreatment with antiplatelet drugs in invasively managed patients with coronary artery disease in the contemporary era: review of the evidence and practice guidelines, *Circ Cardiovasc Interv* 8:e002301, 2015.
77. Valgimigli M: Pretreatment with P2Y12 inhibitors in non-ST-segment-elevation acute coronary syndrome is clinically justified, *Circulation* 130:1891, 2014.
78. Collet JP, et al.: Pretreatment with P2Y12 inhibitors in non-ST-segment-elevation acute coronary syndrome: an outdated and harmful strategy, *Circulation* 130:1904, 2014.
79. Sherwood MW, et al.: Early clopidogrel versus prasugrel use among contemporary STEMI and NSTEMI patients in the US: insights from the National Cardiovascular Data Registry, *J Am Heart Assoc* 3:e000849, 2014.
80. De Luca L, et al.: Contemporary antithrombotic strategies in patients with acute coronary syndrome admitted to cardiac care units in Italy: The EYESHOT Study, *Eur Heart J Acute Cardiovasc Care* 4:441–445, 2015.
81. Bellemain-Appaix A, et al.: Association of clopidogrel pretreatment with mortality, cardiovascular events, and major bleeding among patients undergoing percutaneous coronary intervention: a systematic review and meta-analysis, *JAMA* 308:2507, 2012.
82. Montalescot G, et al.: Pretreatment with prasugrel in non-ST-segment elevation acute coronary syndromes, *N Engl J Med* 369:999, 2013.
83. Bellemain-Appaix A, et al.: Reappraisal of thienopyridine pretreatment in patients with non-ST elevation acute coronary syndrome: a systematic review and meta-analysis, *BMJ* 349:g6269, 2014.
84. Montalescot G, et al.: Prehospital ticagrelor in ST-segment elevation myocardial infarction, *N Engl J Med* 371:1016, 2014.
85. Schulz S, et al.: Randomized comparison of ticagrelor versus prasugrel in patients with acute coronary syndrome and planned invasive strategy–design and rationale of the Intracoronary Stenting and Antithrombotic Regimen: Rapid Early Action for Coronary Treatment (ISAR-REACT) 5 trial, *J Cardiovasc Transl Res* 7:91, 2014.
86. Bagai A, et al.: In-hospital switching between adenosine diphosphate receptor inhibitors in patients with acute myocardial infarction treated with percutaneous coronary intervention: insights into contemporary practice from the TRANSLATE-ACS study, *Eur Heart J Acute Cardiovasc Care* 4:499–508, 2014.
87. Rollini F, Franchi F, Angiolillo DJ: Switching P2Y12 receptor inhibitors in patients with coronary artery disease, *Nat Rev Cardiol* 13:11–27, 2016.
88. Angiolillo DJ, et al.: Increased platelet inhibition after switching from maintenance clopidogrel to prasugrel in patients with acute coronary syndromes: results of the SWAP (SWitching Anti Platelet) study, *J Am Coll Cardiol* 56:1017, 2010.
89. Diodati JG, et al.: Effect on platelet reactivity from a prasugrel loading dose after a clopidogrel loading dose compared with a prasugrel loading dose alone: Transferring From Clopidogrel Loading Dose to Prasugrel Loading Dose in Acute Coronary Syndrome Patients (TRIPLET): a randomized controlled trial, *Circ Cardiovasc Interv* 6:567, 2013.
90. Angiolillo DJ, et al.: Pharmacodynamic evaluation of switching from ticagrelor to prasugrel in patients with stable coronary artery disease: results of the SWAP-2 Study (Switching Anti Platelet-2), *J Am Coll Cardiol* 63:1500, 2014.
91. Bassez C, et al.: Effectiveness of switching 'low responders' to prasugrel to ticagrelor after acute coronary syndrome, *Int J Cardiol* 176:1184, 2014.
92. Schneider DJ, et al.: Pharmacodynamic effects during the transition between cangrelor and prasugrel, *Coron Artery Dis* 26:42, 2015.
93. Schneider DJ, et al.: Pharmacodynamic effects during the transition between cangrelor and ticagrelor, *JACC Cardiovasc Intv* 7:435, 2014.

20 临床实践 / 争议

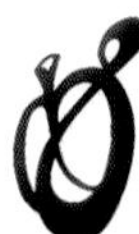

急性冠脉综合征患者个体化抗血小板治疗

Jean Philippe Collet and Guillaume Cayla

黎嘉雯 译 赵雪燕 审校

引言

阿司匹林联合 $P2Y_{12}$ 抑制剂，又称双联抗血小板治疗，是急性冠脉综合征（ACS）和（或）经皮冠状动脉介入治疗（PCI）患者口服抗血小板的标准治疗[1]。氯吡格雷的药理作用差异较大以及二磷酸腺苷（ADP）诱导的血小板聚集产生的极值与缺血和出血事件发生的异质性相关，是该前体药的局限性。相比之下，第二代口服 $P2Y_{12}$ 抑制剂（普拉格雷和替格瑞洛）对 $P2Y_{12}$ 受体表现出更一致、更迅速、更强的抑制作用，并且进一步降低了缺血事件的风险，尽管也出现了更多的出血并发症（见第 19 章）[2]。氯吡格雷是在世界范围内销售的第二大领先药物，当有可能评价可测量的药物疗效，并还可能识别不良结局风险的患者时，无选择性使用该药是无法理解的。目前，基于床旁即时检测的个体化治疗现在技术上可行，通过识别反应的极值并调整治疗，有潜在改善口服 $P2Y_{12}$ 治疗的风险和（或）效益的可能[3]。共识认为，治疗过程中血小板高反应性（high on-treatment platelet reactivity，HPR）或对 ADP 的抑制分别是 PCI 术后缺血和（或）出血事件的主要危险因素。然而，对基于血小板功能检测或基因分型的调整治疗，指南仅给出了 Ⅱ b 类推荐[1]。在本章中，我们提出了口服抗血小板治疗个体化的概念，其受到多方面的影响，而且具有多种潜在的临床意义。

氯吡格雷的代谢和生物反应

氯吡格雷是第二代噻吩吡啶类衍生物，能不可逆地与 $P2Y_{12}$ 嘌呤能受体特异性结合，从而抑制 ADP 介导的血小板活化和聚集（见第 19 章）。它是一种无活性的前体药，需要通过肝细胞色素 P450（CYP）系统氧化生成氯吡格雷 H4- 硫醇，这是一种推测只与 $P2Y_{12}$ 受体选择性结合的活性代谢物。血小板聚集不仅受到 ADP 激发的影响，还受到其他需要释放 ADP 作为放大器的物质的影响（图 20-1）。

个体对氯吡格雷生物反应的广泛差异性是氯吡格雷的一个既定局限性，有许多决定因素参与，包括环境、细胞、临床和遗传因素（图 20-2）[3]。治疗过程中的 HPR 和血小板低反应性（low on-treatment platelet reactivity，LPR）与复发性缺血与出血事件有关[4-5]。血小板功能检测的目的是测量药物的个体反应，以避免 HPR 和 LPR。虽然存在许多方法，但对最佳检测方法没有达成一致意见[6]。

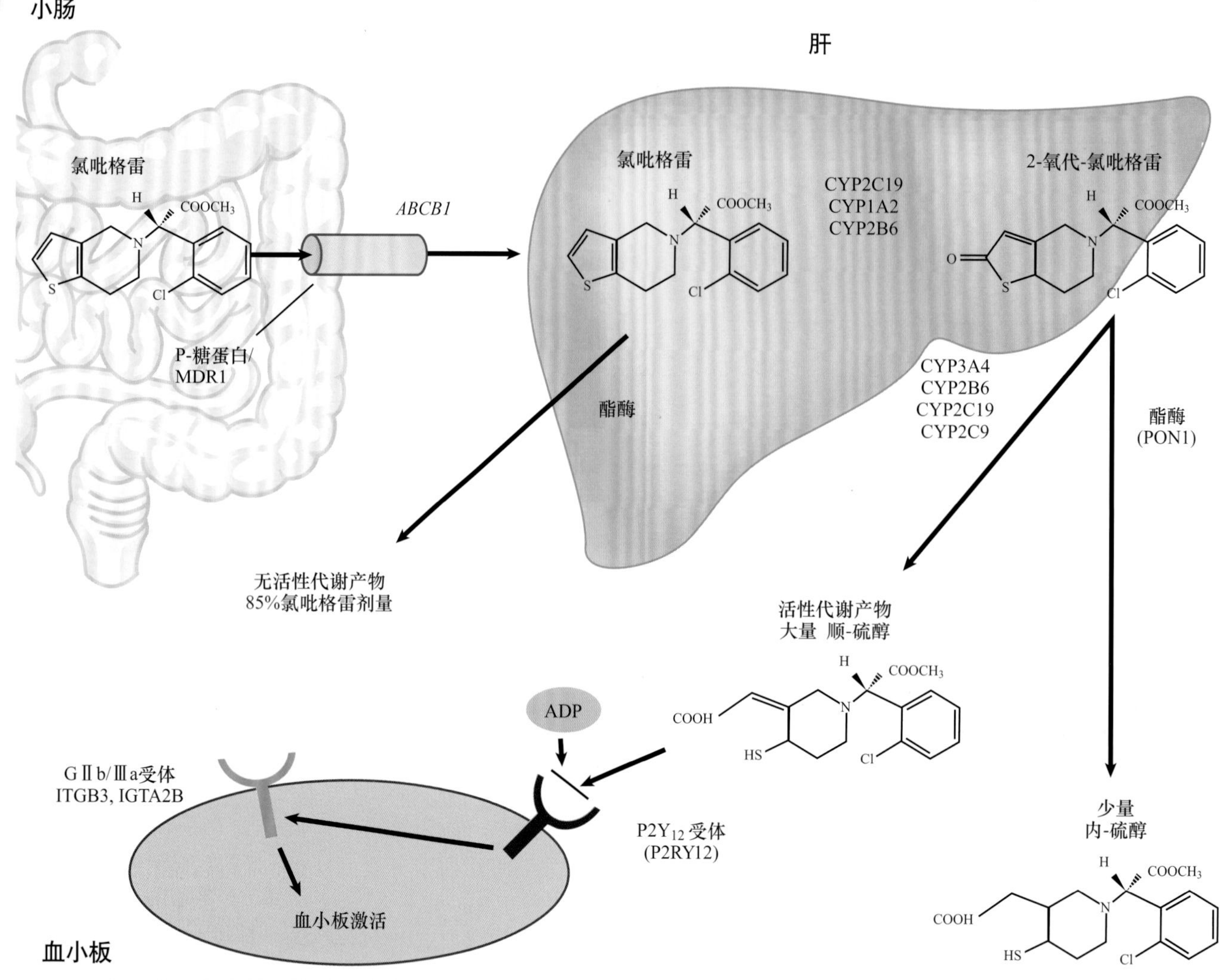

图 20-1 氯吡格雷的代谢物激活。该前药的生物利用度由肠道吸收决定，这可能受到由 ABCB1 基因编码的外排泵 MDR1 的限制。随后，85% 的前药被酯酶转化为无活性代谢产物。剩下的 15% 通过两步氧化转化为活性代谢产物。第一步氧化（CYP2C19）产生中间产物 2- 氧代-氯吡格雷。第二步（CYP2C19）产生活性代谢产物，不可逆地与 $P2Y_{12}$ 受体结合。（PON1：对氧磷酶 -1

血小板检测的方法

目前证实有 4 种 ADP 激发的检测方法：血管扩张剂刺激磷蛋白（vasodilator-stimulated phosphoprotein，VASP）磷酸化法（VASP-P）检测法、电阻抗法、VerifyNow 法和光学比浊法（LTA），可以用于预测 ACS 患者支架内血栓形成和出血的风险。方法学上的明显差异可以解释 ADP 激发检测结果的不完全一致性以及区分血栓事件高危患者的异质性。对总聚集检测方法（血小板聚集）通常反映药物作用的特异度较低，而使用高特异度方法在亚细胞水平（如 VASP 磷酸化）分析药物作用，有关血小板激活-聚集级联的总体状态所提供的信息又较少。只有在没有标准检测方法可用的情况下，才推荐使用 ADP 刺激的 LTA 来测定血小板功能。基于目前可得的证据，分别用于出血和支架内血栓形成危险分层的最佳初步截点值包括：VerifyNow 法的 95 和 208 $P2Y_{12}$ 反应单位（$P2Y_{12}$ reaction units，PRU）；电阻抗法的 19 U 和 46 U；以及 VASP-P 法的 10% 和 50% 血小板活性指数（platelet reactivity index，PRI）（表 20-1）。根据临床表现、PCI 时间、手术是否成功和种族，这些建议的截点值可能会有所不同，需要进一步验证。

血管扩张剂刺激磷蛋白磷酸化法

用流式细胞仪检测 VASP 的磷酸化状态是评估 ADP 受体抑制程度的完全 $P2Y_{12}$ 受体特异性方法。VASP 是 $P2Y_{12}$ 受体信号转导的第二信使。去磷酸化和磷酸化 VASP 比值是对 $P2Y_{12}$ 抑制作用的一种选择

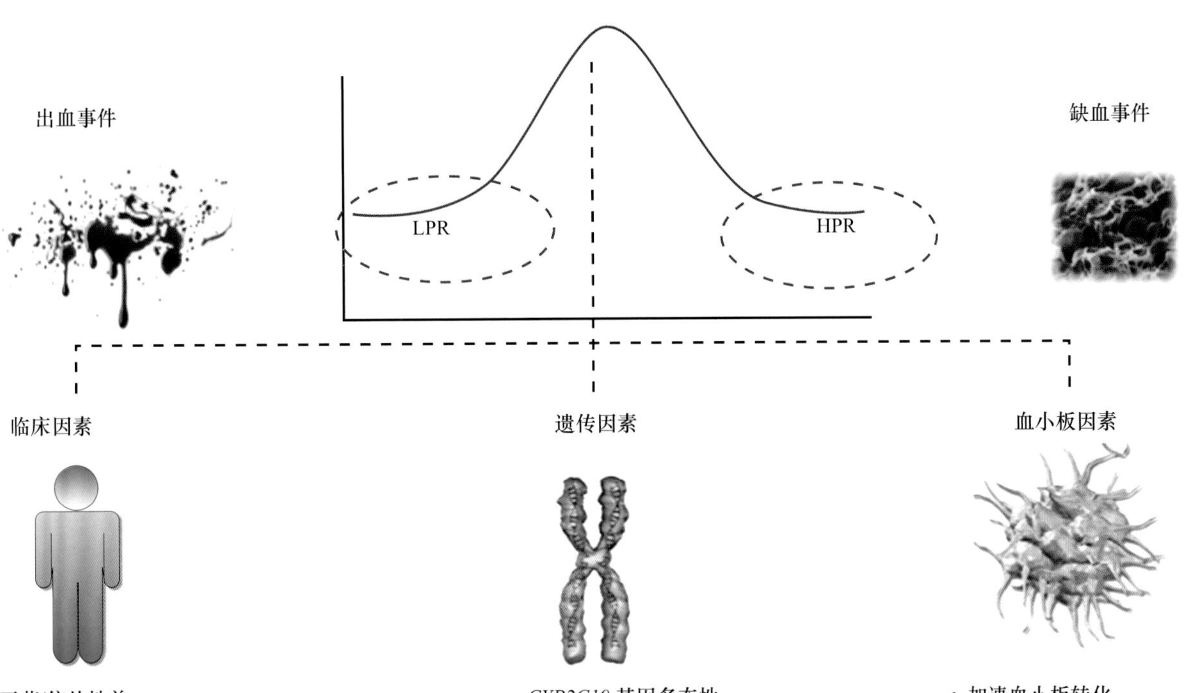

- 未开药/依从性差
- 剂量不足/吸收不良
- CYP相关的药物-药物互相反应
- 急性冠脉综合征
- 糖尿病/胰岛素抵抗
- 体重指数增高
- 年龄
- 吸烟
- 肾功能损害

- *CYP2C19* 基因多态性
- *ABCB1* 基因多态性
- $P2Y_{12}$ 基因多态性
- GP Ⅲa 基因多态性

- 加速血小板转化
- 血小板活化途径上调

图 20-2　氯吡格雷反应多样性的相关因素。GP：糖蛋白；HPR：血小板高反应性；LPR：血小板低反应性；CYP：肝细胞色素 P450

表 20-1　**预测支架内血栓形成和出血的血小板反应性最佳截点值**[3-4]

检测方法	支架内血栓形成		出血	
	截点值	人数	截点值	人数
VerifyNow 法	＞ 208 PRU	11 245	＜ 95 PRU	8449
电阻抗法	＞ 46 U	1608	＜ 19 U	2533
VASP-P 法	＞ 50% PRI	640	＜ 10% PRI	1542

PRI：血小板反应性指数；PRU：血小板反应性单位；U：聚集单位；VASP-P：血管扩张刺激磷蛋白磷酸化

性测定。该方法不受糖蛋白Ⅱ b/ Ⅲ a 抑制剂（GPI）的影响，是唯一能够在不受 $P2Y_1$ 受体影响的情况下评估 $P2Y_{12}$ 受体抑制程度的方法。该检测方法对实验室环境有特殊要求，并要求具有对流式细胞分析有经验的工作人员，使得该方法不适用于常规的临床应用，但对于血小板功能的研究来说是一种非常理想的方法。

电阻抗法

电阻抗法是一种半自动化、标准化的聚集测定法，用于评估全血中血小板的抑制效果。与传统的聚集测定法相比，该方法明显更快速和可靠。该法使用阻抗聚集计来检测随时间变化两个电极间的电阻抗变化，两电极需浸泡在生理盐水稀释的水蛭素抗凝全血中。电阻抗随时间的变化会被绘制出来，形成一个类似于 LTA 的聚合曲线。这项技术要求在整个评估过程中进行样品制备和移液。该检验的成本介于 LTA 法和 VerifyNow 法之间。

VerifyNow 法

VerifyNow 系统是一种基于比浊法的光学检测为基础，测量激动剂诱导的血小板聚集的床旁即时检测方法。激动剂的存在可激活血小板，使其与纤维蛋白原包覆的微球结合，使凝集物从溶液中析出。结果报告为 PRU（$P2Y_{12}$ reaction units），PRU 值越低

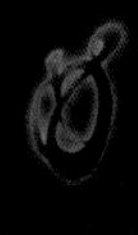

对应 $P2Y_{12}$ 受体抑制程度越高。VerifyNow 系统的优点包括简单、灵敏、快速和用户友好。

光学比浊法（LTA）

以少血小板（platelet-poor）血浆的红外线透过率来代表 100% 聚集，并将未受刺激的富血小板血浆设置为 0% 来评估被检标本对电感器反应的光浊度变化。由于血小板在诱导剂处理后激活和聚集，在没有抗血小板药物的情况下，光浊度会降低。该法价格低廉，历史上是血小板功能研究的金标准，并且在药效动力学和临床研究中广泛使用，具有重要的临床意义。然而，LTA 耗时较长并需要接受过训练的实验室人员进行检测，使得该方法不能提供 24 小时或 7 天的床旁检测服务。该方法由于激动剂使用浓度不同（5 μmol/L、10 μmol/L、20 μmol/L），首选估计值不同（峰聚集，后聚集），抗凝剂的选择不同［柠檬酸、水蛭素或苯基丙氨酰-丙氨酰-精氨酸氯甲基酮（PPACK）抗凝］以及样品制备技术要求不同（离心时间与速度）而缺乏标准化则是其重要的限制。

血小板功能检测的基本原理

血小板功能检测对血栓事件的预测价值

血小板功能检测已经证实 $P2Y_{12}$ 受体信号是 PCI 术后 ACS 患者形成病理生理性血栓的重要组成部分。特别是，HPR 已经成为支架内血栓形成的独立预测因子。在迄今为止进行的最大规模的血小板功能观察性研究 ADAPT-DES（Assessment of Dual AntiPlatelet Therapy with Drug-Eluting Stents）中，约 50% 的 PCI 术后 30 天支架内血栓形成可归因于高血小板反应性［倾向性调整 hazard 比值（HR），3.0；95% 置信区间（CI），1.39 ～ 6.49；$P = 0.005$］，PRU 值被定义为 VerifyNow 床旁检测时大于 208[5]。HPR 也与 1 年明确和（或）可能支架内血栓形成（调整的 HR，2.49；95% CI，1.43 ～ 4.31；$P = 0.001$）和心肌梗死（MI）（调整的 HR，1.42；95% CI，1.09 ～ 1.86；$P = 0.01$）独立相关。然而，与 HPR 相关的风险受到研究个体的临床特征和手术结果的影响。例如，ACS 患者（调整 HR，3.91；95% CI，1.51 ～ 10.11；$P = 0.005$）HPR 对 ADP 的预测准确性较稳定性冠心病患者（调整 HR，1.49；95% CI，0.35 ～ 6.36；$P = 0.59$）更高。在 TRILOGY-ACS（Targeted Platelet Inhibition to Clarifythe Optimal Strategy to Medically Manage Acute Coronary Syndromes）研究中，氯吡格雷或普拉格雷治疗的患者 HPR 并非不良事件的独立预测因子[7]。最后，与氯吡格雷治疗的患者相比，普拉格雷或替格瑞洛治疗的患者 HPR 发生率要低得多，其与使用第三代 ADP 拮抗剂治疗患者预后的相关性仍未确定[6]。

血小板功能检测对出血事件的预测价值

在使用 $P2Y_{12}$ 抑制剂的患者中，与那些具有理想血小板反应性的患者相比，表 20-1 中定义的 LPR 与主要出血并发症风险增加相关［相对风险率（RR）1.74；95% CI，1.47 ～ 2.06；$P < 0.000\ 01$］[4]。值得注意的是，使用当前新一代的 $P2Y_{12}$ 抑制剂，出血风险的增加正越来越接近于支架内血栓形成或心肌梗死减少的程度。在许多研究中，出血事件的定义、随访时间、出血事件的判定以及 LPR 的预先定义的截点值缺乏标准化，这些都是公认的局限性。此外，与氯吡格雷相比，新一代 $P2Y_{12}$ 抑制剂的证据要少得多，而且尚需评估氯吡格雷的阈值与普拉格雷和替格瑞洛定义 LPR 的相关性[8]。$P2Y_{12}$ 抑制剂的治疗窗已经被提出，并且在临床实践中提出了调整抗血小板治疗剂量的可能性以优化效益-风险比（图 20-3）。

血小板功能检测指导治疗策略

尽管血小板反应性被认为似乎是评估未来事件风险的一个可靠并独立的预测指标，但是基于药物效果测定的选择性强化抗血小板治疗概念从未被成功证明。血小板功能检测假说的随机试验受到以下因素的限制：低事件率、药理干预不足、对低风险患者招募的偏倚以及对支架置入术后被认为无反应的患者进行干预。

GRAVITAS（Gauging Responsiveness with A Verify Nowassay-Impact on Thrombosis And Safety）试验[9]测试了血小板高反应性患者（根据 VerifyNow $P2Y_{12}$ 检测定义为 230 PRU）服用固定大剂量氯吡格雷治疗方案（600 mg，然后每天 150 mg，持续 6 个月）的策略。无论血小板抑制的程度如何，与标准剂量的氯吡格雷相比（75 mg/d），该固定高剂量策略并没有减少 PCI 术后心血管死亡、心肌梗死

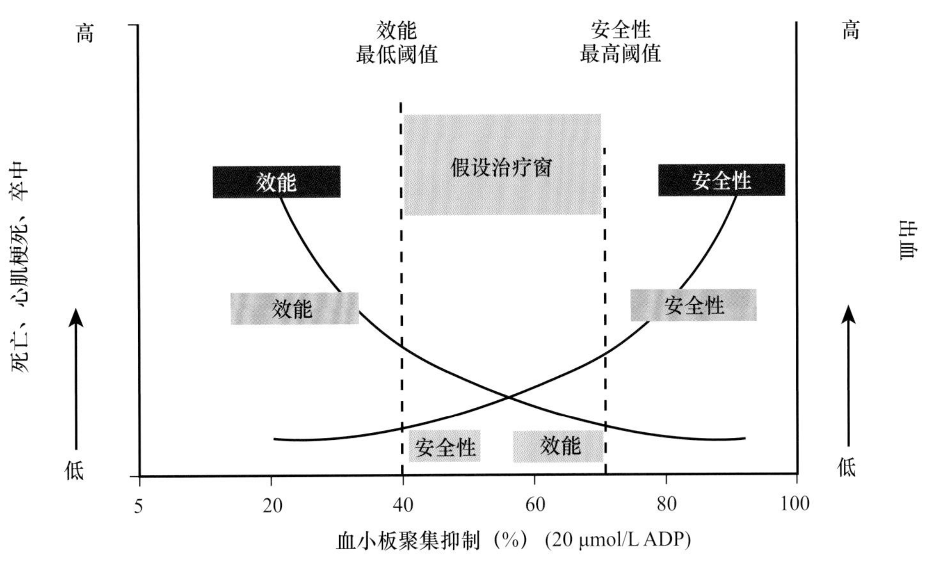

图 20-3　P2Y$_{12}$ 抑制的治疗窗口和结果。ADP：二磷酸腺苷。（Modified from Becker RC：Pharmacogenetics and safety parameters for platelet P2Y12 receptor antagonists. J Thromb Thrombolysis 28：513-514，2009.）

和支架内血栓形成。解释上述结果时，应考虑以下局限性：对氯吡格雷反应差的严格定义（PRU＞230）；为克服反应不良采用低强度干预；ACS 患者比例小（15.5% 生物标志物阳性）；在冠状动脉介入术后再随机化，导致了低事件发生率（与预期事件发生率为 5% 相比，观测事件发生率为 2.3%）。该研究的一项事后分析显示，PRU 值小于 208 与 60 天主要终点独立相关，该终点包括死亡、心肌梗死和支架内血栓形成（HR，1.68；95% CI，0.76～1.32）[10]。

在行择期支架置入并应用氯吡格雷的患者检测血小板反应性以指导普拉格雷替代治疗的 TRIGGER-PCI 研究中，2150 例成功置入药物洗脱支架的低风险稳定性冠心病患者，根据 VerifyNow 法 PRU 大于 208 随机分为 2 组，分别接受普拉格雷（60 mg 负荷量，随后为 10 mg/d）和氯吡格雷（600 mg 负荷量，随后为 75 mg/d）[11]。虽然 TRIGGER-PCI 因无效而提前终止，但积极的策略有效地降低了 HPR，表现在普拉格雷降低了 6%。其中 236 例完成了 6 个月随访的患者，只有 1 例报告了主要终点。重要的是，30% 登记患者在确定 HPR 后拒绝进行随机化，这强调了这种试验策略的局限性，这种策略是基于识别出血小板治疗无反应者，而不是基于随机化采用血小板功能测试并调整治疗的方案。

ARCTIC（Assessment by a Double Randomization of a Conventional Antiplatelet Strategy Versus a Monitoring Guided Strategy for Drug-Eluting Stent Implantation and of Treatment Interruption Versus Continuation One year After Stenting）研究（n = 2400）[12]，对随机分配到血小板功能监测策略的患者确定 HPR，并在出院前和出院后调整治疗方案，尽可能控制这一危险因素（图 20-4），然而，该策略并未表现出对冠状动脉血运重建并使用药物洗脱支架的患者住院后第 1 年发生的缺血性事件有益（图 20-5）。阿司匹林治疗期间高血小板反应定义为≥ 550 阿司匹林反应单位。噻吩吡啶治疗期间高血小板反应性定义为≥ 235 PRU 或与基线聚集测量相比抑制在 15% 及以下，或两者都有。药物调整包括新负荷剂量的氯吡格雷或使用普拉格雷，输注 GPI，以及增加氯吡格雷的维持剂量或使用普拉格雷。ARCTIC 研究的主要不足包括低 ACS 比率（30%）和 15% 的患者无法通过干预

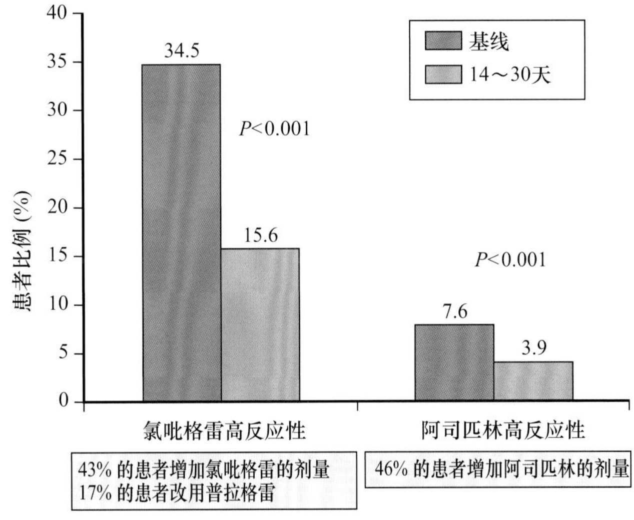

图 20-4　ARCTIC 研究随访期间的治疗调整[12]。由于治疗调整，血小板高反应性在 PCI 时和维持期间降低了一半

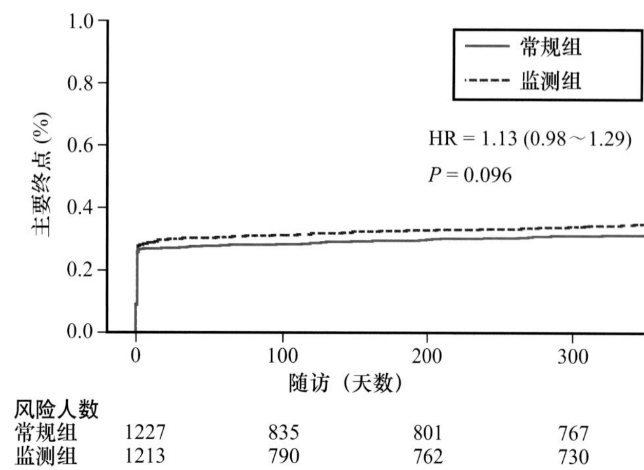

图 20-5　ARCTIC 研究主要结局事件（死亡、心肌梗死、支架内血栓形成、卒中或支架置入术 1 年后紧急血运重建）的患者比例[12]。HR：风险比

克服 HPR。排除所有住院事件后，得到了相同的结果[13]，推翻了 HPR 不仅是风险标志物，而且也可能通过改变抗血小板药物来影响风险因素的这个假设。本研究通过对无反应患者进行更积极的药物干预，使无反应的发生率降低了 2 倍。有趣的是，大出血患者比未出血患者更容易发生 HPR（34.4% *vs.* 15.2%；$P = 0.001$）[14]。这表明 HPR 是一个复杂的特征，研究仅整合了治疗反应，并且进一步解释了为什么在 ADAPT-DES 注册研究中它不是一个独立死亡预测因子。

血小板功能检测的局限性

总体而言，人群的风险水平，用于定义 HPR（ADP）截点值，以及无反应者的治疗调整后的异质性都是血小板功能检测对指导抗血小板治疗缺乏益处的潜在原因。缺少对决定血小板反应的其他主要因素影响的校正（包括治疗依从性在内）都应被考虑。

血小板功能检测的低预测价值仍是一个重要的局限性。这种低预测价值首先反映在稳定患者中支架内血栓形成的低发生率。然而，血小板反应性和支架内血栓形成之间缺乏强有力的联系仍然是值得关注的问题，这也是该参数识别力差的原因[15]，该参数应被视为风险预测因子而不是“诊断”工具[16]。ARCTIC 研究显示，依据血小板功能测试性能的重新分类似乎是有限的，这进一步支持了血小板反应性是风险标志物，而不是危险因素。

寻找 $P2Y_{12}$ 抑制剂的治疗窗

综上所述，这些数据表明，通过血小板功能检测来监测治疗反应仅限于研究或一些特殊情况，如目前指南所述，并不应在临床上常规使用。针对不同人群、不同类型事件的个体化治疗研究正在进行中，这些研究可能会改变指南（表 20-2）。然而，在某些特定情况下，血小板功能检测可以指导治疗，特别是在意外事件如支架内血栓形成、治疗依从性

表 20-2　验证个体化抗血小板治疗假说的随机化研究总结

患者数量	GRAVITAS 2214 CAD PCI	TRIGGER 423 CAD PCI	ARCTIC 2440 CAD PCI	ANTARCTIC 852 老年人 ACS PCI	TROPICAL ACS 2600 ACS PCI
ACS（%）	40	0	27	100	100
PFT 检测	VerifyNow 法	VerifyNow 法	VerifyNow 法	VerifyNow 法	电阻抗法
若为 HPR 干预	高剂量氯吡格雷	普拉格雷	高剂量氯吡格雷 / 普拉格雷	普拉格雷 10 mg	普拉格雷
若为 LPR 干预	NA	NA	NA	降级至氯吡格雷	NA
主要终点	心血管死亡，心肌梗死，6 个月时的 ST	心脏性死亡或心肌梗死	心血管死亡，心肌梗死，急诊血运重建，卒中	心血管死亡，卒中，心肌梗死，急诊血运重建，支架内血栓，BARC 2、3 和 5 型	心血管死亡，卒中，心肌梗死，急诊血运重建，支架内血栓，BARC ≥ 2 型
随访	6 个月	6 个月	1 年	1 年	1 年
结果	2.3% *vs.* 2.3%；$P = 0.97$	0% *vs.* 0.004%	34.6%（监测组）*vs.* 31.1（常规组 $P = 0.1$）	正在进行	正在进行
事件减少	无	无	无	正在进行	正在进行

ACS：急性冠脉综合征；BARC：出血学术研究协会；HPR：血小板高反应性；LPR：血小板低反应性；PFT：血小板功能检测；ST：支架内血栓

问题或很可能出现治疗反应不良的情况下，可以改变治疗策略。

ANTARCTIC 研究（Assessment of a Normal versus Tailored Dose of Prasugrel after Stenting in Patients Aged > 75 Years to Reduce the Composite of Bleeding, Stent Thrombosis and Ischemic Complications，研究编号，NCT01538446）旨在证明剂量和药物调整组（在初次使用 5 mg 普拉格雷治疗，并根据血小板功能调整的策略）与常规策略组（使用 5 mg 普拉格雷，无监测和药物调整，）相比更优[17]。研究人群为年龄在 75 岁及以上的 PCI 并置入支架的 ACS 患者。监测组的患者在开始 5 mg 普拉格雷治疗 2 周后进行 VerifyNow $P2Y_{12}$ 检测。ANTARCTIC 研究将首次验证治疗窗的概念以及在 LPR 患者中降低 $P2Y_{12}$ 抑制强度，从普拉格雷转换到氯吡格雷；相反的，HPR 患者将会增加普拉格雷的剂量。与以前的随机研究相比，主要终点是研究净临床获益，包括 BARC2、3 及 5 型出血和缺血终点。

TROPICAL ACS（Testing Responsiveness to Platelet Inhibition on Chronic Antiplatelet Treatment for Acute Coronary Syndromes Trial；研究编号，NCT01959451）研究：对 PCI 术后的高危 ACS 患者使用电阻抗法指导的 $P2Y_{12}$ 抑制剂与使用普拉格雷 1 年的非劣效性研究。与 ANTARCTIC 研究相同，主要终点包括缺血事件与出血事件的终点。

氯吡格雷反应的基因检测

氯吡格雷吸收和代谢的基因多样性对活性药物代谢产物的生成有直接影响。前体药的两步肝细胞色素 P450（CYP）依赖性氧化代谢显得尤为重要。15% 的白人和多达 30% 的亚洲人身上发现携带功能缺失的等位基因 CYP2C19*2，这种携带状态改变了氯吡格雷的药效学反应，导致心血管事件发生率的增加[18-20]。特别是，一个（HR，2.67；95% CI，1.69 ～ 4.22；$P < 0.0001$）和两个（HR，3.97；95% CI，1.75 ～ 9.02；$P = 0.001$）功能降低的等位基因携带者支架内血栓形成的风险都会增加（图 20-6）。这种风险似乎独立于临床和手术因素以及血小板反应性。然而，这项 meta 分析中使用的研究都不是随机的，而且关于氯吡格雷负荷剂量也对结果存在一些不确定性的影响。有证据表明，更高剂量的氯吡格雷可有效改善 CYP2C19*2 携带者的血小板聚集反应，具有基因-剂量效应[21-22]，但对于纯合子携带者而言，普拉格雷和替格瑞洛是更好的选择[23]。简而言之，基因检测对预后判断表现不良，主要原因是不良事件发生率低，导致判别能力减弱[15]。

CYP2C19*17 等位基因（c.-806C > T；rs12248560）是一种调节功能增加的变异，与 CYP2C19 转录增加有关，这种转录可导致适度的功能增强。*17 等位基因常见，多种族等位基因的平均频率约为 3% ～ 21%。功能获得（gain-of-function）多态性 2C19*17 基因与 LPR 相关，并与较高的出血风险相关。两种基因多态性（*17 和 *2）处于完全连锁不平衡状态，而且 *17 和 *2 两种变异的组合情况很少见。根据等位基因的组合，患者可分为五类代谢产物表型中的一型（表 20-3）。

ABCB1 基因编码一种名为 MDR1 或 P- 糖蛋白（P-GP）的糖蛋白，位于肠细胞膜上，其参与包括氯吡格雷在内的多种药物的外排。常见的 C3435T 基因

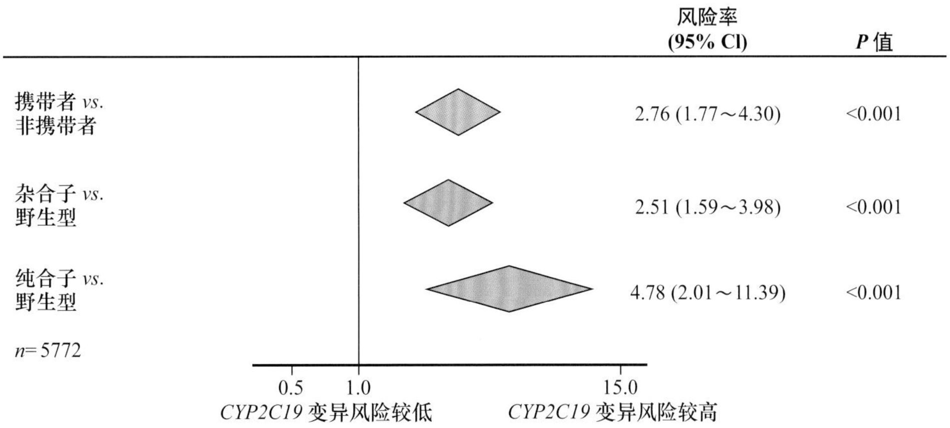

图 20-6 CYP2C19 变异对急性冠脉综合征支架内血栓形成的影响[20]。携带功能缺失的等位基因 CYP2C19*2 增加支架内血栓形成的风险，并且有基因-剂量效应。CI：置信区间

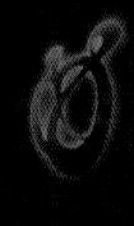

表 20-3　根据遗传多态性携带遗传因子预测氯吡格雷代谢物表型

代谢类型	遗传变异	临床表型
超代谢型	*17/*17，*1/*17	快代谢
强代谢型	*1/*1	
中间代谢型	*1/*2，*1/*3	慢代谢
弱代谢型	*2/*2，*2/*3，*3/*3	
未知型	*2/*17，*3/*17	

多态性导致 ABCB1 蛋白的过表达，并与低浓度的氯吡格雷活性代谢物、较高概率的氯吡格雷血小板高反应性以及心血管事件的增加有关。

对氧磷酶 -1（PON1）是一种肝酯酶，可与循环中的高密度脂蛋白结合，防止低密度脂蛋白氧化修饰，被认为是氯吡格雷中间代谢物转化的重要因子。PON 1Q192 基因多态性被认为在药代学和药效学反应中起重要作用[24]。然而，在此之后发表的所有进一步研究都不能复制这些发现，这表明 PON1 可能在氯吡格雷反应中没有重要作用[25]。

基因型检测指导治疗策略

对支架患者中携带 CYP2C19*2 基因的预后评价一致；以及美国食品和药物管理局（FDA）的警告即 CYP2C19 慢代谢患者[26]使用标准剂量氯吡格雷时作用可能会减弱，以上是基因型试验指导治疗策略的理论基础。床旁基因检测挑选氯吡格雷反应不良的患者，并将治疗转向更有效的 $P2Y_{12}$ 抑制剂，但这种策略的安全性和有效性仍不清楚。

RAPIDGENE（The ReAssessment of Anti-Platelet Therapy Using an InDividualized Strategy Based on GENetic Evaluation）试验是首次概念验证的研究，其中 200 名接受 PCI 治疗的 ACS 或稳定性冠状动脉疾病（SCAD）患者被随机分配到 CYP2C19*2 等位基因快速床旁基因分型或标准治疗组[27]。基因分型组的携带者给予 10 mg/d 的普拉格雷，对照组的非携带者给予 75 mg/d 的氯吡格雷治疗。在第 7 天，接受标准治疗的 7 名携带者（30%）PRU 值均超过 234，快速基因分型组的 23 名携带者 PRU 值均不超过 234（$P = 0.0092$）。野生型 CYP2C19*1 纯合子的基因型组与标准组在 PRU 值超过 234 的患者比例上无显著性差异。然而，根据“快速”代谢检测 CYP2C19 状态定制的抗 $P2Y_{12}$ 治疗策略，忽略了有多达 1/3 使用氯吡格雷治疗的患者存在 HPR（ADP）[19,28]，使他们暴露在支架内血栓形成的风险增加了 3 倍[29]。

基因型联合血小板功能检测指导策略

GAMMA（Point of care Genetic profiling Approach for a fast identification of clopidogrel Metabolizer phenotypeto optimize Maintenance treatment after an Acute Coronary Syndrome；临床研究编号：NCT01390974）研究在 269 例 ACS 患者进一步探讨了序贯使用 Verigene 快速 CYP2C19 基因图谱检测和 VerifyNow 床旁血小板功能检测可改善 $P2Y_{12}$ 抑制的假说。慢代谢患者改用普拉格雷，快代谢患者改用氯吡格雷。本研究表明，在 ACS 患者选择普拉格雷或氯吡格雷维持剂量时，床旁基因分型和血小板功能检测是互补的。特别是仅利用遗传信息时，仍有 50% 患者血小板反应性在最佳窗口外，这表明基因型与血小板功能表型的联系不紧密。有趣的是，超过 1/3 接受氯吡格雷治疗时表现为 HPR 患者既往使用普拉格雷时表现为 LPR[30]。联合遗传和药效学信息后，导致需要服用更强的 $P2Y_{12}$ 抑制剂的患者大幅减少（图 20-7）。

虽然这些方法很有吸引力，但这些研究都不是结果导向的，血小板反应性必须被认为是替代终点。GIANT（Genotyping Infarct Patients to Adjust and Normalize Thienopyridine Treatment；临床研究编号：NCT01134380）研究，是首个在接受支架治疗的急性心肌梗死患者中用基因分型指导抗血小板

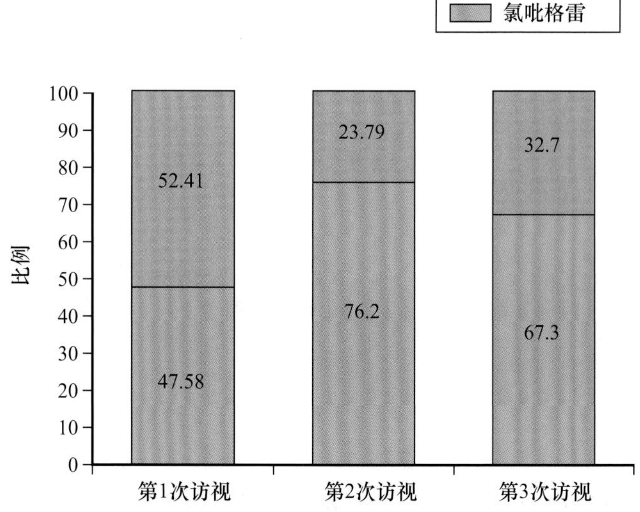

图 20-7　GAMMA 研究。研究纳入时（第 1 次访视）、遗传图谱检测后（第 2 次访视）、遗传图谱检测和血小板功能检测后（第 3 次访视）抗血小板治疗的比例

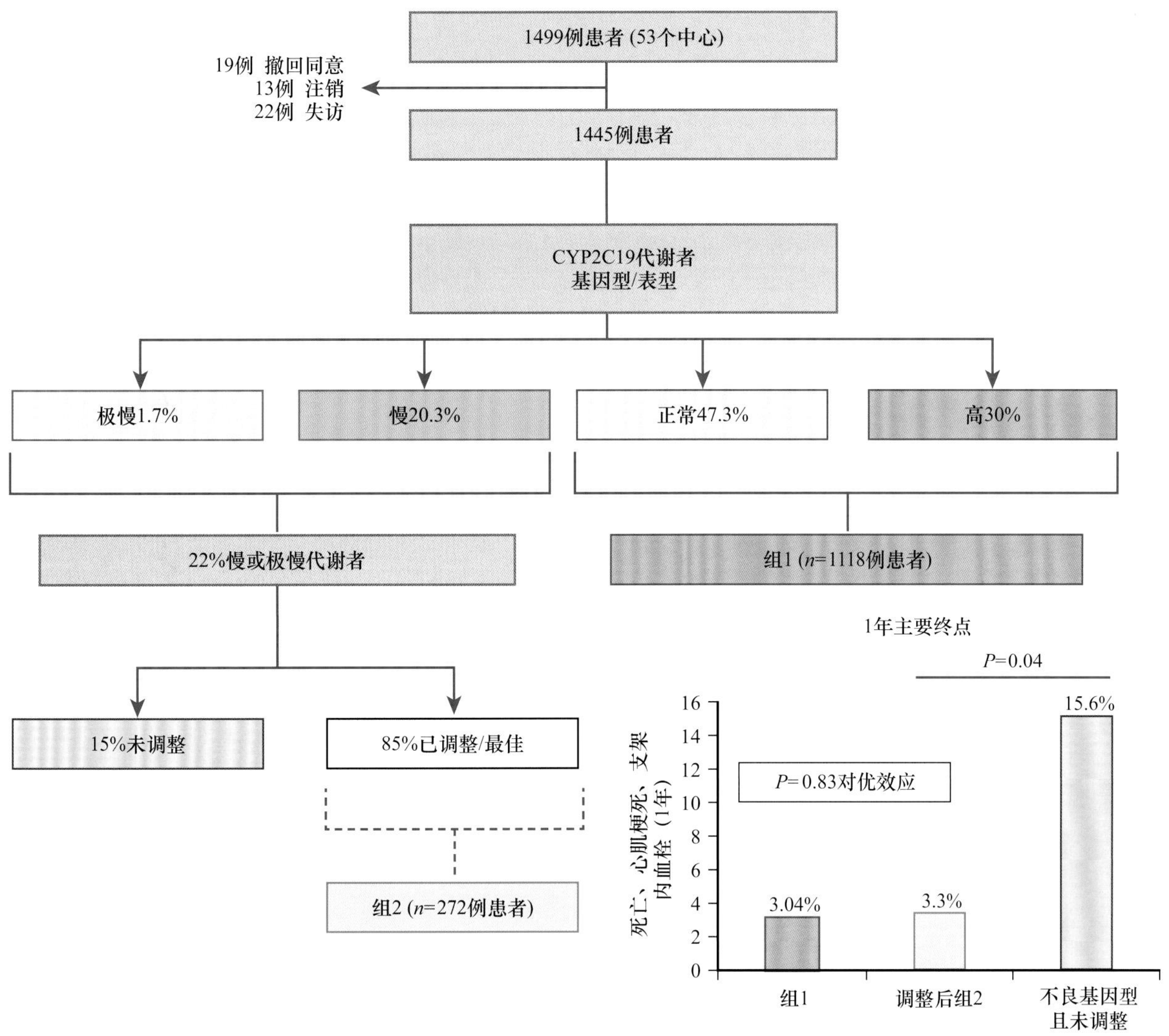

图 20-8 GIANT 研究。经皮冠状动脉介入治疗后基因型指导 $P2Y_{12}$ 抑制剂。接受治疗调整的等位基因 CYP2C19*2 功能缺失携带者与未接受治疗调整的无携带者临床结局相似

治疗的临床研究之一。该研究总共纳入 1445 例患者（图 20-8）[31]。有关 CYP2C19 基因多样性的基因型信息在支架置入术后 48 小时内获得。强烈建议对 CYP2C19 氯吡格雷功能缺失患者进行药物调整。在 272 例功能缺失基因型和抗血小板治疗调整（普拉格雷）患者中，缺血性事件的 1 年复合风险与正常基因型患者相似（n = 1118）。虽然 GIANT 的结果很有吸引力，但是基因分型的使用并非随机。正在进行的 POPULAR（Patient Outcome after Primary PCI）研究，将 2700 名 ST 段抬高型心肌梗死（STEMI）患者随机分为两组，一组采用 CYP2C19 引导的基因型治疗，另一组采用常规治疗，以提高净临床效益[32]。

基因型检测和临床指导方法

ONASSIST（ONline ASSIstance for Stent Thrombosis）研究评估了一种结合基因分型的临床指导方法，其中 123 名幸存于早期支架内血栓形成患者与 246 名对照受试者进行了年龄和性别的匹配[33]。发现 6 个非遗传因素（C 型病变、使用质子泵抑制剂、糖尿病、左心室功能不全＜ 40%、急诊 PCI、氯吡格雷负荷剂量）和 3 个遗传因素（CYP2C19 代谢状态、ABCB1 3435 TT 基因型、ITGB3 PLA2 多态性）与早期支架内血栓形成独立相关。建立了风险模型以识别高风险患者，结果表明，与单纯临床模型相比，临床和遗传特征的联合为识别支架内血栓形成病例提供了最大化价值（图 20-9 和图 20-10）。现在需要对这种方法进行进一步的前瞻性评价。

总结

利用血小板功能的信息对风险进行分层并作为常规方法调整治疗决策仍有待验证，因此并不推荐

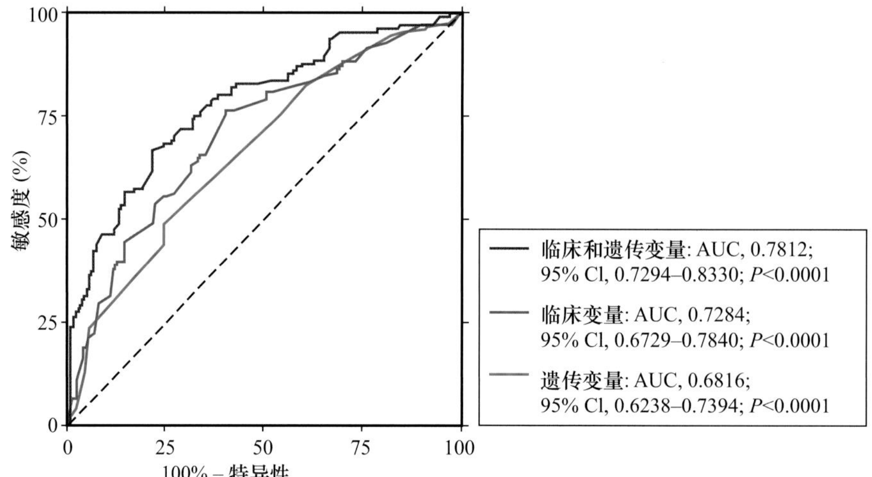

图 20-9　ONASSIST 注册研究中早期支架内血栓形成的相关 ROC 曲线。基于非遗传因素的临床模型［C 型病变，应用质子泵抑制剂，糖尿病，左心室功能障碍（射血分数< 40%），急诊 PCI，氯吡格雷负荷剂量］，敏感度为 60%，特异度为 70%，阳性似然比为 2.1。遗传模型包括 CYP2C19 代谢状态、ABCB1 3435 TT 基因型和 ITGB3 PLA2 多态性，敏感度为 48%，特异度为 78%，阳性似然比为 2.0。联合模型包含所有临床、血管造影和遗传预测因子，敏感度为 67%，特异度为 79%，阳性似然比为 3.4

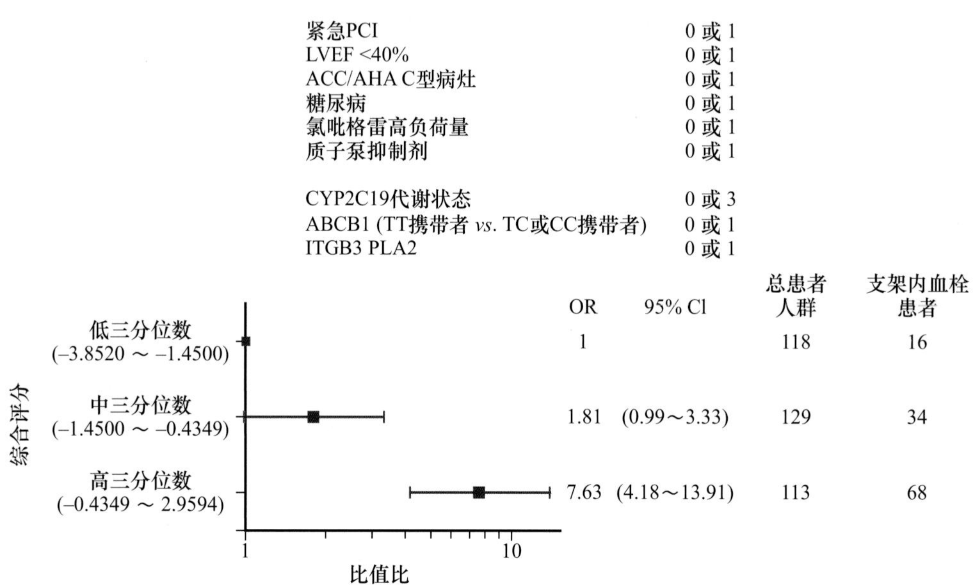

图 20-10　ONASSIST 评分系统。根据临床因素（$n = 6$）和遗传因素的综合模型评估早期支架内血栓形成的风险。三分位数最高的患者支架内血栓形成的风险增加了 7 倍。ACC/AHA：美国心脏病学院 / 美国心脏协会；CI：置信区间；LVEF：左心室射血分数；OR：比值比；PCI：经皮冠状动脉介入治疗

对血小板功能进行常规检测。然而，现有足够的证据推荐对高危 PCI 患者进行基因分型和表型分析，特别是当出现 ACS 后的意外事件时（图 20-11）。对于高危的患者，如老年 ACS 患者，是否能通过个体化治疗获得更好的风险获益比，这是下一步临床研究的方向。急性心肌梗死并发心源性休克患者使用和不使用左心室辅助装置是另一个潜在的研究领域。在多器官功能衰竭患者中，不确定使用强化血小板抑制是否会增加血管重建术的风险。最后，经导管主动脉瓣置换术（TAVR）术后是另一个值得关注的潜在方向。抗血小板治疗的益处在老年人中是未知的，老年人经常会发生出血并发症而且治疗依从性是一个令人担忧的问题。血小板反应性具有复杂的特性，它整合了多种共病的综合影响，因此仅根据临床特征是否足以调整治疗方案是尚待回答的问题。由于 ACS 后延长双联抗血小板治疗时间的争论仍在继续，也使得这个密切相关问题亟待回答。

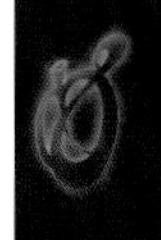

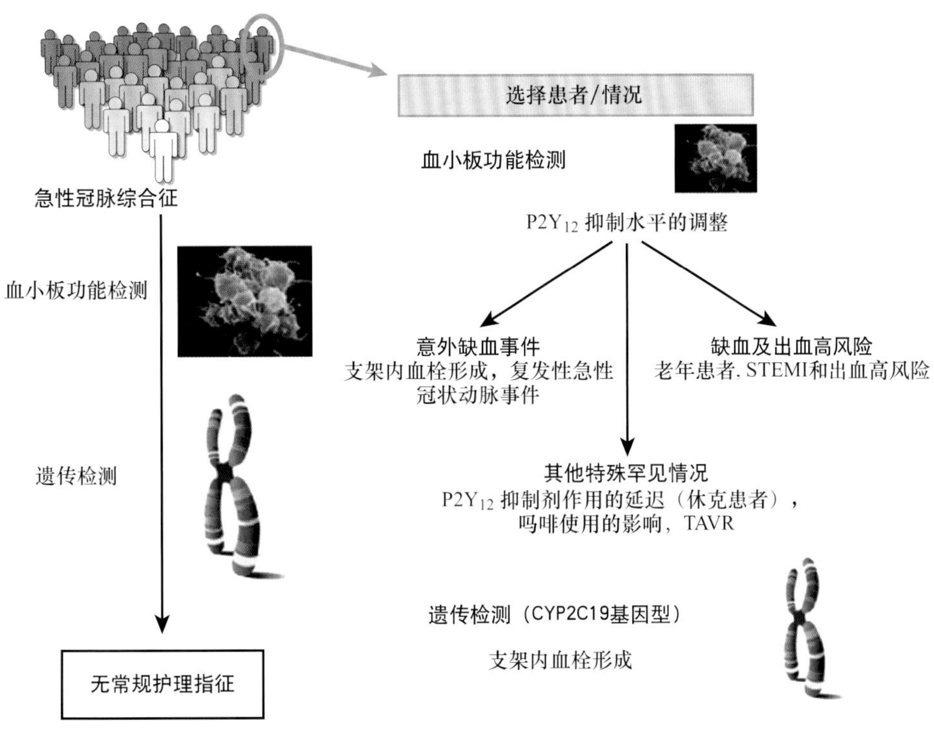

图 20-11 当前血小板反应性评估在临床监护中的作用概况。STEMI：ST 段抬高型心肌梗死；TAVR：经导管主动脉瓣置换术

参考文献

1. Windecker S, et al.: Authors/Task Force Members. 2014 ESC/EACTS Guidelines on myocardial revascularization: The Task Force on Myocardial Revascularization of the ESC/EACTS, developed with the special contribution of the EAPCI, *Eur Heart J* 35:2541–2619, 2014.
2. Bellemain-Appaix A, et al.: New P2Y12 inhibitors versus clopidogrel in percutaneous coronary intervention: a meta-analysis, *J Am Coll Cardiol* 56:1542–1551, 2010.
3. Aradi D, et al.: on behalf of the Working Group on Thrombosis of the European Society of Cardiology. Expert position paper on the role of platelet function testing in patients undergoing percutaneous coronary intervention, *Eur Heart J* 35:209–215, 2014.
4. Aradi D, et al.: Bleeding and stent thrombosis on P2Y12-inhibitors: collaborative analysis on the role of platelet reactivity for risk stratification after percutaneous coronary intervention, *Eur Heart J* 36:1762–1771, 2015.
5. Stone GW, et al.: Platelet reactivity and clinical outcomes after coronary artery implantation of drug-eluting stents (ADAPT-DES): a prospective multicentre registry study, *Lancet* 382:614–623, 2013.
6. Kerneis M, et al.: Switching acute coronary syndrome patients from prasugrel to clopidogrel, *JACC Cardiovasc Interv* 6:158–165, 2013.
7. Gurbel PA, et al.: TRILOGY ACS Platelet Function Substudy Investigators. Platelet function during extended prasugrel and clopidogrel therapy for patients with ACS treated without revascularization: the TRILOGY ACS platelet function substudy, *JAMA* 308:1785–1794, 2012.
8. Cayla G, et al.: Prasugrel monitoring and bleeding in real world patients, *Am J Cardiol* 111:38–44, 2013.
9. Price MJ, et al.: for GRAVITAS Investigators. Standard- vs high-dose clopidogrel based on platelet function testing after percutaneous coronary intervention: the GRAVITAS randomized trial, *JAMA* 305:1097–1105, 2011.
10. Price MJ, et al.: Platelet reactivity and cardiovascular outcomes after percutaneous coronary intervention: a time-dependent analysis of the Gauging Responsiveness with a VerifyNow P2Y12 assay: impact on Thrombosis and Safety (GRAVITAS) trial, *Circulation* 124:1132–1137, 2011.
11. Trenk D, et al.: A randomized trial of prasugrel versus clopidogrel in patients with high platelet reactivity on clopidogrel after elective percutaneous coronary intervention with implantation of drug-eluting stents: Results of the TRIGGER-PCI (Testing Platelet Reactivity In Patients Undergoing Elective Stent Placement on Clopidogrel to Guide Alternative Therapy With Prasugrel) Study, *J Am Coll Cardiol* 59:2159–2164, 2012.
12. Collet J-P, et al.: Bedside monitoring to adjust antiplatelet therapy for coronary stenting, *N Engl J Med* 367:2100–2109, 2012.
13. Montalescot G, et al.: ARCTIC Investigators. High on-treatment platelet reactivity as a risk factor for secondary prevention after coronary stent revascularization: a landmark analysis of the ARCTIC study, *Circulation* 129:2136–2143, 2014.
14. Collet J, et al.: High on-treatment platelet reactivity, a marker of bleeding risk? An analysis of the ARCTIC. Presented at ESC: European Society of Cardiology, August 31–September 4, 2013. Abstract 86472. Amsterdam.
15. Krishna V, Diamond GA, Kaul S: The role of platelet reactivity and genotype testing in the prevention of atherothrombotic cardiovascular events remains unproven, *Circulation* 125:1288–1303, 2012.
16. Aradi D, et al.: on behalf of the Working Group on Thrombosis of the European Society of Cardiology. Expert position paper on the role of platelet function testing in patients undergoing percutaneous coronary intervention, *Eur Heart J* 62:2261–2273, 2013.
17. Cayla G, et al.: ANTARCTIC Investigators. Platelet function monitoring in elderly patients on prasugrel after stenting for an acute coronary syndrome: design of the randomized ANTARCTIC study, *Am Heart J* 168:674–681, 2014.
18. Collet J-P, et al.: Cytochrome P450 2C19 polymorphism in young patients treated with clopidogrel after myocardial infarction: a cohort study, *Lancet* 373:309–317, 2009.
19. Hulot JS, et al.: Cardiovascular risk in clopidogrel-treated patients according to cytochrome P450 2C19*2 loss-of-funtion allele or proton pump inhibitor co-administration: a systematic meta-analysis, *J Am Coll Cardiol* 56:134–143, 2010.
20. Mega JL, et al.: Reduced-function CYP2C19 genotype and risk of adverse clinical outcomes among patients treated with clopidogrel predominantly for PCI: a meta-analysis, *JAMA* 304: 1821–1830, 2010.
21. Collet JP, et al.: High doses of clopidogrel to overcome genetic resistance (The CLOVIS-2 study), *J Am Coll Cardiol Intv* 4:392–402, 2011.
22. Mega JL, et al.: Dosing clopidogrel based on CYP2C19 genotype and the effect on platelet reactivity in patients with stable cardiovascular disease, *JAMA* 306:2221–2228, 2011.
23. Pena A, et al.: Can we override clopidogrel resistance? *Circulation* 119:2854–2858, 2009.
24. Bouman HJ, et al.: Paraoxonase-1 is a major determinant of clopidogrel efficacy, *Nat Med* 17: 110–116, 2010.
25. Hulot J-S, et al.: CYP2C19 but not PON1 genetic variants influence clopidogrel pharmacokinetics, pharmacodynamics, and clinical efficacy in post-myocardial infarction patients, *Circ Cardiovasc Interv* 4:422–428, 2011.
26. FDA Drug Safety Communication: Reduced effectiveness of Plavix (clopidogrel) in patients who are poor metabolizers of the drug. www.fda.gov/Drugs/DrugSafety/Postmarket rs/ucm203888.htm. Accessed April 28, 2010.
27. Roberts JD, et al.: Point-of-care genetic testing for personalisation of antiplatelet treatment (RAPID GENE): a prospective, randomised, proof-of-concept trial, *Lancet* 379:1705–1711, 2012.
28. Mega JL, et al.: Genetic variants in ABCB1 and CYP2C19 and cardiovascular outcomes after treatment with clopidogrel and prasugrel in the TRITON-TIMI 38 trial: a pharmacogenetic analysis, *Lancet* 376:1312–1319, 2010.
29. Parodi G, et al.: High residual platelet reactivity after clopidogrel loading and long-term cardiovascular events among patients with acute coronary syndromes undergoing PCI, *JAMA* 306:1215–1223, 2011.
30. Collet J, et al.: Point-of-care genetic profiling and/or platelet function testing in acute coronary syndrome, *Thromb Haemost* 115:382–391, 2016.
31. Chevalier B: Genotyping infarct patients to adjust and normalize thienopyridine treatment, Presented at TCT, October 27–November 1, 2013. Transcatheter Cardiovascular Therapeutics 25th Annual Scientific Symposium.
32. Bergmeijer TO, et al.: CYP2C19 genotype-guided antiplatelet therapy in ST-segment elevation myocardial infarction patients—rationale and design of the Patient Outcome after Primary PCI (POPular) genetics study, *Am Heart J* 168:16–22.e1, 2014.
33. Cayla G, et al.: Clinical, angiographic, and genetic factors associated with early coronary stent thrombosis, *JAMA* 306:1765–1774, 2011.

21 心肌梗死后的传统及新型口服抗凝治疗方法

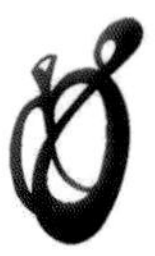

Jessica L. Mega and Edward T. Carreras
徐晗 译 朱成刚 审校

引言

尽管目前急性心肌梗死后的二级预防和危险因素控制有了长足的进步，但在患者初次心肌梗死后，再发心血管病事件的风险仍然持续存在，有超过10% 的心肌梗死患者在之后的 6 个月内再次发生心肌梗死、顽固性心绞痛，住院甚至是死亡[1]。在过去的几十年里，致力于减少心肌梗死患者粥样硬化血栓性并发症的治疗方法取得了很大进展。目前急性冠脉综合征初期的标准抗栓治疗方案主要是双联抗血小板联合口服抗凝治疗（见第 18 章及第 19 章）[2-3]。然而当急性冠脉综合征患者病情稳定后，长期的血栓栓塞事件的二级预防却只着重于抗血小板治疗。尽管目前抗血小板药物治疗更加强力有效，但稳定的急性冠脉综合征患者仍然会在首次发作心血管疾病后再次发生心血管事件[4-5]。

在急性冠脉综合征发生后的很长一段时间内，凝血酶的形成仍然保持升高水平[6]，为了抑制凝血酶的形成，急性冠脉综合征的治疗过程中会应用口服抗凝。由于急性冠脉综合征后的心血管疾病不良事件的风险持续升高，口服抗凝药已被研究用于急性冠脉综合征患者的后续长期治疗。初步研究显示华法林可以减少心肌梗死后缺血事件的风险，然而因为其增加的出血风险以及华法林应用存在诸多困难，目前临床实践中并没有常规应用其来进行二级预防[1]。

随着非维生素 K 拮抗剂的面世，加之强调凝血酶在急性冠脉综合征后血栓形成及血栓栓塞事件中作用的病理生理学证据不断涌现，人们对在稳定的急性冠脉综合征患者中长期应用抗凝治疗的兴趣重燃。虽然研究结果喜忧参半，但在稳定的急性冠脉综合征标准治疗方案中加用低剂量Ⅹa 因子直接凝血酶抑制剂的研究数据显示，这一疗法有良好的应用前景[7]。更为重要的是，应用最佳药物剂量并选择合适的人群能够最大程度增加获益并减少风险。

急性冠脉综合征中凝血酶的作用

在急性冠脉综合征中，动脉粥样硬化斑块破裂将潜在的血栓形成物质暴露于血液循环之中（见第 3 章）[8]。血小板黏附于暴露的胶原蛋白及血管性血友病因子，导致血小板激活和释放血栓素 A2 及二磷酸腺苷，从而导致进一步的血小板激活。斑块破裂也促进内皮释放组织因子从而激活凝血因子。凝血因子在激活的血小板上聚集，最终导致Ⅹa 因子的形成以及凝血酶原向凝血酶（Ⅱa 因子）的转换。凝血酶进一步诱导凝血和血小板激活，并阻止纤维蛋白原的降解（见第 18 章）。

凝血酶与被称之为蛋白酶活化受体（protease-activated receptors，PARs）的细胞外凝血酶结合位点结合至跨膜蛋白，通过这一过程凝血酶进一步诱导血小板活化[1]。人类有两种 PAR：PAR-1 和 PAR-4，其中 PAR-1 是血小板激活的最重要来源。凝血酶与细胞外 PAR 位点结合，裂解受体，引发一系列细胞活动最终诱导了血小板激活。由于凝血酶能够引发其自身的生成和扩展，大约有 95% 的凝血酶产生于初始血栓形成之后。

急性冠脉综合征后的血栓形成存在两种途径：一种由血小板驱动，另一种由凝血酶驱动（图 21-1）。高剪切力血流动力学情况下，比如在冠状动脉内，往往会形成富含血小板的血栓。然而因为凝血酶生成会进一步导致凝血酶产生和血小板聚集，所以在血流量下降的情况下则形成了富含凝血酶和纤维蛋白的血栓。

急性冠脉综合征发作即刻凝血酶的生成便已增强，而在患者临床稳定后这一过程并未恢复正常[6]。在急性冠脉综合征后至少 6 个月到 1 年的时间内，凝血酶生成的生物标志物如 D- 二聚体、凝血酶原片段和凝血酶–抗凝血酶复合物仍保持升高状态[1,6]。但在临床实践中，一旦急性冠脉综合征稳定，常规药物治疗并不针对凝血酶导致的血栓形成。在此期间，患者的心血管疾病不良事件风险仍然相当高，部分原因可能是凝血酶水平升高，继续促使血栓形成。

当前急性冠脉综合征的治疗和预后

在急性心肌梗死治疗期间，当前抗栓治疗的标准方案包含双联抗血小板（包括阿司匹林和 $P2Y_{12}$ 抑制剂）以及肠外抗凝药物，抗凝药物通常选择静脉应用普通肝素或低分子量肝素（见第 13 章）[2-3]。这些治疗针对凝血级联反应的多个部分，以最大限度地抑制血栓生成和减少动脉粥样硬化血栓并发症（图 21-2）。而在急性期过后，不再像急性冠脉综合征早期强调降低凝血酶水平，稳定期的治疗只针对于血小板。

尽管采用双联抗血小板方案对稳定急性冠脉综合征患者进行药物治疗，但心肌梗死患者入院后的死亡风险仍会持续至少 6 个月（图 21-3）[9]。此外，再次住院，反复发作的心血管疾病不良事件以及心肌梗死后的死亡风险持续长达 5 年，高危患者的发病率和死亡率更高[9]。心肌梗死后缺血事件再发的风险持续升高，促使人们研究更有效的抗血栓治疗策略来替代当前的抗栓方案。一个研究方向是使用更强效的抗血小板药物治疗并延长使用时间（见第 35 章）。氯吡格雷、普拉格雷和替卡格雷都是血小板 $P2Y_{12}$ 抑制剂；后两者比氯吡格雷能更有效地抑制血小板，并可减少严重心血管疾病事件再发。研究表明 PAR-1 拮抗剂沃拉帕沙（vorapaxar）也可以改善二级预防[10]。但是这些强化抗血小板治疗方案同时增加了中度或重度出血风险。

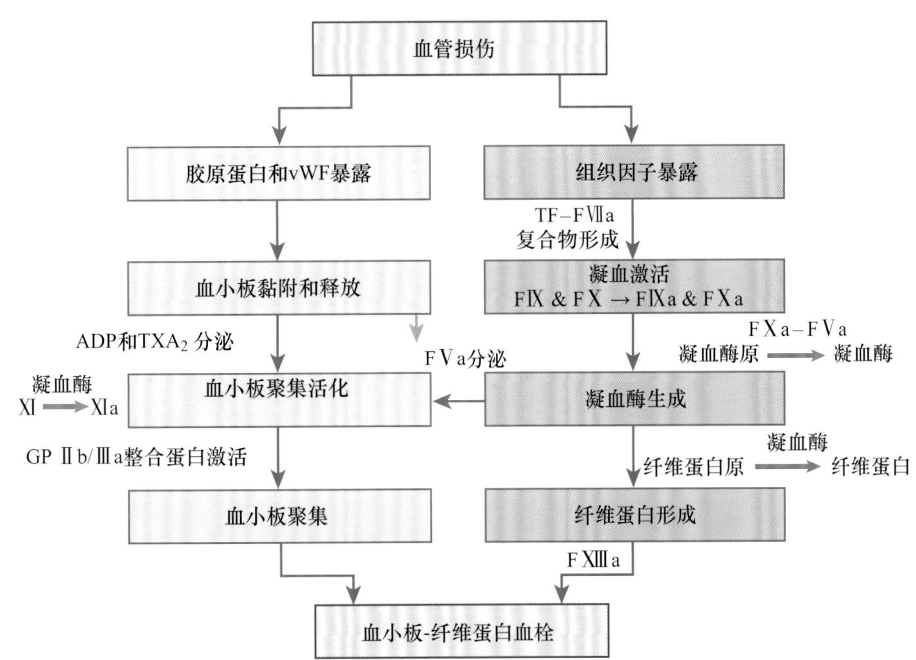

图 21-1　急性冠脉综合征血栓形成。血小板聚集和纤维蛋白形成造成了急性冠脉综合征中血栓形成。凝血酶在血管损伤后形成并且导致了纤维蛋白形成，也导致了血小板激活和聚集，这些过程促进了血小板聚集，所以凝血酶起到了核心作用。ADP，二磷酸腺苷；F，因子；GP，糖蛋白，TF，组织因子；TXA2，血栓素 A2；vWF，血管性血友病因子。（Adapted from Weitz JI: Insights into the role of thrombin in the pathogenesis of recurrent ischaemia after acute coronary syndrome. Thromb Haemost 112：924-931，2014；Fig. 1.）

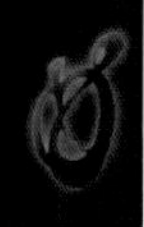

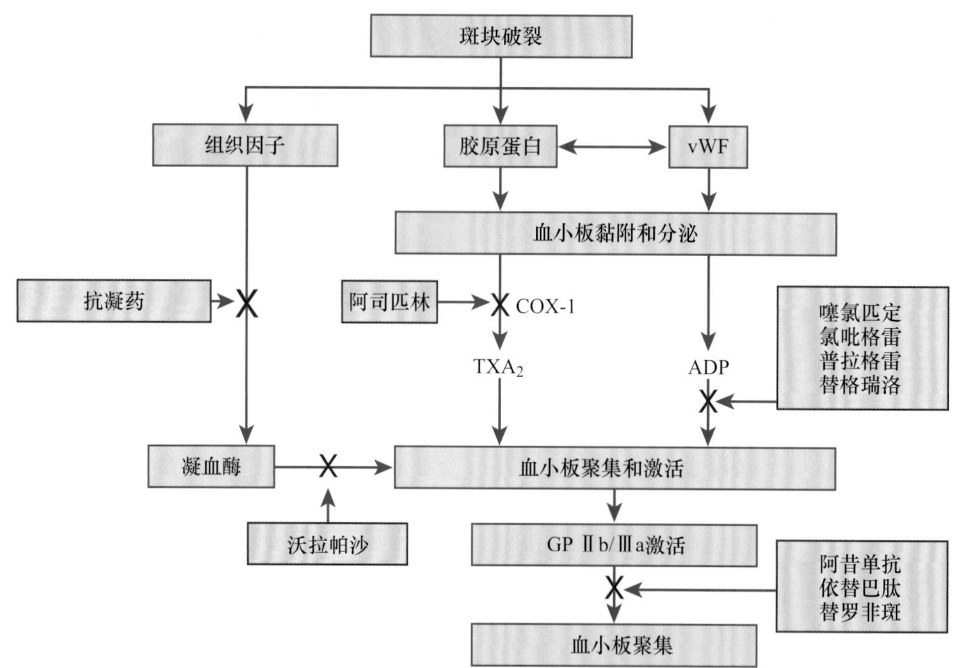

图 21-2　抗血栓治疗的病理生理学和治疗靶点。在凝血瀑布的多个血栓形成位点进行抗血栓治疗以最大程度抑制血栓形成和发展。ADP，二磷酸腺苷；COX，环氧化酶；GP，糖蛋白，TXA2，血栓素 A2；vWF，血管性血友病因子。（From Weitz JI：Taking a closer look at thrombin and its role in ACS. Medscape Education Cardiology，2012，WebMD，LLC. www.medscape.org/viewarticle/769566_transcript. Accessed April 25，2015.）

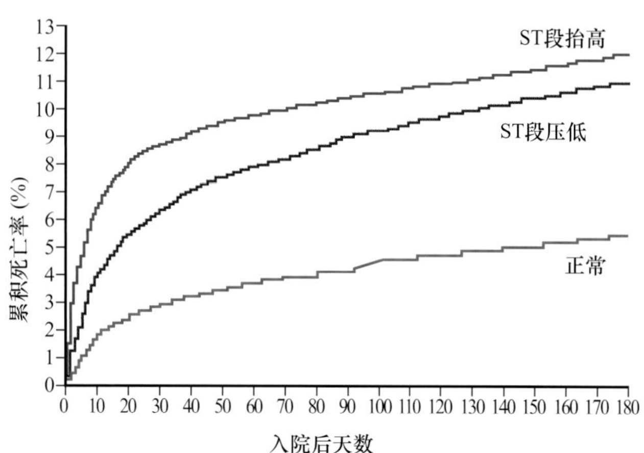

图 21-3　急性冠脉综合征后的累积死亡率。急性冠脉综合征患者在发病后的至少 6 个月内死亡率增加。（From Fox KA，Anderson FA，Jr.，Goodman SG，et al：Time course of events in acute coronary syndromes：implications for clinical practice from the GRACE registry. Nat Clin Pract Cardiovasc Med 5：580-589，2008；Fig. 1B.）

研究证实，在心肌梗死后病情稳定的患者中，由于血小板可以促进血栓栓塞事件的发生，所以更有效的血小板抑制作用可以减少不良心血管事件的再发。然而研究结果也显示，即便患者采用了强化抗血小板治疗方案，发生重大心血管疾病事件的风险仍然相当高。基于这些理由，研究人员研究了在心肌梗死后病情稳定的患者中采用长期抗凝治疗来进行不良心血管事件的二级预防。

心肌梗死后维生素 K 抗凝剂的应用

口服抗凝剂治疗心肌梗死的历史可以追溯到 20 世纪 40 年代，当时人们发现口服维生素 K 抗凝剂可以降低心肌梗死患者的死亡率[1]。随后，在 20 世纪 90 年代和 21 世纪初期，大量研究探索了华法林在心肌梗死后的有效性。在 WARIS Ⅱ试验中，近期发生心肌梗死的患者被随机分配为三组，一组服用阿司匹林 160 mg，一组服用华法林并保持国际标准化比值（INR）在 2.8 ～ 4.2，一组服用阿司匹林 75 mg 与华法林，并保持 INR 目标值在 2.0 ～ 2.5[11]。单药华法林组（相对危险度为 0.81；95% CI，0.69 ～ 0.95；$P = 0.03$），华法林加阿司匹林组（相对危险度为 0.71；95% CI，0.60～0.83；$P = 0.001$），这两组与单药阿司匹林 160 mg 组相比，降低了死亡、非致死性心肌梗死或血栓栓塞性脑卒中的发生率，同时显著增加了非致死性大出血的发生率（$P < 0.001$）。应用抗凝药物的两组之间疗效无明显差异。在 ASPECT-2 试验中，患者被随机分配到三个相似的组，得到的结果与 WARIS Ⅱ研究相似[11]。高强度抗凝（HR 为 0.55；95% CI，0.30 ～ 1.00；$P = 0.0479$）和中等强度的抗凝（HR 为 0.50；95% CI，0.27 ～ 0.92；$P = 0.03$），与单独使用阿司匹林相比，可以显著降低死

亡率、心肌梗死或脑卒中发生率。应用抗凝药物的两组之间疗效无明显差异。

在 2005 年进行了一项纳入了包括 WARIS Ⅱ 和 ASPECT-2 试验（图 21-4）[11] 在内的 10 个急性冠脉综合征后应用华法林试验的 meta 分析，其中最强有力的结果来自于 WARIS Ⅱ 和 ASPECT-2 试验，结果显示，华法林联合阿司匹林与单独使用阿司匹林相比降低了心肌梗死的年发生率（2.2%*vs*. 4.1%；RR，0.56；95% CI，0.46 ～ 0.69），缺血性卒中发生率（0.4% *vs*. 0.8%；RR，0.46；95% CI，0.27 ～ 0.77），再次血运重建率（11.5% *vs*. 3.5%；RR，0.80；95% CI，0.67 ～ 0.95），代价是增加了大出血的风险（1.5% *vs*. 0.6%；RR，2.5；95% CI，1.7 ～ 3.7）。阿司匹林联合应用华法林与单独服用阿司匹林相比死亡率没有差异。

尽管华法林能够减少急性冠脉综合征稳定期患者再发心血管事件的风险，但这一具有前景的疗法最终却没有被临床医生青睐。心肌梗死后未能应用华法林来进行二级预防的原因是多方面的，主要来自于临床医生对出血的担心，实际使用华法林的挑战，以及更有效的抗血小板策略的出现。

稳定急性冠脉综合征的新型口服抗凝药治疗

华法林有诸多局限性，包括药物和食物的相互作用，基因多态性对华法林的影响，延迟起效和失效以及需要频繁的监测和剂量调整。而新型口服抗凝药没有上述问题，在一些疾病（例如心房颤动和静脉血栓栓塞）中已经进行了新型口服抗凝药的研究。由于此前华法林在心肌梗死中应用的乐观研究结果，所以进行了数项研究以确定在急性冠脉综合征后应用新型口服抗凝药物是否有效（表 21-1）。

早期 Ⅱ 期临床试验

直接凝血酶抑制剂希美加群（Ximelagatran）是第一个在稳定急性冠脉综合征患者中被研究的新型口服抗凝药物。在 ESTEEM 试验中，有 1883 名近期发生心肌梗死的患者被随机分配至希美加群组、1/4 剂量组和安慰剂组。这些患者的标准药物治疗包括阿司匹林 160 mg/d 单药抗血小板，只有少数患者接受了经皮冠状动脉介入治疗[1]。与安慰剂组相比，希美加群组降低了死亡、非致命性心肌梗死或严重再发缺血的风险（HR，0.76；95% CI，0.59 ～ 0.98；$P =$ 0.036），出血发生率呈剂量依赖性增加。最终希美加群由于其肝毒性风险被认为不安全。

达比加群（Dabigatran），另一种直接凝血酶抑制剂，在稳定急性冠脉综合征患者中进行了 Ⅱ 期 REDEEM 试验。近期发生急性冠脉综合征的患者被随机分为达比加群组或安慰剂组，服用达比加群的患者由剂量不同而分为 3 组：分别为 50 mg 组、100 mg 组或

研究，年份	率比（95% CI）	权重（%）	事件数/人年 华法林	事件数/人年 阿司匹林
ATACS, pilot, 1990	0.22 (0.01～4.66)	0.5	0/9	1/7
ATACS main, 1994	0.69 (0.29～1.65)	5.7	6/24	9/25
Williams et al., 1997	0.19 (0.03～1.16)	1.3	1/6	5/5
APRICOT-2, 2002	0.28 (0.09～0.92)	3.1	3/34	11/35
OASIS main, 2001	0.58 (0.38～0.98)	23.9	30/373	52/375
OASIS pilot, 1998	0.51 (0.20～1.26)	5.2	5/25	10/25
Huynh et al., 2001	2.07 (0.20～21.85)	0.8	2/38	1/39
ASPECT-2, 2002	0.69 (0.31～1.53)	6.8	10/298	14/289
Zibaeenezhad et al., 2004	0.87 (0.20～2.28)	2.9	4/70	6/70
WARIS II, 2002	0.56 (0.42～0.75)	49.8	69/4927	117/4669
Overall	0.56 (0.48～0.69)	100.0	130/5834	228/5539

图 21-4　应用华法林加阿司匹林与单独应用阿司匹林相比再发心肌梗死的率比（rate ratios）。一项 meta 分析评估了心肌梗死患应用华法林加阿司匹林或单独应用阿司匹林疗效，结果显示，应用了华法林加阿司匹林的患者有心肌梗死再发减少的趋势。CI，置信区间。（Adapted from Rothberg MB，Celestin C，Fiore LD，et al：Warfarin plus aspirin after myocardial infarction or the acute coronary syndrome：meta-analysis with estimates of risk and benefit. Ann Intern Med 143：241-250，2005；Fig 1.）

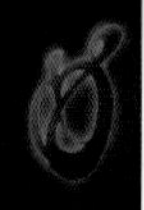

表 21-1 心肌梗死后的非维生素 K 拮抗剂口服抗凝药

试验	试验药物和剂量	随访时间	作用机制	主要终点	次要终点
RE-DEEM[23]（2011）：1861 个患者（Ⅱ期临床试验）	达比加群 50 mg bid；75 mg bid；110 mg bid；150 mg bid *vs.* 安慰剂	6 个月	口服直接凝血酶抑制剂	主要和非主要临床相关出血；与安慰剂相比，达比加群 50 mg：HR，1.77；95% CI，0.70～4.50。达比加群 75 mg：HR，2.17；95% CI，0.88～5.31。达比加群 110 mg：HR，3.92；95% CI，1.72～8.95。达比加群 150 mg：HR，4.27；95% CI，1.86～9.81	D- 二聚体浓度降低；分析显示达比加群与安慰剂相比降低了 45% 的 D- 二聚体浓度（$P < 0.001$）
RUBY-1[24]（2011）：1279 个患者（Ⅱ期临床试验）	Darexaban 5 mg bid；10 mg qd；15 mg bid；30 mg qd；30 mg bid；60 mg qd *vs.* 安慰剂	26 个周	口服直接Ⅹa 因子抑制剂	主要和非主要临床相关出血；与安慰剂相比，darexaban：HR，2.28；95% CI，1.13～4.60；$P = 0.022$	全因死亡非致命性心肌梗死，非致命性脑卒中和严重缺血再发，Darexaban 与安慰剂相比无明显差异
AXIOM-ACS[25]（2011）：2753 个患者（Ⅱ期临床试验）	TAK-442 阶段 1：10 mg bid；20 mg bid；40 mg qd 阶段 2：40 mg bid；80 mg qd；80 mg bid 阶段 3：160 mg qd；120 mg bid *vs.* 安慰剂	24 个周	口服直接Ⅹa 因子抑制剂	TIMI 大出血，TAK-442 *vs.* 安慰剂无明显差异	无有效试验结果
APPRAISE[26]（2009）：1715 个患者（Ⅱ期临床试验）	阿哌沙班 2.5 mg bid；10 mg qd；10 mg bid；20 mg qd	6 个月	口服直接Ⅹa 因子抑制剂	主要和非主要临床相关出血；与安慰剂相比，阿哌沙班 2.5 mg bid：HR，1.78；95% CI，0.91～3.48；$P = 0.09$。阿哌沙班 10 mg qd：HR，2.45；95% CI，1.31～4.61；$P = 0.005$。阿哌沙班 10 mg bid 及 20 mg qd 方案由于总出血过多终止	心血管疾病死亡，心肌梗死，卒中；与安慰剂相比，阿哌沙班：HR，0.95；95% CI，0.80～1.11；$P = 0.51$
APPRAISE-2[27]（2011）：7392 个患者（Ⅲ期临床试验）	阿哌沙班 5 mg bid *vs.* 安慰剂	最长随访时间 241 天（提前结束）	口服直接Ⅹa 因子抑制剂	心血管疾病死亡，心肌梗死或缺血性脑卒中；与安慰剂相比：HR，0.95；95% CI，0.80～1.11；$P = 0.51$	主要出血：HR，2.59；95% CI，1.50～4.46；$P = 0.001$
ATLAS ACS-TIMI 46[28]（2009）：3491 个患者（Ⅱ期临床试验）	利伐沙班每日一次或两次服用，剂量范围（5～20 mg）*vs.* 安慰剂	6 个月	口服直接Ⅹa 因子抑制剂	随着利伐沙班剂量增加，大出血显著增加	死亡，心肌梗死，卒中或严重的缺血再发；与安慰剂相比：HR，0.79；95% CI，0.60～1.05；$P = 0.10$
ATLAS ACS 2-TIMI 51[29-30]（2012）：15 526 个患者（Ⅲ期临床试验）	利伐沙班 2.5 mg bid；5 mg bid *vs.* 安慰剂	最长随访时间 31 个月（平均 13 个月）	口服直接Ⅹa 因子抑制剂	心血管疾病死亡，心肌梗死或脑卒中；与安慰剂相比：HR，0.84；95% CI，0.74～0.96；$P = 0.008$	非 CABG 相关大出血；利伐沙班 *vs.* 安慰剂（2.1% *vs.* 0.6%；$P < 0.001$）

ACS，急性冠脉综合征；bid，一日 2 次；CABG，冠状动脉旁路移植术；CI，置信区间；HR，危险比；qd，每日 1 次；TIMI，心肌梗死溶栓试验。（From Weitz JI：Insights into the role of thrombin in the pathogenesis of recurrent ischaemia after acute coronary syndrome. Thromb Haemost 112：924-931，2014；p 928，Table 2.）

150 mg 组，服用频率为每日两次，受试者也联合应用包括双联抗血小板治疗在内的标准药物治疗[12]。6 个月随访时达比加群组显示出与剂量增加相关的大出血和非大出血事件（50 mg 剂量组：风险比 1.77；95% CI，0.70～4.50；150 mg 剂量组：风险比 4.27；95% CI，1.86～9.81）。试验没有观察到达比加群组与安慰剂组在死亡、心肌梗死或脑卒中发生率方面的差异，最终此Ⅱ期临床试验未能证明达比加群的疗效。然而与安慰剂组相比，所有服用达比加群的试验组给药 4 周时，都使 D- 二聚体浓度降低了 45%（$P < 0.001$）。目前达比加群在稳定期急性冠脉综合征患者中的进一步研究尚未开展。

Darexaban 的临床试验测试了口服直接Ⅹa 因子抑制剂在稳定急性冠脉综合征患者中的作用。在Ⅱ期 RUBY-1 临床试验中，近期发生急性冠脉综合征的患者被随机分为两组，一组服用每日 10 mg 至 60 mg 的 Darexaban，另一组为安慰剂组，外加包括双联抗血小板在内的标准药物治疗[13]。在 6 个月的随访中，Darexaban 显示出与剂量增加相关的出血风险（总 HR2.28；95% CI，1.13 ～ 4.60；$P = 0.022$），且未观察到任何明确的获益。在稳定急性冠脉综合征患者中没有进一步开展关于 Darexaban 的研究。另一种口服直接Ⅹa 因子抑制剂 TAK-442，在近期发生急性冠脉综合征的患者中进行了研究[14]。试验中药物用量范围广泛，研究人员观察到其出血风险与药物剂量增加显著相关，但没有观察到任何明确的疗效获益。与达比加群和 Darexaban 一样，基于Ⅱ期临床试验结果，研究人员停止了对 TAK-442 的进一步研究。

大型临床试验结果

阿哌沙班（Apixaban）和利伐沙班（Rivaroxaban）是口服直接Ⅹa 因子抑制剂，是在急性冠脉综合征患者中研究最广泛的两种新型口服抗凝药物（见表 21-1）。

阿哌沙班

Ⅱ期 APPRAISE-1 临床试验纳入了 1751 名近期患有急性冠脉综合征的患者，联合应用标准药物治疗的基础上，进行了阿哌沙班组与安慰剂组的对照研究[15]。研究显示随着阿哌沙班用药剂量增加，缺血事件减少，出血事件增加。在 APPRAISE-2 Ⅲ期临床试验中，纳入了有 7392 名近期发生急性冠脉综合征接受标准药物治疗的患者，随机分为安慰剂组和阿哌沙班 5 mg 每日两次组（这等效于为预防心房颤动患者脑卒中而测得的全抗凝剂量）[16-17]。研究人群是高危人群，包括既往患有脑卒中和（或）短暂性脑缺血发作（TIA）的患者。与安慰剂相比，阿哌沙班增加了 TIMI 大出血风险（1.3% *vs.* 0.5%；HR2.59；95% CI，1.50 ～ 4.46；$P = 0.001$），没有显著减少缺血事件（7.5% *vs.* 7.9%；HR0.95；95% CI，0.20 ～ 1.11；$P = 0.51$）。

由于大出血事件增加而缺血事件却没有相应减少，APPRAISE-2 试验被提前终止。值得注意的是，如果排除既往患有脑卒中和（或）短暂性脑缺血发作（TIA）的患者，阿哌沙班对减少心血管疾病死亡、心肌梗死或缺血性脑卒中的作用并不明显（HR0.89；95% CI，0.74 ～ 1.06）。但是与安慰剂组相比，有减少支架内血栓形成的趋势（HR 0.73；95% CI，0.47 ～ 1.12；$P = 0.15$）。尽管如此，试验还是被提前终止了。

利伐沙班

ATLAS ACS-TIMI 46 Ⅱ期临床试验对 3491 名近期患有急性冠脉综合征的患者进行了利伐沙班与安慰剂的对照研究，利伐沙班组的用药剂量不一，其中大多数患者服用了阿司匹林和氯吡格雷[18]。利伐沙班组的患者接受以下四种剂量，分别为 5 mg、10 mg、15 mg 或 20 mg，规定的剂量每日一次或分为两次服用。利伐沙班导致临床显著出血增加，并呈剂量依赖性（图 21-5）。此外，利伐沙班降低了心血管疾病死亡、心肌梗死或脑卒中事件（3.9% *vs.* 5.5%；HR0.69；95% CI，0.50 ～ 0.96；$P = 0.027$），每天两次最低剂量组的出血风险最低。

基于Ⅱ期临床试验结果，在Ⅲ期 ATLAS ACS

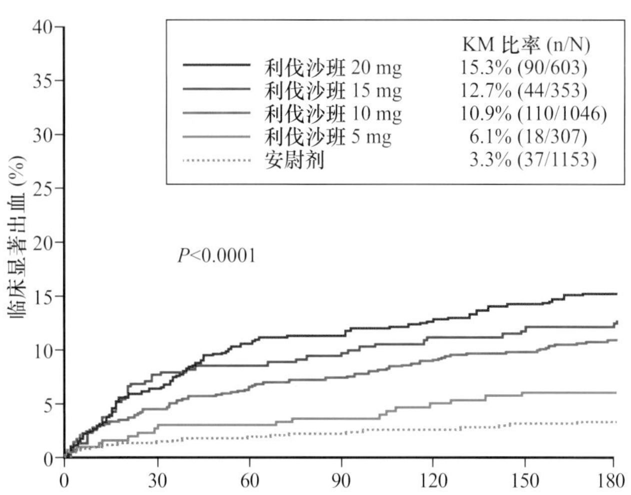

图 21-5　不同剂量的利伐沙班对应的临床显著出血。在 ATLAS ACS-TIMI 46 试验中，利伐沙班呈剂量依赖性地增加了临床显著出血（TIMI 大出血、TIMI 小出血或者需要临床关注的出血）。KM，Kaplan-Meier.（From Mega JL，Braunwald E，Mohanavelu S，et al：Rivaroxaban versus placebo in patients with acute coronary syndromes［ATLAS ACS-TIMI 46］：a randomised，double-blind，phase II trial. Lancet 374：29-38，2009；Fig. 3.）

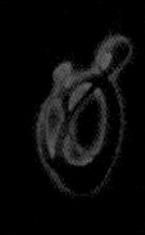

2-TIMI 51 试验中，利伐沙班组分为 2.5 mg 组或 5 mg 组，每日两次应用（分别仅为用于心房颤动患者脑卒中预防的每日总剂量的 1/4 和 1/2），与安慰剂组进行对比。研究纳入了 15 526 例近期发生急性冠脉综合征的患者，并在急性冠脉综合征后接受了标准的药物治疗，其中大多数患者使用阿司匹林和氯吡格雷进行双联抗血小板治疗[7,19]。需要注意的是，试验排除了既往发生脑卒中或短暂性脑缺血发作的服用双联抗血小板治疗的患者。患者平均随访 13 个月，最长达 31 个月。利伐沙班降低了心血管疾病死亡、心肌梗死或脑卒中的主要终点（8.9% *vs.* 10.7%；HR0.84；95% CI，0.74 ～ 0.96；$P = 0.008$）。非冠状动脉旁路移植术（CABG）相关 TIMI 出血风险总体增加（2.1% *vs.* 0.6%；HR3.96；95% CI，2.46 ～ 6.38；$P < 0.001$）。然而，利伐沙班组与安慰剂组之间在致死性出血方面没有显著差异（0.3% *vs.* 0.2%；HR 1.19；95% CI，0.54 ～ 2.59；$P = 0.66$）。

与安慰剂相比，每日两次 2.5 mg 和 5 mg 利伐沙班均可降低心血管疾病死亡、心肌梗死或脑卒中的主要终点，以及支架内血栓形成的次要终点。此外，每日两次 2.5 mg 剂量与安慰剂组相比显著降低心血管疾病死亡率（2.7% *vs.* 4.1%；HR 0.66；95% CI，0.51 ～ 0.86；$P = 0.002$）和全因死亡率（2.9% *vs.* 4.5%；HR 0.68；95% CI，0.53 ～ 0.87；$P = 0.002$）（图 21-6）。而每日两次 5 mg 利伐沙班与安慰剂相比，并没有显示出在心血管疾病或全因死亡率方面的差异。在每日两次 2.5 mg 和 5 mg 量的直接比较中，2.5 mg 剂量组明显减少了需要医疗护理的 TIMI 出血（12.9% *vs.* 16.2%；$P < 0.001$）以及较少的致命出血（0.1% *vs.* 0.4%；$P = 0.04$）（图 21-7）[20]。总体而言，结果表明 2.5 mg 每日两次的剂量在疗效和安全性之间取得了更好的平衡。基于这些结果，欧洲药品管理局已批准利伐沙班 2.5 mg 每日两次用于治疗近期心肌梗死标志物升高的急性冠脉综合征患者。但利伐沙班在美国还没有批准用于急性冠脉综合征后的二级预防。

特定患者人群

对于特定人群，在 ATLAS ACS 2-TIMI 51 试验中出现 ST 段抬高型心肌梗死（STEMI）的患者中，利伐沙班组与安慰剂组比较，心血管疾病死亡、心肌梗死或脑卒中相对减少 19%（HR，0.81；95% CI，0.67 to 0.97；$P = 0.019$）[21]。在 ATLAS-ACS 2-TIMI 51 试验中接受经皮冠状动脉介入治疗的患者中，利伐沙班可明显降低支架内血栓形成（HR 0.65；$P = 0.017$）[22]。另一项分析表明了利伐沙班对心肌梗死的范围和类型的具体影响。它明确了在急性冠脉综合征患者中，大多数心肌梗死事件本质上是自

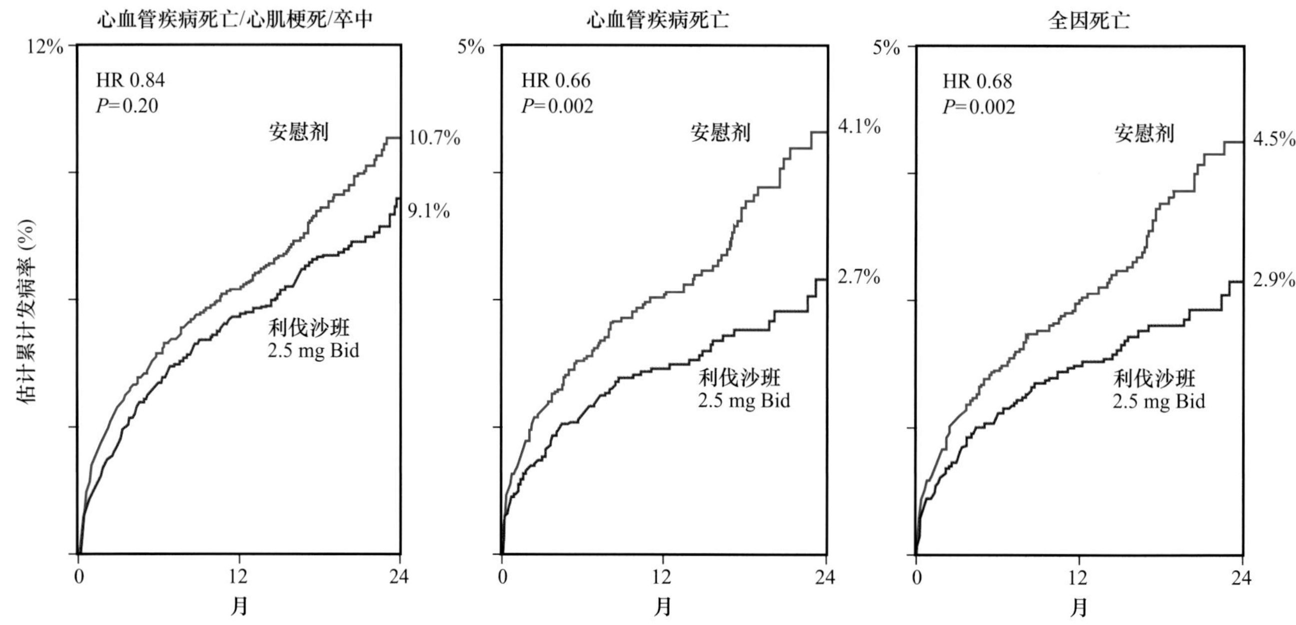

图 21-6 利伐沙班 2.5 mg 一日两次对比安慰剂试验结果。在 ATLAS ACS-TIMI 51 试验中，在稳定急性冠脉综合征患者中应用利伐沙班 2.5 mg 一日两次与安慰剂相比显著减少了心血管疾病死亡、心肌梗死以及卒中复合终点的发生率，也减少心血管疾病死亡以及全因死亡的发生率。HR，危险比。Bid，一日两次。（Adapted from Mega JL，Braunwald E，Wiviott SD，et al：Rivaroxaban in patients with a recent acute coronary syndrome. N Engl J Med 366：9-19，2012；Fig. 3.）

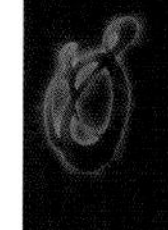

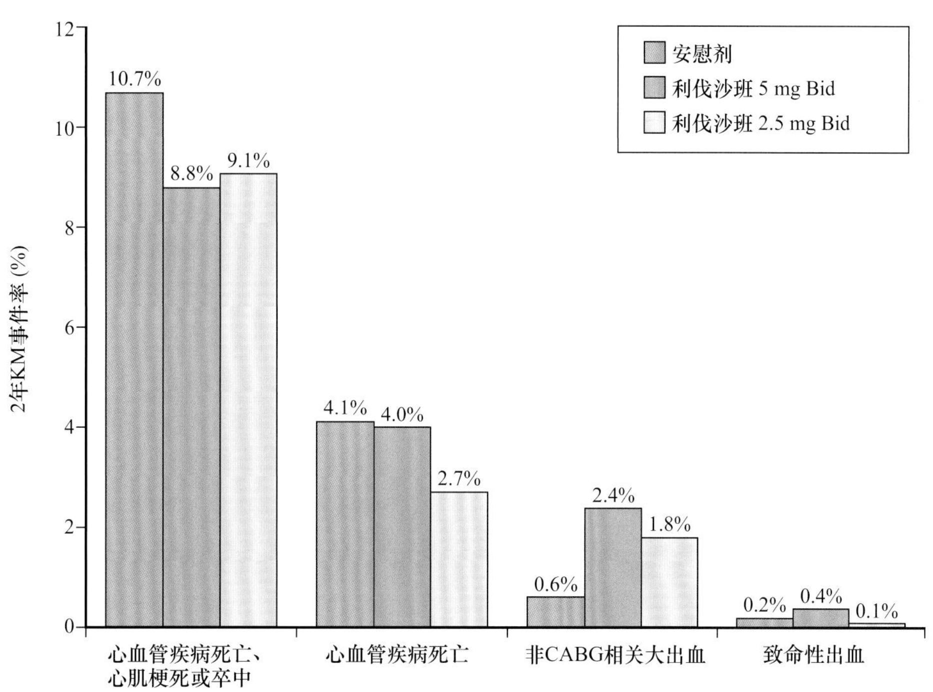

图 21-7 利伐沙班 5 mg 一日两次（Bid）组，2.5 mg Bid 组及安慰剂组结果。在 ATLAS ACS-TIMI 51 试验中对比了利伐沙班 2.5 mg Bid 以及 5 mg Bid。2.5 mg 剂量组明显减少了心血管疾病死亡，也减少了非冠状动脉旁路移植术（coronary artery bypass graft，CABG）相关 TIMI 大出血。KM，Kaplan-Meier.（Adapted from Mega JL，Braunwald E，Wiviott SD，et al：Comparison of the efficacy and safety of two rivaroxaban doses in acute coronary syndrome［from ATLAS ACS 2-TIMI 51］. Am J Cardiol 112：472-478，2013.）

然发生的，利伐沙班显著降低了 20% 这类事件的发生。值得注意的是，与安慰剂相比，利伐沙班减少了生物标志物显著升高的心肌梗死和急性 ST 段抬高型心肌梗死事件[23]。

临床试验汇总

总体而言，在急性冠脉综合征后患者抗血小板治疗中加入口服抗凝药的研究表明，口服抗凝药会增加出血的风险，并呈剂量依赖性。当前所有的研究都支持这一观点。关于疗效，在 APPRAISE 1 试验和 ATLAS ACS-TIMI 46 试验的Ⅱ期临床研究中，都发现可以减少缺血事件，但在其他研究中没有发现这种减少。值得注意的是，达比加群，Darexaban 和 TAK-442 的Ⅱ期临床研究试验设计为评估安全性，可能是由于这些研究偏小型而且检验效能不足，所以没有观察到疗效获益。在 ATLAS ACS 2-TIMI 51 试验和 APPRAISE-2 试验这些大型的Ⅲ期临床试验中，结果和疗效是不同的，两个主要的原因可能是用药剂量不同和入选患者不同。

一种抗凝药似乎总有一个最优剂量，应用这种剂量能够平衡风险和获益，使心血管疾病和全因死亡率得到最大程度的降低。在多种抗凝药物中都明显观察到了这一结果，包括华法林、肝素和阿司匹林。在 APPRAISE-2 试验中，研究了用于心房颤动患者脑卒中预防的全量阿哌沙班，结果发现，在抗血小板治疗的基础上叠加使用阿哌沙班，会导致出血风险显著增加[17]。在 ATLAS ACS 2-TIMI 51 试验中，分别对利伐沙班 2.5 mg 和 5 mg，每日两次的剂量进行了研究，这分别只有心房颤动患者预防脑卒中的每天 20 mg 剂量的 1/4 和 1/2[19]。每日两次 2.5 mg 的剂量也仅为选择性髋关节和膝关节置换术后预防静脉血栓栓塞的每日 10 mg 剂量的一半[24]。应用低剂量抗凝药物情况下，尽管总体增加了非冠状动脉旁路移植术相关的 TIMI 出血，但没有显著增加致命性出血。此外，利伐沙班 2.5 mg 每日两次可降低心血管疾病和全因死亡率。

除精确的剂量外，在急性冠脉综合征后使用抗凝剂时患者的选择也至关重要。APPRAISE-2 试验和 ATLAS ACS 2-TIMI 51 试验表明，不同的人群和疾病对稳定急性冠脉综合征的抗凝治疗有不同的反应。特别是既往有脑卒中或短暂性脑缺血发作的急性冠脉综合征的患者，在双联抗血小板基础上加用抗凝治疗没有获益，在叠加应用抗血小板药物的治疗中也发现了这一情况[25]。当将这些受试者排除

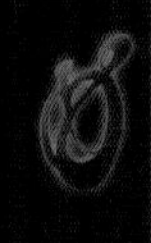

在 APPRAISE-2 试验之外时，有降低心血管疾病死亡、心肌梗死或脑卒中的趋势，由于试验提前终止，所以进一步能得出的结论很有限。对其他患者人群，例如那些出现 ST 段抬高型心肌梗死或心脏生物标志物升高的患者，似乎有特别的获益。未来的研究希望能够找到从心肌梗死稳定后进行长期抗凝治疗中更多或更少获益的其他人群和疾病状态。

目前心肌梗死后二级预防中口服抗凝药的作用

目前指南推荐在心肌梗死急性发作时，就应该开始使用阿司匹林和 $P2Y_{12}$ 抑制剂进行治疗（见第 19 章）。当患者需要更强的抗血小板治疗时，选择普拉格雷或替格瑞洛等 $P2Y_{12}$ 抑制剂是合理的。在这些急性冠脉综合征患者稳定后，也应该继续使用阿司匹林联合替格瑞罗或普拉格雷进行双联抗血小板治疗，目前加用口服抗凝药没有显示出二级预防的作用。在美国以外的一些国家和地区，在接受阿司匹林和氯吡格雷治疗的患者中，如果需要进行更强的抗栓治疗，可以选择小剂量利伐沙班来进一步降低不良心血管事件的风险。随着对急性冠脉综合征的病理生理学的进一步了解，并结合正在进行的临床试验，将来有希望确定在稳定急性冠脉综合中应用抗血小板或抗凝治疗能够取得最大获益的特定患者人群和疾病状态。

具有其他口服抗凝治疗指征的患者

以上我们讨论了应用抗凝治疗来进行心肌梗死后的二级预防。稳定心肌梗死患者，如果既往存在或新发长期抗凝治疗独立适应证例如心房颤动或静脉血栓患者，其治疗是不同的而且有特殊的挑战性。例如，对于患有急性冠脉综合征并接受经皮冠状动脉介入治疗的心房颤动患者，其最佳抗栓治疗方案取决于许多因素，包括动脉粥样硬化血栓和出血的风险。尽管有证据表明急性冠脉综合征患者可从联合应用低剂量抗凝的双联抗血小板治疗中获益，但对于需要全剂量抗凝治疗患者的最佳抗凝策略尚不明确。

三联口服抗血栓治疗

上述特殊患者在接受全剂量口服抗凝药物之外，还经常接受双联抗血小板治疗，这被称为三联口服抗血栓治疗（TOAT）。然而研究表明，三联口服抗血栓治疗的疗效和安全性之间的平衡可能更倾向于导致过多出血。观察性研究的初始数据表明，三联口服抗血栓治疗与只服用双联抗血小板治疗相比，大出血的风险高出大约 3 倍[26]。最近丹麦的一项大型注册研究发现，三联口服抗血栓治疗相较于维生素 K 拮抗剂加单抗血小板治疗，其 90 天的出血风险（HR，1.47；95% CI，1.04 ～ 2.08）和 1 年的出血风险（HR，1.36；95% CI，0.95 ～ 1.95）均显著增加，而其疗效获益的统计学结果类似（HR，1.15；95% CI，0.95 ～ 1.40）[27]。

WOEST 试验是一项开放性试验，研究纳入 573 例既往有口服抗凝治疗指征并接受了经皮冠状动脉介入治疗的患者，患者被随机分配至双联抗血栓治疗组（华法林和氯吡格雷 75 mg）或三联口服抗血栓治疗组（华法林、氯吡格雷 75 mg 以及阿司匹林 80 mg）。在 1 年随访时，与三联口服抗血栓治疗相比，接受双联抗栓治疗的患者所有的 TIMI 出血累积发生率显著降低（44.9% *vs*. 19.5%；HR，0.36；95% CI，0.26 ～ 0.50；$P < 0.001$），这主要是由于两组的 TIMI 轻度出血和小出血差异引起的，而颅内出血两组之间则没有差异。当校正了年龄、性别、口服抗凝药适应证、支架类型或急性冠脉综合征表现等因素后，主要终点没有差异。有趣的是，双联疗法还显著降低了死亡、心肌梗死、脑卒中、全身性栓塞、靶血管血运重建或支架内血栓形成的发生率（17.7% *vs*. 11.3%；HR，0.60；95% CI，0.38 ～ 0.94；$P = 0.025$）；这主要是由于 1 年全因死亡率降低所致（6.4% *vs*. 2.6%；HR，0.39；95% CI，0.16 to 0.93；$P = 0.027$）。

在 WOEST 试验中，双联治疗组治疗应用了氯吡格雷而不是阿司匹林，是因为研究者担心如果不使用氯吡格雷，支架内血栓发生率可能会大幅度增加。在丹麦的注册研究中，尽管与三联口服抗血栓治疗相比，维生素 K 拮抗剂加单一抗血小板治疗方案减少了总体出血，但是只应用了氯吡格雷单药抗血小板药物治疗的亚组患者的出血发生率与三联疗法相似。此外，WOEST 试验中安全性结果很大程度上是通过减少了 TIMI 轻度出血和小出血而实现的，而在大出血或致命性出血方面两组之间没有任何显著差异。此外，现有研究均未包括接受普拉格雷或替格瑞洛治疗的患者。因此，虽然口服抗凝药联合单一抗血小板治疗相较于三联疗法可能是患者的首选策略，但最佳的抗血小板药物尚不明确，进一步的研究正在进行中。此外，谨慎地解读现有的数据也很重要。WOEST试验规模较小，旨在评估安全性。死亡、心肌梗死、脑卒中、全身性栓塞、靶血管血运重建或支架内血栓形成的次要复合终点在两组之间确实有统计学差异，尽管如此，还需要更多的研究来证实这些结果，有助于将来进一步指导临床实践。

临床指南共识

当前已经起草了一些共识性指南以解决心房颤动、急性冠脉综合征和（或）接受经皮冠状动脉介入患者的治疗问题[26,28-30]。例如来自欧洲心脏病学会血栓工作组、欧洲心律协会、欧洲经皮心血管介入协会和欧洲急性心脏护理协会的联合共识声明，建议使用CHA2DS2-VASc评分和HAS-BLED评分来分别评估脑卒中和出血风险（图21-8）[30]。非常重要的一点是需要评估患者是处于稳定病情还是急性冠脉综合征以及是否接受了经皮冠状动脉介入治疗。根据这些信息，可以推荐合适的抗血小板和抗凝治疗策略。考虑到WOEST试验的结果，对于脑卒中和出血风险高且支架内血栓形成风险低的患者，维生素K抗凝剂加氯吡格雷替代初始短期三联口服抗血栓治疗可能是合理的。但是，对于支架内血栓形成高危的动脉粥样硬化患者，口服一段时间的三联抗血栓治疗是合理的。

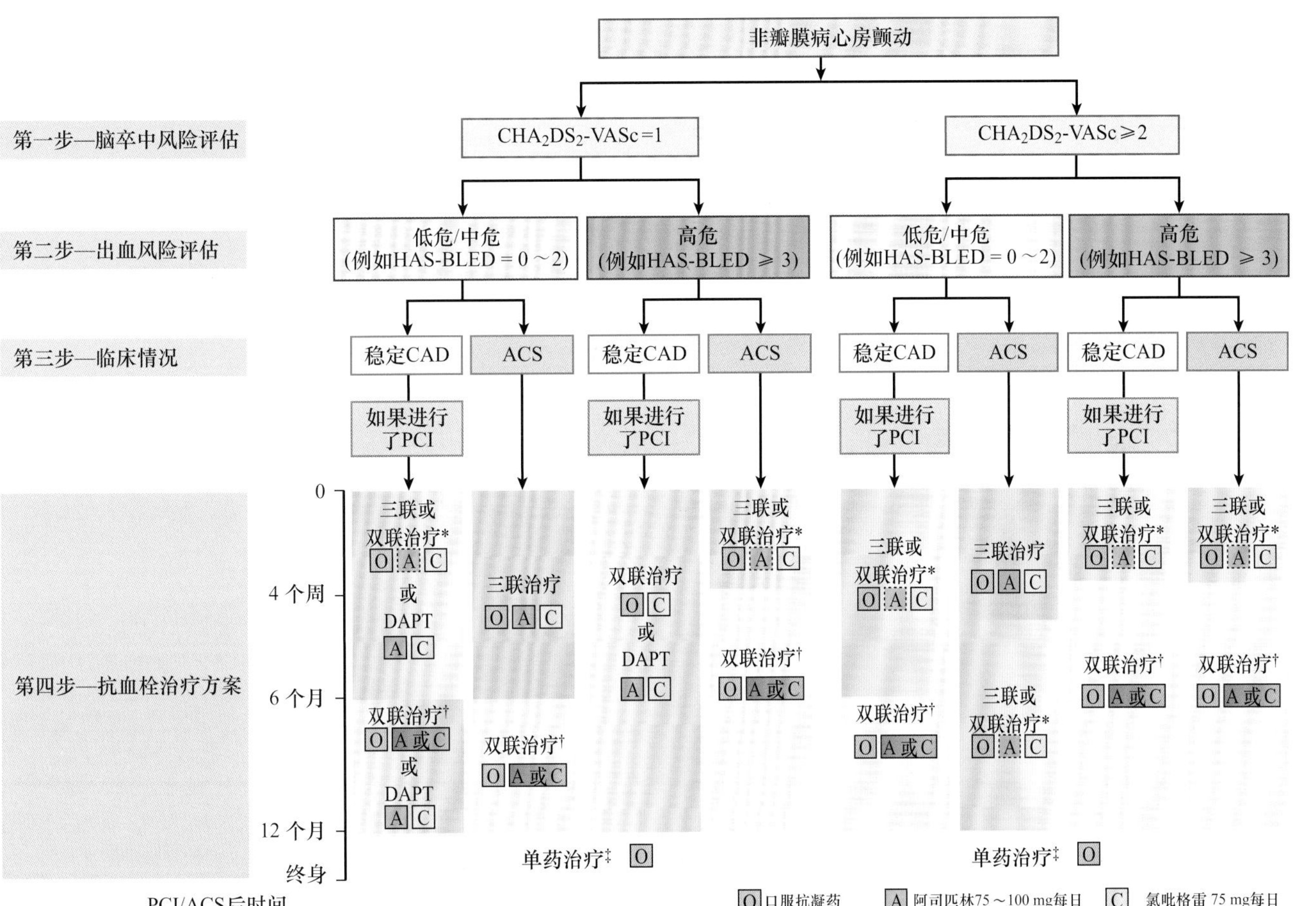

图21-8 急性冠脉综合征（ACS）或经皮冠状动脉介入治疗（PCI）后心房颤动患者的抗栓治疗。抗栓治疗的选择，包括口服抗凝药、阿司匹林和（或）氯吡格雷（OAC）的联合治疗方案示意图。实线框代表推荐药物，虚线框代表基于临床判断的优选药物。*可以考虑选择合适的患者进行双抗血小板联合口服抗凝药治疗。†可以考虑阿司匹林或氯吡格雷加口服抗凝药的双联抗栓治疗（例如，口服抗凝药加单药抗血小板）。‡在不良心血管事件高危患者中可以考虑应用一种抗凝药加一种抗血小板药（阿司匹林或氯吡格雷）双联治疗。CAD，冠状动脉疾病；DAPT，双联抗血小板治疗。（Adapted from Lip GY，Windecker S，Huber K，et al：Management of antithrombotic therapy in atrial fibrillation patients presenting with acute coronary syndrome and/or undergoing percutaneous coronary or valve interventions：a joint consensus document of the European Society of Cardiology Working Group on Thrombosis，European Heart Rhythm Association［EHRA］，European Association of Percutaneous Cardiovascular Interventions［EAPCI］and European Association of Acute Cardiac Care［ACCA］endorsed by the Heart Rhythm Society［HRS］and Asia-Pacific Heart Rhythm Society［APHRS］. Eur Heart J 35：3155-3179，2014；Fig 1.）

对于抗凝药物的类型，指南指出对于患有心房颤动并伴有脑卒中高风险的心肌梗死患者，应使用维生素 K 拮抗剂或新型口服抗凝药物进行抗凝治疗。尽管有数项相关研究正在进行，新型口服抗凝药物在三联口服抗血栓治疗中的作用尚不清楚[31-33]。由于有证据表明在其他人群中使用三联口服抗血栓治疗与服用华法林相比可以提高安全性和疗效，因此这些研究非常吸引人，特别是在口服三联抗栓治疗的安全性方面[34]。

总结

现有的治疗方案下，心肌梗死患者的长期不良心血管事件风险仍然持续升高。凝血酶在血小板活化和血栓形成中起着重要作用，在急性冠脉综合征后的数月内其水平仍会保持升高状态。通常在心肌梗死急性期使用抗凝剂来干预凝血酶的下游作用，尽管如此，心肌梗死稳定后抗血栓治疗则着重于抗血小板治疗。由于心肌梗死后稳定的患者凝血酶水平会保持升高以及不良心血管事件有复发的风险，长期抗凝治疗是一个非常好的选择。稳定急性冠脉综合征的抗凝治疗研究结果喜忧参半，这可能是由于抗凝剂剂量不同和入选患者人群不同造成的。在 ATLAS ACS 2-TIMI 51 试验中应用了低剂量利伐沙班，试验结果与凝血酶在急性冠脉综合征后缺血性事件中作用的病理生物学证据相吻合，试验结果也支持这一观点，即抗血小板和抗凝治疗都可以将急性冠脉综合征后再次发生血栓栓塞事件的风险降至最低。展望未来，为了预测心肌梗死二级预防中应用抗凝药物是否能使患者获益，从而探究患者的特征是非常重要的。

参考文献

1. Weitz JI: Insights into the role of thrombin in the pathogenesis of recurrent ischaemia after acute coronary syndrome, *Thromb Haemost* 112:924–931, 2014.
2. Amsterdam EA, et al.: 2014 AHA/ACC guideline for the management of patients with non-ST-elevation acute coronary syndromes: a report of the American College of Cardiology/American Heart Association Task Force on Practice Guidelines, *J Am Coll Cardiol* 64:e139–228, 2014.
3. O'Gara PT, et al.: 2013 ACCF/AHA guideline for the management of ST-elevation myocardial infarction: a report of the American College of Cardiology Foundation/American Heart Association Task Force on Practice Guidelines, *Circulation* 127:e362–425, 2013.
4. Montalescot G, et al.: Prasugrel compared with clopidogrel in patients undergoing percutaneous coronary intervention for ST-elevation myocardial infarction (TRITON-TIMI 38): double-blind, randomised controlled trial, *Lancet* 373:723–731, 2009.
5. Wallentin L, et al.: Ticagrelor versus clopidogrel in patients with acute coronary syndromes, *N Engl J Med* 361:1045–1057, 2009.
6. Skeppholm M, et al.: Is fibrin formation and thrombin generation increased during and after an acute coronary syndrome? *Thromb Res* 128:483–489, 2011.
7. Mega JL, et al.: Rivaroxaban in patients with a recent acute coronary syndrome, *N Engl J Med* 366:9–19, 2012.
8. Libby P: Mechanisms of acute coronary syndromes, *N Engl J Med* 369:883–884, 2013.
9. Fox KA, et al.: Underestimated and under-recognized: the late consequences of acute coronary syndrome (GRACE UK-Belgian Study), *Eur Heart J* 31:2755–2764, 2010.
10. Scirica BM, et al.: Vorapaxar for secondary prevention of thrombotic events for patients with previous myocardial infarction: a prespecified subgroup analysis of the TRA 2 degrees P-TIMI 50 trial, *Lancet* 380:1317–1324, 2012.
11. Carreras ET, Mega JL: Balancing antiplatelet and anticoagulant therapies in patients with cardiovascular disease, *Cardiol Ther* 2:85–96, 2013.
12. Oldgren J, et al.: Dabigatran vs. placebo in patients with acute coronary syndromes on dual antiplatelet therapy: a randomized, double-blind, phase II trial, *Eur Heart J* 32:2781–2789, 2011.
13. Steg PG, et al.: RUBY-1: a randomized, double-blind, placebo-controlled trial of the safety and tolerability of the novel oral factor Xa inhibitor darexaban (YM150) following acute coronary syndrome, *Eur Heart J* 32:2541–2554, 2011.
14. Goldstein S, et al.: Phase 2 study of TAK-442, an oral factor Xa inhibitor, in patients following acute coronary syndrome, *Thromb Haemost* 111:1141–1152, 2014.
15. Alexander JH, et al.: Apixaban, an oral, direct, selective factor Xa inhibitor, in combination with antiplatelet therapy after acute coronary syndrome: results of the Apixaban for Prevention of Acute Ischemic and Safety Events (APPRAISE) trial, *Circulation* 119:2877–2885, 2009.
16. Alexander JH, et al.: Apixaban with antiplatelet therapy after acute coronary syndrome, *N Engl J Med* 365:699–708, 2011.
17. Granger CB, et al.: Apixaban versus warfarin in patients with atrial fibrillation, *N Engl J Med* 365:981–992, 2011.
18. Mega JL, et al.: Rivaroxaban versus placebo in patients with acute coronary syndromes (ATLAS ACS-TIMI 46): a randomised, double-blind, phase II trial, *Lancet* 374:29–38, 2009.
19. Patel MR, et al.: Rivaroxaban versus warfarin in nonvalvular atrial fibrillation, *N Engl J Med* 365:883–891, 2011.
20. Mega JL, et al.: Comparison of the efficacy and safety of two rivaroxaban doses in acute coronary syndrome (from ATLAS ACS 2-TIMI 51), *Am J Cardiol* 112:472–478, 2013.
21. Mega JL, et al.: Rivaroxaban in patients stabilized after a ST-segment elevation myocardial infarction: results from the ATLAS ACS-2-TIMI-51 trial (Anti-Xa Therapy to Lower Cardiovascular Events in Addition to Standard Therapy in Subjects with Acute Coronary Syndrome-Thrombolysis In Myocardial Infarction-51), *J Am Coll Cardiol* 61:1853–1859, 2013.
22. Gibson CM, et al.: Reduction of stent thrombosis in patients with acute coronary syndromes treated with rivaroxaban in ATLAS-ACS 2 TIMI 51, *J Am Coll Cardiol* 62:286–290, 2013.
23. Cavender MA, et al.: The effect of rivaroxaban on myocardial infarction in the ATLAS ACS 2-TIMI 51 trial, *Eur Heart J Acute Cardiovasc Care* 4:468–474, 2015.
24. Eriksson BI, et al.: Oral rivaroxaban for the prevention of symptomatic venous thromboembolism after elective hip and knee replacement, *J Bone Joint Surg Br* 91:636–644, 2009.
25. Lee M, et al.: Risk-benefit profile of long-term dual- versus single-antiplatelet therapy among patients with ischemic stroke: a systematic review and meta-analysis, *Ann Intern Med* 159: 463–470, 2013.
26. You JJ, et al.: Antithrombotic therapy for atrial fibrillation: antithrombotic therapy and prevention of thrombosis, 9th ed: American College of Chest Physicians Evidence-Based Clinical Practice Guidelines, *Chest* 141:e531S–575S, 2012.
27. Lamberts M, et al.: Bleeding after initiation of multiple antithrombotic drugs, including triple therapy, in atrial fibrillation patients following myocardial infarction and coronary intervention: a nationwide cohort study, *Circulation* 126:1185–1193, 2012.
28. Lip GY, et al.: Antithrombotic management of atrial fibrillation patients presenting with acute coronary syndrome and/or undergoing coronary stenting: executive summary–a Consensus Document of the European Society of Cardiology Working Group on Thrombosis, endorsed by the European Heart Rhythm Association (EHRA) and the European Association of Percutaneous Cardiovascular Interventions (EAPCI), *Eur Heart J* 31:1311–1318, 2010.
29. Faxon DP, et al.: Antithrombotic therapy in patients with atrial fibrillation undergoing coronary stenting: a North American perspective: executive summary, *Circ Cardiovasc Interv* 4:522–534, 2011.
30. Lip GY, et al.: Management of antithrombotic therapy in atrial fibrillation patients presenting with acute coronary syndrome and/or undergoing percutaneous coronary or valve interventions: a joint consensus document of the European Society of Cardiology Working Group on Thrombosis, European Heart Rhythm Association (EHRA), European Association of Percutaneous Cardiovascular Interventions (EAPCI) and European Association of Acute Cardiac Care (ACCA) endorsed by the Heart Rhythm Society (HRS) and Asia-Pacific Heart Rhythm Society (APHRS), *Eur Heart J* 35:3155–3179, 2014.
31. Gibson CM, et al.: An open-label, randomized, controlled, multicenter study exploring two treatment strategies of rivaroxaban and a dose-adjusted oral vitamin k antagonist treatment strategy in subjects with atrial fibrillation who undergo percutaneous coronary intervention (PIONEER AF-PCI), *Am Heart J* 169:472–478 e5, 2015.
32. Evaluation of Dual Therapy With Dabigatran vs. Triple Therapy With Warfarin in Patients With AF That Undergo a PCI With Stenting (REDUAL-PCI). https://clinicaltrials.gov/ct2/show/NCT02164864?term=redual+pci&rank=1. Accessed April 17, 2015.
33. Study Apixaban to Vitamin K Antagonist for the Prevention of Stroke or Systemic Embolism and Bleeding in Patients With Non-valvular Atrial Fibrillation and Acute Coronary Syndrome/Percutaneous Coronary Intervention. https://www.clinicaltrials.gov/ct2/show/NCT02415400?term=apixaban&rank=8. Accessed April 17, 2015.
34. Ruff CT, et al.: Comparison of the efficacy and safety of new oral anticoagulants with warfarin in patients with atrial fibrillation: a meta-analysis of randomised trials, *Lancet* 383:955–962, 2014.

22 急性心肌梗死患者的干细胞治疗

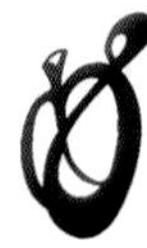

Roberto Bolli and Shahab Ghafghazi
张昊 徐俊彦 译 钱海燕 审校

引言

细胞治疗作为一种令人振奋的新的治疗手段将有可能给心血管医学带来革命性的变化。干细胞治疗缺血性心脏病的研究起始于20世纪90年代，当时科学界认为心脏没有内在的自我修复能力。无论是急性心肌梗死（心梗，AMI）还是随后的左心室重构和心力衰竭（心衰）阶段均没有明显的内在自我修复，因此哺乳动物的心脏被认为是缺乏再生和修复能力的终末分化器官。然而这个传统理论在新世纪到来之际受到了挑战，越来越多的证据表明成年心脏仍有新的心肌细胞生成，细胞治疗可以改善心梗后心功能[1]。在过去的15年中，心脏再生领域进展迅速，心肌细胞可以再生的观点被科学界普遍接受。我们正见证再生医学引领心血管治疗领域的革命。

多种类型的干细胞和祖细胞在临床前研究和临床研究中被用以心脏修复和再生，特别是用于治疗心梗或缺血性心肌病，也有少数用于非缺血性心肌病[2-3]。细胞的种类繁多，包括骨骼肌干细胞、骨髓单个核细胞（MNC）、间充质干细胞（MSC）、血管祖细胞和心脏祖细胞（图22-1）。基础实验和临床共同推进，将基础研究的发现迅速转化为临床试验。细胞治疗的第一个动物实验发表于1998年[4]，首个临床研究于2001年就已经开展[5]，较短的时间内基础实验和临床研究的进展如此迅速、成果如此显著。在临床研究领域，近百个心血管疾病细胞治疗的临床试验已经发表，部分研究结果已显示出很好的前景。多个正在进行的临床试验已在美国国立卫生研究院（NIH）注册；2015年4月，NIH临床试验网站（clinicaltrials.gov）显示：正在进行的用于治疗心梗或心衰的临床试验共36个，其中还包括Ⅲ期临床试验[3]。

如前所述，干细胞治疗主要集中在两个领域：AMI和慢性心衰。本章主要总结干细胞和祖细胞在治疗AMI中的应用。关于心衰的干细胞治疗可以参考相应章节[3]，本章不再赘述。

干细胞治疗急性心肌梗死的基本原理

全球范围内AMI的发病率仍持续加速增加（见第2章）。AMI后不良左心室重构，进一步引起随后的心肌细胞损伤、心室扩大和心衰等变化，最终导致死亡（见第25章）。尽管成年心脏有一定再生能力[6-7]，但不足以抵抗缺血和重构的打击。现有治疗方法不能逆转AMI后心肌细胞的死亡。针对左心室重构和心衰的治疗是姑息性的（见第36章），尽管可以改善症状，延长生命，但不能解决心肌组织丧失收缩功能的问题，缺血性心脏病和心衰患者的预后形势依然严峻[8-9]。细胞治疗为此提供了新的策略，有望替代已死亡的心肌，从根本上解决心衰的病因，而不仅是延缓疾病的发展。

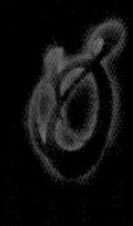

骨骼肌成肌细胞
(MyoD, Myf5, PAX7+)
脂肪来源的干细胞
(CD29+, CD44+, CD49D+, CD105+, CD166+. CD14-, CD31-, CD34-, CD45-, CD133-)
骨髓干细胞
骨髓和血管来源的内皮祖细胞
(CD14+, CD34+, CD133+, Flk-1+)
间充质干细胞
(CD44+, CD73+, CD90+, CD105+, CD106+, CD166+, Stro-1+, CD11b-, CD19-, CD34-, CD45-)
侧群细胞
(CD34+, CD43+, CD45+, c-Kit+, Sca-1+)
造血干细胞
(CD31+, CD34+, CD45+, CD133+)
心脏干细胞
c-kit+/Lin-细胞
Sca-1+ 细胞
(CD31+)
侧群细胞
(CD34+, CD45+, c-Kit+, Sca-1+, CD31-)
心肌小球
(CD31+, CD34+, CD90+, CD105+, CD133+, c-Kit+, Sca-1+)

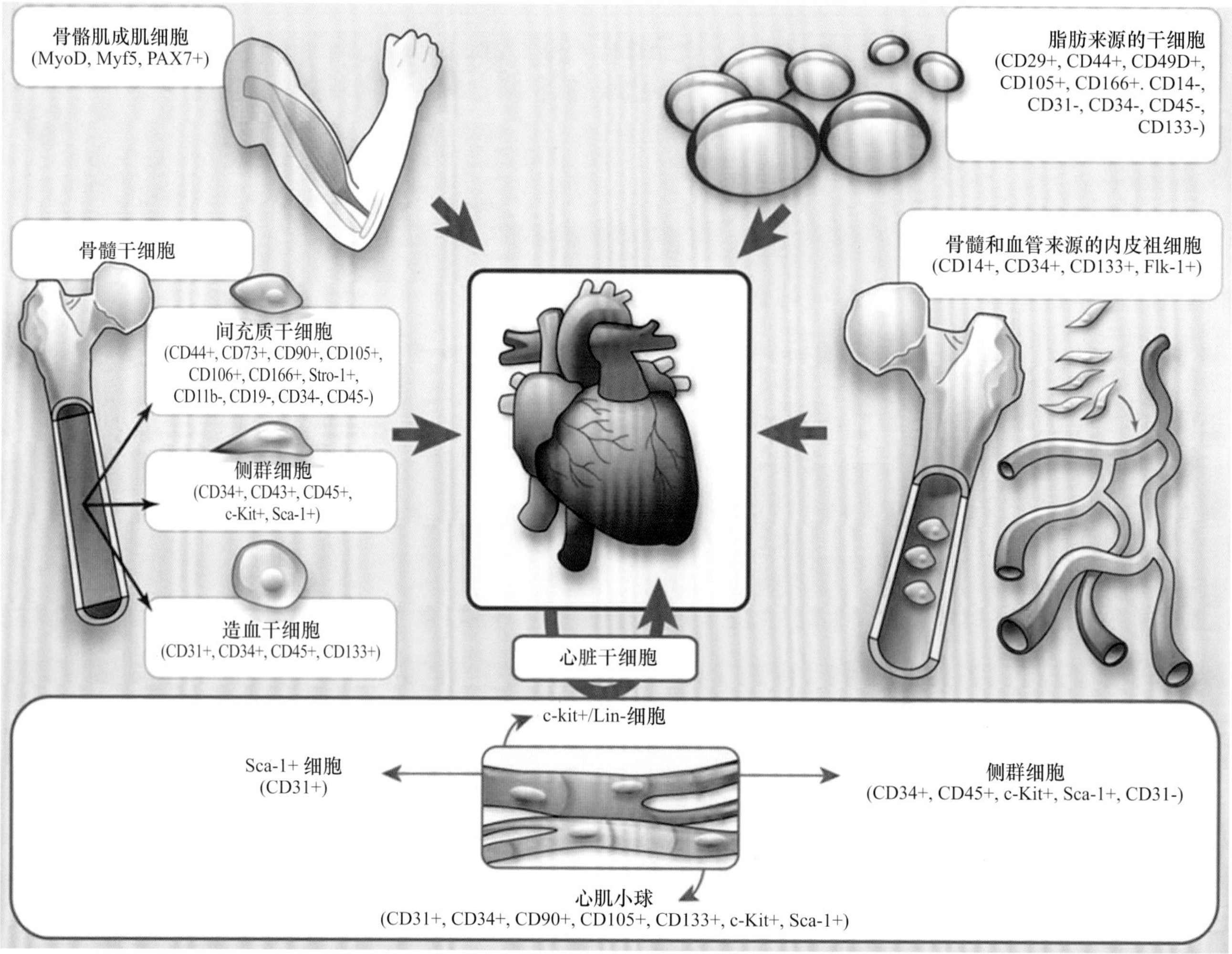

图 22-1 心脏修复干细胞的来源。 骨髓来源的干细胞包括很多种类的细胞，如间充质干细胞、内皮祖细胞、造血干细胞、未分选的单核细胞。（From Sanganalmath SK，Bolli R：Cell therapy for heart failure：a comprehensive overview of experimental and clinical studies，current challenges，and future directions. Circ Res 113：810-34，2013；Figure 2.）

用于治疗急性心肌梗死的细胞种类

胚胎干细胞

多能干细胞具有向全部三个胚层分化的能力（外胚层、内胚层和中胚层），包括从囊胚内层提取的胚胎干细胞（ESC），和由成年细胞诱导的多能干细胞（iPS）。人类心脏的功能细胞（心肌细胞、内皮细胞、平滑肌细胞）起源于中胚层。

临床前研究

ESC 分化的心肌细胞有成年心肌细胞的形态，肌节的结构，自发搏动活性，和典型的窦房结、心房、心室细胞动作电位[10]。ESC 再生心肌细胞的能力激发了人们将其应用于心梗后心肌再生治疗的兴趣。一系列临床前研究表明：在啮齿动物模型中，移植 ESC 分化的心肌细胞可改善左心室重构和左心室射血分数（LVEF）。在其中一项研究中，研究人员诱导 ESC 向心肌细胞分化，并移植至 AMI 后 2 周的羊心脏中。移植后 1 个月，移植细胞在宿主心脏中分化为心肌细胞，与宿主心肌细胞形成耦联，并改善左心室功能[3]。Shiba 的团队发现在猪的 AMI 模型中，移植的部分 ESC 分化的心肌细胞与宿主心肌耦联且同步收缩[11]。移植后心脏收缩功能改善，自发和诱导的室性心动过速减少。Chong 的团队将 10 亿个 ESC 分化的心肌细胞移植到灵长类动物心梗再灌注模型中，并应用免疫抑制剂抑制排异反应[12]。结果发现心梗区域有广泛的心肌再生，再生区域占整个左心室的 2.1%，心梗区域的 40%。移植细胞和宿主的心肌细胞之间形成了电机械耦联，钙信号研究发现移植心肌细胞的电活动和电机械耦联。然而，这项研究引发了科学界的广泛争论[13]，主要原因是样本量少（每个时间点只评估了 1 ～ 2 只猴子），心梗面积小（占左心室的 7% ～ 10%），梗死面积未减小，梗死区域心肌再生证据不足，未评估心功能。更重要的是，治疗组所有猴子均发生了恶性室性心律失常。

临床应用的障碍

尽管 ESC 及其分化的心肌细胞前景可观，临床应用却面临很大障碍[10,14]，近期成为心血管疾病治疗方法的可能性不大[3]。异体 ESC 移植需要终身进行免疫抑制治疗，由此带来的风险和并发症可能大于疾病本身。另外一个问题是其引起的心律失常[12]。更严重的是发生畸胎瘤的风险，这是胚胎来源细胞的固有属性，尽管人们正试图减少畸胎瘤的发生率，仍不能完全杜绝其发生。相反，多潜能干细胞（iPSC）和成体干细胞更安全，成体干细胞的安全性已在多个临床试验中得到了证实（见下文）。出于这些考虑，ESC 很难安全合理地用于心血管疾病的临床治疗[3]。尽管有关 ESC 的研究已逾二十年，我们仍然没有看到基于 ESC 的临床试验发表。同期却有数千例患者安全地接受了成体干细胞和祖细胞的治疗，并能进入Ⅲ期临床试验。

诱导的多潜能干细胞

临床前研究

2006 年，Takahashi 和 Yamanaka 将四个转录因子 Oct3/4、Sox2、c-Myc 和 Klf4 导入小鼠成纤维细胞，成功诱导出多潜能干细胞（iPSC）[15]。该细胞表达 ESC 的标志基因，形态和增殖能力也与 ESC 相似。iPSC 具有与 ESC 相当的向心肌细胞分化的潜能，更重要的是，分化的细胞具有心肌细胞的典型功能，如离子通道的表达、自发性搏动和收缩能力[16]。通过测量动作电位发现，iPSC 具有与 ESC 相当的分化为心房、心室及窦房结心肌细胞的能力。iPSC 分化的心肌细胞有典型的肌节蛋白，给予 β 受体激动剂后自发搏动频率升高，动作电位时长缩短[17]。在最初小动物模型的研究中发现，移植 iPSC 可改善心功能[18]。在猪的心梗模型中，将含有胰岛素生长因子微球的三维纤维补片和人 iPSC 分化的心肌细胞、内皮细胞和平滑肌细胞联合移植到心肌中，可发现移植的心肌细胞和宿主心肌整合为完整的肌节结构[19]，同时内皮细胞和平滑肌细胞也有少部分整合于宿主的脉管系统。4 周后，移植组左心功能明显改善，梗死面积有缩小的趋势。该研究中细胞移植的时间是再灌注后，并且实验动物应用了免疫抑制剂。

临床应用的障碍

尽管取得了这些令人鼓舞的结果，但 iPSC 技术仍涉及许多安全问题，包括与细胞来源和操作相关的遗传和表观遗传异常，以及与逆转录病毒转基因激活、插入突变、掺杂未分化多能干细胞和（或）分化抵抗细胞相关的致癌性等[20]。尽管我们希望自体细胞移植不需要免疫抑制，移植的细胞还是引发了免疫反应[20]。虽然，某些安全问题已经解决，比如应用非病毒的方法诱导 iPSC，但还存在部分问题未得到解决。临床应用还存在一些实际障碍，例如高效诱导 iPSC 向心肌细胞分化方法，心肌细胞扩增、存活和纯化的步骤，及消除未分化的 iPSC[20]。尽管分化的步骤已极大地优化[21]，仍有重要问题亟待解决。另外还有每个患者均需诱导自体 iPSC 带来的成本问题。未来随着 iPSC 技术的发展，这些挑战有希望得以解决。目前，这些细胞还不太可能应用于临床试验。

最近出现的一种用于心脏再生的新策略，在体内直接对非心肌细胞的心脏细胞进行重新编程，这些非心肌细胞占心脏细胞的 50% 以上[22]。这种重新编程策略将一种细胞类型（如心脏成纤维细胞）直接转化为另一种细胞（即心肌细胞），而无需先分化为更早的胚胎状态后再重新分化为心肌细胞的过程。这种方法仍处于起步阶段，尚不清楚临床转化是否可行。

骨髓单个核细胞

大多数细胞治疗 AMI 的临床试验应用骨髓单个核细胞（MNC，表 22-1）。这类细胞的优势在于无需培养，可快速获取且成本低。AMI 后，骨髓单个核细胞一般通过冠状动脉内输注，因为在刚梗死的心肌部位进行心内膜下注射可能导致如心律失常、左心室穿孔等并发症。然而，随后研究表明心梗后 10 天行心内膜下注射并未出现相关并发症，但心梗 1 周内进行心内膜下注射是否安全还未评估。

临床试验

自从最初的对 AMI 患者进行细胞治疗的报道以来[24]，越来越多应用骨髓细胞的Ⅰ期和Ⅱ期临床试验在 ST 段抬高型心肌梗死（STEMI）患者中开展。大多数研究应用的是未分选的骨髓 MNC，也有少数试验应用了分选后的骨髓细胞，如 $CD34^+$细胞、$CD133^+$细胞和 MSC。试验的结果各异（表 22-1）。

在 BOOST 试验中，60 例 STEMI 患者在心梗后 4 ～ 6 天随机分为接受冠状动脉输注骨髓细胞组（包

表 22-1　急性心梗细胞治疗的重要临床试验

研究名称 / 第一作者（年份）	设计	患者例数	细胞类型 / 剂量	注射途径	影像学方法	心梗至细胞输送的时间	随访 / 结果
BOOST Wollert[25]（2004） Meyer[26]（2006，2009）	随机对照临床试验	治疗组：30 对照组：30	有核的骨髓细胞 （24.6±0.94）$\times10^8$	冠状动脉	心脏磁共振 超声	4～6 天	6 个月：EF 改善 18 个月：EF、左心室容积、局部室壁运动无改善 5 年：EF、左心室容积、梗死面积、局部室壁运动无改善
Janssens（2006）	随机双盲对照临床试验	治疗组：33 安慰剂组：34	有核的骨髓细胞（3±1.28）$\times10^8$ 包括（1.72±0.72）$\times10^8$ 骨髓单核细胞	冠状动脉	心脏磁共振	1～2 天	4 个月：EF 无改善；梗死面积缩小；局部室壁运动增强 12 个月：EF、左心室容积、梗死面积无改善；局部室壁运动增强
ASTAMI Lunde（2006，2008） Beitnes[31]（2009）	随机对照临床试验	治疗组：47 对照组：50	骨髓单核细胞 0.7×10^8 （0.54×10^8～1.3×10^8）	冠状动脉	SPECT 超声 心脏磁共振	4～8 天	6 个月：EF、梗死面积、左心室容积无改善 12 个月：EF、左心室容积、局部室壁运动无改善 3 年：EF、左心室容积、左心室质量、梗死面积、局部室壁运动无改善
REPAIR-AMI Schächinger[27]（2006） Assmus[28-29]（2010，2014）	随机双盲对照临床试验	治疗组：101 安慰剂组：98	骨髓单核细胞（2.36±1.74）$\times10^8$	冠状动脉	左心室造影	3～6 天	4 个月：EF、收缩末期容积、局部室壁运动改善 1 年：MACE 发生率降低、局部室壁运动改善 2 年：MACE 发生率降低、局部室壁运动改善、梗死面积降低、EF 和左心室容积无改善 5 年：MACE 发生率降低
FINCELL Huikiri（2008）	随机双盲对照临床试验	治疗组：40 安慰剂组：40	骨髓单核细胞 （4.02±1.96）$\times10^6$	冠状动脉	超声 左心室造影	2～6 天	6 个月：EF 无改善
REGENT Tendera[49]（2009）	随机对照试验	治疗组：160 对照组：40	骨髓单核细胞 1.78×10^8 $CD34^+/CXCR4^+$ 1.9×10^6	冠状动脉	心脏磁共振 左心室造影	3～12 天	6 个月：EF 和左心室容积无改善
Hare[54]（2009）	随机双盲对照临床试验	治疗组：34 安慰剂组：19	异体骨髓间充质细胞 0.5×10^6/kg，1.6×10^6/kg，5×10^6/kg	静脉	超声 心脏磁共振	1～10 天	6 个月：EF 无改善
TIME Traverse[34]（2012）	随机双盲对照临床试验	治疗组：80 安慰剂组：40	骨髓单核细胞 1.5×10^8	冠状动脉	心脏磁共振	3～7 天	6 个月：EF、左心室容积、局部室壁运动、梗死面积无改善
LateTIME Traverse[35]（2011）	随机双盲对照临床试验	治疗组：58 安慰剂组：29	骨髓单核细胞 1.5×10^8	冠状动脉	心脏磁共振	15～20 天	6 个月：EF、左心室容积、局部室壁运动、梗死面积无改善
SWISS-AMI Surder[37]（2013）	随机对照试验	早期治疗组：60 晚期治疗组：58 对照组：49	骨髓单核细胞 1.4×10^8～1.6×10^8	冠状动脉	心脏磁共振	5～7 天 3～4 周	4 个月：EF、左心室容积、梗死质量无改善

EF，射血分数；MACE，主要不良心血管事件（From Weitz JI：Insights into the role of thrombin in the pathogenesis of recurrent ischaemia after acute coronary syndrome. Thromb Haemost 112：924-931，2014；p 928，Table 2.）

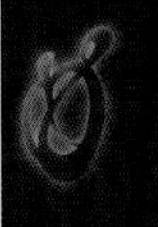

括但不限于去除了红细胞和血小板的骨髓单个核细胞）和对照组[25]。6个月后，相较于对照组，治疗组整体和局部LVEF显著提高，梗死周边区室壁运动明显改善（由心脏磁共振测定），左心室容积无明显改善。尽管治疗组取得早获益，但治疗组和对照组在18个月和5年的随访中并无显著差异，主要原因是对照组患者心功能同样得到改善[26]。

REPAIR-AMI试验

REPAIR-AMI试验是迄今为止针对AMI患者最大规模的随机双盲对照试验[27]。204例STEMI患者，在成功行经皮冠状动脉成形术（PCI）后3～6天通过冠状动脉输注骨髓MNC或安慰剂。移植后4个月心室造影显示：治疗组LVEF较对照组显著提高。1年随访时，治疗组主要不良心血管事件（死亡和再发心梗）发生率明显降低。然而，在对其中行心脏磁共振检查的54例患者分析显示，治疗组和对照组4个月和12个月的LVEF并无差异。另一个对其中58例患者的分析显示，4个月时治疗组梗死区冠状动脉血流储备恢复正常，表明冠状动脉输注骨髓MNC可能恢复微血管功能。

2年随访时，治疗组所有复合终点均显著改善[28]；5年随访时，治疗组仅在死亡率、再发心梗及再血管化的复合终点事件方面显著优于对照组[29]。心脏磁共振分析显示，骨髓MNC治疗可改善不良的左心室重构，表现为舒张末期室壁厚度减少，局部收缩功能改善[30]，但左心室容积无明显差异。

REPAIR-AMI试验是细胞治疗中标志性的临床试验，不仅因为样本量和设计（随机双盲安慰剂对照，对照组抽取骨髓，并进行假细胞输注），而且对该领域的临床研究产生了重要影响。许多之后的临床试验都借鉴了REPAIR-AMI试验的经验。一个预先设定的亚组分析表明，骨髓MNC治疗的获益主要在LVEF≤48.9%的患者中。4个月时，在LVEF小于48.9%的患者中，骨髓MNC治疗组较对照组提高5%左右；而在LVEF大于48.9%的患者中，治疗组仅比对照组高0.3%。不难理解，如果左心室功能正常或接近正常，细胞治疗不太可能带来显著的改善。正是由于REPAIR-AMI试验中显示的左心室基线的心功能和细胞治疗疗效的相反关系，之后AMI的临床试验几乎都排除了左心室功能正常或接近正常的患者，因为这部分受试者治疗效果很可能不显著，而且进行细胞治疗的必要性也不大。而对于大面积心梗，尤其是前壁心梗的患者，应用细胞治疗更合理，疗效也可能更明显。因此，REPAIR-AMI试验之后的临床试验大多入组LVEF≤45%的患者。

另一个REPAIR-AMI试验中重要的发现是LVEF改善和细胞移植时机的关系。只有PCI 5天后输注细胞的患者收缩功能得到改善，提示早期输注（4天内）可能无效。这可能与心梗后早期炎症反应和恶劣微环境不利于移植细胞有关。然而之后的临床试验并不支持这个理论。

骨髓单个核细胞的其他随机临床试验

与REPAIR-AMI不同，同期另外两项在AMI患者中进行的随机对照临床试验结果均未发现骨髓MNC治疗的获益。在开放标签（非盲）的ASTAMI试验中，100例患者在心梗后4～8天随机分配入骨髓MNC治疗组和对照组（无治疗）。两组在6个月（心脏磁共振测定）和1年（心脏超声测定）的随访时LVEF、左心室舒张末期容积和心梗面积均无显著差异。3年长期随访同样未发现治疗组和对照组在LVEF、左心室容积、心梗面积和室壁运动（由心脏磁共振和心脏超声共同测定）方面的显著差异[31]。Janssens团队的临床试验入组了67例STEMI患者，于PCI术后早期（1天）随机给予骨髓MNC或安慰剂。4个月时心脏磁共振结果显示LVEF无显著差异，但细胞移植组梗死面积和左心室局部功能改善。1年时，LVEF和左心室容积仍无显著差异，左心室重构指标如梗死边缘区室壁运动和局部节段收缩功能改善，而梗死面积不再有显著差异。

此外，另4项在AMI患者中进行的骨髓MNC移植治疗的Ⅱ期随机对照临床试验也得出阴性结果（表22-1）。多中心开放标签（非盲）的HEBE试验入组了200例首次大面积心梗的患者，基线LVEF≤45%，且都成功进行了PCI。在成功再灌注3～8天后将受试者分为三组：冠状动脉输注骨髓MNC组、外周血MNC组和对照组[32]。4个月时，各组之间LVEF（心脏磁共振测定）、左心室容积、左心室质量、梗死面积及临床事件无显著差异。2年随访时LVEF（心脏磁共振测定）无差异；有趣的是，在5年随访时，外周血MNC治疗组的死亡和再发心梗复合终点发生率反而更高[33]。美国国家心、肺和血液研究所心血管细胞治疗研究网络（CCTRN）TIME试验纳入了120例LVEF≤45%且成功行PCI术的患者，在心梗后3天或7天以2∶1的比例随机分至冠状动脉内骨髓MNC输注组和安慰剂组。该设计目的是为了验证REPAIR-AMI试验中发现的骨髓MNC治疗只在心梗5天后输注有效的结果。6个月随访结果表明，细胞治疗组左心室整体、局部功能及左心室容积（心脏磁共振测定）并未显著改善。并且3天和7天治疗效果无显著差异。CCTRN Late-TIME试验旨在探索心梗后2～3周细胞治疗的效果，此试验纳入87例LVEF ≤ 45%的STEMI患者，同样以2∶1的比例随机分至冠状动脉内骨髓MNC输注组和安慰剂组[35]。该试验的理论依据是AMI后的炎症反应导致恶劣的心肌局部微环境会对细胞产生毒性。而在炎症消退时输注细胞可增加存活率，提高疗效。6个月的心脏磁共振结果示：治疗组左心室整体、局部收缩功能和左心室容积未得到显著改善。联合分析TIME试验和Late-TIME试验结果为阴性[36]。研究人员分析了年龄、基线LVEF和细胞输注时机的影响，患者LVEF的改善只与基线LVEF相关（LVEF越低，改善幅度越大），而这种相关性与治疗方法无关。SWISS-AMI试验纳入了200例成功再灌注的患者，按照1∶1∶1随机非盲地分为对照组（无治疗组），骨髓MNC早期治疗组（心梗后5～7天）和骨髓MNC晚期治疗组（心梗后3～4周）[37]。该试验也旨在对比早期和晚期给予骨髓MNC的疗效。同样，4个月心脏磁共振检查结果表明LVEF、瘢痕大小及左心室容积均无显著改善。

对临床试验结果差异的解读

多种原因可解释在AMI患者中骨髓MNC临床试验结果的不一致。其中一个主要问题是不同研究中采用不同的分离和扩增方法，所得到的细胞产品大相径庭。一些看似无关而容易被忽视的细节都可能对细胞产品的活性和疗效产生重要的影响。例如，尽管所有试验均应用密度梯度离心法从骨髓中分离MNC，具体方法不同可导致细胞组分和质量不同（如$CD34^+$和$CD133^+$细胞或其他有功能细胞的比例）。一项TIME试验的回顾性分析表明，$CD31^+$细胞的比例对左心室功能的改善有很重要的影响[38]。据此，REPAIR-AMI试验和ASTAMI试验结果的不一致归因于细胞分离方法的差异导致细胞活性不同。通过对比两个试验的方案，REPAIR-AMI试验的研究者认为，ASTAMI试验采用的方法导致细胞复苏率低，造血、内皮和间充质克隆形成单位数量少，对基质细胞来源因子-1（SDF-1）响应低导致细胞迁移能力弱，在缺血动物模型中影响了新生血管的能力。但是，结果阴性的HEBE试验应用了与REPAIR-AMI试验中同样的方法，细胞数量和质量也相似。CCTRN的研究人员认为关注这个细节并无根据[39]。无论结果如何，未来细胞治疗的临床试验应包括对细胞产品活性和功能的评估。

另外一种可能的解释是骨髓细胞产品中掺杂的红细胞。REPAIR-AMI试验的一项探索性分析中发现，掺杂的红细胞数量显著影响了4个月后骨髓MNC移植组LVEF的恢复[40]。骨髓MNC产品中红细胞数量增高导致体外试验中细胞活性降低，克隆单位减少，迁移能力减弱，血管新生能力减低。并且，在小鼠四肢缺血的模型中，输注掺杂有红细胞的骨髓MNC相较于纯粹的骨髓MNC，其血管新生能力显著降低。另外，肝素的使用也可能造成其中的差异。REPAIR-AMI试验的研究人员发现，体外试验中肝素显著降低了SDF-1介导的骨髓MNC的迁移，并且与剂量相关。在小鼠耳损伤模型中，肝素预处理降低了注射的骨髓MNC的归巢能力[41]。无论如何，红细胞和肝素是否影响了试验结果仍存在争议。例如，在CCTRN TIME试验中，细胞产品无显著的红细胞掺杂，肝素用量极低；SWISS-AMI试验的终产品并不含肝素，而这两个试验结果仍为阴性。

还有一个可能导致CCTRN TIME试验和Late-TIME试验阴性的因素是，患者入组的标准基于心脏超声测量的LVEF，测量时间早于心脏磁共振评估。在TIME试验中，入组时心脏超声测量的LVEF平均为37%，而基线心脏磁共振测量的LVEF升高至45%；Late-TIME试验中相应的LVEF分别为36%和48%[36]。在基线LVEF 45%～48%的患者中，细胞治疗的效果不显著。然而，SWISS-AMI试验并无此局限性（心梗后6天平均LVEF 37.4%），结果仍为阴性。最后需要指出的是，既往试验结果阴性可能因为未达到统计学差异。例如HEBE试验和SWISS-AMI试验LVEF需分别提高6和3.5个单位才达到显著性差异[32,37]；如效果低于此值则疗效可能被忽略。

骨髓细胞治疗的meta分析

许多有关AMI的临床试验受限于其样本量和设计的影响。因此，在缺乏Ⅲ期临床试验时很难得出确切的结论。目前最佳证据来源于meta分析。在一项联合meta分析中，Delewi的团队综合了16个随机对照临床试验（骨髓细胞治疗组超过 30 例），总计 1494 例患者[42]。3～6 个月时，骨髓细胞治疗组较对照组 LVEF 提高了 2.55%（$P < 0.001$）（图 22-2）。且细胞治疗组左心室收缩和舒张末期容积显著降低。亚组分析表明，年轻患者和 LVEF 低于 40% 的患者获益更大。并且 PCI 术后 7 天以上输注及输注的骨髓 MNC 数量超过 10^8 的患者获益更大（图 22-2）。

另一项 meta 分析纳入 22 个随机对照临床试验，合计 1513 例患者，结论相似：6 个月时 LVEF 提高 2.1%（$P = 0.004$），6～18 个月时 LVEF 提高 3.04%（$P = 0.0008$）[43]，但 6 个月随访时的临床终点无改善。与 Delewi 团队的 meta 分析结果不同[42]，患者 PCI 术后 8 天内输注细胞治疗效果优于 8 天以上输注细胞（$P = 0.009$）。然而，如以心脏磁共振测量的 LVEF 作为预后评估标准，两个研究均为阴性结果[44-45]。需要指出的是，在所有主要的临床试验中，以心脏磁共振测量的 LVEF 为标准判定终点结果均为阴性[36]。

与基于人群的 meta 分析不同，基于个体患者数据的 meta 分析更合理。ACCRUE 是一个正在进行的收录个体患者信息的数据库，数据来源于接受细胞治疗的缺血性心脏病患者的随机试验及队列研究[46]。研究者汇总了 12 个研究，总计 1085 例患者，绝大多数患者接受了骨髓 MNC 治疗，其中也有 2 项研究不是骨髓 MNC。该研究的关键在于掌握单个患者的数据就可进行意向性分析。根据此方法，在心梗后平均 6 个月（3～12 个月）的随访期中，细胞治疗组在全因死亡、再发心梗、卒中、靶血管再通复合终点中无显著获益（细胞治疗组 14% *vs.* 对照组 16.3%）；死亡率无显著获益（1.4% *vs.* 2.1%）；死亡率、再发心梗和卒中复合终点也无明显获益（2.9% *vs.* 4.7%）；LVEF 无差异（治疗组和对照组平均差异 0.96%）（图 22-3）。亚组分析显示 LVEF 的改善与基线 LVEF、是否应用心脏磁共振测量 LVEF 和细胞输注的时机均无关联。

迄今为止，ACCRUE 是细胞治疗 AMI 中基于单个患者数据的唯一 meta 分析。尽管如此，该研究

项目	例数	治疗效果（95%置信区间）	P值*
总体†	1494	2.55 (1.83, 3.26)	
年龄（岁）			
<55	676	3.38 (2.36, 4.39)	0.03
≥55	809	1.77 (0.80, 2.74)	
糖尿病			
是	229	2.87 (1.32, 4.41)	0.39
否	1263	2.10 (1.29, 2.90)	
发生症状至PCI（小时）			
<6	764	1.79 (0.81, 2.77)	0.13
≥6	509	2.98 (1.79, 4. 16)	
梗死相关动脉			
前降支	1239	1.98 (1.16, 2.80)	0.11
右冠/回旋支	235	3.53 (1.82, 5.23)	
左心室舒张末期容积指数 (ml/m²)			
<100	988	1.79 (0.84, 2.73)	0.11
≥100	326	3.00 (1.85, 4. 15)	
LVEF (%)			
<40	503	5.30 (4.27, 6.33)	<0.001
≥40	991	1.45 (0.60, 2.31)	
梗死大小（g）			
<20	169	1.50 (−0.69, 3.69)	0.84
≥20	355	1.54 (−1.46, 4.54)	
微血管阻塞			
有	350	1.41 (−0.79, 3.61)	0.67
无	196	1.80 (−0.21, 3.80)	

图 22-2 细胞治疗亚组左心室射血分数（LVEF）的变化。 * *P* 值为亚组间差异。† 由于缺少基线特征值，各亚组比率可能不同。（From Delewi R，et al：Impact of intracoronary bone marrow cell therapy on left ventricular function in the setting of ST-segment elevation myocardial infarction：a collaborative meta-analysis. Eur Heart J 35：989-98，2014；Figure 2.）

组或亚组	细胞治疗 平均(%)	方差(%)	总计	对照 平均(%)	方差(%)	总计	权重(%)	平均差异 95%置信区间(%)
Aalst	5.2	11.8	19	4.32	13.15	14	2.7	0.88 (−7.81, 9.57)
ASTAMI	8.06	11.16	50	6.84	9.5	50	8.3	1.22 (−2.84, 5.28)
BONAMI	1.19	5.21	47	1.71	6.65	47	13.2	−0.52 (−2.94, 1.90)
BOOST	6.66	6.47	30	0.69	8.12	30	9.1	5.97 (2.25, 9.69)
CADUCEUS	5.03	9.64	17	6.48	4.41	8	5.6	−1.45 (−6.96, 4.06)
FINCELL	7.18	12.64	34	2.39	10.13	36	5.8	4.79 (−0.60, 10.18)
LATE-TIME	0.51	8.19	55	3.56	9.34	26	8.0	−3.05 (−7.24, 1.14)
REGENT	2.96	11.61	90	−0.27	10.93	32	7.3	3.23 (−1.25, 7.71)
REPAIR-AMI	5.51	7.28	95	3.01	6.51	92	14.8	2.50 (0.52, 4.48)
SCAMI	−0.69	7.74	22	4.12	10.04	12	4.3	−4.81(−11.35, 1.73)
SWISS-AMI	1.34	8.04	107	−0.38	8.78	60	12.2	1.72 (−0.97, 4.41)
TIME	3.16	10.34	75	3.27	9.69	37	8.7	−0.11(−4.01, 3.79)
总计 (95% Cl)			641			444	100.0%	1.15 (−0.38,2.69)

异质性Tau ^{2} = 3.13; Chi ^{2} = 21.04, d f = 11 (P = 0.03); I^2 = 48%
合并效应量检验: Z = 1.47 (P = 0.14)

图 22-3 ACCRUE 基于患者水平的 meta 分析反映左心室射血分数（LVEF）的变化（From Gyöngyösi M，et al：Meta-Analysis of Cell-based CaRdiac stUdiEs［ACCRUE］in patients with acute myocardial infarction based on individual patient data. Circ Res 116：1346-1360，2015；Fig 4A.）

仍有其局限性：治疗组和对照组在基线 LVEF、左心室收缩末期和舒张末期容积方面有显著差异，且只有 60%AMI 细胞治疗的患者入组（原因为一些试验的研究者拒绝参加 ACCRUE），这可能会增加 meta 分析的偏倚。另一个局限是 ACCRUE 纳入了 CADUCEUS 试验，该研究是应用心肌球来源的细胞，在心梗后（62±11）天进行输注的临床试验。将骨髓细胞与心肌球来源的细胞、AMI 与亚 AMI 结合分析可能并不合理。

因此，以上临床试验结果的差异亟需大规模Ⅲ期随机对照临床试验进一步验证。BAMI 试验（NCT01569178）是正在进行的多国、多中心、随机对照、非盲的Ⅲ期临床研究，由欧盟资助。研究旨在证实冠状动脉输注自体骨髓 MNC 是安全的，且能减少 LVEF ≤ 45%、再灌注成功的 AMI 患者的全因死亡率。根据 REPAIR-AMI 试验结果的估算样本量为 3000 例，并应用与 REPAIR-AMI 试验相同的研究方法。

分选的骨髓细胞

骨髓 MNC 的疗效因临床试验结果阴性而备受质疑。因此，科学界开始转而关注分选的骨髓细胞亚群，包括 $CD34^+$、$CD133^+$ 和间充质细胞（MSC）。$CD34^+$ 和 $CD133^+$ 只占骨髓 MNC 的一小部分（约 1% ～ 2%）[34]，可应用免疫磁珠分选。$CD34^+$ 和 $CD133^+$（有时也可称内皮祖细胞或血管祖细胞）具有血管形成和造血功能。CD34 是造血干细胞和内皮祖细胞的共同表面标记，$CD34^+$ 细胞存在于骨髓和外周血中。目前对于内皮祖细胞的定义还未达成共识，这类细胞表达 CD34、CD133 和 KDR[47]。既往的观察性研究结果揭示 AMI 患者中，内皮祖细胞包括 $CD34^+$ 和 $CD133^+$ 细胞的动员与 LVEF 和左心室不良重构的改善相关[48]。在动物模型中，输注 $CD34^+$ 和 $CD133^+$ 细胞可通过刺激血管新生增加心脏灌注，改善心功能。

自体血管祖细胞移植的临床试验已在 AMI、缺血性心肌病和非缺血性心肌病患者中开展。在非盲的 REGENT 试验中，200 例 LVEF 低于 40% 的心梗患者随机按 2∶2∶1 分入骨髓 MNC 组、骨髓 $CD34^+$/$CXCR4^+$ 细胞组和对照组（无治疗）[49]。6 个月随访时，各组之间 LVEF、左心室容积（心脏磁共振测定）和临床终点无显著差异。该试验有几个局限性：各组之间基线 LVEF 有差异，随访不完整，200 例患者只有 117 例行心脏磁共振检查。需要指出的是，$CD34^+$/$CXCR4^+$ 组平均细胞输注量为 $1.9×10^6$。这个数量与非选择性骨髓 MNC 试验中 $CD34^+$/$CD133^+$ 细胞群所占数量并无差异。因此人们很自然地提出输注更多的血管祖细胞是否获益更大。在一项小规模临床试验中，31 例 STEMI 患者被随机分为 $CD34^+$ 细胞治疗组和对照组（无治疗）[50]。细胞治疗组的患者接受三个不同的剂量：$5×10^6$、$10×10^6$ 和 $15×10^6$（每组 5 ～ 6 例）。尽管 6 个月随访时各组之间左心功能统计学无显著差异，但输注细胞数量≥ $10×10^6$

的治疗组有获益的趋势；另外，心脏的灌注与CD34⁺细胞的数量和动员能力相关。Ⅱ期双盲试验ENACT-AMI（NCT00936819）正计划募集100例中重度STEMI患者，随机分为三组：安慰剂组、自体血液来源的内皮祖细胞组（20×10^6）和转染eNOS的内皮祖细胞组（20×10^6），旨在探索单独细胞治疗及细胞结合基因治疗的效果。

综上所述，CD34⁺和CD133⁺细胞对AMI的疗效仍不明确，尚需更多研究。

间充质干细胞（MSC）

MSC来源于中胚层，几乎存在于所有器官和结缔组织中，如骨髓、脂肪和心脏[51]，可分化为基质细胞，如成纤维细胞和其他来源于中胚层的细胞，例如骨、软骨和脂肪。其中骨髓MSC研究最广泛，他们是骨髓中一个较小的非造血细胞群。

MSC正越来越广泛地应用于干细胞的临床试验中，因其在体外有干细胞的性质，分离和扩增简便，并且具有免疫豁免性[52]；这个特点使该细胞在AMI的细胞治疗中被广泛应用。既往研究表明MSC免疫原性低，且具有免疫调节作用，因此可逃避甚至抑制免疫系统。在动物实验和临床试验中进行同种异体移植而不引发明显的免疫反应[53]。这种特性的存在部分是由于该细胞缺少引起免疫原性的表面结构，包括MHC Ⅱ类分子和诱导T细胞的共刺激分子，如CD40、CD40配体、B7分子CD80和CD86。另外，MSC可通过细胞间交互和释放可溶性因子抑制多种免疫细胞的增殖、成熟和功能，从而降低免疫应答。因此，同种异体MSC移植不需要同期免疫抑制治疗[53]，细胞产品是"现成的"，非常适用于AMI。同时，为避免因患者合并其他疾病导致采集的干细胞功能低下，年轻健康供体的细胞有望能够制备出更加有效的产品。

很多临床前研究证实了MSC的有效性，为临床试验的开展铺平了道路[52]。临床治疗中，MSC主要用于治疗慢性心肌病，也有少数几项研究探索了该细胞在AMI中的疗效。在其中一个Ⅰ期随机、双盲、安慰剂对照、剂量递增的多中心试验中，53例AMI患者按照2∶1的比例随机接受不同剂量的同种异体MSC或安慰剂治疗[54]。6个月时，治疗组和安慰剂组LVEF（心脏超声测定）均明显改善，但组间无差异。对其中34例接受心脏磁共振评估患者的分析显示，干细胞治疗组LVEF及不良重构较安慰剂组明显改善[54]。一项针对NSTEMI患者应用同种异体骨髓来源MSC的Ⅱ期临床试验正准备启动（NCT02277613）。

尽管骨髓是MSC最常见的来源，科研人员还可从其他组织获取该细胞，特别是脂肪组织。在脂肪组织中，MSC位于血管旁边，这个区域的MSC是新鲜骨髓MNC中的2500倍。通过脂肪抽吸可获得足量的脂肪组织，因此可稳定地从中获取大量的MSC用于STEMI后的输注，而无需体外扩增。抽取200 g脂肪组织后，在2小时内即可分离出多达（20～40）$\times10^6$个MSC[55]。这个特点使脂肪来源的MSC很适合用于STEMI患者。APOLLO试验是一项双盲、安慰剂对照的临床试验，旨在探索STEMI患者经冠状动脉输注脂肪来源MSC的安全性和可行性。14例前壁STEMI患者按照3∶1的比例随机分为细胞治疗组（20×10^6，$n=10$）和安慰剂组。6个月时，以心脏磁共振测量LVEF作为评价终点，细胞治疗组有改善的趋势（LVEF较基线提高4.6%，P值无显著性差异），而安慰剂组LVEF下降1.7%（两组间比较$P=0.114$）。治疗组梗死面积较基线减少52%（$P=0.002$），对照组梗死面积与基线相比无差异。一项应用该细胞的Ⅱ期临床试验正在进行（NCT01216995）。来源于骨和胎盘等其他组织的MSC也在进行临床前实验。

从骨髓中分离MSC的方法正不断改进。传统的方法导致不成熟和成熟的细胞混杂，细胞活性不同[53,51]。为解决这一问题，科研人员开发了新方法，可提取更纯、更原始的细胞。既往研究表明，根据细胞表面标记物（如STRO-1、STRO-3）磁珠分选出的细胞具有更强的干细胞特性。相较于通过贴壁法分离的MSC，其克隆形成、增殖和三系分化能力更强，释放成血管及心脏保护因子也更多[56-57]。因为磁珠分选的MSC在大动物实验中疗效显著[58]，由STRO-3分选的MSC正在Ⅱ期随机双盲对照临床试验AMICI（NCT01781390）中应用，准备纳入225例前壁STEMI患者。另一方法是应用生长因子和细胞因子处理细胞，使其向成心脏方向分化，这个过程称谱系导向[59]，迄今为止，这类向成心脏导向后的MSC主要用于治疗缺血性心肌病（而非AMI），Ⅱ期临床试验正在进行[59]。

综上所述，MSC在心血管领域具有应用前景。优势包括操作简单，易于扩增，可异体移植，且已发表的临床前研究和临床研究结果令人振奋。正在进行的临床试验将为我们进一步揭示这类细胞的应用价值。

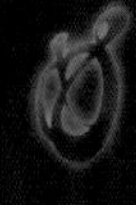

细胞输注的途径

细胞输注的方法对于临床上干细胞疗法能否成功非常重要。选择细胞输注方法时，需要考虑的关键问题有：安全性，细胞滞留，细胞分布均一性，在瘢痕心肌中的移植效率（表22-2）。细胞可全身性地从静脉输注，也可局部注射。局部注射的方法有经冠状动脉输注、经皮心内膜注射，或旁路移植（搭桥）手术时经心包或桥血管注射（图22-4）。其他较少见的还包括：体外制造的细胞补片（可包含细胞因子和生长因子促进存活和分化），通过外科手术植入。迄今为止，所有输注途径都已被证实是安全的，但均存在细胞滞留和存活率低的问题。确定最合适的细胞输注方法，以保证细胞滞留和存活是当前细胞治疗最大的挑战之一。这一问题也是众多生物工程学家关注的焦点，为此研究人员设计了多种类型的可注射细胞支架以提高细胞的滞留率、存活率和功能整合[60]；目前这些细胞支架还未进入临床，尚需进一步研究。

静脉输注

静脉输注干细胞因操作简便而备受关注。该方法的主要问题是细胞被截留于肺微循环中，只有非

表22-2 经冠状动脉和心内膜输送干细胞的优势和劣势

项目	冠状动脉输注	心内膜注射
操作时间	较短	较长
成本	除标准心脏导管治疗无额外成本	成本高，需使用心肌内诊断和注射导管
所需技能	常规心脏导管操作	心肌导管和注射系统学习曲线陡峭
安全性	创伤小。标准心导管操作风险。暂停血流可能需要球囊扩张	创伤小。标准心脏导管操作风险，心脏穿孔、心包充血、心脏压塞风险
心梗区域的选择性	相对选择性地将细胞注射入梗死相关动脉，细胞聚集至梗死区依赖于归巢信号	可选择性地将细胞注射至瘢痕周围
细胞分布	均匀分布于灌注床	不均一；细胞聚集于注射区
可行性	不适于慢性完全性堵塞病变	适用所有患者
细胞剂量	骨髓单核细胞无限制；间充质干细胞和心肌祖细胞数量受限	所有种类细胞数量不受限制
细胞潴留	低	低；开始阶段较冠状动脉输注途径高
心梗后细胞输注时机	可在再灌注治疗后数小时进行	至今最早的时间是心梗后10天

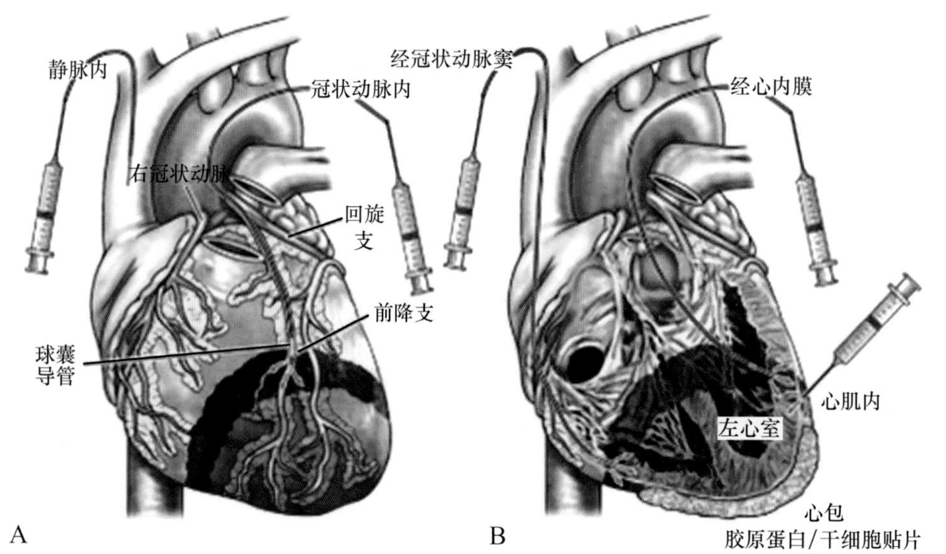

图22-4 （**A**）冠状动脉内和（**B**）心肌内移植方法。这是目前临床应用的心脏介入和外科手术中经血管和心肌输送细胞的方法（From Strauer BE，Steinhoff G：10 Years of intracoronary and intramyocardial bone marrow stem cell therapy of the heart：from the methodological origin to clinical practice. J Am Coll Cardiol 58：1095-1104，2011；Figure 1.）

常少部分归巢到心脏。临床前研究表明经静脉注射的干细胞心脏归巢率几乎为零。迄今为止，只有一个临床试验通过静脉输注细胞（MSC）[54]，因 MSC 通过冠状动脉输送可能堵塞微循环，该试验结果鼓舞人心。另一项静脉输注 MSC 的Ⅱ期临床试验（NCT00877903）也正在进行中。

如前所述，几个观察性研究表明，AMI 后内皮祖细胞和 $CD34^+$细胞的动员与左心室功能及重构的改善相关。据此，科研人员提出 AMI 后诱导全身循环中的祖细胞可带来获益的假说[48]。在 STEM-AMI 试验中，60 例由心脏超声确认 LVEF 小于 45% 的首次前壁 STEMI 患者成功行再灌注治疗后，随机接受粒细胞集落刺激因子（G-CSF）和安慰剂[61]。6 个月和 3 年的随访均表明两组 LVEF 无差异。一项头对头的研究中共纳入 86 例 LVEF 小于 45% 的前壁 STEMI 患者，接受静脉 G-CSF 或安慰剂治疗[62]，6 个月时，G-CSF 治疗组的 LVEF 却显著降低。在一项纳入 14 个随机试验的荟萃分析中（$n=566$），G-CSF 组和安慰剂组 LVEF 和临床终点无差异，即便在基线 LVEF 小于 45% 的亚组中也无差异。综上所述，目前证据表明，应用 G-CSF 动员干细胞和祖细胞无疗效。

冠状动脉输注

无论是在临床前研究还是临床研究中，AMI 细胞治疗最常用的方式是经冠状动脉输注。尤其是骨髓细胞，几乎所有的试验均通过冠状动脉途径输注。与之相反，MSC 大多通过经心内膜注射，小部分经冠状动脉输注（如 RELIEF 试验，NCT01652209）。经冠状动脉途径的优势为：选择性注射到心梗区域，在心梗区域分布均匀，操作简便，几乎所有医院均可施行，操作时间短，创伤小，且价格低（见表 22-2）。经冠脉输注骨髓细胞（可达 30×10^7）和心脏来源细胞（可达 25×10^6）的安全性已被反复证明。而经冠状动脉输注 MSC 仍存在安全性问题。在羊的动物模型中，Grieve 的团队发现经冠状动脉输注 25×10^6 的 MSC 是安全的，但输注 75×10^6 细胞可能导致生化和组织学上出现心梗表现[63]。在狗的模型中同样发现经冠状动脉输注 MSC 导致 ST 段抬高，且与剂量相关[64]。MSC 和骨髓 MNC 的平均大小分别约为（21.0 ± 3.3）μm 和（8.6 ± 1.8）μm。而毛细血管腔的直径一般为 7 ～ 10 μm，小于 MSC 的直径，这可能可以解释上述现象。

另外一个经冠状动脉路径的重要问题是：输注时是否应用暂停冠状动脉前向血流的技术（球囊扩张）。球囊扩张的合理性在于暂停冠状动脉血流可使注射细胞边缘化，透过内皮向周围组织迁移。通常的做法是细胞经中心导管输注后球囊扩张 2 ～ 3 分钟，此过程可重复多次。尽管大多数临床试验都采用此技术，该方法仍有引起冠状动脉夹层（特别在无支架的血管节段）的风险。因此需要研究证明球囊扩张的必要性。我们最近在猪心梗模型中的实验发现，24 小时后细胞滞留率与是否应用球囊扩张无关。此发现对今后经冠状动脉输注的临床试验中降低并发症的风险具有重要意义。

心肌注射

直接心肌注射的方法包括开胸手术后经心包注射和经左心导管心内膜注射。经心内膜注射时，特殊的左心导管可根据心内膜表面的电信号生成三维电机械图；根据表面电压将存活心肌和瘢痕组织区分。细胞就可通过导管前突出的可伸缩的针头注射至瘢痕边缘处。心肌注射的优势在于细胞直接输注到梗死区，无需归巢信号。尽管早期仍有很多细胞损耗，临床前研究表明直接心肌注射较经静脉和冠状动脉输注细胞的滞留率更高。缺点是操作时间长，花费高，操作者学习曲线长，熟悉操作的介入医生缺乏，有心肌穿孔的风险，特别是对于 AMI 形成的新鲜脆弱的梗死组织（见表 22-2）。因此，心肌注射主要用于心肌病患者中，也有部分临床前研究和临床研究通过心肌注射将细胞移植到心肌梗死边缘区[23,65]。

目前针对 AMI 的细胞治疗，尚无头对头研究比较冠状动脉注射和心肌注射的疗效。有两个针对心衰患者的试验比较了这两种输注方法，但研究结果不一致[66-67]。

综上所述，不同研究中不同途经输注细胞的滞留率不一致，且可能与细胞类型相关。大多数证据表明心内膜注射时，短期细胞滞留率高于经冠状动脉输注。在既往的临床试验中，骨髓细胞和外周血来源的细胞（除 MSC 外）多数经冠状动脉输注。AMI 中骨髓细胞通常经梗死相关冠状动脉注射，而 MSC 多经心内膜注射。

细胞治疗作用的机制

成体干细胞 / 祖细胞疗效的机制尚不清楚，存在很大争论。科学界提出三种假说：①移植细胞分化为新的心肌细胞；②移植细胞分化为新生血管；③旁分泌作用（图22-5）。以前科学界认为前两个假说是细胞治疗的主要机制，但目前已经明确干细胞分化的作用几乎可以忽略。早期报道的关于骨髓细胞和MSC分化为成熟心肌细胞的结果未经证实[3]。大多数研究声称形成的新生心肌细胞是不成熟的。另一些研究表明骨髓细胞与原心肌细胞融合是细胞作用的机制，但同样未经证实。反对"移植细胞分化假说"是细胞治疗机制的最主要原因在于移植细胞在宿主心脏滞留率很低，这些细胞即使全部分化为心肌细胞，也不足以解释临床疗效[68]。在血管再生方面，一些研究报道MSC和内皮祖细胞可分化为新生血管[69]，新生血管可挽救缺血区域的心肌细胞。尽管这是一个可能的机制，我们仍很难将此视为缺血性心脏病已成功接受PCI且很少甚至没有冬眠心肌的患者细胞治疗的主要机制。

基于以上事实，人们的注意力已转移到旁分泌理论。移植细胞释放的信号分子（细胞因子、化学分子、生长因子、外泌体和微囊泡等）通过旁分泌的方式影响受体心脏周围的细胞和胞外基质。这些旁分泌因子可促进一系列修复过程，包括内源性心肌祖细胞再生（促进心肌细胞再生），血管新生，抑制凋亡，抑制肥厚，改善细胞外基质[3]。

为验证旁分泌理论，Tang团队的研究发现：在大鼠的缺血性心脏病模型中，外源性心肌祖细胞可增加存活心肌，减少梗死面积，改善左心室功能，尽管宿主心脏中移植细胞几乎全部消失[70]。外源性心肌干细胞的治疗作用和梗死区/非梗死区内源性心肌祖细胞的激活相关[70]。在猪心梗模型中，MSC也

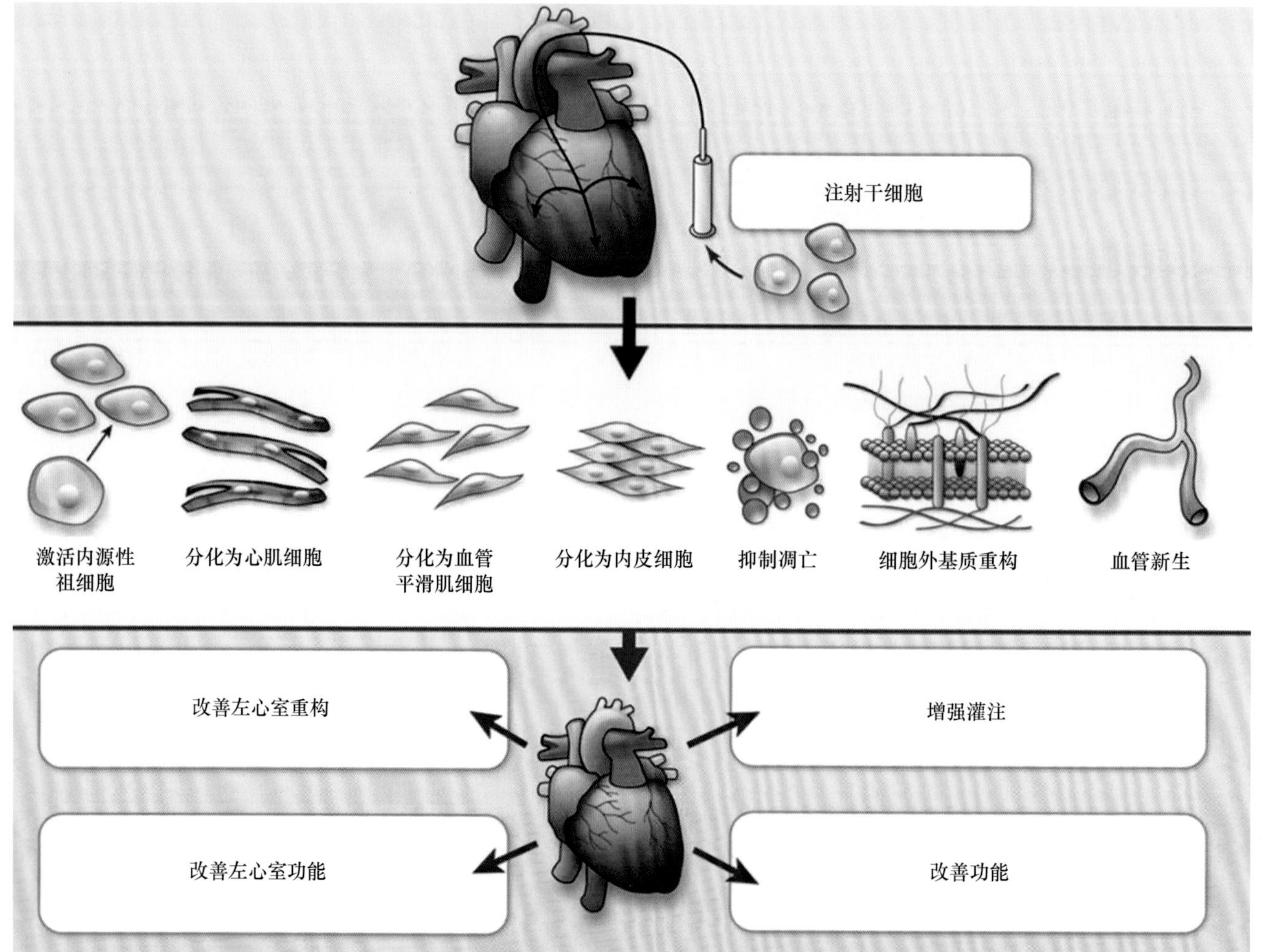

图22-5 干细胞作用的机制。移植干细胞启动心肌修复可能通过直接或间接机制激活内源性祖细胞，分化为心脏和血管细胞，促进血管新生，调控细胞外机制和抑制凋亡。这些机制综合作用可减少心脏重构、肥厚，增加灌注，改善心功能，使患者临床状态改善。（From Sanganalmath SK，Bolli R：Cell therapy for heart failure：a comprehensive overview of experimental and clinical studies，current challenges，and future directions. Circ Res 113：810-834，2013；Figure 3.）

可激活内源性心肌祖细胞，MSC移植组较对照组内源性c-kit⁺心肌祖细胞提高20倍[71]。旁分泌作用的另一个效果是减少凋亡，在AMI模型中MSC移植可减少凋亡[72]。最后，移植细胞的旁分泌因子可调节细胞外基质，改善左心室心肌重构。如前所述，多个临床试验表明，MSC除增加存活心肌外，还可减少纤维化及瘢痕面积。骨髓MNC也有相似效果，尽管报道不太一致。这个作用背后的机制可能较复杂，包括与炎症因子表达的降低（如肿瘤坏死因子-α、白介素-1α、白介素-6）及与参与左心室重构的胞外基质金属蛋白酶的改变相关。

细胞治疗的挑战和未来的方向

近15年来，有大量细胞治疗的基础实验、临床前研究和临床研究开展，其中有超过100项临床试验。应用骨髓MNC治疗AMI及MSC治疗心肌病的Ⅲ期随机对照临床试验正在开展。迄今为止，各种细胞、剂量及移植途径的安全性均已得到充分验证。然而，在最终能用于临床实践前仍然有很多重要问题还未解决（表22-3），如哪种细胞疗效最好？最佳的剂量范围是多少？ AMI细胞移植的最佳时机是什么时候？不同种类细胞联合移植是否优于单种细胞移植？多次输注是否优于单次输注？最佳的输注途径是什么？

细胞类型

几乎没有研究比较不同种类细胞的疗效[3]。这种试验设计复杂，因为在不同类型细胞比较前，需要先进行剂量递增研究以明确每种细胞的最佳剂量；仅仅主观选择一个剂量对比结论并不可靠。临床前研究的结果表明两种类型细胞联合移植疗效优于单种细胞。在一项概念验证的研究中，研究人员发现在猪的心梗模型中联合移植人MSC和c-kit⁺心肌祖细胞较单种细胞组梗死面积缩小更显著，且细胞定植率增加了7倍[73]。

细胞剂量

在临床转化前，各种细胞类型都应进行剂量递增研究。很少有临床研究解决这一问题，多数还停留在临床前研究水平，而且不同研究的结果也不一致[3]。其中一项研究应用MSC治疗AMI的结果表明，不同剂量疗效无显著差异[54]；较大规模的研究正在计划中（NCT00877903）。骨髓MNC治疗AMI

表 22-3　急性心梗细胞治疗的挑战和机遇

挑战	机遇和未来方向
细胞潴留率低	改善输送系统： a. 新的注射导管 b. 生物支架、贴片和组织工程 c. 应用磁场和磁性标记的细胞
体内细胞活性和功能不足	优化细胞产品 a. 纯化（如免疫分选） b. 体外改进 • 细胞因子预处理细胞 • 基因治疗 • 细胞系分化 异体移植 组合细胞治疗
机制不清	应用分子生物学技术，细胞影像学等探索机制
未解决的关键问题： • 优化细胞类型 • 单种 *vs.* 组合细胞种类 • 优化剂量 • 优化时机 • 单次 *vs.* 重复输注 • 优化输送途径	体外体内对照研究
临床试验缺乏标准	严格的试验设计： • 多中心 • 随机，双盲（安慰剂对照） • 保守计算样本量/大样本量 • 有意义、统一定义的、可重复性的临床终点，由核心实验室分析 细胞分离过程技术标准化

的剂量研究尚缺乏数据，将来BAMI试验可望解决这一问题（如BAMI试验结果为阴性，将可能停止骨髓MNC在心脏再生领域的研究）。另一个问题是多次输注是否优于单次。正在进行的RELIEF试验纳入LVEF小于45%的AMI患者，旨在对比单次和两次注射自体MSC的效果。

细胞滞留

细胞滞留率低是困扰细胞治疗的关键问题，很可能影响疗效[74-75]。为提高疗效，必须采取有效办法提高细胞在恶劣梗死或缺血环境中的归巢、存活及植入。目前研究人员正在研究不同的方法，包括体外预处理细胞（基因编辑，物理或药物方法预处理），组织工程方法如心脏补片（如体外人工合成心肌组织补片），和可注射支架（可限制心脏不良重构

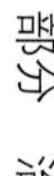

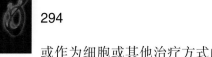

或作为细胞或其他治疗方式的载体)[60]，这类支架还可通过植入细胞因子、生长因子，促进细胞存活、植入、分化，及刺激内源性祖细胞群。

细胞治疗的时机

缺血性心脏病细胞治疗一个重要而未解决的问题是治疗的最佳时机；究竟是 AMI 期治疗（AMI 后多久），还是慢性缺血性心肌病时治疗。不同的方法都有理论依据。研究表明 AMI 后归巢信号更强，有利于吸引输注的细胞迁移至梗死心肌。AMI 引起全身炎症反应及缺血心肌局部趋化因子（包括缺血心肌中的 SDF-1 和 G-CSF）增加，与神经体液信号共同促进干细胞和祖细胞从骨髓中迁出[48]。研究表明 AMI 后造血干细胞、内皮祖细胞、MSC、血管祖细胞和极小多能干细胞均快速迁移至血液中[76]，但它们对心肌修复的作用尚不清楚。因此，要想使输注的外源性细胞发挥作用，可能需要借助心梗后趋化因子、细胞因子和生长因子的帮助。然而，AMI 后恶劣的微环境影响细胞存活。如前所述，REPAIR-AMI 试验亚组分析表明延迟至心梗后 5 天以上移植细胞才有积极疗效[27]；但后续的相关试验发现，即使 5 天以后移植疗效也不显著（见表 22-3）。

试验终点

除上述问题，还有其他需要引起关注的问题。例如，到目前为止，LVEF 是细胞治疗Ⅰ期和Ⅱ期试验中选取的替代终点。细胞治疗的临床转化需要的是临床硬终点的改善，LVEF 作为替代终点的适宜性被质疑。在一些临床和临床前研究中已观察到左心室不良重构明显改善，但其临床显著性仍未大到足以反映到 LVEF 的变化中[77]。因此，除整体功能参数 LVEF 外，还应加入局部功能和左心室重构指标（包括左心室容积，梗死大小及质量，应力分析）。心脏磁共振可以评估上述所有指标，已成为细胞治疗临床试验评估的标准技术（见第 33 章）。

总结

仅在几年前，心肌组织再生治疗还是科幻小说。尽管目前该领域仍存在很多机制、病理生理及实际问题，但从历史的角度看，历经 15 年的研究，我们已取得很大的进展，主要表现在：①临床前研究：在多个心梗后心肌病实验模型中，不同类型细胞移植均可改善左心室功能及不良重构；②临床试验已证实多种类型细胞移植的安全性；③在疗效方面，细胞治疗临床试验结果不一致。其原因尚不明确，但应考虑下列因素：①很多试验规模小且效能低，某些设计有缺陷；②细胞治疗作为新的治疗方法，我们尚不知道最佳的细胞类型、剂量、输注途径、时机和频率；③与药物不同，不同实验室细胞产品质量差别很大，影响细胞质量的已知和未知因素很多，包括提取和扩增方法。尽管在细胞治疗应用方面仍存在很多空白，一些临床试验中细胞治疗取得的疗效是非凡的。在认识深化且优化各项条件后，细胞治疗的疗效可能会进一步提高。只有通过严格、大规模、设计合理的随机对照临床试验方能最终给我们满意的答案。

经典参考文献

Beltrami AP, et al.: Adult cardiac stem cells are multipotent and support myocardial regeneration, *Cell* 114:763–776, 2003.

Menasche P, et al.: Myoblast transplantation for heart failure, *Lancet* 357:279–280, 2001.

Perin EC, et al.: Transendocardial, autologous bone marrow cell transplantation for severe, chronic ischemic heart failure, *Circulation* 107:2294–2302, 2003.

Quaini F, et al.: Chimerism of the transplanted heart, *N Engl J Med* 346:5–15, 2002.

Taylor DA, et al.: Regenerating functional myocardium: improved performance after skeletal myoblast transplantation, *Nature Medicine* 4:333–929, 1998.

参考文献

1. Loughran JH, et al.: Cardiac stem cells in patients with ischemic cardiomyopathy: discovery, translation, and clinical investigation, *Current Atherosclerosis Reports* 14:491–503, 2012.
2. Psaltis PJ, et al.: An update on stem cell therapies for acute coronary syndrome, *Current Cardiology Reports* 16:526, 2014.
3. Sanganalmath SK, Bolli R: Cell therapy for heart failure: a comprehensive overview of experimental and clinical studies, current challenges, and future directions, *Circulation Research* 113: 810–834, 2013.
4. Taylor DA, et al.: Regenerating functional myocardium: improved performance after skeletal myoblast transplantation, *Nature Medicine* 4:929–933, 1998.
5. Menasche P, et al.: Myoblast transplantation for heart failure, *Lancet* 357:279–280, 2001.
6. Senyo SE, et al.: Mammalian heart renewal by pre-existing cardiomyocytes, *Nature* 493:433–436, 2013.
7. Bergmann O, et al.: Evidence for cardiomyocyte renewal in humans, *Science (New York, NY)* 324:98–102, 2009.
8. Mozaffarian D, et al.: Heart disease and stroke statistics-2015 update: a report from the American Heart Association, *Circulation* 131:e29–e322, 2015.
9. Heidenreich PA, et al.: Forecasting the future of cardiovascular disease in the United States: a policy statement from the American Heart Association, *Circulation* 123:933–944, 2011.
10. Burridge PW, et al.: Production of de novo cardiomyocytes: human pluripotent stem cell differentiation and direct reprogramming, *Cell Stem Cell* 10:16–28, 2012.
11. Shiba Y, et al.: Human ES-cell-derived cardiomyocytes electrically couple and suppress arrhythmias in injured hearts, *Nature* 489:322–325, 2012.
12. Chong JJ, et al.: Human embryonic-stem-cell-derived cardiomyocytes regenerate non-human primate hearts, *Nature* 510:273–277, 2014.
13. Anderson ME, et al.: Embryonic stem cell-derived cardiac myocytes are not ready for human trials, *Circulation Research* 115:335–338, 2014.
14. Barad L, et al.: Human embryonic stem cells vs human induced pluripotent stem cells for cardiac repair, *Canadian Journal of Cardiology* 30:1279–1287, 2014.
15. Takahashi K, Yamanaka S: Induction of pluripotent stem cells from mouse embryonic and adult fibroblast cultures by defined factors, *Cell* 126:663–676, 2006.
16. Liang P, et al.: Drug screening using a library of human induced pluripotent stem cell-derived cardiomyocytes reveals disease-specific patterns of cardiotoxicity, *Circulation* 127:1677–1691, 2013.
17. Zhang J, et al.: Functional cardiomyocytes derived from human induced pluripotent stem cells, *Circulation Research* 104:e30–e41, 2009.
18. Mauritz C, et al.: Induced pluripotent stem cell (iPSC)-derived Flk-1 progenitor cells engraft, differentiate, and improve heart function in a mouse model of acute myocardial infarction, *European Heart Journal* 32:2634–2641, 2011.
19. Ye L, et al.: Cardiac repair in a porcine model of acute myocardial infarction with human induced pluripotent stem cell-derived cardiovascular cells, *Cell Stem Cell* 15:750–761, 2014.
20. Okano H, et al.: Steps toward safe cell therapy using induced pluripotent stem cells, *Circulation Research* 112:523–533, 2013.
21. Burridge PW, et al.: Chemically defined generation of human cardiomyocytes, *Nature Methods* 11:855–860, 2014.
22. Qian L, Srivastava D: Direct cardiac reprogramming: from developmental biology to cardiac regeneration, *Circulation Research* 113:915–921, 2013.
23. Krause K, Jaquet K, Schneider C, et al.: Percutaneous intramyocardial stem cell injection in patients with acute myocardial infarction: first-in-man study, *Heart* 95:1145–1152, 2009.
24. Assmus B, et al.: Transplantation of Progenitor Cells and Regeneration Enhancement in Acute Myocardial Infarction (TOPCARE-AMI), *Circulation* 106:3009–3017, 2002.
25. Wollert KC, et al. Intracoronary autologous bone-marrow cell transfer after myocardial infarction: the BOOST randomised controlled clinical trial. *Lancet* 364:141–148, 2004.
26. Meyer GP, et al.: Intracoronary bone marrow cell transfer after myocardial infarction: 5-year follow-up from the randomized-controlled BOOST trial, *European Heart Journal* 30:2978–2984, 2009.
27. Schachinger V, et al.: Intracoronary bone marrow-derived progenitor cells in acute myocardial

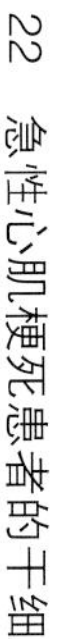

infarction, *New England Journal of Medicine* 355:1210–1221, 2006.
28. Assmus B, et al.: Clinical outcome 2 years after intracoronary administration of bone marrow-derived progenitor cells in acute myocardial infarction, *Circulation Heart Failure* 3:89–96, 2010.
29. Assmus B, et al.: Long-term clinical outcome after intracoronary application of bone marrow-derived mononuclear cells for acute myocardial infarction: migratory capacity of administered cells determines event-free survival, *European Heart Journal* 35:1275–1283, 2014.
30. Rolf A, et al.: Maladaptive hypertrophy after acute myocardial infarction positive effect of bone marrow-derived stem cell therapy on regional remodeling measured by cardiac MRI, *Clinical Research Cardiology* 100:983–992, 2011.
31. Beitnes JO, et al.: Long-term results after intracoronary injection of autologous mononuclear bone marrow cells in acute myocardial infarction: the ASTAMI randomised, controlled study, *Heart* 95:1983–1989, 2009.
32. Hirsch A, et al.: Intracoronary infusion of mononuclear cells from bone marrow or peripheral blood compared with standard therapy in patients after acute myocardial infarction treated by primary percutaneous coronary intervention: results of the randomized controlled HEBE trial, *European Heart Journal* 32:1736–1747, 2011.
33. Delewi R, et al.: Long term outcome after mononuclear bone marrow or peripheral blood cells infusion after myocardial infarction, *Heart* 101:363–368, 2015.
34. Traverse JH, et al.: Effect of the use and timing of bone marrow mononuclear cell delivery on left ventricular function after acute myocardial infarction: The TIME randomized trial, *Journal of the American Medical Association* 308:2380–2389, 2012.
35. Traverse JH, et al.: Effect of intracoronary delivery of autologous bone marrow mononuclear cells 2 to 3 weeks following acute myocardial infarction on left ventricular function: The LateTIME randomized trial, *Journal of the American Medical Association* 306:2110–2119, 2011.
36. Simari RD, et al.: Bone marrow mononuclear cell therapy for acute myocardial infarction: a perspective from the cardiovascular cell therapy research network, *Circulation Research* 114: 1548–1564, 2014.
37. Surder D, et al.: Intracoronary injection of bone marrow-derived mononuclear cells early or late after acute myocardial infarction: effects on global left ventricular function, *Circulation* 127: 1968–1979, 2013.
38. Schutt RC, et al.: Bone marrow characteristics associated with changes in infarct size after STEMI: a biorepository evaluation from the CCTRN TIME trial, *Circulation Research* 116:99–107, 2015.
39. Gee AP, et al.: Multicenter cell processing for cardiovascular regenerative medicine applications: the Cardiovascular Cell Therapy Research Network (CCTRN) experience, *Cytotherapy* 12: 684–691, 2010.
40. Assmus B, et al.: Red blood cell contamination of the final cell product impairs the efficacy of autologous bone marrow mononuclear cell therapy, *Journal of the American College of Cardiology* 55:1385–1394, 2010.
41. Seeger FH, et al.: Heparin disrupts the CXCR4/SDF-1 axis and impairs the functional capacity of bone marrow-derived mononuclear cells used for cardiovascular repair, *Circulation Research* 111:854–862, 2012.
42. Delewi R, et al.: Impact of intracoronary bone marrow cell therapy on left ventricular function in the setting of ST-segment elevation myocardial infarction: a collaborative meta-analysis, *European Heart Journal* 35:989–998, 2014.
43. de Jong R, et al.: Intracoronary stem cell infusion after acute myocardial infarction: a meta-analysis and update on clinical trials, *Circulation Cardiovascular Interventions* 7:156–167, 2014.
44. Traverse JH, Henry TD, Moye LA: Is the measurement of left ventricular ejection fraction the proper end point for cell therapy trials? An analysis of the effect of bone marrow mononuclear stem cell administration on left ventricular ejection fraction after ST-segment elevation myocardial infarction when evaluated by cardiac magnetic resonance imaging, *American Heart Journal* 162:671–677, 2011.
45. Clifford DM, et al.: Stem cell treatment for acute myocardial infarction, *Cochrane Database Systematic Reviews* 2:Cd006536, 2012.
46. Gyongyosi M, et al.: Meta-Analysis of Cell-based CaRdiac stUdiEs (ACCRUE) in patients with acute myocardial infarction based on individual patient data, *Circulation Research* 116:1346–1360, 2015.
47. Yoder MC: Defining human endothelial progenitor cells, *Journal of Thrombosis and Haemostasis* 7(Suppl 1):49–52, 2009.
48. Wojakowski W, et al.: Mobilization of stem and progenitor cells in cardiovascular diseases, *Leukemia* 26:23–33, 2012.
49. Tendera M, et al.: Intracoronary infusion of bone marrow-derived selected CD34+CXCR4+ cells and non-selected mononuclear cells in patients with acute STEMI and reduced left ventricular ejection fraction: results of randomized, multicentre Myocardial Regeneration by Intracoronary Infusion of Selected Population of Stem Cells in Acute Myocardial Infarction (REGENT) Trial, *European Heart Journal* 30:1313–1321, 2009.
50. Quyyumi AA, et al.: CD34(+) cell infusion after ST elevation myocardial infarction is associated with improved perfusion and is dose dependent, *American Heart Journal* 161:98–105, 2011.
51. Williams AR, Hare JM: Mesenchymal stem cells: biology, pathophysiology, translational findings, and therapeutic implications for cardiac disease, *Circulation Research* 109:923–940, 2011.
52. Karantalis V, et al.: Allogeneic cell therapy: a new paradigm in therapeutics, *Circulation Research* 116:12–15, 2015.
53. Psaltis PJ, Spoon DB, Wong DT: Utility of mesenchymal stromal cells for myocardial infarction. Transitioning from bench to bedside, *Minerva Cardioangiologica* 61:639–663, 2013.
54. Hare JM, et al.: A randomized, double-blind, placebo-controlled, dose-escalation study of intravenous adult human mesenchymal stem cells (prochymal) after acute myocardial infarction, *Journal of the American College of Cardiology* 54:2277–2286, 2009.
55. Houtgraaf JH, et al.: First experience in humans using adipose tissue-derived regenerative cells in the treatment of patients with ST-segment elevation myocardial infarction, *Journal of the American College of Cardiology* 59:539–540, 2012.
56. See F, et al.: Therapeutic effects of human STRO-3-selected mesenchymal precursor cells and their soluble factors in experimental myocardial ischemia, *Journal of Cellular and Molecular Medicine* 15:2117–2129, 2011.
57. Psaltis PJ, et al.: Enrichment for STRO-1 expression enhances the cardiovascular paracrine activity of human bone marrow-derived mesenchymal cell populations, *Journal of Cellular Physiology* 223:530–540, 2010.
58. Houtgraaf JH, et al.: Intracoronary infusion of allogeneic mesenchymal precursor cells directly after experimental acute myocardial infarction reduces infarct size, abrogates adverse remodeling, and improves cardiac function, *Circulation Research* 113:153–166, 2013.
59. Bartunek J, et al.: Cardiopoietic stem cell therapy in heart failure: the C-CURE (Cardiopoietic stem Cell therapy in heart failURE) multicenter randomized trial with lineage-specified biologics, *Journal of the American College of Cardiology* 61:2329–2338, 2013.
60. Radisic M, Christman KL: Materials science and tissue engineering: repairing the heart, *Mayo Clinic Proceedings* 88:884–898, 2013.
61. Achilli F, et al.: G-CSF treatment for STEMI: final 3-year follow-up of the randomised placebo-controlled STEM-AMI trial, *Heart* 100:574–581, 2014.
62. Hibbert B, et al.: Granulocyte colony-stimulating factor therapy for stem cell mobilization following anterior wall myocardial infarction: the CAPITAL STEM MI randomized trial. *Canadian Medical Association Journal* 186:E427–E434, 2014.
63. Grieve SM, et al.: Microvascular obstruction by intracoronary delivery of mesenchymal stem cells and quantification of resulting myocardial infarction by cardiac magnetic resonance, *Circulation Heart Failure* 3:e5–e6, 2010.
64. Vulliet PR, et al.: Intra-coronary arterial injection of mesenchymal stromal cells and microinfarction in dogs, *Lancet* 363:783–784, 2004.
65. Gyongyosi M, et al.: Combined delivery approach of bone marrow mononuclear stem cells early and late after myocardial infarction: the MYSTAR prospective, randomized study, *Nature Clinical Practice Cardiovascular Medicine* 6:70–81, 2009.
66. Mozid A, et al.: Safety and feasibility of intramyocardial versus intracoronary delivery of autologous cell therapy in advanced heart failure: the REGENERATE-IHD pilot study, *Regenerative Medicine* 9:269–278, 2014.
67. Vrtovec B, et al.: Comparison of transendocardial and intracoronary CD34+ cell transplantation in patients with nonischemic dilated cardiomyopathy, *Circulation* 128:S42–S49, 2013.
68. Hong KU, et al.: c-kit+ Cardiac stem cells alleviate post-myocardial infarction left ventricular dysfunction despite poor engraftment and negligible retention in the recipient heart, *PloS One* 9:e96725, 2014.
69. Cai L, et al.: IFATS collection: Human adipose tissue-derived stem cells induce angiogenesis and nerve sprouting following myocardial infarction, in conjunction with potent preservation of cardiac function, *Stem Cells* 27:230–237, 2009.
70. Tang XL, et al.: Intracoronary administration of cardiac progenitor cells alleviates left ventricular dysfunction in rats with a 30-day old infarction, *Circulation* 121:293–305, 2010.
71. Hatzistergos KE, et al.: Bone marrow mesenchymal stem cells stimulate cardiac stem cell proliferation and differentiation, *Circulation Research* 107:913–922, 2010.
72. Mirotsou M, et al.: Paracrine mechanisms of stem cell reparative and regenerative actions in the heart, *Journal of Molecular and Cellular Cardiology* 50:280–289, 2011.
73. Williams AR, et al.: Enhanced effect of combining human cardiac stem cells and bone marrow mesenchymal stem cells to reduce infarct size and to restore cardiac function after myocardial infarction, *Circulation* 127:213–223, 2013.
74. Alestalo K, et al.: High number of transplanted stem cells improves myocardial recovery after AMI in a porcine model, *Scandinavian Cardiovascular Journal* 49:82–94, 2015.
75. Cheng K, et al.: Magnetic enhancement of cell retention, engraftment, and functional benefit after intracoronary delivery of cardiac-derived stem cells in a rat model of ischemia/reperfusion, *Cell Transplantation* 21:1121–1135, 2012.
76. Wojakowski W, et al.: Mobilization of bone marrow-derived Oct-4+ SSEA-4+ very small embryonic-like stem cells in patients with acute myocardial infarction, *Journal of the American College of Cardiology* 53:1–9, 2009.
77. Kramer DG, et al.: Quantitative evaluation of drug or device effects on ventricular remodeling as predictors of therapeutic effects on mortality in patients with heart failure and reduced ejection fraction: a meta-analytic approach, *Journal of the American College of Cardiology* 56:392–406, 2010.

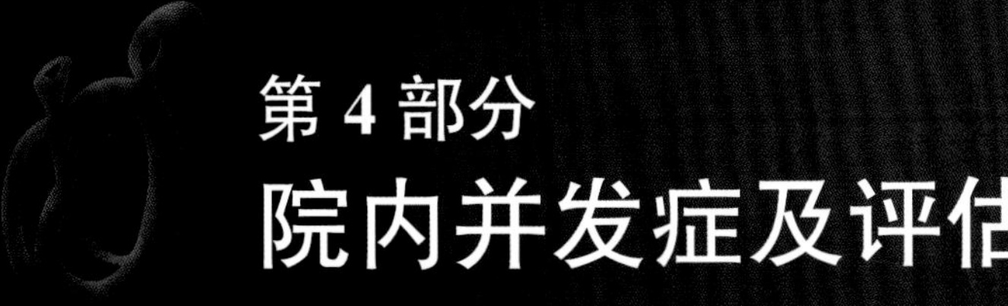

第 4 部分

院内并发症及评估

23 再发缺血和再发心肌梗死：检测、诊断和结局

Harvey D. White
周越 译 崔锦钢 审校

引言

随着 ST 段抬高型心肌梗死（ST-elevation myocardial infarction，STEMI）比例的下降和非 ST 段抬高型心肌梗死（non-ST-elevation myocardial infarction，NSTEMI）比例的增加（见第 2 章），在发达国家，心肌梗死（myocardial infarction，MI，简称心梗）发生率有大幅度降低[1]。随着心梗患者生存率的提高，心梗幸存者可能发生心血管事件再发，包括再发心梗。但是，社区再发心梗发生率与初发心梗的发生率有相同幅度的降低[2]。有创性检查、初发心梗的管理和二级预防药物的改进有助于再发缺血事件的减少。例如，与溶栓治疗相比，接受直接 PCI（primary percutaneous coronary intervention，PPCI，俗称为急诊 PCI）的 STEMI 患者再发心梗率明显降低，院内再发心梗率约为 2.0% *vs*. 4.0%；1 年再发心梗入院率分别为 4.8% 和 9.6%[3]。

临床实践的其他变化也通过不同的方式影响着再发心梗的流行病学。心梗事件发生率随着心梗定义的变化而变化，自从 2020 年引入心梗全球定义后[4]，心梗的流行病学持续改变（见第 1 章）。而且，生物标志物的敏感性增加（例如，高敏肌钙蛋白试剂盒[5]）极大地增加了心梗的检出率（见第 7 章）。血运重建的比例增加将导致围术期心梗发生率的增加。此外，因一些死于再发心梗的患者被归为猝死，因而再发心梗的发生率也可能被低估。

再发缺血和心肌梗死的检测

无心肌梗死的再发缺血

急性冠脉综合征（acute coronary syndrome，ACS）发生后的再发缺血常提示预后不良且对医疗资源的使用有重要提示意义。静息状态下有缺血症状患者比运动状态下有缺血症状患者预后更差。在溶栓治疗时代，GUSTO（Global Utilization of Streptokinase and Tissue Plasminogen Activator for Occluded Coronary Arteries）Ⅱ b 溶栓试验中再发缺血的发生率，STEMI 患者约为 23%，NSTEMI 患者约为 35%[6]。

难治性心肌缺血是心肌缺血症状持续 10 分钟以上

伴随着心电图 ST 段改变或 T 波倒置，和（或）新发低血压、肺水肿或者心肌缺血引起的心脏杂音（尽管使用硝酸酯类药物和 β 受体阻滞剂或钙通道阻滞剂），在心肌缺血患者中，难治性心肌缺血发生率约为 20%。在 ST 段抬高的患者中，难治性心肌缺血患者 30 天死亡率约是普通患者的 2 倍（11.8% *vs*. 5.4%，$P < 0.001$）；在非 ST 段抬高的患者中，难治性心肌缺血患者的死亡风险更高（12.0% *vs*. 2.7%，$P < 0.001$）。

大多数心肌缺血是隐匿性的，但能被 24 小时动态心电图检测到。隐匿性心肌缺血发生的频率和持续时间与预后有直接关系[7]。几个使用持续 ST 段监测的研究发现有 15% ～ 30% 的 NSTE-ACS 患者有短暂的 ST 段改变[8]。这些患者随后的心血管事件风险增加，包括心血管性死亡。ST 段监测被作为心电图、肌钙蛋白和其他临床变量之外的提供独立预后信息的工具[8-9]。

在 MERLIN-TIMI 36（Metabolic Efficiency With Ranolazine for Less Ischemia in Non-ST-Elevation Acute Coronary Syndrome-TIMI 36）试验中，对 6355 个 NSTE-ACS 患者进行连续 7 天的动态心电图监测，有 42% 的患者在住院期间进行了血运重建[8]。7 天内有 ≥ 1 阵缺血发作的患者（20%）1 年心血管死亡风险增加（7.7% *vs*. 2.7%，$P < 0.001$），1 年心梗风险增加（9.4% *vs*. 5.0%，$P < 0.001$）以及 1 年缺血临床症状风险增加（17.5% *vs*. 12.3%，$P < 0.001$）。

随着 MI 早期介入性评价和治疗的推广，早期再发缺血发生率已大幅度降低。在 PAMI（Primary Angioplasty in Acute Myocardial Infarction）研究中，接受 PPCI 的患者（10.3%）比接受溶栓的患者（28.0%）发生再发缺血事件明显减少[10]。同样地，早期介入性治疗对 NSTEMI 患者再发缺血事件的减少也有重要作用（见第 16 章）。

由于再发缺血的不良预后，临床医生使用一系列的心电图检查去监测再发缺血症状，甚至在一些中心，使用持续 ST 段监测。很多 STEMI 和 NSTEMI 患者在接受 PPCI 治疗或者药物联合介入治疗时无论在初始或后继冠状动脉造影中，于犯罪血管，有时也包括非犯罪血管中置入支架后 3 ～ 4 天出院。静息状态下有典型缺血性胸痛的患者无需行激发试验来明确是否需要额外治疗。对未能实现完全血运重建且存在可诱发缺血的患者应考虑对其在出院前行激发试验来帮助决策是否行冠状动脉造影或血运重建，如有必要，行介入治疗（见第 30 章）。

再发心肌梗死的诊断

再发心梗的分类

根据第 1 章和表 1-2 介绍的心梗第三版全球定义诊断心梗。心肌梗死是一组异质性事件，根据病理生理、预后和治疗，心梗全球定义将其分为五种类型（表 1-4）[11-12]。初发心梗在第 1 章、第 6 章和第 7 章有介绍。本部分重点介绍作为初发心梗并发症的再发心梗的诊断。

自发性心梗

自发性心梗（1 型）是临床最常见的类型[13-15]，也是长期随访中最常见的再发心梗。临床诊断时应考虑心肌氧耗增加和氧供减少及有无急性斑块破裂可能等所有可获得的临床资料来区分 1 型和 2 型（氧供需失衡）心梗（见图 1-3）[16]。

冠状动脉介入相关心梗（4a 型）

PCI 相关的心肌坏死是一种常见的早期再发心梗的原因，多种机制可能参与其中，如斑块远端栓塞和（或）介入治疗导致的微血管血栓栓塞，较大冠状动脉或边支闭塞，冠状动脉夹层、痉挛或内皮功能不全[17]。4a 型心梗与死亡率之间的关系有争论，但是此二者之间的关系较自发性心梗与死亡率之间的关系弱[13-15]。

支架内血栓导致的心梗（4b 型）

STEMI 和 NSTEMI 行 PCI 治疗后支架内血栓是不常见但较为严重的临床事件，因为其预后差。药物洗脱支架（drug-eluting stents，DES）较金属裸支架（bare metal stents，BMS）风险更高，常导致心梗和死亡，但心梗发生也可能与支架无关[18]。新一代 DES 发生支架内血栓风险较低[19]，较第一代 DES 支架内血栓风险减低约 50%。

冠状动脉旁路移植术（coronary artery bypass grafting，CABG）相关性心梗（5 型）

在 CABG 期间，多种因素可导致围术期心肌损伤和坏死，包括直接心肌损伤：①缝合位置或对心脏的操作；②冠状动脉夹层；③不恰当的围术期心脏保护导致的整体或局部心肌缺血；④再灌注相关的微血管事件；⑤氧自由基诱导的心肌损伤；⑥移植血管不能供应心肌导致的再灌注失败。磁共振研究表明 CABG 导致的大多数心肌坏死不是局灶性的，而是位于心内膜下弥漫性坏死[20]。

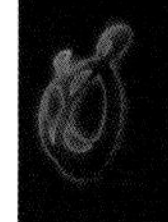

再发心梗与心电图

初发心梗后怀疑再发心梗的心电图诊断容易被初发心梗的动态心电图演变所干扰。在两个相邻导联上 ST 段再次抬高超过 0.1 mV，新出现的病理性 Q 波，特别是心电图改变与持续 20 分钟以上的缺血症状相关时应考虑再发心梗。再灌注治疗后早期 ST 段持续性抬高（不能用微血管血流受损解释），单纯使用心电图难以检测再发心梗，需要结合先前心电图和心肌缺血临床症状综合考虑再发心梗概率是否有增加。在一些难以判断的情况下，冠状动脉造影可以用来判断冠状动脉是否有再次闭塞。然而，ST 段抬高也可见于危及生命的心脏破裂患者和左心室室壁瘤形成的患者，一些情况下也应考虑这些可能。

生物标志物与再发心梗

由于初发大面积心梗开始的数天至数周坏死标志物持续升高，诊断再发心梗有挑战性；诊断再发心梗将依据生物标志物的动态演变规律来与初发心梗区分，而不是仅仅依据高于 99% 分位数。初发心梗后的临床迹象或症状怀疑再发心梗的患者，推荐立即检测肌钙蛋白。怀疑再发心梗时，如果肌钙蛋白水平升高，应在 3 ～ 6 小时取第二份血样，如果肌钙蛋白水平稳定或下降则不用再测定。如果第二份血样肌钙蛋白水平较第一份血样肌钙蛋白水平增加超过 20% 则可以诊断为再发心梗。如果两份血样肌钙蛋白差值超过 3 个标准差（standard deviation，SD）应认为两份血样是有差异的（见第 7 章）[11]。对目前大多数非高敏肌钙蛋白试剂盒，再发心梗检测水平的 SD 在 5% ～ 7% 之间，因此 20% 的改变应该被认为是有明显差异的（如超过变异值的 3 SD），但该值也应排除第 99 百分位参考值上限（upper reference limit，URL）。如果初始肌钙蛋白是正常的，诊断新发急性心梗的标准适合再发心梗（见第 7 章）。

心梗不同定义之间的比较

在 OAT（Occluded Artery Trial）研究中，OAT 定义的再发心梗需要符合三个标准中的两个：症状、心电图和生物标志物的升高。心电图标准需符合：在心电图两个相邻的导联上，新出现的 Q 波＞ 0.03 秒和（或）Q 波电压＞ 1/3QRS 波[21]。生物标志物标准包括：1 型心梗≥ 2 倍；4a 型心梗≥ 3 倍；5 型心梗≥ 5 倍。2007 年心梗全球定义对 4a 型和 5 型心梗标准相同，但对 1 型心梗诊断标准有更低的界值即任何生物标志物升高超过正常上限（upper limit of normal，ULN），因此该版定义检测出了较多的心梗患者（表 23-1）[21]。

在对两项原结果为阴性的使用 $P2Y_{12}$ 拮抗剂坎格瑞洛（Cangrelor）的大规模Ⅲ期研究汇总分析中，如果不使用研究方案定义的 MI，而是改为通用定义的 MI，则包括 MI 在内的主要终点显著减少与原来的阴性结果相反[22]。该结果促使进一步开展更大型的坎格瑞洛的Ⅲ期临床研究，CHAMPION PHOENIX（Cangrelor versus Standard Therapy to Achieve Optimal Management of Platelet Inhibition PHOENIX）研究，该研究在终点事件中使用心梗全球定义。最终该试验显示坎格瑞洛能明显减少 20% 心梗和明显减少主要终点事件[23]。

表 23-1　比较再发心梗的全球定义和 OAT 定义[21]

全球定义再发心梗类型	全球定义再发心梗数	全球定义发现额外的再发心梗数
1 型：自发性	106	9
2 型：继发性	7	4
3 型：猝死	12	10
4a 型：PCI 相关	10	4
4b 型：支架相关	33	1
5 型：CABG 相关	1	1
总计	169	29

CABG：冠脉旁路移植术；PCI，经皮冠脉介入治疗

Adapted from White HD, et al: Reinfarction after percutaneous coronary intervention or medical management using the universal definition in patients with total occlusion after myocardial infarction: results from long-term follow-up of the Occluded Artery Trial（OAT）cohort. Am Heart J 163: 563-571, 2012.

再发心肌梗死的原因和预测因子

再发心肌梗死的原因

斑块、血液（血栓形成）及患者特征等多种因素均与再发心梗相关。初发心梗激活的凝血系统持续至少 6 个月[24]，且在冠状动脉系统的罪犯病变和其他位置的再发心梗中发挥重要作用（框 23-1）。再发心梗也可能与操作相关，如前“再发心梗的分类”部分所述。

再发心肌梗死的预测因子

预测再发心梗的因子如框 23-2 所示。一些是有

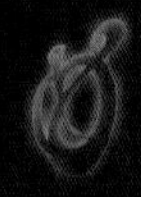

框 23-1　再发心梗的病因

- 持续性血栓形成
- 新发斑块破裂或者有裂痕
- 再发或新发夹层
- 再发或新发栓塞
- 心肌氧供降低和（或）氧需增加
- 围术期心梗（PCI 或 CABG 相关）
- 支架内血栓
- 再狭窄
- 暂停抗血小板治疗

CABG：冠状动脉旁路移植术；PCI：经皮冠状动脉介入治疗

争议的（如，吸烟），其他传统的冠心病（coronary artery disease，CAD）危险因素也可能增加再发心梗的风险。

纳入 GUSTO Ⅰ和Ⅲ溶栓试验的 STEMI 患者中，有 4.3% 的患者在接受溶栓治疗后的 3.8 天（中位数）发生再发心梗。高龄、较短的溶栓时间、非美裔、未吸烟、既往心梗或心绞痛、女性、前壁心梗和低收缩压明显与再发心梗相关[25]。在汇总的 PAMI 试验中，30 天再发心梗的预测因子有：Killip 分级＞Ⅰ级，射血分数＜ 50%，残余冠状动脉狭窄＞ 30%，冠状动脉夹层和存在血栓[26]。

在 TRILOGY ACS（Targeted Platelet Inhibition to Clarify the Optimal Strategy to Medically Manage Acute Coronary Syndrome）试验中[27]，对 NSTEMI 或不稳定型心绞痛患者不使用有计划的血运重建而单纯使用药物治疗。心梗占包括心血管死亡和卒中在内的主要终点事件的 45.3%，是最常见的终点事件。对首次心梗事件的预测模型包括 17 项变量，最强的预测自发型心梗的因子包括：高龄、NSTEMI/不稳定型心绞痛事件指数、糖尿病、无随机前（pre-randomization）造影、高基础水平的肌酐。该预测模型有良好的预测能力（c 指数＝ 0.732）且对低-中危自发型心梗患者有较好的校正作用（图 23-1）。

造影罪犯病变特征，特别是美国心脏病学会 / 美国心脏协会的 C 型病变（框 23-2）[28]，与预后不良相关[29]。 在 ACUITY（Acute Catheterization and Urgent Intervention Triage Strategy）研究的 3661 名接受 PCI 的患者中，与无 C 型病变相比，C 型病变患者有更高的 30 天死亡率（1.2% *vs*. 0.6%；$P = 0.049$），30 天心梗（9.2% *vs*. 6.3%；$P = 0.0006$）和计划之外的血运重建（4.3% *vs*. 3.1%；$P = 0.04$）。在多因素分析中，C 型病变与 30 天心梗（OR，1.37；95% CI，1.04 ～ 1.80；$P = 0.02$）及 30 天复合缺血事件（OR，1.49；95% CI，1.17 ～ 1.88；$P = 0.001$）独立相关（图 23-2）。

框 23-2　再发心梗预测因子

- 高龄
- 较短的溶栓时间
- 不吸烟 / 吸烟
- 女性
- 前壁心梗
- 较低的收缩压
- 糖尿病
- 高血压
- 基础肌酐水平升高
- Killip 分级＞Ⅰ级 /Killip 分级＜Ⅱ级
- 射血分数＜ 50%
- 既往 PCI
- 无新发 Q 波
- 心梗时间较短
- 存在血栓
- 残余冠状动脉狭窄＞ 30%
- 冠状动脉夹层
- C 型复杂病变
  - 弥漫（长度＞ 2 cm）
  - 闭塞＞ 3 个月
  - 近端极度扭曲
  - 不能保护的重要分支
  - ＞ 90° 的极度成角病变
  - 退化的静脉桥血管脆性病变
- 未使用 β 受体阻滞剂
- 血小板增多症
- 多支病变
- 症状至球囊开通时间长
- 总的支架长度

PCI：经皮冠状动脉介入治疗

在 OAT 试验中，再发心梗倾向于在 PCI 组患者中有稍高的发生率。大多数再发心梗是自发型（1 型），在两随机治疗组发生率相同，但在 PCI 组有更多的 4a 型（PCI 操作和其他与 PCI 相关的心梗）和 4b 型（支架血栓）心梗。再发心梗有重要临床意义，约 10% 再发心梗是快速致死性的。多种未被校正的再发心梗预测因子被确定（表 23-2）。HORIZONS-AMI（Harmonizing Outcomes with Revascularization and Stents in Acute Myocardial Infarction）研究确定了非造影相关的再发心梗预测因子[30]。这些独立的预测因子是：目前吸烟，Killip ≥ Ⅱ级，基础血小板增多，多支病变，症状至球囊开通时间长和总支架长度。

多个基因突变也与再发心梗风险增加相关[31-33]。

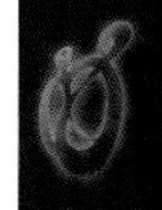

自发型心梗危险预测计算

*仅适用于不稳定型心绞痛或非ST段抬高型心梗而无血运重建指征的患者。

	危险因素	单位	有效值	患者值（输入新值）
基线实验室数据和同期服用药物	肌酐	毫克/分升 (mg/dl)	(0.07/1.73)	1.50
	质子泵抑制剂（PPI）	N = 无 PPI; Y = 有 PPI	(N, Y)	Y
	他汀类药物	N =无他汀类药物; Y = 有他汀类药物	(N, Y)	Y
人口学资料和临床特征	疾病分类			
	（NSTEMI *vs.* 不稳定型心绞痛）	N = 不稳定型心绞痛; Y= NSTEMI	(N, Y)	N
	Killip分级(Ⅰ *vs.* Ⅱ～Ⅳ)	N = Killip Ⅱ～Ⅳ级; Y = Killip Ⅰ级	(N, Y)	Y
	年龄	岁	(26, 101)	76
心血管危险因素	糖尿病（DM）	N=无DM；Y=DM	(N, Y)	Y
	高血压（HTN）	N=无HTN；Y=HTN	(N, Y)	Y
	CAD家族史	N=无家族史；Y=有家族史	(N, Y)	N
	目前造影情况	N=无造影；Y=有造影	(N, Y)	N
	目前吸烟与否	N=不吸烟；Y=吸烟	(N, Y)	Y
	高脂血症	N=无高脂血症；Y=高脂血症	(N, Y)	Y
心血管疾病史	周围动脉疾病（PAD）	N=无PAD；Y=有PAD	(N, Y)	N
	既往心梗	N=无既往心梗；Y=有既往心梗	(N, Y)	Y
	慢性心力衰竭（心衰）	N=无慢性心衰；Y=有慢性心衰	(N, Y)	N
	既往有PCI	N=无既往PCI；Y=有既往PCI	(N, Y)	N
	既往有CABG	N=无既往CABG；Y=有既往CABG	(N, Y)	N

†预测时间点的风险（请选择1～1200天）	900	天	17.33%
		预测风险的95%CI:	(12.17%, 24.36%)

†以上风险预测是对一个给定危险因素的患者在某个临床时刻发生自发型心梗的风险评估，95%置信区间是对这种评估不确定性的一种评估（如可能存在多大变数）

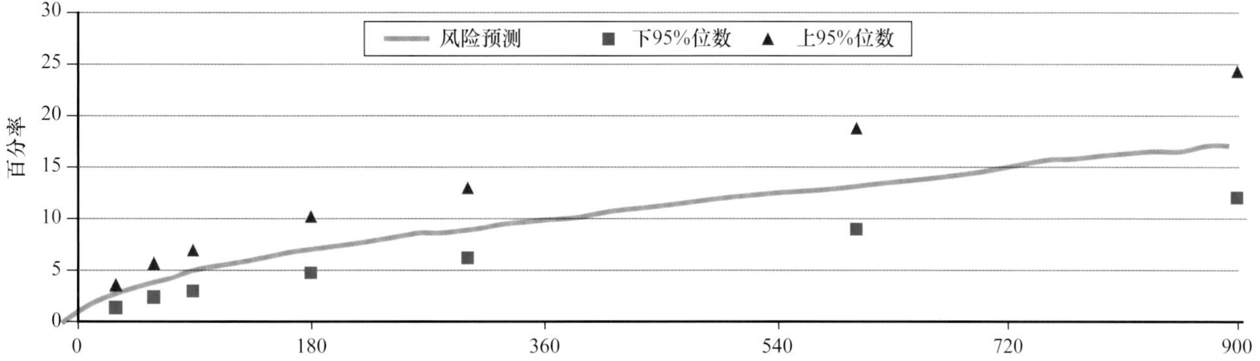

图 23-1 一名发生自发型心梗风险相对较低的患者。一名 58 岁患者因不稳定型心绞痛入院，血肌酐水平正常（0.7 mg/dl），其 2 年发生自发型心梗风险为 8.7%，95% CI 5.7% ～ 13.1%。（Adapted from Lopes RD, et al：Spontaneous MI after non-ST-segment elevation acute coronary syndrome managed without revascularization：The TRILOGY ACS trial. J Am Coll Cardiol 67［11］：1289-97，2016.）

严重冠状动脉狭窄的患者心梗风险增加不仅是因为冠状动脉狭窄，还因为狭窄是全身动脉粥样硬化的标志。

罪犯血管或非罪犯血管的再发心肌梗死

再发心梗不仅能发生在罪犯血管，而且还能发

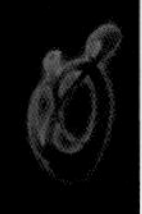

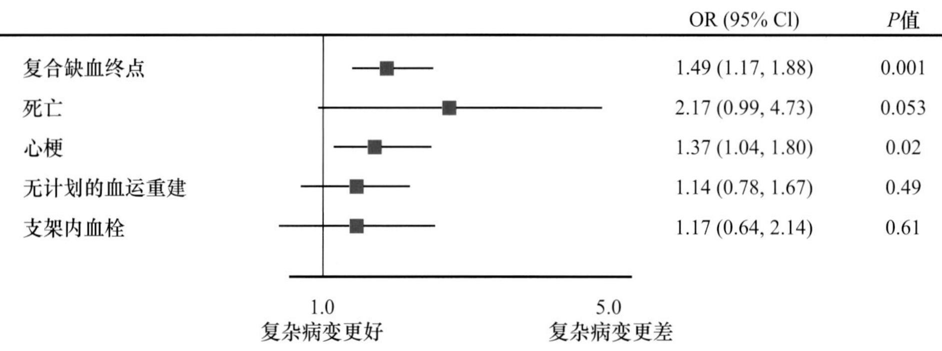

图 23-2　C 型病变与 30 天结局关系的多因素分析。CI，置信区间；OR，比值比；根据 ARC 定义，支架内血栓是指明确的或可能的支架内血栓。（Adapted from Goto K，Lansky AJ，Ng VG，et al：Prognostic value of angiographic lesion complexity in patients with acute coronary syndromes undergoing percutaneous coronary intervention［from the Acute Catheterization and Urgent Intervention Triage Strategy Trial］. Am J Cardiol 114：1638-1645，2014；Fig. 3.）

表 23-2　**OAT 研究中再发心梗的多变量预测因子**

参数	HR	95% CI	P 值
随机至 PCI 组	1.33	0.98 ～ 1.81	0.07
既往心梗	1.57	1.04 ～ 2.39	0.03
既往 PCI	2.28	1.38 ～ 3.77	0.001
糖尿病	1.63	1.16 ～ 2.28	0.005
低龄 *	1.16	1.01 ～ 1.34	0.03
无新发 Q 波	1.51	1.10 ～ 2.06	0.01
距上次心梗时间短 †	1.03	1.01 ～ 1.05	0.02
低射血分数 ‡	1.17	1.02 ～ 1.34	0.03

CI，置信区间；HR，风险比；PCI，经皮冠状动脉介入治疗。
* 10 岁为一个区间
† 心梗到随机分组的时间短
‡ 10% 为一个区间
（Adapted from White HD，et al：Reinfarction after percutaneous coronary intervention or medical management using the universal definition in patients with total occlusion after myocardial infarction：results from long-term follow-up of the Occluded Artery Trial（OAT）cohort. Am Heart J 163：563-571，2012.）

生在其他冠状动脉[18]。如果再发心梗发生在溶栓治疗后的罪犯血管，可能是由于血管再闭塞或者痉挛引起；如果发生在 PCI 治疗后的罪犯血管，可能是由于支架内血栓、再狭窄或者痉挛引起。斑块破裂也可能发生在既往狭窄的罪犯病变近端或远端或非罪犯血管。急性冠脉综合征的患者常可见非罪犯病变处的斑块破裂，该发现表明整个冠状动脉系统中存在易损斑块[34]。

先进的影像学方法已经证实具有薄纤维帽和富含脂质核的“易损斑块”的患者是发生心梗的高危人群（见第 10 章）[35]。PROSPECT（Providing Regional Observations to Study Predictors of Events in the Coronary Tree）研究对急性冠脉综合征的患者进行为期 3.4 年的随访，其心源性死亡、心搏骤停、心梗或因不稳定或进行性心绞痛再次入院等复合终点事件发生率为 20.4%。12.9% 的患者发生罪犯病变相关的事件，11.6% 患者发生非罪犯病变相关的事件[18]。非罪犯病变相关的心梗中有 67% 的病例其狭窄程度＜ 50%。血管内超声影像学发现高危易损斑块的影像学特征为薄纤维帽粥样硬化斑块，其与非罪犯病变再发事件相关。然而，易损斑块的存在可作为动脉粥样硬化疾病进展的一种标志而不是独立的风险预测因子。新发心梗风险的最强预测因子是冠状动脉粥样硬化斑块的程度和活动度及促动脉粥样硬化危险因素的数量[36]。

指南对非罪犯血管的治疗是个逐渐认识的过程。近来几项临床试验发现对所有有意义的冠状动脉狭窄进行完全血运重建能带来更好的预后。最近公布的 PRAMI（Preventive Angioplasty in Acute Myocardial Infarction）试验，对狭窄超过 50% 的冠状动脉行预防性支架置入能明显减少 65% 的心脏性猝死、心梗或难治性心绞痛（见第 17 章）[37]。

再发心肌梗死的发生率

虽然在 NSTEMI 临床试验中，6 个月死亡率从 6.7%（1994—1998 年）降至 5.1%（2004—2008 年），但 30 天再发心梗发生率仍较稳定［9.2%（1994—1998 年）到 10%（2004—2008 年）］（图 23-3A）[38]。由于死亡率下降，再发心梗在死亡和（或）心梗的复合终点中的比重增加，这也反映了越来越多的患者有再发心梗的风险。同样在这个时期，围术期心梗发生率增加而自发型心梗发生率降低（图 23-3B）。

表 23-3 展示的是同期临床试验各种类型心梗发

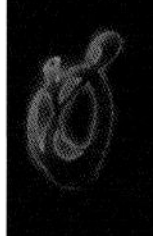

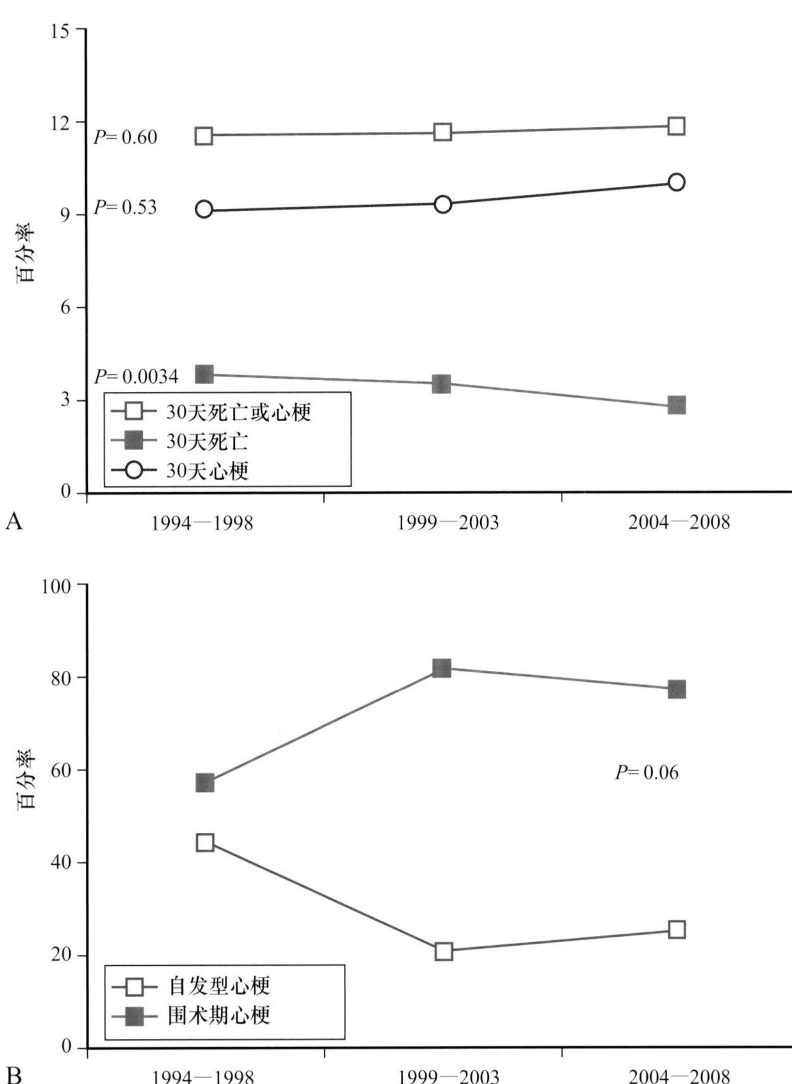

图 23-3 （**A**）不同时间段 30 天死亡或心梗发生趋势。（**B**）不同时期自发型心梗和围术期心梗发生百分率。（Adapted from Chan MY，Sun JL，Newby LK，et al：Trends in clinical trials of non-ST-segment elevation acute coronary syndromes over 15 years. Int J Cardiol 167：548-554，2013；Fig 2.）

表 23-3　临床试验中急性心梗患者或既往心梗患者根据心梗全球统一定义分型的各种再发心梗发生比例

<table>
<tr><th></th><th>1 型</th><th>2 型</th><th>3 型</th><th>4a 型</th><th>4b 型</th><th>5 型</th></tr>
<tr><td>TRA2° P-TIMI 50 [39,45]
稳定性 CAD</td><td>77%</td><td>9.8%</td><td>＜ 1%</td><td colspan="2">13%</td><td>＜ 1%</td></tr>
<tr><td>TRITON-TIMI 38（ACS）[14]</td><td>32%</td><td>3.7%</td><td>0%</td><td>53%</td><td>13.8%</td><td>0.6%</td></tr>
<tr><td>TRACER（ACS）[38]</td><td>64.9%</td><td>5.2%</td><td>0.1%</td><td>22.3%</td><td>5.4%</td><td>2.1%</td></tr>
<tr><td>ATLAS ACS 2 TIMI 51（ACS）[46]</td><td>80.5%</td><td>3.5%</td><td>0.2%</td><td>2.7%</td><td>12.8%</td><td>0.5%</td></tr>
<tr><td>TRILOGY（ACS）[27]
药物治疗</td><td>94%</td><td></td><td></td><td colspan="3">6%</td></tr>
</table>

ACS，急性冠脉综合征；CAD，冠心病

生率。2 型心梗发生率是 3.5% ～ 9.8%。自发型心梗是长期随访的心血管临床试验中最常见的心梗类型，占所有心梗的 32% ～ 94%。图 23-4 展示的是在 TRITON-TIMI 38（Trial to Assess Improvement in Therapeutic Outcomes by Optimizing Platelet Inhibition with Prasugrel-Thrombolysis in Myocardial Infarction 38）研究中根据心梗全球统一定义的临床分型得出的新发或再发心梗的分布[39]。TRA-CER（Thrombin

Receptor Antagonist for Clinical Event Reduction in Acute Coronary Syndrome）研究是在 12 944 名高危 NSTEMI-ACS 患者中比较沃拉帕沙（vorapaxar，一种新型的血小板蛋白酶激活受体 1 拮抗剂）和安慰剂的疗效[40]。在 502 天的中位随访期间，1219 名患者发生了心梗全球统一定义的 1580 次心梗，最常见的是 1 型（自发型）心梗，其次就是 4a 型（PCI 相关）（表 23-3）。TRA-CER 的病变类型列在表 23-4 中，再狭窄较支架内血栓更常见，原发病变的发生率是支架内血栓的 3 倍。TRILOGY 研究进行了 16 个月的中位随访，发生了 695 次自发心梗事件，占所有 737 次心梗事件的 94%，自发型心梗的 30 月 Kaplan-Meier 事件发生率为 10.7%。

在 TRA 2° P-TIMI 50（Thrombin Receptor Antagonist in Secondary Prevention of Antherothrombotic Ischemic Events）研究中，如果 PCI 术前心梗标志物高于正常上限，PCI 后心梗标志物值至少要较前增加 50% 或记录到心梗标志物在术前下降但术后有增加，这点是诊断再发心梗的必要条件[41]。94% 的患者有肌钙蛋白数据，大多数（84%）的患者既往有心梗病史符合试验入组条件。有心梗病史的患者随机分组后，159 名患者发生了 245 次心血管事件，占 1095 次心梗事件的 22%。试验登记后，任何新发或再发心梗年发生率为 2%。1 型心梗是最常见的心梗类型，81% 的心梗是 NSTEMI，多数患者有心肌生物标志物 10 倍以上的增加，2 型心梗占所有心梗的 9.8%。

在 HORIZONS-AMI 试验中，置入第一代 DES 支架和同期使用比伐卢定抗凝后，30 天再发心梗发生率为

表 23-4　TRA-CER 试验非围术期心梗发生率和相关冠状动脉病变类型[38]

病变类型	数量（百分比 %）
接受 PCI 的病变类型	438
原发病变	267（61）
再狭窄	119（27）
支架内血栓	89（20）

PCI，经皮冠状动脉介入治疗

12 944 名患者中，1194 名患者发生了非围术期心梗，411 名患者在 7 天内行 PCI 治疗。由于 PCI 治疗了多种类型的病变，原发病变、再狭窄和支架内血栓病变累计超过 100%。

（Adapted from Leonardi S，et al：Effect of vorapaxar on myocardial infarction in the thrombin receptor antagonist for clinical event reduction in acute coronary syndrome（TRA · CER）trial. Eur Heart J 34：1723-1731，2013.）

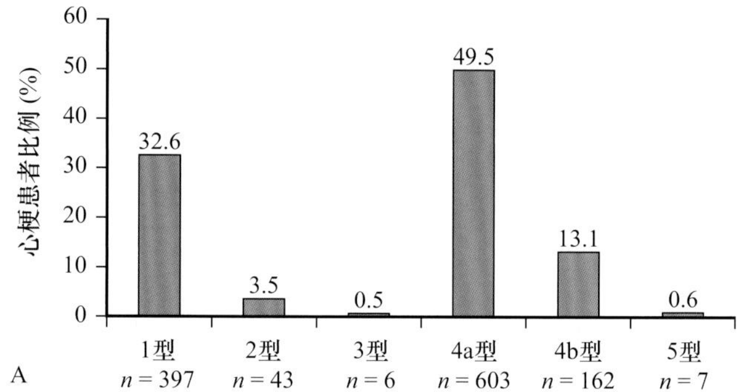

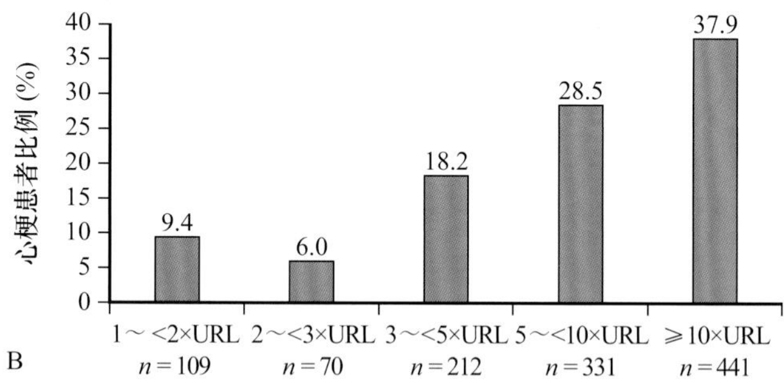

图 23-4　（**A**）根据心梗全球统一定义的新发或者再发心梗的分布（n = 1218）（**B**）根据心梗全球统一定义分类的心肌坏死标志物来划分的不同类型新发或再发心梗的心肌标志物及参考值分布（n = 1163）。URL，参考值上限（Adapted from Morrow DA，Wiviott SD，White HD，et al：Effect of the novel thienopyridine prasugrel compared with clopidogrel on spontaneous and procedural myocardial infarction in the TRial to Assess Improvement in Therapeutic Outcomes by Optimizing Platelet InhibitioN with Prasugrel-Thrombolysis In Myocardial Infarction 38：An application of the classification system from the Universal Definition of Myocardial Infarction. Circulation 119：2758-2764，2009；Fig. 1.）

1.8%，1 年发生率为 4.0%，3 年发生率为 6.9%[30]。明确的支架内血栓导致了 76.3% 的 30 天内再发心梗，和 52% 的 3 年内所有再发心梗。与肝素联合 GP Ⅱ b/ Ⅱ a 抑制剂相比，比伐卢定不能减少再发心梗。

再发心肌梗死的时机

再发心梗在首个 30 天更常见。TRITON-TIMI38 试验分析了围术期和自发型心梗。发现围术期相关的心梗在早期有更高的风险，而自发型心梗的发生风险较恒定。HORIZONS-AMI 试验发现，术后 30 天是支架内血栓和再发心梗的最高风险期，且随着时间该风险一直存在[30]。

再发心肌梗死的结局

再发心梗的结局与心梗面积的大小和多次心梗

累及的左心室功能有关；其他因素同样重要，如冠心病严重程度、糖尿病、可控的危险因素和对有循证医学证据的治疗的依从性。GUSTO Ⅰ和Ⅲ溶栓试验中，与无再发心梗的患者相比，再发心梗的患者有较高的30天死亡率（11.3% *vs.* 3.5%；OR，3.5；$P < 0.001$）且30天至1年的死亡率仍较高［4.07% *vs.* 3.2%；HR（hazard ratio），1.5；$P < 0.001$］[25]。PAMI研究中再发心梗与6个月死亡率独立相关（OR，7.14；95% CI，3.28～15.5）[26]。

在TRITON-TIMI 38研究中，较既往无心梗病史的患者，既往有心梗病史的患者6个月的心血管死亡风险更高（6.5% *vs.* 1.3%；$P < 0.001$）[14]。心梗患者亚组分析发现，4a型（PCI相关，3.2%；$P < 0.001$）及4b型（支架内血栓，15.4%；$P < 0.001$）心梗患者也有较高的6个月心血管死亡风险（图23-5）。校正重要的临床参数后发现，任何类型的再发心梗能增加5倍的6个月心血管死亡风险（95% CI，3.8～7.1），亚组分析发现心血管死亡风险有同样程度的增加。既往有1型（自发型）心梗的患者心血管死亡风险增加4倍（校正HR，4.1；95% CI，2.7～6.3；$P < 0.001$）；既往有2型（氧供需失衡型）心梗患者心血管死亡风险增加约3倍（校正HR，2.8；95% CI，0.9～8.8；$P = 0.085$）；既往有4a型（PCI相关）心梗患者心血管死亡风险增加2倍多（校正HR，2.4；95% CI，1.6～3.7；$P < 0.001$）；既往有5型（CABG相关）心梗患者心血管死亡风险增加10倍多（校正HR，10.5；95% CI，1.18～93.6；$P = 0.035$）。比较不同时间再发心梗发现，初发ACS后早发和晚发1型心梗有相同的心血管死亡风险，但早发4b型心梗有更高的心血管死亡风险（表23-5）。

OAT试验比较了闭塞的梗死相关动脉（infarct-related arteries，IRA）的PCI治疗与药物治疗。在校正临床基线参数后，根据心梗全球统一定义诊断的再发心梗比无心梗患者死亡风险增加4.15倍（95% CI，3.03～5.69；$P < 0.001$）[21]。两种治疗措施的再发心梗死亡风险相似（交互作用$P = 0.26$）。6个月内再发心梗与6个月后再发心梗对死亡率的作用相同；同一梗死相关动脉与不同的梗死相关动脉对

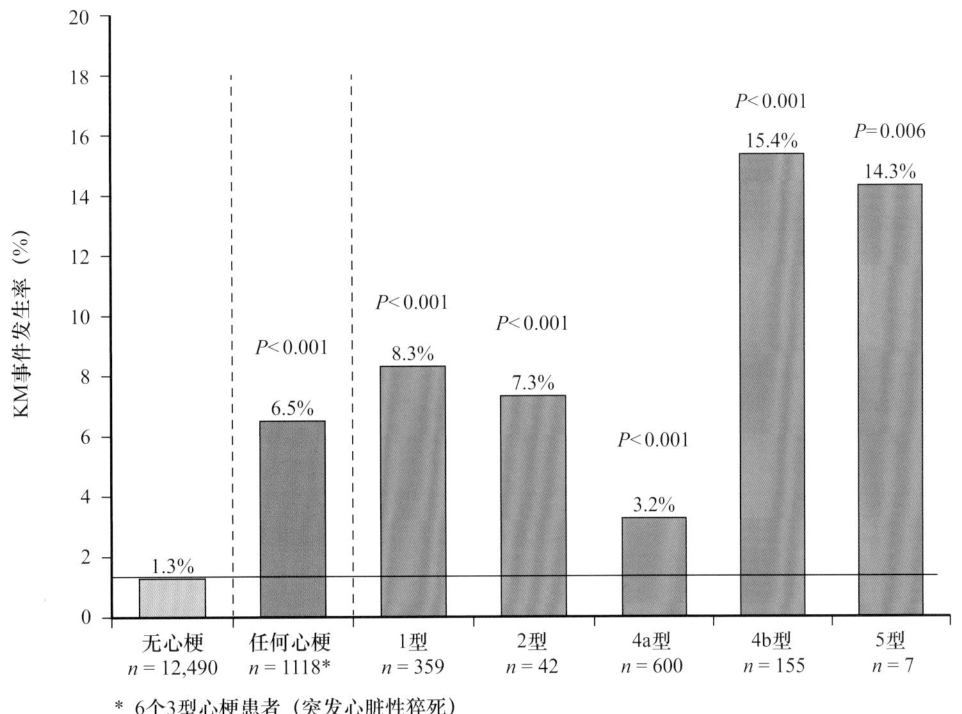

图23-5 不同类型心梗180天的心血管死亡率。根据心梗全球统一定义分类的各类新发或再发心梗180天的累积心血管死亡率。红色柱，任何心梗；绿色柱，无心梗；蓝色柱，1型：自发型；2型：氧供需相关；3型：突发心源性死亡；4a型：冠状动脉介入相关；4b型：支架内血栓；5型：CABG相关。（Adapted from Bonaca MP，Wiviott SD，Braunwald E，et al：American College of Cardiology/American Heart Association/European Society of Cardiology/World Heart Federation universal definition of myocardial infarction classification system and the risk of cardiovascular death：observations from the TRITON-TIMI 38 trial［Trial to Assess Improvement in Therapeutic Outcomes by Optimizing Platelet Inhibition With Prasugrel-Thrombolysis in Myocardial Infarction 38］. Circulation 125：577-583，2012；Fig 1.）

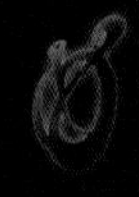

表 23-5 根据距初发心梗时间分类，再发心梗发生后 180 天心血管死亡[14]

随访	距初发心梗≤ 30 天		距初发心梗＞ 30 天	
	无心梗	有心梗	无心梗 *	有心梗
心血管死亡 KM%	1.26%	6.41%（n = 756）†	0.49%	6.94%（n = 362）†
校正 HR（95% CI）		5.1（3.6 ～ 7.3）†		11.7（7.0 ～ 19.5）†
1 型心梗		10.6%（n = 67）		7.9%（n = 292）
校正 HR（95% CI）		4.0（1.6 ～ 9.8）		10.2（6.1 ～ 17.2）
2 型心梗		12.5%（n = 8）		6.2%（n = 34）
校正 HR（95% CI）		6.9（0.95 ～ 50.1）		5.4（1.3 ～ 22.9）
4a 型心梗		3.3%（n = 592）		NS‡
校正 HR（95% CI）		2.4（1.6 ～ 3.7）		NS‡
4b 型心梗		22.0%（n = 96）		3.7%（n = 59）
校正 HR（95% CI）		16.7（10.1 ～ 27.6）		5.8（1.4 ～ 24.0）
5 型心梗		33.3%（n = 3）		NS‡
校正 HR（95% CI）		36.6（5.0 ～ 270.0）		NS‡

CI，置信区间；HR，风险比；KM%，KM 百分比

* 以 30 天为界做分析

† P ＜ 0.001

‡ 无足够数量的事件

（Adapted from Bonaca MP，et al：American College of Cardiology/American Heart Association/European Society of Cardiology/World Heart Federation universal definition of myocardial infarction classification system and the risk of cardiovascular death：observations from the TRITON-TIMI 38 trial（Trial to Assess Improvement in Therapeutic Outcomes by Optimizing Platelet Inhibition With Prasugrel-Thrombolysis in Myocardial Infarction 38）. Circulation 125：577-583，2012.）

死亡率的作用也是相似的。再发心梗与死亡率之间的独立关系不受再发心梗的时间、或严或松的心梗定义和心梗患者 PCI 治疗与药物治疗比例等的影响。再发心梗也是其后心功能Ⅲ级和Ⅳ级心力衰竭发生的独立预测因子。

在 ACUITY 试验中，ACS 后 1 年，心梗和主要出血事件与死亡率的关联强度相似[42]。在校正基线参数后，与无再发心梗患者相比，再发心梗患者死亡的 OR 为 3.1。30 天内再发心梗明显增加死亡风险（校正 HR，17.6），但这风险在心梗后 1 个月快速下降（心梗 1 个月后 HR 为 1.4）。然而，主要出血事件与死亡风险之间的关系有延长效应（HR 为 3.5），其在 1 年内维持相对恒定（图 23-6）[42]。

HORIZONS-AMI 试验中再发心梗也与卒中、缺血驱动的靶血管血运重建和非 CABG 术相关的主要出血事件相关。再发心梗约增加 8 倍心源性死亡风险（HR，7.65；95% CI，4.47 ～ 13.09；P ＜ 0.0001）和约 3 倍全因死亡风险（HR，2.88；95% CI，1.74 ～ 4.78；P ＜ 0.0001）[30]。

4a 型心肌梗死的预后

4a 型心梗的预后仍有争议。对 FRISC Ⅱ（Fram-

		风险比 (95% CI)	死亡	*P*值
MI	Day 0～1	17.6 (10.8 to 28.7)	21	<0.001
	Days 2～7	8.2 (5.0 to 13.6)	19	<0.001
	Days 8～30	2.9 (1.6 to 5.3)	12	0.001
	Days 31+	1.4 (0.9 to 2.1)	25	0.12
主要出血事件	Day 0～1	5.5 (2.7 to 11.0)	9	<0.001
	Days 2～7	5.8 (3.5 to 9.7)	18	<0.001
	Days 8～30	5.6 (3.5 to 8.8)	24	<0.001
	Days 31+	2.4 (1.7 to 3.3)	42	<0.001

0.5 1 2 4 8 16 32

风险比 (95% CI)

图 23-6 校正基线预测因子（年龄、白细胞计数、糖尿病、ST 段改变、左束支传导阻滞、性别、计划治疗、脑血管事件、肌酐清除率、血红蛋白、CK-MB/ 肌钙蛋白升高、吸烟、治疗）后，再发心梗及主要出血事件与死亡率之间的关系。（Adapted from Mehran R，Pocock SJ，Stone GW，et al：Associations of major bleeding and myocardial infarction with the incidence and timing of mortality in patients presenting with non-ST-elevation acute coronary syndromes：a risk model from the ACUITY trial. Eur Heart J 30：1457-1466，2009；Fig. 4.）

ingham and Fast Revascularization During Instability in Coronary Artery Disease）研究、ICTUS（Invasive Versus Conservative Treatment in Unstable Coronary Syndromes）研究和 RITA-3［Intervention Versus Conservative Treatment Strategy in Patients With Unstable Angina or Non-ST Elevation Myocardial Infarction（the Third Randomised Intervention Treatment of Angina）］研究的患者资料的 FIR（FRISC Ⅱ、ICTUS 和 RITA-3）协作分析显示 4a 型心梗与死亡率无关[43]。

然而，TRITON-TIMI 38 研究显示，4a 型心梗能增加 2.4 倍（95% CI，1.6～3.7）的 6 个月心血管死亡风险[14]。这种增高风险有统计学意义，但是相较于 1 型心梗，此种增高的风险相对较弱。这两个研究最明显的区别在于对 4a 型心梗的定义不同。在 FIR 分析中，不同的临床试验使用不同的 PCI 相关心梗的定义，即取心肌坏死标志物 URL 的不同值（1、1.5、2），最终将这些不同定义的 4a 型心梗进行汇总分析。TRITON-TIMI 38 研究将 CK-MB（kinase-myocardial band）作为标志物，PCI 术后两份血样中 CK-MB 超过 URL 的 3 倍定义为 PCI 相关心梗。此外，最重要的在于诊断 PCI 相关心梗不同于常规心梗事件，当心肌标志物由于前次心梗仍处于异常水平，诊断 PCI 相关心梗需要心肌标志物浓度在 PCI 术前处于下降阶段且经过 PCI 术后其再次上升至少有 50%。通过这种方法，可以准确地鉴别再发心梗与有必要行 PCI 的 ACS 相关心肌生物标志物升高情况。

几个其他的研究也发现 1 型心梗患者比 4a 型心梗患者预后更差。EARLY ACS（Early Glycoprotein Ⅱb/Ⅲa Inhibition in Non-ST-Segment Elevation Acute Coronary Syndrome）和 SYNERGY（Superior Yield of the New Strategy of Enoxaparin，Revascularisation and Glycoprotein Ⅱb/Ⅲa Inhibitors Datasets）研究的汇总分析发现 1 型心梗的 1 年死亡率比 4a 型心梗高 4 倍[47]。

再发心肌梗死的预防

图 23-7 展示了诊断和处理再发心肌缺血和再发心梗的流程图。生活方式改善（包括戒烟、控制体重、预防糖尿病及对有循证医学证据的二级预防药物的依从性等）能减少再发心梗。二级预防治疗将在第 34 章介绍，长期抗栓治疗在第 21 章和第 35 章介绍。

总结

再发心梗虽然不常见，但是其不仅与住院期间并发症（包括心力衰竭、心律失常、高卒中风险、再次血运重建、出血、高院内及长期死亡率）增加相关[44]，而且也可能降低患者生活质量，增加住院天数和医疗费用，因而再发心梗值得临床医师重视。对于减少再发心梗和其并发症的发生，其预测因子

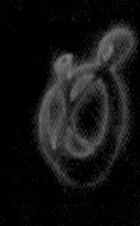

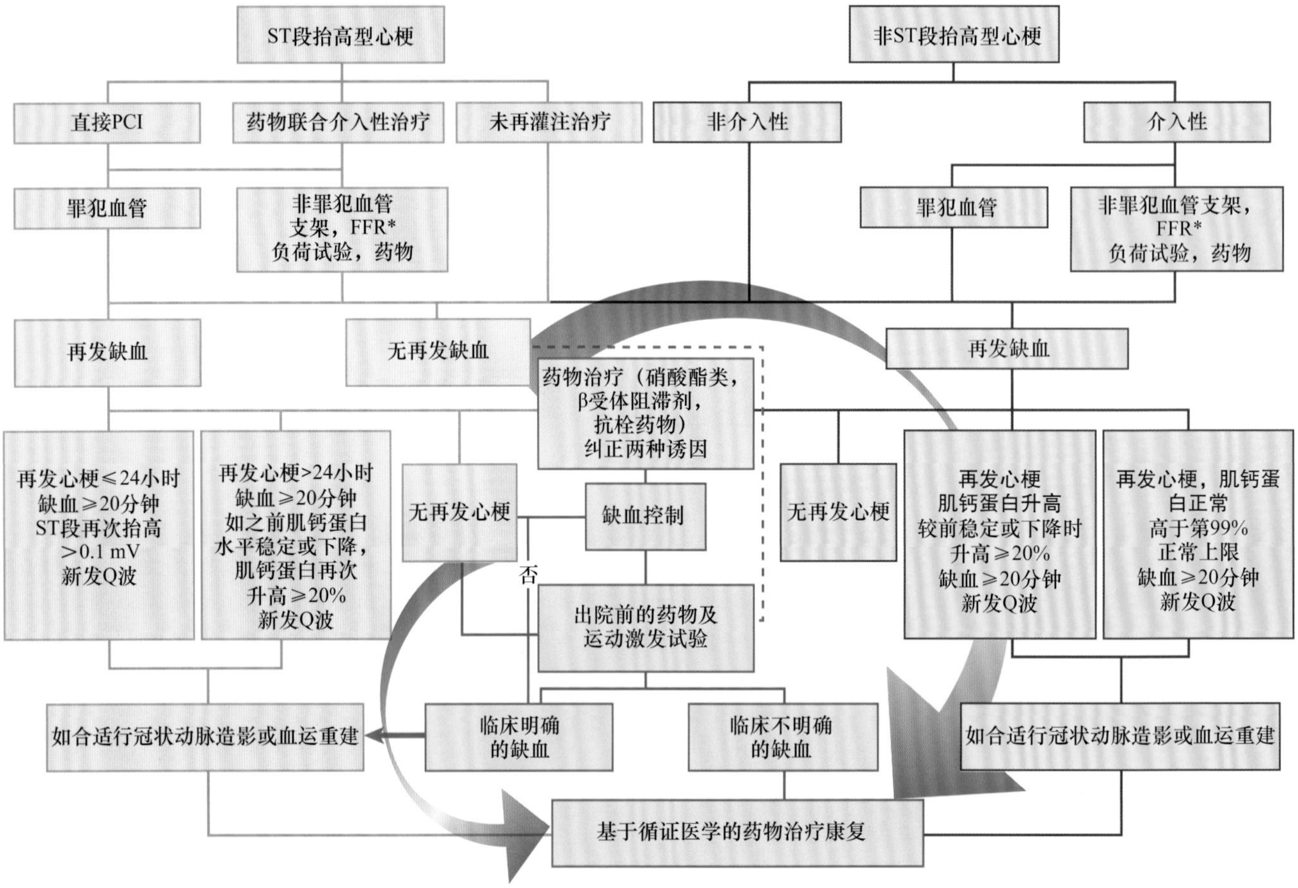

ST段抬高型心梗
直接PCI
药物联合介入性治疗
未再灌注治疗
罪犯血管
非罪犯血管
支架，FFR*
负荷试验，药物
再发缺血
无再发缺血
再发心梗≤24小时
缺血≥20分钟
ST段再次抬高
>0.1 mV
新发Q波
再发心梗>24小时
缺血≥20分钟
如之前肌钙蛋白
水平稳定或下降，
肌钙蛋白再次
升高≥20%
新发Q波
无再发心梗
药物治疗（硝酸酯类，
β受体阻滞剂，
抗栓药物）
纠正两种诱因
缺血控制
否
出院前的药物及
运动激发试验
临床明确
的缺血
临床不明确
的缺血
如合适行冠状动脉造影或血运重建
非ST段抬高型心梗
非介入性
介入性
罪犯血管
非罪犯血管支架，
FFR*
负荷试验，药物
再发缺血
无再发心梗
再发心梗
肌钙蛋白升高
较前稳定或下降时
升高≥20%
缺血≥20分钟
新发Q波
再发心梗，肌钙蛋
白正常
高于第99%
正常上限
缺血≥20分钟
新发Q波
如合适行冠状动脉造影或血运重建
基于循证医学的药物治疗康复

图 23-7 STEMI、NSTEMI、再发心肌缺血或再发心梗患者的治疗流程图。对那些仅罪犯血管行直接 PCI 而无再发缺血或心梗的患者，大箭头提示了下一步流程。对治疗罪犯血管且无再发缺血的患者，出院前可不行药物或运动激发试验而直接进行基于循证医学的康复，但医疗原则上是推荐出院前行激发试验。FFR，血流储备分数（可即刻或随后进行）；PCI，经皮冠状动脉介入治疗；URL，参考值上限

和优化治疗手段（包括药物、支架及支架置入技术的改良）需要进一步研究。

参考文献

1. Yeh RW, et al.: Population trends in the incidence and outcomes of acute myocardial infarction, *N Engl J Med.* 362:2155–2165, 2010.
2. Jokhadar M, et al.: Sudden death and recurrent ischemic events after myocardial infarction in the community, *Am J Epidemiol.* 159:1040–1046, 2004.
3. Stenestrand U, Lindback J, Wallentin L: Long-term outcome of primary percutaneous coronary intervention vs prehospital and in-hospital thrombolysis for patients with ST-elevation myocardial infarction, *JAMA.* 296:1749–1756, 2006.
4. The Joint European Society of Cardiology/American College of Cardiology Committee: Myocardial infarction redefined – a consensus document of the Joint European Society of Cardiology/American College of Cardiology Committee for the Redefinition of Myocardial Infarction, *J Am Coll Cardiol.* 36:959–969, 2000.
5. Keller T, et al.: Sensitive troponin I assay in early diagnosis of acute myocardial infarction, *N Engl J Med.* 361:868–877, 2009.
6. Armstrong PW, et al.: Acute coronary syndromes in the GUSTO-IIb trial: prognostic insights and impact of recurrent ischemia, *Circulation.* 98:1860–1868, 1998.
7. Langer A, et al.: Prognostic significance of ST segment shift early after resolution of ST elevation in patients with myocardial infarction treated with thrombolytic therapy: the GUSTO-I ST Segment Monitoring Substudy, *J Am Coll Cardiol.* 31:783–789, 1998.
8. Scirica BM, et al.: Ischemia detected on continuous electrocardiography after acute coronary syndrome: observations from the MERLIN-TIMI 36 (Metabolic Efficiency With Ranolazine for Less Ischemia in Non-ST-Elevation Acute Coronary Syndrome-Thrombolysis In Myocardial Infarction 36) trial, *J Am Coll Cardiol.* 53:1411–1421, 2009.
9. Akkerhuis KM, et al.: Recurrent ischaemia during continuous multilead ST-segment monitoring identifies patients with acute coronary syndromes at high risk of adverse cardiac events: meta-analysis of three studies involving 995 patients, *Eur Heart J.* 22:1997–2006, 2001.
10. Stone GW, et al.: Implications of recurrent ischemia after reperfusion therapy in acute myocardial infarction: a comparison of thrombolytic therapy and primary angioplasty, *J Am Coll Cardiol.* 26:66–72, 1995.
11. Thygesen K, et al.: Universal definition of myocardial infarction, *Circulation.* 116:2634–2653, 2007.
12. Thygesen K, et al.: Third universal definition of myocardial infarction, *Circulation.* 126:2020–2035, 2012.
13. Prasad A, et al.: Prognostic significance of periprocedural versus spontaneously occurring myocardial infarction after percutaneous coronary intervention in patients with acute coronary syndromes: an analysis from the ACUITY (Acute Catheterization and Urgent Intervention Triage Strategy) trial, *J Am Coll Cardiol.* 54:477–486, 2009.
14. Bonaca MP, et al.: American College of Cardiology/American Heart Association/European Society of Cardiology/World Heart Federation universal definition of myocardial infarction classification system and the risk of cardiovascular death: observations from the TRITON-TIMI 38 trial (Trial to Assess Improvement in Therapeutic Outcomes by Optimizing Platelet Inhibition With Prasugrel–Thrombolysis in Myocardial Infarction 38), *Circulation.* 125:577–583, 2012.
15. Damman P, et al.: Long-term cardiovascular mortality after procedure-related or spontaneous myocardial infarction in patients with non-ST-segment elevation acute coronary syndrome: a collaborative analysis of individual patient data from the FRISC II, ICTUS, and RITA-3 trials (FIR), *Circulation.* 125:568–576, 2012.
16. Alpert JS, et al.: Diagnostic and therapeutic implications of type 2 myocardial infarction: review and commentary, *Am J Med.* 127:105–108, 2014.
17. White HD: Torrent of troponin, *Circ Cardiovasc Interv.* 7:435–438, 2014.
18. Stone GW, et al.: A prospective natural-history study of coronary atherosclerosis, *N Engl J Med.* 364:226–235, 2011.
19. Palmerini T, et al.: Stent thrombosis with drug-eluting and bare-metal stents: evidence from a comprehensive network meta-analysis, *Lancet.* 379:1393–1402, 2012.
20. Selvanayagam JB, et al.: Relationship of irreversible myocardial injury to troponin I and creatine kinase-MB elevation after coronary artery bypass surgery: insights from cardiovascular magnetic resonance imaging, *J Am Coll Cardiol.* 45:629–631, 2005.
21. White HD, et al.: Reinfarction after percutaneous coronary intervention or medical management using the universal definition in patients with total occlusion after myocardial infarction: results from long-term follow-up of the Occluded Artery Trial (OAT) cohort, *Am Heart J.* 163:563–571, 2012.
22. White HD, et al.: Reduced immediate ischemic events with cangrelor in PCI: a pooled analysis of the CHAMPION trials using the universal definition of myocardial infarction, *Am Heart J.* 163:182–190, 2012. e184.
23. Bhatt DL, et al.: Effect of platelet inhibition with cangrelor during PCI on ischemic events, *N Engl J Med.* 368:1303–1313, 2013.
24. Merlini PA, et al.: Persistent activation of coagulation mechanism in unstable angina and myocardial infarction, *Circulation.* 90:61–68, 1994.
25. Hudson MP, et al.: Early reinfarction after fibrinolysis: experience from the global utilization of streptokinase and tissue plasminogen activator (alteplase) for occluded coronary arteries (GUSTO I) and global use of strategies to open occluded coronary arteries (GUSTO III) trials, *Circulation* 104:1229–1235, 2001.
26. Kernis SJ, et al.: The incidence, predictors, and outcomes of early reinfarction after primary angioplasty for acute myocardial infarction, *J Am Coll. Cardiol.* 42:1173–1177, 2003.
27. Lopes RD, et al.: Spontaneous MI after non–ST-segment elevation acute coronary syndrome managed without revascularization: The TRILOGY ACS trial, *J Am Coll Cardiol.* 67(11): 1289–1297, 2016.
28. Ellis SG, et al.: Coronary morphologic and clinical determinants of procedural outcome with angioplasty for multivessel coronary disease: implications for patient selection, *Circulation.* 82:1193–1202, 1990.
29. Goto K, et al.: Prognostic value of angiographic lesion complexity in patients with acute coronary

syndromes undergoing percutaneous coronary intervention (from the Acute Catheterization and Urgent Intervention Triage Strategy Trial), *Am J Cardiol.* 114:1638–1645, 2014.

30. Stone SG, et al.: Incidence, predictors, and implications of reinfarction after primary percutaneous coronary intervention in ST-segment-elevation myocardial infarction: the Harmonizing Outcomes with Revascularization and Stents in Acute Myocardial Infarction Trial, *Circ Cardiovasc Interv.* 7:543–551, 2014.
31. Damani SB, Topol EJ: Emerging genomic applications in coronary artery disease, *JACC Cardiovascular Interventions.* 4:473–482, 2011.
32. Makinen VP, et al.: Integrative genomics reveals novel molecular pathways and gene networks for coronary artery disease, *PLoS Genet.* 10:e1004502, 2014.
33. Traylor M, et al.: Genetic risk factors for ischaemic stroke and its subtypes (the METASTROKE collaboration): a meta-analysis of genome-wide association studies, *Lancet Neurol.* 11:951–962, 2012.
34. Arbab-Zadeh A, Fuster V: The myth of the "vulnerable plaque": transitioning from a focus on individual lesions to atherosclerotic disease burden for coronary artery disease risk assessment, *J Am Coll Cardiol.* 65:846–855, 2015.
35. Fleg JL, et al.: Detection of high-risk atherosclerotic plaque: report of the NHLBI Working Group on current status and future directions, *JACC Cardiovasc Imaging.* 5:941–955, 2012.
36. Budoff MJ, et al.: Progression of coronary artery calcium predicts all-cause mortality, *JACC Cardiovasc Imaging.* 3:1229–1236, 2010.
37. Wald DS, et al.: Randomized trial of preventive angioplasty in myocardial infarction, *N Engl J Med.* 369:1115–1123, 2013.
38. Chan MY, et al.: Trends in clinical trials of non-ST-segment elevation acute coronary syndromes over 15 years, *Int J Cardiol.* 167:548–554, 2013.
39. Morrow DA, et al.: Effect of the novel thienopyridine prasugrel compared with clopidogrel on spontaneous and procedural myocardial infarction in the TRial to Assess Improvement in Therapeutic Outcomes by Optimizing Platelet InhibitioN with Prasugrel–Thrombolysis In Myocardial Infarction 38: an application of the classification system from the Universal Definition of Myocardial Infarction, *Circulation.* 119:2758–2764, 2009.
40. Leonardi S, et al.: Effect of vorapaxar on myocardial infarction in the thrombin receptor antagonist for clinical event reduction in acute coronary syndrome (TRA-CER) trial, *Eur Heart J.* 34:1723–1731, 2013.
41. Kidd S, et al.: Universal classification system type of incident myocardial infarction in patients with stable atherosclerosis: observations from TRA 2°P-TIMI 50, *J Am Coll Cardiol.* 63:A1568, 2014.
42. Mehran R, et al.: Associations of major bleeding and myocardial infarction with the incidence and timing of mortality in patients presenting with non-ST-elevation acute coronary syndromes: a risk model from the ACUITY trial, *Eur Heart J.* 30:1457–1466, 2009.
43. Damman P, et al.: Timing of angiography with a routine invasive strategy and long-term outcomes in non-ST-segment elevation acute coronary syndrome: a collaborative analysis of individual patient data from the FRISC II (Fragmin and Fast Revascularization During Instability in Coronary Artery Disease), ICTUS (Invasive Versus Conservative Treatment in Unstable Coronary Syndromes), and RITA-3 (Intervention Versus Conservative Treatment Strategy in Patients With Unstable Angina or Non-ST Elevation Myocardial Infarction) trials, *JACC Cardiovasc Interv.* 5:191–199, 2012.
44. Fokkema ML, et al.: Incidence, predictors, and outcome of reinfarction and stent thrombosis within one year after primary percutaneous coronary intervention for ST-elevation myocardial infarction, *Catheter Cardiovasc Interv.* 73:627–634, 2009.
45. Bonaca MP, et al.: Coronary stent thrombosis with vorapaxar versus placebo: results from the TRA 2° P-TIMI 50 trial, *J Am Coll Cardiol.* 64:2309–2317, 2014.
46. Cavender MA, et al.: The effect of rivaroxaban on myocardial infarction in the ATLAS ACS 2-TIMI 51 trial, *Eur Heart J Acute Cardiovasc Care* 4:468–474, 2015.
47. Leonardi S, et al.: Comparison of the prognosis of spontaneous and percutaneous coronary intervention-related myocardial infarction, *J Am Coll Cardiol.* 60:2296–2304, 2012.

24 再灌注损伤的防治

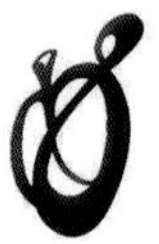

Robert A. Kloner and Sharon L. Hale

胡梦巾 译 李向东 审校

引言

“再灌注损伤”是指缺血后再灌注期发生的细胞损伤[1]。如果在短暂的缺血后即再灌注，所有细胞都可获救（图 24-1A）。然而，随着缺血时间延长，细胞发生不可逆损伤，细胞死亡的范围也会随时间延长而扩大（图 24-1B）。很难鉴定损伤主要由再灌注还是缺血引起，因为没有缺血就不会再灌注。因此，由此导致的心肌损伤经常被称作缺血/再灌注损伤。研究发现，某些现象如无复流和室性心律失常等首先出现在再灌注期，并随着再灌注的进展而恶化，提供了再灌注对心脏有害的证据。另有研究发现，仅在再灌注期进行治疗也能够获益，也证明再灌注本身有害。例如，再灌注时给予氧自由基清除剂可减轻心肌顿抑，改善心功能；再灌注后 30 分钟降低体温可减轻无复流[2]；对再灌注时实施了后适应的患者给予药物治疗，可以减小梗死面积。在本章，我们将介绍再灌注损伤的病理学和临床表现，以及已经完成或正在研究的治疗策略。第 4 章介绍了梗死愈合的病理生理学。心肌梗死后不良重构将在第 36 章介绍。

再灌注损伤的病理学和临床特点

“再灌注损伤”有四个基本特征：①心肌顿抑；②再灌注性心律失常；③无复流现象，又称作微血管阻塞；④再灌注导致的致死性心肌细胞损伤。作者认为，前三个是由再灌注本身所致毫无疑问。然而，再灌注引起的致死性心肌细胞损伤的意义和重要性仍有待研究，并将在本章中加以讨论（见“再灌注导致的致死性心肌细胞损伤”部分）。

心肌顿抑

心肌顿抑是指一段时间缺血后发生的可逆性心肌损伤（即，细胞缺血但未坏死），再灌注后心肌的收缩功能障碍时间出现短暂延长[3]。早期在犬冠状动脉近端结扎/再灌注模型中研究发现，缺血 5 ~ 15 分钟虽无细胞死亡，但局部室壁运动异常可持续数小时到数天。因此，在这些实验中，心肌细胞似乎被短暂的缺血/再灌注“打昏”了。全部的心肌低灌注区称为危险区（图 24-1A）。然而，随着冠状动脉阻塞时间的延长，心肌细胞产生不可逆损伤而导致心肌梗死（图 24-1B）。

心肌顿抑的机制与再灌注早期活性氧释放和钙超载有关，导致收缩装置对钙的反应性降低。顿抑心肌的肌浆网钙摄取受损，引起心肌收缩功能障碍[4]。研究发现，再灌注时给予氧自由基清除剂可以改善心功能，支持心肌顿抑是功能性再灌注损伤的一种形式。心肌顿抑的临床表现包括：① ST 段抬高型心肌梗死（ST-elevation myocardial infarction，STEMI）经溶栓或经皮冠状动脉介入治疗（percutaneous coronary intervention，PCI）后，心室外壁的获救心肌恢复缓慢；②心肺旁路术后左心室功能恢复缓慢；③运动诱发的缺血或 PCI 时延长球囊扩张时间出现局部室壁持续运动异常；④应激性心脏病患者心功能恢复缓慢[5]。

再灌注性心律失常

在麻醉的大鼠模型中研究发现，短暂的缺血（仅 5 min）后再灌注会导致一连串的室性心律失常，包括多形性室性心动过速和心室颤动。再灌注时有

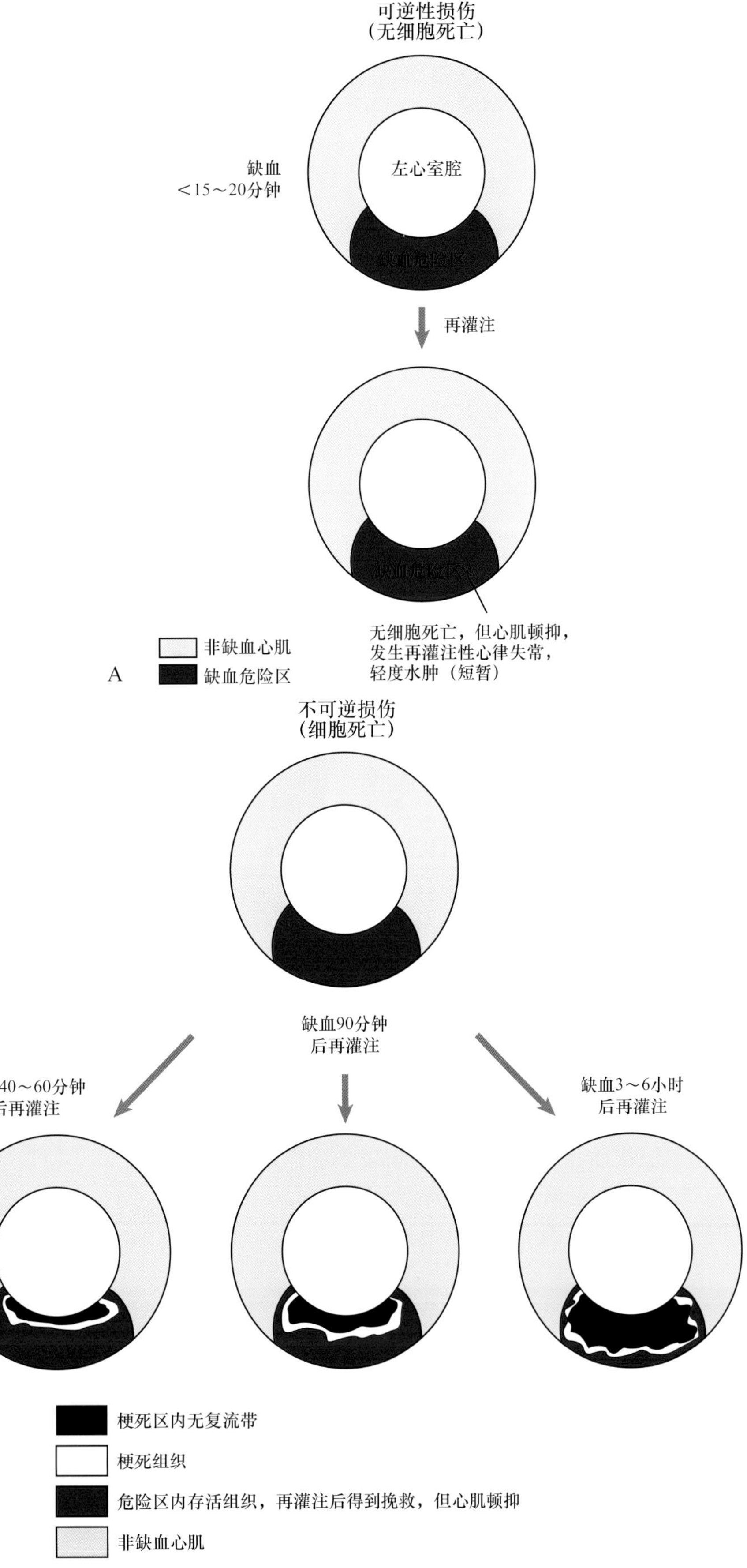

图 24-1 （**A**）短暂缺血后（≤ 20 分钟）心脏横断面示意图。无细胞死亡（可逆性损伤），但可能发生心肌顿抑和再灌注性心律失常。（**B**）麻醉犬冠状动脉近端阻塞再灌注后左心室横断面示意图。缺血 40 ～ 60 分钟后，不可逆细胞损伤局限于心内膜下，坏死区有较小的无复流区。如果再灌注延迟至 90 分钟，坏死从心内膜下扩展到缺血危险区内的心肌中层，伴无复流区扩大。缺血 3 ～ 6 小时后几乎发生透壁性坏死，坏死区内的无复流范围更大

毒氧自由基的释放以及电解质紊乱（包括心肌细胞钠和钙超载）可能促使了心律失常的发生。此外，在再灌注的最初几秒内，缺血区及其边缘区心肌动作电位振幅和时长的不均一性，可能会导致折返性心律失常。在再灌注时给予某些治疗如后适应（短暂的冠状动脉再闭塞和再灌注）可显著减少再灌注性心律失常。在再灌注治疗后的 STEMI 患者中，已经观察到的再灌注性心律失常包括加速性室性心律失常、室性心动过速和室性早搏（见第 28 章）。出现再灌注性室性心律失常可能与梗死面积增大相关，也可能是发生再灌注损伤的标志[6]。再灌注性心律失常可能是冠状动脉痉挛（如变异型心绞痛）恢复时患者偶尔会出现猝死的原因[7]。

无复流现象和微血管阻塞

病理学

无复流现象是指在成功开通堵塞的心外膜冠状动脉近端后，缺血区心肌由于微血管阻塞仍无血流灌注的现象[8]。在动物模型中可应用硫黄蛋白 S 荧光染色，以显示解剖上的无复流区（图 24-2）。20 世纪 70 年代中期在麻醉的犬模型中观察到：当回旋支近端闭塞 90 min 后再灌注时，注入血管的硫黄蛋白 S 不能进入左心室后壁的心内膜下心肌[8]。电镜检查（图 24-3）显示，无复流区毛细血管内皮局灶性肿胀，呈“气泡”样，可能阻碍血流。微血管出血区可见红细胞渗出到内皮细胞间隙周围的间质中。有时可见肿胀的心肌细胞压迫毛细血管，纤维蛋白晶体、血小板和中性粒细胞堵塞受损的血管。无复流的原因可能是心肌梗死区内微血管结构被破坏（图 24-4）。梗死灶内无复流区大小与冠状动脉闭塞时间有关（图 24-1B）。研究发现，链激酶、组织型纤溶酶原激活剂或达比加群[9]均不能防治无复流。冠状动脉近端有效再灌注后数小时，无复流区面积扩大[8]。通过向血管内注射荧光染料评估显示，解剖无复流区扩大伴随着无复流区内局部心肌血流量下降[8]。这些结果表明，微血管发生的任何损伤都部分发生在再灌注阶段，因此无复流是再灌注损伤的一种形式。

在再灌注的最初几分钟，电解质、液体、钙和活性氧的内流可能会损伤内皮细胞，引起局灶性和弥漫性水肿，最终内皮细胞破裂阻塞血流。无复流范围迅速在梗死区内扩大，约 2 ～ 8 小时后趋于稳定。一般情况下，无复流区存在于梗死区内（心肌细胞死亡）。作者认为无复流不会直接导致心肌细胞死亡。但越来越多的实验和临床研究表明无复流是预后的重要标志，无复流的范围越大，发生心肌梗死延展和左心室重构的可能性越大[8]。该发现具有内在意义：如果血液成分不能进入坏死核心区域，就会影响瘢痕愈合。

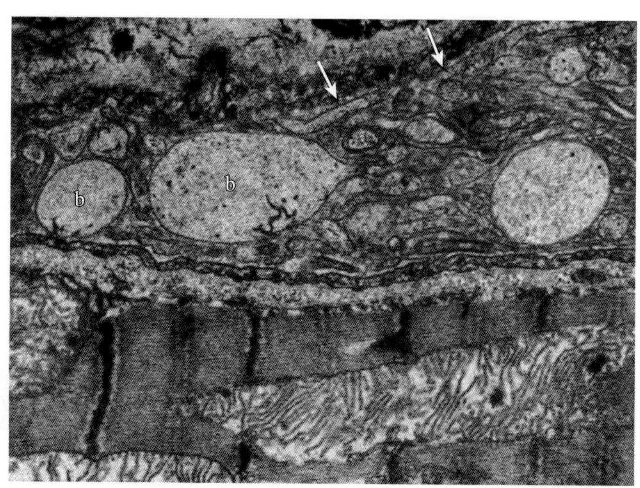

图 24-3　犬冠状动脉缺血 90 分钟 / 再灌注 10 ～ 12 秒后的心脏后乳头肌区（无复流区）。内皮细胞囊泡稀疏，毛细血管腔内充满内皮突起（箭头）和膜结合体（b），其中一些可能是脱颗粒的血小板。线粒体肿胀，致密体基质变形。可见 I 带和肌原纤维间水肿（放大倍数 22 640×）。（From Kloner RA, et al：The “no-reflow” phenomenon after temporary coronary occlusion in the dog. J Clin Invest 56：1496，1974；Fig 8a.）

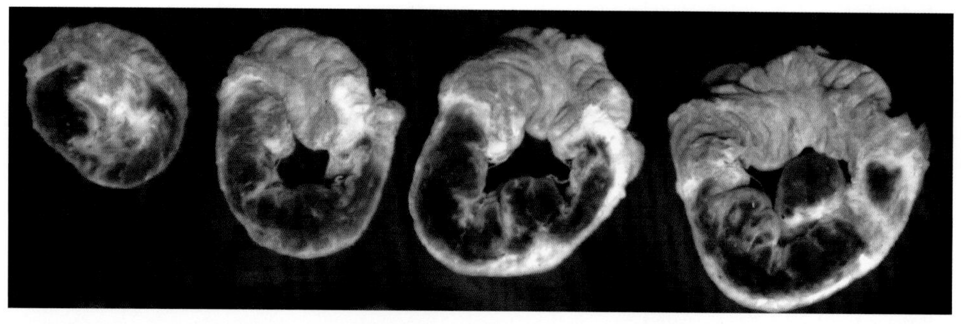

图 24-2　紫外光下观察兔缺血 30 分钟再灌注后心脏硫黄蛋白 S 染色切片。白色荧光区是危险区内再灌注时的复流区。心内膜下的黑色区域是心外膜冠状动脉再灌注后无含硫黄蛋白 S 血液灌注的区域，代表解剖无复流区。顶部的灰色区为蓝色染料（用于显示冠状动脉阻塞时的非缺血区）和硫黄蛋白 S 复染区

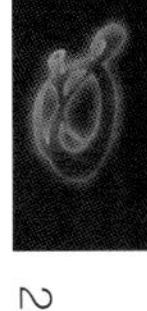

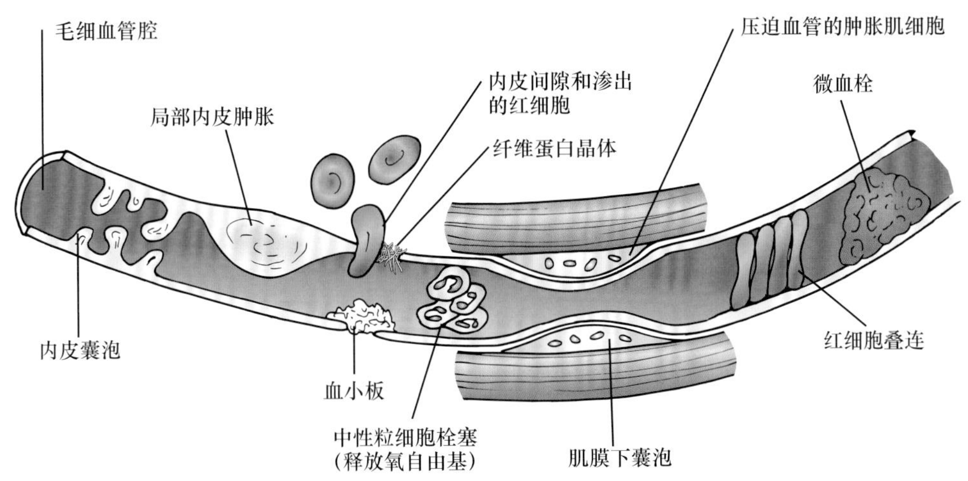

图 24-4 无复流形成的不同机制，及微血管床的超微结构改变。(From Reffelmann T, Kloner RA: The "no-reflow" phenomenon: basic science and clinical correlates. Heart 87: 162, 2002; Figure 2.)

临床表现

大量文献记载显示，在急性心肌梗死再灌注治疗的患者中，无复流发生率高达 30%[8]。几种影像技术包括核素成像（见第 32 章）、声学显影（见第 31 章）和磁共振成像（见第 33 章）能显示无复流或微血管阻塞的解剖区域。与动物实验类似，人体中观察到的无复流区通常位于心内膜与中层心肌之间，仅限于坏死区。正如动物研究中的结果，发生无复流的患者更易出现左心室扩张和左心室不良重构，预后更差，包括死亡率和充血性心力衰竭发生率升高[10-14]。一些研究表明：无复流区面积大小是预后不良的独立标志，并且不依赖于心肌梗死面积[12-14]。

PCI 时发生的无复流常伴随着动脉粥样硬化斑块和血栓破碎，引起远端栓塞，进一步加重了远端微血管阻塞。在常规非急诊冠状动脉成形术或支架置入术中也可出现无复流。在介入治疗时，心外膜冠状动脉血流缓慢和心肌呈色分级降低是慢血流或无复流的征兆，提示预后不良。

再灌注导致的致死性心肌细胞损伤

第四种再灌注损伤形式是由再灌注本身导致的致死性心肌细胞损伤，最重要但仍具有争议。在缺血期终末，心肌细胞严重损伤，但依然存活。然而，一旦再灌注开始，心肌细胞发生不可逆损伤，并因再灌注而死亡。再灌注使可逆的心肌细胞损伤发展为不可逆心肌细胞损伤（死亡）的可能机制列于框 24-1 中。特别是，再灌注过程中氧自由基的产生和线粒体通透性转运孔的开放是缺血 / 再灌注损伤的重要促发因素，并已成为治疗靶点（见“再灌注损伤的预防与治疗”部分）。线粒体通透性转运孔是高通量转运通道，在生理条件下处于关闭状态，但随着线粒体膜电位改变、活性氧以及钙离子浓度的增加而开放。转运孔开放是启动细胞凋亡程序的关键因素。

框 24-1 再灌注引起致死性心肌细胞损伤的潜在机制

1. 钠、钙或水通过渗漏的肌纤维膜内流入细胞，导致细胞和细胞器（如线粒体）体积增大、钙超载
2. 再灌注时产生的活性氧损伤细胞膜和细胞结构
3. 再灌注时线粒体通透性转运孔开放
4. 肌细胞因钙超载而过度挛缩，并形成收缩带
5. 再灌注时 pH 值改变
6. 由于炎症细胞因子的存在和中性粒细胞浸润到缺血 / 再灌注区造成的损伤

存在致死性心肌细胞再灌注损伤的证据主要是研究发现：与单纯的再灌注相比，于再灌注时或再灌注前不久给予治疗可以进一步缩小梗死面积[1,15]。然而临床研究很少发现有获益。再灌注时胸痛加剧或心电图中 ST 段再次抬高也是再灌注损伤的临床表现。

再灌注损伤的预防与治疗

下面讨论缺血 / 再灌注损伤的预防与治疗。再灌注损伤的防治可分为直接针对临床表现的治疗，如心肌顿抑时提高心肌收缩力、治疗再灌注性心律失常或限制梗死面积，以及旨在预防再灌注损伤本身的干预措施。目前，后一类的所有治疗方法均仅处于研究阶段。

缺血 / 再灌注损伤并发症的一般治疗

心肌顿抑

避免心肌缺血发作可以防止心肌顿抑。再灌注

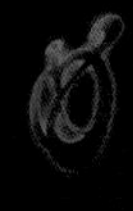

时给予氧自由基清除剂已成功治疗心肌顿抑。此外，正性肌力药物也可治疗心肌顿抑。由于心肌顿抑现象短暂并且正性肌力药物有效，因此在临床实践中可给予适当剂量的该类药物。

再灌注性心律失常

一般来说，心肌梗死时发生的再灌注性心律失常可以治疗，并且大多数情况下不是主要的临床问题。作者的研究表明：利多卡因、索他洛尔、雷诺嗪和后适应对再灌注性室性心律失常有效[16-17]。

微血管阻塞的防治

总体上，大多数减少心肌梗死面积的药物也可减小缺血区内的无复流面积。一些治疗方法即使是在闭塞晚期或再灌注开始后进行也可能减少无复流，从而受到关注。

低体温治疗

在兔冠状动脉阻塞/再灌注早期，降低体温可减小梗死面积和解剖无复流的范围。在再灌注前5 min或再灌注后5 min降低体温不能减小梗死面积，但可减小无复流面积。在一项研究中，作者延迟至再灌注后30 min降低体温，仍显示不影响梗死面积，但减小了无复流面积[2,18]。

影响自由基的药物

Bendavia（Stealth Biotherapeutics，纽顿市，马萨诸塞州）是线粒体靶向肽，再灌注时给药减少梗死面积的作用不显著，但可减少缺血危险区内的解剖无复流范围[19]。在犬冠状动脉近端闭塞2小时再灌注4小时的模型中，再灌注时给予氧自由基清除剂、超氧化物歧化酶和过氧化氢酶不能减小梗死面积，但减轻了微血管损伤和慢血流。这些研究都表明：再灌注时或接近再灌注时、甚至再灌注后进行治疗均可减少无复流和微血管损伤，这为无复流是再灌注损伤形式的概念进一步提供了证据支持。

已经证实，多种方法可减轻冠状动脉介入术后的慢血流或无复流，包括血管扩张剂（即硝普钠、腺苷和钙通道阻滞剂），如维拉帕米、地尔硫䓬等药物[14]。

再灌注损伤性细胞坏死的防治

急性STEMI的首选治疗是闭塞罪犯冠状动脉的早期完全再灌注（见第13章）。再灌注可挽救缺血组织，显著影响梗死面积，并改善临床预后。然而，再灌注也促进了濒死心肌细胞的死亡，因此努力减轻再灌注损伤可能会进一步改善预后（图24-5）。大量临床试验尝试在接近再灌注时给予辅助治疗，旨在减轻再灌注损伤、并进一步缩小梗死面积[20-25]。然而，大量药物在临床前实验有效，但临床试验无效。前面已经介绍过这些试验，并讨论了失败的原因[21-25]。

已经在临床中试验过的、旨在通过抑制再灌注损伤来减少梗死面积的治疗方法包括氧自由基清除剂、钙通道阻滞剂和抗炎药。早期对这些药物和其他药物的研究主要是阴性结果，失败的原因之一可能是再灌注后启动治疗太晚。总体来说，大多数减少梗死面积的治疗方法只有足够早地应用，至少要在缺血期和再灌注时，才能保护心肌。由于氧自由基的产生、钠和钙超载以及心肌水肿发生在冠状动脉阻塞解除后几秒内，因此必须在再灌注早期治疗再灌注不良现象才能获益。尽管大量的临床试验未能显示出减轻再灌注损伤的益处，但已经有研究显示了振奋人心的结果。

表24-1[26-52]中的有些临床试验结果显示，在再灌注时给予辅助治疗（但不是全部）和适应性操作可进一步减小梗死面积，效果优于单独再灌注治疗。尤其是在再灌注即刻或再灌注前不久给予线粒体通透性转运孔开放抑制处理（如环孢素或冠状动脉再阻塞/再灌注的短暂后适应）或与再灌注损伤挽救激酶（reperfusion injury salvage kinase，RISK）通路相关的药物均显著减小梗死面积[1]，一些药物似乎也可改善临床预后。鉴于以上结果，一些专家认为在缺血/再灌注的情况下，与心肌梗死相关的所有死亡细胞中，高达50%是由再灌注损伤而非缺血所致[1]。

然而需要指出的是，大多数研究难以确定获益是由减轻缺血性损伤或再灌注损伤，还是两者均减轻所致。其中许多研究在再灌注前就开始治疗（见表24-1），因此在缺血后期给予治疗可能会在缺血损伤的关键期、而非仅在再灌注期，发挥心脏保护作用而获益。也有少数研究直到再灌注开始后才开始治疗。下面将讨论这一领域引人关注的干预措施。

后适应

至少三项前瞻性研究显示后适应可减少梗死面积[26-28]。由于干预时间不同，后适应似乎只在再灌注期有效。然而在其他的研究中后适应无效[29-30]。在作者自己的研究中，虽然后适应减少再灌注性室

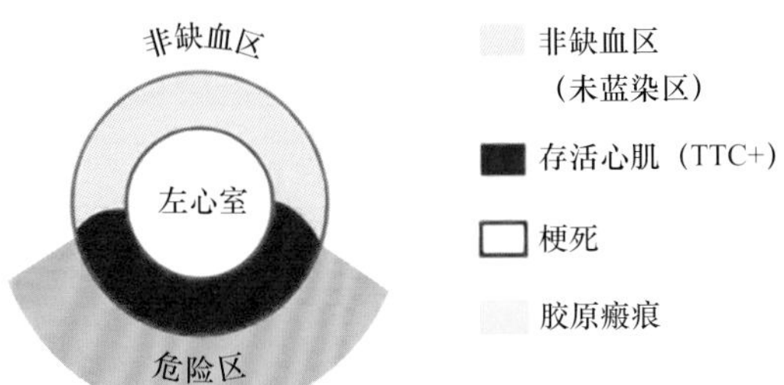

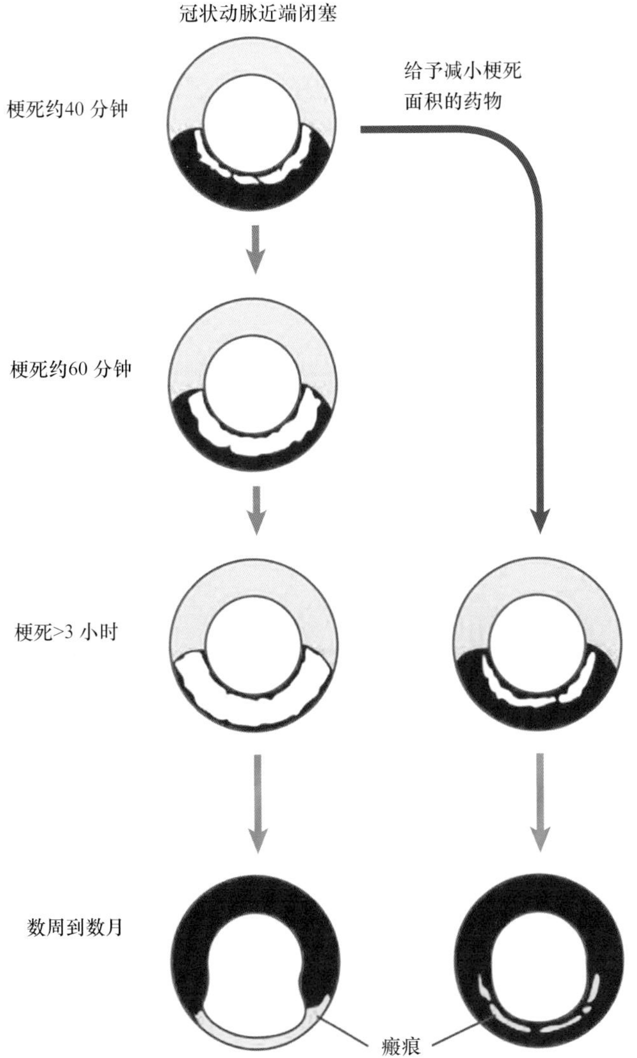

图 24-5 早期减小梗死面积如何使心脏结构长期获益的示意图。顶图：Reimer 和 Jennings 的波阵面概念图。冠状动脉近端闭塞后，左心室局部缺血，定义为缺血危险区。注入血管系统的蓝色染料进入有血流的区域，但不能进入缺血区。如果缺血约 40 分钟后再灌注，不可逆损伤（如坏死；白色区域）局限于心内膜下心肌。危险区内的存活心肌被氯化三苯基四氮唑（triphenyltretazolium chloride，TTC）染成红色。如果再灌注延迟（60 分钟后）或 3 ～ 6 小时后，坏死范围从缺血危险区内的心内膜下扩展到中层心肌，再到心外膜下。如果未在约 3 ～ 6 小时内再灌注或未行再灌注，则发展为近透壁或透壁性坏死。大的透壁性梗死可导致严重的左心室重构，伴梗死灶扩大、左心室扩张、左室壁瘤形成和非梗死组织的偏心性肥厚（左下图）。如果给予缩小梗死面积的药物或进行早期再灌注，可以限制梗死面积扩大（右列第一个左心室横切面）。从长远看，较小的梗死灶会缩小，其中含有少量心内膜下瘢痕组织，而中层心肌有大量的存活组织。抑制梗死壁变薄、左心室扩张和偏心性肥厚，可最大程度地抑制左心室重构，更好地保留左心室功能（From Kloner RA：Current state of clinical translation of cardioprotective agents for acute myocardial infarction. Circ Res 113：451，2013.）。

性心律失常，但不能减小梗死面积。

环孢素 A

后适应和环孢素 A 均可抑制再灌注早期线粒体通透性转运孔开放（见“再灌注导致的致死性心肌细胞损伤”部分）。转运孔开放与线粒体损伤和再灌注损伤有关（见框 24-1）。早期小规模研究利用心肌坏死生物学标志物和磁共振成像检测证实，再灌注时应用环孢素 A 可减小心肌梗死面积。然而，在 Ghaffari 等[31]的研究中，101 名 STEMI 患者在溶栓前给予环孢素 A 治疗并没有获益（见表 24-1）。最近关于环孢素 A 的大规模随机临床研究 CIRCUS（Cyclosporin and Prognosis in Acute Myocardial Infarction Patients，NCT01502774），共纳入 975 名 STEMI 患者，结果阴性即环孢素 A 无效。

Bendavia

Bendavia 是针对线粒体内膜的药物，可以稳定电子传递链的结构，减少缺血 / 再灌注期间活性氧的产生。在家兔模型中，再灌注前给药轻度缩小梗死面积（约 11%）[19]。在缺血区大于 20% 的模型中减小梗死面积约 18%（$P = 0.09$）。在其他模型和实验室（豚鼠、羊、大鼠、家兔）再灌注时给药梗死面积减小程度更大[19]。然而在最近的临床试验中，Bendavia 并不显著减小梗死面积[53]。

其他药物治疗

在急性心肌梗死再灌注后给予高氧治疗（AMIHOT 试验，Acute Myocardial Infarction with Hyperoxemic Therapy）[32-33]及心房利钠肽[25]治疗，均显示出良好的疗效，减少了致死性心肌细胞损伤。研究提示在再灌注前不久给予奥美沙坦[54]可修复组织。但由于在再灌注前 5 分钟给药，因此不能排除因心脏保护而产生的修复作用，部分是发生在缺血期的最后

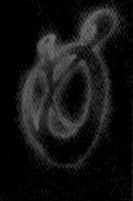

表 24-1　药物干预减小心肌梗死面积的主要临床研究

干预措施	治疗开始时间	结局	病例数	参考文献
环孢素 A	溶栓前即刻	不能减少心律失常或心肌酶释放。院内和 6 个月死亡率相似	101	Ghaffari S 等 .2013[31]
艾塞那肽	PCI 前 15 分钟	在（90±21）天利用影像学评估梗死面积占危险区的比例，药物组比安慰剂组小 23%（0.30 *vs*. 0.39；$P=0.003$）	172	Lonborg J 等 .2012[39]
艾塞那肽	PCI 前	治疗增加高血糖和正常血糖患者的获救指数	210	Lonborg J 等 .2014[40]
艾塞那肽	围 PCI	治疗组 72 小时 CK-MB 和肌钙蛋白 I 的释放显著降低	58	Woo JS 等 .2013[41]
美托洛尔	PCI 前	治疗组第 7 天影像学下的梗死面积减小了 20%（$P=0.012$），与 CK 曲线下面积反映的结果一致	270	Ibanez B 等 .2013[34]
阿托伐他汀	PCI 前	不能减小梗死面积、改善心脏功能和微血管灌注	42	Post S 等 .2012[42]
瑞舒伐他汀（高剂量 *vs*. 常规剂量）	围 PCI	与常规剂量（安慰剂＋ 10 mg/d 维持）相比，早期高剂量（40 mg ＋ 10 mg/d 维持）不能减小梗死体积	185	Ko YG 等 .2014[43]
氯吡格雷（600 mg *vs*. 300 mg 负荷剂量）	围 PCI	以 CK 水平评估梗死面积，高剂量组显著降低 CK 水平（32%；$P=0.0001$），改善微血管灌注，增加射血分数	201	Patti G 等 .2011[44]
链激酶作为 PCI 的辅助治疗	PCI 后即刻	链激酶明显改善术后 2 天的冠状动脉血流储备（$P<0.001$）。6 个月时，减小了梗死面积（影像）(22.7% *vs*. 32.9%；$P=0.003$)，改善了射血分数	95	Sezer M 等 .2009[45]
促红细胞生成素	PCI 前	降低了以 CK-MB 反映梗死面积的 30%（$P=0.025$）	30	Ferrario M 等 .2011[46]
促红细胞生成素	再灌注 4 小时内	不能减小梗死面积，且增加不良心脏事件	222	Najjar S 等 .2011[47]
达贝泊汀 α	PCI 后复流开始	治疗组和安慰剂组的 CK 水平相似	56	Roubille F 等 .2013[48]
内皮素受体阻滞剂	PCI 开始	BQ-123 减小了以心肌酶反映的梗死面积（$P=0.014$）。	57	Adlbrecht C 等 .2012[49]
FX06	PCI 后再灌注时	在术后第 5 天以影像学评估坏死中心区，治疗组减小 58%，但肌钙蛋白 I 水平无明显差异	234	Atar D 等 .2009[50]
冠状动脉内输入超饱和氧	PCI 时；发病 6 小时内的患者	治疗组和对照组的梗死面积（影像学）分别为 20% 和 26.5%（$P=0.02$）	301	Stone GW 等 .2009[32]
低温治疗	PCI 再灌注前中心体温＜ 35℃	以影像学评估梗死面积占危险区的百分比，低体温组（冷盐水和血管内冷却）降低了 38%（29.8% *vs*. 48%；$P=0.041$），也降低肌钙蛋白 T 的累积释放量（$P=0.03$）	20	Götberg M 等 .2010[51]
低温治疗	PCI 再灌注前中心体温 34.7℃	低体温组（冷盐水和血管内冷却）和对照组的平均梗死面积（梗死面积占危险区的百分比）相似（40.5% *vs*. 46.6%；$P=0.15$）。Post hoc 分析显示，低体温组早期（＜ 4 小时）前壁梗死面积减小了 33%	120	Erlinge D 等 .2014

CK，肌酸激酶

几分钟内。同样，远隔缺血预适应、降低体温、腺苷、艾塞那肽（Exenetide）、葡萄糖-胰岛素-钾合剂（GIK）、静脉内注射环孢素、美托洛尔[34-53]均可减小梗死面积和（或）对临床有益（见表 24-1）。然而，由于这些药物都是在再灌注前给药，因此至少某些获益可能是在缺血期、而非仅在再灌注期[25]。

低温治疗

在作者的实验室一致发现，低体温治疗可减少梗死面积。然而要使低体温治疗有效，必须在缺血期开始，并在再灌注前降低至有效体温[18]。人体研究（见表 24-1）也表明，在前壁梗死时将中心体温降低至 35℃以下并及时再灌注，可减小梗死面积。但如何快速降低体温一直是个难题。一种叫作 Thermosuit 的技术（Life Recovery Systems，Kinnelon，N.J.）已被美国食品和药物管理局批准治疗高热，其采用浸入式对流冷却，能在约 20 分钟内将人体中心温度降低到期望水平。在作者的实验室，采用 Thermosuit 技术降低体温仍是减小梗死面积最有效的方法[18]。

给药时间的重要性

尽管前面讲到少数研究有效，但作者的研究团队发现没有只在再灌注时给药就能减小梗死面积的药物，大多数心脏保护药物都需要至少在缺血阶段给药[2,55]。尚未证实在再灌注时进行后适应或给予氧自由基清除剂能够减小梗死面积。低温治疗至少在缺血期的最后 1/3 降低体温才能减小梗死面积；在再灌注开始后降低体温虽然减轻无复流，但不能减小梗死面积[2]。来自心脏保护疗法临床前评估联盟（CEASAR）的一项随机、盲法、多中心研究初步显示，在再灌注前不久给予亚硝酸钠和磷酸二酯酶 5 抑制剂西地那非不能减小梗死面积[56-57]。

从之前研究获得的经验教训

辅助治疗是仅仅在缺血阶段、再灌注阶段有效或是在两个阶段均有效，可能不是很关键的问题。在梗死相关冠状动脉开通之前，可在导管室或急诊室开始治疗，以确保缺血期中的一部分时间段得到治疗。一些研究已经显示在急性心肌梗死患者入院前就开始治疗的可行性，如远隔缺血预适应[37]和葡萄糖-胰岛素-钾的应用[38]。因此，可以在缺血期、再灌注期或缺血 / 再灌注期均给予辅助治疗，以保护患者免受缺血 / 再灌注损伤。此外，认为一种辅助治疗就可以防止缺血 / 再灌注损伤的想法，可能是比较幼稚的。例如，可降低缺血期需氧量的降低体温或美托洛尔等应在缺血期给药，而线粒体通透性转运孔抑制剂环孢素或减少活性氧产生的线粒体保护剂如 Bendavia 应在再灌注期给药。也就是说，可能需要多种方法联合的鸡尾酒疗法，以最大程度减小梗死面积。作者观察到联合使用降低体温、预适应和钠-氢交换抑制剂减小梗死面积的作用，比单独使用任何一种方法都好。

总结

急性心肌梗死再灌注损伤主要包括四种形式：①心肌顿抑；②再灌注性心律失常；③无复流现象（微血管阻塞）；④致死性心肌细胞损伤。有充足的证据支持心肌顿抑、再灌注性心律失常和无复流是再灌注损伤形式，而再灌注导致的致死性心肌细胞损伤的重要性一直有争议。尽管再灌注治疗在进展，但心肌梗死的发病率和死亡率依然难以接受。需要进一步减小心肌梗死面积和无复流面积，因为这是心梗患者预后不良的两个决定因素（见第 13 章）。研究寻找减少缺血性损伤、再灌注损伤或缺血 / 再灌注损伤的药物和治疗方法，依然是改善心肌梗死患者预后的首要任务。

参考文献

1. Fröhlich GM, et al.: Myocardial reperfusion injury: looking beyond primary PCI, *Eur Heart J* 34:1714, 2013.
2. Hale SL, Herring MJ, Kloner RA: Delayed treatment with hypothermia protects against the no-reflow phenomenon despite failure to reduce infarct size, *J Am Heart Assoc* 2:e004234, 2013.
3. Pomblum VJ, et al.: Cardiac stunning in the clinic: the full picture, *Interact Cardiovasc Thorac Surg* 10:86, 2010.
4. Kumar S, et al.: Myocardial stunning is associated with impaired calcium uptake by sarcoplasmic reticulum, *Biochem Biophys Res Commun* 387:77–82, 2009.
5. Wittstein IS: Stress cardiomyopathy: a syndrome of catecholamine-mediated myocardial stunning? *Cell Mol Neurobiol* 32:847, 2012.
6. Majidi M, et al.: Reperfusion ventricular arrhythmia 'bursts' predict larger infarct size despite TIMI 3 flow restoration with primary angioplasty for anterior ST-elevation myocardial infarction, *Eur Heart J* 30:757, 2009.
7. Matsue Y, et al.: Clinical implications of an implantable cardioverter-defibrillator in patients with vasospastic angina and lethal ventricular arrhythmia, *J Am Coll Cardiol* 60:908, 2012.
8. Kloner RA: No-reflow phenomenon: maintaining vascular integrity, *J Cardiovasc Pharmacol Ther* 16:244, 2011.
9. Hale SL, Kloner RA: Dabigatran treatment: effects on infarct size and the no-reflow phenomenon in a model of acute myocardial ischemia/reperfusion, *J Thromb Thrombolysis* 39:50, 2015.
10. Kranenburg MV, et al.: Prognostic value of microvascular obstruction and infarct size, as measured by CMR in STEMI patients, *JACC Cardiovasc Imaging* 7:930, 2014.
11. Hamirani YS, et al.: Effect of microvascular obstruction and intramyocardial hemorrhage by CMR on LV remodeling and outcomes after myocardial infarction: a systematic review and meta-analysis, *JACC Cardiovasc Imaging* 7:940, 2014.
12. Niccoli G, et al.: Myocardial no-reflow in humans, *J Am Coll Cardiol* 54:281, 2009.
13. Ndrepepa G, et al.: 5-year prognostic value of no-reflow phenomenon after percutaneous coronary intervention in patients with acute myocardial infarction, *J Am Coll Cardiol* 55:2383, 2010.
14. Rezkalla SH, et al.: No-reflow phenomenon following percutaneous coronary intervention for acute myocardial infarction: incidence, outcome, and effect of pharmacologic therapy, *J Interv Cardiol* 23:429, 2010.
15. Jennings RB: Historical perspective on the pathology of myocardial ischemia/reperfusion injury, *Circ Res* 113:428, 2013.
16. Dhalla AK, et al.: Ranolazine, an antianginal agent, markedly reduces ventricular arrhythmias induced by ischemia and ischemia - reperfusion, *Am J Physiol Heart Circ Physiol* 297:H1923, 2009.
17. Kloner RA, Dow JS, Bhandari A: First direct comparison of the late sodium current blocker ranolazine to established antiarrhythmic agents in an ischemia/reperfusion model, *J Cardiovasc Pharmacol Ther* 16:192, 2011.
18. Herring MJ, et al.: Hypothermia in the setting of experimental acute myocardial infarction: A comprehensive review, *Ther Hypothermia Temp Manag* 4:159, 2014.
19. Kloner RA, et al.: Reduction of ischemia/reperfusion injury with Bendavia, a mitochondrial-targeting cytoprotective peptide, *J Am Heart Assoc* 1:e001644, 2012.
20. Ibáñez B, et al.: Evolving therapies for myocardial ischemia/reperfusion injury, *J Am Coll Cardiol* 65:1454, 2015.
21. Gerczuk PZ, Kloner RA: An update on cardioprotection: a review of the latest adjunctive therapies to limit myocardial infarction size in clinical trials, *J Am Coll Cardiol* 59:969, 2012.
22. Gerczuk PZ, Kloner RA: Protecting the heart from ischemia: an update on ischemic and pharmacologic conditioning, *Hosp Pract* 39(35):2011, 1995.
23. Kloner RA, Schwartz Longacre L: State of the science of cardio-protection: challenges and opportunities. Proceedings of the 2010 NHLBI Workshop on Cardio-protection, *J Cardiovasc Pharmacol Ther* 16:223, 2011.
24. Schwartz Longacre L, et al.: New horizons in cardioprotection. Recommendations from the 2010 National Heart, Lung, and Blood Institute Workshop, *Circulation* 124:1172, 2011.
25. Kloner RA: Current state of clinical translation of cardioprotective agents for acute myocardial infarction, *Circulation Research* 113:451, 2013.
26. Lønborg J, et al.: Cardioprotective effects of ischemic postconditioning in patients treated with primary percutaneous coronary intervention, evaluated by magnetic resonance, *Circ Cardiovasc Interv* 3:34, 2010.
27. Garcia S, et al.: Long-term follow-up of patients undergoing postconditioning during ST-elevation myocardial infarction, *J Cardiovasc Transl Res* 4:92, 2011.
28. Thuny F, et al.: Post-conditioning reduces infarct size and edema in patients with ST-segment elevation myocardial infarction, *J Am Coll Cardiol* 59:2175, 2012.
29. Khalili H, et al.: Surrogate and clinical outcomes following ischemic postconditioning during primary percutaneous coronary intervention of ST-segment elevation myocardial infarction: a meta-analysis of 15 randomized trials, *Catheter Cardiovasc Interv* 15(84):978, 2014.
30. Favaretto E, et al.: Meta-analysis of randomized trials of postconditioning in ST-elevation myocardial infarction, *Am J Cardiol* 114:946, 2014.
31. Ghaffari S, et al.: The effect of prethrombolytic cyclosporine-A injection on clinical outcome of acute anterior ST-elevation myocardial infarction, *Cardiovasc Ther* 31:e34, 2013.
32. Stone GW, et al.: AMIHOT-II Trial Investigators. Effect of supersaturated oxygen delivery on infarct size after percutaneous coronary intervention in acute myocardial infarction, *Circ Cardiovasc Interv* 2:366, 2009.
33. Sattur S, Brener SJ, Stone GW: Pharmacologic therapy for reducing myocardial infarct size in clinical trials: failed and promising approaches, *J Cardiovasc Pharmacol Ther* 20:21, 2015.
34. Ibanez B, et al.: Effect of early metoprolol on infarct size in ST-segment-elevation myocardial infarction patients undergoing primary percutaneous coronary intervention: the Effect of Metoprolol in Cardioprotection During an Acute Myocardial Infarction (METOCARD-CNIC) trial, *Circulation* 128:1495, 2013.
35. Pizarro G, et al.: Long-term benefit of early pre-reperfusion metoprolol administration in patients with acute myocardial infarction: results from the METOCARD-CNIC trial (Effect of Metoprolol in Cardioprotection During an Acute Myocardial Infarction), *J Am Coll Cardiol* 63:2356, 2014.
36. Mateos A, et al.: METOCARD-CNIC Investigators. Efficacy and safety of out-of-hospital intravenous metoprolol administration in anterior ST-segment elevation acute myocardial infarction: insights from the METOCARD-CNIC Trial, *Ann Emerg Med* 65:318, 2015.
37. Bøtker HE, et al.: Remote ischaemic conditioning before hospital admission, as a complement to angioplasty, and effect on myocardial salvage in patients with acute myocardial infarction: a randomised trial, *Lancet* 375:727, 2010.
38. Selker HP, et al.: Out-of-hospital administration of intravenous glucose-insulin-potassium in patients with suspected acute coronary syndromes: the IMMEDIATE randomized controlled trial, *JAMA* 307:1925, 2012.

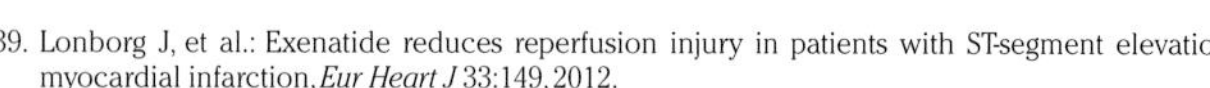

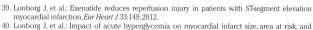

39. Lonborg J, et al.: Exenatide reduces reperfusion injury in patients with ST-segment elevation myocardial infarction, *Eur Heart J* 33:149, 2012.
40. Lonborg J, et al.: Impact of acute hyperglycemia on myocardial infarct size, area at risk, and salvage in patients with STEMI and the association with exenatide treatment: results from a randomized study, *Diabetes* 63:2474, 2014.
41. Woo JS, et al.: Cardioprotective effects of exenatide in patients with ST-segment-elevation myocardial infarction undergoing primary percutaneous coronary intervention: results of exenatide myocardial protection in revascularization study, *Arterioscler Thromb Vasc Biol* 33:2252, 2013.
42. Post S, et al.: Early statin treatment prior to primary PCI for acute myocardial infarction: REPERATOR, a randomized placebo-controlled pilot trial, *Catheter Cardiovasc Interv* 80:756, 2012.
43. Ko YG, et al.: Efficacy of early intensive rosuvastatin therapy in patients with ST-segment elevation myocardial infarction undergoing primary percutaneous coronary intervention (ROSEMARY Study). *Am J Cardiol* 114:29, 2014.
44. Patti G, et al.: Outcome comparison of 600- and 300-mg loading doses of clopidogrel in patients undergoing primary percutaneous coronary intervention for ST-segment elevation myocardial infarction: results from the ARMYDA-6 MI (Antiplatelet therapy for Reduction of MYocardial Damage during Angioplasty-Myocardial Infarction) randomized study, *J Am Coll Cardiol* 58:1592, 2011.
45. Sezer M, et al.: Effect of intracoronary streptokinase administered immediately after primary percutaneous coronary intervention on long-term left ventricular infarct size, volumes, and function, *J Am Coll Cardiol* 54:1065, 2009.
46. Ferrario M, et al.: High-dose erythropoietin in patients with acute myocardial infarction: a pilot, randomised, placebo-controlled study, *Int J Cardiol* 147:124, 2011.
47. Najjar SS, et al.: Intravenous erythropoietin in patients with ST-segment elevation myocardial infarction: REVEAL: a randomized controlled trial, *JAMA* 305:1863, 2011.
48. Roubille F, et al.: Intracoronary administration of darbepoetin-alpha at onset of reperfusion in acute myocardial infarction: results of the randomized Intra-Co-EpoMI trial, *Arch Cardiovasc Dis* 106:135, 2013.
49. Adlbrecht C, et al.: Systemic endothelin receptor blockade in ST-segment elevation acute coronary syndrome protects the microvasculature: a randomised pilot study, *EuroIntervention* 7:1386, 2012.
50. Atar D, et al.: Effect of intravenous FX06 as an adjunct to primary percutaneous coronary intervention for acute ST-segment elevation myocardial infarction results of the F.I.R.E. (Efficacy of FX06 in the Prevention of Myocardial Reperfusion Injury) trial, *J Am Coll Cardiol* 53:720, 2009.
51. Götberg M, et al.: A pilot study of rapid cooling by cold saline and endovascular cooling before reperfusion in patients with ST-elevation myocardial infarction, *Circ Cardiovasc Interv* 3:400, 2010.
52. Erlinge D, et al.: Rapid endovascular catheter core cooling combined with cold saline as an adjunct to percutaneous coronary intervention for the treatment of acute myocardial infarction The CHILL-MI trial: a randomized controlled study of the use of central venous catheter core cooling combined with cold saline as an adjunct to percutaneous coronary intervention for the treatment of acute myocardial infarction, *J Am Coll Cardiol* 63:1857, 2014.
53. Gibson CM, et al.: EMBRACE STEMI study: a phase 2a trial to evaluate the safety, tolerability, and efficacy of intravenous MTP-131 on reperfusion injury in patients undergoing primary percutaneous coronary intervention, *Eur Heart J* 37:1296-1303, 2016.
54. Dai W, et al.: Cardioprotective effects of angiotensin II type 1 receptor blockade with olmesartan on reperfusion injury in a rat myocardial ischemia reperfusion model, *Cardiovasc Ther* 28:30, 2010.
55. Herring MJ, et al.: Rapid induction of hypothermia by the Thermosuit system profoundly reduces infarct size and anatomic zone of no-reflow following ischemia/reperfusion in rabbit and rat hearts, *J Cardiovasc Pharmacol Ther* 20:193, 2015.
56. Lefer D, et al.: Sodium nitrite fails to limit myocardial infarct size: results from the CAESAR Cardioprotection Consortium, *FASEB J* 28(Supplement, LB645), 2014.
57. Kukreja R, et al.: Administration of sildenafil at reperfusion fails to reduce infarct size: results from the CAESAR Cardioprotection Consortium, *FASEB J* 28(Supplement, LB650), 2014.

25 心肌梗死后心力衰竭和心源性休克

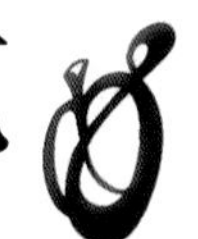

David A. Morrow and Erin A. Bohula
高峻　朱法胜　译　李琳　审校

引言

较大面积的或关键部位的心肌梗死（MI），可以造成心脏收缩功能异常或结构改变（见26章），进而导致心输出量不足、心力衰竭以至于心源性休克。尽管MI的急性治疗已经得到了显著的进步，MI并发心力衰竭在急性MI住院患者中仍高达10%～30%，住院死亡风险比未并发心力衰竭者至少高出2倍[1-2]。急性MI患者中有接近5%～7%会发生心源性休克，死亡率高达40%～60%[3-4]。

本章对MI后心力衰竭和心源性休克的流行病学、病理生理学、评估和治疗进展进行了回顾和总结。心肌梗死后的机械并发症将在第26章进行详述。心源性休克的机械辅助循环装置的应用将在第27章中进行讨论。

心力衰竭、心源性休克的定义和分级

心肌梗死后心力衰竭是以肺静脉或中心静脉淤血为特征的临床综合征；心源性休克以继发于心功能不全的淤血和组织、靶器官灌注障碍为特征。低灌注会导致组织缺氧和营养物质缺乏，严重或长期的低灌注状态会导致多器官功能障碍甚至死亡，目前公认的休克诊断标准包括：①收缩压低于80～90 mmHg，或平均动脉压低于30 mmHg；②无机械循环支持和升压药物支持情况下，心指数低于1.8 L/（min · m^2）；③右心室舒张末期压＞10～15 mmHg，或左心室舒张末期压＞18 mmHg；④终末器官低灌注证据[5]。

终末器官低灌注可表现为精神状态改变，尿量减少，急性肾功能损伤，四肢冰冷或呈花斑样，急性肝损伤或乳酸酸中毒。

心力衰竭和心源性休克可以通过表25-1所述的几种系统之一进行严重程度分级。Killip分级通过心肌梗死后相应的心力衰竭体征进行危险分层，目前被常规应用于急性心肌梗死后的分级[6]。Killip Ⅰ级意味着无心衰体征；Killip Ⅱ级意味着合并轻度-中度的心功能不全；Killip Ⅲ级意味着患者合并肺水肿；Killip Ⅳ级意味着心源性休克。Killip评分和急性心肌梗死死亡有很强的相关性，Killip分级为Ⅱ～Ⅲ级的患者在院死亡风险可四倍于心功能Ⅰ级的患者，合并心源性休克的患者该比率可高达10倍[2]。NYHA（纽约心血管协会）分级系统更多着眼于患者功能性和系统性的状态，心功能从高到低分别为：体力活动不受限（Ⅰ级）、体力活动轻度受限（Ⅱ级）、体力活动明显受限（Ⅲ级）和极小体力活或静息状态下症状发作（Ⅳ级）。NYHA分级同时也是一个心力衰竭严重程度的指标并且与患者的生存息息相关[6]。另外，INTERMACS（机械辅助循环支持的机构间注册）的研究者们综合了体征、治疗水平和机械循环支持水平后开发了一种针对NYHA

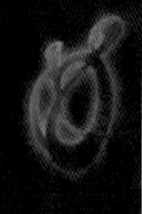

表 25-1　心力衰竭和心源性休克的分级系统

分级系统	定义
Killip	
Ⅰ级	无心力衰竭表现
Ⅱ级	轻度-中度心力衰竭，包括 S3 奔马律，听诊仅下肺野啰音或颈静脉扩张
Ⅲ级	全肺水肿
Ⅳ级	心源性休克
NYHA	
Ⅰ级	无体力受限
Ⅱ级	轻度体力受限，休息时无症状发作，但日常体力活动诱发心力衰竭症状发作
Ⅲ级	显著的体力受限，休息时可无症状，但低于日常体力活动既诱发心力衰竭症状发作
Ⅳ级	不能进行任何体力活动，休息时发作心力衰竭症状
INTERMAS	
1 级	严重心源性休克（“挤压或烧伤”）；尽管有强心剂快速支持仍有危及生命的低血压
2 级	渐进式衰退（“正性肌力药物应用下仍衰退”）；尽管有静脉内正性肌力药物支持，但仍有功能下降
3 级	稳定但依赖于正性肌力药物（“依赖稳定性”）；在连续静脉正性肌力药物支持或临时循环辅助下，或两者同时应用且无法撤除，血压、器官功能和症状稳定
4 级	静息症状；稳定接近正常状态，但在休息或日常生活活动（ALS）出现症状
5 级	运动不耐受（“家务”）；静息或 ALS 时舒适，进一步活动有症状
6 级	运动受限（“行走”）；除轻微活动外的其他任何事件在最初几分钟即会引起疲劳
7 级	比 NYHA Ⅲ级更重一些

INTERMACS，Interagency Registry of Mechanically Assisted Circulatory Support；NYHA，New York Heart Association.

Ⅲ～Ⅳ级心功能的评级系统，用以评估相关患者能否从起搏、心脏移植、机械循环支持等先进疗法中充分获益[7]。INTERMACS 共分为 7 级（表 25-1），INTERMACS 7 级至 1 级分别为：NYHA 心功能Ⅲ级、运动受限、运动不耐受、静息状态下有心力衰竭症状、稳定但依赖于正性肌力药物、正性肌力药物应用下仍呈渐进式衰退、危及生命的心源性休克。

流行病学与转归

左心室功能衰竭是心肌梗死患者心功能不全的主要机制（75%）（图 25-1）[8]。造成心力衰竭和心源性休克的机械因素主要包括（详见 26 章）室间隔穿孔、严重的梗死后二尖瓣功能退化以及左心室游离壁破裂伴心脏压塞，占心源性休克总数的 12%，另有 3% 以右心衰竭为主。

发病率和危险因素

临床观察研究的人群总数和对心力衰竭定义不一而同，估计急性心肌梗死后新发心力衰竭的发生率在 10%～30%[1]，例如，在总共涉及 61 041 例 STEMI 患者的四个重要的溶栓临床试验中，13% 的患者在入院时合并非休克的心力衰竭，另有 29% 患者在入院一段时间后发生心力衰竭。GRACE 注册研究入选了 13 707 名不合并心力衰竭和心源性休克的 ACS 患者，其中入院时 13% 患者 Killip 心功能分级为Ⅱ级或Ⅲ级，首次入院治疗期间又有 5% 患者发生心力衰竭[9]。

现有临床研究数据在心肌梗死后非休克心力衰竭趋势方面存在矛盾，一些证据支持由于早期再灌注治疗的普及，心肌梗死早期心力衰竭的发生率有所下降，但慢性心力衰竭患者存活率和存活时间的提升使得心力衰竭的总体发生率提高[1]。例如，GRACE 研究的研究者就报道了随着 PCI 和药物治疗的进步，1999—2006 年 7 年间急性 ST 段抬高型心肌梗死和急性非 ST 段抬高型心肌梗死的心力衰竭发生率分别下降了 9% 和 6.9%。研究指出，ACS 后发生心力衰竭的主要预测因子包括：高龄、心肌梗死病史、外周血管动脉粥样硬化、入院时为心肌梗死（对比不稳定型心绞痛）、糖尿病、心率增快[9]。另外一些研究还发现左心室收缩功能障碍和梗死面积也是 MI 后新发心力衰竭的预测因子[10-11]。

更多积极有效的再灌注治疗同时也降低了心源性休克的发生率（见第 13 章）。一项美国马萨诸塞州罗切斯特市发起的包括 13 663 名本地急性 MI 住院患者的注册研究发现，心肌梗死后心源性休克的发生率已经由 1975 年的 7.3% 降低至 2005 年的 5%[4]（图 25-2）。同样，一项法国的涵盖三项注册研究共 7531 名心肌梗死患者的分析报道指出，急性心肌梗死后心源性休克的发生率已由 1995 年的 6.9% 下降至 2005 年的 5.7%，这都要归功于冠状动脉介入治疗的蓬勃发展[3]。

STEMI 患者发生心源性休克的概率要高于 NSTEMI 患者，其比例分别为 5%～8% 和 2%～3%[5]。在丹麦和法国的注册研究中，研究者发现心肌梗死后心源性休克的主要预测因素还包括高龄、女性、高血

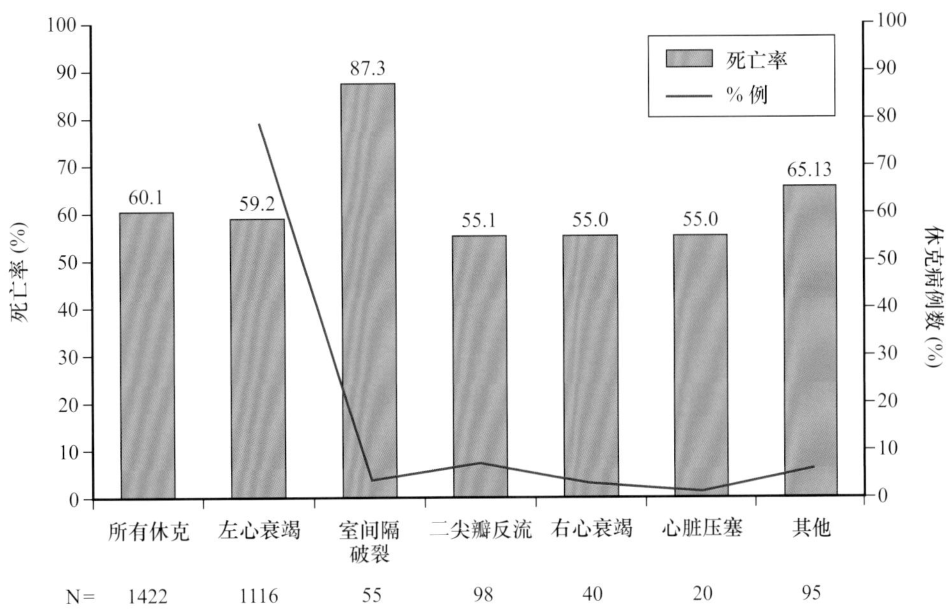

图 25-1　流行病学研究中心肌梗死后心源性休克的死亡率。左侧纵坐标和柱状图代表在院死亡率，右侧纵坐标代表休克发生的百分比，柱状图代表各种与死亡和心源性休克相关的危险因素，如休克、左心衰竭、室间隔穿孔、急性严重二尖瓣反流、单纯右心衰竭、心脏压塞和其他原因（包括严重瓣膜病史、β 受体阻滞剂或钙通道阻滞剂过量）（Adapted from Hochman JS，Buller CE，Sleeper LA，et al：Cardiogenic shock complicating acute myocardial infarction—etiologies，management and outcome：a report from the SHOCK Trial Registry. SHould we emergently revascularize Occluded Coronaries for cardiogenic shocK? J Am Coll Cardiol 36(3 Suppl A)：1063-1070，2000.）

压、糖尿病、心肌梗死病史、左束支传导阻滞和左心室收缩功能减低[3,5]。

心力衰竭和心源性休克的预后

如上所述，非休克心力衰竭仍是急性心肌梗死后的常见并发症，相比无心力衰竭患者预后更差。在 GRACE 注册研究所涵盖的 13 707 名无心力衰竭和休克病史的 ACS 患者中，入院既合并心力衰竭、入院后发生心力衰竭的患者较无心力衰竭患者在院死亡率显著升高（12.0% *vs.* 17.8% *vs.* 2.8%；$P < 0.0001$），在矫正了其他心肌梗死死亡预测因素后发生心力衰竭患者的死亡风险仍是无心力衰竭心梗患者的 2 倍[9]。HORIZONS-AMI 研究通过对 3343 名 STEMI 患者的分析，发现心肌梗死后心力衰竭不仅与患者死亡率相关，此类患者发生急性心肌再梗死、支架内血栓和需要再次血运重建的缺血事件的风险均有升高[11]。心源性休克在急性心肌梗死中相对少见，一旦发生患者死亡风险成倍增加，尽管在院死亡率由 1970 年的 70% ～ 80% 下降至 40% ～ 60%，心源性休克仍是心肌梗死患者在院死亡的主要危险因素（图 25-2）[2,4]。死亡率的大幅下降与药物治疗的进步不无关系，如 β 受体阻滞剂、RAAS 拮抗剂、降脂药物和强效抗血小板药物的使用（见第 13 章）[12-13]。此外，近年来早期冠状动脉介入再灌注治疗技术的普及和进步更降低了心肌梗死后并发症的发生。

死亡风险预测

急性心肌梗死后心源性休克患者的临床预测因子包括未及时完全的血运重建、高龄、缺氧性脑损伤、左心室射血分数减低、低血压、肾功能不全、使用升压药物、乳酸水平升高以及冠状动脉复杂病变（如左主干或三支病变）[5,14-16]。有趣的是，STEMI 和 NSTEMI 后心源性休克的患者、左心衰竭为主和右心衰竭为主的患者有着类似的预后[5]。SHOCK 研究发现，低心排血量（平均动脉压和心输出量均降低）是心肌梗死后心源性休克患者最强的血流动力学预测因子[5]。生物炎症因子如白介素 -6（IL-6）、微循环功能障碍或血管渗出（血管生成素）也与此类患者较差的预后和高死亡率有关，但尚无临床研究将其用于危险分层[17-18]。

病理生理学

心源性休克的病理生理学机制是复杂和动态的，涉及多个系统的相互协调、适应和代偿。

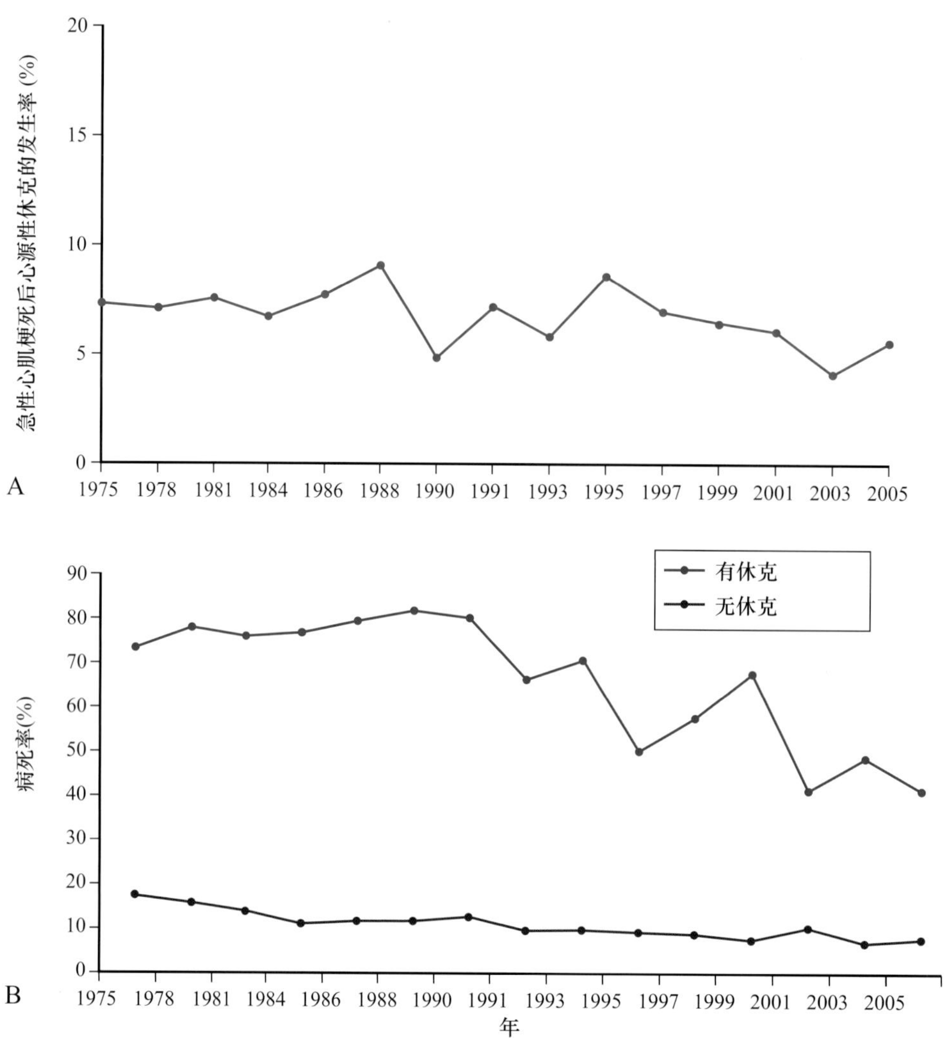

图 25-2　心肌梗死合并心源性休克的发病率和死亡率趋势图。一项美国马萨诸塞州罗切斯特市的包括自 1975 年至 2005 年 13 663 名本地急性 MI 住院患者的注册研究发现，心肌梗死后心源性休克的发生率已经由 1975 年的 7.3% 降低至 2005 年的 5%。(From Goldberg RJ，Spencer FA，Gore JM，et al：Thirtyyear trends (1975 to 2005) in the magnitude of，management of，and hospital death rates associated with cardiogenic shock in patients with acute myocardial infarction：a population-based perspective. Circulation 119：1211-1219，2009.)

血流动力学

压力-容积环中显示了决定心输出量和心脏作功量的多个参数 (图 25-3A)。左心室舒张末期压是舒张末期容积和心肌顺应性的函数，以舒张末期压力-容积相关系数 (EDPVR) 表示。舒张末期容积与收缩末期容积之差代表每搏输出量以及在压力-容积曲线中所包含的面积和作功。环中事件的时间由心肌和血管特征决定。例如，与负荷无关的左心室收缩力 (Emax)，是由负荷条件范围内的最终收缩压-容积关系 (ESPVR) 来描述的，而有效动脉弹性 (Ea) 则决定了主动脉瓣关闭的时间，也就是收缩末期时间。Ea 是动脉负荷的一种度量，近似的作为收缩末期压力和搏出量的比率，并且受到外周阻力、血管顺应性和阻抗以及收缩和舒张时间间隔的影响。当有效动脉弹性率和左心室收缩率之比 (Ea/Emax) 接近 1 时，冲程功或左心室泵效率最大。

心肌梗死时，大量心肌坏死和顿抑导致左心室收缩功能减低，ESPVR 随即下调，每搏输出量减低 (图 25-3B)。在很多病例中，心肌梗死后心肌顺应性减低使得 EDPVR 上调，进而左心室舒张末期压升高至某一固定容积。

严重时，上述剧烈的收缩和舒张功能改变会导致心输出量、每搏作功量降低，加重肺淤血，导致心力衰竭的临床症状。

在一些极端不稳定的状态下 (图 25-3C)，左心室收缩功能严重下降，左心室舒张末期容积和压力显著升高，导致心源性休克。如果不能给予适当的干预，心源性休克将会加重甚至导致死亡 (图 25-4)。也就是说，心源性休克状态是由心输出量不足和充血导

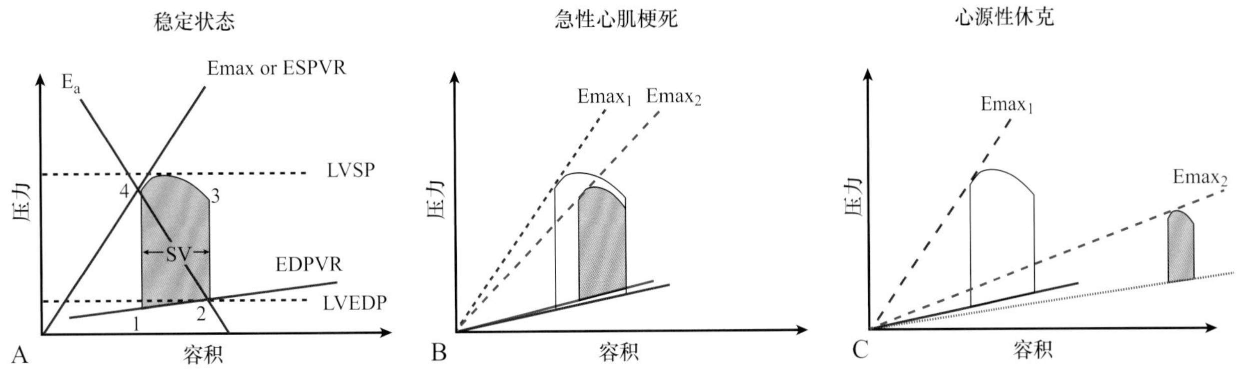

图 25-3 正常及病理状态下压力-容积环。每个压力-容积环代表一个心动周期。(**A**) 正常稳态下，左心室在等容舒张末充盈（点1～4），二尖瓣开放（图上点1），左心室舒张末压（LVEDP）反映左心室舒张末容积和心肌顺应性，以舒张末期压力-容积相关系数（EDPVR）表示。一旦左心室容积在舒张末达到最大（点2），等容收缩期开始（点2～3之间），当左心室压力大于主动脉压时开始射血，主动脉瓣开放（点3），持续射血至主动脉压力大于左心室内压，收缩末期压力容积点（点4）。舒张末期与收缩末期差值代表搏出量（SV），压力-容积环的面积代表搏出功。LVSP：左心室收缩压。(**B**) 设定为急性心肌梗死时，左心室收缩力下降，ESPVR 下降 SV 减少，心肌顺应性下降导致 LVEDP 增加。(**C**) 心源性休克时，左心室收缩力及 SV 严重下降，LVEDP 升高。(Adapted from Rihal CS, Naidu SS, Givertz MM, et al：2015 SCAI/AC/HFSA/STS Clinical Expert Consensus Statement. J Am Coll Cardiol 65 (19)：e7-e26，2015.)

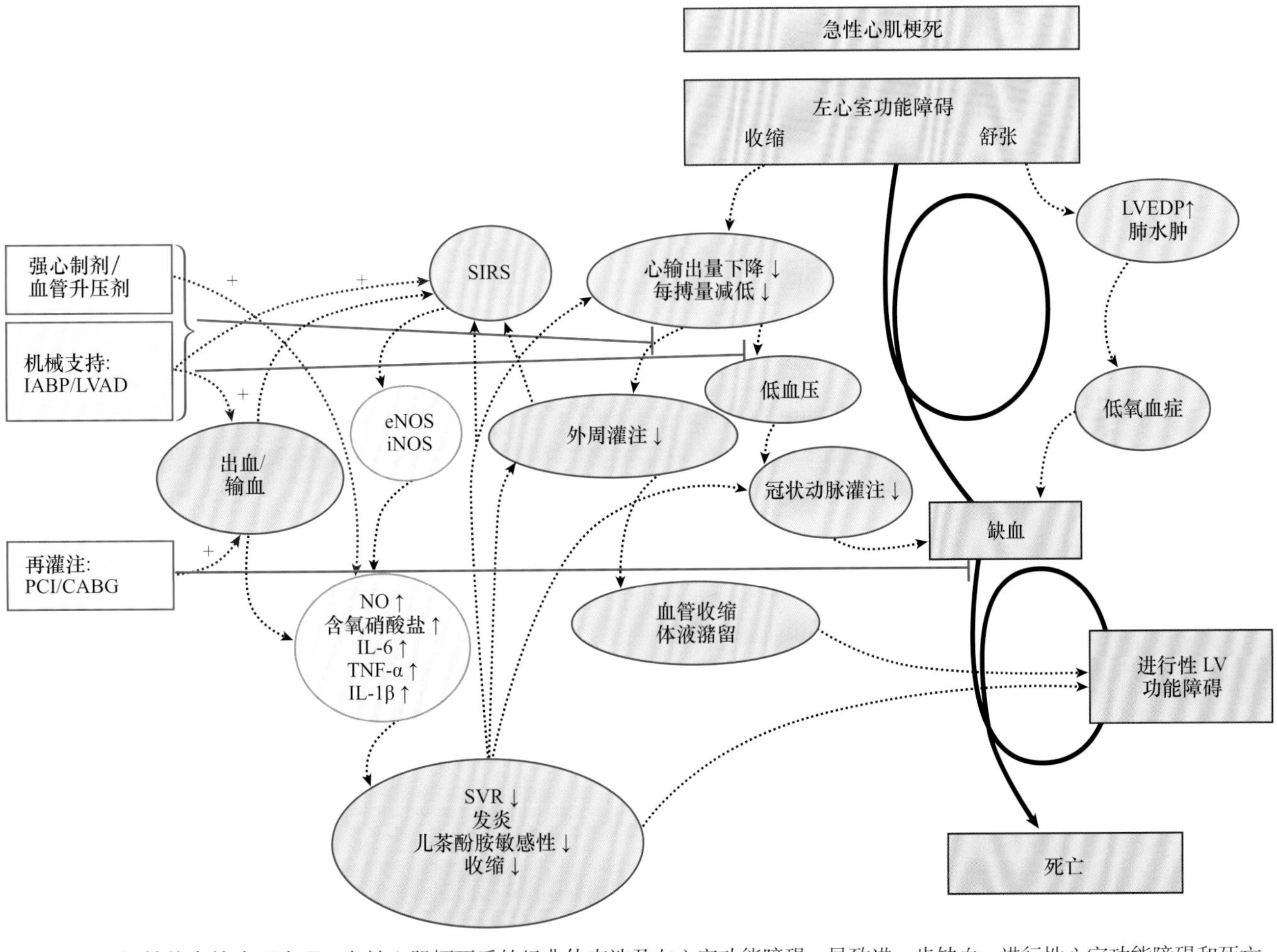

急性心肌梗死
左心室功能障碍
收缩
舒张
LVEDP↑
肺水肿
强心制剂/
血管升压剂
SIRS
心输出量下降↓
每搏量减低↓
机械支持:
IABP/LVAD
eNOS
iNOS
低血压
低氧血症
出血/
输血
外周灌注↓
冠状动脉灌注↓
缺血
再灌注:
PCI/CABG
NO↑
含氧硝酸盐↑
IL-6↑
TNF-α↑
IL-1β↑
血管收缩
体液潴留
进行性 LV
功能障碍
SVR↓
发炎
儿茶酚胺敏感性↓
收缩↓
死亡

图 25-4 心源性休克的病理生理。急性心肌梗死后的经典休克涉及左心室功能障碍，导致进一步缺血、进行性心室功能障碍和死亡。收缩功能障碍导致心输出不足、低血压以及外周和冠状动脉低灌注，继发缺血。舒张功能障碍导致肺充血、低氧血症和额外的缺血。最后，全身炎症反应导致血管异常扩张，进一步导致低血压、低灌注和缺血，以及直接抑制心肌，导致心室功能障碍恶化。多种治疗策略旨在通过改善冠状动脉灌注（再血管化）、心肌收缩力（正性肌力药）和外周灌注（血管加压和机械循环支持）来干预中止这种进程。这些治疗干预也可能导致出血、感染和全身炎症反应综合征（SIRS）。eNOS，内皮一氧化氮合成酶；IABP/LVAD，主动脉内球囊反搏 / 左心室辅助装置；IL-6，白细胞介素 -6；iNOS，可诱导的一氧化氮合成酶；LV，左心室；LVEDP，左心室舒张末压；NO，一氧化氮；PCI/CABG，经皮冠状动脉介入 / 冠状动脉旁路移植术；SVR，系统血管阻力；TNF-α，肿瘤坏死因子 -α。(Adapted from Reynolds HR，Hochman JS：Cardiogenic shock：current concepts and improving outcomes. Circulation 117 (5)：686-697，2008.)

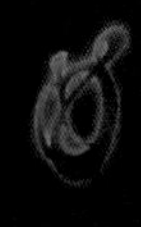

致的，这一系列事件加重并加剧了缺血和进行性的左心室功能障碍（图 27-1）。

血流动力学改变的影响

心肌梗死急性期主要损伤是心肌坏死，大面积的心肌坏死和顿抑会导致心肌收缩力下降和收缩功能障碍，进而降低心输出量、收缩压和外周血流灌注。低血压状态时冠状动脉灌注压亦下降，会加重心肌缺血和抑制，在合并非梗死相关动脉粥样硬化和狭窄的患者中尤甚（图 25-4）。

为了保持重要组织灌注，机体会释放内源性儿茶酚胺（如去甲肾上腺素）和其他血管增压物质（血管紧张素Ⅱ），上述物质可通过增加循环血管阻力和心肌收缩力提升血压，上述代偿机制虽然可以有效提升血压，却增加了心脏后负荷并提升了心率，加剧了心肌耗氧，进一步加重了缺血。低血压还会激活神经激素级联反应使水钠潴留，增加血管内液体容量来维持灌注。不过，在同时合并舒张功能障碍时，这种代偿反应会使左心室舒张末期压升高，加重肺水肿、缺氧缺血和左心室功能障碍。

心源性休克的血管扩张和炎症反应

除了严重的血流动力学变化，心源性休克患者还可以合并系统性炎症反应综合征（SIRS）。SIRS 的发生通常与合并感染与否无关，但与休克持续时长相关[5]，例如 SHOCK 实验的参与患者中有 20% 怀疑合并败血症，但这些患者中仅 3/4 血培养呈阳性，而血管扩张反应往往先于菌血症之前数天出现，提示存在非感染性炎症过程。

心源性休克的血管扩张状态可能与以下机制有关：①血管收缩功能障碍进一步加重；②血管平滑肌钾离子通道（K_{ATP}）激活；③炎症细胞因子释放[5,20]。血浆渗透压升高、血管紧张素Ⅱ水平、心室壁压力和肾上腺素刺激使血管加压素和抗利尿激素分泌增多，促进毛细血管收缩和游离水的重吸收，降低血浆渗透压并增加血容量[21]。心肺旁路术或左心室辅助装置植入后，由于垂体后叶激素储备不足，血管舒张性休克患者的血管加压素水平会显著降低。在这种情况下，患者即使对儿茶酚胺反应差，给予血管加压素也会使血压快速上升[20]。

位于血管平滑肌上的 K_{ATP} 通道通过钾外流使细胞超极化，减少钙内流舒张平滑肌细胞[20]。休克期间多种机制可使 K_{ATP} 通道开放，包括酸中毒、能量储存不足、血管加压素水平下降以及心房利钠肽（ANP）和一氧化氮水平升高。炎症因子的参与使得心肌梗死后心源性休克变得复杂化——这种现象在 SIRS 患者中更为明显[17,22]。细胞因子，尤其是 IL-6 和肿瘤坏死因子 α（TNF-α），可通过多种机促进、加重休克。IL-6 和 TNF-α 刺激诱导一氧化氮合成酶（iNOS）的表达，iNOS 的增加导致一氧化氮水平升高，诱导可溶性鸟苷酸环化酶和环鸟苷酸（cGMP）水平升高，激活 K_{ATP} 舒张血管平滑肌。上述炎症级联反应被激活后会导致进行性血压下降，使外周血管和冠状动脉灌注不足进一步加剧，使心肌抑制和休克加重，形成恶性循环。一氧化氮促进炎性因子的进一步释放，并通过过氧亚硝酸盐的产生诱导 DNA 损伤，抑制线粒体功能，降低肌浆网的钙释放使心肌收缩力进一步减低[22-23]。IL-6 可下调肌浆网钙 ATPase（SERCA2）和肌球蛋白表达，同时上调 IL-6 受体并产生氧自由基而加重心肌抑制[23]。

心源性休克中的炎症级联反应可能与心肌坏死和休克造成的其他器官组织炎症反应有关，尤其是肠道[5,24]。肠道在休克状态下缺血再灌注导致肠上皮通透性增加，细菌和内毒素通过肠道吸收入血导致菌血症和败血症。内毒素是存在于革兰氏阴性菌细胞壁的一种脂多糖（LPS），它与巨噬细胞上的 Toll 样受体结合产生炎症因子，包括 TNF、IL-1β 和 IL-6。近来的一项研究对 21 例院外发生心搏骤停患者的生物标志物进行分析，结果支持了肠道血流低灌注与内毒素之间的联系，该研究证明了一些生物标志物与肠道损伤之间的相关性，其中包括尿液中的肠脂肪酸结合蛋白（IFABP）和血浆瓜氨酸、内皮素水平[25]。心搏骤停后心源性休克患者内毒素水平会逐渐升高，而不合并心源性休克的患者内毒素水平会逐渐下降。如此看来，心搏骤停后心源性休克患者内毒素水平与休克的严重程度和持续时间相关，严重程度和持续时间可以通过使用血管活性药物的治疗剂量和时间量化评估[26]。

临床表现和病情评估

心肌梗死后心力衰竭和心源性休克的表现

急性心肌梗死后心源性休克常常在住院早期发生，仅 15% 在入院前发生[13]。心源性休克发生往往较早，STEMI 患者通常发生在 24 h 内，NSTEMI 患者大约在 3～4 天。

有一种对心力衰竭状态分类的方式，将心力衰竭状态下是否存在充血描述为“干”或“湿”，将是否存在血流灌注不足描述为“冷”或“暖”，用以描述患者当时的心力衰竭状态[6]。体格检查中，心力衰竭但无心源性休克的患者可以发现充血（湿），但外周灌注良好（温），而心源性休克患者则会表现为充血且外周灌注不佳（湿且冷）。体格检查时可以通过 Valsalva 动作、深吸气、S3 心音奔马律、肝颈回流征等特异性体征识别体循环充血；低血压、窄脉压、四肢冰冷（低 SVR 患者除外）、精神委靡等体征可用于识别灌注状态。脉压窄的定义为：脉压（收缩压–舒张压）与收缩压之比＜25%，对于心指数（CI）＜ 2.2 L/（min/m^2）的心衰患者具有 91% 的敏感性和 83% 的特异性[6]。

鉴别诊断

详细地询问病史和体格检查有助于鉴别不同类型的休克，如心源性、低容量性、分布性和混合型休克。一旦怀疑患者合并心源性休克，就要慎重地分析和考虑患者是否合并其他病理因素。导致心源性休克的多种原因可能共存，各种因素在治疗方面可能有差异甚至矛盾。例如，急性前壁心肌梗死患者入院时合并心源性休克可能继发于左心室收缩功能不全或机械并发症，如室间隔穿孔。心源性休克的潜在因素（包括那些 MI 后可能的原因）已经列于框 25-1。框中所述病理因素包括心肌梗死急性期的缺血并发症，如左、右心室或双心室泵功能障碍，以及机械并发症（详见 26 章），包括急性二尖瓣关闭不全、室间隔破裂穿孔、心室游离壁破裂。鉴别诊断还包括与冠状动脉病变无关的心脏疾患，如应激性心肌病、炎症性心肌炎、心包炎、瓣膜疾病或人工瓣功能障碍及大面积肺栓塞（详见第 6 章）。

框 25-1 心源性休克的鉴别诊断（病因）

急性心肌梗死或缺血，包括右心室梗死
急性心肌梗死伴机械并发症
急性二尖瓣反流 / 乳头肌功能不全
室间隔穿孔
心室游离壁破裂和心脏压塞
应激性心肌病
心肌炎
心肌挫伤
心包炎伴心脏压塞
A 型主动脉夹层合并急性主动脉瓣关闭不全和心脏压塞
原发性瓣膜功能不全
人工瓣膜功能障碍
急性血栓
瓣膜裂
心律失常
肺栓塞

心源性休克患者的评估

对休克患者病情的评估需要多方面的资料和信息，包括病史、体格检查、化验数据、心电图、影像学证据和有创性血流动力学评估。

病史和体格检查

病史和体格检查是休克患者病情评估的重要组成部分。病史可以提供休克的病因、持续时间及病情进展等资料；体格检查对于休克的分类有不可替代的意义。比如，在低血容量性休克患者中，体格检查会发现多种低容量体征，如颈静脉压低、黏膜干燥、皮肤塌陷和四肢冰冷（反映高 SVR）。分布性休克的特征在于 SVR 的异常降低，通常反应性地造成心率增快和心输出量增加，分布性休克患者前负荷可能正常或偏低。虽然很多体检发现可能与低容量性休克患者的体格检查相似（如心动过速、低颈静脉压），但分布性休克患者往往四肢温暖甚至充血红润。心源性休克患者常表现为肺水肿和周围组织水肿、腹水，S3 心音奔马律和颈静脉怒张，以及四肢冰冷（SVR 升高），精神状态差和少尿。

实验室检查

严重心源性休克患者实验室检查可能会发现乳酸中毒、靶器官灌注不足和组织无氧代谢指标，包括急性肝肾损伤。急性心肌梗死的重要标志物（包括肌钙蛋白、磷酸肌酸激酶和磷酸肌酸激酶同工酶等）对于心肌梗死的诊断和预后的评估非常重要（详见第 6 章及第 7 章）[27]。此外，肌钙蛋白水平与心肌梗死后心力衰竭患者死亡率具有显著相关性[28]。B 型利钠肽（BNP）和氨基末端前 B 型利钠肽（NT-proBNP）是在心室壁压力增加时由心肌细胞分泌的。上述生化指标对于临床诊断、抉择和鉴别，以及快速识别失代偿性心力衰竭有着重要的意义，也可以对心力衰竭患者进行危险分层[6]。利钠肽可能在非心脏疾病（如肺病、肾功能不全、脑血管病）中升高，在肥胖患者中可能偏低。IABP-SHOCK 通过对 40 名急性心肌梗死后心源性休克患者生化指标的分析还发现，白介素水平（包括 IL-6）升高可能与此类患者死亡相关[17]。

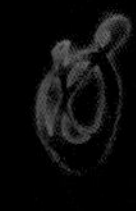

此外，一些血管完整性相关的生化指标如血管生成素，可能是心源性休克死亡的独立预测因素[18]。如前文所述，内毒素升高可能与肠道灌注不足严重程度有关，可以用于评估休克程度[26]。内毒素可促进降钙素原的生成，降钙素原是降钙素的前体物质，被用于作为系统性细菌感染和败血症的生物标志物。在一项针对 29 名急性心源性休克且不合并细菌感染患者的临床研究中，Brunkhorst 等发现，在 18 名存活时间超过 12 h 的患者中（共 20 人存活时间超过 12 h）出现了发热和降钙素原检测阳性，这支持了心源性休克的进展与肠道内毒素入血有关的理论[5]。心源性休克最佳的治疗策略和更敏感的预测、危险分层的生化指标还需要进一步的研究发现和检验。

心电图和医学影像学

心电图

患者发生心力衰竭症状时及时进行心电图检查有助于及时诊断和协助治疗决策的制订（详见第 6 章），心电图 ST 段改变、梗死部位和 QRS 波宽度均与患者的不良预后相关。

超声心动图

超声心动图为无创性影像学检查，推荐其用于心源性休克患者[12-13,29]，超声心动图可以快速发现心功能障碍、室壁运动异常、心脏压塞、严重的瓣膜功能异常、乳头肌断裂和室间隔破裂（详见第 31 章）。此外，超声心动图可以通过不同的方法测量左心室充盈压[30]。比如，二尖瓣收缩期多普勒前向流速（E，舒张早期血流指标）与组织多普勒二尖瓣环速度（e′，心肌舒张功能指标）比率，与有创性检查（右心导管）所测得肺毛细血管楔压（PCWP）高度相关（r = 0.87，$P < 0.01$）[30]（图 25-5），较高的比率（二尖瓣后叶的 E/e′ ≥ 12 或前叶瓣环 E/e′ ≥ 15）与右心导管测得的较高的肺毛细血管楔压

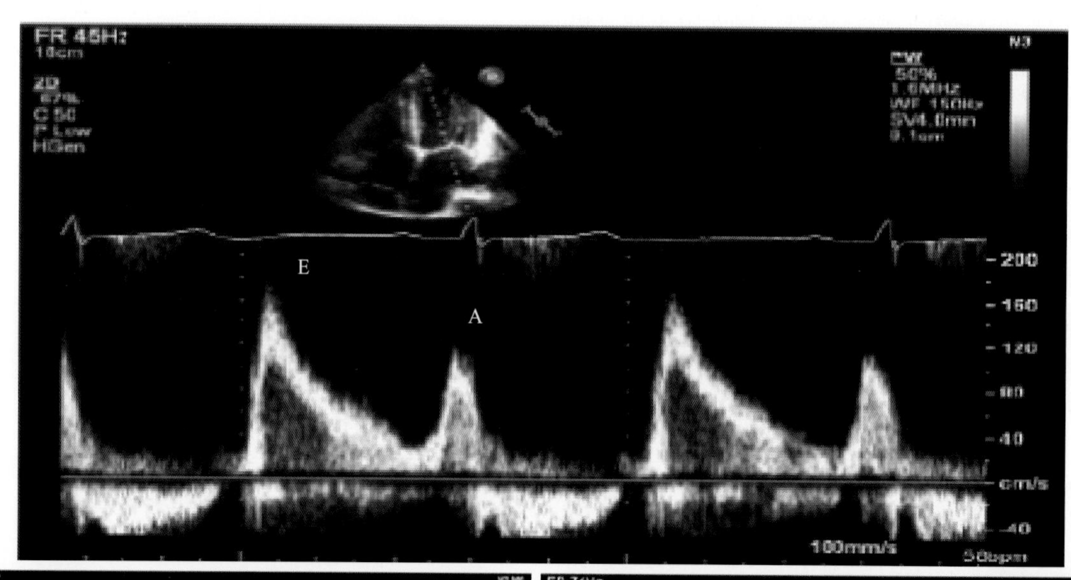

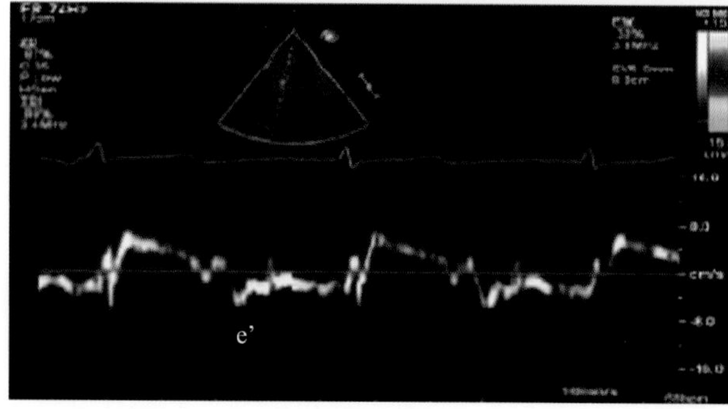

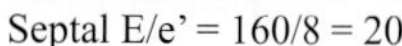
Septal E/e' = 160/8 = 20

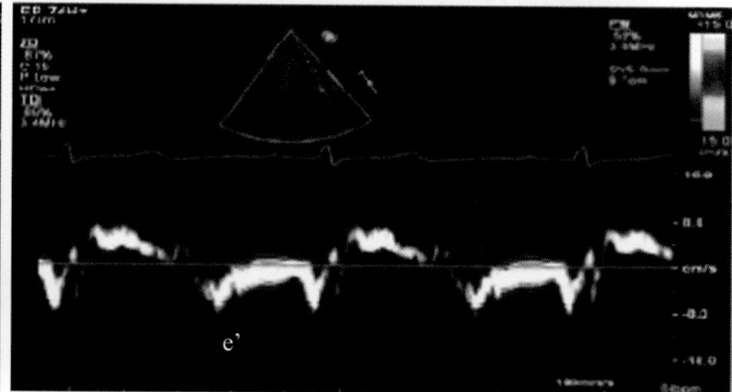

Lateral E/e' =160/8 = 20

图 25-5　超声心动图评估左心室充盈压。左心室舒张功能受损和左心室充盈压升高患者的超声心动图测量。A. 二尖瓣脉冲多普勒血流速度（E，单位 cm/s，上图显示）与组织多普勒室间隔（e′，单位 cm/s，左下）或左心室侧壁二尖瓣环（e′，单位 cm/s，右下）运动速度比值≥ 12 与肺毛细血管楔压升高相关（Adapted from Mor-Avi V，Lang RM，Badano LP，et al：Current and evolving echocardiographic techniques for the quantitative evaluation of cardiac mechanics：ASE/EAE consensus statement on methodology and indications endorsed by the Japanese Society of Echocardiography. J Am Soc Echocardiogr 24：277-313，2011.）

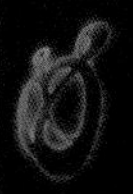

（PCWP ≥ 15）有显著的相关性。无论在前叶或后叶瓣环测得 E/e′ < 8 均提示左心室充盈压正常。另外，经食管超声可以通过计算主动脉中血流的直径和流速以及降主动脉血流输送比例评估心输出量。现有的研究证明，接受镇静治疗和机械通气辅助呼吸治疗的围术期或危重症患者中使用经食管超声评估患者心输出量的方法是有效、可行的[31]。

心脏磁共振成像检查

心脏磁共振成像（CMR）具有优异的时空分辨率优势，可以同时评估心功能、解剖结构（包括冠状动脉和瓣膜）以及运动 / 静息心肌灌注能力（见第 33 章）。尽管心脏磁共振成像具有其他影像学检查无法比拟的诊断潜力，但检查耗时较长，心功能差、血流动力学不稳定的休克患者往往不能耐受。

冠状动脉造影术

冠状动脉造影是一项有创检查方式，是目前评估冠状动脉病变的最佳方式，通过冠状动脉造影可以明确心源性休克是否为冠状动脉缺血导致，并且在冠状动脉造影后可即刻行罪犯病变的介入治疗。SHOCK 研究发现，心肌梗死后心源性休克患者急诊开通梗死相关动脉可显著减低患者死亡率，因此对于心肌梗死后心源性休克患者，推荐尽快行冠状动脉造影检查并尽快开通罪犯血管[12-13,29,32]。

血流动力学监测

有创性右心导管检查可用来识别血容量过多或不足，进行心输出量、小血管阻力以及心脏异常分流（如室间隔穿孔）的监测和定量，可能对正性肌力药、升压药和血管扩张药物的使用起到指导作用。截至目前，尚无急性心肌梗死心源性休克患者采用右心导管检查评估指导治疗的随机临床试验，肺血管导管检查在非休克心力衰竭患者中的应用数据同样十分有限。

现有的右心导管相关数据与心源性休克不相关或不能帮助我们提高对右心导管在心源性休克患者中的应用的认识，一项关于肺血管导管检查在充血性心力衰竭中应用的有效性研究（ESCAPE），将 433 名非休克心力衰竭患者随机分配至右心导管指导治疗和常规药物治疗组，通过 6 个月的追踪随访，未发现两组在死亡和心力衰竭再入院方面有显著差异，但因右心导管检查所造成的不良反应却显著增高（21.9% *vs.* 11.5%；$P = 0.04$）[6]。Shah 及其同事进行的一项包括 13 项随机临床试验 5051 名患者的 meta 分析，其分析结果显示，对于重度心力衰竭外科手术后入住 ICU 的患者或诊断为呼吸窘迫综合征（ARDS）或脓毒症的患者，应用右心导管检查指导治疗并未降低死亡率[6]。因此，右心导管检查仅推荐应用于部分患者，包括逐步调整升压药物和机械辅助循环治疗的患者、临床表现为心力衰竭失代偿但血管充盈和血管张力情况不明的患者以及在充分无创治疗后仍有明显症状或依赖于正性肌力药物的患者[6]。

鉴于有创性血流动力学监测的风险以及持续长时间进行血流动力学监测的需要，目前一些微创血流动力学监测技术已经被开发出来，但这些技术尚不能取代肺血管导管技术在临床中的地位。这些技术包括超声多普勒（经食管超声）、脉压分析以及 Fick 定律[31]。因为脉压分析技术的原理为：每搏输出量可以通过动脉插管获得的压力波形进行估算，由此获取的每搏输出量与心率的乘积可以用于估算心输出量；采用该技术评估心输出量的设备目前已经实现商业化生产（Vigileo，Edwards Lifesciences，Irvine，California），但此类设备得到的动脉压力波形会因为人为因素产生伪影，外周动脉粥样硬化和心律失常会影响数据的准确性，因此该技术的应用并不广泛。生物阻抗技术通过对置于皮肤或器官内的导管电极进行电流刺激评估整个心动周期的血流动力学参数变化，如每搏输出量、心率和心输出量。

另有一些技术通过对外周血管的微循环进行评价间接评估外周血管灌注功能。例如通过暗场影像技术评估舌下血管微循环，被认为对心肌梗死后心源性休克患者多器官损伤和死亡具有一定的预测能力[33]。红外线光谱技术（near-infrared spectroscopy，NIRS）是利用氧合血红蛋白和脱氧血红蛋白对短红外光（波长 700 ～ 1000 nm）的差异确定毛细血管后氧合水平，进而反映携氧、耗氧能力和局部组织的供氧能力的测量方法[34]。上述技术已经在失血性休克和创伤性休克治疗的应用中显示出了有效性，但在心源性休克治疗中的应用尚需进一步研究考证。

左心室收缩力损害的心力衰竭和心源性休克的治疗

治疗总原则

急性心肌梗死后非休克性心力衰竭的总体治疗

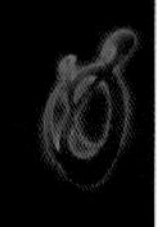

原则包括积极的再灌注治疗纠正缺血、抗心肌缺血药物治疗、治疗容量负荷过重、降低后负荷以及降低心室重构的药物治疗（见第 36 章）[6]。心肌梗死导致的心源性休克优先进行急诊罪犯血管血运重建，评估和治疗心肌梗死机械并发症，通过药物或机械循环辅助方式稳定灌注，酸中毒、血糖增高会降低药物治疗效果，应积极纠正（图 25-6）。但是目前心源性休克的治疗对休克病理生理学的推论，缺乏大规模的随机对照试验评估其疗效和安全性。此外，大多数临床试验在试验设计阶段就已经排除了合并心源性休克和血流动力学不稳定的患者。从临床试验数据上看，目前以心源性休克为研究目标的临床试验涉及入选患者数量仅 2000 人（图 25-7）。为了提高心肌梗死后心源性休克这一类高危、高死亡率患者的生存机会还需进一步的临床试验提供治疗的指导和证据。

冠状动脉再灌注和血运重建治疗

鉴于心肌梗死后心力衰竭是心肌梗死后预后不良的独立危险因素，推荐心肌梗死后非休克性心力衰竭患者尽快行冠状动脉介入治疗（见第 11、16、17 章）[12-13]。心肌梗死后心源性休克管理指南中冠状动脉介入治疗为 Ⅰ 类推荐，主要的证据来源于两个随机临床试验，尽管当批判性地回顾这两项临床试验时，可以发现它们的结论事实上是中性的。其一，SHOCK 研究包括了 302 名 STEMI 后心源性休克患者，这些患者被随机分配到急诊冠状动脉介入治疗组（发病 6 小时内）和药物保守治疗起始治疗组（包括药物溶栓，发病后首先接受药物保守治疗，54 小时之后的延时 PCI）[5]。研究结果发现，急性心肌梗死合并心源性休克患者接受急诊 PCI 30 天死亡率虽然较另一组低，但无显著性差异［死亡率分别为

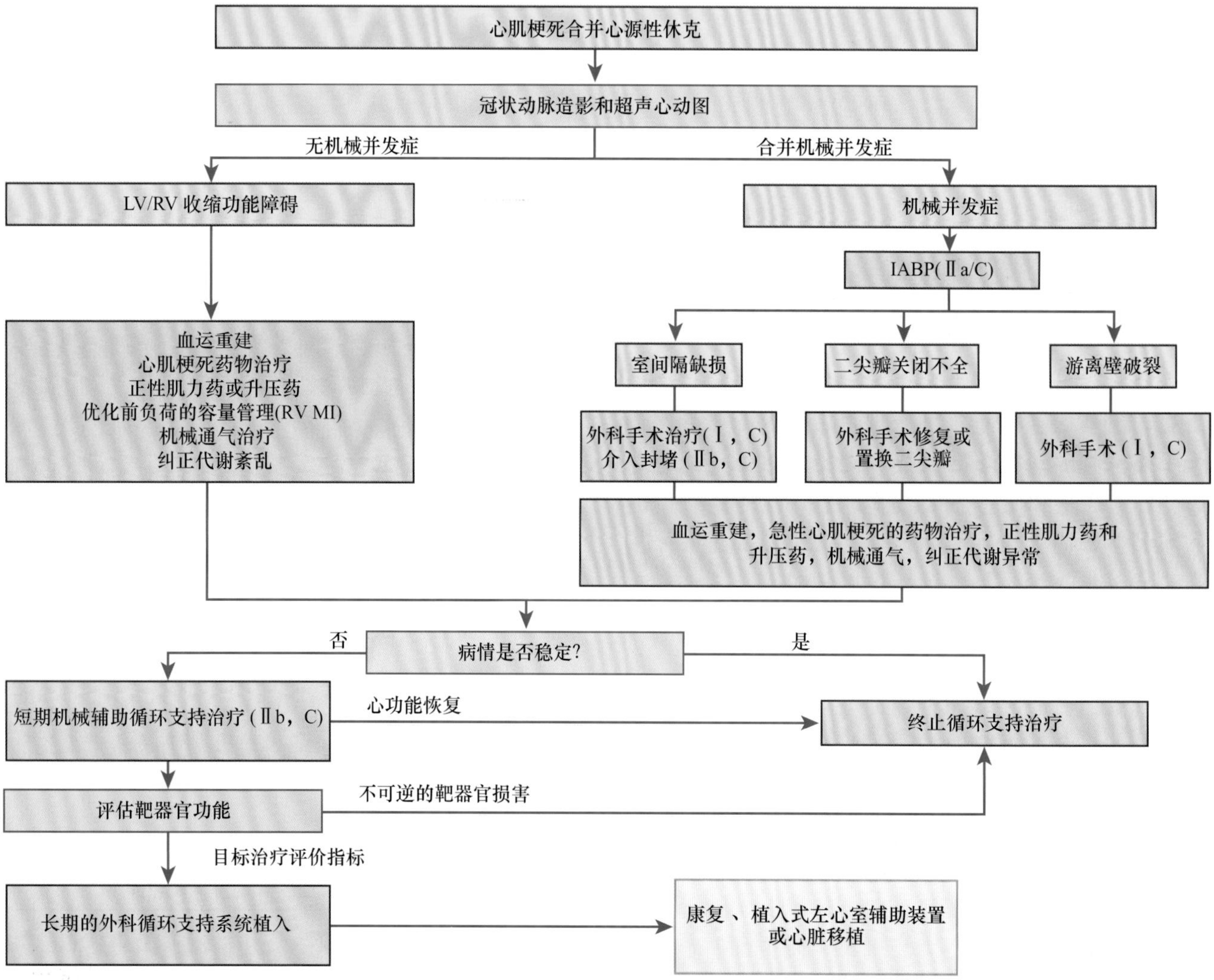

图 25-6　心肌梗死合并心源性休克的处理流程。IABP，主动脉内球囊反搏；LV/RV，左心室 / 右心室。（Adapted from Thiele H，Ohman EM，Desch S，et al. Management of cardiogenic shock. Eur Heart J 36：1223-1230，2015.）

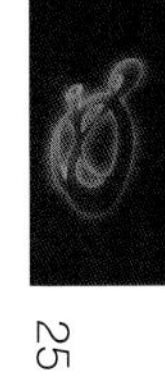

介入/研究	随访	n/N	n/N	死亡率 相对风险 95% CI	相对风险 95% CI
再血管化治疗 (PCI/CABG)					
SHOCK	1 年	81/152	100/150		0.72 (0.54～0.95)
SMASH	30 天	22/32	18/23		0.87 (0.66～1.29)
Total		103/184	118/173		0.82 (0.69～0.97)
				早期血运重建更佳 / 内科治疗更佳	
血管加压素					
SOAP Ⅱ (CS 亚组)	28 天	64/145	50/135		0.75 (0.55～0.93)
				去甲肾上腺素更佳 / 多巴胺更佳	
正性肌力药					
Unverzagt et al.	30 天	5/16	10/16		0.33 (0.11～0.97)
				左西孟旦更佳 / 对照更佳	
糖蛋白Ⅱb/Ⅲa受体拮抗剂					
PRAGUE-7	院内	15/40	13/40		1.15 (0.59～2.27)
				上游阿昔单抗更佳 / 标准治疗更佳	
一氧化氮合酶抑制剂					
TRIUMPH	30 天	97/201	76/180		1.14 (0.91～1.45)
SHOCK-2	30 天	24/59	7/20		1.16 (0.59～2.69)
Cotter et al.	30 天	4/15	10/15		0.40 (0.13～1.05)
总计		125/275	93/215		1.05 (0.85～1.29)
				一氧化氮合酶抑制剂更佳 / 安慰剂更佳	
IABP					
IABP-SHOCK Ⅰ	30 天	7/19	6/21		1.28 (0.45～3.72)
IABP-SHOCK Ⅱ	30 天	119/300	123/298		0.96 (0.79～1.17)
总计		126/319	129/319		0.98 (0.81～1.18)
				IABP 更佳 / 标准治疗更佳	
左心室辅助					
Thiele et al.	30 days	9/21	9/20		0.95 (0.48～1.90)
Burkhoff et al.	30 days	9/19	5/14		1.33 (0.57～3.10)
Seyfarth et al.	30 days	6/13	6/13		1.00 (0.44～2.29)
Total		24/53	20/47		1.06 (0.68～1.66)
				LVAD 更佳 / IABP 更佳	
				0 0.25 0.50 0.75 1 1.5 2 2.5 3	

图 25-7　心源性休克相关临床研究（CS）。再灌注治疗、血管活性药物，包括血管升压药、正性肌力药、一氧化氮合成酶抑制剂、抗血小板治疗、机械循环支持系统在心源性休克患者中应用的随机临床试验。IABP，主动脉内球囊反搏；LVAD，左心室辅助装置；PCI/CABG，冠脉介入治疗 / 冠脉旁路移植术 .（From Thiele H，Ohman EM，Desch S，et al：Management of cardiogenic shock. Eur Heart J 36：1223-1230，2015.）

36.7% ～ 46.0%；HR，0.83；95% CI，0.67 ～ 1.04]。但在长期随访中急诊冠状动脉介入治疗的受益逐渐显现出来，其死亡率较另一组显著下降，分别为 6 个月 50.3% *vs*. 63.1%；HR，0.80；$P = 0.027$，1 年 53.3% *vs*. 66.4%；HR，0.72；$P < 0.03$，6 年 67.2% *vs*. 80.4%；HR，0.59；$P = 0.03$（图 25-8）[35]。

SMASH 研究包括 55 例急性心肌梗死合并心源性休克患者，其结果显示在心肌梗死后心源性休克患者早期积极血运重建较药物保守治疗有降低死亡率的趋势（HR，0.88；95% CI，0.6 ～ 1.2）[5]。

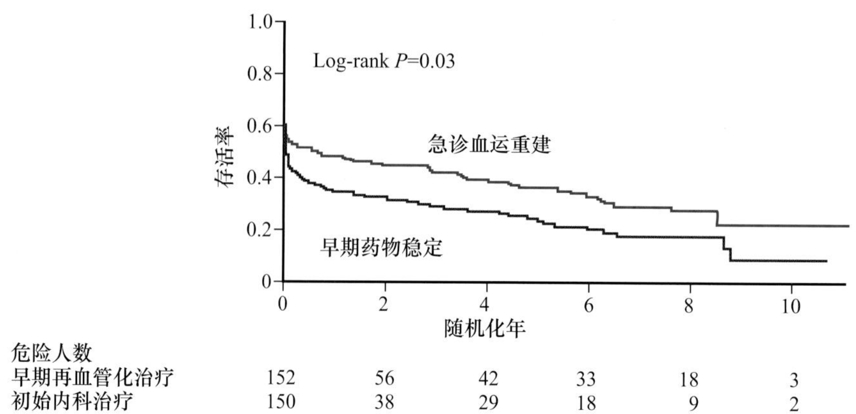

图 25-8　急性心肌梗死后早期血运重建的生存获益。SHOCK 研究包括了 302 名 STEMI 后心源性休克患者，这些患者被随机分配到急诊冠状动脉介入治疗组（发病后 6 小时内）和药物保守治疗起始治疗组（包括药物溶栓、发病后首先接受药物保守治疗，54 小时之后的延时 PCI）。研究结果发现，急性心肌梗死合并心源性休克患者接受急诊 PCI 30 天死亡率虽然较另一组低，但无显著性差异（死亡率分别为 36.7% 和 46.0%；HR，0.83；95% CI，0.67 ～ 1.04）。但在长期随访中急诊 PCI 的受益逐渐呈现出来，其死亡率较另一组显著下降，分别为 6 个月（50.3% *vs*. 63.1%；HR，0.80；$P = 0.027$），1 年（53.3% *vs*. 66.4%；HR，0.72；$P < 0.03$）和 6 年（67.2% *vs*. 80.4%；HR，0.59；$P = 0.03$）（Data from Hochman JS，Sleeper LA，Webb JG，et al：Early revascularization and long-term survival in cardiogenic shock complicating acute myocardial infarction. JAMA 295（21）：2511，2006.）

心肌梗死后心源性休克患者血运重建的时机

SHOCK 研究发现，虽然无论早期或择期血运重建对于心肌梗死后心源性休克患者均有心血管获益，不过早期（6 小时内）开通罪犯病变的患者较开通时间较晚（心肌梗死后 48 小时、休克后 18 小时后）的患者预后更好（图 25-9）。观察性注册研究结果也支持心肌梗死后心源性休克患者应尽早接受血运重建治疗。针对心肌梗死后心源性休克患

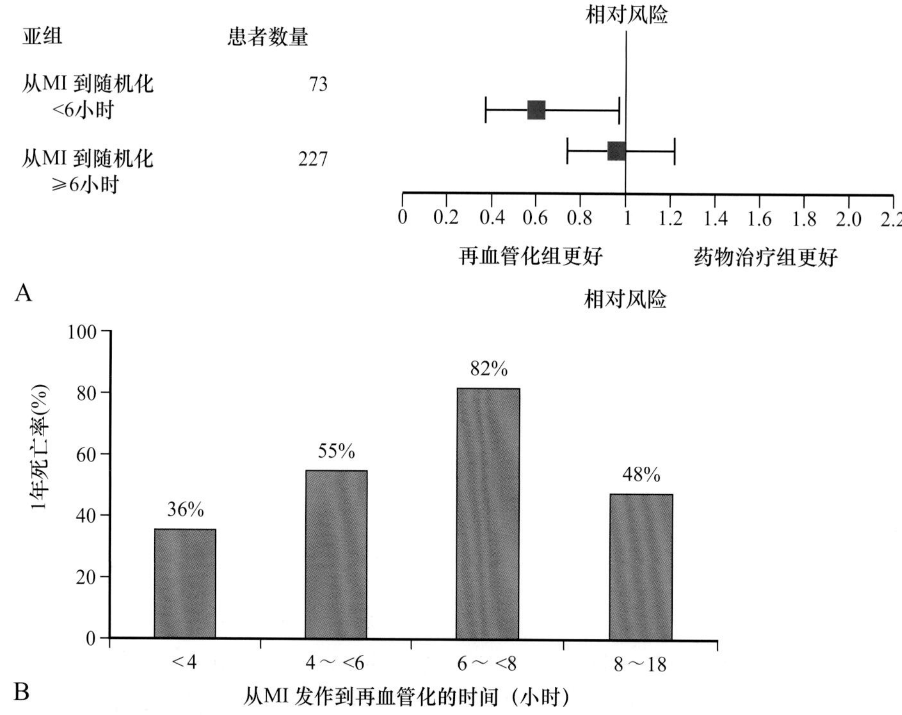

图 25-9　SHOCK 研究心源性休克血运重建的时机。（**A**）对 30 天死亡率的亚组分析发现，与开始药物稳定（IMS）相比，早期血运重建（ERN）早些进行（发病< 6 小时）或晚些进行（发病≥ 6 小时）获益无显著差异。（**B**）在 ERV 亚组中，死亡率从 MI 到 8 小时内随着时间的增加而增加，而到 8 小时后则不再增加，这被认为是生存者偏倚。（Data from Hochman JS，Sleeper LA，Webb JG，et al：Early revascularization in acute myocardial infarction complicated by cardiogenic shock. SHOCK Investigators. Should We Emergently Revascularize Occluded Coronaries for Cardiogenic Shock. N Engl J Med 341（9）：625，1999；and from Hochman JS，Sleeper LA，Webb JG，et al：Early revascularization and long-term survival in cardiogenic shock complicating acute myocardial infarction. JAMA 295（21）：2511，2006.）

者的ALKK注册研究（Arbeitsgemeinschaft Leitende Kardiologische Krankenhausarzte registry）发现早期（症状发作后6小时以内）成功血运重建治疗是改善生存预后的独立预测指标[16]。

基于上述数据，冠状动脉造影和急诊梗死相关动脉介入治疗推荐应用于所有心肌梗死后心源性休克的患者中（图25-6）。鉴于梗死相关动脉介入治疗无论是于症状发作何时进行均会比药物治疗给患者带来获益，并且应尽早实施，对于来院晚的患者也不例外[12-13,29]。

再灌注治疗方法

冠状动脉介入治疗（PCI）甚至在某些特殊病例中冠状动脉旁路移植术（CABG）均推荐用于急性心肌梗死心源性休克的血运重建治疗[12-13,29]。溶栓治疗仅限于当地技术水平限制或解剖结构异常或患者个人原因不适宜经皮或外科血运重建且没有静脉溶栓禁忌证的STEMI患者，因此，所有急性心肌梗死合并心源性休克的患者，无论症状发作时间，均建议立刻转运至具备急诊PCI资质的医疗机构（第5章及第17章）。另外，接受静脉溶栓治疗的患者如发生严重心力衰竭或心源性休克应考虑立即行急诊冠状动脉造影术（证据等级Ⅰ类）。

上述推荐的证据来源于SHOCK试验，该研究随机分配STEMI后患者至急诊PCI组（$n=152$，49%）和初始药物治疗组（$n=150$，63%）[13]。在初始药物治疗组，静脉溶栓治疗可显著降低1年死亡率（未调整的HR 0.59；$P=0.01$），但在急诊PCI组中，静脉溶栓与死亡率没有显著相关性（未调整的HR＝0.93；$P=0.76$）。

SHOCK研究接受血运重建的患者中PCI和CABG的比例分别为63%和37%，PCI是急性心肌梗死后早期血运重建的首选治疗，早期CABG也可以显著改善患者预后[5]。在接受CABG的患者中糖尿病发病率较高，且冠状动脉病变更复杂，但在1年生存率方面接受PCI和CABG的患者没有差异（51.9% *vs*. 46.8%；$P=0.71$）。在合并乳头肌断裂和严重的急性二尖瓣功能减退的患者中，急诊外科手术血运重建同时进行二尖瓣置换术可能是最佳的选择（见第26章）。

非梗死相关动脉血运重建

急性心肌梗死后心源性休克患者中合并多支血管病变比例高达70%～90%，此类患者冠状动脉血运重建的最佳策略尚不明确[5,36]。现有的多个小规模临床试验包括PRAMI（Preventive Angioplasty in Acute Myocardial Infarction）（$n=465$），DANAMI-3 PRIMULTI（$n=627$）和CvLPRIT（Complete Versus Lesion-Only Primary PCI trial）（$n=296$），结果提示急性心肌梗死合并心源性休克及多支冠状动脉病变患者行完全血运重建可显著降低心血管事件发生率和死亡率[37-39]。一项包括266名心搏骤停复苏后心源性休克患者的回顾性观察研究结果显示，对比仅开通梗死相关动脉的PCI策略，完全血运重建可以降低患者死亡率（图25-10）[40]。另有一些观察性研究认为心肌梗死后心源性休克患者的完全血运重建治疗并不能使患者受益甚至会增加死亡率（图

研究	多支血管病变PCI死亡率 n/N	%	仅犯罪血管PCI死亡率 n/N	%	校正的 OR 或 HR (95% CI)	*P* 值
Mylotte et al.	37/66	56.1	82/103	79.6	0.57	0.005
Yang et al.	21/60	35.0	85/278	30.6	1.06	0.83
Cavender et al.	158/433	36.5	737/265	27.8	1.54	<0.01
Zeymer et al.	81/173	46.8	201/562	35.8	1.5	<0.05
Bauer et al.	40/82	48.8	95/254	37.4	1.28	NS
Webb et al.	6/11	54.5	14/71	20	2.75	0.040

图25-10 心源性休克相关的注册研究中多血管PCI与仅开通梗死相关动脉PCI的死亡率。HR，Hazard ratio；OR，odds ratio.（Data from Thiele H，Ohman EM，Desch S，et al：Management of cardiogenic shock. Eur Heart J 36：1223-1230，2015.）

25-10）[16]。目前正在进行的 CULPRIT-SHOCK 研究（NCT0127549），预计入选 700 名急性心肌梗死后 12 h 内发生心源性休克（包括 STEMI 和 NSTEMI）患者，这项前瞻性临床研究的结果有可能为此类患者的介入策略提供重要佐证。在泵衰竭导致的心力衰竭和心源性休克中，急诊 PCI 阶段开通严重狭窄的非梗死相关动脉可能促进血流动力学稳定、改善心功能[13]。

药物治疗

一般来说，急性心肌梗死合并心力衰竭或休克患者的常规抗栓治疗和二级预防治疗与无心力衰竭或休克的急性冠脉综合征原则相同（见第 13 章），但这些循证医学为基础的治疗手段在临床试验阶段极少涉及血流动力学不稳定的患者。急性心肌梗死的常规治疗有些和心力衰竭、心源性休克治疗原则相左，有可能会加重心力衰竭和休克，比如负性肌力药、RAAS 拮抗剂的使用，此外，休克患者胃肠道淤血缺氧，口服药物吸收可能会受到影响。本书的第 18 章和第 19 章详细阐述抗凝、抗血小板药物的作用。长期二级预防治疗将在本书第 34 章详述。本部分的重点是心力衰竭和心源性休克急性处理相关的药物治疗。

心源性休克是负性肌力药物使用的禁忌证，此类药物包括 β 受体阻滞剂、非二氢吡啶类钙通道阻滞剂（维拉帕米和地尔硫䓬）以及某些类型的抗心律失常药物，如Ⅰ类抗心律失常（Na^+通道阻滞剂）药物（如普鲁卡因胺、奎尼丁）、某些Ⅲ类抗心律失常药物（如索他洛尔），如病情需要使用抗心律失常药物则推荐使用胺碘酮。低血压患者禁用血管紧张素转化酶抑制剂（ACEI）类药物。

血管活性药物

除尽早实现冠状动脉血运重建，维持心输出量、保持血压稳定和靶器官灌注是心肌梗死后心源性休克治疗中的重中之重，维持血流动力学稳定包括药物治疗和机械循环支持。

总体考虑

正性肌力药和血管加压素用于维持血压稳定进而维持靶器官灌注，血压稳定后可以调整治疗方案以解决潜在的病理生理问题，如进一步增强心肌收缩力或降低心脏前后负荷的治疗。

一般来说，在治疗有效的基础上正性肌力药和血管升压药遵循“短时程、小剂量”原则，因为此类药物的应用具有潜在的风险。儿茶酚胺类药物会增加心脏耗氧量并造成细胞内钙过载，有可能加重缺血或诱发致命性心律失常。血管升压药可能会损伤心脏的微循环而恶化缺血。这一观点得到了最近一项关于升压药物的随机临床试验的支持，这项试验为脓毒症休克患者设置了两个升压目标（80 ～ 85 mmHg *vs.* 65 ～ 70 mmHg），其结果发现，升压目标较高的一组患者在降低死亡率方面无显著获益，且发生心房颤动的概率较高[41]。

关于肺动脉导管检查在心源性休克中的应用的临床试验数据非常有限。ESCAPE 研究将治疗目标设定为肺毛细血管楔压（PCWP）＞ 15 mmHg 且右心房压低于 8 mmHg。一般来说，正性肌力药和血管扩张药的治疗目标是心指数（CI）≥ 2.0 L/（min · m^2）SVR 小血管阻力（SVR）≈ 1000 dynes · sec/cm^5，PCWP ＜ 15 mmHg，上述指标根据临床环境、靶器官灌注情况（如尿量）的变化以及患者自身症状及不良反应而各有不同。通过临床表现及时评估靶器官灌注情况要比侵入性的血流动力学监测手段更重要。

选择具体的正性肌力药物和升压药物要结合血流动力学治疗目标和对药理知识的理解。血管活性药物的作用位点和功能总结于表 25-2[21]。血管活性药物往往能激活一种或者多种肾上腺素能受体，α_1 肾上腺素能受体分布于外周血管系统上，激动后可以收缩外周动脉和静脉平滑肌。β_1 肾上腺素能受体位于心肌细胞，激动后增加心肌收缩力、增快心率；β_2 受体激动可扩张内脏和外周血管；多巴胺受体（D_1 和 D_2 受体）分布于肾和内脏血管，多巴胺受体激动会导致上述血管扩张；血管加压素（vasopressin）受体（V_1 和 V_2）激动可导致体循环血管收缩、肾重吸收水增加。

升压药

多巴胺

多巴胺是一种内源性的儿茶酚胺，是肾上腺素和去甲肾上腺素的前体，对 β_1 和 α_1 肾上腺素能受体的激动能力呈剂量依赖性（表 25-3）。多巴胺在低剂量时主要刺激多巴胺受体，被认为具有改善肾血流的作用，但这种作用在急性心力衰竭和合并肾功能不全的患者中并不显著[42]；中等剂量时表现为 β1 受体激动，此时心输出量增加、心率增快；大

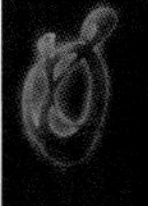

表 25-2 血管活性药物的药理学

受体类型	靶点（S）	作用（S）
肾上腺素能		
α_1	系统血管	动脉和静脉平滑肌收缩（血管收缩）
β_1	心肌	收缩力增加 / 强心 变时性增加
β_2	内脏和骨骼肌血管	动脉平滑肌松弛（血管舒张）
多巴胺	肾（D_1，D_2）和内脏血管（D_2）	肾动脉舒张 内脏血管舒张
血管升压剂	系统血管系统（V_1） 肾集合管系统（V_2）	动脉平滑肌收缩（血管收缩） 肾集合管渗透性增强促进水再吸收

剂量时 α1 受体激动，表现为外周血管收缩。多巴胺是最为常用的升压药物有之一，可能诱发心律失常或使已存在的心律失常加重。SOAP-Ⅱ研究中包括 1679 名脓毒血症休克患者，发现相对于去甲肾上腺素，大剂量多巴胺［20 μg/（kg · min）］升压治疗显著增加心动过速发生率（24.1% *vs.* 12.4%）。该研究中 280 名患者（17%）合并心源性休克，在这个亚组的患者中，大剂量多巴胺不仅增加心律失常发生率，还增加了 28 天死亡率（50% *vs.* 40%，log-rank *P* 值，0.03；*P* 值在感染性休克、低血容量性休克和心源性休克中均= 0.87）[43]。

去甲肾上腺素

去甲肾上腺素也是一种肾上腺素前体物质，可以激动 β_1 和 α_1 受体（表 25-3）。去甲肾上腺素最主要的作用是收缩血管，其次是刺激 α_1 受体。而 β_1 受体激动作用（心输出量增加、心率加快）被反应性心率减慢和因为小血管阻力（SVR）增加而增加的后负荷所抵消。SOAP Ⅱ随机临床试验结果显示，应用去甲肾上腺素的患者无论导致休克的病因是什么（脓毒血症、低血容量、心源性），其在生存方面与应用多巴胺的患者均相似，但并发症更少[43]。败血症生存运动（Surviving Sepsis Campaign）指南推荐去甲肾上腺素作为治疗脓毒血症休克的一线用药[44]。

肾上腺素

肾上腺素由肾上腺髓质分泌，可激动 α 和 β 肾上腺素能受体，增快心率、增加心输出量和血管张力（表 25-2），是用来治疗难治性休克的三线用药，可用于心搏骤停和急性过敏反应的抢救治疗。虽然在心搏骤停的抢救中推荐使用肾上腺素，但有研究数据表明，尽管院外使用肾上腺素抢救心搏骤停患者自主心率回复比例较高，但死亡率和神经系统缺氧受损的概率没有下降甚至可能更高[45-46]。正在进行的有关肾上腺素在心搏骤停抢救中的临床试验提示，肾上腺素的不利影响可能会抵消或超过其所带来的益处。

去氧肾上腺素

去氧肾上腺素是一种人工合成的高选择性 α_1 受体激动剂，可以收缩外周血管、反射性降低心率，因其强大的缩血管功能，通常被用于血管扩张性休克，与去甲肾上腺素一样，大剂量的去氧肾上腺素会引起严重的外周组织缺血。

血管加压素

血管加压素，或称抗利尿激素（ADH）是一种肽类激素，合成于下丘脑，在血容量不足和晶体渗透压过高时由垂体分泌，通过激动血管 V1 受体介导的血管平滑肌收缩实现其升压作用（表 25-3），通常被用于难治性血管扩张性休克。在脓毒血症性休克的升压治疗中血管加压素可以与去甲肾上腺素联用以降低肾上腺素静脉泵入量[47]，这种“保留肾上腺素”治疗策略偶尔还会在严重心力衰竭尤其是心源性休克混合低血容量性休克患者的救治中使用，理由是血管加压素可能抑制 K_{ATP} 通道活性和一氧化氮生成从而减轻炎症性血管扩张，而内源性血管加压素会因储备耗竭和去甲肾上腺素介导的血管加压素抑制作用而不足，可能需要外源性补充[21]。关于血管加压素在心源性休克中应用的临床试验数据十分有限，之前的一项仅包括 36 名心肌梗死后心源性休克患者的回顾性研究结果显示，心源性休克使用血管加压素可显著提升平均动脉压而不影响心指数和肺毛细血管楔压[48]。

表 25-3　正性肌力药和升压药的剂量范围、结合受体、用药适应证和副作用

药物	临床指征（S）	剂量范围	受体结合				主要临床副作用
			α_1	β_1	β_2	DA	
儿茶酚胺							
多巴胺	休克（心源性、血管舒张性） 对阿托品和起搏无反应的症状性心动过缓	2.0 ～ 20 μg/（kg · min）[最大 50 μg/（kg · min）]	+++	++++	++	+++++	严重高血压（特别是服用非选择性 β 受体阻滞剂） 室性心律失常 心肌缺血 组织缺血 / 坏疽（高剂量或由于组织外渗）
多巴酚丁胺	低心排血量（失代偿性心力衰竭，心源性休克，败血症导致心功能障碍） 对阿托品和起搏无反应的症状性心动过缓	2.0 ～ 20 μg/（kg · min）[最大 40 μg/（kg · min）]	+	+++++	+++	N/A	心动过速 心房颤动患者心室率反应性增加 室性心律失常 心肌缺血 低血压
去甲肾上腺素	休克（血管舒张，心源性）	0.01 ～ 3 μg/（kg · min）	++++	+++	+	N/A	心律失常 心动过缓 外周（手指）缺血 高血压（特别是服用非选择性 β 受体阻滞剂）
肾上腺素	休克（血管舒张，心源性） 心搏骤停 支气管痉挛 / 过敏反应 对阿托品和起搏无反应的症状性心动过缓	输注：0.01 ～ 0.10 μg/（kg · min） 推注：1 mg IV 每 3 ～ 5 min（最大 0.2 mg/kg） 肌内注射：（1：1000）：0.1 ～ 0.5 mg（最大 1 mg）	++++	++++	+++	N/A	室性心律失常 严重高血压 心肌缺血
异丙肾上腺素	心动过缓性心律失常（特别是尖端扭转型室性心动过速） Brugada 综合征	2 ～ 10 μg/min	0	+++++	+++++	N/A	室性心律失常 心肌缺血 高血压、低血压
去氧肾上腺素	低血压（迷走介导的，医源性） 动脉粥样硬化和低血压患者平均动脉压（MAP）增加 肥厚型心肌病者左心室流出道（LVOT）压力阶差减低	推注：0.1 ～ 0.5 mg IV 每 10 ～ 15 min 输注：0.4 ～ 9.1 μg/（kg · min）	+++++	0	0	N/A	反射性心动过缓 高血压（特别是服用非选择性 β 受体阻滞剂） 严重的外周和内脏血管收缩 组织坏死伴外渗

（续表）

药物	临床指征（S）	剂量范围	受体结合				主要临床副作用
			α_1	β_1	β_2	DA	
PDIs							
米力农	低心排血量（失代偿性心力衰竭，心脏外科术后）	推注：50 μg/kg 于 10 ~ 30 min 注入 输注：0.375 ~ 0.75 μg/（kg · min） （肾功能受损时调整剂量）	N/A				室性心律失常 低血压 心肌缺血 尖端扭转型室性心动过速
氨力农	低心排血量（难治性心力衰竭）	推注：0.75 mg/kg 于 2 ~ 3 min 输注：5 ~ 10 μg/（kg · min）	N/A				心律失常，房室传导增强（心房颤动患者心室率反应性增加） 低血压 血小板减少症 肝毒性
血管加压素	休克（血管舒张性，心源性） 心搏骤停	输注：0.01 ~ 0.1 U/min（通常固定剂量 0.04 U/min） 推注：40 U IV	V_1 受体（血管平滑肌） V_2 受体（肾集合管系统）				心律失常 高血压 心输出量（CO）降低（剂量> 0.4 U/min） 心肌缺血 严重的外周血管收缩（特别是皮肤） 内脏血管收缩
左西孟旦	失代偿性心力衰竭	负荷剂量：12 ~ 24 μg/kg 于 10 min 输注：0.05 ~ 0.2 μg/（kg · min）	N/A				心动过速，增强的房室传导阻滞，低血压

IV：静脉输注；DA：多巴胺受体；N/A：不适用；PDI：磷酸二酯酶抑制剂；受体结合：0 =无显著受体结合，+至+++++：微量至最大相对受体结合

Adapted from Overgaard CB，Dzavik V：Inotropes and vasopressors：review of physiology and clinical use in cardiovascular disease. Circulation 118（10）：1047-1056，2008.

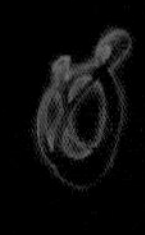

正性肌力药

正性肌力药通过增加心肌收缩力而增加心输出量，常用的药物如多巴酚丁胺和米力农也会提升心率、降低小血管阻力（表 25-3）。多巴酚丁胺是人工合成拟交感神经胺，米力农属于磷酸二酯酶 -3 抑制剂，都会增加细胞内环磷酸腺苷（cAMP）水平。在肾功能正常的情况下，米力农和多巴酚丁胺的半衰期分别为 2.5 小时和 2 分钟，相对于多巴胺来说，米力农扩张肺血管效果更好，心律失常发生率更低。在一项有关急性心力衰竭的随机临床试验（Outcomes of a Prospective Trial of Intravenous Milrinone for Exacerbations of Chronic Heart Failure）中发现米力农并不降低死亡率，在一项名为急性失代偿性心力衰竭的全国注册研究（ADHERE）的回顾性分析中，多巴酚丁胺的使用增加死亡率[2,48]。一般来说，正性肌力药仅用于不能耐受单独使用血管扩张药和利尿剂的患者。左西孟旦是一种“钙增敏剂”，在较低浓度下增加肌丝对钙离子的敏感性从而增加心肌收缩力，同时不增加心肌耗氧和细胞内钙超载。此外，左西孟旦通过开放体循环和冠状动脉血管平滑肌 K_{ATP} 通道扩张冠状动脉和外周血管。理论上增加心肌收缩力和扩血管有利于心力衰竭的治疗，但从临床试验数据来看，左西孟旦并不改善心力衰竭患者的死亡率[8]。左西孟旦联合外源性儿茶酚胺类药物治疗心源性休克可有显著临床获益，但目前临床数据较少，尚需进一步的临床试验佐证[8,48-49]。

扩血管药物

硝酸酯类药物是内皮依赖性的血管扩张药，可以同时扩张静脉和阻力动脉从而降低心脏前负荷和后负荷，此外，硝酸酯类药物还可以改善冠状动脉血流。尽管现有的临床试验数据显示硝酸酯类药物的应用并不降低主要不良心血管事件（MACE）发生率，但基于其上述生理效应，目前的专家共识仍将静脉使用硝酸甘油作为急性心肌梗死、心力衰竭或难治性心肌缺血的一线治疗药物（Ⅰ类适应证）[12-13]。硝普钠是一种静脉用血管扩张药，扩张静脉和动脉的作用相对平衡，可同时降低心脏前后负荷，半衰期短，易于滴定，常用于治疗急性左心衰竭、高血压和缺血相关的急性二尖瓣功能减退。值得注意的是，硝普钠可造成严重低血压，且在长期用药或肾功能不全的患者中可发生氰化物中毒，在严重冠心病患者中还可发生“冠状动脉窃血”，所以在心源性休克早期两种血管扩张剂都不应使用。然而，在血流动力学稳定后可谨慎小剂量加用血管扩张剂（尤其是静脉硝酸甘油）并在严密的血压监测下逐渐滴定剂量以降低前负荷、改善冠状动脉缺血和减轻体循环和肺循环淤血。

容量管理

在非休克心力衰竭患者中，利尿剂是降低前负荷的主要治疗药物，静脉应用利尿剂是心力衰竭治疗的一线治疗措施，经静脉弹丸式给药与持续静脉泵入对改善症状与临床结局有相似的作用[6,50]。噻嗪类利尿剂可用于改善利尿剂反应性。CARRESS-HF 研究将 188 名进行性肾功能不全、循环淤血的急性失代偿性心力衰竭患者随机分为强化利尿、强心和扩血管等传统抗心力衰竭治疗组和血浆超滤组（UF），发现 UF 组患者死亡率和肾功能恶化比例更高，而药物治疗组肾功能较治疗前有改善，因此超滤（UF）治疗仅适用大剂量利尿效果不理想的难治性充血性心力衰竭患者。

非休克心力衰竭患者的其他治疗措施

RAAS 系统拮抗剂

拮抗 RAAS 系统可以提高心肌梗死后心力衰竭或心肌梗死后左心室功能不全患者的存活率。临床试验数据表明，拮抗 RASS 系统活性可以改善心室重构、血流动力学进而改善心力衰竭症状。随机安慰剂双盲临床试验证据表明，ACEI 可以降低心肌梗死后射血分数下降或有急性心肌梗死后心力衰竭临床表现患者的死亡率。除一项研究外，所有针对此类患者的研究中，在 MI 后 3 ～ 16 天开始 ACEI 治疗，并维持 1 ～ 4 年。

ACEI 的普及使得每 1000 名心肌梗死患者中有 5 名患者免于心源性死亡。在左心室重构高危患者中，心肌梗死早期应用 ACEI 生存获益更加显著（每千人可避免 11 人心源性死亡）。在长期口服 ACEI 类药物的慢性心力衰竭患者中该获益更加明显（每千人减少 42 ～ 76 人心源性死亡）。对于急性心肌梗死存在心力衰竭高危风险的患者来说，ACEI 类药物不仅降低死亡率还能降低心力衰竭的发病率。急性心肌梗死尤其是前壁心肌梗死、既往心肌梗死病史患者、Killip 分级Ⅱ级以上或影像学证据表明左心室收缩功能异常的患者应终身服用 ACEI 类药物。

血管紧张素Ⅱ受体阻滞剂（ARB）可用来替代 ACEI。VALIANT 研究对照了缬沙坦与卡托普利单独用药和联合用药在急性心肌梗死后左心室收缩功能减低或心力衰竭患者中的应用，入选患者被随机分组至缬沙坦单药组、缬沙坦/卡托普利联合用药组和卡托普利单药组[52]，研究发现三组患者死亡率相似，分别为19.9%、19.3%和19.5%。心肌梗死后ACEI或ARB的选择应基于内科的治疗经验，综合患者的依从性、耐受性、用药的安全性、便利性和经济性决定。

醛固酮受体拮抗剂是拮抗RAAS系统的另一类药物。EPHESUS研究入选了6642名急性心肌梗死合并左心室收缩功能减低或心力衰竭患者，所有患者被随机分为两组，一组患者在常规心肌梗死、心力衰竭药物治疗基础上加用高选择性醛固酮受体拮抗剂依普利酮（eplerenone），另一组则在相同的治疗基础上加安慰剂[53-54]。经过随访（平均随访时间16个月），依普利酮治疗组较安慰剂组死亡风险下降了15%，心血管死亡率及再住院率也均有下降。严重高钾血症在依普利酮治疗组和安慰剂对照组发生率分别为5.5%和3.9%（$P < 0.002$）。所以我们主张在高风险STEMI患者（射血分数< 40%，有心力衰竭临床表现，糖尿病）同时使用ACEI和β受体阻滞剂且无相关禁忌证的前提下长期联用醛固酮受体拮抗剂，但应严密监测血电解质，避免发生高钾血症。

β受体阻滞剂

β受体阻滞剂虽然推荐用于无并发症的急性心肌梗死（推荐等级Ⅰ），但禁用于合并休克的患者，在已有心力衰竭和有休克风险的患者中慎用。对存在心源性休克风险的患者应用β受体阻滞剂的推荐是基于COMMIT实验的结果。COMMIT实验是一项针对氯吡格雷和美托洛尔在急性心肌梗死中的应用的大规模临床研究，共纳入45 852名心肌梗死患者，这些患者中大部分为STEMI，接受静脉溶栓或单纯药物治疗，这些患者被随机分为两组，两组患者分别于静脉用美托洛尔后给予口服大剂量美托洛尔或安慰剂，研究结果显示，大量美托洛尔治疗组患者再发心肌梗死和室颤发生率较对照组降低，但心源性休克发生率增加，在高龄（70岁以上），血压偏低（收缩压120 mmHg以下），心率> 110次/分和入院时发病时间较长的患者中尤为明显[13]。NCDR注册研究通过对34 661名STEMI或NSTEMI患者观察研究，这些患者接受了包括PCI在内的更现代的治疗，研究发现高龄、心率增快、低血压、心力衰竭病史和左心室收缩功能减低（射血分数低于40%）是使用β受体阻滞剂引发心源性休克的危险因素[55]。

不过，另有一些临床研究结果认为急性心肌梗死合并心力衰竭或左心室收缩功能减低患者长期口服β受体阻滞剂可改善远期预后。CAPRICORN研究将心肌梗死后左心室功能异常的1959名患者随机分组，分别于心肌梗死后约10天起口服卡维地洛或安慰剂，发现卡维地洛治疗组的死亡、再发心肌梗死、房性或室性心律失常发生率均低于安慰剂对照组[6]。因此指南建议合并心力衰竭或休克危险因素的患者应在治疗的第一个24小时内停用β受体阻滞剂，经过24小时的观察和治疗后应重新评估加用β受体阻滞剂的可能性。此外，心肌梗死合并心功能不全的患者应长期口服β受体阻滞剂进行二级预防[12-13]。

探索性治疗

针对心肌梗死、心力衰竭或心源性休克系统性炎症或血管扩张治疗的随机临床试验数据有限或未能证明治疗有效。比如抗炎药派克珠单抗（一种针对补体的单克隆抗体）在针对急性STEMI的抗感染治疗临床试验中未能降低死亡率[5]。由于心源性休克时，一氧化氮会引起低外周血管阻力并抑制心肌收缩力，醋酸替拉精氨酸——一种一氧化氮合成酶拮抗剂被研发用于急性心肌梗死合并心源性休克的临床研究中（图25-3）。合并心源性休克的不稳定心肌梗死患者静脉注射醋酸替拉精氨酸的随机临床研究（TRIUMPH）虽然发现该药能提高心源性休克患者血压，但不能降低患者30天死亡率，试验因此而终止[8,48]。

黄嘌呤氧化酶（XO）与炎症反应和氧自由基的产生密切相关，是潜在的心力衰竭治疗靶点。一项针对别嘌呤醇对心力衰竭治疗效果的研究显示，别嘌呤醇可以减少心力衰竭患者再次住院率和降低死亡率[56]。EXACT-HF将253名有临床症状的心力衰竭合并高尿酸血症的患者随机分组，两组患者分别给予口服别嘌呤醇或安慰剂，经过24周的治疗，两组患者临床症状改善和射血分数改善情况无显著差异[57]。到目前为止，尚无别嘌呤醇在心源性休克中使用的临床研究。

亚甲蓝通过抑制鸟苷酸循环降低血管平滑肌cGMP水平进而收缩血管，有临床研究表明，亚甲蓝可以提高体外循环后血管麻痹患者的平均动脉压和外周血管阻力并降低死亡率[48]。对于外周血管阻力正常

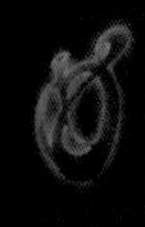

或偏高的心源性休克患者亚甲蓝会降低心输出量，因而禁用。

机械循环支持治疗

严重的心源性休克时，药物治疗可能很难提供足够的血流动力学保障。学者们推测，早期且适时的机械循环支持（MCS）可能通过增加心输出量、提升血压、改善左心室功能不全和改善灌注而使休克得到纠正，从而有助于改善持续性缺血、进行性加重的心室功能障碍、多器官功能障碍的发展和死亡风险（图 25-4，图 27-1），但尚无临床试验证据表明 MCS 可以改善远期生存和预后。临时 MCS 包括主动脉内球囊反搏（IABP）、经皮左心室辅助装置（Tandem-Heart）Impella 恢复系统、体外膜氧合技术（ECMO）和 CentriMag 血流泵，本部分第 27 章将对上述装置进行详细解读，本节仅做简述。

一般来说，MCS 装置的选择要综合患者个体情况、医疗机构的经验和技术水平并在多学科团队（重症、介入、心外科和心力衰竭）的支持下共同进行。对于急重症患者来说，MCS 创造了充分病情评估的机会，建立了通向左心室辅助装置（VAD）或心脏移植的桥梁（图 25-6）。2015 年 ACAI/ACC/HFSA/STS 发布的声明，指出 MCS 相比药物治疗能提供更稳健有效的血流动力学支持，因此推荐在心源性休克早期药物干预未能迅速稳定的患者中甚至合并严重心力衰竭和严重冠状动脉病变的接受 PCI 治疗的患者（多支病变、左主干病变）中尽早使用 MCS[19]，MCS 在心肌梗死中的应用尚缺乏临床数据支持，为了确定心肌梗死患者 MCS 支持治疗最佳的设备种类和时机，大样本回顾性研究和对照不同设备和策略的随机临床试验数据将十分必要。

在临床实践中，一个合理的方法是对那些初始药物治疗反应效果欠佳的患者，应该启动关于临时应用经皮 MCS 的讨论，以便如果他们对药物治疗方案的额外滴定没有反应，MCS 可以在发生严重的终末器官功能障碍之前开始工作。根据我们的经验，一旦休克进展，随着严重的肝损伤、明显的肠缺血或 SIRS 的发展，即使应用 MCS，预后也变得极差。因此，一旦有合理的证据表明药物支持可能失败，在这些终末器官灌注不足的严重后果出现之前，应努力启动 MCS。

MCS 设备的选择应基于患者血流动力学需求，是否需要双心室支持（ECMO 或 Tandem-Heart），是否需要补充氧供应（ECMO），在情况危急、时间紧迫时要知道什么设备的部署更费时（例如 Tandem-Heart）。医疗机构和操作者的经验和专业水平在 MCS 的选择和应用中占有重要地位。

总结

以肺静脉或中心静脉淤血为特征的心力衰竭和以终末器官灌注不足为特征的心源性休克是急性心肌梗死的并发症，预示着短期和长期预后不佳。治疗的主要目的是通过再灌注，逆转心肌缺血。在没有休克的情况下，心力衰竭的处理应侧重于容量过载的治疗、后负荷的减少和不良左心室重构的预防。心源性休克的附加治疗应优先通过药物或机械手段维持血压和终末器官灌注。鉴于急性心肌梗死后心源性休克的持续高死亡率，迫切需要更多的研究来支持这一研究较少的人群的循证实践。

参考文献

1. Jhund PS, McMurray JJ: Heart failure after acute myocardial infarction: a lost battle in the war on heart failure? *Circulation* 118(20):2019–2021, 2008.
2. Flaherty JD, Bax JJ, De Luca L, et al.: Acute heart failure syndromes in patients with coronary artery disease: early assessment and treatment, *J Am Coll Cardiol* 53(3):254–263, 2009.
3. Aissaoui N, Puymirat E, Tabone X, et al.: Improved outcome of cardiogenic shock at the acute stage of myocardial infarction: a report from the USIK 1995, USIC 2000, and FAST-MI French nationwide registries, *Eur Heart J* 33(20):2535–2543, 2012.
4. Goldberg RJ, Spencer FA, Gore JM, et al.: Thirty-year trends (1975 to 2005) in the magnitude of, management of, and hospital death rates associated with cardiogenic shock in patients with acute myocardial infarction: a population-based perspective, *Circulation* 119(9):1211–1219, 2009.
5. Reynolds HR, Hochman JS: Cardiogenic shock: current concepts and improving outcomes, *Circulation* 117(5):686–697, 2008.
6. Yancy CW, Jessup M, Bozkurt B, et al.: 2013 ACCF/AHA guideline for the management of heart failure: a report of the American College of Cardiology Foundation/American Heart Association Task Force on practice guidelines, *Circulation* 128(16):e240–e327, 2013.
7. Stevenson LW, Pagani FD, Young JB, et al.: INTERMACS profiles of advanced heart failure: the current picture, *J Heart Lung Transplant* 28(6):535–541, 2009.
8. Thiele H, Allam B, Chatellier G, et al.: Shock in acute myocardial infarction: the Cape Horn for trials? *Eur Heart J* 31(15):1828–1835, 2010.
9. Steg PG, Dabbous OH, Feldman LJ, et al.: Determinants and prognostic impact of heart failure complicating acute coronary syndromes: observations from the Global Registry of Acute Coronary Events (GRACE), *Circulation* 109(4):494–499, 2004.
10. McAlindon E, Bucciarelli-Ducci C, Suleiman MS, Baumbach A: Infarct size reduction in acute myocardial infarction, *Heart* 101(2):155–160, 2015.
11. Kelly DJ, Gershlick T, Witzenbichler B, et al.: Incidence and predictors of heart failure following percutaneous coronary intervention in ST-segment elevation myocardial infarction: the HORIZONS-AMI trial, *Am Heart J* 162(4):663–670, 2011.
12. Amsterdam EA, Wenger NK, Brindis RG, et al.: 2014 AHA/ACC guideline for the management of patients with non-ST-elevation acute coronary syndromes: executive summary: a report of the American College of Cardiology/American Heart Association Task Force on Practice Guidelines, *Circulation* 130(25):2354–2394, 2014.
13. O'Gara PT, Kushner FG, Ascheim DD, et al.: 2013 ACCF/AHA guideline for the management of ST-elevation myocardial infarction: a report of the American College of Cardiology Foundation/American Heart Association Task Force on Practice Guidelines, *Circulation* 127(4):e362–e425, 2013.
14. Katz JN, Stebbins AL, Alexander JH, et al.: Predictors of 30-day mortality in patients with refractory cardiogenic shock following acute myocardial infarction despite a patent infarct artery, *Am Heart J* 158(4):680–687, 2009.
15. Thiele H, Zeymer U, Neumann FJ, et al.: Intra-aortic balloon counterpulsation in acute myocardial infarction complicated by cardiogenic shock (IABP-SHOCK II): final 12 month results of a randomised, open-label trial, *Lancet* 382(9905):1638–1645, 2013.
16. Thiele H, Ohman EM, Desch S, Eitel I, de Waha S: Management of cardiogenic shock, *Eur Heart J* 36(20):1223–1230, 2015.
17. Prondzinsky R, Unverzagt S, Lemm H, et al.: Interleukin-6, -7, -8 and -10 predict outcome in acute myocardial infarction complicated by cardiogenic shock, *Clin Res Cardiol* 101(5):375–384, 2012.
18. Link A, Pöss J, Rbah R, et al.: Circulating angiopoietins and cardiovascular mortality in cardiogenic shock, *Eur Heart J* 34(22):1651–1662, 2013.
19. Rihal CS, Naidu SS, Givertz MM, et al.: 2015 SCAI/ACC/HFSA/STS Clinical Expert Consensus Statement on the Use of Percutaneous Mechanical Circulatory Support Devices in Cardiovascular Care: Endorsed by the American Heart Assocation, the Cardiological Society of India, and Sociedad Latino Americana de Cardiologia Intervencion; Affirmation of Value by the Canadian Association of Interventional Cardiology–Association Canadienne de Cardiologie d'Intervention, *J Am Coll Cardiol* 65(19):e7–e26, 2015.
20. Landry DW, Oliver JA: The pathogenesis of vasodilatory shock, *N Engl J Med* 345(8):588–5895, 2001.
21. Overgaard CB, Dzavik V: Inotropes and vasopressors: review of physiology and clinical use in cardiovascular disease, *Circulation* 118(10):1047–1056, 2008.
22. Shpektor A: Cardiogenic shock: the role of inflammation, *Acute Card Care* 12(4):115–118, 2010.
23. Tamariz L, Hare JM: Inflammatory cytokines in heart failure: roles in aetiology and utility as biomarkers, *Eur Heart J* 31(7):768–770, 2010.

24. Frangogiannis NG: The inflammatory response in myocardial injury, repair, and remodelling, *Nat Rev Cardiol* 11(5):255–265,2014.
25. Grimaldi D,Guivarch E,Neveux N,et al.: Markers of intestinal injury are associated with endotoxemia in successfully resuscitated patients,*Resuscitation* 84(1):60–65,2013.
26. Grimaldi D, Sauneuf B, Guivarch E, et al.: High level of endotoxemia following out-of-hospital cardiac arrest is associated with severity and duration of postcardiac arrest shock,*Crit Care Med* 43(12):2597–2604,2015.
27. Thygesen K, Alpert JS, Jaffe AS, et al.: Third universal definition of myocardial infarction, *Circulation* 126(16):2020–2035,2012.
28. Januzzi Jr JL,Filippatos G,Nieminen M,Gheorghiade M:Troponin elevation in patients with heart failure: on behalf of the third Universal Definition of Myocardial Infarction Global Task Force: Heart Failure Section,*Eur Heart J* 33(18):2265–2271,2012.
29. Authors/Task Force members,Windecker S,Kolh P,et al.: 2014 ESC/EACTS Guidelines on myocardial revascularization: the Task Force on Myocardial Revascularization of the European Society of Cardiology (ESC) and the European Association for Cardio-Thoracic Surgery (EACTS). Developed with the special contribution of the European Association of Percutaneous Cardiovascular Interventions (EAPCI),*Eur Heart J* 35(37):2541–2619,2014.
30. Mor-Avi V,Lang RM,Badano LP,et al.: Current and evolving echocardiographic techniques for the quantitative evaluation of cardiac mechanics: ASE/EAE consensus statement on methodology and indications endorsed by the Japanese Society of Echocardiography,*J Am Soc Echocardiogr* 24(3):277–313,2011.
31. Alhashemi JA, Cecconi M, Hofer CK: Cardiac output monitoring: an integrative perspective,*Crit Care* 15(2):214,2011.
32. Task Force on the Management Of ST-Segment Elevation Acute Myocardial Infarction of the European Society of Cardiology (ESC),Steg PG,James SK,et al.: ESC guidelines for the management of acute myocardial infarction in patients presenting with ST-segment elevation,*Eur Heart J* 33(20):2569–2619,2012.
33. den Uil CA,Lagrand WK,van der Ent M,et al.: Impaired microcirculation predicts poor outcome of patients with acute myocardial infarction complicated by cardiogenic shock, *Eur Heart J* 31(24):3032–3039,2010.
34. Scheeren TW,Schober P,Schwarte LA: Monitoring tissue oxygenation by near infrared spectroscopy (NIRS): background and current applications,*J Clin Monit Comput* 26(4):279–287,2012.
35. Hochman JS,Sleeper LA,Webb JG,et al.: Early revascularization and long-term survival in cardiogenic shock complicating acute myocardial infarction,*JAMA* 295(21):2511–2515,2006.
36. Thiele H,Zeymer U,Neumann FJ,et al.: Intraaortic balloon support for myocardial infarction with cardiogenic shock,*N Engl J Med* 367(14):1287–1296,2012.
37. Engstrom T, Kelbæk H, Helqvist S, et al.: Complete revascularisation versus treatment of the culprit lesion only in patients with ST-segment elevation myocardial infarction and multivessel disease (DANAMI-3-PRIMULTI): an open-label, randomised controlled trial,*Lancet* 386(9994): 665–671,2015.
38. Wald DS, Morris JK, Wald NJ: Preventive angioplasty in myocardial infarction, *N Engl J Med* 370(3):283,2014.
39. Gershlick AH,Khan JN,Kelly DJ,et al.: Randomized trial of complete versus lesion-only revascularization in patients undergoing primary percutaneous coronary intervention for STEMI and multivessel disease: the CvLPRIT trial,*J Am Coll Cardiol* 65(10):963–972,2015.
40. Mylotte D, Morice MC, Eltchaninoff H, et al.: Primary percutaneous coronary intervention in patients with acute myocardial infarction,resuscitated cardiac arrest,and cardiogenic shock: the role of primary multivessel revascularization,*JACC Cardiovasc Interv* 6(2):115–125,2013.
41. Asfar P,Teboul JL,Radermacher P: High versus low blood-pressure target in septic shock,*N Engl J Med* 371(3):283–284,2014.
42. Chen HH,Anstrom KJ,Givertz MM,et al.: Low-dose dopamine or low-dose nesiritide in acute heart failure with renal dysfunction: the ROSE acute heart failure randomized trial, *JAMA* 310(23):2533–2543,2013.
43. De Backer D,Biston P,Devriendt J,et al.: Comparison of dopamine and norepinephrine in the treatment of shock,*N Engl J Med* 362(9):779–789,2010.
44. Dellinger RP,Levy MM,Rhodes A,et al.: Surviving sepsis campaign: international guidelines for management of severe sepsis and septic shock,*Crit Care Med* 41(2):580–637,2013.
45. Hagihara A,Hasegawa M,Abe T,et al.: Prehospital epinephrine use and survival among patients with out-of-hospital cardiac arrest,*JAMA* 307(11):1161–1168,2012.
46. Dumas F,Bougouin W,Geri G,et al.: Is epinephrine during cardiac arrest associated with worse outcomes in resuscitated patients? *J Am Coll Cardiol* 64(22):2360–2367,2014.
47. Russell JA: Bench-to-bedside review: vasopressin in the management of septic shock,*Crit Care* 15(4):226,2011.
48. Nativi-Nicolau J,Selzman CH,Fang JC,Stehlik J: Pharmacologic therapies for acute cardiogenic shock,*Curr Opin Cardiol* 29(3):250–257,2014.
49. Unverzagt S,Wachsmuth L,Hirsch K,et al.: Inotropic agents and vasodilator strategies for acute myocardial infarction complicated by cardiogenic shock or low cardiac output syndrome, *Cochrane Database Syst Rev*(1)CD009669,2014.
50. Felker GM,Lee KL,Bull DA,et al.: Diuretic strategies in patients with acute decompensated heart failure,*N Engl J Med* 364(9):797–805,2011.
51. Bart BA,Goldsmith SR,Lee KL,et al.: Ultrafiltration in decompensated heart failure with cardiorenal syndrome,*N Engl J Med* 367(24):2296–2304,2012.
52. Welch TD,Yang EH,Reeder GS,Gersh BJ: Modern management of acute myocardial infarction, *Curr Probl Cardiol* 37(7):237–310,2012.
53. Lang CC,Struthers AD: Targeting the renin-angiotensin-aldosterone system in heart failure,*Nat Rev Cardiol* 10(3):125–134,2013.
54. Rassi AN,Cavender MA,Fonarow GC,et al.: Temporal trends and predictors in the use of aldosterone antagonists post-acute myocardial infarction,*J Am Coll Cardiol* 61(1):35–40,2013.
55. Kontos MC,Diercks DB,Ho PM,et al.: Treatment and outcomes in patients with myocardial infarction treated with acute β-blocker therapy: results from the American College of Cardiology's NCDR(R),*Am Heart J* 161(5):864–870,2011.
56. Thanassoulis G,Brophy JM,Richard H,Pilote L: Gout,allopurinol use,and heart failure outcomes, *Arch Intern Med* 170(15):1358–1364,2010.
57. Givertz MM,Anstrom KJ,Redfield MM,et al.: Effects of xanthine oxidase inhibition in hyperuricemic heart failure patients: the Xanthine Oxidase Inhibition for Hyperuricemic Heart Failure Patients (EXACT-HF) study,*Circulation* 131(20):1763–1771,2015.

26 心肌梗死的机械性并发症

James C. Fang and Jack H. Morshedzadeh
王天杰 译 滕斯勇 审校

引言

在美国，由冠状动脉疾病引发的心肌梗死（MI）仍是主要的死亡原因（见第 2 章）[1]。虽然冠心病监护病房的建立与早期再灌注治疗的出现使急性心肌梗死院内死亡率降低了 1/3，但是急性心肌梗死仍是重要的死亡原因[1]。心源性休克（见第 25 章）和严重心肌损伤引发的并发症是心肌梗死院内死亡率的主要因素。并发症包括右心室（RV）梗死、机械性并发症［左室（LV）游离壁破裂、假性室壁瘤、室间隔穿孔或急性二尖瓣反流、室壁瘤］和左心室血栓伴或不伴栓塞。MI 的快速诊断和快速再灌注治疗降低了上述并发症的发生率，但是，一旦出现并发症，其生存率则有赖于及时确诊和紧急治疗。

右心室梗死

RV 梗死极少单独发生。50% 的下壁梗死患者和 ≤ 10% 前壁梗死患者有一定程度的 RV 受累[2]。显著的 RV 梗死通常是由右冠状动脉近段闭塞引起的，这会影响到达主要 RV 分支的血流。由左前降支（LAD）动脉闭塞引起的室间隔梗死也可能影响 RV 功能，因为室间隔收缩功能对右心室射血有着重要影响。RV 肌肉重量小，部分氧气从心内膜输送到薄的游离壁，因此 RV 心肌耗氧量更小，较 LV 对梗死的抵抗力更强。由于通常情况下，RV 梗死后功能可以恢复，有研究者倾向于用 RV 顿抑这一概念而非永久性梗死[3]。

RV 梗死可能会引发心输出量降低，因为急性右心室扩张，右心室收缩力降低，无法通过有效肺循环充盈左心室。急性右心室舒张功能障碍和扩大造成 RV 充盈障碍，导致静脉淤血。右心室收缩力下降导致右心室输出量下降会进一步受到急性 RV 扩张引起的显著的功能性三尖瓣反流的影响。此外，同时合并左心室梗死会导致左心室舒张末期压（LVEDP）升高，被动性肺动脉高压可能进一步影响 RV 收缩功能。最终，右心室输出量下降导致 LV 充盈不足。

RV 容积增加和右心室舒张末期压力（RVEDP）升高也使室间隔向容积受损的左心室移位，进一步损害左心室充盈和顺应性。室间隔缺血，无法对整个右心室收缩功能做出贡献，将进一步减少 RV 每搏量。最终，RV 非顺应性的心包内扩张，会导致心包内压升高，引起 LV 充盈受限，舒张压下降（图 26-1）[4]。

右心室梗死的诊断

右心室梗死的生理学检查

临床三联征——低血压、肺野清晰和颈静脉压升高素来被认为是下壁 MI 患者 RV 梗死的标志。不过上述三联征具有低敏感度（25%）和高特异度（96%）。Kussmaul 征（吸气时颈静脉扩张）提示 RV 顺应性差，奇脉（pulsusparadoxus，吸气时收缩压降低＞ 10 mmHg）提示，RV 在固定的心包间隙突然扩张时左心室舒张末压增加，上述二者可能伴随 RV 梗死出现。但需要与游离壁破裂鉴别，后者致心脏压塞，出现奇脉但没有 Kussmaul 征。RV 梗死听诊可判断右侧 S3 和 S4 奔马律和三尖瓣反流杂音。右心室急性扩张时可能出现右心室隆起，有时剧烈的收

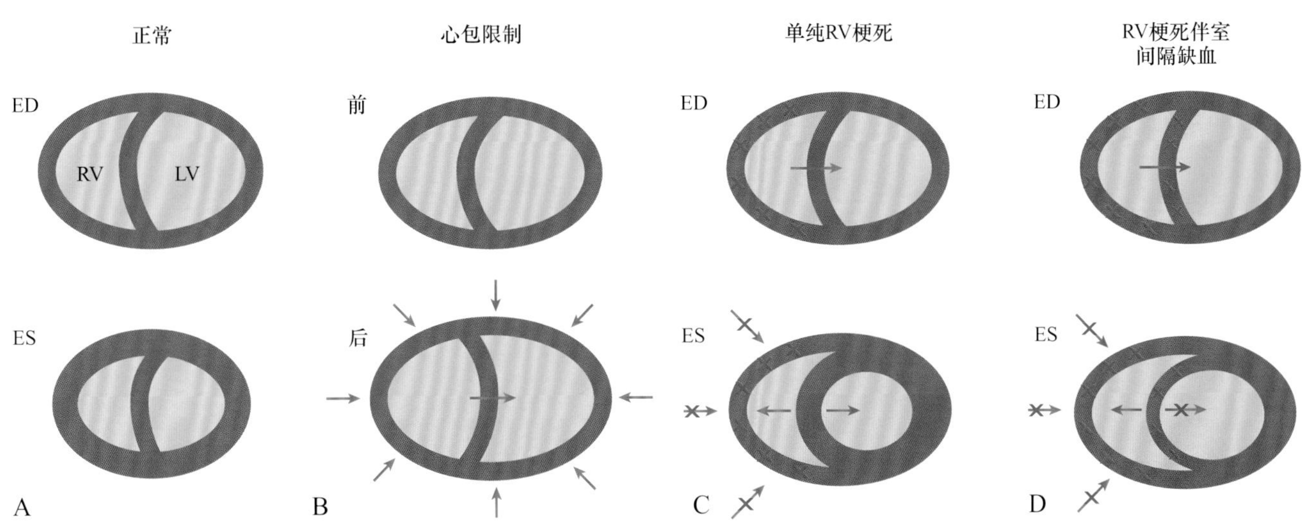

图 26-1　两个生理学概念解释容量负荷过度的有害影响。A. 正常心室：收缩末期（ES），与舒张末期（ED）相比，右心室（RV）游离壁移向室间隔。**B.** 心包限制作用（上面是在容量负荷前；下面表示容量负荷过度后）；容量负荷过度后的 RV 扩张可导致心包内压升高，心包限制作用增加（红色箭头所指），还会因室间隔移位引起几何形状改变。这些变化通过降低左心室（LV）扩张能力、前负荷和心室弹性而导致低输出状态。**C** 和 **D.** 室间隔的角色（**C**：单纯 RV 梗死；**D**：RV 梗死伴室间隔缺血）：**C.** 在 ES，RV 游离壁移向室间隔。在 ED，RV 在舒张期扩张，室间隔移向容积缩小的 LV。在 ES，室间隔增厚，反常移向 RV，尽管房室游离壁运动障碍，仍占 RV 容积。**D.** 室间隔缺血抑制室间隔收缩和整体左心室功能，导致左心室扩张。室间隔停止增厚，收缩期室间隔向 RV 移位增加。心脏听诊室间隔变薄和更大程度的反常移位与进一步抑制 RV 性能有关。（From Inohara T，et al：The challenges in the management of right ventricular infarction. Eur Heart J：Acute Cardiovasc Care 2：231，2013.）

缩期杂音可能意味着合并下基底室间隔缺损，使得合并下后壁心肌梗死情况更复杂。颈静脉搏动中大炮 a 波与心动过缓可能提示伴发心脏传导阻滞。也可能出现肝颈静脉回流征。如果右心房压高于左心房压，高流量氧气无法纠正的低氧血症则可能提示存在通过未闭的卵圆孔增加分流。相比体格检查的低敏感度，心电图和无创性影像学检查因其在生理学检查中的高特异度仍是 RV 梗死确诊的基石。

右心室梗死的心电图

RV 梗死常用心电图（ECG）诊断，最好用右胸导联完成。由于 RV 梗死与下壁 MI 有关，因此应该同时观察下壁导联（Ⅱ、Ⅲ、aVF）ST 段抬高。如果Ⅲ导联 ST 段抬高大于Ⅱ导联，则进一步高度怀疑 RV 梗死。在右侧心电图中，V_{4R} 导联 ST 段抬高超过 1 mm 被认为是出现主要并发症和院内高死亡率的一个强的独立预测因子。这种 ST 段抬高被认为代表着后基底室间隔的缺血性损伤。在评估疑似 RV 梗死患者时，已有人提出一些其他的 ECG 标准（图 26-2）。

右心室梗死的血流动力学

在血运重建术和初始治疗下壁 MI 时应用有创性血流动力学监测有助于判断右心功能不全的程度。如果右心房功能未受损，则右心房压 a 波和 x 降波增强，而 y 降波可能会因为合并 RV 功能障碍而减慢。对于右心房功能障碍的患者，右心房压高，a 波会降低，x 降波和 y 降波呈现“M”或“W”形。如果 RV 梗死时出现 y 降波快速下降应及时考虑合并三尖瓣反流（TR）。如果 TR 严重，右心房波形将接近 RV 波形。RV 波形可能呈现“平方根”样波形，它反映了在充盈被突然中断之前，右心室舒张早期的充盈顺应性较差。右心室梗死的血流动力学改变包括：①右心房压（RAP）升高大于 10 mmHg；② RAP/ 肺毛细血管楔压比值升高，大于 0.86；③肺动脉脉压窄；④ RVEDP/LVEDP 比值增大；⑤肺动脉搏动指数（PAPi）降低，小于 1（PAPi ＝ PA 脉压 /RAP）[5]。

右心室梗死的超声心动图

超声心动图作为一种广泛应用且价格低廉的工具，可全面评估 RV 的结构、功能和血流动力学（另见第 31 章）。RV 的超声心动图存在很多技术挑战，包括 RV 形状复杂、超声心动图视窗限制、RV 的后负荷依赖，可能会导致超声心动图对 RV 表现的解读不够准确[6]。一些传统和新型的参数已被用于评估下壁心肌梗死中 RV 功能不全的程度（框 26-1 和图 26-3）。需要注意的是，右心室功能不全的超声心动图表现可能是暂时的，可在几个小时内恢复。心脏磁共振成像（CMR）（见第 33 章）已成为无创性评

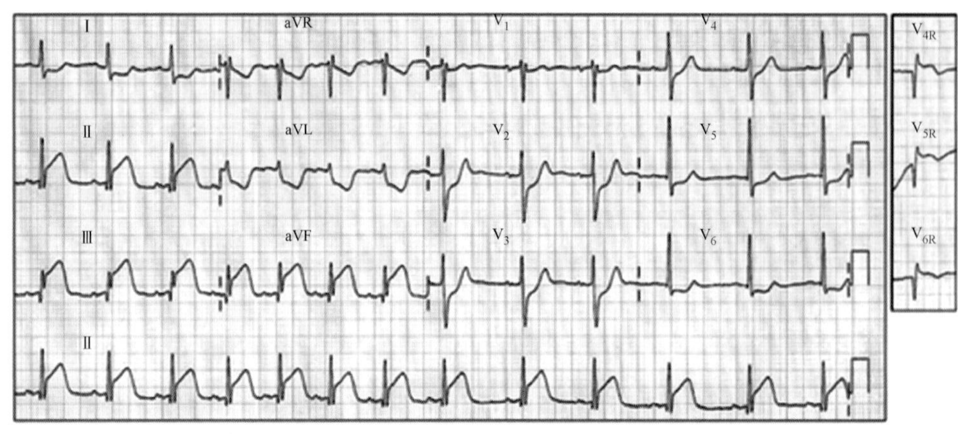

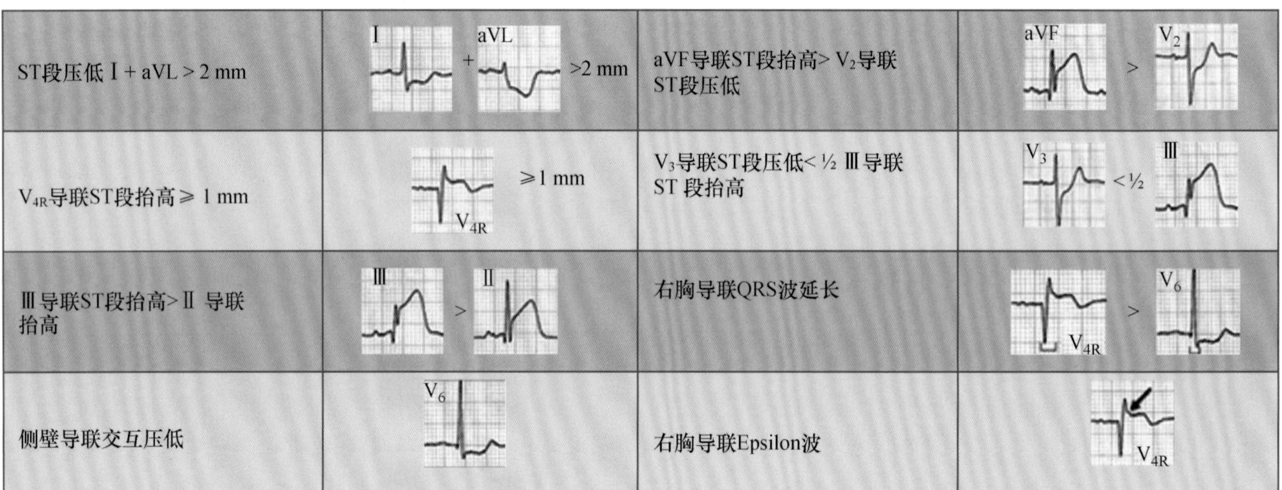

图 26-2　右心室心肌梗死（MI）伴下壁 MI 的心电图特征总结。冠状动脉造影证实，右冠状动脉近段闭塞，伴轻度左前降支动脉疾病。（From Kakouros N，Cokkinos D：Right ventricular myocardial infarction：pathophysiology，diagnosis，and management. Postgrad Med J 86：722，2010.）

框 26-1　超声心动图参数用于评估心肌梗死中右心室功能不全

参数

舒张末期容积 RV/LV 比值增加
右心室游离壁运动异常
反常室间隔运动面积变化分数
三尖瓣环收缩期平面位移
三尖瓣环收缩期峰值速度多普勒组织成像（S'）
RV 心肌性能指数或 Tei 指数
RV 收缩期峰值纵向应变
3D 超声心动图评估 RV 射血分数

3D：三维；LV：左心室；RV：右心室

估 RV 功能的金标准，是检测心肌梗死程度和 RV 质量、容积和射血分数最准确的方法。

右心室梗死的预后

虽然 RV 梗死可能引起显著的血流动力学恶化、心律不齐和院内高死亡率，但是慢性右心衰竭继发于 RV 梗死极为少见。下壁 MI 患者如果累及 RV，则住院期间短期死亡风险显著增加，而渡过住院期的患者长期预后相对良好。这种矛盾情况主要归因于 RV 有利的供-需特征，其独特的解剖学和生理学特征有助于 RV 梗死的恢复。第一，与体循环相比，肺循环提供的后负荷显著降低，因此，最小的灌注梯度足以维持肺循环。第二，较薄的 RV 游离壁可在收缩和舒张时完成冠状动脉灌注。第三，RV 有丰富的 LAD 侧支动脉供应，也提供了室间隔大部分血供。

右心室梗死的治疗

关于下壁 MI 并发 RV 功能不全的评估和治疗的简要总结见图 26-4。RV 梗死的治疗主要是立即血运重建。一旦冠状动脉血流恢复，随后应关注血流动力学和心电学的稳定。对于 RV 梗死患者，顺应性房室扩张依赖于前负荷，否则将恶化 LV 的心输出量。任何减少 LV 前负荷的措施都是有害的，因此，对于 RV 梗死患者禁用血管扩张剂和利尿剂。大多数 RV 梗死患者（75%）不表现出临床症状，没有显著的

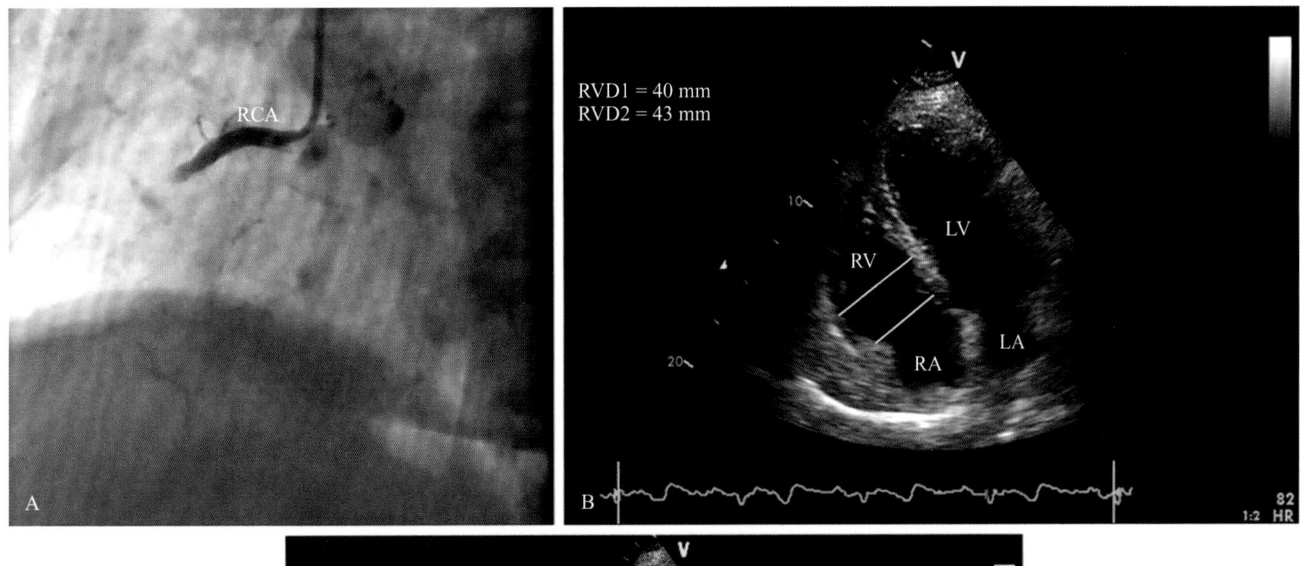

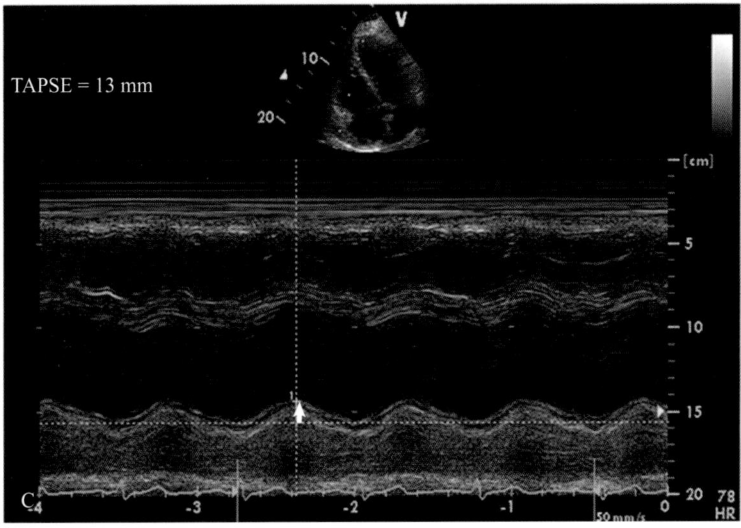

图 26-3 **A.** 一例患者右冠状动脉（RCA）近段急性闭塞，引发右心室扩张（**B**）和右心室功能损害（**C**），如三尖瓣环收缩期平面位移（TAPSE）减小。心尖四腔视图主要关注右心室（RV）、侧壁影像、右心室基底径（RVD1）和中腔径（RVD2）。LA：左心房；LV：左心室；RA：右心房。（From Rallidis L，Makavos G，Nihoyannopoulos P：From right ventricular involvement in coronary artery disease：role of echocardiography for diagnosis and prognosis. J Am Soc Echocardiogr 27：227，2014.）

1. 冠状动脉血运重建
2. 评估RV功能和（或）血流动力学

超声心动图	血流动力学
RV壁运动异常	RAP >10 mmHg
RV扩大	RAP/PCWP > 0.86
间隔反常运动	肺动脉脉压窄
TAPSE <10 mm	RVEDP/LVEDP比值增加
S′<12 cm/s	PAPi <1

3. 避免β受体阻滞剂、利尿剂、血管扩张剂和吗啡
4. 扩大血容量（理想状态为 RAP <16 mmHg）
5. 对于持续性低血压，开始增强心肌收缩力疗法（多巴酚丁胺）
6. 临时性房室起搏优化房室同步和变时能力
7. 对于难治性低血压，考虑pRVAD或IABP机械支持
8. 持续性损伤，考虑ECMO

图 26-4 **疑似右心室（RV）梗死患者治疗流程图。**ECMO：体外膜肺氧合术；IABP：主动脉内球囊反搏术；LVEDP：左心室舒张末期压力；PAPi：肺动脉搏动指数；PCWP：肺毛细血管楔压；pRVAD：经皮右心室辅助装置；RAP：右心房压；RVEDP：右心室舒张末期压力；S′：侧壁三尖瓣环脉冲多普勒组织成像；TAPSE：三尖瓣环收缩期平面位移

血流动力学损害，但如果应用了 LV 梗死的标准治疗（如 β 受体阻滞剂、吗啡和硝酸甘油）可能会恶化前负荷敏感状态，使 RV 梗死随之“暴露”。

当出现低心输出量和休克时，适当的血容量扩张，理想情况下借助于有创性监测，对 RV 梗死的治疗至关重要（见第 25 章）。虽然严重右心室功能不全患者的补液治疗可能具有挑战性，但是可推荐被动“驱动”充盈 LV（比如类似 Fontan 循环状态）的治疗方案。因为容量负荷过度会产生有害影响，可能会导致临床状况的恶化。因为过度 RV 扩张引起心包的抑制与双心室依赖性增大，损害 LV 充盈，尤其是同时并发心动过缓时，将进一步降低左心室每搏量，使患者呈现低血压状态。对于 RV 梗死，最优化的 RV 充盈压尚不清楚，应用标准容量负荷方案的研究并未证实心输出量得到改善，但该研究可能受到了患者初始容量变化的干扰。

室间隔收缩占右心室每搏量的 30% ～ 50%，左心室间隔完整的患者（超声心动图表现为反常的室间隔运动，室间隔增厚）预后较好。对于伴有严重的室间隔功能障碍的右心室间隔梗死患者，初始的补液治疗对低血压和心输出量不足不起作用。在这种情况下，使用正性肌力药物（如多巴酚丁胺）辅助增强左心室收缩、增加室间隔向右心室的移位来改善右心室功能。

心电学稳定，包括保持稳定的心率和房室（AV）同步性，对维持 RV 梗死的心输出量至关重要。高度房室传导阻滞和心动过缓性低血压不伴房室传导障碍通常使下壁心肌梗死变得更为复杂。这些心律失常是由缺血性左心室后壁迷走神经传入刺激引起的房室结缺血和心抑制反射（bezfield-jarisch）效应引起的。缺血性右心室的心搏量相对固定，左心室缺血也是一样。因此，双心室输出量取决于心率。阿托品可能会恢复低血压的心动过缓患者的生理节律。如果需要临时起搏，则建议选择右心房而不是右心室起搏来保持房室同步运动。紧急经静脉右心耳起搏和固定经静脉导管方面存在技术困难。如需紧急心室起搏的情况下，RV 梗死急性期感知和起搏可能都不充分，容易引发穿孔和室性心律失常。

机械血液循环支持（见第 27 章）对于经容量负荷、正性肌力药物和缓慢性心律失常的治疗无反应的顽固性低血压患者是十分必要的。主动脉内球囊反搏的使用可能对 RV 梗死患者有益，尽管其确切的作用机制尚不清楚。主动脉内球囊反搏不能直接改善右心室功能，然而冠状动脉灌注压力增加以及对左心室收缩和舒张功能的影响（如室间隔收缩的改善）可能是关键因素。当右心室衰竭对药物治疗和球囊反搏支持无反应时，可以使用右心室辅助设备，这些设备将在第 27 章中讨论。

心肌梗死的机械性并发症

急性心肌梗死最显著的并发症包括急性梗死组织的撕裂或破裂。当出现严重的血流动力学不稳定或临床症状突然改变时，都应考虑诊断为心肌梗死合并心脏破裂。心脏破裂的临床表现取决于破裂的程度和部位，这些部位主要包括室间隔、乳头肌或心室的游离壁（图 26-5）。大多数破裂发生在心肌梗死后的 2 ～ 5 天，此时坏死心肌最容易因左心室收缩压升高而破裂。据报道，在再灌注治疗应用之前，心脏破裂发生率高达 6%。目前，随着及时的血运重建和辅助药物治疗的发展，其发生率小于 2%[7]。当前最有效的抢救手段是紧急外科手术，但受限于心脏外科医生操作所带来的手术风险，治疗效果仍需评价。图 26-6 概述了心肌梗死后的不同机械性并发症的临床表现、诊断和治疗方法。

左心室游离壁破裂

心室游离壁的破裂通常表现为血流动力学异常、心电机械分离、心脏压塞、休克和死亡。游离壁破裂指的是左心室前壁、后壁和侧壁的破裂，三种类型的破裂在病理上均已被定义（图 26-7）。1 型破裂的特征是在心肌梗死急性期（＜ 24 小时）突发裂缝状撕裂。

2 型破裂是在亚急性期局部心肌坏死导致的缓慢进行性撕裂，常发生在坏死和存活心肌之间的边界区域。3 型破裂是发生在心肌变薄时变薄区域中心的破裂，通常发生在心肌梗死后期（＞ 7 天）。尸体解剖通常能发现心肌内出血，主要与再灌注治疗有关[7]。

游离壁破裂常见于首次心肌梗死、前壁梗死、70 岁以上成年人和女性患者。发生破裂其他可能的危险因素包括心肌梗死急性期高血压、缺乏先兆性心绞痛或心肌梗死病史、侧支血供不足、使用皮质类固醇或非甾体抗炎药以及症状出现 14 小时以上给予纤溶酶溶栓等。

游离壁破裂的临床诊断依据是严重和（或）突发血流动力学不稳定，建议参考心脏压塞和心电机

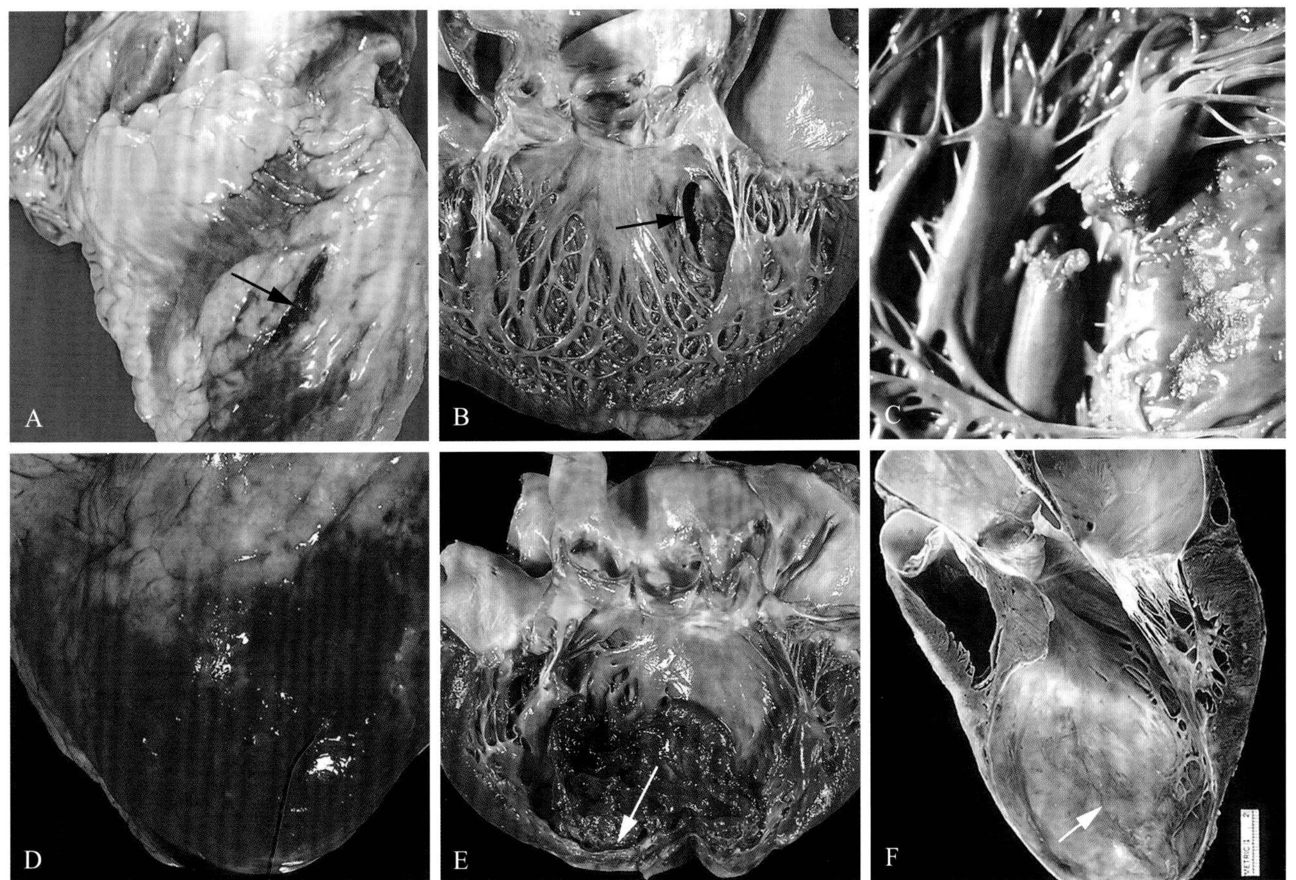

图 26-5 心肌梗死并发症。A. 急性梗死伴心脏破裂（箭头）；**B.** 室间隔穿孔（箭头）；**C.** 坏死的乳突肌完全断裂；**D.** 纤维性心包炎，梗死区表面为深色心外膜；**E.** 前壁梗死伴室壁变薄（箭头）和附壁血栓；**F.** 左心室心尖大室壁瘤。在此心尖四腔视图中，左心室位于右侧。（From Schoen FJ，Mitchell RN：The heart. In Kumar V，et al，editors：Robbins and Cotran pathologic basis of disease，9th ed. Saunders，Philadelphia，2015.）

械分离的电学检查结果（图 26-6）。极少数情况下，患者会出现亚急性心脏破裂，表现为心包性疼痛、心电图证据提示心包炎、听诊出现心包摩擦音。通常由于破裂发生的突然性和严重性，确诊评估并非总是可行，如果时间允许的话，可以进行超声心动图检查明确诊断（见第 31 章）。中等量（＞ 1 cm）的心包积液渗出与急性心肌梗死后的高死亡率相关，通常应及时考虑游离壁破裂[8]。如果患者临床情况稳定，应考虑进行心脏计算机断层扫描或 CMR 来确诊和定位穿孔（见第 33 章）。如果此类成像技术不可用或不可行，则可通过心包穿刺术测定引流液血细胞比容（红细胞压积）来确诊游离壁破裂。

游离壁破裂患者的生存率依赖于及时诊断、血流动力学稳定和及早手术干预。心脏破裂的院内死亡率可能在下降，因为急诊手术率和手术成功率都有所提高（图 26-8）[7]。应该谨慎考虑应用心包引流，因为引流可能会短期改善血流动力学，但随着“压力”填塞物的消失，心包破裂可能会增大。确诊并接受外科手术修复的患者中，手术死亡率是 18% ～ 54%，取决于晚期（＞ 7 天）还是早期进行手术修复[9]。

假性室壁瘤

当血栓被心包组织限制时，可能发生心脏的不完全破裂，封堵心室壁的破口，从而阻止心包积血的进展。随着时间的推移，机化的血栓和心包结合形成假性室壁瘤，维持与 LV 腔室的连通（图 26-9、图 26-10、图 31-19），这种情况常发生于下侧和下外侧壁。假性室壁瘤临床表现为全身性栓塞、心力衰竭、胸痛、室性心动过速，可通过影像学检查发现（例如，在胸部 X 线片上显示心脏扩大）。但应注意与真性室壁瘤鉴别，如果疑似假性室壁瘤可通过无创成像确诊（见第 31 章）。如假性室壁瘤出现破裂可能，应考虑紧急手术。经手术治疗和未经手术治疗的假性室壁瘤的自然病程尚不明确，其结论主要是基于单中心回顾性病例研究。由于假性室壁瘤破

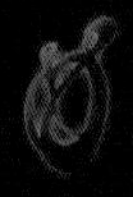

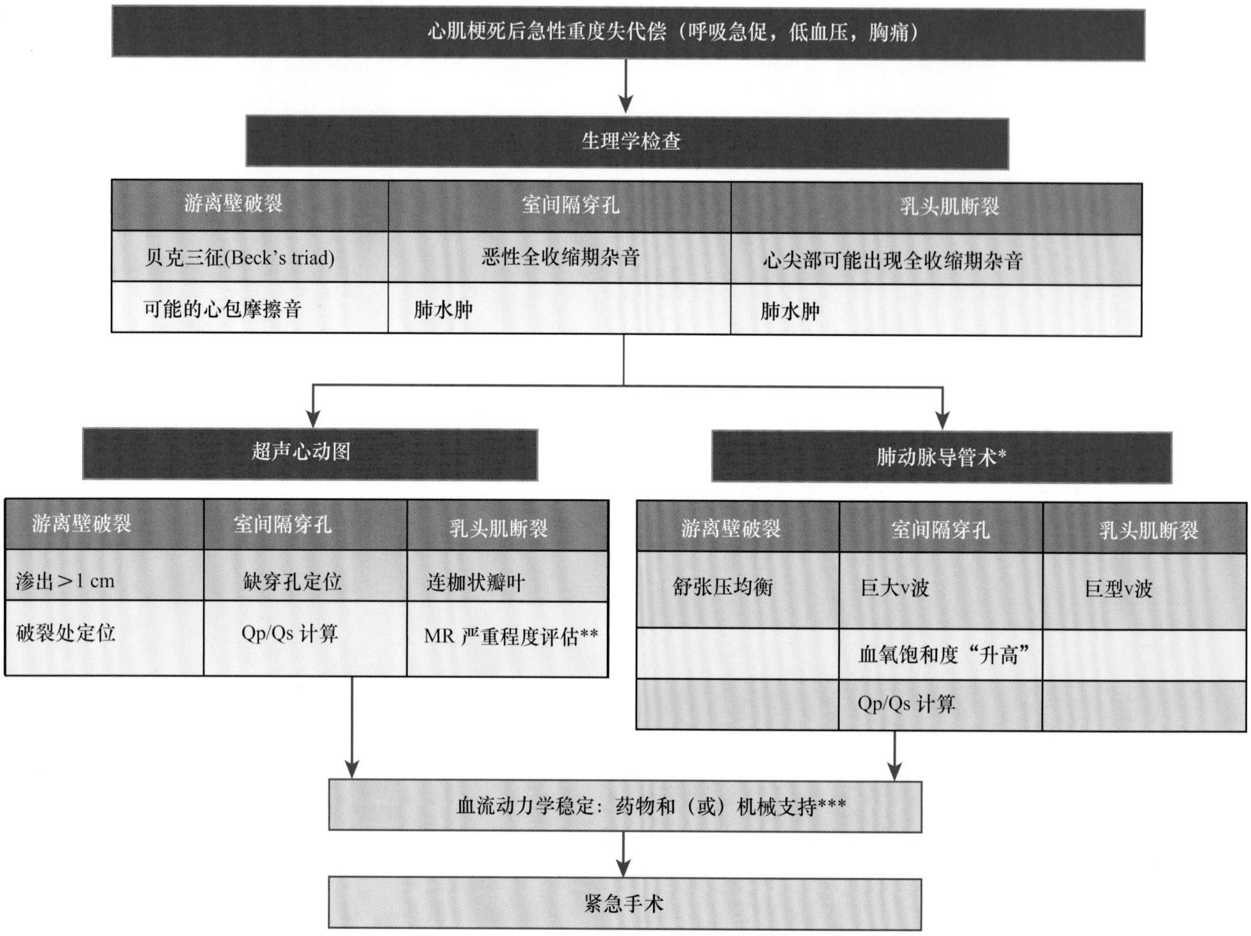

心肌梗死后急性重度失代偿（呼吸急促，低血压，胸痛）

↓

生理学检查

游离壁破裂	室间隔穿孔	乳头肌断裂
贝克三征(Beck's triad)	恶性全收缩期杂音	心尖部可能出现全收缩期杂音
可能的心包摩擦音	肺水肿	肺水肿

↓　　　　　　　　↓

超声心动图

游离壁破裂	室间隔穿孔	乳头肌断裂
渗出＞1 cm	缺穿孔定位	连枷状瓣叶
破裂处定位	Qp/Qs 计算	MR 严重程度评估**

肺动脉导管术*

游离壁破裂	室间隔穿孔	乳头肌断裂
舒张压均衡	巨大v波	巨型v波
	血氧饱和度“升高”	
	Qp/Qs 计算	

↓

血流动力学稳定：药物和（或）机械支持***

↓

紧急手术

图 26-6　心肌梗死后急性重度失代偿评估。＊不需肺动脉导管术确诊。如肺动脉导管术已经就位，其监测结果可用于提供支持和（或）建议参考。如超声心动图结果不能明确需实施肺动脉导管术。＊＊使用标准彩色、连续波和脉冲多普勒评估，肺静脉血流评估，反流量和分数计算。＊＊＊药物治疗（血管扩张剂、正性肌力药或升压药）和机械支持的使用取决于全身血压，不应延迟手术干预。MR，二尖瓣反流

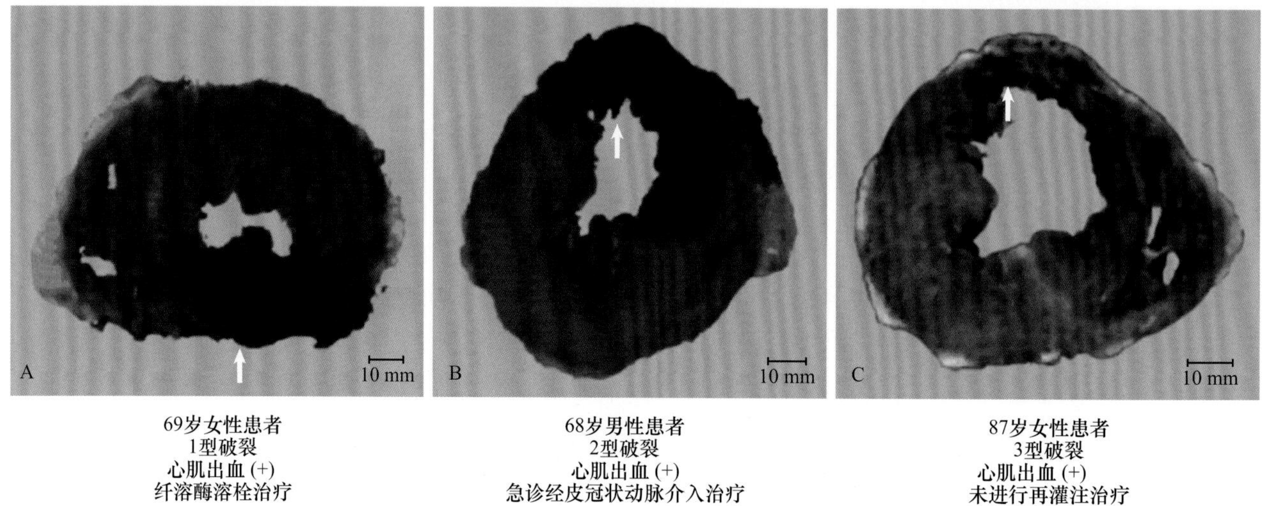

图 26-7　心脏破裂（CR）的代表性尸检病例。A. 69 岁女性，急性下壁心肌梗死（AMI）和 Becker 1 型破裂，AMI 发作 4 小时后进行了纤溶酶溶栓，AMI 8 小时后出现了心脏破裂。箭头所指位置，下壁游离壁破裂并伴有大量心肌出血，梗死区域未变薄。**B.** 68 岁男性，急性前壁心肌梗死和 Becker 2 型破裂，AMI 发作后 5 小时接受了一次急诊经皮冠状动脉介入治疗（PPCI），并在 AMI 发作后 11 小时发展为心脏破裂。箭头所指位置，前部游离壁破裂并伴有大量心肌出血和糜烂，可以观察到破裂部位的心肌糜烂。**C.** 87 岁女性，急性前壁心肌梗死和 Becker 3 型破裂，未进行再灌注治疗，AMI 12 天后发展为心脏破裂。箭头所指位置，前部游离壁破裂并伴有梗死心肌明显变薄。（Adapted from Honda S，et al：Trends in the clinical and pathological characteristics of cardiac rupture in patients with acute myocardial infarction over 35 years. J Am Heart Assoc 3：e000984，2014.）

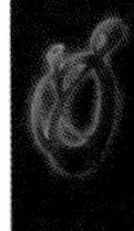

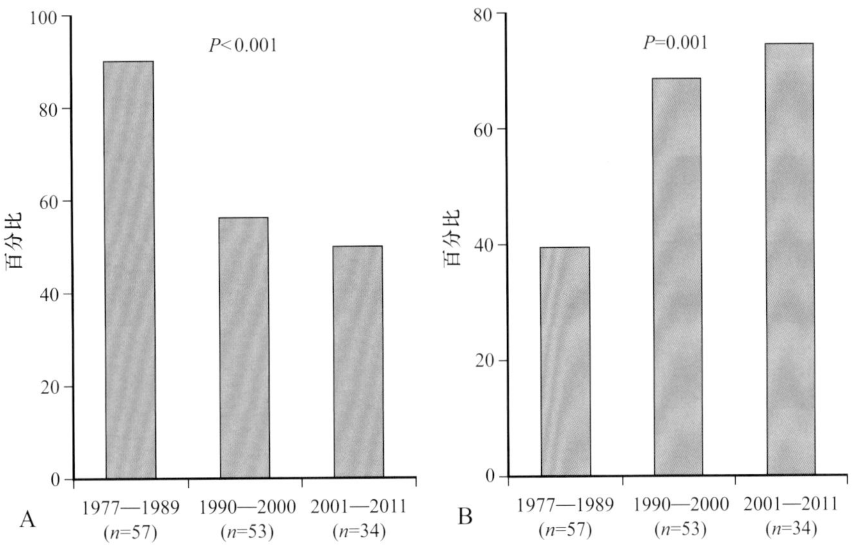

图 26-8 144 例心脏破裂（CR）患者的院内死亡率降低与急诊手术率增加相关。A. 心脏破裂患者的院内死亡率；**B.** 心脏破裂患者的急诊手术率（From Honda S，et al：Trends in the clinical and pathological characteristics of cardiac rupture in patients with acute myocardial infarction over 35 years. J Am Heart Assoc 3：e000984，2014.）

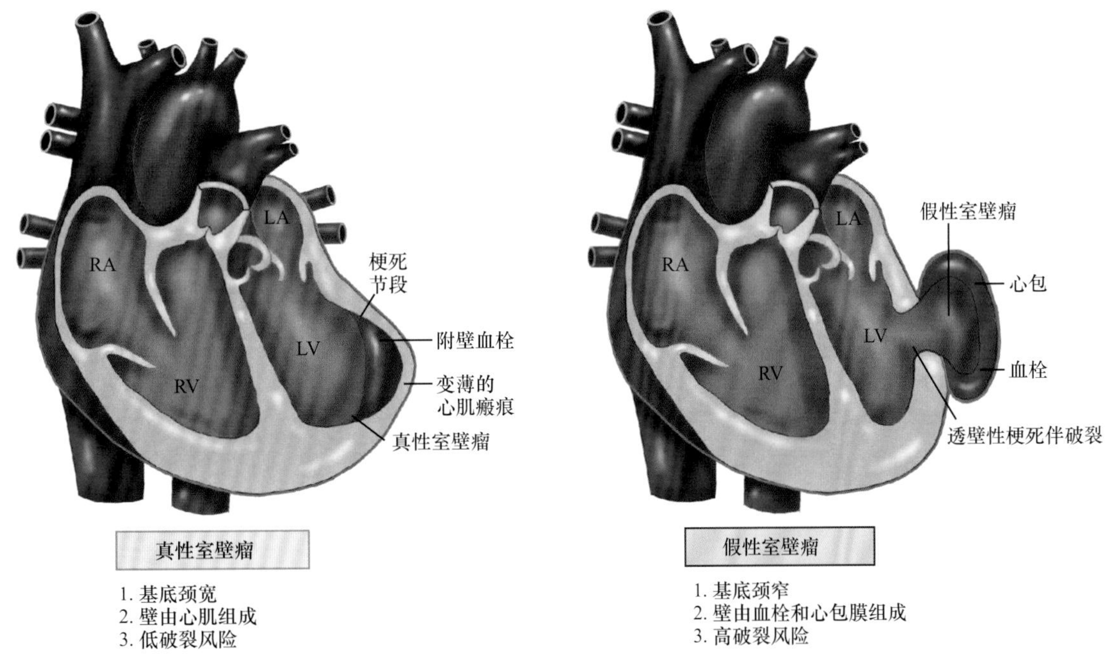

图 26-9 真性室壁瘤与假性室壁瘤的区别。LA：左心房；LV：左心室；RA：右心房；RV：右心室（From Shah PK：Complications of acute myocardial infarction. In Parmley W，Chatterjee K，editors：Cardiology. Philadelphia，JB Lippincott，1987.）

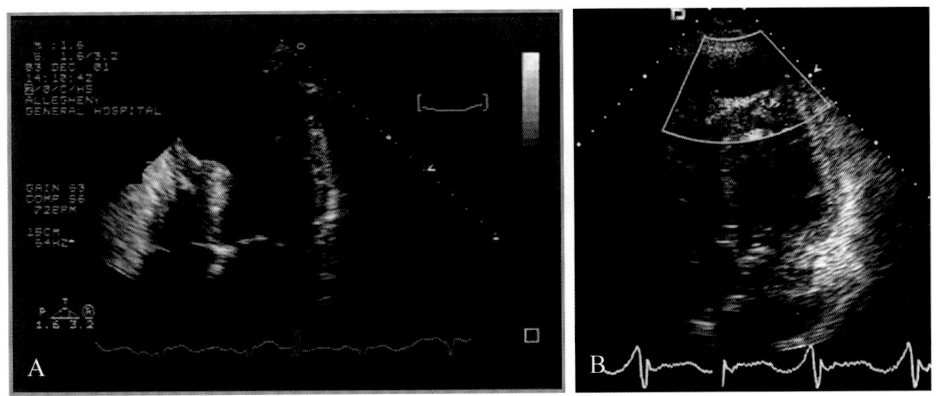

图 26-10 超声心动图有助于鉴别（**A**）左心室（LV）真性室壁瘤（宽颈部）和（**B**）假性室壁瘤（窄颈部）。（From Tsang MG，et al：Echocardiography in acute myocardial infarction. In Lang RM，et al，editors：ASE's comprehensive echocardiography，3rd ed. Philadelphia，Saunders，2016.）

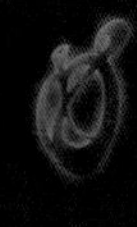

裂的风险高达 45%[10]，即使假性室壁瘤无症状，但由于其破裂风险不可预测，也应考虑手术治疗。

室间隔穿孔

室间隔穿孔（VSR）在许多方面与游离壁破裂类似，根据破裂的病理特征，呈现双峰时间分布，通常室间隔穿孔分为简单型穿孔和复杂型穿孔。简单的 VSR 是指单个缺损或撕裂，两个心室的开口大约处于同一水平。然而，大多数 VSR 都是复杂型，具有穿过心肌的蛇形通道，这些通道在左右心室间隔壁的不同水平处进出，并且隔膜接近“撕裂”状态。室间隔穿孔的危险因素也与游离壁破裂相似。

VSR 的临床表现与缺损的大小和左向右分流的大小直接相关。剧烈的全收缩期杂音伴右心室或左心室心力衰竭或突然和（或）严重的血流动力学不稳定，提示临床医生可能存在 VSR。肺水肿和低血压很常见。超声心动图（见第 31 章）对于确诊以及区分乳头肌断裂和 VSR 是必要的（图 26-11）（见图 31-20A）。超声心动图还可显示左向右分流的部位、大小和程度。分流幅度的计算可以通过肺动脉瓣和主动脉瓣的相对流量进行评估；比值大于 2 说明分流较大，应尽快修复。尽管右心导管检查已被超声心动图取代，但如果超声心动图不能明确的话，右心导管检查仍可以帮助确诊。如果右心房和肺动脉血样本之间的血氧饱和度“升高”证实了心室分流的存在，但仅限于检测到最小 1.5：1 的分流。大 v 波也很常见，因为大的反流量使左心房顺应性不堪重负，并且可能与乳头肌断裂引起的严重急性二尖瓣反流（MR）的巨大 v 波混淆。

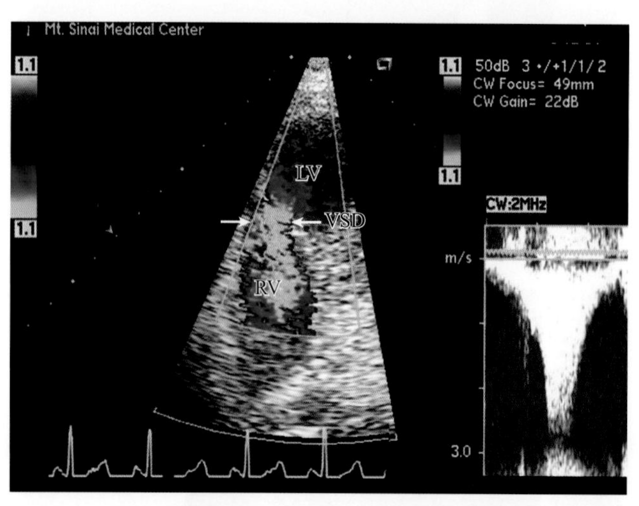

图 26-11　ST 段抬高型心肌梗死（STEMI）之后室间隔缺损（VSD）的超声心动图。心尖四腔视图中室间隔特写显示收缩期彩色多普勒血流穿过 VSD，连续波多普勒探测表现为收缩期血流穿过 VSD。LV：左心室；RV：右心室（From Kamran M，et al：Images in cardiovascular medicine. Ventricular septal defect complicating an acute myocardial infarction. Circulation 112：e337，2005；and Brigham and Women's Hospital，2013.）

接受手术治疗的患者中，室间隔穿孔的死亡率高达 50%，而接受药物治疗的患者中死亡率则高达 90%（图 26-12）[11]。下壁心肌梗死引起的 VSR 通常发生在基底下间隔，很难修复，且较前壁心肌梗死相关的 VSR（通常发生在心尖间隔）的预后差。因此，正性肌力药物、血管舒张和机械支撑等血流动力学稳定措施不应延迟明确的手术治疗。

室间隔穿孔的修复：时间和方法

对于血流动力学稳定的患者或中度分流的患者（如，Qp/Qs ＜ 1.5 ～ 2.0），最佳手术时机仍存在争议。延迟手术可以使梗死组织成熟和纤维化，从而使手术修复更容易。不幸的是，很少患者（＜ 5%）允许延迟修复。推迟手术会带来破裂程度增大、心力衰竭、心律不齐和猝死等风险。从技术上讲，早期手术更加困难，再次发生心室破裂或残余分流的风险更高，并且与手术死亡率显著相关（图 26-13）。

评估手术适应证是做出 VSR 修复临床决策的首要事项，还应结合手术风险评估与外科医生的意见以确定是否存在禁忌性风险（图 26-14）[12]。如果患者是手术候选者，那么 VSR 修复的时机和方法将取决于血流动力学状态、VSR 的位置和大小以及手术的可获得性和医生的经皮介入经验。大多数专家建议进行紧急手术干预（例如确诊 24 ～ 48 小时内）[13]。

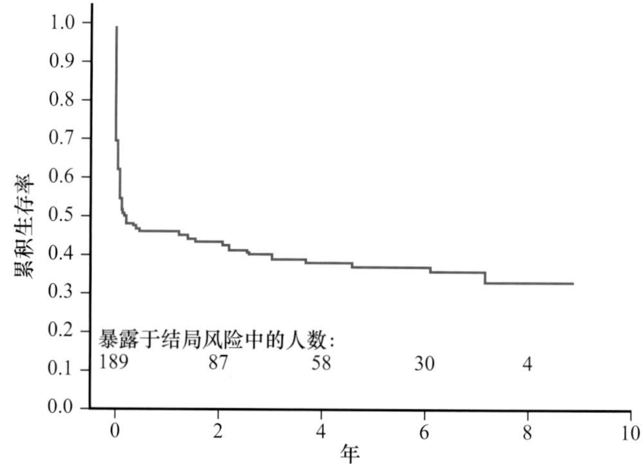

图 26-12　所有梗死后室间隔缺损患者的累积生存率（$n = 189$）。（From Jeppsson A，et al：Surgical repair of post infarction ventricular septal defects：a national experience. Eur J Cardiothorac Surg 27：216，2005.）

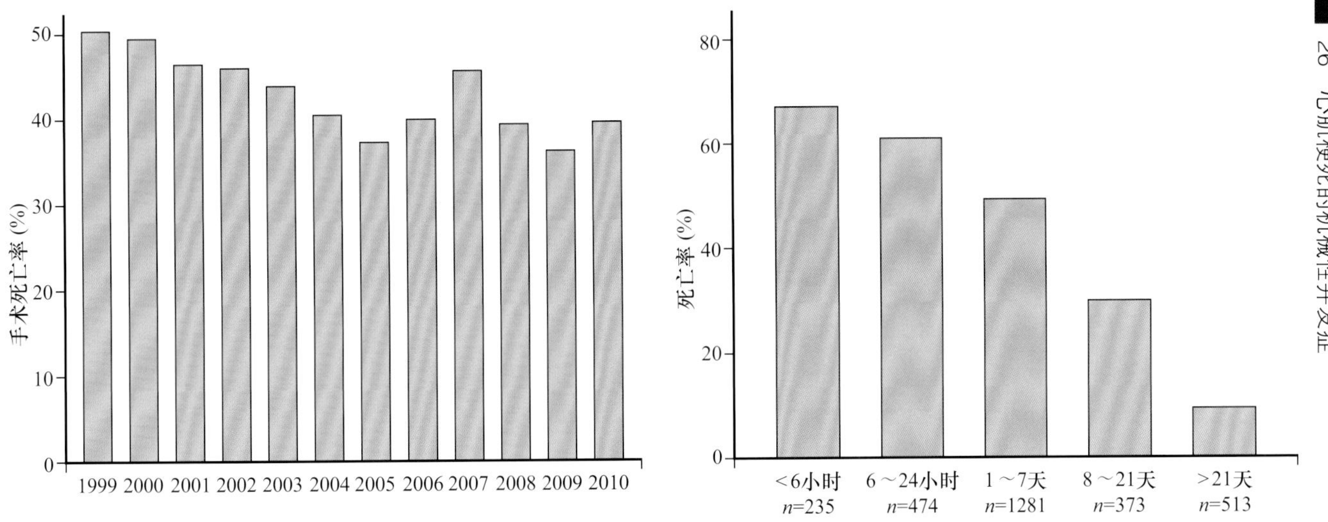

图 26-13 室间隔穿孔外科修补术。胸外科医师学会全国数据库：1999—2010 年室间隔穿孔修补术 2876 例。（From Arnaoutakis GJ，et al：Surgical repair of ventricular septal defect after myocardial infarction：outcomes from the Society of Thoracic Surgeons National Database. Ann Thorac Surg 94：436，2012.）

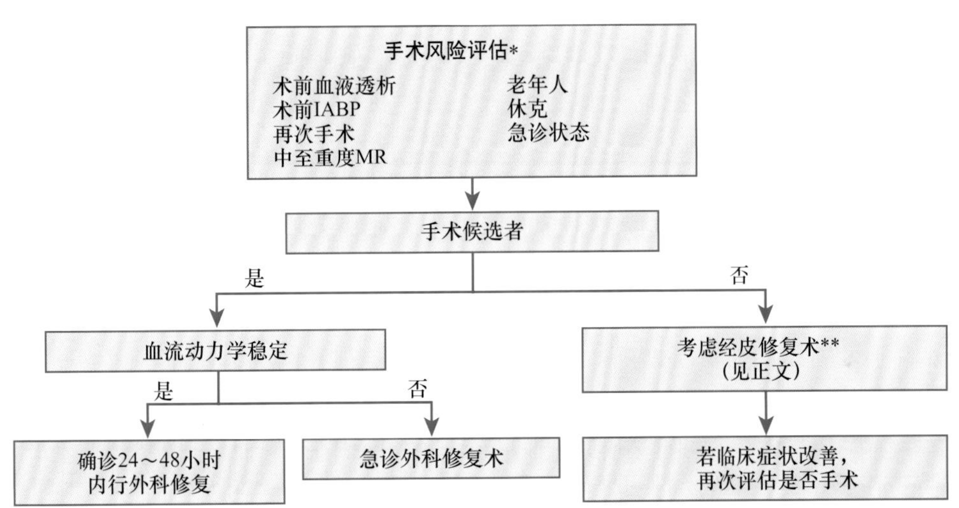

图 26-14 室间隔穿孔处理方案。* 必须与外科手术团队一起进行最后的风险评估。** 如果专业技能达到，应考虑。如果未达到满意的结果，应进行外科手术修复。IABP：主动脉内球囊反搏；MR：二尖瓣反流

急诊修复（例如＜6 小时）与死亡率高相关，但这很可能反映的是患者潜在疾病状态，而不是手术本身的风险。几乎没有证据支持延期手术修复，尽管理论上其能使组织愈合以克服手术技术上的挑战。对于某些非手术候选者，可以考虑经皮介入修复。

经皮封堵术是一种创伤性较小的选择，但仅限于直径小于 15 mm 的简单型缺损患者。经皮封堵术已在急性发作的患者中应用，手术成功率为 74% ～ 91%。然而，该手术死亡率（18% ～ 65%）和并发症发生率（41%）均较高[14]。在 29 例连续的患者接受经导管 VSR 封堵术的观察中（中位数为确诊后 1 天），即刻手术成功率为 86%，但手术相关的并发症如严重的残余分流、LV 破裂和器械栓塞发生率为 41%。术前休克患者的 30 天生存率为 38%，而无休克患者为 88%。因此，该研究的临床转归主要取决于患者术前的临床状况，而非技术方面或介入术即刻成功率[15]。已有人提出将多系统器官功能障碍作为选择适合介入治疗患者的指征[16]，但仍需要进一步的技术发展和前瞻性研究来确定最适合经皮介入治疗的患者。

急性二尖瓣反流（MR）

心肌梗死后 MR 发生的两种机制为：①乳头肌部分或全部断裂；②梗死后 LV 重塑，乳头肌向外侧和心尖移位，瓣叶移位及瓣环扩张（如缺血性或功能性 MR）。相较于前外侧乳头肌，急性乳头肌断裂

更容易发生于血液供应单一的后内侧乳头肌（通常与下壁 MI 相关）。乳头肌离断通常是致命的，会造成突发 MR。乳头肌的尖端或部分头端的断裂也会导致重度 MR，并且比乳头肌体部离断引起 MR 更容易发生，其可能不会立即致命。与室间隔和游离壁破裂不同，乳头肌断裂可能发生于较小的梗死处（如回旋支的分支相关梗死）。

乳头肌断裂的患者通常在心肌梗死后 1 周内出现急性肺水肿，伴或不伴休克。由于左心房压迅速升高，因此不一定总能听到 MR 经典的全收缩期杂音。超声心动图通常能明确诊断（参见图 31-21，图 31-22）。右心导管术用途有限，但是当检测到血氧饱和度“升高”时，可以帮助鉴别 VSR 和急性 MR。肺毛细血管楔压示踪可能显示巨大的 v 波，但也可能见于 VSR 或严重的 LV 功能衰竭。

单纯使用药物治疗的急性 MR 住院死亡率高达 80%，但同样，它也受到手术风险的影响。手术死亡率约为 20%[13]。利尿剂、降低后负荷的药物和机械支持治疗，可为手术提供稳定的临床条件。如无低血压，静脉硝普钠应作为一种理想的急性血管扩张药。几乎在所有情况下都应强烈建议主动脉内球囊反搏术，尤其是在低血压的情况下。外科二尖瓣置换术，而不是修复术，通常与血运重建一起进行。紧急行二尖瓣外科手术同期接受冠状动脉旁路移植术（CABG）与未同期进行血运重建的患者相比，早期死亡率没有差异（CABG 27% *vs.* 非 CABG 26%），但 15 年内同期进行血运重建的患者的长期生存率显著提高（CABG 64% *vs.* 非 CABG 23%）[17]。

左心室室壁瘤

真性室壁瘤是指一个离散的薄壁运动障碍区域，颈部宽大，累及所有三层心肌。真性室壁瘤在心肌梗死患者中的发生率不到 5%。它常与大范围前心尖梗死、延迟再灌注和侧支循环较差有关。真性室壁瘤破裂很少见。然而，即使在左心室射血分数相似的患者中，左心室室壁瘤患者较没有室壁瘤的患者死亡率高 6 倍。此类患者死亡很可能与快速性室性心律失常有关。同时，心力衰竭也很常见，这是由于左心室每搏量被部分射入室壁瘤的“死腔”，减少了前向每搏量。此外，顺应性差的室壁瘤损害了舒张功能，并使得舒张功能恶化。体格检查表现为可触摸到心尖部运动障碍并侧向移位，心电图持续 ST 段抬高的患者常作为疑似诊断。然而，诊断通常是在心肌梗死后通过超声心动图明确的（见第 30 章和第 31 章）。

如果药物或射频消融仍无法纠正顽固性室性心律失常、反复心力衰竭或适当的抗凝治疗后仍再发血栓栓塞时，可考虑手术纠正左心室室壁瘤。一项随机临床试验未能证明常规手术重建无运动或运动障碍的前心尖节段室壁瘤带来获益，但这项研究的局限性可能是由于外科手术与单纯血运重建相比舒张末期容积中度减少的结果（见第 25 章）[18]。使用较新的装置如 PARACHUTE 装置（Cardiokinetix，Menlo Park，Calif.）进行经皮隔离较大的前心尖部室壁瘤或许可行。

抗凝治疗常被推荐用于治疗或预防室壁瘤内血栓形成。在对 648 例心肌梗死后左心室室壁瘤患者的观察中，抗凝并不能改善预后（死亡、非致命性心肌梗死、卒中、栓塞）[风险比（HR），1.05；95% 置信区间（CI），0.67 ～ 1.64；$P = 0.84$]，即使存在左心室血栓的情况下（HR，1.38；95% CI，0.32 ～ 5.97；$P = 0.66$）[19]。此外，没有特定的亚组（例如高龄、双重抗血小板治疗、左心室射血分数＜ 40%）显示抗凝治疗带来获益或有害。但目前尚没有进行随机试验来支持这一结论。

左心室血栓

在 MI 急性期，心内膜炎症、血液淤积和高凝状态可导致附壁血栓形成，这在很大程度上取决于心肌梗死的大小和部位。血栓最常见于有大面积梗死和相关室壁瘤的患者。研究显示左心室血栓发生率取决于所使用的成像方式（例如应用或不用对比剂的超声心动图、CMR），以及心肌梗死发生后心脏成像的频率和时机（图 26-15）（见图 31-23）。在再灌注前阶段，附壁血栓与 40% 的急性心肌梗死有关，但现在可能不到 20%[20]，这是源于对梗死面积的限制和快速再灌注。超声心动图作为主要诊断成像手段可能会低估真实发病率。CMR 在检测附壁血栓方面具有较高的敏感度和特异度，是目前诊断附壁血栓的金标准[21]。

对于最近（＜ 3 个月）发生心肌梗死、左心室室壁瘤或左心室射血分数降低的患者，如出现卒中或全身栓塞，临床应怀疑左心室血栓。据报道，附壁血栓引起血栓栓塞风险高达 10%[22]，并且风险增加与血栓的流动性及其突入左心室有关，大多数血

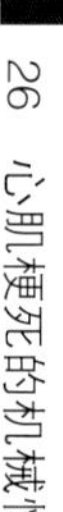

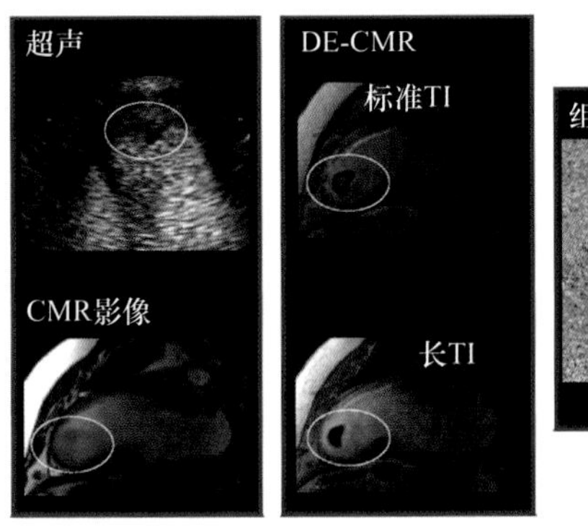

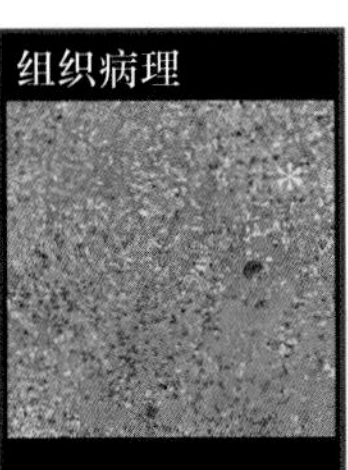

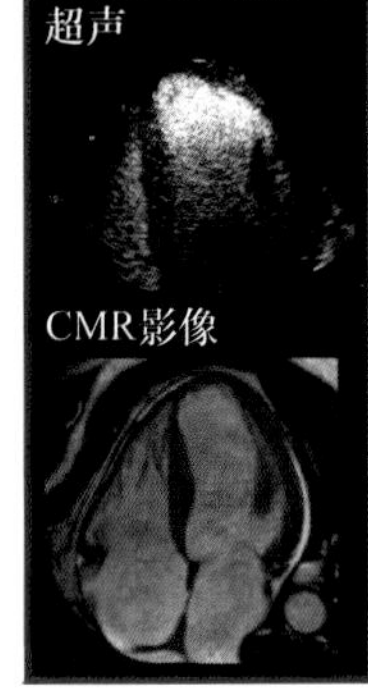

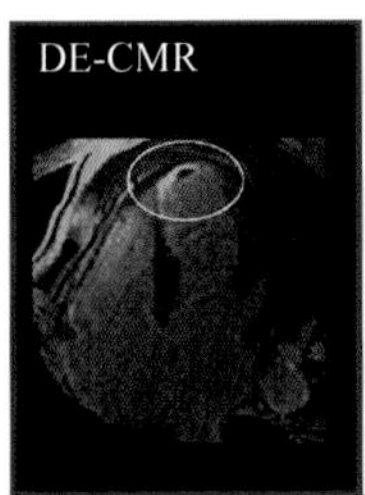

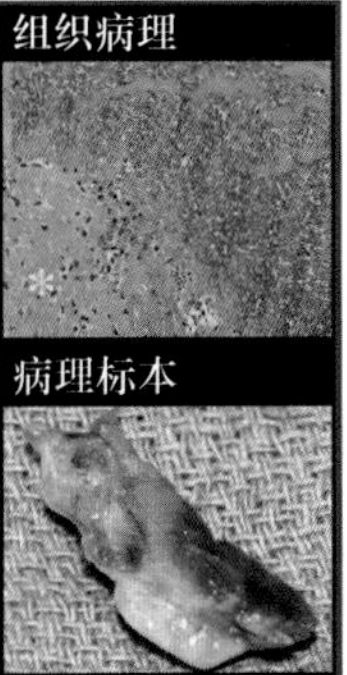

图 26-15　解剖学和组织特征成像观察心尖血栓。A. 解剖图像（左侧，四腔超声心动图、双腔磁共振图像）与延迟增强（DE）-CMR（中间图片）均检出心尖血栓（圆圈标识）的典型病例。**B.** 解剖成像与 DE-CMR 不一致的典型病例。DE-CMR 发现心尖部有一个小的附壁血栓（圆圈标识）。CMR 图像和超声均为阴性。对于这两例手术切除标本能够根据组织病理学（右，苏木精伊红染色，低倍数）进行血栓验证，切片显示血栓及与其相关的成纤维细胞（星号标识）。（From Weinsaft JW，et al：Contrast-enhanced anatomic imaging as compared to contrast-enhanced tissue characterization for detection of left ventricular thrombus. JACC Cardiovasc Imaging 2：972，2009.）

栓栓塞事件发生于确诊后 3 个月内。

目前尚没有随机试验评估延长抗凝时间以预防心肌梗死后左心室血栓患者栓塞的效果。然而，在急性心肌梗死患者首次住院期间使用低分子量肝素的研究中，抗凝和更有效的抗凝剂也降低了缺血性卒中的短期风险。当前的建议基于对记录在案的左心室血栓患者的观察研究，该研究中患者心房颤动或心力衰竭并发心肌梗死时，经抗凝治疗及经验推断认为其具有更低的栓塞风险。但是在个体评估中，对血栓栓塞风险评估的同时应评估出血风险。在没有任何前瞻性随机数据的情况下，对血栓栓塞高危患者进行 3 个月的抗凝治疗是合理的[23]。在观察性研究中，双重抗血小板治疗似乎不能预防附壁血栓的形成[24-25]。对于心肌梗死相关左心室血栓，目前尚没有关于特定口服抗凝剂使用情况的数据。

参考文献

1. Mozaffarian D, et al.: Heart disease and stroke statistics – 2015. A report from the American Heart Association, *Circulation* 131:e29–e322, 2015.
2. Kakouros N, Cokkinos D: Right ventricular myocardial infarction: pathophysiology, diagnosis, and management, *Postgrad Med J* 86:719–728, 2010.
3. Goldstein JA: Acute right ventricular infarction, *Cardiol Clin* 30:219–232, 2012.
4. Inohra T, et al.: The challenges in the management in right ventricular infarction. *Eur Heart J: Acute Cardiovasc Care* 2:226–234, 2013.
5. Korabathina R, et al.: The pulmonary artery pulsatility index identifies severe right ventricular dysfunction in acute inferior myocardial infarction, *Catheter Cardiovasc Interv* 80:593–600, 2012.
6. Rallidis LS, Makavos G: Nihoyannopoulos. Right ventricular involvement in coronary artery disease: role of echocardiography for diagnosis and prognosis, *J Am Soc Echocardiogr* 27:223–229, 2014.
7. Honda S, et al.: Trends in the clinical and pathological characteristics of cardiac rupture in patients with acute myocardial infarction over 35 years, *J Am Heart Assoc* 3:e000984, 2014.
8. Figuera J, et al.: Hospital outcome of moderate to severe pericardial effusion complicating ST-elevation acute myocardial infarction, *Circulation* 122:1902–1909, 2010.
9. Arnaoutakis GJ, et al.: Surgical repair of ventricular septal defect after myocardial infarction: outcomes from the Society of Thoracic Surgeons National Database, *Ann Thorac Surg* 92:436–444, 2012.
10. Hulten EA, Blankstein R: Pseudoaneurysms of the heart, *Circulation* 125:920–1925, 2012.
11. Nozoe M, et al.: Clinical manifestation of early phase left ventricular rupture complicating acute myocardial infarction in the primary PCI era, *J Cardiol* 63:14–18, 2014.
12. Arnaoutakis GJ, et al.: Surgical repair of ventricular septal defect after myocardial infarction: outcomes from the Society of Thoracic Surgeons National Database, *Ann Thorac Surg* 94: 436–444, 2012.
13. Agnihotri AK, Madsen JC, Daggett WM: Surgical treatment of complications of acute myocardial infarction: postinfarction ventricular septal defect and free wall rupture. In Cohn LH, editor: *Cardiac surgery in the adult*, 4th Ed., New York, 2012, McGraw Hill, pp 602–628.
14. Isoda S, et al.: Surgical repair of postinfarction ventricular septal defects – 2013 update, *Ann Thorac Cardiovasc Surg* 19:95–102, 2013.
15. Thiele H, et al.: Immediate primary transcatheter closure of postinfarction ventricular septal defects, *Eur Heart J* 30:81–88, 2009.
16. Jones BM, et al.: Ventricular septal rupture complicating acute myocardial infarction: a contemporary review, *Eur Heart J* 35:2060–2068, 2014.
17. Kutty RS, Jones N, Moorjani N: Mechanical complications of acute myocardial infarction, *Cardiol Clin* 31:519–531, 2013.
18. Jones RH, et al.: Coronary bypass surgery with or without surgical ventricular reconstruction, *N Engl J Med* 360:1705–1717, 2009.
19. Lee GY, et al.: Anticoagulation in ischemic left ventricular aneurysm, *Mayo Clin Proc* 90:441–449, 2015.
20. Delewi R, Zijlsttra F, Piek JJ: Left ventricular thrombus formation after acute myocardial infarction, *Heart* 98:1743–1749, 2012.
21. Weinsaft JW, et al.: Left ventricular thrombus detection by routine echocardiography—insights into performance characteristics using delayed enhancement CMR, *JACC Cardiovasc Imaging* 4:702–712, 2011.
22. Lee JM, et al.: Left ventricular thrombus and subsequent thromboembolism, comparison of anticoagulation, surgical removal and antiplatelet agents, *J Atheroscler Thromb* 20:73–93, 2013.
23. O'Gara PT, et al.: 2013 ACCF/AHA guideline for the management of ST-Elevation myocardial infarction: a report of the American College of Cardiology Foundation/American Heart Association Task Force on Practice Guidelines, *J Am Coll Cardiol* 61:e78–140, 2013.
24. Osherov AB, et al.: Incidence of early left ventricular thrombus after acute anterior wall myocardial infarction in the primary coronary intervention era, *Am Heart J* 157:1074–1080, 2009.
25. Solheim S, et al.: Frequency of left ventricular thrombus in patients with anterior wall acute myocardial infarction treated with percutaneous coronary intervention and dual antiplatelet therapy, *Am J Cardiol* 106:1197–1200, 2010.

27 临床实践 / 争议

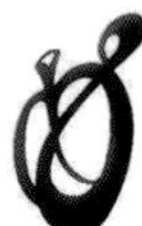

心肌梗死并发症的机械循环辅助：现有设备的作用

E. Magnus Ohman and Jacob A. Doll
王文尧　译　叶绍东　审校

引言

尽管针对心肌梗死（myocardialinfarction，MI）的药物治疗和血运重建方法不断进步，但心肌梗死患者的死亡率仍处于一个相当高的水平。心肌梗死相关的死亡通常是由心脏功能障碍引发的。心功能障碍导致了低心排血量、低血压和器官衰竭（图 27-1），这些临床表现被统称为心源性休克，包括了休克前期到难治性休克这样一个连续的进展过程（见第 25 章）。心源性休克可由心肌梗死的多种并发症引起，包括左心室功能障碍、二尖瓣反流、室间隔破裂、右心衰竭或心脏压塞（见第 26 章）。

临时机械循环辅助装置（mechanical circulatory support，MCS）可改善心源性休克患者的血流动力学参数。从理论上讲，及时和适当地使用 MCS 可以中断休克过程中的级联反应，防止多器官功能障碍和死亡（见图 27-1）。主动脉内球囊反搏（IABP）、Impella（Abiomed 公司，美国丹佛）、TandemHeart（Cardiac Assist 公司，美国匹兹堡）和体外膜肺氧合（extra-corporeal membraneoxygenation，ECMO）等设备应用较为便捷，并可提供有重要临床意义的血流动力学支持。尽管机械循环辅助装置在临床应用已经有数十年时间，但目前已有的临床试验并未能证实这些装置所提供的血流动力学益处能够改善患者结局，所以机械循环辅助装置的临床获益仍不确定。美国心脏协会（American Heart Association，AHA）和美国心脏血管造影与介入学会（Society of Cardiac Angiography and Intervention，SCAI）最近发表的一篇意见书，强调了这种临床获益的不确定性，指出在许多情况下机械循环辅助装置的应用是缺乏确切临床证据的[1]。尽管如此，上述装置在美国的使用仍在增加[2-3]。

本章针对已有的机械循环辅助技术进行综述，详细分析每种技术的优缺点，总结了可用的试验证据，并为每种设备适用的临床情况提供指导。由于目前尚缺少其改善临床结局的证据，临床医生应该仔细权衡循环辅助的潜在获益和并发症风险。

机械循环辅助装置

理想的机械循环辅助装置应该是能够快速放置在床边，纠正心肌梗死引起的血流动力学问题，较少引起严重的并发症，且易于移除。机械循环辅助装置应该做到：①恢复体循环，促进脏器功能正常化，防止多系统休克；②增加正常和缺血冠状动脉区域的心肌血流量；③降低心肌氧耗，限制心肌缺血 / 梗死的范围。目前没有任何设备完全符合这些标准。慎重使用机械循环辅助设备需要了解每个设备的血流动力学效应、使用的易用性和相关并发症，以及目前的临床试验证据（图 27-2）。

机械循环辅助装置的研究主要集中在由左心室功能障碍引起的心源性休克，这是 ST 段抬高型心肌梗死（STEMI）后休克的主要原因（见第 25 章）。

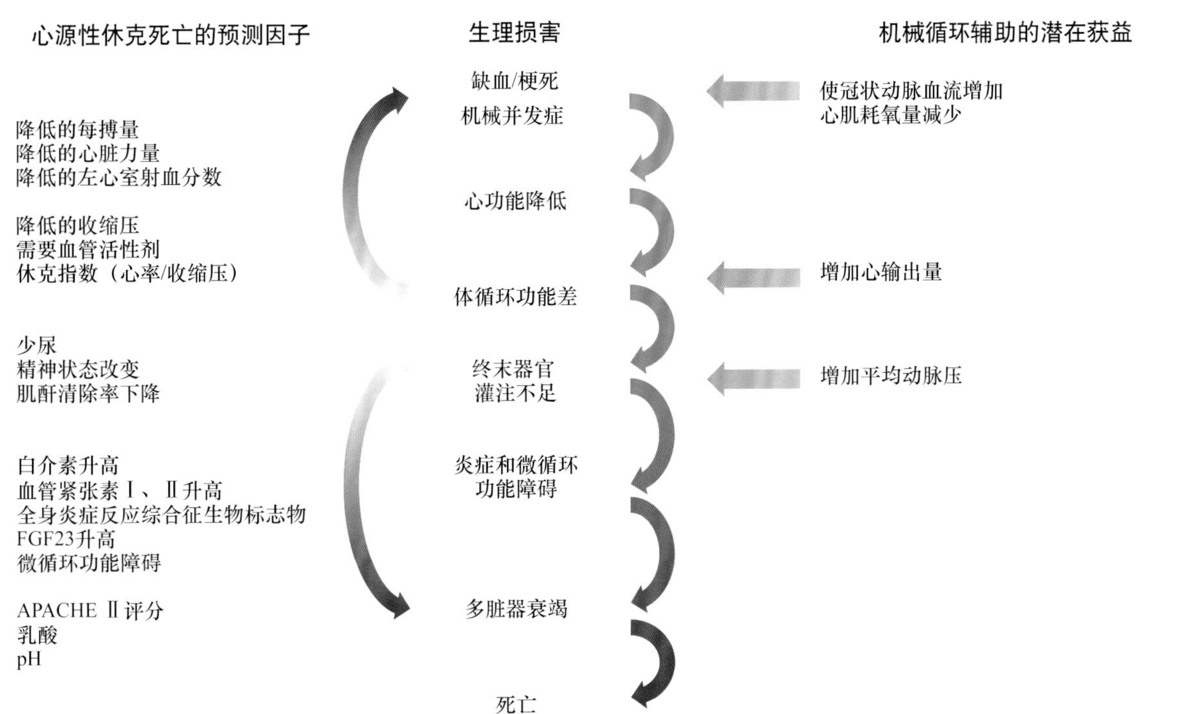

图 27-1　心肌梗死后的临床恶化及机械循环辅助（MCS）的潜在血流动力学获益。FGF：纤维母细胞生长因子。（Adapted from Werdan K，et al：Mechanical circulatory support in cardiogenic shock. Eur Heart J 35：156-167，2014；and Shah NR，et al：Serum biomarkers in severe refractory cardiogenic shock. JACC Heart Fail 1：200-206，2013.）

急性二尖瓣反流、右心衰竭或室间隔缺损患者的使用指征证据也很明确。

主动脉内球囊反搏

血流动力学的影响

主动脉内球囊反搏（intra-aortic balloon pump，IABP）是应用最广泛、最成熟的血流动力学支持技术。该技术使用一个位于降主动脉的球囊，它在心室舒张期膨胀，在心室收缩期之前收缩。球囊通过膨胀挤压降主动脉的血液，增加了舒张压，从而改善外周循环和冠状动脉的灌注。当球囊收缩时，早期收缩压下降，导致左心室后负荷减少。总体来说，平均动脉压升高，主要是由于球囊充气导致舒张功能增强（图 27-2）。

主动脉反搏的益处包括：①增加平均动脉压和心输出量；②增加冠状动脉血流量；③减少心肌氧耗。因此，IABP 符合理想机械循环辅助装置的血流动力学标准。IABP 对心输出量的影响一般较小，这取决于左心室的负荷情况和功能，一般心输出量增加不超过 0.5 ～ 1.0 L/min。同时，IABP 对冠状动脉灌注的改善可能是适度的，并取决于患者的因素。IABP 增加了主动脉根部的血流量（在 1∶1 的协助下，6.4% 的球囊体积）[4]，并改善了开放冠状动脉的血流，但对狭窄冠状动脉或急性冠脉综合征患者的冠状动脉血流量的影响尚不清楚[5]。IABP 可改善溶栓后的冠状动脉血流，并可增加犬类心肌梗死模型的血栓溶解率。IABP 还可通过降低氧耗来减少心肌缺血，这一作用独立于其对冠状动脉血流的影响。氧耗的减少是由于左心室后负荷和心室壁应力的减少，这可能是 IABP 在改善心肌缺血时的主要血流动力学效应[6]。

临床使用

IABP 通常以股动脉为通路经皮放置，少数情况下可使用外科手段经腋动脉或锁骨下动脉通路置入。IABP 经导丝放置，球囊最终位于降主动脉起始段、左锁骨下动脉以远（主动脉弓下 2 ～ 4 cm）。目前的设备可提供基于心电图或血流动力学触发的自动球囊充气，充气时间可手动调节。球囊充气应在重搏切迹后，并在心室收缩前完全回缩。不恰当的装置定时将减少其血流动力学获益（图 27-3）。每个心动周期一次充气（1∶1）可提供最大的血流动力学支持。较低的辅助比率（1∶2 或 1∶3）适用于心动过速等心律失常的患者，或用于设备拆除前预适应。全身抗凝多用于辅助比例小于 1∶1 的情况。但全身抗凝治疗与安慰剂的对比尚缺乏系统评价。不使用抗凝的情况下，IABP 以 1∶1 的辅助比例使用，限制时间在 24 小时以内可能是安全的，这种情况多

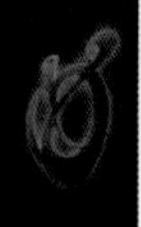

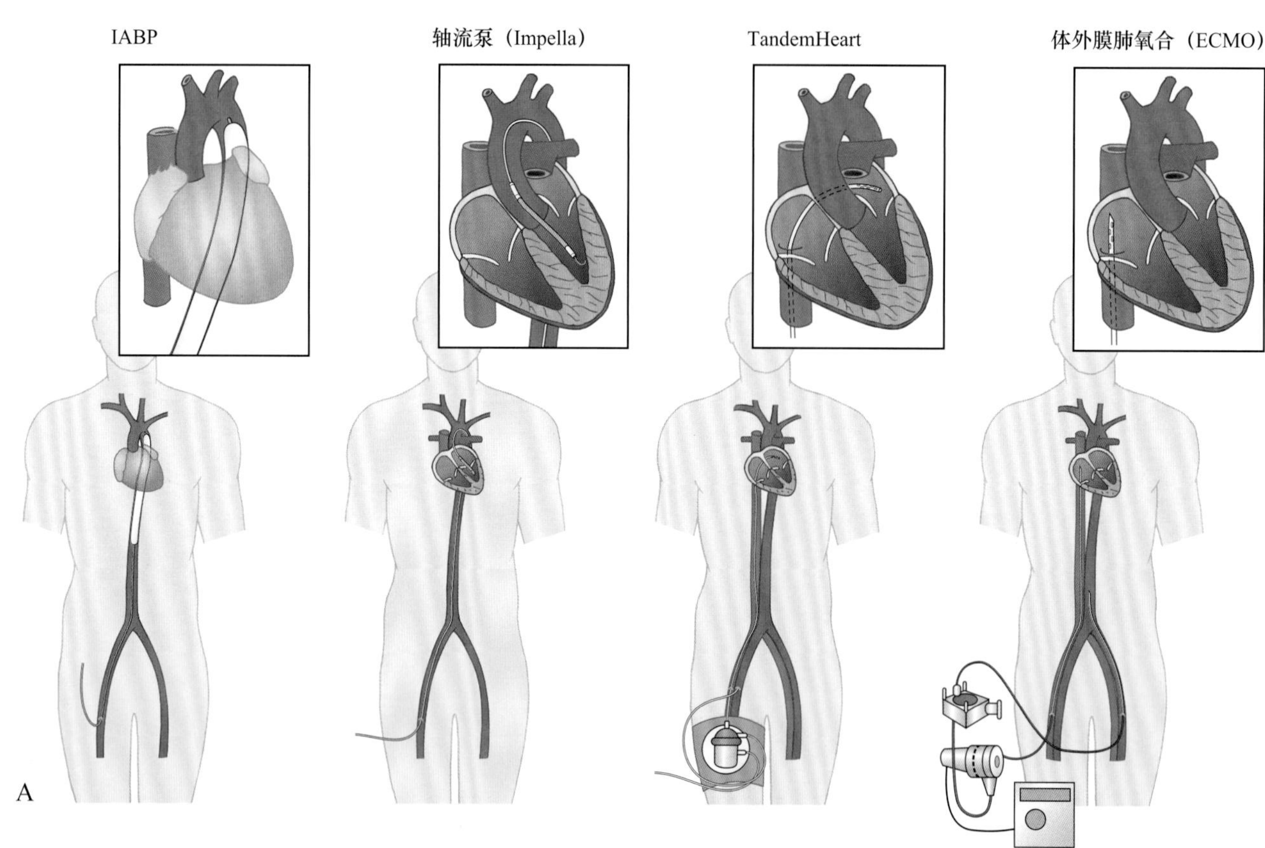

	IABP	轴流泵 2.5	轴流泵 CP	TandemHeart	体外膜肺氧合
机制	气动	轴	轴	离心式	离心式
血流动力学					
流量参数	依赖于左心功能	每分钟2.5 L	每分钟2.5～3.5 L	每分钟4～5 L	可变的，由全部生理支持决定
心脏指数	↑	↑	↑↑	↑↑	↑↑
平均动脉压	↑	↑	↑↑	↑↑	↑↑
冠状动脉灌注	↑	↑	↑	?	?
肺毛细血管楔压	↓	↓	↓	↓↓	可变的
心肌作功	↓	↓	↓↓	↓↓	↔/↑
左心室后负荷	↓	↔	↔	↑	↑
临床					
股动脉通道	7-8 F	13 F	14 F	15-19 F或 12-15 F x 2	15-17 F
静脉通道	无	无	无	21 F股动脉穿刺并经房间隔穿刺	19-25 F
全身抗凝	建议	必需	必需	必需	必需

B

图 27-2　经皮机械循环支持设备的比较。A. 四种主要形式的设备。**B.** 每项设备机制的细节及血流动力学和临床效果。ECMO：体外膜肺氧合；IABP：主动脉内球囊反搏。（Adapted from Werdan K，et al：Mechanical circulatory support in cardiogenic shock. Eur Heart J 35：156-167，2014.）

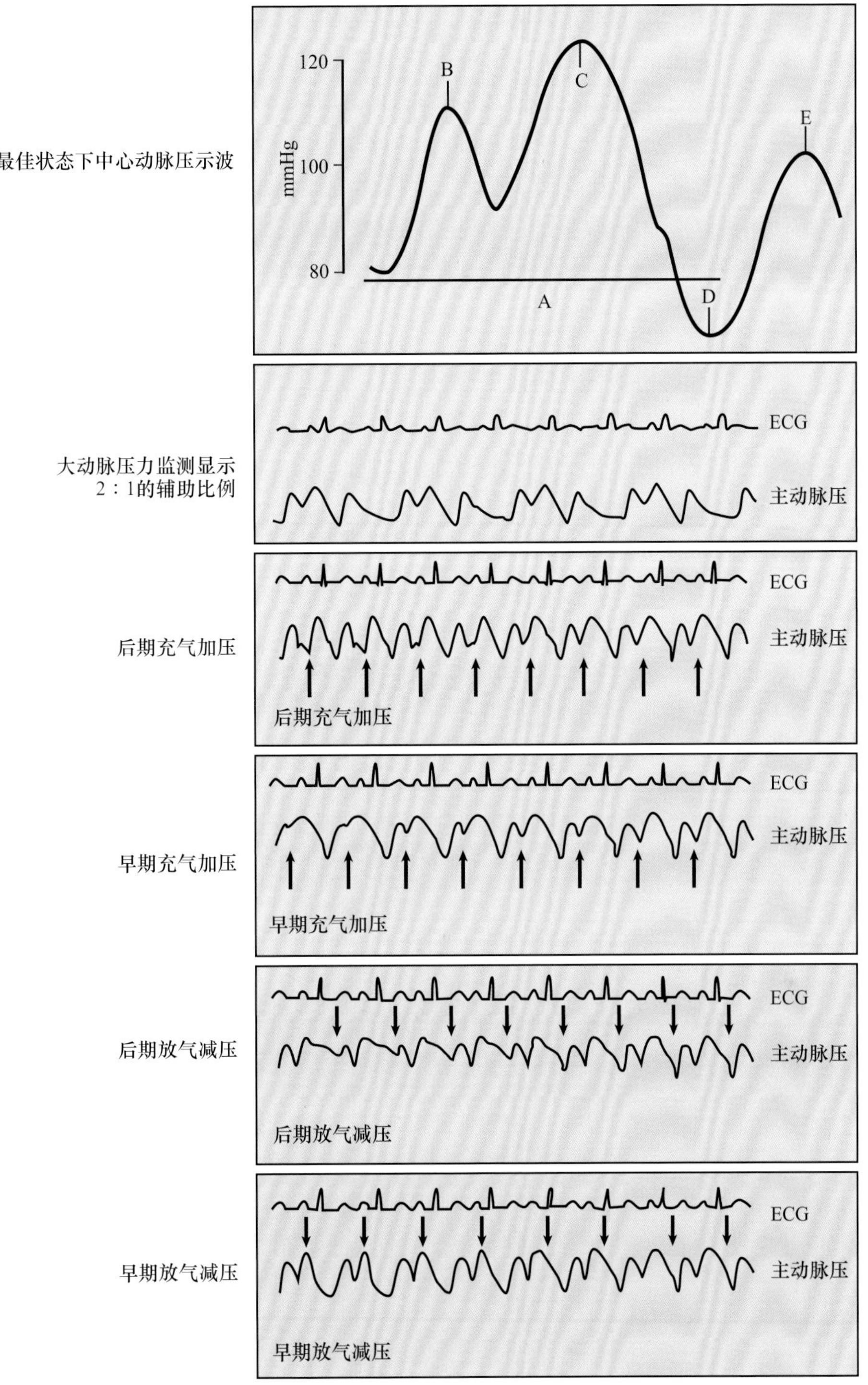

图 27-3　主动脉内球囊反搏的血流动力学效应。ECG：心电图

见于撤除 IABP 前，以代谢掉抗凝剂[7]。IABP 可加重中至重度主动脉瓣关闭不全患者的病情，这是 IABP 的绝对禁忌证；主动脉夹层也是绝对禁忌证。相对禁忌证包括严重的周围动脉疾病、主动脉瘤、出血或不能安全地使用全身抗凝剂[8]。IABP 有多种大小规格，从 34 ml 到 50 ml，最常用的是 40 ml。在近期的临床评估中，50 ml 规格的 IABP 能够比 40 ml 的 IABP 达到更好的血流动力学增强效果[9]。

IABP 相对容易置入，并发症发生率较低。"Benchmark Counterpulsation Outcomes Registry" 研究在 1996—2001 年登记了 5495 例接受 IABP 置入的心肌梗死患者。球囊置入成功率为 97.7%，住院死亡率为 20%。仅有 2.7% 的患者出现严重并发症［严重出血（1.4%）、严重肢体缺血（0.5%）、球囊渗漏（0.8%）、IABP 相关死亡（0.05%）］。长期使用 IABP 也与血小板减少、溶血和感染有关[7]。

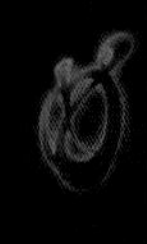

在真实的临床实践中，因心肌梗死并发症置入IABP的仅占很少一部分。在Benchmark注册登记研究中，27.3%的患者是因为心源性休克，11.7%的患者因为心肌梗死机械并发症接受IABP。尽管机械循环辅助装置在美国的总使用率呈上升趋势，但自2008年以来，IABP的使用率略有下降[3]。

观察性研究证据

Kantrowitz在1953年提出了球囊反搏的概念，而第一次临床应用是在1967年。在接下来的几十年里，IABP得到了广泛的应用，并获得了很有前景的观测证据的支持。GUSTO-I试验纳入了2972例ST段抬高型心肌梗死（STEMI）合并心源性休克的患者，与未接受IABP治疗者或晚期接受IABP治疗者相比，25%早期接受IABP治疗者30天死亡率降低（47% *vs*. 60%；$P = 0.06$）[10-11]。在SHOCK试验的两组受试者中，使用IABP的比例均为86%，该研究证实，在STEMI和心源性休克患者，早期血运重建较药物治疗能够带来更多获益[12]。在SHOCK注册研究中，51%的患者接受了IABP治疗，使用IABP与较低的死亡率相关（50% *vs*. 72%；$P < 0.0001$）。NRMI-2队列纳入了23 180例急性心肌梗死和心源性休克患者，其中31%的患者接受了IABP治疗；对于接受溶栓而没有行直接（急诊）血管成形术的患者，IABP可减少死亡率[10,13]。

在2004年，尽管缺乏随机对照试验数据，IABP仍成为心肌梗死合并休克患者治疗的Ⅰ类推荐。但随后的一项观察数据meta分析显示，在STEMI合并心源性休克的情况下，接受经皮冠状动脉介入治疗的患者使用IABP并不改善生存，而溶栓患者使用IABP能够改善生存[10]。

随机试验

之后的一些随机对照试验进一步探究了这个问题（表27-1）。IABP-SHOCK Ⅰ研究针对心肌梗死合并休克患者，随机对照比较了使用和不使用IABP的临床效果。但这项试验仅评估了血流动力学终点。与既往的研究结果不同，该研究中，接受IABP治疗和

表27-1　评估短期机械循环辅助治疗急性心肌梗死伴心源性休克患者的随机临床试验

研究	时间	样本量	设置	血管重建的方式	血流动力学转归	临床转归
IABP与药物治疗比较						
Ohman，2005（TACTICS）	1996—1999	57	多中心	溶栓（100%），PCI（23%） CABG（18%）	未报告	IABP和对照组6个月死亡率相似（34% *vs*. 43%；$P = 0.23$） IABP在Killip Ⅲ / Ⅳ级患者中有获益趋势
Prondzinsky，2010（IABP SHOCK Ⅰ）	2003—2004	40	单中心	PCI	在心输出量、SVR及PCWP方面没有明显差别	APACHE Ⅱ评分没有差异
Thiele，201216（IABP SHOCK Ⅱ）	2009—2012	598	多中心	PCI（96%），CABG（4%）， 未使用（3%）	心率、血压或血清乳酸无差别	IABP和对照组30天死亡率相似（39.7% *vs*. 41.3%）
TandemHeart与IABP比较						
Thiele，2005	2000—2003	41	单中心	PCI（95%），CABG（5%）	TandemHeart治疗的患者在心脏力量指数、PCWP、CVP及血清乳酸方面有较大的改善	TandemHeart与IABP治疗30天死亡率相似（43% *vs*. 45%；$P = 0.86$）
Burkhoff，2006	2002—2004	33	多中心	急性心肌梗死患者中PCI（85%），CABG（12%）	TandemHeart治疗的患者在CI、MAP和PCWP方面有更大的改善	30天死亡率无差别
Impella与IABP比较						
Seyfarth，2008	2004—2007	26	两个中心	PCI（94%），CABG（4%）	Impella治疗的患者CI明显改善	30天死亡率无差别（两组均为46%）

APACHE：急性生理和慢性健康评估；CABG：冠状动脉旁路移植术；CI：心脏指数；CVP：中心静脉压；IABP：主动脉内球囊反搏；MAP：平均动脉压；PCI：经皮冠状动脉介入治疗；PCWP：肺毛细血管楔压；SVR：体循环血管阻力

未接受 IABP 治疗的患者在心输出量和全身血管阻力方面均有短暂性改善，且组间无显著差异[14]。IABP-SHOCK Ⅱ研究则纳入 600 例 STEMI 合并心源性休克患者，在 PCI 时随机分配至 IABP 组或药物治疗组；两组在 30 天和 1 年的任何临床终点上均无显著差异[15-16]。这些中性的结果在主要的亚组分析中都是一致的，即便是在一些既往认为 IABP 应该获益更大的亚组人群中。在 CRISP-AMI 试验中，337 名前壁 STEMI 患者被随机分为择期置入和必要时置入 IABP 两组。该试验的研究对象为血流动力学稳定的患者，试图在有心源性休克风险的人群中验证 IABP 是否减少心肌梗死面积；心肌梗死面积经心脏磁共振成像评估，研究结果发现各组的平均梗死面积无明显差异。临床终点在出院和 30 天时相似。6 个月时观察到 IABP 对死亡率有一定改善趋势，但无明显统计学意义[17]。

总之，目前的观察性研究证据支持 IABP 可用于接受溶栓治疗的心肌梗死后休克患者。目前的观察性或随机试验数据不支持对接受 PCI 治疗的心肌梗死患者常规使用 IABP（表 27-2；参见“推荐的使用选择”部分）。选择性 IABP 策略治疗难治性休克尚未经过试验验证。IABP 已被用于急性室间隔穿孔和二尖瓣反流合并心源性休克的患者（见第 26 章）。在一项队列研究中，IABP 支持与较低的术前死亡率相关[18]。IABP 或可辅助休克患者的状态稳定，从而为手术创造机会。

TandemHeart

血流动力学的影响

TandemHeart 是一种经皮心室辅助装置（VAD），可提供高达 4 L/min 的循环支持，使其对自身收缩功能差和（或）预期休克期延长的患者具有一定应用价值。TandemHeart 从左心房抽取血液并将血液注入髂动脉或腹主动脉。它由左心房引流导管、体外离心泵、股动脉流入导管组成（图 27-2）[5]。

对于心源性休克患者，TandemHeart 可使肺毛细血管楔压（PCWP）和肺动脉压降低，收缩压升高，心脏指数改善（图 27-4，参见图 27-2）[19]。与 IABP 相比，TandemHeart 由于直接从左心房抽取血压，从而更好地减轻左心前负荷，显著降低左心室容积和压力，使 PCWP 降低。TandemHeart 可有效改善心脏指数[20]，但其对冠状动脉灌注的影响尚不清楚。

临床使用

TandemHeart 于 2001 年问世，并于 2006 年获得美国食品和药物管理局批准。由于使用上的复杂性和较高并发症发生率，TandemHeart 的使用率要比 IABP 低。一根 21 F 静脉导管需要经右股静脉进入右心房。在透视和（或）超声心动图引导下经房间隔穿刺将流入管道引入左心房。15 F 至 17 F 导管经皮穿刺，经股总动脉置于髂动脉或远端大动脉。体外泵提供高达 4 L/min 的心输出速度，最高达 7500 转 / 分[5]。可用双侧 12 F 股动脉插管作为代替，但这将限制整体流量在 3 L/min 以内。整个装置的植入可能需要 15 分钟到 1 小时[19]，且并发症很常见。在 117 例难治性心源性休克患者中，最常见的并发症包括败血症（29.9%）、插管部位周围出血（29.1%）、消化道出血（19.7%）、凝血异常（11.0%）、脑卒中（6.8%）、腹股沟血肿（5.1%）和肢体缺血（3.4%）[19]。有 59.8% 的患者接受了输血。在接受择期 PCI 的高危患

表 27-2　急性心肌梗死患者应用机械循环辅助的指南建议

	GERMAN-AUSTRIAN S3：心源性休克（2012）	ACCF/AHA：STEMI（2013）	ESC/EACTS：血运重建（2014）
IABP：休克	在溶栓治疗情况下：IABP 应该作为附加治疗实施。PCI 治疗背景下：可以考虑，但现有的证据尚不明确	Ⅱa，B IABP 在发生 STEMI 后经药物治疗未迅速稳定的患者会有用	Ⅲ，A 不推荐在心源性休克患者常规应用 IABP
IABP：心肌梗死的机械性并发症	无建议	没有正式的建议。“IABP 可以提供临时的循环支持”	Ⅱa，C 因机械性并发症造成血流动力学不稳定的患者应考虑置入 IABP
TandemHeart，Impella：休克	无建议	Ⅱb，C 在难治性心源性休克患者可以考虑以可替代的左心室辅助设备进行循环支持	Ⅱb，C 在 ACS 患者伴有心源性休克患者可提供短期机械性循环支持

ACCF/AHA，美国心脏病学会基金会 / 美国心脏协会；ACS，急性冠脉综合征；ESC/EACTS，欧洲心脏病学会 / 欧洲心胸外科协会；IABP，主动脉内球囊反搏；PCI，经皮冠状动脉介入治疗；STEMI，ST 段抬高型心肌梗死

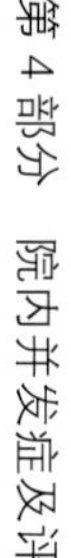

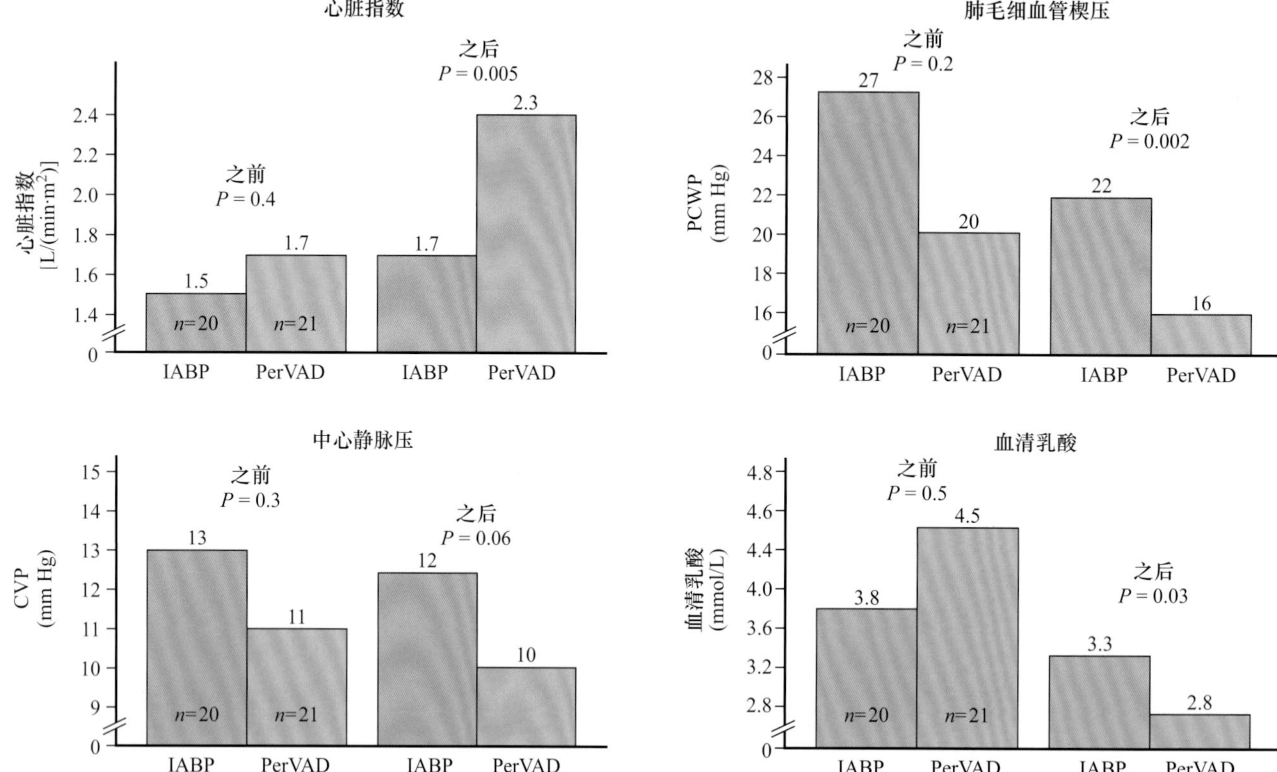

图 27-4 TandemHeart 支持初始应用时的血流动力学及代谢变化。CVP，中心静脉压；IABP，主动脉内球囊反搏；PCWP，肺毛细血管楔压；VAD，心室辅助装置。（Data from Thiele H，et al. Randomized comparison of intraaortic balloon support with a percutaneous left ventricular assist device in patients with revascularized acute myocardial infarction complicated by cardiogenic shock. Eur Hear J 1276-1283，2005.）

者中使用该装置，有 13% 的患者发生重大血管并发症，10% 的患者发生血小板减少症[21]。此外，流入的套管可能移回右心房，这时需要重新定位，以避免将未加氧的血液从右心房输送到体循环。心脏压塞和穿孔也可能发生。抗凝是必需的，抗凝的目标是使部分凝血活酶时间维持在 60 ～ 80 s[5]。

临床试验证据

两项随机研究比较了 TandemHeart 和 IABP 在心源性休克患者中的作用（表 27-1）。Thiele 等将 41 例心肌梗死后休克患者随机分为两组：TandemHeart 组和 IABP 组。TandemHeart 组在心脏力量指数、心输出量、PCWP、肺动脉压和血清乳酸方面有较大的改善。TandemHeart 组的肢体缺血（33% *vs*. 0%）、需要输血的出血（91% *vs*. 40%）和弥散性血管内凝血（62% *vs*. 15%）的发生率更高。在 Burkhoff 等进行的一项类似的研究中，33 名休克患者（70% 表现为心肌梗死）被随机分配到 TandemHeart 组或 IABP 组。TandemHeart 组的患者的心脏指数和 PCWP 明显改善，但临床终点没有获益。不良事件在两组间差异较小。尚没有研究比较 TandemHeart 与药物治疗或其他非 IABP 的循环辅助装置[20]。在机械并发症中的应用也缺少相关研究证实。有研究报道了经右心房和肺动脉插管的 TandemHeart 可用于右心室辅助[22]。

总之，该装置能够显著提高心输出量，但具有较高的并发症发生率。TandemHeart 可以考虑在有大量使用经验的中心应用。

Impella

血流动力学的影响

Impella 装置是一种微轴流式旋转泵，它被安装在主动脉瓣上，从左心室抽取血液并输送至升主动脉。Impella 设备有多种尺寸，可供支持左心（2.5、CP、LD 和 5.0）和右心（RP）。Impella 2.5 提供 2.5 L/min 的心输出量增强。在目前有限的发表资料中，使用更大的设备 Impella CP，心脏输出量增加可达 3.5 L/min。Impella 5.0 和 Impella LD（直接从主动脉内置入）可提供高达 5 L/min 的支持，但需要手术放置。与其他机械循环辅助装置一样，Impella 可增加心输出量和平均动脉压，降低 PCWP（图 27-5）[6]。Impella

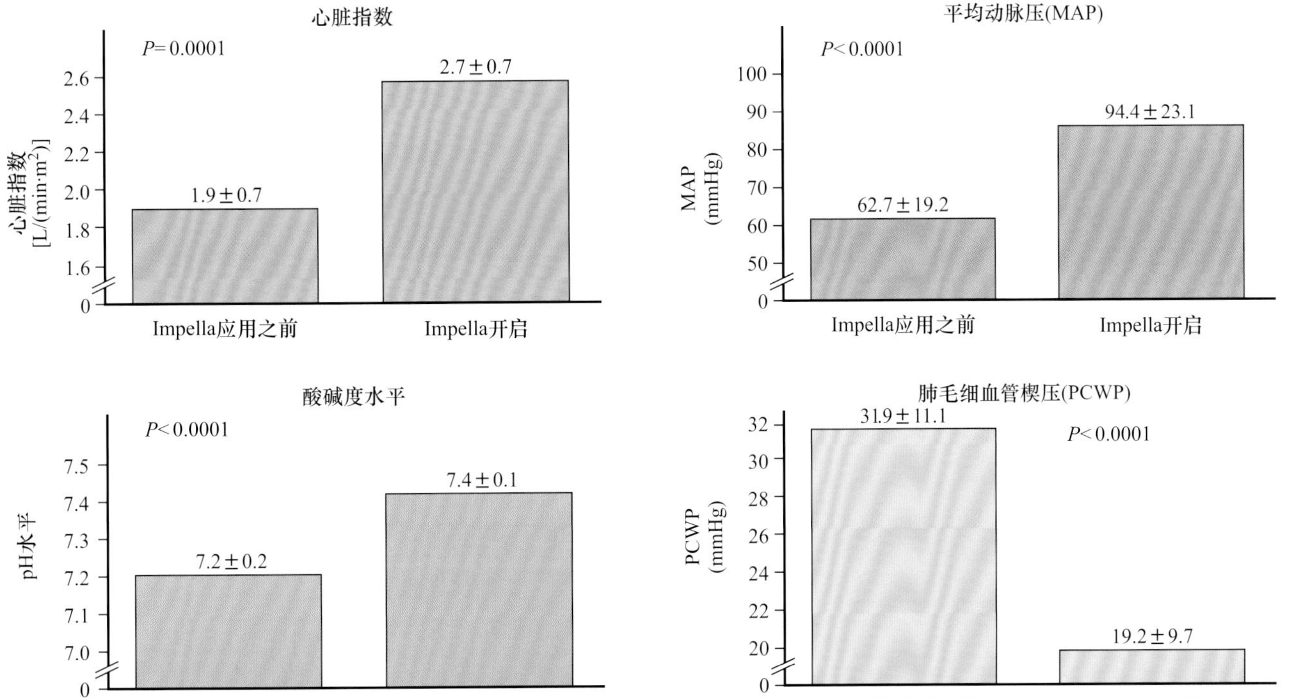

图 27-5　在 USPella 注册试验中启动轴流泵支持治疗后的血流动力学及代谢变化

能够直接减少左室负荷，立即降低舒张末期室壁应力[23]。冠状动脉灌注压升高则可能是由于主动脉压升高和左心室心肌内压降低所致[24-25]。与 IABP 不同的是，Impella 增加心输出量与心脏本身的功能无关，这使其可以应用在中至重度心功能障碍患者中。在 USpella 注册研究中，纳入了 38 家美国医院收治的 154 例心肌梗死合并心源性休克的患者，Impella 置入术后血流动力学参数明显改善，包括平均动脉压（94 mmHg *vs*. 63 mmHg）、PCWP（19 mmHg *vs*. 32 mmHg）和心脏指数［2.7 L/（min・m^2）*vs*. 1.9 L/（min・m^2）］[26]。Impella RP 可通过股静脉通路放置，并提供高达 5 L/min 的支持。

临床使用

Impella 2.5 是一个 12 F 装置，安装在 9 F 导管上，经 13 F 鞘经皮插入股动脉。Impella CP 需使用一个 14 F 鞘置入。Impella 5.0 需经股动脉或腋窝动脉切口置入，而 Impella LD 直接从升主动脉置入[27]。所有 Impella 装置都有一个 21 F 的泵，安装在 9 F 的导管上。在 USpella 注册研究中，常见的并发症包括急性肾功能不全（18.1%）、需要输血的出血（17.5%）、感染（12.9%）、溶血（10.3%）和需要手术修复的血管损伤（9.7%）。在使用过程中，建议使用抗凝剂，维持 ACT 在 160 ～ 180 s。机械主动脉瓣或存在左心室血栓是绝对禁忌证。Impella 设备在美国被批准用于最长 6 小时的循环支持，而在欧洲被批准用于最长 5 天的循环支持。Impella RP 目前在美国和欧洲临床使用，这个装置是为支持右心室衰竭患者而设计的，它从下腔静脉抽取血液并注入肺动脉[28]。

临床试验的证据

ISAR-SHOCK 试验随机将 26 例患者分为 Impella 2.5 或 IABP 组（表 27-1）。在 30 分钟时，Impella 2.5 改善了心脏指数［（0.49±0.46）L/（min・m^2）］和平均动脉压［（9.0±14）mmHg］。两组 30 天死亡率均为 46%[20]。随后的 Impella-EUROSHOCK 注册研究中，从 2005 年到 2010 年共纳入 120 名使用 Impella 2.5 的患者[29]。在这组高危人群中（平均射血分数为 27%，85% 使用正性肌力药，69% 使用机械通气），Impella 支持期间有 42% 的死亡率，而 30 天的死亡率为 64.2%。然而，在这一人群中使用 Impella 在技术上是可行的，并且改善了血流动力学。95% 的患者认为设备的植入是“容易或合适的”，95.7% 的存活患者认为装置移除是“容易或合适的”。该设备用于延长支持（平均 43.5 小时），而不仅仅用于围术期辅助。在 USpella 注册研究中，PCI 术前使用 Impella 与 PCI 术后使用 Impella 相比，生存率显著提高（65.1%

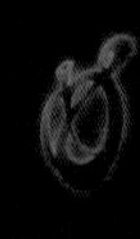

vs. 40.7%；$P = 0.003$）[26]。另外一些研究报道了在 STEMI 合并心搏骤停患者中使用 Impella 的可行性[30-31]。不过，目前还没有足够大的随机对照研究来评估 Impella 对临床终点的影响。两项较大的研究（IMPRESS，RECOVER Ⅱ）因无法登记患者而终止[32]。针对机械并发症，如急性二尖瓣反流和室间隔穿孔的治疗仅在病例报告中有描述[33-34]。右心衰竭患者可受益于右侧 Impella 装置的置入。

综上所述，Impella 设备家族在更强的血流动力学支持和易于使用之间提供了合理的平衡。目前已被公认的使用经验集中在心源性休克领域，但该装置可能在更严重的休克中起到作用。

经皮体外膜肺氧合

血流动力学的影响

体外膜肺氧合（extra-corporeal membrane oxygenation，ECMO）是体外循环的一种形式，可用于迅速纠正心源性休克或心搏骤停。尽管 ECMO 已被批准用于儿科，但在成人中的适应证从未经过美国食品和药物管理局批准。ECMO 目前的使用是通过合并几个独立的组件来实现的，所有组件都有独立的 510 k 批准。乏氧血从右心房或腔静脉抽吸，通过氧合器泵入，然后注入动脉循环，从而绕过心脏和肺[35]。ECMO 可在较长时间内提供超过 6 L/min 的完整心肺支持。ECMO 对心源性休克的血流动力学影响尚不清楚，对某些患者可能是有害的。静脉-动脉（VA）ECMO 适用于心力衰竭患者，这与应用于晚期呼吸衰竭患者的静脉-静脉（VV）ECMO 不同。

VA ECMO 维持平均动脉压和终末器官灌注的作用与自身心功能无关，且有可能以左心室后负荷增加、心肌需氧量增加和心肌缺血恶化为代价[36]。冠状动脉供氧也可能受损。使用 VA ECMO 时，冠状动脉血流由外周插管逆流的含氧血和自身心功能排出的顺行血组成。如果患者有呼吸衰竭，顺行血流可能相对缺氧，进一步加重缺血。ECMO 流速可以增加，为冠状动脉和大脑循环提供更多逆行氧合血流量[37]。最后，VA 循环不会直接解除左心室压力负荷。ECMO 可导致左心室肿胀、肺水肿和呼吸衰竭。可以通过手术在 LV 中放置一个经室间隔或经心尖的“排放口”来减压，也可以考虑将 ECMO 与 Impella 联合使用。

临床使用

静脉流出套管位于右心房或下腔静脉，需经股静脉或颈内静脉置入（见图 27-2）。出口套管与外部泵和氧合器相连。血液通过股动脉或腋窝动脉置管回流到体循环。静脉和动脉导管可以与患者的体型和周围血管相匹配。对于成人，静脉引流套管的直径一般为 23 F 至 25 F，动脉回流套管的直径为 17 F 至 21 F[38]。多种泵和氧合器可供使用，包括集成的或独立的系统。

ECMO 管路的维护具有挑战性，在大多数情况下需要体外循环人员的全职监督。动脉血氧饱和度应保持≥ 90%。患者必须进行抗凝治疗，ACT 目标为 180 ～ 210 s，或 APTT 为正常值的 1.5 倍[38]。镇静并不是强制性的，一些有稳定中央插管的患者可以保持清醒，甚至步行。但对于急性心源性休克的外周插管患者，强烈建议使用镇静和机械通气。心功能恢复后可尝试 ECMO 移除前预适应。

观察性研究证据

尚没有随机对照试验来比较 ECMO 治疗心源性休克的效果。目前的文献仅限于病例报告和注册登记。对总计 1494 例不同原因的心源性休克或心搏骤停患者的 84 篇报告进行系统回顾，结果显示，65% 的患者成功脱离 ECMO，40% 的患者活到了中位生存时间。心源性休克患者中，出院时的生存率为 52%。这篇回顾分析同时还发现了发表偏倚的证据，其可能导致对 ECMO 治疗的生存率的高估[39]。两项有历史对照的研究报道了 ECMO 可用于改善心肌梗死相关心源性休克患者的存活率[40-41]。一项 81 例患者的队列研究报道了心肌梗死和难以心肺复苏的心搏骤停患者接受 ECMO 治疗，作为 PCI 前的过渡治疗。这组极端高危人群的 30 天存活率为 29%，显示 ECMO 有希望成为一种挽救性治疗措施[42]。

并发症的报告各不相同，其中出血（5% ～ 79%）、感染（17% ～ 49%）、肾衰竭（30% ～ 58%）和肢体缺血（13% ～ 25%）是最常见的[38]。血管并发症的发生率在 10% 到 70% 之间，与血管通路的类型和套管的大小有关，包括急性栓塞、周围动脉夹层、假性动脉瘤和肌腔室综合征[43]。设备故障也是比较常见的，包括血凝块引发的故障（0.13% ～ 22%）、泵故障（4.7% ～ 30%）和氧合器故障（21% ～ 27%）[38]。英国国家卫生和保健卓越研究所发表了相关综述，提出了 ECMO 使用过程中的重要安全问题，以及获益的不确定性。该委员会建议 ECMO 仅由经验丰富的团队使用，且应用于对其他治疗方法有困难的患者。患者和医务人员均应得到关于 ECMO 安全性和有效性并不明确的信息[44]。正在进行的 ECMO 治疗心搏骤停幸存者的随机试验可以提供一些指导。针对急诊收治的心搏骤停幸存者，目前至少有两项试验评估早期使用 ECMO 的"高创伤性"策略（CT.gov ID NCT01605409 和 NCT01511666）。然而，针对于 ECMO 治疗心源性休克的大型随机疗效试验也需要进行。

总而言之，ECMO 的使用非常复杂，仅有有限的公开数据评估了其在成年人心源性休克治疗中的安全性和有效性。ECMO 仅在心搏骤停的治疗中获得了较为充足的证据，正在进行的试验将提供重要信息。

外科手术植入设备

患者也可以通过紧急手术胸骨切开，以置入机械循环辅助装置。可选择的装置包括通过中央置管的 ECMO 或临时左心室辅助装置。与经皮置管相比，ECMO 中心插管可提供更稳定的通路，改善患者舒适度。临时的左心室辅助装置，如 Centrimag（Thoratec，Pleasanton，California）Thoratec Paracorporeal VAD，以及 BVS 5000 和 AB5000（Abiomed）根据临床病情可用于左心室支持、右心室支持，或双心室支持。临时的左心室辅助系统可作为心室恢复的过渡，并进一步作为心脏移植的过渡治疗手段。尽管许多病例报道了手术置入左心室辅助装置能够延长支持时间[45]，但没有随机对照试验来比较临时的左心室辅助装置与药物治疗或其他机械循环辅助设备。一些中心报道了使用这些设备作为"决策的桥梁"，从而能够评估最终器官功能，规划长期置入左心室辅助装置或心脏移植。但这一策略尚待验证。目前，外科置入的机械循环辅助支持对于心肌梗死并发症的初始治疗并不理想。但在那些已经使用了经皮置入设备仍然不稳定、且有心脏移植安排的患者，或可发挥过渡作用。

改善患者的活动能力是手术植入设备的一个潜在优势。可移动的 VV ECMO 可作为肺移植前的过渡治疗，并与提高长期存活率相关，这可能是因为它避免了危重疾病的发生，提高了移植前的适应能力[46]。同样，中心置管的 ECMO 或临时的左心室辅助装置可在提供充分心肺循环支持的情况下允许患者移动。这可以作为患者心脏移植或心肌康复前的过渡。腋窝放置 IABP 和 Impella 在技术上也是可行的，患者可以坐起来走动。

缺少足够临床试验情况下的临床判断

由于近期公布的一些随机试验和 meta 分析的阴性结果，导致临床上有放弃使用 MCS 治疗心肌梗死后心源性休克的趋势。但这些患者死亡率高，且缺乏有效的替代疗法，所以仍有临床医生继续使用 MCS 设备治疗病情严重者。在证据不足的情况下，如何优化 MCS 的使用没有确切的路径。不仅缺乏切实有效的证据，MCS 的许多潜在用途甚至很少或者完全没有被验证过。

MCS 的随机临床试验多数没有足够的样本量效力，不能代表真实世界的人群。IABP SHOCK Ⅱ试验是目前唯一有充足样本量来评估死亡率的随机研究[16]。但本研究的阴性结果受到了几方面的制约：①大多数患者在 PCI 术后接受 IABP 治疗（86.6%）；②对照组中也有 17.4% 的患者接受了 IABP 治疗；③入组人群的定义不完全。在这样一组高危人群中进行的试验可能会受到选择偏见的限制。在许多医生看来，平衡分配所有的心源性休克患者进入随机试验是不太可能完成的。在实际操作过程中，最有可能获益的患者会优先使用 MCS 治疗，而临床试验入组的患者则是那些被认为从血流动力学支持中获益不明确的人。此外，缺乏长期的随访可能会掩盖获益，而目前的 MCS 使用后死亡率评估一般局限于住院期间或出院后 30 天。评估血流动力学支持在高危 PCI 患者中治疗效果的 CRISP-AMI 研究和 PROTECT Ⅱ研究，在长期随访过程中显示了 MCS 的潜在益处。

观察性研究也可能被选择偏倚所混淆。临床医生可能更倾向于在可能获益的患者中使用 MCS 设备，因为他们生存的可能性更大。这将使观察性研究产生偏倚，夸大 MCS 的获益。另外，像 ECMO 一类的设备主要用于抢救治疗，而这一人群本身的死亡率很高。

此外，具有更大血流动力学影响的装置在随机试验中还没有得到充分研究。目前还没有随机试验评估 TandemHeart、Impella 或 ECMO 治疗对心肌梗死患者死亡率的影响。IABP 提供的循环支持可能不足以产生减少死亡的获益，而具有更强血流动力学效应的替代 MCS 装置可能会带来更大的临床康复机会。这尚需要进行大规模的研究，但在严重的心源性休克人群中开展上述研究很具挑战性，已经有几项研究因入组缓慢而中止。可能这些设备都应该根据回顾性结果进行评估，手术植入的左心室辅助装置就进行了这样的研究。虽然不是理想的，但它将比目前所做的安全性和有效性评估更好。

最后，对于发生机械并发症的心肌梗死患者，MCS 是否适用尚不清楚。对于心源性休克的 MCS 研究主要纳入了由左心室功能障碍引起的休克患者，这是心源性休克最常见的病因。对于急性二尖瓣反流和室间隔破裂等机械并发症引起的心源性休克，MCS 的治疗缺乏研究。临床上还需进一步的研究来更好地阐明现有 MCS 设备的作用，开发新的设备，并确定可能受益的患者亚群。与此同时，选择使用 MCS 设备的临床医生应谨慎行事，考虑每种设备的风险 / 获益比，并与患者和家属协商。

推荐的使用选择

STEMI 合并心源性休克患者常规使用 IABP 在既往得到了 AHA/ACC/ESC 指南的 Ⅰ 类推荐，但在 IABP-SHOCK Ⅱ 试验结果公布后被改为了 Ⅱ a 类推荐（表 27-2）[24]。在目前美国各专业协会的指南中，对于心肌梗死合并难治性心源性休克的患者，MCS 设备的使用是合理的（IABP），或者可以考虑使用更高级的 MCS 设备，如 TandemHeart 或 Impella（Ⅱ b 类推荐）。但均不鼓励常规使用。由美国多个学会发布的一项专家共识则更具实际指导意义。该共识主张在大面积心肌梗死引起二尖瓣反流或急性严重左心室功能下降的患者中应用 MCS。如需使用设备，应鼓励早期部署。这一共识抛弃了指南中依赖于证据类型和级别做出的推荐。

心源性休克的临床严重程度差异很大（见第 25 章）。从休克前、休克、严重难治性休克，到最后的心搏骤停，呈连续发展过程。尽管给予最大限度的药物治疗，但持续不稳定的患者仍有难治性休克的问题，并有随时心搏骤停和死亡的危险。MCS 设备选择的主要原则是保证与患者血流动力学损伤程度和风险相匹配。

何时使用机械循环辅助支持

现有证据不支持对药物治疗有效的心肌梗死和休克前患者常规使用 MCS。临床医生应该在最有可能获益的人群中选择使用，主要是针对休克或难治性休克患者。第 25 章也讨论了使用 MCS 的患者选择问题（见图 25-6）。在使用 MCS 前，应与患者家属、跨学科护理团队讨论护理目标和潜在的不良事件。临床医生应该认识到，目前有证据支持 MCS 可以改善血流动力学参数，更为先进的 MCS 优于传统的 IABP；但没有足够的证据表明，这种血流动力学改善将转化为临床结局的获益。不过，根据我们的经验，MCS 的使用通常是有用的，可为更彻底地评估患者病情、决定治疗终点创造时间，并可在使用过程中更彻底地探讨护理目标，以及患者及其家属的预期结果。

如何选择机械循环辅助装置

很少有研究直接比较 MCS 装置在心肌梗死并发症中的治疗效果。一项纳入 3 个小规模试验的 meta 分析中，比较 TandemHeart 或 Impella 2.5 与 IABP 治疗心源性休克的疗效。如前所述，TandemHeart 和 Impella 提供了优越的血流动力学支持，具有更好的临床结局。因此，不能对特定类型的 MCS 提出一般建议。MCS 的选择应根据：①每个 MCS 装置的机构经验；②所需的支持水平；③是否需要双心室支持；④氧合是否严重受损。目前可用的 MCS 设备在增加血流动力学支持的同时也增加并发症的风险。

此外，表 27-3 列出了一些设备特有的优点和缺点，应该加以考虑[5,6,24,32,50]。

过渡到更高的支持级别

对于接受 MCS 和最佳药物治疗后仍有持续血流动力学不稳定的患者，应考虑：①选择一个替代的经皮 MCS 装置；②外科植入 MCS 提供更持久的支持；③减少支持。在许多情况下，IABP 是首选的 MCS 设备。当需要增加心脏输出支持时，将 IABP 替换为其他 MCS 装置在技术上是可行的，也是合理的。此外，也可以同时使用两个 MCS 设备（Impella-IABP、ECMO-IABP、ECMO-Impella），但证据仅限于病例报告。使用手术植入的 VAD 可以提供良好的长期血流动力学支持，但只有当患者有长期置入 VAD 或心脏移植日程时，才应该考虑这些支持。升级到能够提供完整血流动力学支持的设备（Impella 5.0、TandemHeart、ECMO 或外科 VAD）时应慎重考虑。在使用前，应确定治疗目标。如果治疗最终被确定

表 27-3　临时机械循环辅助装置的优、缺点

设备	优点	缺点	设备特殊的禁忌证
IABP	易用性最高 快速置入 并发症最少 适应证广泛	血流动力学支持最少 对心动过速或心律失常效果较差	中至重度主动脉瓣关闭不全 主动脉夹层 大的腹主动脉瘤
TandemHeart	几乎完全的血流动力学支持 可实现双心室辅助	耗时 需要房间隔穿刺 CPR 期间不易进行 血管并发症发生率高	严重的外周动脉疾病
Impella	所给予的支持独立于自身的左心室功能 比 TandemHeart/ECMO 更易置入 允许设备协同支持	血管并发症较 IABP 更多见	左心室血栓 机械主动脉瓣 近期脑卒中或 TIA
ECMO	最高级别的支持水平 双心室辅助 为呼吸衰竭患者提供氧合 可用于持续的心脏停搏	需要专业团队持续管理 血管并发症发生率高	

CPR，心肺复苏；ECMO，体外膜肺氧合；IABP，主动脉内球囊反搏；TIA，短暂性脑缺血发作

为无效，这些设备是否撤机对临床医生以及家属均是棘手的问题。

多学科团队

虽然心源性休克患者传统上由介入医师或心脏重症医师治疗，但现在使用“心脏小组”模式进行治疗是最理想的（见第 25 章）。

机构经验和学习曲线

MCS 设备的置入具有挑战性，且置入后的管理需要专门的培训。PROTECT Ⅱ试验是一项评估 Impella 治疗高危 PCI 的临床试验，在研究过程中观察到一条重要的学习曲线。每个研究中心初始入组的患者，其发生不良事件的风险高于之后入组的患者。在 TandemHeart 的使用中，也有类似的观察结果。即使是已经使用了 40 年、很多医院都可以开展的 IABP，与低 IABP 量医院相比，高 IABP 量医院中的死亡率也是更低的。因此，MCS 设备选择中最重要的因素是使用单位和操作人员对设备的经验。医院可以创建设备选择方案，并指定心脏中心团队的成员（心脏重症专家、高级心脏病专家、介入心脏病学专家、心胸外科专家）负责每种设备的使用。

总结和未来的考虑

尽管并发症频发，临床试验证据也相互矛盾，但 MCS 设备仍然在心肌梗死和心源性休克的治疗中被使用。在过去的 40 年里，MCS 的使用稳步增长。首先，基于血流动力学结果和观察性数据，IABP 仍是主导技术。最近的研究对 IABP 的有效性提出了质疑。随着对 Impella 和 TandemHeart 设备的普及，IABP 的使用正在减少。这些装置提供了更好的血流动力学支持，但同时也增加了并发症的发生。而近期，VA ECMO 越来越受欢迎，特别是对于心搏骤停或血流动力学衰竭的患者。这些新装置的确切疗效尚未在心源性休克人群中得到临床试验的验证。

尽管已在临床使用了 40 年，MCS 在心肌梗死并发症的治疗中仍是一种有前景、但未经证实的治疗方法。改善这些患者的预后需要更好地了解现有技术。虽然需要大量的随机试验验证，但随机化在高危人群中极具难度。相对罕见的并发症（如急性二尖瓣反流或室间隔破裂），可能永远不会以随机的方式进行研究。在缺乏随机试验的情况下，增加使用注册登记和回顾研究可以提供证据。同时，新 MCS 技术的发展可能产生一种风险 / 获益比更高的装置，从而切实减少死亡率。

MCS 设备可用于治疗严重、难治性心源性休克或心肌梗死的机械并发症患者。临床医生必须明智地选择和使用这些设备，并了解其潜在的获益和并发症。

经典参考文献

Gurbel PA, et al.: Arterial diastolic pressure augmentation by intra-aortic balloon counterpulsation enhances the onset of coronary artery reperfusion by thrombolytic therapy, *Circulation* 89: 361–365, 1994.

Santa-Cruz RA, Cohen MG, Ohman EM: Aortic counterpulsation: a review of the hemodynamic effects and indications for use, *Catheterization and Cardiovascular Interventions* 67:68–77, 2006.

Stone GW, et al.: Contemporary utilization and outcomes of intra-aortic balloon counterpulsation in acute myocardial infarction: the Benchmark Registry, *Journal of the American College of Cardiology* 41:1940–1945, 2003.

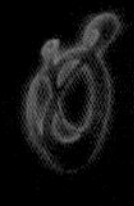

参考文献

1. Rihal CS, et al.: 2015 SCAI/ACC/HFSA/STS clinical expert consensus statement on the use of percutaneous mechanical circulatory support devices in cardiovascular care: endorsed by the American Heart Association, the Cardiological Society of India, and Sociedad Latino Americana de Cardiologia Intervencion; Affirmation of Value by the Canadian Association of Interventional Cardiology-Association Canadienne de Cardiologie d'intervention, *Journal of the American College of Cardiology* 65:e7–e26, 2015.
2. Stretch R, Sauer CM, Yuh DD, Bonde P: National trends in the utilization of short-term mechanical circulatory support: incidence, outcomes, and cost analysis, *Journal of the American College of Cardiology* 64:1407–1415, 2014.
3. Khera R, et al.: Trends in the use of percutaneous ventricular assist devices: analysis of national inpatient sample data, 2007 through 2012, *Journal of the American Medical Association Internal Medicine* 175(6):941–950, 2015.
4. Kolyva C, Pantalos GM, Pepper JR, Khir AW: How much of the intraaortic balloon volume is displaced toward the coronary circulation? *Journal of Thoracic and Cardiovascular Surgery* 140:110–116, 2010.
5. Westaby S, Anastasiadis K, Wieselthaler GM: Cardiogenic shock in ACS. Part 2: Role of mechanical circulatory support, *Nature Reviews Cardiology* 9:195–208, 2012.
6. Myat A, et al.: Percutaneous circulatory assist devices for high-risk coronary intervention, *JACC Cardiovascular Interventions* 8:229–244, 2015.
7. de Waha S, et al.: Intra-aortic balloon counterpulsation - basic principles and clinical evidence, *Vascular Pharmacology* 60:52–56, 2014.
8. Santa-Cruz RA, Cohen MG, Ohman EM: Aortic counterpulsation: a review of the hemodynamic effects and indications for use, *Catheterization and Cardiovascular Interventions* 67:68–77, 2006.
9. Kapur NK, et al.: Hemodynamic effects of standard versus larger-capacity intraaortic balloon counterpulsation pumps, *J Invasive Cardiology* 27:182–188, 2015.
10. Sjauw KD, et al.: A systematic review and meta-analysis of intra-aortic balloon pump therapy in ST-elevation myocardial infarction: should we change the guidelines? *European Heart Journal* 30:459–468, 2009.
11. Holmes Jr DR, et al.: Contemporary reperfusion therapy for cardiogenic shock: the GUSTO-I trial experience. The GUSTO-I Investigators. Global Utilization of Streptokinase and Tissue Plasminogen Activator for Occluded Coronary Arteries, *Journal of the American College of Cardiology* 26:668–674, 1995.
12. Hochman JS, et al.: Early revascularization in acute myocardial infarction complicated by cardiogenic shock. SHOCK Investigators. Should We Emergently Revascularize Occluded Coronaries for Cardiogenic Shock, *New England Journal of Medicine* 341:625–634, 1999.
13. de Waha S, et al.: What is the evidence for IABP in STEMI with and without cardiogenic shock? *Therapeutic Advances in Cardiovascular Disease* 6:123–132, 2012.
14. Prondzinsky R, et al.: Hemodynamic effects of intra-aortic balloon counterpulsation in patients with acute myocardial infarction complicated by cardiogenic shock: the prospective, randomized IABP shock trial, *Shock* 37:378–384, 2012.
15. Thiele H, et al.: Intra-aortic balloon counterpulsation in acute myocardial infarction complicated by cardiogenic shock (IABP-SHOCK II): final 12 month results of a randomised, open-label trial, *Lancet* 382:1638–1645, 2013.
16. Thiele H, et al.: Intraaortic balloon support for myocardial infarction with cardiogenic shock, *New England Journal of Medicine* 367:1287–1296, 2012.
17. Patel MR, et al.: Intra-aortic balloon counterpulsation and infarct size in patients with acute anterior myocardial infarction without shock: the CRISP AMI randomized trial, *Journal of the American Medical Association* 306:1329–1337, 2011.
18. Kettner J, et al.: Utility of intra-aortic balloon pump support for ventricular septal rupture and acute mitral regurgitation complicating acute myocardial infarction, *American Journal of Cardiology* 112:1709–1713, 2013.
19. Kar B, et al.: The percutaneous ventricular assist device in severe refractory cardiogenic shock, *Journal of the American College of Cardiology* 57:688–696, 2011.
20. Unverzagt S, et al.: Intra-aortic balloon pump counterpulsation (IABP) for myocardial infarction complicated by cardiogenic shock, *Cochrane Database of Systematic Reviews* Cd007398, 2011.
21. Alli OO, et al.: Percutaneous left ventricular assist device with TandemHeart for high-risk percutaneous coronary intervention: the Mayo Clinic experience, *Catheterization and Cardiovascular Interventions* 80:728–734, 2012.
22. Kiernan MS, Krishnamurthy B, Kapur NK: Percutaneous right ventricular assist via the internal jugular vein in cardiogenic shock complicating an acute inferior myocardial infarction, *Journal of Invasive Cardiology* 22:E23–E26, 2010.
23. Remmelink M, et al.: Effects of mechanical left ventricular unloading by Impella on left ventricular dynamics in high-risk and primary percutaneous coronary intervention patients, *Catheterization and Cardiovascular Interventions* 75:187–194, 2010.
24. Werdan K, Gielen S, Ebelt H, Hochman JS: Mechanical circulatory support in cardiogenic shock, *European Heart Journal* 35:156–167, 2014.
25. Remmelink M, et al.: Effects of left ventricular unloading by Impella recover LP2.5 on coronary hemodynamics, *Catheterization and Cardiovascular Interventions* 70:532–537, 2007.
26. O'Neill WW, et al.: The current use of Impella 2.5 in acute myocardial infarction complicated by cardiogenic shock: results from the USpella Registry, *Journal of Interventional Cardiology* 27:1–11, 2014.
27. Griffith BP, et al.: The RECOVER I: a multicenter prospective study of Impella 5.0/LD for postcardiotomy circulatory support, *Journal of Thoracic and Cardiovascular Surgery* 145:548–554, 2013.
28. Cheung AW, White CW, Davis MK, Freed DH: Short-term mechanical circulatory support for recovery from acute right ventricular failure: clinical outcomes, *Journal of Heart and Lung Transplantation* 33:794–799, 2014.
29. Lauten A, et al.: Percutaneous left-ventricular support with the Impella-2.5-assist device in acute cardiogenic shock: results of the Impella-EUROSHOCK-registry, *Circulation Heart Failure* 6:23–30, 2013.
30. Engstrom AE, et al.: The Impella 2.5 and 5.0 devices for ST-elevation myocardial infarction patients presenting with severe and profound cardiogenic shock: the Academic Medical Center intensive care unit experience, *Critical Care Medicine* 39:2072–2079, 2011.
31. Manzo-Silberman S, et al.: Percutaneous left ventricular assistance in post cardiac arrest shock: comparison of intra aortic blood pump and IMPELLA Recover LP2.5, *Resuscitation* 84:609–615, 2013.
32. Ouweneel DM, Henriques JP: Percutaneous cardiac support devices for cardiogenic shock: current indications and recommendations, *Heart* 98:1246–1254, 2012.
33. Harmon L, Boccalandro F: Cardiogenic shock secondary to severe acute ischemic mitral regurgitation managed with an Impella 2.5 percutaneous left ventricular assist device, *Catheterization and Cardiovascular Interventions* 79:1129–1134, 2012.
34. La Torre MW, et al.: Posterior ventricular septal defect in presence of cardiogenic shock: early implantation of the Impella recover LP 5.0 as a bridge to surgery, *Texas Heart Institute Journal* 38:42–49, 2011.
35. Allen S, et al.: A review of the fundamental principles and evidence base in the use of extracorporeal membrane oxygenation (ECMO) in critically ill adult patients, *Journal of Intensive Care Medicine* 26:13–26, 2011.
36. Van Herck JL, et al.: Management of cardiogenic shock complicating acute myocardial infarction, *European Heart Journal Acute Cardiovascular Care* 4:278–297, 2015.
37. Lawler PR, et al.: Extracorporeal membrane oxygenation in adults with cardiogenic shock, *Circulation* 131:676–680, 2015.
38. Lafc G, Budak AB, Yener AU, Cicek OF: Use of extracorporeal membrane oxygenation in adults, *Heart, Lung & Circulation* 23:10–23, 2014.
39. Nichol G, et al.: Systematic review of percutaneous cardiopulmonary bypass for cardiac arrest or cardiogenic shock states, *Resuscitation* 70:381–394, 2006.
40. Sheu JJ, et al.: Early extracorporeal membrane oxygenator-assisted primary percutaneous coronary intervention improved 30-day clinical outcomes in patients with ST-segment elevation myocardial infarction complicated with profound cardiogenic shock, *Critical Care Medicine* 38:1810–1817, 2010.
41. Tsao NW, et al.: Extracorporeal membrane oxygenation-assisted primary percutaneous coronary intervention may improve survival of patients with acute myocardial infarction complicated by profound cardiogenic shock, *Journal of Critical Care* 27:530, 2012. e1–11.
42. Kagawa E, et al.: Should we emergently revascularize occluded coronaries for cardiac arrest?: Rapid-response extracorporeal membrane oxygenation and intra-arrest percutaneous coronary intervention, *Circulation* 126:1605–1613, 2012.
43. Bisdas T, et al.: Vascular complications in patients undergoing femoral cannulation for extracorporeal membrane oxygenation support, *Annals of Thoracic Surgery* 92:626–631, 2011.
44. National Institute for Health Care and Excellence: Extracorporeal membrane oxygenation (ECMO) for acute heart failure in adults 2014 [cited 2015 April 24]. http://www.nice.org.uk/guidance/ipg482/resources.
45. Borisenko O, et al.: Thoratec CentriMag for temporary treatment of refractory cardiogenic shock or severe cardiopulmonary insufficiency: a systematic literature review and meta-analysis of observational studies, *ASAIO J* 60:487–497, 2014.
46. Lehr CJ, Zaas DW, Cheifetz IM, Turner DA: Ambulatory extracorporeal membrane oxygenation as a bridge to lung transplantation: walking while waiting, *Chest* 147:1213–1218, 2015.
47. Acharji S, et al.: Have we given up on intra-aortic balloon counterpulsation in post-myocardial infarction cardiogenic shock? *Clinical Cardiology* 36:704–710, 2013.
48. O'Neill WW, et al.: A prospective, randomized clinical trial of hemodynamic support with Impella 2.5 versus intra-aortic balloon pump in patients undergoing high-risk percutaneous coronary intervention: the PROTECT II study, *Circulation* 126:1717–1727, 2012.
49. Cheng JM, et al.: Percutaneous left ventricular assist devices vs. intra-aortic balloon pump counterpulsation for treatment of cardiogenic shock: a meta-analysis of controlled trials, *European Heart Journal* 30:2102–2108, 2009.
50. Kapur NK, Jumean MF: Defining the role for percutaneous mechanical circulatory support devices for medically refractory heart failure, *Current Heart Failure Reports* 10:177–184, 2013.
51. Takayama H, et al.: Clinical outcome of mechanical circulatory support for refractory cardiogenic shock in the current era, *Journal of Heart and Lung Transplantation* 32:106–111, 2013.
52. Henriques JP, et al.: Evaluating the learning curve in the prospective Randomized Clinical Trial of hemodynamic support with Impella 2.5 versus Intra-Aortic Balloon Pump in patients undergoing high-risk percutaneous coronary intervention: a prespecified subanalysis of the PROTECT II study, *American Heart Journal* 167:472–479, 2014. e5.
53. Chen EW, et al.: Relation between hospital intra-aortic balloon counterpulsation volume and mortality in acute myocardial infarction complicated by cardiogenic shock, *Circulation* 108:951–957, 2003.

28 心肌梗死后心律失常和心脏性猝死

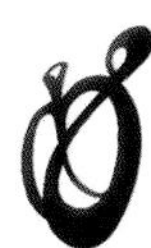

Kalyanam Shivkumar，Jason Bradfield，and Una Buckley

吴悦 译 唐闽 审校

引言

尽管恶性心律失常的诊断和治疗已取得了重大进展，但每年仍有 18 万～25 万人发生心脏性猝死（sudden cardiac death，SCD），[1] 且大多数为冠心病患者[2]。心肌梗死（myocardial infarction，MI）是易导致 SCD 的心脏病理改变，识别哪些 MI 患者是发生 SCD 的高危人群仍然是一项挑战。尽管专业指南提出心肌梗死后有出现 SCD 风险的患者通常有左心室功能受损（射血分数低于 35%），但 SCD 却最常发生在射血分数保留的患者中。由于数据有限或不确定，目前的专业指南简化了 SCD 风险分层。但日常的临床决策较为复杂，需要大量的临床经验去判断。

风险分层的主要困难在于，一些缺血性心脏病患者以心室颤动（ventricular fibrillation，VF）和 SCD 为主要表现的原因尚不清楚[3]。鉴于有相当一部分患者死于院外心搏骤停，且当时并没有心脏监测，因此很难确定缺血与推断的心律失常之间的联系。目前对这种情况下的心律失常的理解主要基于实验模型和动物研究，但这些实验模型和动物研究在模拟人类疾病方面并不完善。

心肌梗死后心律失常的病理生理学研究

临床前期的实验模型

为填补有关心肌梗死后心律失常和 SCD 的知识空白，目前已建立了相关的实验模型，用以帮助理解 SCD 的各个层面，其中包括：①细胞-细胞生理学体外模型；② Langendorff 离体灌流模型；③小型和大型活体动物模型。由于很难从跳动的心脏获得微电极记录，因此建立了体外模型；虽有多种方法可以检测跨膜电位或缺血引起的细胞内离子浓度的变化，但却很难模拟缺血、缺氧、酸中毒和高钾对活体的影响，Langendorff 灌注模型通过冠状动脉灌注离体心脏，这种模型的主要缺点是分离了心脏与心脏神经丛（中枢神经系统、胸外神经节和胸内神经节），类似于心脏移植后的情况，因此可能会改变心律失常的发生。

在建立心肌梗死的大型动物模型时，必须克服诸多困难。在大型动物模型中，冠状动脉闭塞的方法各不相同；冠状动脉可以通过改进的开胸手术进行结扎、栓塞或注射无水乙醇。缺血期的持续时间和再灌注的时间（早期、晚期）、非再灌注，都会导

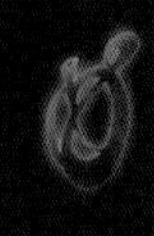

致不同的缺血模式和瘢痕模式。有些研究人员选择两阶段闭塞，先是部分闭塞，形成缺血预处理，随后完全闭塞；在这些研究中，立即致死性室性心律失常的发生率较低，可能是由于神经对缺血的适应或记忆所致。通常，研究者会在第一对角支或左回旋支梗死之后形成前降支（LAD）梗死。

猪模型的冠状动脉侧支有限或无侧支，因此在这种模型中，由于心肌梗死时细胞加速死亡而导致的心室颤动（VF）较为常见。犬冠状动脉闭塞导致的主要是心内膜下梗死，而猪模型是跨壁梗死。侧支循环形成和梗死模式的不同会显著影响实验模型及其与人类临床结局的关系。

心肌梗死6周后可以检测亚急性室性心律失常，但不能保证可在终末期诱发出心律失常。在心室的心外膜和心内膜两个不同部位给予三个额外刺激，评估室性心动过速的诱发性。有时，在已经建立的慢性梗死的背景下，可以在不同的区域诱发急性缺血，从而诱发更多心电不稳定性；亦可注射异丙肾上腺素刺激交感神经或星状神经节加强电不稳定性。尽管有这些干预措施，但只有30%～60%的犬模型诱发出了心律失常，猪模型中诱发的频率略高一些。心脏三维电解剖基质标测和心脏成像方式［如磁共振成像（MRI）或超声心动图］常结合起来，用以提供瘢痕与室性心律失常诱导性之间关系的额外信息（图28-1）。

心肌缺血的电生理效应

心肌缺血影响静息膜电位和内外向电流，改变传导性、自律性和不应期。在缺血期，开始时细胞外 K^+ 浓度升高，静息膜电位降低[4]。在缺血的前15分钟内，静息膜电位的变化迅速可逆，可以恢复至正常。细胞外 K^+ 浓度升高分为两个阶段：前15分钟过后，细胞外 K^+ 浓度呈平台期或略有下降，第二阶段又开始回升，与细胞的不可逆性死亡相对应。平台期可能与儿茶酚胺的释放有关，儿茶酚胺激活钠-钾泵，促进 K^+ 内流。负责将 K^+ 转入细胞内的钠-钾泵耗能，在最初的10～15分钟内可用能量的减少会使钠-钾泵受到抑制。K^+ 外流是一系列复杂的变化所致，这些变化是净内向电流和缺血代谢产物累积的结果[5]。其他促成膜电位变化的因素，如 Ca^{2+} 和镁，由于细胞内的积累，可能对去极化有一定的影响；缺血心肌中磷脂代谢产物的积聚也可能会影响膜电位。

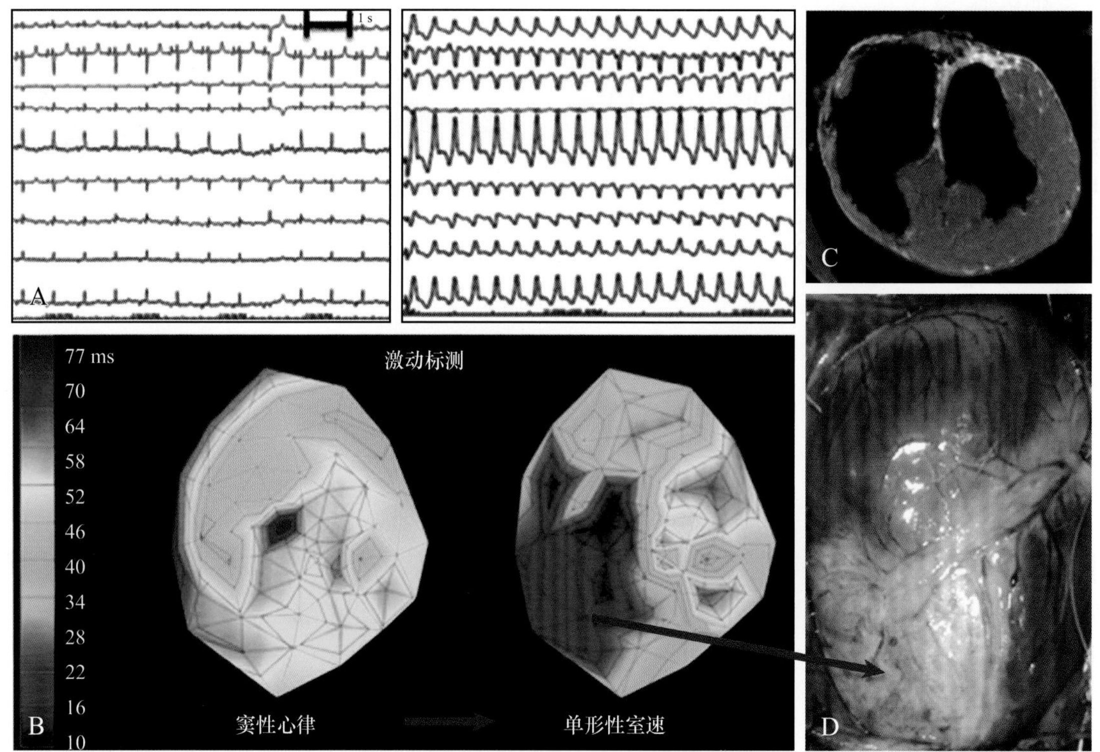

图28-1 猪模型中左前降支心肌梗死伴心肌瘢痕和室性心动过速（VT）的关系。A. 猪MI模型中窦性心律和室性心动过速（VT）的12导联心电图（ECG）。**B.** 由单极56-电极心外膜记录系统记录的窦性心律下和VT激活时的单极电图，图为起源于左心室前壁VT的最早激动位点。**C.** 梗死区域的磁共振成像。**D.** 心外膜瘢痕的活体图

心肌缺血继发瘢痕形成

在犬模型中，冠状动脉完全闭塞 15 ～ 20 分钟后，细胞死亡的征象明显。目前尚不清楚人类冠状动脉闭塞后细胞死亡的确切时间。心肌梗死可导致心肌组织透壁性坏死，但更常见的是斑片状存活心肌细胞。在缺血期间，细胞逐渐死亡，梗死范围可以扩大，最初局限于心内膜下层，然后扩散至心内膜和心外膜中层和下层。这一模式的演变是因为在正常情况下，冠状动脉血供最多的是心外膜中层和心外膜下层，且心外膜下的侧支较多。缺血性损伤后，坏死的心肌被环绕在存活心肌细胞周围的纤维组织取代。缺血导致异常的不稳定性、异常的传导速度，及兴奋性和自律性的改变，并触发室性心律失常[4]。在梗死组织周围，“边缘带”将正常的心肌细胞与瘢痕分开，边缘带可以是折返的缓慢传导区域，也可以是局灶性冲动的起源部位（图 28-2）。

室性心律失常的时相性

早期室性心律失常

在动物模型中，早期室性心律失常有两个阶段。第一阶段称为 Harris 1a 期[6]（由所谓的即刻室性心律失常组成），发生在冠状动脉闭塞后的前 2 ～ 10 分钟，心律失常发生率最高的时间段约为第 5 ～ 6 分钟。第二阶段称为 1b 期，通常发生在冠状动脉闭塞后 12 ～ 30 分钟，高峰在 15 ～ 20 分钟。这是基于小型和大型动物模型的描述，目前尚不清楚人类是否有相同的早期心律失常双时相反应，且其机制似乎也不同。

1a 期心律失常表现为心外膜下电图传导减慢和延迟激动，这些心律失常的电图存在明显的异质性，尖锐的动作电位变得模糊，呈双相甚至跨越舒张期

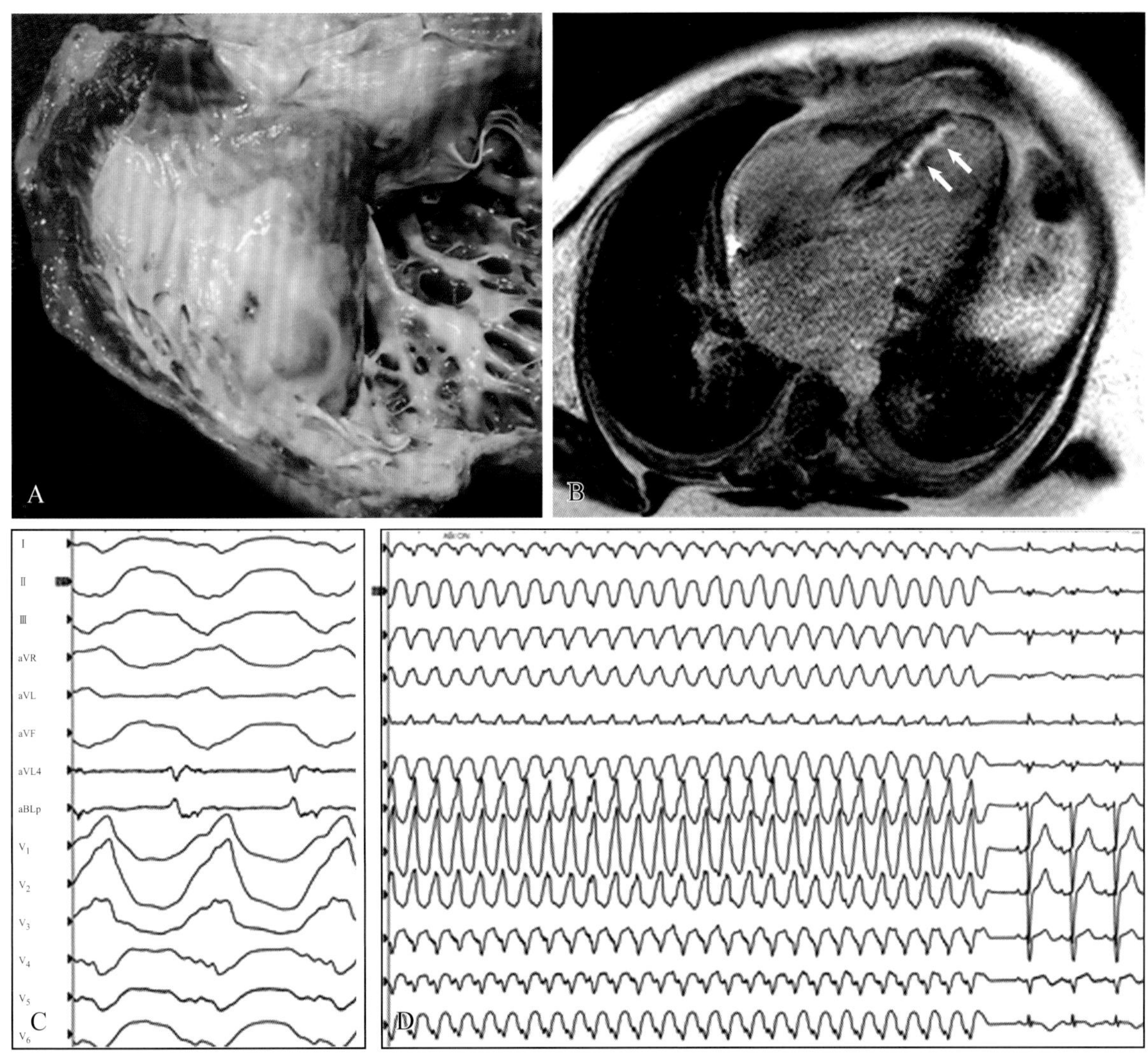

图 28-2　起源于心肌瘢痕处的室性心动过速。A. 左心室组织病理切片。**B.** 室间隔低密度区的心脏磁共振成像（箭头所指为瘢痕）。**C** 和 **D.** 12 导联心电图图形，提示室性心动过速起源于左心室基底部。（**A**，From Wallace A：McAlpine collection. UCLA Cardiac Arrhythmia Center.）

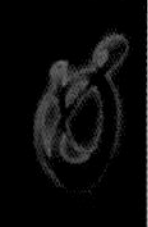

(舒张期桥);其他特征包括不应期延长和明显的传导延迟。通常认为1a期心律失常是由适时触发的折返性心律失常引起，如室性早搏(PVC),以及心外膜和心内膜之间的不均一电激活、延迟后除极，从而形成折返环。

一般认为1b期心律失常是内源性儿茶酚胺释放的结果，可能发生在心肌梗死后12～30分钟内。在缺血的前30分钟，人类是否以相同的模式发生心律失常，诸如此方面的信息还很缺乏。心肌梗死后3～6小时，心律失常非常罕见；心肌梗死后8～24小时，室性早搏发生的频率逐渐增加。

迟发性室性心律失常

迟发性室性心律失常发生在心肌梗死后24～72小时，心电图上可见室性早搏、加速性室性自主心律和室性心动过速/心室颤动。外周神经系统的自主神经成分在迟发性室性心律失常中起着重要作用[7],通过胸段硬膜外阻滞或交感神经切除等自主神经调节的治疗方法被认为可以减少与心肌梗死相关的室性心律失常的发生率，但研究中并没有很好地描述这些心律失常的发生时间[8-9]。

迟发性室性心律失常可能存在数种机制。在舒张晚期，长联律间期的室性早搏周长增加，可能会触发异常冲动。正常情况下，窦性心律通过超速驱动压抑阻止异位起搏激动，但是一旦窦性心率减慢或停搏，异位起搏点就可以通过自主兴奋机制激活，从而产生异位室性心律。早期后除极所致的触发活动可能会引起折返性心律失常[4]。

由于缺乏临床研究，动物模型与人类急性期心律失常的相关性尚不明确。对于迟发性室性心律失常，有更多的数据可以帮助发现实验模型与临床实践中的相关性。

再灌注性心律失常

实验模型表明，至少缺血3分钟以上才能形成再灌注性心律失常。急诊经皮介入治疗心肌梗死时，再灌注性心律失比较常见，包括孤立性室性早搏、加速性室性自主心律、室性心动过速和心室颤动。实验模型中，与再灌注相关的心律失常时相性明显，缺血少于3分钟时无一例出现心律失常；当缺血时间从5分钟增加到20～30分钟时，心律失常发作逐渐频繁；30～60分钟后再灌注性心律失常减少。这些心律失常是乳酸、钾离子和缺血区有毒代谢产物洗脱的结果，也是氧化应激的结果，均可改变自主神经的功能。

人类最常见的再灌注心律是70～100次/分的加速性室性自主心律。未出现再灌注性心律失常被认为是一个负性的预后指标，因为它提示缺血时间更长。实验模型中，早期再灌注时，缺血区的动作电位会突然甚至几乎立即恢复；在再灌注早期，动作电位异常，振幅由低到高交替变化。心肌细胞内动作电位的显著不均一性，以及触发增加，均可导致心律失常的发生，这种不均一性在再灌注的前30秒之后趋于减少。

晚期或慢性室性心律失常

晚期室性心律失常发生在心肌梗死后大约1～3周，与梗死的演变和愈合同步。早期心律失常后的72小时至5天，可出现一些室性心律失常，随后以频发室性早搏为主。但是早期心律失常的发生并不能预测晚期心律失常的频率，住院期间或早期未出现心律失常亦不能预示晚期心律失常不会发生。

瘢痕的大小、是否存在动脉瘤、多支血管病变和前壁心肌梗死是预测晚期心律失常的危险因素(图28-3),基于这些危险因素在出院前行踏板运动试验可能会有助于危险分层(见第30章)。在运动试验期间出现心律失常预示着SCD的风险增加，电生理学检查时行程序性刺激诱发室性心律失常对预测晚期或慢性室性心律失常有很大帮助。持续时间达3周以上的慢性室性心律失常，往往是由瘢痕引起的折返性心律失常，瘢痕的缓慢传导区或电阻滞区有利于折返的触发和维持。

室性心律失常的发生机制

折返性心律失常

折返性心动过速的形成需要缓慢传导区和单向阻滞。冲动穿过缓慢传导区的时间越长，冲动从折返区传出所需的时间就越长，在心动过速发作之前的联律间期也就越长。折返环中可能存在单个环路或多个环路(图28-4),给予一个适时的早搏刺激，在折返环内发生碰撞，并出现不应期，可以终止折返性心动过速。通过不影响心动过速的起搏捕捉到心室电活动也表明是折返性心律失常。如果在折返环内给予一个早搏刺激，重整折返心律，也可能会终止心动过速；换句话说，当节律重整时，起搏刺

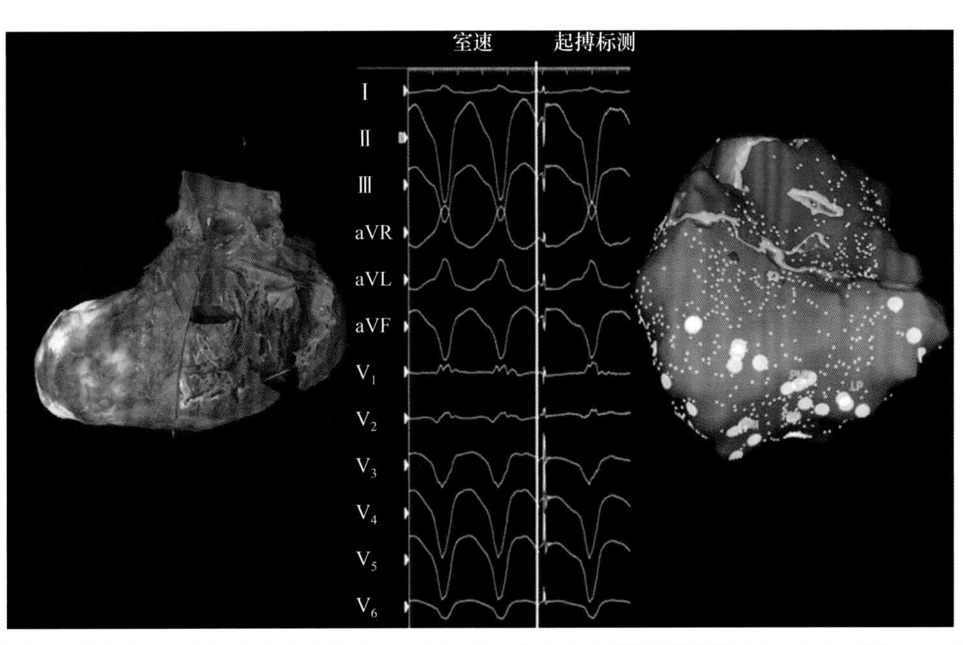

图 28-3　前壁心肌梗死所致的左心室壁前尖部动脉瘤。左图中的左心室心尖部透视图明显可见心尖变薄，12 导联心电图提示室性心动过速（VT）起源于瘢痕周围；右图为起源于峡部的室性心动过速的起搏标测图，以及由边缘带所包裹的心肌瘢痕前尖部区域的电解剖标测图。（From Wallace A. McAlpine collection，UCLA Cardiac Arrhythmia Center.）

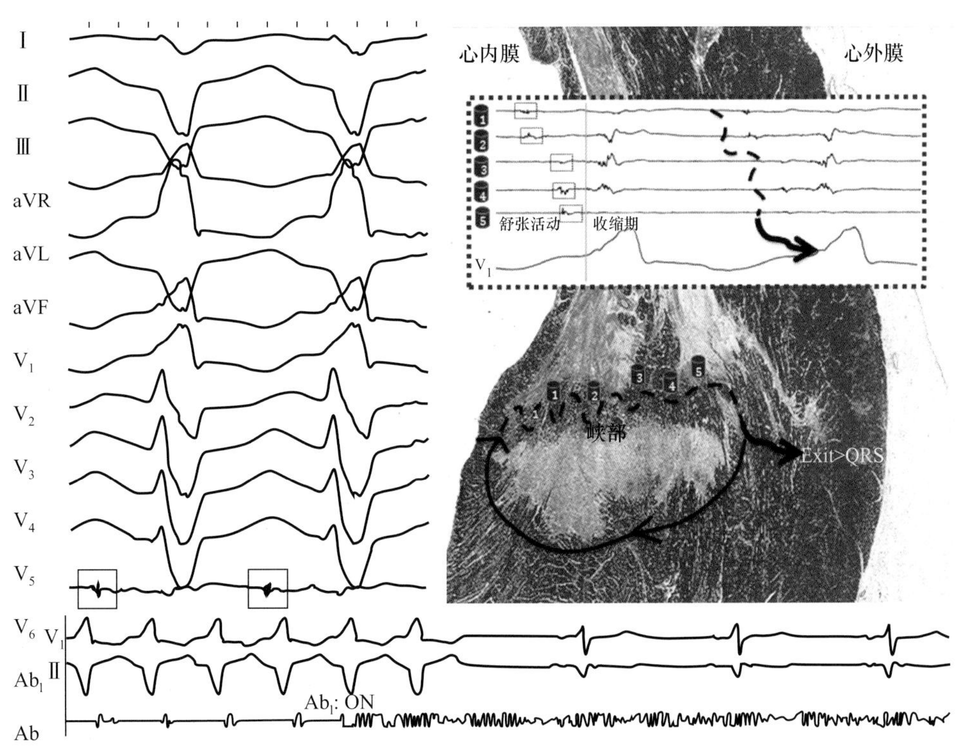

图 28-4　缺血性心脏病的瘢痕组织学。左图为一位室性心动过速患者的 12 导联心电图，通过标测缺血性瘢痕峡部可以看到舒张中期和舒张晚期电位。**右图**为缺血性心脏病基质的组织学特征，表明室性心动过速起源于被瘢痕组织包围的存活心肌岛。射频消融可终止心动过速

激使心动过速的 QRS 波群比预期出现的要早。折返性心动过速的一个特点是能够通过超速起搏，即拖带技术终止心动过速，隐匿性拖带是指以高于心动过速的频率起搏，当心动过速的频率升高到起搏速率时，维持原心动过速时的 QRS 波形态，且不伴融合波，心动过速在停止起搏时恢复至原来的周长。

触发性心律失常

触发活动取决于后除极的早或晚，在其之前应有一个动作电位。触发活动具有自律性和折返性的

特点，如果后除极的幅度足够大，就可以产生新的动作电位。动作电位的产生可由阳离子自发性内流或室性早搏引起（图 28-5）。有两种不同类型的触发活动，即间歇期依赖性心律失常和儿茶酚胺依赖性心律失常：在间歇期，如果后除极达到阈电位水平，则可以产生新的动作电位，这种情况可以使触发冲动激活，随后抑制窦房结；交感神经活性增加后，随着儿茶酚胺依赖性触发激动，延迟后除极产生新的动作电位。

自律性

自律性可以描述为正常或异常的冲动发放。窦房结或潜在辅助起搏细胞的正常自律性，是冲动产生固有频率的原因。正常的自律性包括舒张期跨膜电位的自发下降，称为舒张期去极化，然后阈电位产生自发的动作电位；随后下降的膜电位将膜电流改变为净向内去极化电流。当负责冲动发放的细胞静息膜电位减小到其他心房或心室细胞足以产生舒张期自动去极化，超速抑制潜在起搏点，就会出现异常的自律性。异常自律性的一个例子是心肌梗死后的室性自主心律，加速性室性心动过速表现出异常自律性的特征，即对药物没有反应，起搏时不能超速抑制。

自主神经系统与室性心律失常

很明显，自主神经系统（autonomic nervous system, ANS）在 SCD 中起着关键作用[7]。这种神经系统成分调节心脏的所有生理功能，包括变时性、变传导性、变力和收缩变力性。ANS 是一个精细调节的系统，通过心脏和中央皮质结构之间的复杂神经网络调节交感和副交感神经反应，并维持心脏的稳定性。心脏疾病的进展可导致功能性去神经支配和心外神经重构。心肌梗死后，自主神经系统失衡，交感活性相对增加，副交感活性减少（图 28-6）。这种反应在短期内对维持心输出量至关重要，但从长期来看，是一个不适应的过程，导致神经网络的重组，并由于持续的交感神经兴奋而导致致命性心律失常。交感活性增加不仅影响钠-钾泵，也增加 Ca^{2+} 内流，被认为是自律性增加和触发活动的机制。心肌梗死不仅影响心肌细胞，其对心脏神经系统也有级联效应，包括心脏固有神经系统、胸腔内心外神经节（星状神经节）、心外神经节（颈中神经节、结状神经节、背根神经节）和高级中枢。缺血可能是破坏传入信息传递到中枢神经系统的机制，进而影响中枢驱动或反射性副交感神经的传入。正是这种神经失调导致了恶性室性心律失常和心力衰竭的病理生理过程。

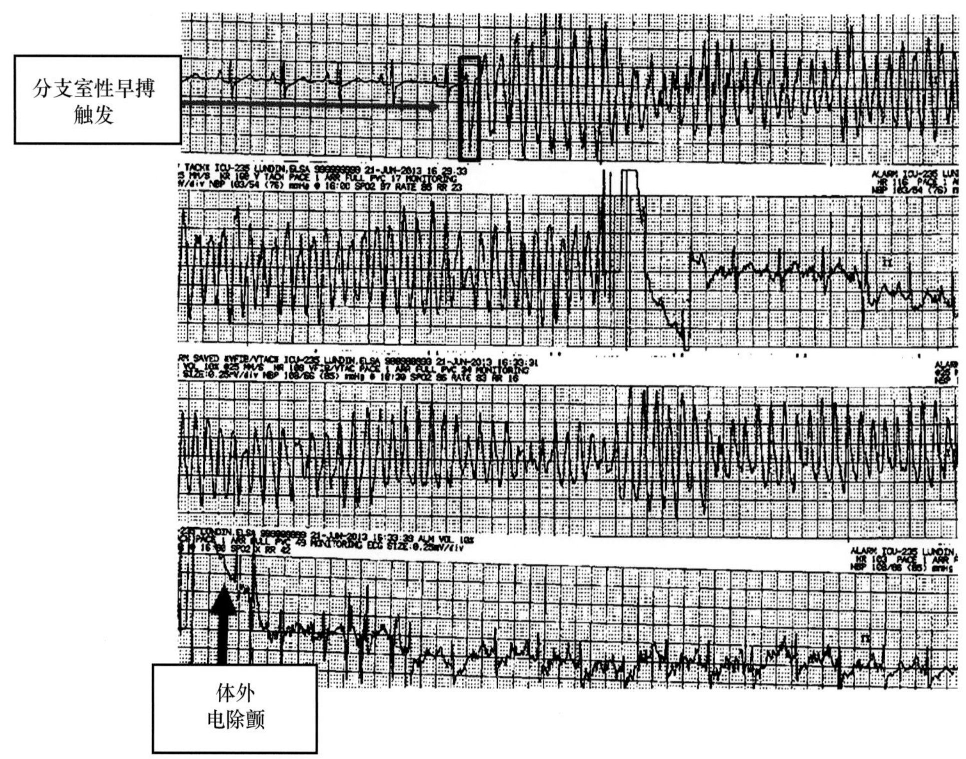

图 28-5　分支室性早搏（PVC）和室速（VT）。如心电图所示，分支室性早搏（蓝框）可触发产生多形性室性心动过速，室性心动过速可通过体外除颤终止

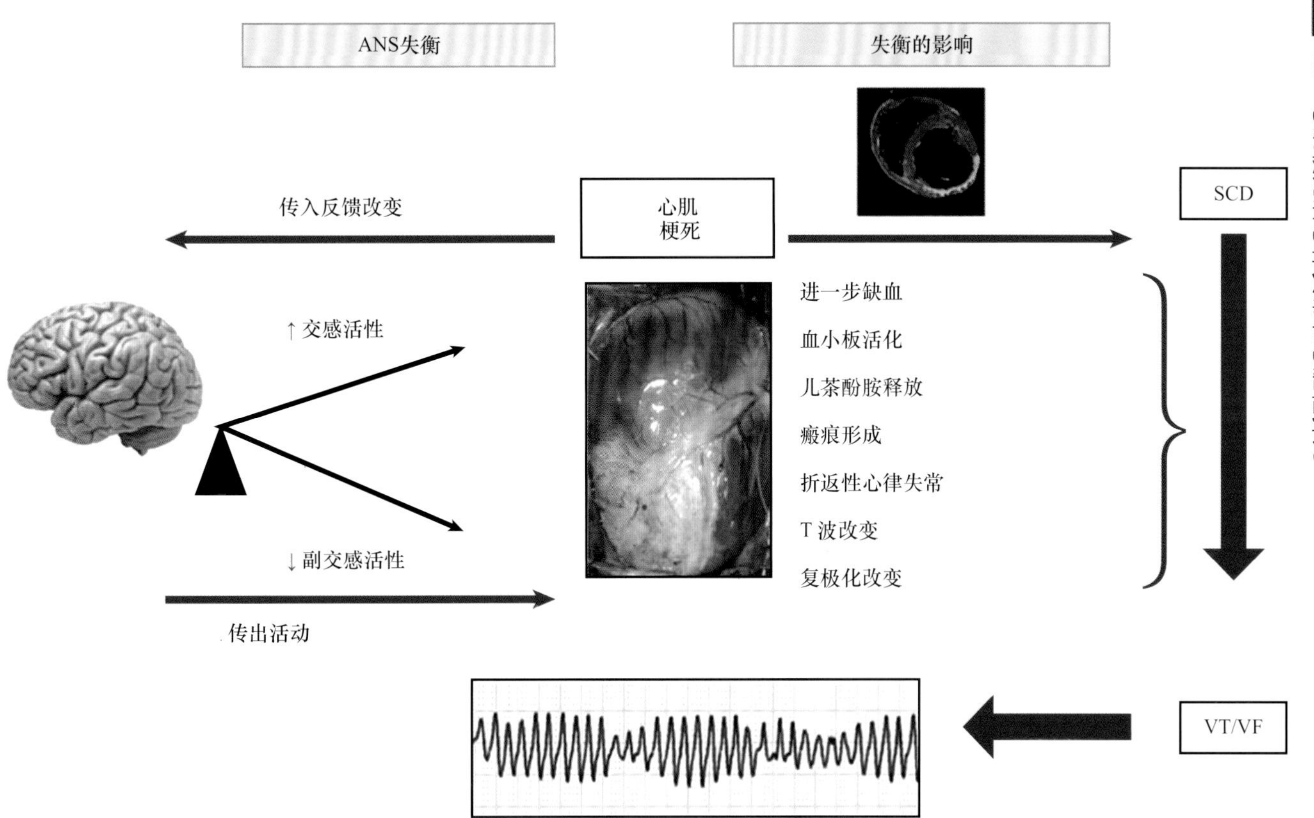

图 28-6 缺血性心脏病的自主神经系统（ANS）反应。心肌梗死后，由于从心肌到中枢神经系统的传入反馈改变，交感神经活性增加而副交感神经活性减小。这种失衡会诱发室性心律失常，并可能导致心脏性猝死（SCD）。VT/VF：室性心动过速 / 心室颤动

去除过多的交感神经传入，如使用 β 受体阻滞剂、心脏交感神经去神经支配或胸段硬膜外阻滞治疗心室电风暴，有助于预防室性心律失常和降低死亡率[8-9]（图 28-7）。在心脏移植时，当心脏与中枢神经系统断开连接，则心脏固有神经系统维持心脏功能，即使冠状动脉闭塞，室性心动过速的发生率

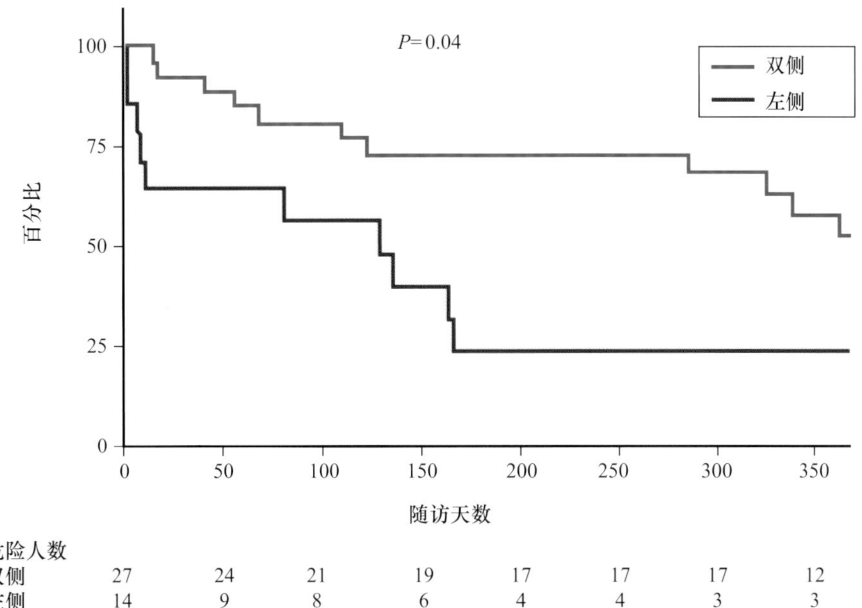

危险人数								
双侧	27	24	21	19	17	17	17	12
左侧	14	9	8	6	4	4	3	3

图 28-7 双侧交感神经去神经支配（CSD）组与左心交感神经去神经支配（CSD）组无休克生存分析。无埋藏式心律转复除颤器（ICD）电击的情况下，双侧 CSD 亚组和左侧 CSD 亚组的 Kaplan-Meier 生存曲线图。双侧 CSD 组患者无电击中位生存时间为 366 天，左侧 CSD 组为 128 天（$P = 0.04$）。双侧 CSD 组无 ICD 电击的生存时间较长，部分原因是因左侧 CSD 组死亡率较高。（From Vaseghi M，Gima J，Kanaan C，et al：Cardiac sympathetic denervation in patients with refractory ventricular arrhythmias or electrical storm：intermediate and long-term follow-up. Heart Rhythm 1［3］：360-366，2014.）

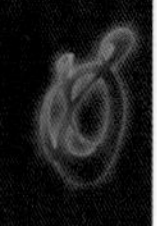

也很低[10]。

急性心肌梗死患者室性心律失常和心脏性猝死的流行病学研究

有些研究调查了急性心肌梗死时持续性室性心律失常的发生率和发生时间。尽管急性心肌梗死在治疗方面取得了进展，但心肌梗死并发室性心动过速或心室颤动（VT/VF）的发生率似乎并没有明显下降。一项针对 5259 例 ST 段抬高型心肌梗死（STEMI）患者（其中 5% 为 VT/VF）的研究发现，90% 的 VT/VF 发生在 STEMI 后 48 小时内[11]，该组患者 90 天的死亡率（23%）明显高于无 VT/VF 患者（3%）。导致室性心律失常的因素包括再灌注治疗无复流、下壁心肌梗死、全 ST 段偏移、收缩压降低、肌酐清除率下降、心率＞ 70 次 / 分、Killip 分级增加。

相比另一项研究，接受急诊经皮介入治疗的 3485 名 STEMI 患者中，181 例（5.2%）发生 VT/VF 的患者与 3 年后主要不良事件的增加无关。该研究人群的低风险患者可能相对较多，因为其 30 天的死亡率为 2.6%，而同期 STEMI 试验中的死亡率为 4.1%[12-13]。

在另一项调查心肌梗死并发室性心动过速后 SCD 发生率的研究中，研究人员发现，在 3670 名心肌梗死患者中，116 名患者的病程中伴有室性心动过速。在出院的幸存者中，急性心肌梗死期间发生的心室颤动与 5 年死亡率的增加无关[14]。

再灌注时的心室颤动（室颤，VF）

在对 2007—2012 年 3274 例 STEMI 患者的数据进行回顾时，研究者提出了再灌注时发生室颤的预测因子。研究中有 71 例（1.9%）患者在再灌注时发生 VF，且发生率没有随时间变化[15]。这些在再灌注期间发生需要除颤的持续性室颤的患者更有可能存在既往心肌梗死病史，ST 段抬高的幅度是再灌注期间发生室颤的预测指标；该组患者的住院死亡率几乎是未发生室颤患者的 5 倍，死亡原因为心力衰竭、机械并发症或再梗死。

心搏骤停复苏

在一项 48 749 例 STEMI 患者的注册研究中，10% 的患者出现了心搏骤停，该研究对这些在心肌梗死背景下心搏骤停复苏患者的预后进行了探讨[16]。之前有研究指出，合并心搏骤停的 STEMI 患者住院死亡率较高。这一注册研究排除了心搏骤停时或入院当天死亡的 1557 名患者，因此 STEMI 合并心搏骤停患者的最终人数为 3751 人。30 天死亡率与年龄增加，及入院时血压低、心率快、血糖高和肌酐清除率较高有关；前壁 STEMI 与 30 天死亡率增加有关。在那些心搏骤停复苏的患者中，42.6% 发生在到达医院之前，63.4% 发生在医院；在后一组患者中，早期心搏骤停与住院死亡率的增加无关；但是，排除心搏骤停后 1 天内死亡的患者可能影响了这一观察结果。大多数 STEMI 合并心搏骤停的患者在最初的 30 天内死亡，但如果患者存活超过 30 天，其存活率与没有发生过心搏骤停的患者相似。

在一项对 STEMI 患者进行急诊经皮冠状动脉介入治疗的研究中，因室性心动过速（VT）或 VF 导致的院外心搏骤停与院内转归不佳有关[17]。与其他研究的结果一致，如果患者在首次 VT/VF 后存活并出院，那么其长期预后与没有发生心搏骤停的患者相似，由 VT/VF 引起的院外心搏骤停与继发于非心脏原因（如缺氧性脑病或多器官衰竭）的住院死亡率增加有关。研究人员发现，在这组患者中，左主干和（或）前降支是最常见的罪犯血管。

特殊情形

非 ST 段抬高型心肌梗死与室性心动过速

在一个由 6300 名非 ST 段抬高型心肌梗死（NSTEMI）患者组成的特征明确的队列中，指标事件发生之后连续 7 天的心电监测发现，缺血或室性心律失常与心血管疾病的不良结局（包括 SCD）独立相关[18]。Scirica 及其同事观察到，在第一周出现 VT 或缺血与此类死亡人数增加 6 倍有关，其中大部分发生在心肌梗死后前 90 天，这种相关性与左心室功能和钠尿肽升高无关。

糖尿病与急性心肌梗死并发心脏性猝死

在心肌梗死情况下，糖尿病患者发生 SCD 的死亡率（5.9%）明显高于无糖尿病患者（1.7%）[19]。有趣的是，射血分数高于 35% 的糖尿病患者与射血分数低于 35% 的非糖尿病患者心肌梗死后 SCD 的发生率几乎相同。

心房颤动与心脏性猝死

心房颤动（房颤）合并急性心肌梗死虽常常被忽视，但其应被视为一种重要的临床现象。对包括

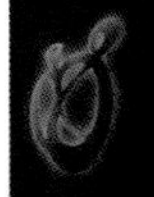

278 854 名患者在内的 43 项研究的 meta 分析表明，房颤与心肌梗死患者死亡率增加有关（死亡率 OR 值，1.46）[20]。事实上，对于因心肌梗死而出现新发房颤的患者，即使在调整了其他危险因素后，死亡率也高于没有房颤的患者，其死亡率较高的原因尚不清楚。相关假说的病理机制包括心房收缩丧失、心室率加快、房室同步化消失，以及变化的 R-R 间期，这些都会导致心输出量减少，但还需要进一步的研究来阐明这种相关性。心肌梗死时出现新发房颤也可能反映了心肌梗死的严重性。

心肌梗死后室性心律失常的临床表现和评估

心肌缺血所致室性心律失常的临床表现多种多样。事实上，唯一的表现可能是 SCD，或相对较轻的症状，如心悸、头晕、胸痛、呼吸困难或晕厥。先前植入了埋藏式心律转复除颤器（ICD）的患者可以通过该装置获救。

室性心律失常的初步评估包括血液学检测，以评估可逆性原因，如缺氧、电解质紊乱、反复缺血（其标志物为心肌肌钙蛋白）或心力衰竭（测定利钠肽）。当怀疑心律失常时，应立即开始心脏监测，并完善 12 导联心电图检查。如果患者植入了 ICD，则需要尽早询问该设备的情况，确定 ICD 是否提供了适当的治疗，以及是否需要调整 ICD 的参数。应完善经胸超声心动图检查评估左心室功能；如果有冠状动脉缺血的症状或体征，应考虑行冠状动脉造影；心脏 MRI 可以根据延迟增强显像评估心肌瘢痕（见第 33 章）。

心肌梗死后心脏性猝死的早期风险分层

目前预测 SCD 的能力并不理想。在心肌梗死后的第 1 年，SCD 的报道率为 3% ～ 6%。左心室功能是 SCD 风险的主要预测因子，LVEF 低于 35% 为高风险指标。指南建议 NYHA 分级Ⅱ级或Ⅲ级伴 LVEF 低于 30% ～ 40%，以及 NYHA 分级Ⅰ级伴 LVEF 低于 30% ～ 35% 的患者植入 ICD（见后文“室性心律失常的治疗策略”）[21]。然而，尽管 LVEF 是个很好的死亡率预测因子，但它在预测心律失常死亡和非心律失常死亡方面却很差。

目前可用的方法均无法预测 SCD 的两类主要患者是①心肌梗死后极早期的患者和②射血分数大于 40% 的患者，且大多数 SCD 发生在这两类患者中。在使用缬沙坦治疗急性心肌梗死（VALIANT）的试验中，涵盖了 11 256 名患者，83% 的 SCD 或心搏骤停复苏发生在出院后的前 30 天内。这一惊人的发现突显出，在心肌梗死后早期，大部分易损患者仍然没有得到保护。SCD 的发病率从心肌梗死开始随着时间的推移而下降，并在 1 年后达到稳定水平，其报道的发病率为每年 1.5% ～ 2%。

理想的风险分层工具能够识别中风险和高风险的 VT/VF 患者，但不能识别低风险的非猝死患者。目前，没有理想的单一工具可以进行风险分层。结合多种形式的风险评估及临床病史，似乎是预测风险的最佳方式（图 28-8）。我们需认识到 SCD 的风险是动态变化的，这一点至关重要。由于心肌基质随着进一步的缺血事件或随着心脏纤维化、明显的充血性心力衰竭的发展而改变，临床医生需随时重新评估风险。患有冠状动脉疾病的一级亲属曾有发生 SCD 的家族史是另一个危险因素，随着基因组测序的使用越来越多，这种方法可能会成为未来常规临床筛查的一部分。有趣的是，在 972 名首次出现心肌梗死的患者中，有 515 人发生了室颤，对所有患者进行广泛的基因组测序后，在染色体 21q21 位点发现了与室颤的联系[22]。

左心室射血分数

左心室射血分数是预测心肌梗死后 SCD 的最佳指标之一[21]，其证据来自于一级预防的 ICD 植入试验，如多中心的自动除颤器植入试验Ⅱ（MADIT-Ⅱ）和心力衰竭猝死试验（SCD-HeFT）研究。这些试验旨在评估 ICD 在这些患者中的获益，而不是帮助进行风险分层。但风险分层的前瞻性研究也支持心室功能与 SCD 之间的密切关系。例如，在包括 2343 名急性心肌梗死幸存者的自主神经调节改良分层试验（ISAR）中，LVEF 低于 30% 可预测 5 年内的全因死亡率、心脏死亡率和 SCD[23]。

大多数心肌梗死患者左心室功能保留或轻度减低，因此认为心肌梗死发生 SCD 的风险较低，但 SCD 其实最常发生在 LVEF 大于 40% 的患者中。在 Maastricht 循环骤停登记研究中，51% 的猝死发生在 LVEF 大于 40% 的患者中。因此，我们需要其他的风险分层工具。经胸超声心动图是评估左心室功能的主要方法（见第 31 章），可供选择的成像方法包

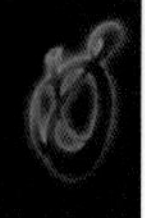

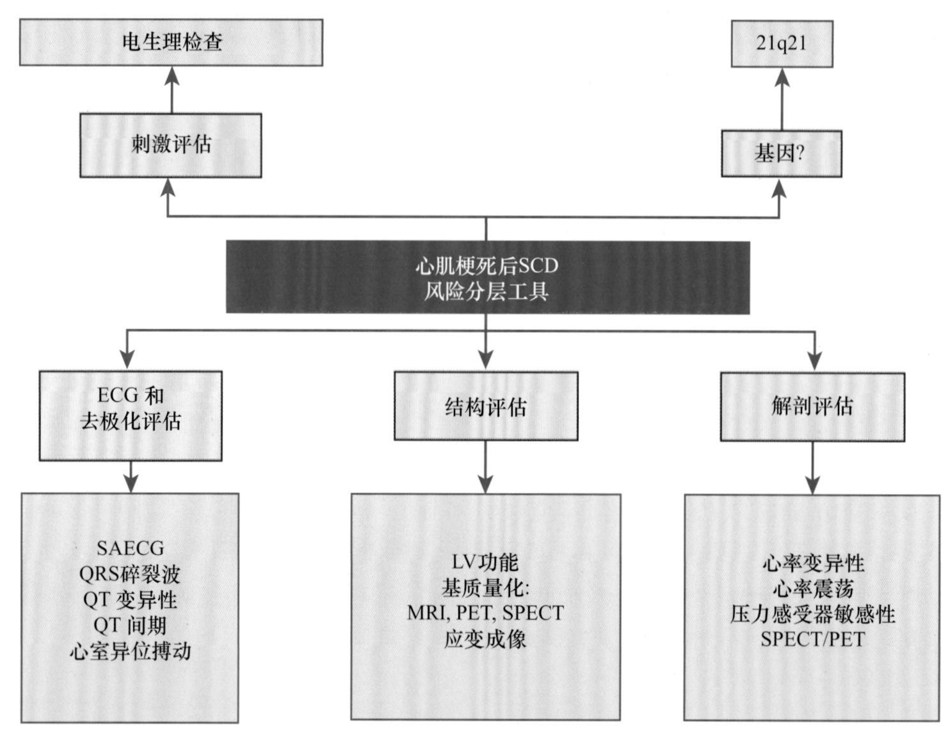

图 28-8　心肌梗死后心脏性猝死（SCD）风险分层方法。ECG，心电图；LV，左心室；MRI，磁共振成像；PET，正电子发射断层扫描；SAECG，信号平均心电图；SPECT，单光子发射计算机断层扫描

括放射性核素显像、心脏 MRI、单光子发射计算机断层扫描（SPECT）和正电子发射断层扫描（PET）。心脏 MRI 是确定瘢痕密度（不均一还是致密）以及心肌是否处于冬眠状态的较好方法（见第 33 章）。研究图像上发现的瘢痕与有创电解剖基质标测有很好的相关性[24]，越来越多的证据表明，MRI 中瘢痕的对比增强，特别是瘢痕组织的负荷和不均一性，是 VT/VF 的独立预测因子[25]。SPECT 或 PET 可以明确灌注不足是否不可逆转，并通过识别交感神经去神经化来评估自主神经功能（见第 32 章）[26]。应变率成像也逐渐成为一种更有效的风险预测方法，尤其是对于那些 LVEF 高于 35% 的患者[27]。

室性异位搏动

最初认为室性异位搏动是心肌梗死后不良预后的潜在预测因子。在针对 STEMI 患者进行的 GISSI-2 试验中，每小时室性异位搏动超过 10 次的患者 SCD 风险增加。心律失常抑制试验（CAST）表明，使用 I 类抗心律失常药物抑制无症状性室性早搏可成功抑制室性异位搏动和室性心动过速，但其死亡率显著增加。在急诊经皮介入治疗的情况下，室性异位搏动与预后的关系较为复杂。因此，目前尚不清楚室性异位搏动是否有助于预测 SCD。然而，能够识别出室性异位搏动非常重要，因为它可能会导致心肌病进展。室性早搏次数＞ 1 万 /24 小时、左心室功能不全或症状持续，以及单一或显著室性早搏形态的患者可考虑行导管消融。

无创性风险分层

为了加强 SCD 风险分层，目前已对多种无创策略进行了评估，包括微伏级 T 波电交替、信号平均心电图、压力反射敏感性测试、心率震荡和变异性的测量[28]。

心电图异常除极可提供信息，信号平均心电图可以帮助识别晚电位（心室心肌延迟去极化）。信号平均可以减少噪声，并能帮助识别促进折返的延迟和延长激动，即所谓的晚电位。此外，QRS 碎裂波或 QRS 时限改变（超过 0.12 ms）已被确定为潜在的风险分层工具。一项对 361 例伴有左心室功能障碍的 ICD 植入患者的研究表明，QRS 碎裂波是心律失常事件强有力的预测因子，而 QRS 时限延长则是总死亡率的预测因子[29]。除极异常的局限性在于，它们也可以由心室扩张或纤维化引起，因此特异性有限[30]。心肌梗死伴左心室功能不全的 QT 变异性增加被认为是复极不稳定的标志，以及 VT/VT 的潜在危险因素。

心率变异是窦房结自律性的标志，受自主神经系统调节。事实证明，平坦的变时性反应，是有效的死亡率预测因子，通常采用时域分析和频域分析相结合的方法进行测量。压力反射敏感性是自主神经张力的另一标志，通过测量血压的变化来反映心率反射的变化。心肌梗死后的自主神经张力和反射试验（ATRAMI）中同时评估了心率变异性和压力反射敏感性，在这项研究中，提示自主神经功能受损的反应受损与死亡率增加有关。

心率震荡是室性早搏发生或窦性心律变化的指标，通常伴有代偿间歇。正常的反应是心率增加，随后减慢。这种反应受损也与死亡率增加有关。

T 波电交替是心室复极化电活动不均一性或离散性的标志，具有较高的阴性预测价值。对于心房颤动、频发室性早搏和不能提高心率的患者，无法测量其 T 波电交替，因此便降低了其临床应用价值。REFINE 研究在心肌梗死后 2 ～ 4 周评估以上这些参数，并在 10 ～ 14 周再次评估。在这项前瞻性研究中，早期评估并不能预测死亡率，但第 10 ～ 14 周的评估确实预测到 SCD 或心搏骤停复苏的风险增加。心率震荡受损、T 波电交替异常、左心室功能低于 50% 时，阳性预测值较低，但阴性预测值较好，达 95%。

其他指标，如 NYHA 分级和 QT 离散度或变异性，本质上灵敏度太低，不能作为有用的预测指标。虽然最初的证据令人鼓舞，但大多数研究结果在不同的研究中却缺乏可重复性[1]。

激发试验的有创风险分层

作为一种风险分层的方法，心肌梗死后立即行电生理（EP）检查所得的结果较为复杂。大量数据表明，电生理检查在指导 ICD 植入时并不能改善预后。电生理检查可用于诊断慢性室性心律失常及心肌基质或瘢痕建模。在梗死后早期，作为 SCD 的风险分层工具，心室刺激方案提供的阴性预测值较差。例如，在 MADIT Ⅰ研究中，电生理检查阴性但射血分数低于 30% 的患者仍存在 SCD 的风险。但人们已认识到了几项关键研究的局限性。在 MADIT Ⅱ试验中，有些电生理检查是通过植入 ICD 进行的，因此提供的预后信息可能较少。CARISMA 试验和 ABCD 试验普遍认为室颤和多形性室性心动过速（室速）是非特异性结果，被归类为阳性研究。在这两项研究中，室速刺激的特异度和敏感度与 T 波电交替或心率变异性相似。

在某些研究中，心肌梗死后早期进行室速刺激，若结果为阴性，则与良好的长期预后相关[31]。接受急诊经皮冠状动脉介入治疗的 1910 名患者中，有 128 名患者的 LVEF 低于 40%，并接受了多达 4 个额外刺激的电生理检查（即渐进性早期室性早搏额外刺激）。如果刺激诱发出了单形性室速，而不是室颤或多形性室速，则认为电生理检查结果为阳性。在 3 年的随访研究中，93% 的电生理检查阴性患者（$n=80$）和 63% 的阳性患者（$n=48$）未出现死亡或心律失常；研究人员强调了所使用的心室刺激方案的重要性，不同研究中使用的刺激方案以及确定阳性结果标准的差异很大。有些术者可能倾向于使用室速刺激，这是一种更激进的方法，当术者认为特定患者出现室性心律失常的可能性更高时可以采用。

室性心律失常的治疗策略

治疗与急性心肌梗死相关的室性心律失常取决于心律失常的严重程度和发作频率，以及患者的临床情况（稳定性）（图 28-9）。立即血运重建是最重要的初始干预措施。对已实施血运重建的室性心律失常的管理，应包括 24 ～ 72 小时的严密监测，如果可能的话，在冠心病监护治疗病房（CCU）进行。室性早搏和室性异位心律不需要治疗，除非室性早搏是室颤复发的诱因。重要的是要测量血清钾和镁并适当补充，同时治疗合并症，如肾衰竭、糖尿病和高血压。如果左心室功能受到抑制，早期治疗心力衰竭并适当加用如 β 受体阻滞剂、血管紧张素转化酶抑制剂（ACEI）和血管紧张素受体阻滞剂（ARB）等药物，有助于通过减少基质形成来控制或预防室性心律失常（见第 13 章和第 36 章）。

埋藏式心脏复律除颤器治疗

随机试验的现有数据表明，由于药物治疗、再灌注和心肌重塑可能会改善心室功能，因此最好在心肌梗死后至少 40 天再植入 ICD。在即时风险分层改善生存（IRIS）试验中，898 名患者在心肌梗死后第 5 ～ 31 天进行即时风险分层，射血分数低于 40% 的患者被随机分配到药物治疗组或药物＋ ICD 治疗组（453 *vs*. 445）。对平均左心室射血分数为 34% 的患者进行为期 37 个月的随访研究，发现第 1 年、第 2 年和第 3 年的总体死亡率没有差异；但 ICD 治疗可降低 SCD 的获益却被非心律失常性死亡的高发生率所抵消。这些与急性心肌梗死除颤试验（DINAMIT）的结果非常相似[32]。

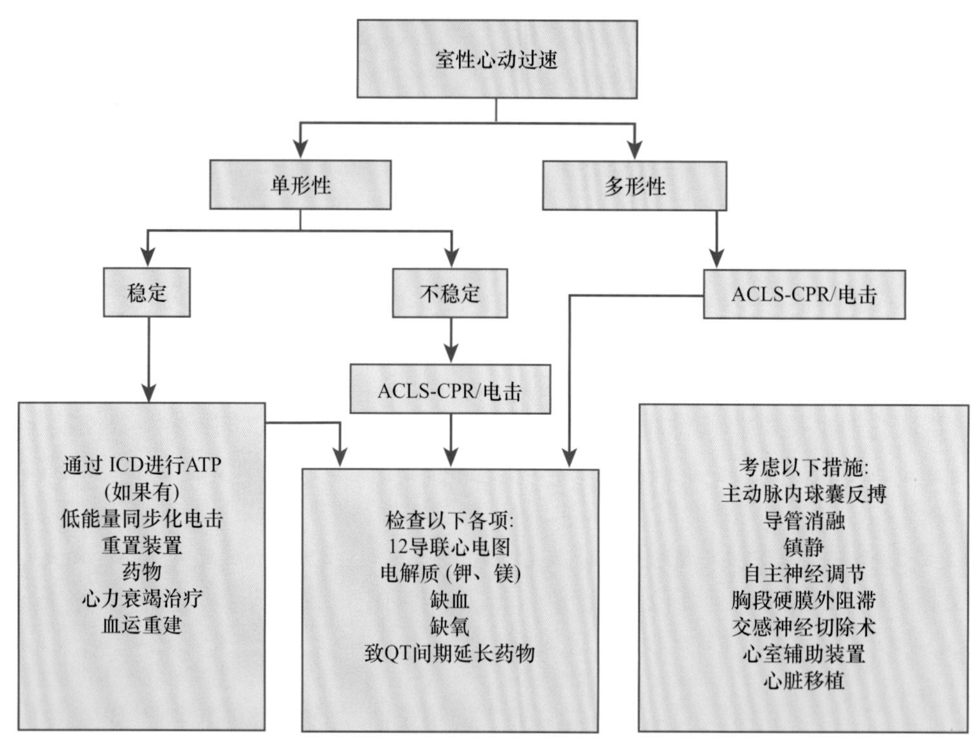

图 28-9　室性心律失常的治疗。ACLS-CPR，高级心脏生命支持 / 心肺复苏；ATP，抗心动过速起搏；ICD，埋藏式心脏复律除颤器

ICD 治疗可有效降低心肌梗死后期的死亡率，此时瘢痕已愈合，与心肌梗死早期相比，此时 ICD 治疗的基质不同。ICD 和急慢性心肌梗死治疗方法的改进可能是荷兰致死性室性心律失常引起院外心搏骤停复苏率降低 33% 的原因[33]。

在 ICD 植入前需等待 40 天，但存在一些例外情况：没有血运重建的选择、已接受最大限度药物治疗的患者发生了室颤、缺乏心肌存活的证据、之前曾有院外心搏骤停且无法确定冠状动脉狭窄 / 闭塞的罪犯血管。

如果左心室功能低于 35%，则在急性心肌梗死后 40 天考虑植入 ICD。对于充血性心力衰竭、NYHA 分级为Ⅱ级或Ⅲ级、QRS 波时限大于 120 ms 或左心室功能低于 35% 伴左束支传导阻滞形态的患者，可以在优化药物治疗后考虑给予带有或不带有 ICD 功能的心脏再同步化治疗[21]。当认为患者的风险很高时，有时会建议其使用可穿戴除颤器（如 LifeVest，ZOLL，Pittsburgh，Pennsylvania）。

抗心律失常药物治疗

对于心脏事件发生高危的患者，不推荐使用抗心律失常药物进行预防性治疗。如果发生室性心律失常，除了血运重建和药物治疗，急性期也可以考虑使用胺碘酮或利多卡因等抗心律失常药物。IC 类抗心律失常药有致心律失常作用，因此在心肌缺血时禁用。如果存在持续性缺血，应用了上述所有方法后仍发生室性心律失常，那么其他暂时可优化心肌灌注的方法，如主动脉内球囊反搏，可能会有帮助。

在急性心肌梗死后立即行导管消融治疗室性心律失常并不十分有效，但已证明对慢性室速有效（见后文导管消融）。胸段硬膜外阻滞或心脏交感神经切除术，可有效降低因电风暴引起的室性心律失常的发生率以及缺血性心肌病的死亡率。目前胸交感神经节切除术包括从星状神经节的下 1/3 到 T4 切除左侧或双侧椎旁交感神经节。其他神经调节疗法，如脊髓刺激，在临床前模型的心肌缺血环境中显示出了减少室性心律失常发生的前景；临床研究中证明其是安全的，但尚未表明其有与临床前模型中类似的疗效[34-35]。左心室辅助装置和心脏移植是使用了所有其他疗法后仍然难治的顽固性室性心律失常的最终选择。

导管消融

导管消融治疗瘢痕继发的慢性室性心律失常可降低复发率。导管消融可以在窦性心律或起搏心律下进行电解剖标测，从而确定瘢痕所在位置。起搏标测可以在被认为是室速潜在部位的区域起搏，并将起搏节律与临床室速模式进行比较。导管消融靶点可以确定缓慢传导区，包括伴有晚电位和碎裂电位的区域。如果室速的血流动力学可以耐受，则可行拖带标测。约有 72% 的患者行导管消融后 1 年内未复发室速[36]，导管消融后室速的高复发率与射血分数减低、晚期心力衰竭和多形性室速有关。

急性心肌梗死所致传导异常

房室传导异常

急性心肌梗死期间发生高度房室传导阻滞并不常见，但却有极高的死亡率。房室传导阻滞的发生可能与缺血性损伤的严重程度有关。房室传导阻滞往往是因右冠状动脉闭塞或前降支的间隔支闭塞所致（图 28-10）。急性心肌梗死期间发生高度房室传导阻滞并不常见，但却有极高的死亡率。房室传导阻滞的发生可能与缺血性损伤的严重程度有关。房室传导阻滞往往是因右冠状动脉闭塞或前降支的间隔支闭塞所致（图 28-10）。高度房室传导阻滞的发病机制是多方面的，这种传导异常可能是房室结直接缺血所致，而且这种缺血一定很严重，因为房室结本身被纤维性包裹和细胞内高糖原储备保护得比较好。高度房室传导阻滞也可由 Bezold-Jarisch 反射引起，在 Bezold-Jarisch 反射中，左心室后下壁的副交感传入神经激活，引起反射性心动过缓和房室传导阻滞。

尽管急性冠脉综合征（ACS）的治疗方面取得了很大进展，但与高度房室传导阻滞相关的住院死亡率依然显著，而且可能与梗死的严重程度相关。然而，在急诊经皮冠状动脉介入治疗时代，能够存活到出院的患者，其死亡率与那些没有房室传导阻滞的患者相似。合并二度Ⅱ型和三度房室传导阻滞的发生率从 2% 到 4% 不等。有些研究报道，如果高

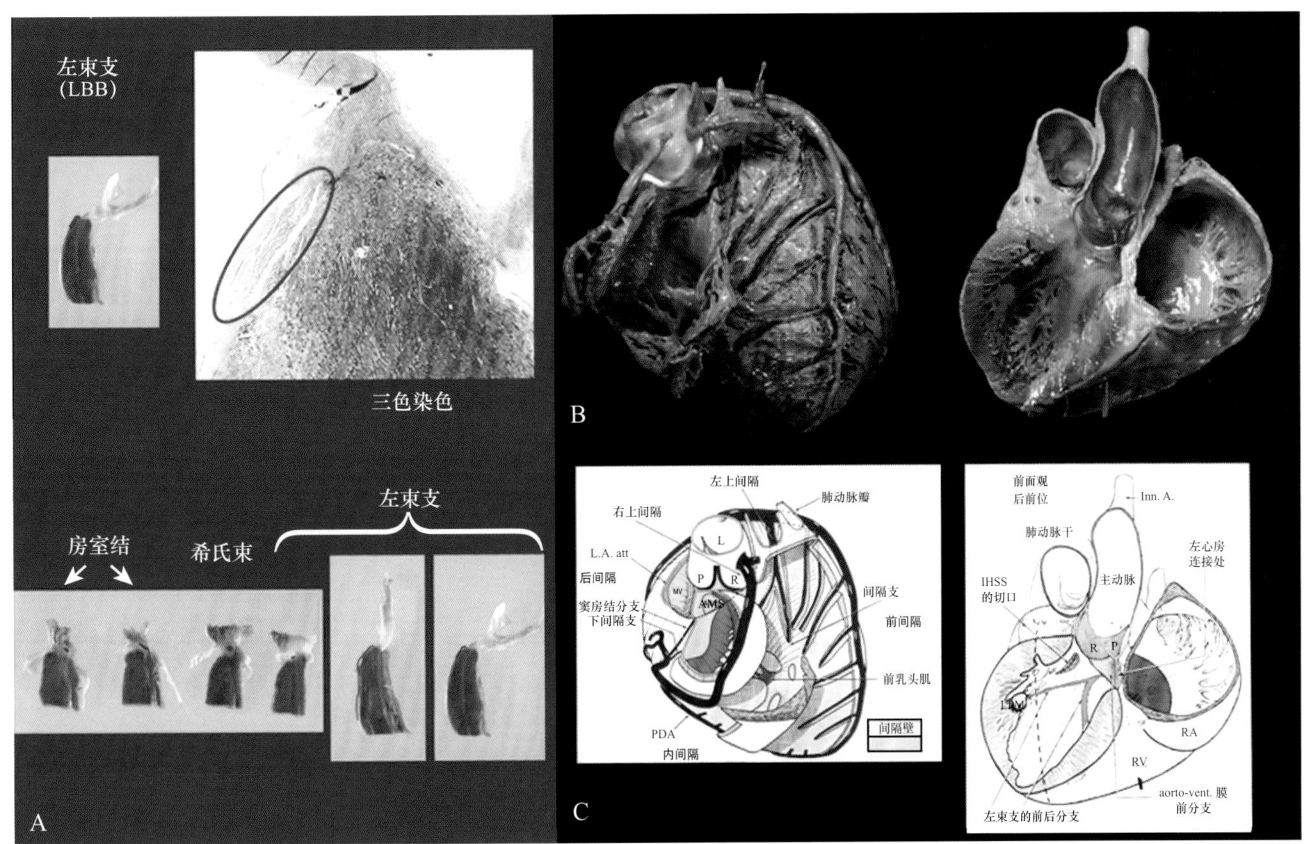

图 28-10 房室结与冠状动脉解剖。A. 左束支（从室间隔膜部、主动脉瓣和二尖瓣瓣叶下方发出）的 Mason 染色，以及房室结、希氏束和左束支的切片标本。**B.** 外科标本的大体切片。房室结位于 Koch 三角顶端的房间隔底部，房室结穿过中央纤维体（CFB）延续为希氏束（CFB 由主动脉瓣和二尖瓣瓣叶的结缔组织与室间隔膜部连接而成），随后分为右束支和左束支。左束支位于主动脉瓣右冠瓣和无冠瓣连接处的下方，然后向下进入室间隔的心内膜下方。**C.** 右冠状动脉和左冠状动脉的传导系统解剖图。AMS，主动脉-二尖瓣间隔；IHSS，特发性肥厚性主动脉瓣下狭窄；Inn.A，无名动脉；LPM，外侧乳头肌；MV，二尖瓣；PDA，后降支；RA，右心房；RV，右心室。（A，Images kindly provided with permission from Atsuko Seki，MD，Tokyo Metropolitan Geriatric Hospital and Institute of Gerontology，Japan；and Michael Fishbein，MD，Anatomic Pathology and Clinical Pathology，UCLA Medical Center，Los Angeles，California. C，From Wallace A：McAlpine collection. UCLA Cardiac Arrhythmia Center.）

度房室传导阻滞与左前降支闭塞相关，则预后较差，由左前降支闭塞引起的高度房室传导阻滞常导致希氏束下阻滞。在丹麦的一项注册研究中，共 2073 名 STEMI 患者行急诊 PCI 治疗，随访 3 年后，有 67 名患者出现高度房室传导阻滞，其中有 25 人死亡[37]；后一组的中位死亡时间为 1.5 天，发生房室传导阻滞的患者中，只有 9% 的人在 48 小时后死亡；存活时间超过 30 天的患者与无房室传导阻滞的患者预后相同。与房室传导阻滞相关的因素包括高龄、高血压和糖尿病。

决定何时对高度房室传导阻滞进行干预可能比较复杂。阻滞可能是一过性的，如果能快速恢复灌注，也许就不需要治疗。如果患者的临床状态不稳定，且没有稳定的逸搏心律，当有血流动力学受损的迹象时，则需要考虑采取干预措施。但临时起搏导线也可能会出现相关并发症，如感染、心脏压塞、夺获失败、脱位、诱发室性心律失常。

各研究小组已经研究了选择立即永久起搏而不是植入临时起搏系统的获益之处，这种方法可能会在住院期间提供短期的生存获益，但出院时的死亡率似乎是相似的。如果房室传导阻滞是副交感神经张力、腺苷释放或钾离子流增加的结果，那么房室传导阻滞就可能是一过性的，比如在右冠状动脉闭塞时；如前所述，若阻滞由前降支闭塞引起，则阻滞就更可能是永久性的[37]。若有稳定的逸搏节律，则不用实施干预措施，但需在房室传导阻滞可能恢复的时间内监测病情变化。使用正性肌力药或阿托品治疗高度房室传导阻滞是存在问题的，因为增加心率可能会恶化房室传导，加重心动过缓。

束支传导阻滞

进一步定义与心肌梗死相关的束支传导阻滞（bundle branch block，BBB）可能有助于判断预后意义，如左/右、持续时间和出现时间。BBB 可以暂时与 MI 相关，也可以持续相关。一项涵盖了 5570 名患者的研究检测了与急性心肌梗死相关的 BBB，其中 964 名（17%）患者存在 BBB（新发的和以前出现的），并报道了 30 天和 7 年的全因死亡率[38]。住院期间新发的 BBB 与年龄增加及糖尿病和心力衰竭等合并症有关，与右束支传导阻滞（RBBB）的患者相比，左束支传导阻滞的患者（LBBB）伴有合并症的概率更高。此外，如果 LBBB 为新发的，则其与 30 天和 7 年的较高死亡率相关。束支传导阻滞出现的时间和持续时间具有不同的预后意义，所以 BBB 的存在可能有助于风险分层。

总结

继发于心肌梗死的 SCD 仍然是重要的公共卫生问题。尽管心肌缺血的治疗在相当一部分患者中取得了实质性进展，但心肌梗死可能会并发传导系统疾病或室性心律失常，或导致 SCD。明确并优化风险分层技术仍需不断努力。

参考文献

1. Priori SG, Blomstrom-Lundqvist C, Mazzanti A, et al.: 2015 ESC guidelines for the management of patients with ventricular arrhythmias and the prevention of sudden cardiac death: The Task Force for the Management of Patients with Ventricular Arrhythmias and the Prevention of Sudden Cardiac Death of the European Society of Cardiology (ESC). Endorsed by: Association for European Paediatric and Congenital Cardiology (AEPC), *Eur Heart J* 36(41):2793–2867, 2015.
2. Subirana MT, Juan-Babot JO, Puig T, et al.: Specific characteristics of sudden death in a Mediterranean Spanish population, *Am J Cardiol* 107:622–627, 2011.
3. Goldberger JJ, Buxton AE, Cain MO, et al.: Risk stratification for arrhythmic sudden cardiac death: Identifying the roadblocks, *Circulation* 123:2423–2430, 2011.
4. Janse MJ, Wit AL: Electrophysiological mechanisms of ventricular arrhythmias resulting from myocardial ischemia and infarction, *Physiol Rev* 69:1049–1169, 1989.
5. Shivkumar K, Deutsch NA, Lamp ST, et al.: Mechanism of hypoxic K loss in rabbit ventricle, *J Clin Invest* 100:1782–1788, 1997.
6. Harris AS, Bisteni A, Russell RA, et al.: Excitatory factors in ventricular tachycardia resulting from myocardial ischemia; potassium a major excitant, *Science* 119:200–203, 1954.
7. Vaseghi M, Shivkumar K: The role of the autonomic nervous system in sudden cardiac death, *Prog Cardiovasc Dis* 50:404–419, 2008.
8. Bourke T, Vaseghi M, Michowitz Y, et al.: Neuraxial modulation for refractory ventricular arrhythmias: Value of thoracic epidural anesthesia and surgical left cardiac sympathetic denervation, *Circulation* 121:2255–2262, 2010.
9. Vaseghi M, Gima J, Kanaan C, et al.: Cardiac sympathetic denervation in patients with refractory ventricular arrhythmias or electrical storm: Intermediate and long-term follow-up, *Heart Rhythm* 11:360–366, 2014.
10. Vaseghi M, Lellouche N, Ritter H, Fonarow GC, et al.: Mode and mechanisms of death after orthotopic heart transplantation, *Heart Rhythm* 6:503–509, 2009.
11. Mehta RH, Starr AZ, Lopes RD, et al.: Incidence of and outcomes associated with ventricular tachycardia or fibrillation in patients undergoing primary percutaneous coronary intervention, *JAMA* 301:1779–1789, 2009.
12. Mehta RH, Yu J, Piccini JP, et al.: Prognostic significance of postprocedural sustained ventricular tachycardia or fibrillation in patients undergoing primary percutaneous coronary intervention (from the HORIZONS-AMI Trial), *Am J Cardiol* 109:805–812, 2012.
13. Mehta RH, Starr AZ, Lopes RD, et al.: Relationship of sustained ventricular tachyarrhythmias to outcomes in patients undergoing primary percutaneous coronary intervention with varying underlying baseline risk, *Am Heart J* 161:782–789, 2011.
14. Bougouin W, Marijon E, Puymirat E, et al.: Incidence of sudden cardiac death after ventricular fibrillation complicating acute myocardial infarction: A 5-year cause-of-death analysis of the FAST-MI 2005 registry, *Eur Heart J* 35:116–122, 2004.
15. Demidova MM, Carlson J, Erlinge D, Platonov PG: Predictors of ventricular fibrillation at reperfusion in patients with acute ST-elevation myocardial infarction treated by primary percutaneous coronary intervention, *Am J Cardiol* 115:417–422, 2015.
16. Alahmar AE, Nelson CP, Snell KI, et al.: Resuscitated cardiac arrest and prognosis following myocardial infarction, *Heart* 100:1125–1132, 2014.
17. Demirel F, Rasoul S, Elvan A, et al.: Impact of out-of-hospital cardiac arrest due to ventricular fibrillation in patients with ST-elevation myocardial infarction admitted for primary percutaneous coronary intervention: Impact of ventricular fibrillation in STEMI patients, *Eur Heart J Acute Cardiovasc Care* 4:16–23, 2015.
18. Scirica BM, Braunwald E, Belardinelli L, et al.: Relationship between nonsustained ventricular tachycardia after non-ST-elevation acute coronary syndrome and sudden cardiac death: Observations from the Metabolic Efficiency with Ranolazine for Less Ischemia in Non-ST-Elevation Acute Coronary Syndrome–Thrombolysis in Myocardial Infarction 36 (MERLIN-TIMI 36) randomized controlled trial, *Circulation* 122:455–462, 2010.
19. Junttila MJ, Barthel P, Myerburg RJ, et al.: Sudden cardiac death after myocardial infarction in patients with type 2 diabetes, *Heart Rhythm* 7:1396–1403, 2010.
20. Jabre P, Roger VL, Murad MH, et al.: Mortality associated with atrial fibrillation in patients with myocardial infarction: A systematic review and meta-analysis, *Circulation* 123:1587–1593, 2011.
21. Epstein AE, DiMarco JP, Ellenbogen KA, et al.: 2012 ACCF/AHA/HRS focused update incorporated into the ACCF/AHA/HRS 2008 guidelines for device-based therapy of cardiac rhythm abnormalities: A report of the American College of Cardiology Foundation/American Heart Association Task Force on Practice Guidelines and the Heart Rhythm Society, *J Am Coll Cardiol* 61:e6–e75, 2013.
22. Bezzina CR, Pazoki R, Bardai A, et al.: Genome-wide association study identifies a susceptibility locus at 21q21 for ventricular fibrillation in acute myocardial infarction, *Nat Genet* 42:688–691, 2010.
23. Bauer A, Barthel P, Schneider R, et al.: Improved Stratification of Autonomic Regulation for risk prediction in post-infarction patients with preserved left ventricular function (ISAR-Risk), *Eur Heart J* 30:576–583, 2009.
24. Perez-David E, Arenal A, Rubio-Guivernau JL, et al.: Noninvasive identification of ventricular tachycardia-related conducting channels using contrast-enhanced magnetic resonance imaging in patients with chronic myocardial infarction: Comparison of signal intensity scar mapping and endocardial voltage mapping, *J Am Coll Cardiol* 57:184–194, 2011.
25. Roes SD, Borleffs CJ, van der Geest RJ, Westenberg JJ, et al.: Infarct tissue heterogeneity assessed with contrast-enhanced MRI predicts spontaneous ventricular arrhythmia in patients with ischemic cardiomyopathy and implantable cardioverter-defibrillator, *Circ Cardiovasc Imaging* 2:183–190, 2009.
26. Bertini M, Schalij MJ, Bax JJ, Delgado V: Emerging role of multimodality imaging to evaluate patients at risk for sudden cardiac death, *Circ Cardiovasc Imaging* 5:525–535, 2012.
27. Haugaa KH, Grenne BL, Eek CH, et al.: Strain echocardiography improves risk prediction of ventricular arrhythmias after myocardial infarction, *JACC Cardiovasc Imaging* 6:841–850, 2013.

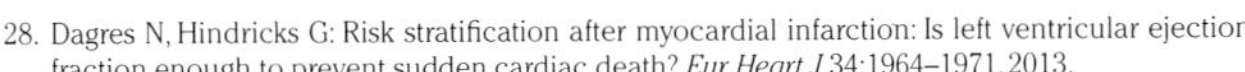

28. Dagres N, Hindricks G: Risk stratification after myocardial infarction: Is left ventricular ejection fraction enough to prevent sudden cardiac death? *Eur Heart J* 34:1964–1971, 2013.
29. Das MK, Maskoun W, Shen C, et al.: Fragmented QRS on twelve-lead electrocardiogram predicts arrhythmic events in patients with ischemic and nonischemic cardiomyopathy, *Heart Rhythm* 7:74–80, 2010.
30. Wellens HJ, Schwartz PJ, Lindemans FW, et al.: Risk stratification for sudden cardiac death: Current status and challenges for the future, *Eur Heart J* 35:1642–1651, 2014.
31. Zaman S, Narayan A, Thiagalingam A, et al.: Long-term arrhythmia-free survival in patients with severe left ventricular dysfunction and no inducible ventricular tachycardia after myocardial infarction, *Circulation* 129:848–854, 2014.
32. Dorian P, Hohnloser SH, Thorpe KE, et al.: Mechanisms underlying the lack of effect of implantable cardioverter-defibrillator therapy on mortality in high-risk patients with recent myocardial infarction: Insights from the Defibrillation in Acute Myocardial Infarction Trial (DINAMIT), *Circulation* 122:2645–2652, 2010.
33. Hulleman M, Berdowski J, de Groot JR, et al.: Implantable cardioverter-defibrillators have reduced the incidence of resuscitation for out-of-hospital cardiac arrest caused by lethal arrhythmias, *Circulation* 126:815–821, 2012.
34. Wang S, Zhou X, Huang B, et al.: Spinal cord stimulation protects against ventricular arrhythmias by suppressing left stellate ganglion neural activity in an acute myocardial infarction canine model, *Heart Rhythm* 12(7):1628–1635, 2015.
35. Tse HF, Turner S, Sanders P, et al.: Thoracic Spinal Cord Stimulation for Heart Failure as a Restorative Treatment (SCS HEART study): First-in-man experience, *Heart Rhythm* 12:588–595, 2015.
36. Tung R, Vaseghi M, Frankel DS, et al.: Freedom from recurrent ventricular tachycardia after catheter ablation is associated with improved survival in patients with structural heart disease: An International VT Ablation Center Collaborative Group study, *Heart Rhythm* 12:1997–2007, 2015.
37. Gang UJ, Hvelplund A, Pedersen S, et al.: High-degree atrioventricular block complicating ST-segment elevation myocardial infarction in the era of primary percutaneous coronary intervention, *Europace* 14:1639–1645, 2012.
38. Melgarejo-Moreno A, Galcera-Tomas J, Consuegra-Sanchez L, et al.: Relation of new permanent right or left bundle branch block on short- and long-term mortality in acute myocardial infarction bundle branch block and myocardial infarction, *Am J Cardiol* 116(7):1003–1009, 2015.

29 急性心肌梗死出血的流行病学和处理

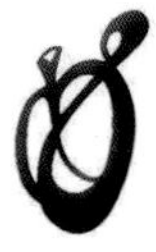

Sunil V. Rao

王春玥 译 张海涛 审校

引言

随着时间的推移，急性冠脉综合征（ACS）的临床转归有了显著的改善。高风险患者强效抗凝药和抗血小板药物的应用与发展并联合有创性危险分层明显降低了死亡率（见第 13 章）。此外，二级预防策略控制危险因素进一步改善了长期预后（见第 34 章）。虽然抗栓药物治疗降低了缺血性事件复发风险，但也增加了出血和输血风险。出乎意料的是出血事件也与随后的心肌梗死（MI）、卒中、支架内血栓和死亡风险升高相关[1]。针对 ACS 患者"避免出血策略（bleeding avoidance strategies，BAS）"的随机试验结果显示出包括死亡在内的不良事件率降低[2]。由于 BAS 的应用，在减少出血的同时降低缺血事件率的治疗策略有可能进一步改善预后。本章概述了 ACS 和 MI 患者流行病学和出血事件的处理。

出血的流行病学

报告的出血发生率：定义的影响

随着所用定义的不同、定义事件的准确度、所用的抗栓治疗类型，以及是否采用血管重建侵入性危险分层等不同，报告的 ACS 患者主要出血事件率存在较大的差异。审查出血的定义在判断 ACS 出血发生率中十分重要。出血的定义有很多种，但是鲜有随机试验或注册研究中使用完全一致的定义。一些分类体系定义的出血事件常与其他不良事件相关联，如复发 MI、卒中、支架内血栓和死亡（见"出血并发症与结局"部分）。

大多数出血的定义由特定的数据组成，广义上分为三类：血红蛋白或血细胞比容参数变化、临床事件（如胃肠出血或颅内出血）及其带来的后果（如输血或致命性出血）。出血定义的极端是只关注血红蛋白变化或临床事件率，也可能定义过于宽泛，包含了大多数临床医师不会将其判定为出血的事件，或仅仅定义最严重的出血事件而忽略其他较为严重、临床症状明显的出血事件。大多数定义包含了上述三类的组合。表 29-1 展示了随机试验和注册研究中常用的出血定义。

确定的定义

MI 溶栓治疗（TIMI）和全球梗死相关动脉开通策略（GUSTO）定义

长期以来，最常用的定义是 MI 溶栓治疗（TIMI）和全球梗死相关动脉开通策略（GUSTO）出血分级标准。TIMI 的定义是建立在 ST 段抬高型心肌梗死（STEMI）纤溶治疗的背景下，通常是根据血红蛋白的降低[3]。TIMI 出血的分级最初分为轻微出血、小出血和主要出血，定义主要根据血红蛋白参数变化程度。由于颅内出血是纤溶治疗最严重的并发症，所以属于 TIMI 主要出血的分类。随着 TIMI 最初定义的发展，TIMI 出血定义进一步包含了一个限定语：血红蛋白浓度下降建立于是否发生临床明显出血事件的基础上（表 29-1）。GUSTO 定义也是

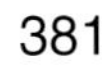

表 29-1 **ACS 临床试验和注册研究中的出血定义**

试验 / 定义	患者人群	干预	出血定义
TIMI	ACS，PCI	N/A	**主要出血** ● 任何颅内出血（不包括梯度回声 MRI 上显示的出血< 10 mm 的微小出血） ● 临床明显出血事件伴血红蛋白浓度下降≥ 5 g/dl ● 致命性出血（直接导致 7 天内死亡）
			小出血 ● 临床明显出血（包括影像学），伴 3 g/dl ≤血红蛋白浓度下降< 5 g/dl 需要引起医学关注 ● 具有明显出血症状，满足以下标准之一且不满足主要出血、小出血标准： 　● 需要干预（医生指导下药物或手术治疗以止血或治疗出血，包括暂时或永久性中断或改变给药或研究药物剂量） 　● 导致或延长住院时间 　● 提示迅速评估（计划外医疗就诊或诊断性实验室或影像学检查） **轻微出血** ● 任何不满足以上标准的明显出血事件 **CABG 相关出血** ● 致命性出血事件（直接导致死亡） ● 围术期颅内出血 ● 胸骨切开术关胸后出血需再次手术 ● 48 小时内输血≥ 5 U PRBC 或全血；自体输血不计入血量计算 ● 24 小时内胸导管引流量≥ 2 L
GUSTO	ACS，PCI	N/A	**严重或危及生命出血** ● 颅内出血 ● 引起严重血流动力学损害需要治疗 **中度出血** ● 需要输血，但不引起血流动力学损害 **轻度出血** ● 不满足上述标准的出血
SYNERGY	NSTE-ACS	依诺肝素 *vs.* 普通肝素	TIMI&GUSTO
PURSUIT	NSTE-ACS	依替巴肽 / 普通肝素 *vs.* 普通肝素	TIMI&GUSTO
CURE	NSTE-ACS	阿司匹林 *vs.* 阿司匹林＋氯吡格雷	**重度出血** ● 危及生命 　● 致命性出血 　● 颅内出血 　● 需要外科干预 　● 导致低血压 　● Hgb 降低≥ 5 g/dl 　● 需要≥ 4 U 输血 ● 其他重度出血 　● 需输血 2 U 或 3 U 　● 眼内出血
GUSTO Ⅱ b	NSTE-ACS	水蛭素 *vs.* 肝素	GUSTO
CURRENT OASIS-7	NSTE-ACS	高剂量阿司匹林 *vs.* 低剂量阿司匹林；高剂量替格瑞洛 *vs.* 标准剂量替格瑞洛	**重度出血** ● 致命性出血 ● 需要输血≥ 4 U PRBC 或等量全血 ● 导致血红蛋白水平降低≥ 5 g/dl ● 引起低血压需要正性肌力药 ● 需要手术治疗 ● 症状性颅内出血 **其他重度出血** ● 需要输血 2 ～ 3 U ● 明显的残疾、眼内出血导致视力丧失

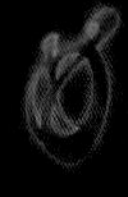

（续表）

试验/定义	患者人群	干预	出血定义
OASIS-5	NSTE-ACS	磺达肝素 *vs.* 依诺肝素	**主要出血** ● 致命性、颅内出血、腹膜后出血、眼内出血导致视力丧失 ● Hgb 降低≥ 3 g/dl，需要输血 ● 输血 2 U 红细胞
ACUITY & HORIZONS-MI	NSTE-ACS	单纯比伐卢定 *vs.* 肝素/依诺肝素＋ GP ⅡB/Ⅲa *vs.* 比伐卢定＋ GP ⅡB/Ⅲa	**主要出血** ● 颅内或眼内出血 ● 穿刺部位出血，需要干预 ● 血肿直径≥ 5 cm ● 无明显出血源 Hgb 水平降低≥ 4 g/dl，或有出血源 Hgb 水平降低≥ 3 g/dl ● 再次手术止血 ● 输血
ACTION-GWTG	ACS	N/A	● 绝对 Hgb 水平降低≥ 4 g/dl（基线至最低点） ● 颅内出血 ● 记录或疑似腹膜后出血 ● 任何红细胞输血，基线 Hgb 水平≥ 9 g/dl，或任何红细胞输血 Hgb 水平＜ 9 g/dl 且疑似出血事件
CRUSADE	NSTE-ACS	N/A	**大出血** ● 血细胞比容浓度较基线绝对降低 12% ● 颅内出血 ● 腹膜后出血 ● 因出血红细胞输注
GRACE	NSTE-ACS		● 危及生命的出血需要输血＞ 2 U 红细胞 ● 导致血细胞比容有＞ 10% 的下降 ● 脑内出血 ● 导致卒中或死亡
TRITON TIMI 38	NSTE-ACS		TIMI
PLATO	NSTE-ACS		**重度危及生命** ● 致命性出血 ● 颅内出血 ● 心脏压塞 ● 导致低血容量性休克或严重低血压需要升压或手术 ● 临床明显的出血，Hgb 下降＞ 5 g/dl ● 需要输血≥ 4 U 全血或 PRBC **其他重度** ● 明显残疾（如眼内出血永久丧失视力） ● 相关的 Hgb 下降 3 ～ 5 g/dl ● 需要输血 2 ～ 3 全血或 PRBC **任何重度出血** ● 任一上述标准

ACS：急性冠脉综合征；CABG：冠状动脉旁路移植术；Hgb：血红蛋白；MRI：磁共振成像；NSTE：非 ST 段抬高型；PCI：经皮冠状动脉介入治疗；PRBC：浓缩红细胞

基于 STEMI 纤溶治疗的背景下，仅根据临床事件分级，分为轻微、中度、重度出血，颅内出血属于重度出血。表 29-1 列举的其他定义结合了 TIMI 和 GUSTO 定义的元素，也添加了其他因素（如穿刺部位出血）。

多个出血定义的存在导致报告的出血事件率存在较大差异。当一个研究采用了两个或以上定义，治疗策略的安全性评估结果可能会被混淆。例如 SYNERGY 试验，该试验观察了 9978 例无持续性 ST 段抬高型 ACS 患者，计划进行早期介入性危险分层，旨在对比依诺肝素与普通肝素的疗效[4]。主要有效性终点是 30 天死亡或 MI；主要安全性终点是出血事件，根据 TIMI 和 GUSTO 出血分级定义。两组间 30 天死亡或 MI 方面无统计学差异。然而，出血方面的数据却迥然不同，GUSTO 出血分级定义的重度出血或输血（即 GUSTO 中度出血）事件率无统计学

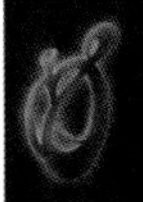

差异；而 TIMI 法则显示依诺肝素组主要出血率较高。上述结果对依诺肝素相较于普通肝素的相对安全性提出了质疑，也低估了定义对报告的出血率的影响。

出血事件判定

另一个可能影响出血发生率的因素是检测事件的方法。临床试验中，通过独立临床事件评审委员会审查源文件（医学图表）来检测不良事件。这将中心水平的偏倚降至最低。相反，注册研究通常不采取判定的方法，而是依靠中心确认事件。这种方式尤其多见于主要目的是某治疗方案带来的结果改善，而不是比较两种治疗方案的有效性的注册研究。因此，虽然注册研究中常纳入高风险患者，但其出血发生率常低于临床试验。例如，HORIZONS-MI 试验中，STEMI 患者经 PCI 治疗，给予普通肝素＋糖蛋白Ⅱ b/ Ⅲ a 抑制剂，术后大出血的发生率为 8.4%[5]，而美国国家心血管数据注册中心的 Cath-PCI 注册研究中，PCI 术后大出血发生率约为 4% ～ 5%[6]。当然，产生这种差异的原因之一是定义的不同，也可能是确定和报告事件的方式不同。

出血学术研究联合会（BARC）定义

为了克服不同出血定义带来的问题，一些专家组尝试开发一种标准化的方法来分类和报告出血事件。欧美学术研究联合会（ARC）在原有定义的基础上，提出了标准数据元素表，在抗栓治疗临床试验中应以病例报告的形式记录上述数据元素（或 ACS 注册研究中以数据收集形式记录）[7]。上述数据元素可单独或与其他定义相结合来进行报告。ARC 最初由 4 个学术研究组织的成员组成，负责设计和实施药物洗脱支架 pivotal 试验、开发一系列冠状动脉支架试验观察终点的标准定义[8]。在最初的审议中没有将围术期出血纳入考量，后来，换届后 ARC 的 ACS 试验、经导管瓣膜试验、周围动脉疾病试验的出血终点做出了定义。出血学术研究联合会（BARC）针对 ACS 试验的出血定义见表 29-2[1]。

表 29-2　出血学术研究联合会关于出血的定义

0 型：无出血
1 型：非活动性出血，患者无需寻求医疗人员的指导、住院或治疗；可能包括患者因出血未咨询医务人员而自行停药的事件。
2 型：任何未达到 3 ～ 5 型的明显活动性出血（出血量超过根据临床情况所预计的出血量，包括单独影像学检查发现的出现），但满足以下至少 1 项标准：①需要医生给予非外科手术和药物干预；②导致住院或提高治疗级别；③需要医生迅速进一步评估。
3 型
3a 型
● 明显的出血＋血红蛋白下降 3 ～ 5 g/dl（血红蛋白下降与出血相关），输血可恢复
● 明显的出血需要输血
3b 型
● 明显的出血＋血红蛋白下降＞ 5 g/dl（血红蛋白下降与出血相关），通过输血恢复；
● 心脏压塞
● 需要外科手术干预控制的出血（牙齿、鼻子、皮肤、痔疮除外）
● 需要静脉血管活性剂的出血
3c 型
● 颅内出血（不包含微出血和出血性转化，包含脊柱内出血）
● 通过尸检、影像学、腰动脉穿刺确诊的出血
● 眼内出血损害视力
4 型：CABG 相关出血
48 小时内的围术期颅内出血
胸骨切开术关胸后出血需再次手术
48 小时内输血量≥ 5 U 全血或 PRBC
24 小时内胸导管引流量≥ 2 L
5 型：致命性出血
5a 型
● 可能的致命性出血；临床疑似但尸检或者影像学未证实
5b 型
● 确定的致命性出血；明显的出血或经尸检、影像学证实

CABG：冠状动脉旁路移植术；PRBC：浓缩红细胞

出血发生率

在考虑了不同研究中定义的差异之后，ACS 急性期的出血发生率估计在 1% 到 12% 之间。任何试图报告单个数字作为 ACS 相关出血并发症发生率的做法都可能是误导；此外，ACS 患者的出血发生率可能会随着治疗的进展而改变，并有可能下降[9]。我们可以使用临床试验或注册研究来评估出血的发生率。在 SYNERGY 试验中，纳入接受早期介入性治疗的 ACS 患者，依诺肝素组大出血或重度出血的发生率在 2.7%（GUSTO 重度）至 9.1%（TIMI 主要出血）之间。与之相似，在 PLATO 试验中，替格瑞洛组 TIMI 大出血和方案定义的 PLATO 大出血的发生率分别为 7.9% 和 11.6%[10]。关于出血并发症的另一个信息来源是注册数据。ACTION-Get With the Guidelines（ACTION-GWTG）注册研究是全国有代表性的 ACS 质量改进注册研究，跟踪并报告了院内出血并发症发生率（定义见表 29-1）。该注册研究的出血发生率为 10.8%[11]。临床医生应了解影响

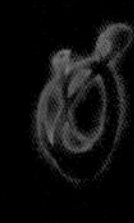

出血率报告的因素，并应使用一种定义对自己的临床实践进行研究，或参与一项 ACS 注册研究，诸如 ACTION-Get With the Guidelines 注册研究，来获得平均值为基准的患者出血数据。

出血并发症的危险因素

大量临床试验和注册数据库为 ACS 出血并发症相关的危险因素和风险指标建立了一个全面的数据库。出血的一个主要风险是介入性手术，如心导管插入术、经皮冠状动脉介入治疗（PCI）和冠状动脉旁路移植术（CABG），这些操作增加了使用强抗血栓药物治疗的患者出血的风险。上述介入性手术的广泛应用将出血分类进一步拓宽，大致分为“穿刺部位相关的出血”和“非穿刺部位相关的出血”。这一分类也促进了 BAS 的分组，可以直接针对于血管穿刺部位或系统（见“预防策略”部分）。与血管穿刺部位相关的出血率因患者的临床表现而异。在急性冠脉综合征中，非 ST 段抬高型急性冠脉综合征（NSTE-ACS）患者的非穿刺部位出血比例更高。这一观察结果在注册研究数据和随机临床试验中得到了证实。例如，国家心血管数据注册中心的 Cath-PCI 注册研究中，NSTE-ACS 患者接受 PCI 治疗后发生的出血事件中，2/3 的出血为非穿刺部位出血[12]。同样，RIVAL 试验观察了 7021 例 ACS 患者（＞70% 的患者为 NSTE-ACS 患者），对比经桡动脉和股动脉介入，2/3 的大出血与血管穿刺部位无关[13]。相比之下，STEMI 患者不仅出血率更高，而且血管穿刺部位相关的出血比例更高（约 50%）。这些差异可能与 STEMI 患者更高的 PCI 治疗比例及其伴随的强抗血栓治疗有关。

出血风险评分

除临床表现外，已发表的出血风险模型还确定了多种与较高出血并发症风险相关的人口结构和临床特征。由于 ACS 的出血事件大多发生在早期，要么发生在首次住院期间，要么是在 30 天内，因此这些模型大多以住院或 30 天出血作为主要终点。常用的出血预测模型源自 ACUITY 和 HORIZONS-MI 临床试验，这两项研究分别研究了接受急诊 PCI 治疗的 NSTE-ACS 或 STEMI 患者的比伐卢定策略[14]。两项试验均使用相同的出血定义，合并试验共包括 17 421 例患者。非 CABG 相关的大出血总发生率为 7.4%。与出血独立相关的基线协变量包括年龄、女性、血清肌酐升高、白细胞计数升高、贫血史、NSTEMI 和 STEMI。一种治疗的协变量——肝素＋糖蛋白Ⅱb/Ⅲa 抑制剂的使用——也是一个重要的预测因子，该模型具有合理的辨识度，c 指数为 0.74。通过比较预测出血量和观察到的出血量来评估拟合的良好程度。最后，开发了一个用于临床的整数风险评分（图 29-1）。另一个模型来自 CRUSADE 注册研究，该模型用于 ACS 质量改进注册研究中的风险调整[15]。这个模型仅包括 NSTE-ACS 患者，不包括治疗变量，因此单部位水平的出血结果可以作为基准，并允许进展的改变以降低高出血中心的出血风险。研究人员用 71 277 例患者作为开发数据集，并使用 17 857 例患者作为验证数据集，确定了 8 项重大出血的独立预测因素（根据注册研究定义；见表 29-1）。这些危险因素包括基线血细胞比容、基线肌酐清除率、基线心率、女性、就诊时心力衰竭、基线收缩压、血管疾病和糖尿病史。开发和验证队列中的 c 指数分别为 0.72 和 0.71。与 ACUITY 床边风险评分类似，研究人员制定了“CRUSADE”出血风险评分（可从 http：//www.crusadebleedingscore.org 获得），随着分数的增加，预测概率也随之增加。

这些已经发表的模型中有些共同的出血预测因素，比如慢性肾脏病、贫血和女性性别（表 29-3）。慢性肾脏病可能通过减少抗凝血酶药物的清除（尤其是以肾清除为主）和血小板功能障碍而导致出血。贫血可能是隐匿性出血的标志，在攻击性抗血栓治疗中可能恶化。此外，基线贫血可能增加输血的可能性，这是许多研究中出血定义的一个要素（见表 29-1）。女性与出血风险较高之间关联的潜在机制尚不明确。ACS 女性患者通常年龄更大，体重更低以及肾功能受损。因此，过量服用抗血栓药物可能会在一定程度上增加风险（见“预防策略”部分）；然而，这似乎并不能完全解释明显的独立关联，仍需要进一步研究以探究是否存在女性 ACS 患者出血风险高的可逆原因。

出血并发症与结局

相关的临床与非临床结局

临床结局

多项研究论述了 ACS 人群的出血（无论定义如何）与不良结局之间的关联，包括死亡、MI、卒中、

		得分
性别	男性 0；女性 +8	
年龄（岁）	<50 0；50～59 +3；60～69 +6；70～79 +9；≥80 +12	
血清肌酐 (mg/dl)	<1.0 0；1.0～ +2；1.2～ +3；1.4～ +5；1.6～ +6；1.8～ +8；≥2.0 +10	
白细胞计数 ($\times10^9$)	<10 0；10～ +2；12～ +3；14～ +5；16～ +6；18～ +8；≥20 +10	
贫血	否 0；是 +6	
临床表现	STEMI +6；NSTEMI-生物标志物升高 +2；NSTE-ACS-生物标志物正常 0	
抗血栓药物	肝素+ GPI 0；比伐卢定治疗 –5	
	总分*	

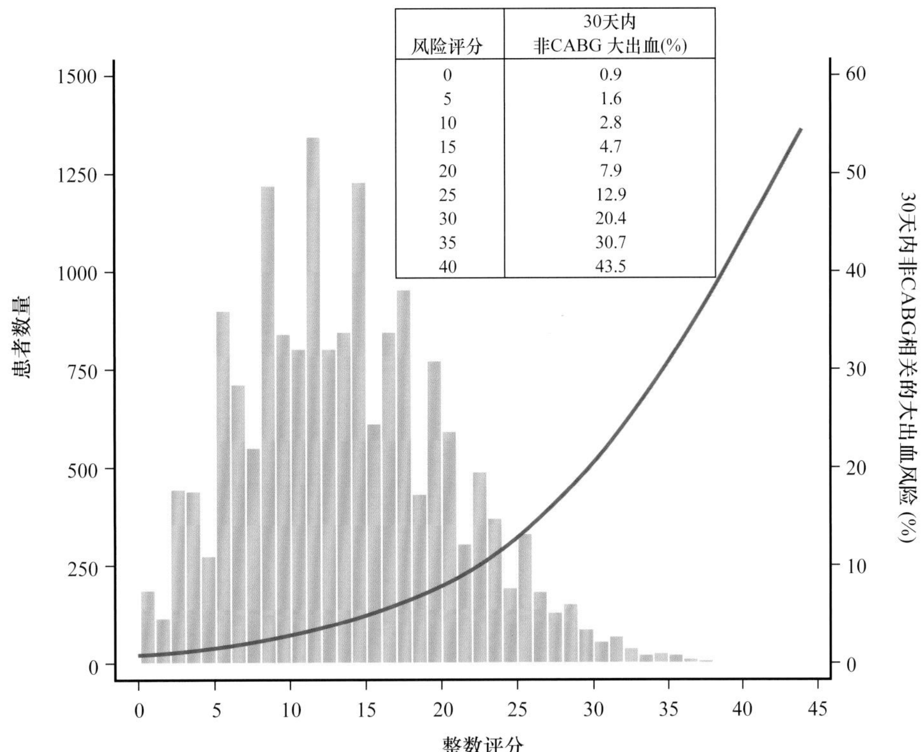

图 29-1　急性冠脉综合征（ACS）患者 30 天内非冠状动脉旁路移植术（CABG）相关大出血的整数风险评分和随后非 CABG 相关大出血的风险评分分布。研究样本包括来自 ACUITY 和 HORIZON-AMI 随机临床研究的 174 215 例患者。GPI：糖蛋白Ⅱb/Ⅲa 抑制剂；NSTEMI：非 ST 段抬高型心肌梗死；STEMI：ST 段抬高型心肌梗死（From Mehran R，et al：A risk score to predict bleeding in patients with acute coronary syndromes. J Am Coll Cardiol 55：2556-2566，2010.）

计划外血运重建和支架内血栓形成。Moscucci 及其同事发表了有关 ACS 的最早研究之一——GRACE 注册研究[16]。24 045 例 ACS（包括不稳定型心绞痛、NSTEMI 和 STEMI）患者中，3.9% 发生了出血事件（STEMI 占 4.8%，NSTEMI 占 4.7%，不稳定型心绞痛占 2.3%）。与以前的研究相似，高龄、女性、肾功能不全和出血史与出血风险增加有关。调整潜在的混杂因素后，GRACE 注册定义的主要出血与更高的院内死亡率相关。许多研究使用了不同的出血定义对中期结果进行了随访。在一项研究中，Rao 及其同事对入组 PURSUIT、PARAGON B 和 GUSTO Ⅱb 试验的 26 452 例 ACS 患者进行分析，GUSTO 重度出血与 30 天和 6 个月死亡之间的风险逐步增加[17]。在其他研究中，Eikelboom 及其同事[18]，Manoukian

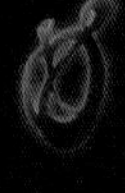

表 29-3 根据选定的出血预测风险评分预测出血

数据来源	NCDR CATH-PCI 注册研究	ACTION-GWTG 注册研究	ACUITY + HORIZONS MI 临床研究数据	BLUE CROSS-BLUE SHIELD CONSORTIUM 注册研究 *
患者	经 PCI 治疗的患者	ACS 患者	经 PCI 治疗的 ACS 患者	经 PCI 治疗的患者
危险因素				
年龄	X	X	X	
性别	X	X	X	
体重 /BMI	BMI	体重		身高和体重
肾病	慢性肾病	肌酐处于基线水平	肌酐处于基线水平	肌酐处于基线水平
既往贫血	血红蛋白处于基线水平	血红蛋白处于基线水平	贫血	—
临床表现	• STEMI • 休克 • PCI 术后 24 小时心搏骤停	• 心脏收缩压 • 心率 • 心力衰竭 / 休克 • ECG 改变	NSTEMI 或 STEMI	• CAD 表现 • 心绞痛分类 • 过去 2 周心力衰竭 • PCI 术前 24 小时心源性休克 • 术前心脏标志物（CK-MB、肌钙蛋白 I/T）
病史	有 PCI 史	• 糖尿病 • 周围动脉疾病		• 糖尿病 • 慢性肺疾病
介入治疗	急诊 PCI	—	—	—
药物治疗	—	华法林	普通肝素＋糖蛋白Ⅱb/Ⅲa 抑制剂	—
其他	—	—	白细胞计数	—

ACS：急性冠脉综合征；BMI：体重指数；CAD：冠状动脉疾病；CK-MB：肌酸激酶同工酶；ECG：心电图；NSTEMI：非 ST 段抬高型心肌梗死；STEMI：ST 段抬高型心肌梗死；PCI：经皮冠状动脉介入治疗
* 结果是医院内输血

及其同事[19]和 Segev 及其同事[20]进行的研究表明，OASIS、ACUITY 和加拿大 ACS 定义的 ACS 患者主要出血与不良的短期和长期结果（包括卒中和支架内血栓）存在显著关联。关于“标准化”定义，Ndrepepa 及其同事研究了 BARC 定义的出血与 1 年死亡率之间的关系，发现 BARC 2 型或更高级别的出血与 0 型（无出血）相比，1 年的死亡率明显增高，调整后风险比为 2.72[21]。

由于各个研究对出血定义有着细微差异，因此尝试对比各种等级定义的预后也十分有趣。Rao 及其同事研究了两项 ACS 临床试验共计 15 898 例患者，均使用了 GUSTO 和 TIMI 定义出血的严重程度分级[22]。当单独使用时，一个量表确定的出血事件的患者在另一个量表漏诊。此外，分开研究时，GUSTO 和 TIMI 出血均与 30 天死亡或 MI 风险增加有关。当同一模型同时包含两种出血定义时，GUSTO 出血严重程度增加与调整后死亡或 MI 风险逐步增加有关，而 TIMI 出血不再与预后相关。这些数据表明，数据元素反映的临床事件可能比实验室的测量具有更大的预后价值，然而，这项研究以及其他研究表明，临床明显的出血导致血红蛋白减少也与不良结局有关。

护理费用

ACS 患者出血并发症也与护理费用的增加有关。Rao 及其同事研究了 GUSTO Ⅱ b 试验经济亚组研究的数据，包括美国的 1235 例患者，发现随着出血严重程度的增加，住院时间和费用也随之增加[23]。调整基线患者之间的差异后，每次出血事件会增加费用 3770 美元，每次输血事件会增加费用 2080 美元。有趣的是，当分开研究复发 MI 和出血时，发生出血事件的患者比复发 MI 的患者花费更高。出血且复发 MI 的患者花费最高。

出血和死亡率增加的潜在机制

需要注意，出血与结局之间的关联是来自临床试验数据或注册数据的事后观察性分析。因此，分配因果关系可能存疑。当然，颅内出血或失血过多可直接导致死亡，但当代的 ACS 治疗中这种严重的出血事件非常罕见。院内出血常见于与手术相关的出血（例如，穿刺部位血肿），有时也包括胃肠道出血。瘀血一般是长期门诊治疗期间使用双联抗血小板治疗的出血。很难将这些类型的出血事件与随后的死亡之间做出直接因果关联。因此，一定涉及了其他机制。图 29-2 显示了出血与不良预后之间关联的潜在机制。首先，必须考虑混杂因素；这些数据集里发生出血并发症的患者，从根本上不同于使用可测量与不可测量方法都未发生出血的患者。即使最强大的统计学调整也不太可能解决这些混杂因素。第二，出血并发症可能导致中止二级预防治疗。第三，输血对于结局也可能是一个独立于出血的因素。最后，住院后的慢性失血可导致贫血，可能会损害氧向心肌的输送，从而增加心肌梗死的发生风险。

中止抗血栓治疗

ACS 患者发生出血并发症很可能要中止二级预防治疗。在对 GRACE 注册研究的分析中，Spencer 及其同事发现，发生院内重大出血的患者接受阿司匹林（ASA）、噻吩并吡啶和肠外抗凝治疗比例较小[24]。据估计，使用指南推荐的药物治疗存在差异的原因是院内死亡风险显著增加。同样，对 PREMIER 注册研究中 ACS 患者的分析显示，院内出血与出院时减少 ASA 和噻吩并吡啶的使用之间存在关联[25]。此类患者在住院后长达 1 年的时间内重新开始治疗的可能性很小，这或许能解释院内出血与随后的支架内血栓形成之间存在关联的原因。

贫血和输血

如前所述，许多出血的定义包括红细胞输血这一数据元素。将输血合并到定义中的优点是，可以用日期和时间记录离散事件。而缺点就是，临床实践中即使临床上没有明显的出血可能也会进行输血。此外，在缺血性心脏病患者中，输血与不良预后之间可能存在独立关联。许多观察性研究显示了这种关联[26-27]，而目前缺乏针对 ACS 人群输血阈值的强有力的前瞻性随机试验。机制上，输血可能会通过限制向缺血心肌的氧输送而影响心肌氧合。在缺氧的情况下，通过代偿性血管舒张来维持氧的输送。这种血管舒张反应在有明显狭窄的冠状血管中可能会减弱，心率随之增加，进一步引起代偿反应。ACS 患者心率加快会增加对氧气的需求，尽管输血看似增加了氧的输送，但临床前研究表明，储存的红细胞没有一氧化氮和 2,3- 二磷酸甘油酸，进一步加剧了血管收缩作用，并没有增加组织氧合。两项小型前瞻性随机试验比较了 ACS 中的输血策略，对比了阈值为 8 g/dl（血细胞比容 24%）和 10 g/dl（血细胞

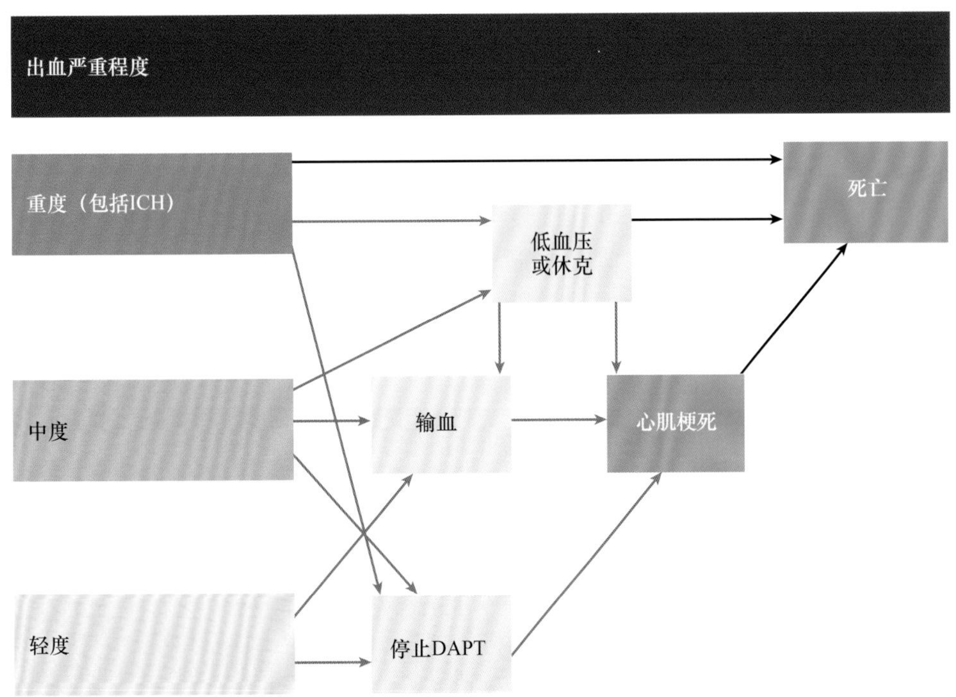

图 29-2　出血并发症与死亡率之间关系的潜在机制。输血与一氧化氮水平减小、组织氧合减小以及血小板聚集相关，并可能直接增大不良结果的风险。DAPT，双联抗血小板治疗。ICH，颅内出血。（From Rao SV：The conundrum of reducing ischemic and bleeding events after PCI. J Am Coll Cardiol 65：1421-1423，2015.）

比容 30%）的输血，得出了不同的结论。CRIT-Pilot 试验随机分组 65 例 ACS 患者，发现与保守的策略相比，自由输血策略组（即血细胞比容≤ 30% 时的输血）院内死亡率、复发性 MI 发生率，或新发 / 恶化的心力衰竭比例更高（自由输血 38% *vs*. 限制性输血 13%；*P* ＝ 0.046）[28]。相比之下，在 MINT Pilot 试验中，随机分组 110 例 ACS、血红蛋白低于 10 g/dl 的患者，自由输血策略组的 30 天死亡，MI 或计划外血运重建率（10.9% *vs*. 25.5%；*P* ＝ 0.054）更低[29]。此外，自由输血策略组的 30 天死亡率更低（1.8% *vs*. 17%；*P* ＝ 0.032）。由于观察性研究与随机研究之间存在差异，仍需要进行强有力的前瞻性随机试验以指导实践。此前，输血和输氧的机制研究表明，除非有贫血引起的症状，否则应避免进行红细胞输血（见“出血并发症的管理”部分）。

约 15% ～ 40% 的 ACS 住院患者并发贫血[30]。贫血，世界卫生组织的定义为血红蛋白小于 13 g/dl，是 ACS 主要不良心血管事件（MACE）和患者死亡率的独立预测因素。ACS 贫血患者预后不良的病理生理学表现可由对已缺氧心肌的氧气输送减少以及心率和心搏量的代偿性增加导致心肌需氧量增加的综合作用解释——这些代偿机制可能会拉大心肌供氧和需氧之间的差距。

出血并发症的处理

一旦发生出血并发症，其处理取决于严重程度和部位。轻度出血事件如瘀伤或瘀斑可以通过保守治疗，无需停止抗血栓治疗。对于因 STEMI 接受侵入性危险分层或直接 PCI 治疗的患者，血管穿刺部位出血并发症可从浅表血肿到动静脉瘘和假性动脉瘤，再到更严重的并发症，如腹膜后血肿。表浅穿刺部位血肿可用局部压迫治疗。作为经皮股动脉入路的并发症，大多数动静脉瘘的血流动力学表现并不明显，而且是自发闭合的。假性动脉瘤可以发生在股动脉、肱动脉或桡动脉入路，如果小于 2 cm，大多数都不需要特殊治疗就能恢复。对于较大的假性动脉瘤，可能需要超声指导下压迫治疗或超声指导下凝血酶注射。极少数极大的假性动脉瘤需要手术结扎。桡动脉假性动脉瘤一般可通过使用桡动脉止血带长时间压迫而消失。在所有上述情况下均可继续进行双重抗血小板治疗。然而，对于腹膜后血肿，可能需要停止抗血栓治疗，以减少持续性出血。虽然罕见，但腹膜后血肿与死亡率有关，因为大量血液可以以一种隐蔽的方式积聚在腹膜后间隙。

非穿刺部位出血最常发生在胃肠道。对于轻微或血流动力学未损害的出血事件，在查明出血来源时，可继续进行双重抗血小板治疗。然而，对于血流动力学显著改变的消化道出血，在确定出血来源并明确治疗之前，停止抗血栓治疗是合理的。静脉注射质子泵抑制剂对减少出血和防止复发很有用[31]。出血事件解决后，应尽快重新开始抗血栓治疗，尤其是双重抗血小板治疗。

ACS 住院期间或 PCI 期间使用抗凝血酶药物时发生的出血事件（例如冠状动脉穿孔）可能需要逆转抗凝作用。对于间接凝血酶抑制剂，如普通肝素和依诺肝素，硫酸鱼精蛋白可以逆转抗凝作用。鱼精蛋白可完全逆转普通肝素的作用，逆转 60% ～ 80% 依诺肝素的作用。小分子糖蛋白Ⅱ b/ Ⅲ a 抑制剂依替巴肽和替罗非班的半衰期较短，分别为 2.5 ～ 3 小时和 2 小时。阿昔单抗是一种小鼠抗糖蛋白Ⅱ b/ Ⅲ a 受体的单克隆抗体，其初始血浆半衰期非常短，仅为 10 分钟，但其与血小板结合的高亲和力使其在循环中保持与血小板结合长达 15 天。血小板功能在弹丸给药 48 小时内恢复。由于阿昔单抗的血浆半衰期较短（但生物半衰期较长），因此输注血小板可以减轻其抗血小板作用，因这种药物已几乎不存在于血浆中。

预防策略

由于治疗选择是有限的，而且基于中止抗血栓治疗，所以预防出血并发症是实现 ACS 最佳转归的关键。预防策略大致分为三类：抗血栓治疗的合理剂量和用法；使用靶向抗凝剂；以及血管入路策略（框 29-1）。这些方法联合使用的出血风险可能最低。

抗血栓治疗药物剂量和选择

住院期间，抗血栓药物、抗血小板药物和糖蛋白Ⅱ b/ Ⅲ a 抑制剂的不适当给药和剂量已被认为是 ACS 患者出血的一个可预防的原因。一项来自 CRUSADE 注册研究对 ACS 患者的分析报告指出，42% 的患者在住院期间接受了至少一种过量的抗血栓药物治疗[32]。过量使用抗血栓药物与出血率增加和住院时间延长直接相关。接受过量普通肝素、低分子量肝素或糖蛋白Ⅱ b/ Ⅲ a 抑制剂的危险因素包

表 29-4 降低出血风险的策略

药理学	适当剂量的抗血栓药物 • 如果药物被肾清除，剂量会根据肾功能进行调整 • 服用普通肝素以维持 aPTT50 ～ 70 s • 对年龄≥ 75 岁、体重＜ 60 kg、既往卒中或 TIA 的患者慎用强效抗血小板药物（禁止使用普拉格雷） • 在双重抗血小板靶向抗凝药物的长期治疗期间使用小剂量（≤ 100 mg）阿司匹林 • 磺达肝素 * • 比伐卢定
血管通路	桡动脉入路 合理定位股动脉切开术

aPTT：活化部分凝血活酶时间；TIA：短暂性脑缺血发作。* 在美国尚未获批用于治疗急性冠脉综合征

括：高龄、女性、低体重、糖尿病和心力衰竭。作者报告指出，ACS 患者中 15% 的主要出血事件可以通过适当的出血风险评估和适当的抗凝剂治疗来预防。在女性中，过量服用可能会导致出血风险高达 25%[33]。在这种情况下，重要的是，对于肾功能不全患者应仔细调整经肾清除药物的剂量，如依替非肽和低分子量肝素；静脉注射普通肝素的剂量应以体重为基础，APT 时间应维持在 50 ～ 70 s。

在 ACS 的长期治疗阶段，减少出血风险取决于在有禁忌证的患者中使用小剂量的 ASA 和避免使用更强效的 $P2Y_{12}$ 抑制剂。在对 CURSE 试验的 12 562 例 ACS 患者的事后分析中，Peters 和他的同事表示，大出血发生率增加与 ASA 剂量直接相关（单纯 ASA：100 mg 剂量，1.9%；101 ～ 199 mg，2.8%；200 mg，3.7%；$P = 0.0001$；ASA ＋氯吡格雷：100 mg 剂量，3.0%；101 ～ 199 mg，3.4%；200 mg，4.9%；$P = 0.0009$）[33a]。而 ASA 剂量对疗效无显著影响。对比不同剂量阿司匹林治疗 ACS 的唯一一项随机试验是 Current-OASIS7 试验[34]。这项试验比较了高剂量（600 mg，之后 150 mg/d，连续 7 天）与标准剂量（300 mg，之后 75 mg/d）氯吡格雷，以及高剂量与低剂量阿司匹林（300 ～ 325 mg/d，及 75 ～ 100 mg/d）。在 30 天时，高剂量和低剂量 ASA 策略之间的有效性或安全性没有差异。CURRENT 试验没有评估 30 天后 ASA 剂量对安全性的影响，如果有进一步的数据，在 ACS 事件发生 30 天后降低 ASA 剂量，从而将出血风险降至最低，似乎是合理的[35-36]。

抗血小板药物与急诊冠状动脉旁路移植术

使用氯吡格雷的一个主要出血风险是与 CABG 相关的风险。因为氯吡格雷对 $P2Y_{12}$ 受体有不可逆转的抑制作用，所以它的抗血小板作用只有在产生新的血小板时才会逆转。因此，研究表明，如果在氯吡格雷治疗 5 天内进行 CABG，手术出血的风险会增加[37]。为了将这种风险降至最低，合理的做法是在停用氯吡格雷后 5 ～ 7 天再进行 CABG；重要的是，在这段等待期间似乎没有增加缺血事件的风险。

更强效的 $P2Y_{12}$ 抑制剂用于 ACS 患者的出现，其相较于氯吡格雷有更强的血小板抑制作用，因此有更高的出血风险。在 Triton-TIMI38 试验中，普拉格雷是一种噻吩吡啶，与氯吡格雷相比，它对血小板聚集的抑制作用更强，与 CABG 相关出血风险增加有关（见第 19 章）[38]。替格瑞洛是一种 $P2Y_{12}$ 抑制剂，与受体结合是可逆的，较氯吡格雷提供更强的血小板抑制作用。PLATO 试验中，对于对 ACS 患者，替格瑞洛＋阿司匹林比氯吡格雷＋阿司匹林更有效[10]，据报道 CABG 相关出血显著减少。CABG 相关出血的模式可能是由替格瑞洛 $P2Y_{12}$ 抑制剂的可逆性引起的，但更有可能是由于 CABG 相关出血的应用定义和试验方案的不同造成的。PLATO 试验要求在计划的 CABG 前几天停止使用研究药物，从而将 CABG 相关出血风险降至最低。普拉格雷要求在 CABG 前至少 7 天停药，替格瑞洛至少 5 天停药，以将手术出血风险降至最低。

替代抗凝策略

比伐卢定和磺达肝素这两种抗凝剂已经用于 ACS 研究，与对照策略相比，这两种抗凝剂都减少了出血并发症。比伐卢定是一种特异性和直接的凝血酶抑制剂，半衰期只有 25 分钟。关于出血，与肝素抗凝相比，大多数基于比伐卢定的随机研究显示其显著减少出血并发症。然而，这种效应可能受到以下几个因素的调控：对照组中接受糖蛋白Ⅱb/Ⅲa 抑制剂治疗的患者的比例，肝素的剂量，桡动脉入路的占比以及出血的定义（见第 17 章、第 18 章）。对于高出血风险患者，可以考虑使用比伐卢定，避免使用糖蛋白抑制剂。

磺达肝素是凝血因子Ⅹa 的间接抑制剂，其血浆半衰期为 17 ～ 21 小时，在美国尚未获批用于 ACS，但已在其他国家获得批准用于 ACS（见第 18 章）。与依诺肝素相比，磺达肝素显著减少出血。180 天随访结果显示，磺达肝素与明显的生存获益相关。发

生出血的患者（两个治疗组）代表了大多数死亡率的差异。这些结果支持药理学策略与降低出血风险相关，也与提高生存率相关。

经桡动脉途径穿刺

由于很多 ACS 患者接受有创性风险分层和 PCI，因此 ACS 的血管入路管理是重要的避免出血策略。（见第 17 章）。谨慎进行股骨头透视下股动脉切开术，可减少穿刺部位并发症。另一种选择是使用桡动脉途径进行 PCI，这与出血和血管并发症的显著减少相关。重要的是，与使用血管闭合装置的股动脉入路相比，桡动脉入路也可以减少并发症。最近一项对随机试验的 meta 分析纳入了随机、观察性研究的 76 万多例患者，结果显示，桡动脉入路与减少血管并发症之间有很强的相关性[39]。对于 ACS 患者建议选择桡动脉入路行 PCI 以降低部分患者的死亡率。RIVAL 试验将 ACS 患者随机分至桡动脉入路或股动脉入路，结果显示桡动脉入路没有减少主要终点 30 天净不良心血管事件（NACE）——被定义为死亡、心肌梗死、卒中或大出血（根据 CURRENT 试验定义）[13]；但桡动脉入路显著减少了主要血管穿刺部位并发症，并且在 STEMI 患者的亚组中，桡动脉入路与降低死亡率相关。

MATRIX 试验入选了 8404 名 ACS 患者（4394 名 NSTE-ACS 患者，4010 名 STEMI 患者），随机分为经桡动脉或股动脉接受血管造影术或 PCI 两组[2]。两组主要终点为：30 天的 MACE，定义为死亡、心肌梗死或卒中；以及 30 天的 NACE，定义为 MACE ＋大出血（定义为 BARC3 型或 5 型）。桡动脉入路没有显著降低 MACE，但显著降低了 17% 的 NACE（$P = 0.0092$）。此外，桡动脉入路的全因死亡率显著降低（1.6% *vs*. 2.2%；$P = 0.045$）。RIVAL 试验和 MATRIX 试验结果不同可能是因为出血定义的不同，以及经桡动脉入路技术的改进，使得 RIVAL 试验和 MATRIX 试验间隔的几年中提高了手术成功率。在针对 PCI 治疗 STEMI 的研究中，RIFLE-STEACS 试验将 1001 名患者随机分为桡动脉入路或股动脉入路。结果与 MATRIX 试验相似，桡动脉入路显著降低了 30 天的 NACE、大出血和死亡率[40]。

总结

ACS 治疗的进步使得缺血预后得到了显著改善。然而，这一获益与出血和输血风险的增加相抵消。临床试验中出血定义的多样性使得很难比较不同治疗方法的风险；不过，出血和输血显然与不良事件风险的增加相关，包括死亡、心肌梗死、卒中和支架内血栓。尽管这种关联的机制多种多样且尚不完全明确，但很明显，患者发生轻微出血并发症通常会停用抗血栓药物。因此，预防出血是一种谨慎的方法。高出血并发症风险患者，如老年人、女性和肾功能不全的患者应该采取相应策略将出血风险降至最低。当采用介入性治疗时，应考虑使用桡动脉入路。此外，谨慎考量抗血栓和抗血小板治疗的剂量也是关键，应在充分了解患者出血和血栓形成风险的基础上选择抗栓治疗药物。以上避免出血的策略是 ACS 取得最佳预后的基础。

参考文献

1. Mehran R, et al.: Standardized bleeding definitions for cardiovascular clinical trials: a consensus report from the Bleeding Academic Research Consortium, *Circulation* 123:2736–2747, 2011.
2. Valgimigli M, et al.: Radial versus femoral access in patients with acute coronary syndromes undergoing invasive management: a randomised multicentre trial, *Lancet* 385:2465–2476, 2015.
3. Chesebro JH, et al.: Thrombolysis in Myocardial Infarction (TIMI) Trial, Phase I: a comparison between intravenous tissue plasminogen activator and intravenous streptokinase. Clinical findings through hospital discharge, *Circulation* 76:142–154, 1987.
4. Ferguson JJ, et al.: Enoxaparin vs unfractionated heparin in high-risk patients with non-ST-segment elevation acute coronary syndromes managed with an intended early invasive strategy: primary results of the SYNERGY randomized trial, *JAMA* 292:45–54, 2004.
5. Stone GW, et al.: Bivalirudin during primary PCI in acute myocardial infarction, *N Engl J Med* 358:2218–2230, 2008.
6. Subherwal S, et al.: Temporal trends in and factors associated with bleeding complications among patients undergoing percutaneous coronary intervention: a report from the National Cardiovascular Data CathPCI Registry, *J Am Coll Cardiol* 59:1861–1869, 2012.
7. Rao SV, et al.: Standardized reporting of bleeding complications for clinical investigations in acute coronary syndromes: a proposal from the academic bleeding consensus (ABC) multidisciplinary working group, *Am Heart J* 158:881–886 e1, 2009.
8. Cutlip DE, et al.: Clinical end points in coronary stent trials: a case for standardized definitions, *Circulation* 115:2344–2351, 2007.
9. Fox KA, et al.: Has the frequency of bleeding changed over time for patients presenting with an acute coronary syndrome? The Global Registry of Acute Coronary Events, *Eur Heart J* 31: 667–675, 2010.
10. Wallentin L, et al.: Ticagrelor versus clopidogrel in patients with acute coronary syndromes, *N Engl J Med* 361:1045–1057, 2009.
11. Mathews R, et al.: In-hospital major bleeding during ST-elevation and non-ST-elevation myocardial infarction care: derivation and validation of a model from the ACTION Registry(R)-GWTG, *Am J Cardiol* 107:1136–1143, 2011.
12. Rao SV, et al.: The transradial approach to percutaneous coronary intervention: historical perspective, current concepts, and future directions, *J Am Coll Cardiol* 55:2187–2195, 2010.
13. Jolly SS, et al.: Radial versus femoral access for coronary angiography and intervention in patients with acute coronary syndromes (RIVAL): a randomised, parallel group, multicentre trial, *Lancet* 377:1409–1420, 2011.
14. Mehran R, et al.: A risk score to predict bleeding in patients with acute coronary syndromes, *J Am Coll Cardiol* 55:2556–2566, 2010.
15. Subherwal S, et al.: Baseline risk of major bleeding in non-ST-segment-elevation myocardial infarction: the CRUSADE (Can Rapid risk stratification of Unstable angina patients Suppress ADverse outcomes with Early implementation of the ACC/AHA Guidelines) Bleeding Score, *Circulation* 119:1873–1882, 2009.
16. Moscucci M, et al.: Predictors of major bleeding in acute coronary syndromes: the Global Registry of Acute Coronary Events (GRACE), *Eur Heart J* 24:1815–1823, 2003.
17. Rao SV, et al.: Impact of bleeding severity on clinical outcomes among patients with acute coronary syndromes, *Am J Cardiol* 96:1200–1206, 2005.
18. Eikelboom JW, et al.: Adverse impact of bleeding on prognosis in patients with acute coronary syndromes, *Circulation* 114:774–782, 2006.
19. Manoukian SV, et al.: Impact of major bleeding on 30-day mortality and clinical outcomes in patients with acute coronary syndromes: an analysis from the ACUITY Trial, *J Am Coll Cardiol* 49:1362–1368, 2007.
20. Segev A, et al.: Predictors and 1-year outcome of major bleeding in patients with non-ST-elevation acute coronary syndromes: insights from the Canadian Acute Coronary Syndrome Registries, *Am Heart J* 150:690–694, 2005.
21. Ndrepepa G, et al.: Validation of the Bleeding Academic Research Consortium definition of bleeding in patients with coronary artery disease undergoing percutaneous coronary intervention, *Circulation* 125:1424–1431, 2012.
22. Rao SV, et al.: A comparison of the clinical impact of bleeding measured by two different classifications among patients with acute coronary syndromes, *J Am Coll Cardiol* 47:809–816, 2006.
23. Rao SV, et al.: Association between bleeding, blood transfusion, and costs among patients with non-ST-segment elevation acute coronary syndromes, *Am Heart J* 155:369–374, 2008.
24. Spencer FA, et al.: Does comorbidity account for the excess mortality in patients with major bleeding in acute myocardial infarction? *Circulation* 116:2793–2801, 2007.
25. Wang TY, et al.: Antiplatelet therapy use after discharge among acute myocardial infarction patients with in-hospital bleeding, *Circulation* 118:2139–2145, 2008.
26. Rao SV, et al.: The relationship of blood transfusion and clinical outcomes in patients with acute coronary syndromes, *JAMA* 292:1555–1562, 2004.
27. Sherwood MW, Rao SV: Acute coronary syndromes: blood transfusion in patients with acute MI

and anaemia, *Nature Reviews Cardiology* 10:186–187, 2013.
28. Cooper HA, et al.: Conservative versus liberal red cell transfusion in acute myocardial infarction (the CRIT Randomized Pilot Study), *Am J Cardiol* 108:1108–1111, 2011.
29. Carson JL, et al.: Liberal versus restrictive transfusion thresholds for patients with symptomatic coronary artery disease, *Am Heart J* 165:964–971 e1, 2013.
30. Sabatine MS, et al.: Association of hemoglobin levels with clinical outcomes in acute coronary syndromes, *Circulation* 111:2042–2049, 2005.
31. Abraham NS, et al.: ACCF/ACG/AHA 2010 expert consensus document on the concomitant use of proton pump inhibitors and thienopyridines: a focused update of the ACCF/ACG/AHA 2008 expert consensus document on reducing the gastrointestinal risks of antiplatelet therapy and NSAID use, *Am J Gastroenterol* 105:2533–2549, 2010.
32. Alexander KP, et al.: Excess dosing of antiplatelet and antithrombin agents in the treatment of non-ST-segment elevation acute coronary syndromes, *JAMA* 294:3108–3116, 2005.
33. Alexander KP, et al.: Sex differences in major bleeding with glycoprotein IIb/IIIa inhibitors: results from the CRUSADE (Can Rapid risk stratification of Unstable angina patients Suppress ADverse outcomes with Early implementation of the ACC/AHA guidelines) initiative, *Circulation* 114:1380–1387, 2006.
3a. Peters RJG, et al.: Effects of aspirin when used alone or in combination with clopidogrel in patients with acute coronary syndromes: observations from the Clopidogrel in Unstable angina to prevent Recurrent Events (CURE) study, *Circulation* 108:1682–1687, 2003.
34. CURRENT-OASIS 7 Investigators, Mehta SR, et al.: Dose comparisons of clopidogrel and aspirin in acute coronary syndromes, *N Engl J Med* 363:930–942, 2010.
35. Campbell CL, Smyth S, Montalescot G, Steinhubl SR: Aspirin dose for the prevention of cardiovascular disease: a systematic review, *JAMA* 297:2018–2024, 2007.
36. Xian Y, et al.: Association of discharge aspirin dose with outcomes after acute myocardial infarction: insights from the Treatment with ADP Receptor Inhibitors: Longitudinal Assessment of Treatment Patterns and Events after Acute Coronary Syndrome (TRANSLATE-ACS) Study, *Circulation* 132:174–181, 2015.
37. Fox KA, et al.: Benefits and risks of the combination of clopidogrel and aspirin in patients undergoing surgical revascularization for non-ST-elevation acute coronary syndrome: the Clopidogrel in Unstable angina to prevent Recurrent ischemic Events (CURE) Trial, *Circulation* 110:1202–1208, 2004.
38. Wiviott SD, et al.: Prasugrel versus clopidogrel in patients with acute coronary syndromes, *N Engl J Med* 357:2001–2015, 2007.
39. Bertrand OF, et al.: Comparison of transradial and femoral approaches for percutaneous coronary interventions: a systematic review and hierarchical Bayesian meta-analysis, *Am Heart J* 163:632–648, 2012.
40. Romagnoli E, et al.: Radial versus femoral randomized investigation in ST-segment elevation acute coronary syndrome: the RIFLE-STEACS (Radial Versus Femoral Randomized Investigation in ST-Elevation Acute Coronary Syndrome) study, *J Am Coll Cardiol* 60:2481–2489, 2012.

30 临床实践 / 争议

急性心肌梗死后无创检测的方法

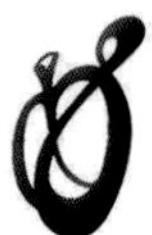

Todd D. Miller and Nandan S. Anavekar

李彦楠 译 贾玉和 审校

引言

无创检测在急性心肌梗死（心梗，MI）后的患者管理中起着最基本的作用。无创检测是对临床风险评估的补充，可辅助临床决策。几乎所有患者（主要是最初采取保守治疗方案的低风险患者）都需要测定左心室（LV）功能并评估缺血负荷，以确定潜在的冠状动脉造影或需对非罪犯血管进行血运重建的患者[1-4]。最常用的检测方法包括静息超声心动图、标准的心电图（ECG）负荷试验、负荷核素心肌灌注显像（MPI）或负荷超声心动图，以及越来越多的静息或增强心脏磁共振成像（CMR）。检测方法的选择与心梗的时间演变有关，早期检测（72 小时内）主要以静息超声心动图为主；中期检测（3 天至 6 周）通常选择标准负荷试验或负荷心肌显像；晚期检测（6 周后）主要是对一小部分心肌顿抑期已过但心功能不全的患者选择任何一种检测方法以评估患者的左心室射血分数（LVEF），评估是否有埋藏式心脏复律除颤器（ICD）的适应证，并进行生存率评估。

在这一章，我们讨论心梗后无创检测的作用、患者的选择，以及选择无创检测方法的注意事项。每种检测方法已在本书的其他章节进行了详细讨论。超声心动图、核素 MPI、CMR 分别在第 31、32、33 章进行讨论。尽管计算机断层血管造影（CTA）在急诊科对急性胸痛患者的早期评估中起着越来越重要的作用（详见第 9 章），但 CTA 目前尚未在确诊心梗的患者中广泛应用，故本章不再讨论。

心肌梗死的病理生理学是无创检测的基础

急性心肌梗死的病理生理学已在第 3 和第 4 章中进行了详细讨论。了解病理生理学原理是合理选择无创检测的基础。受闭塞冠状动脉累及的心肌被称为有风险的心肌（详见第 24 章）。如果无自发性再灌注或未进行再灌注治疗，这些心肌将会出现坏死并瘢痕化。最终转变为瘢痕的心肌的量即为心肌梗死面积。有风险的心肌与心肌梗死面积的区别主要取决于对心肌的挽救。心肌梗死面积和心肌挽救均能部分反映出再灌注治疗的效果（详见第 13 章），这些数据可以通过 MPI/CMR 进行量化。这些量化显像检测已被用作许多临床研究的替代终点，用来比较不同再灌注治疗的疗效，或评估新的心梗治疗方案的疗效[5-6]。测量心肌挽救只是逻辑上的要求，事实上尚未能够直接影响患者的处理；因此，在临床实践中不常规进行此项测量。心梗通常导致梗死区室壁运动下降，而非梗死区出现代偿性的室壁运动增强（详见第 36 章）。自发性再灌注或再灌注治疗后，这些运动功能下降的节段可能会部分或完全恢复正常。梗死区的室壁运动下降和非梗死区的室壁运动代偿性增强持续时间变化很大，在数天至 6 周之间。

急性心肌梗死后两个最重要的预后指标是整体左心室功能和冠状动脉粥样硬化（CAD）的程度[1-4]。对这些指标的测量是心梗后无创检测的主要目标。通常左心室功能主要由 LVEF 反映。当前的心血管

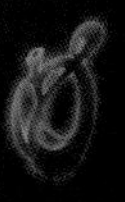

疾病指南建议对所有 ST 段抬高型心梗（STEMI）患者进行 LVEF 测定[1-2]，并且认识到了这项指标与非 ST 段抬高型心梗（NSTEMI）患者预后的关系[3-4]。LVEF 和室壁运动功能可以在导管室通过心室造影或无创检测进行测量，且越来越多地以无创方式测定。其他心室结构和（或）功能的指标，如舒张末期容积、收缩末期容积、室壁运动评分和舒张功能也可以测量，但这些指标通常不能在 LVEF 的基础上对患者的处理提供更多帮助。由于心梗后心肌顿抑的影响，部分患者在梗死 40 天后需要反复测量 LVEF 以检出那些需要 ICD 的患者。一些 LVEF 降低的患者会出现左心室逐渐扩大，这个过程被称为心室重构（详见第 36 章）。心室重构与更高的死亡率和远期心力衰竭发生率相关。血管紧张素转化酶（ACE）抑制剂和血管紧张素受体阻滞剂可有效地抑制心室重构。在心梗早期测量 LVEF 的重要原因就是确定患者是否适合应用这些药物以及醛固酮受体拮抗剂[1-2]。

无创检测可以粗略评估 CAD 的严重程度以及心脏功能。对于最初接受保守治疗且未进行早期冠状动脉造影的心梗患者，可以进行负荷试验以识别出可能需进行冠状动脉造影和血运重建的患者。此外，无创检测还能评价在罪犯血管血运重建后的其余血管的功能（详见第 17 章）。

无创检测的合理应用

无创检测应被视为临床评估的辅助手段，以进行危险分层并有助于制订处理决策。准确的评估始于临床风险评估，可通过计算临床风险评分进行辅助（详见第 11 章）。临床指标和心电图也可用于估计 LVEF[7]。在某些患者中，此临床估计值有时足以进行风险评估，而无需进行进一步评估。通常来说，根据现有的预后信息，无创检测对于处在风险范围两端（低风险或高风险）患者的临床管理帮助最小。例如，一位年轻的患者首次出现心梗，在血管造影时提示单支血管病变（右冠状动脉或回旋支），并成功进行了 PCI 治疗，随后进行了简单的住院治疗，LVEF 正常的可能性也很高。尽管 LVEF 的测量在 STEMI 指南中被归为 I 类推荐[1-2]，但本例患者可以合理地避免测量。因为根据临床评估，本例患者 LVEF 正常的可能性很高。而在风险范围的另一端，越来越多的终末期 CAD 患者（一生中出现多次心梗）寿命更长。如果先前的评估表明冠状动脉解剖结构不适合进一步的血运重建，或者 LVEF 严重降低，并且患者已经服用了 ACE 抑制剂并装有 ICD，则无创检测几乎于事无补。无创检测应该在结果可能会影响临床诊疗方案时进行，且应关注成本效益。应避免冗余试验，如患者接受了早期的左心室造影检查，则通常无需再进行超声心动图检查。

基于心肌梗死演变的时间顺序选择无创检测

心梗后的恢复过程可以大致分为三个阶段：早期（72 小时内）；中期（3 天至 6 周）；晚期（6 周后）。这些阶段划分提供了一个有用的框架，可以考虑无创检测的目标和替代方案（表 30-1）。静息超声心动图是心梗早期最常用的检查（图 30-1），主要目

表 30-1　心肌梗死不同时期的影像学检查策略

时期	主要检查方式 *	目的	对诊疗方案的影响
早期（≤ 2 小时）	静息超声心动图（MUGA 或 CMR）	测量左心室整体 / 节段的功能 识别 MI 并发症 MI 的鉴别诊断	应用 ACE 抑制剂、ARB、醛固酮受体拮抗剂 再灌注方案的选择 已明确病情的适当治疗
中期（3 ～ 5 天） 中期（3 ～ 6 周）	次级量最大负荷试验 † 症状限制性负荷试验 †	评估残余缺血负荷 与次级量最大负荷试验相同（如未执行） 评估与非梗死动脉相关的局部缺血 ‡	识别冠状动脉造影患者 识别冠状动脉造影患者 筛选出接受 PCI/CABG 治疗的患者
晚期（≥ 40 天）	超声心动图（MUGA 或 CMR） PET 或 CMR（超声心动图）	测量 LVEF（在心肌顿抑缓解后） 评估心肌存活情况	评估是否有 ICD 适应证 再灌注治疗（通常选择 CABG）

ACE，血管紧张素转化酶；ARB，血管紧张素受体阻滞剂；CABG，冠状动脉旁路移植术；CMR，心脏磁共振成像；ICD，埋藏式心脏复律除颤器；LVEF，左心室射血分数；MI，心肌梗死；MUGA，多门控分析；PCI，经皮冠状动脉介入治疗；PET，正电子发射断层扫描。

* 通常首选和最常用的检查方法，括号中列出的为第二选择。

† 在标准负荷测试和负荷成像之间进行选择的主要依据是运动能力和心电图的可解释性。

‡ 如果要评估非梗死血管的局部缺血，相对于标准负荷试验，建议选择负荷成像

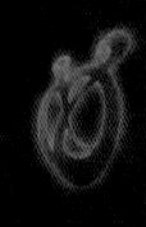

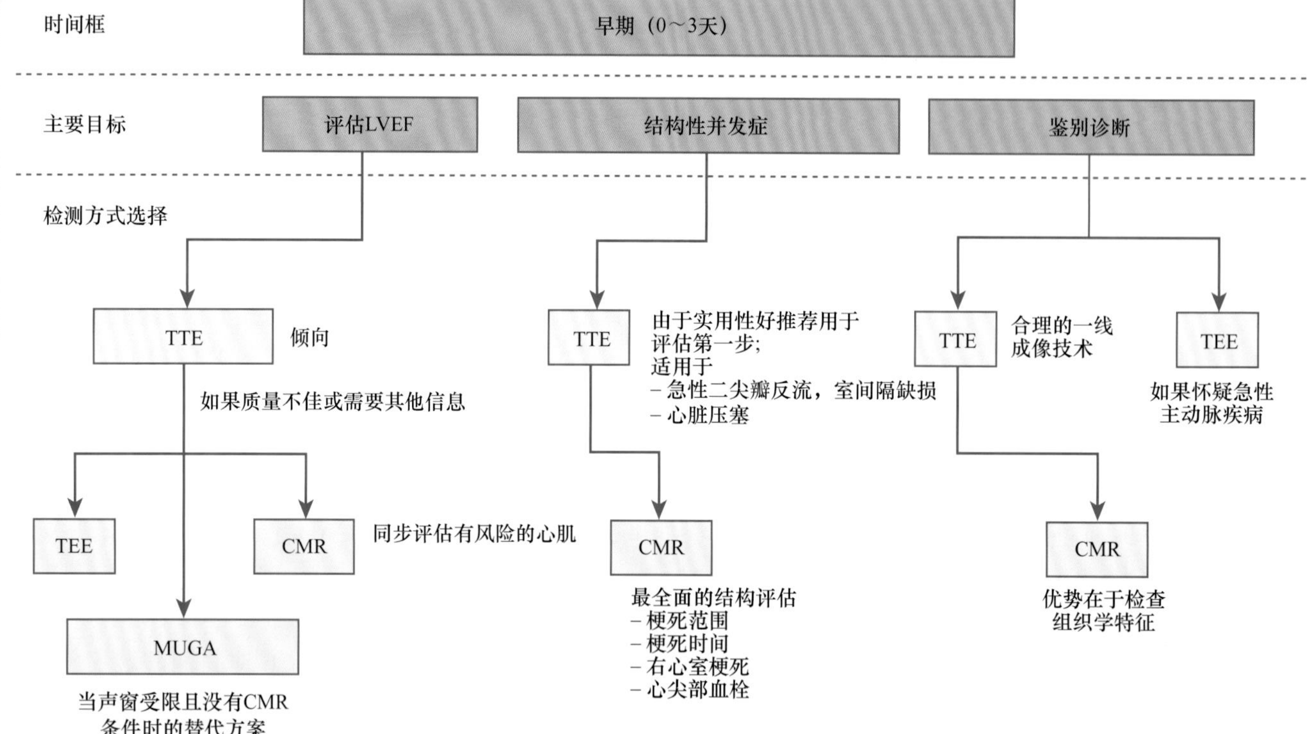

图 30-1　急性冠脉综合征急性期影像学检查的选择。超声心动图仍然是主流。心脏 MRI（CMR）是一项正在完善的非常有前景的技术，但实用性仍有限。多门控分析（MUGA）适用于特定的患者。LVEF，左心室射血分数；RV，右心室；TTE，经胸超声心动图；TEE，经食管超声心动图

标是提供 LVEF 和室壁运动情况的信息。超声心动图（详见第 31 章）还可以识别心梗时的机械并发症（详见第 26 章），并有助于识别假性心梗（详见第 6 章）。对于未接受早期冠状动脉造影以进行危险分层的低风险患者来说，早期次级量最大负荷试验是首选的检查方案，通常在心梗后 3 ～ 5 天或出院前完成，无论伴或不伴负荷成像检查（图 30-2）。延迟的症状限制性负荷试验（通常在 3 天至 6 周）有助于为那些早期行血管造影发现除了犯罪血管外的其他病变血管提供再灌注治疗的决策依据（图 30-2）。在 40 天后对部分患者选择的任何一种成像技术，主要基于两个目的：测量 LVEF 以确定有无 ICD 的适应证，以及评估存活心肌（图 30-3）。

心肌梗死早期检测（72 小时内）

静息超声心动图

早期检测主要是应用静息超声心动图[1-2,8]。超声心动图相对于其他检测方法具有某些优势，比如更广的适用性及便携性（详见第 31 章）。超声心动图检查几乎没有禁忌证。经胸超声心动图检查可提供全面的心脏评估，包括总体和局部的左心室收缩功能、右心室功能、心腔大小、室壁厚度、左心室舒张功能、瓣膜状态、右心室收缩压以及心包积液厚度。对显像质量不好的患者还可进行心肌造影，以提高图像质量。如有临床必要，可在患者床旁进行静息超声心动图检查。对于因胸部绷带或其他原因导致声学窗口受限的危重患者，经食管超声心动图检查可替代经胸超声心动图检查。经食管超声心动图一般不仅仅用于评估心脏功能。经食管超声心动图在评估胸主动脉和主肺动脉方面特别有用，可用于检出假性心梗。心肌应变成像是一种评估心脏收缩功能的新方法，但和常规评估 LVEF 和室壁运动情况相比，其额外的临床价值仍有待确定。带有微泡的心肌声学造影已用于评估心肌灌注，但是这种技术在临床上并不常用。

在心梗早期进行静息超声心动图检查的主要目的是测量 LVEF（图 30-1）[1-2]。LVEF 的高低直接影响临床决策。对 LVEF 减低的患者及早应用 ACEI 和醛固酮受体拮抗剂是指南 Ⅰ 类要求（详见第 13、25 章）[1-2]。LVEF 的高低也能影响血运重建策略的选择，尤其是在 NSTEMI 患者中（详见第 16 章）。对于 NSTEMI 或 STEMI 后病情稳定的患者，如果 LVEF 降低，则在多支血管病变的 CAD 患者中，冠状动脉旁路移植术（CABG）的效果要优于多支病变的 PCI

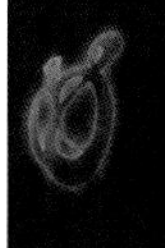

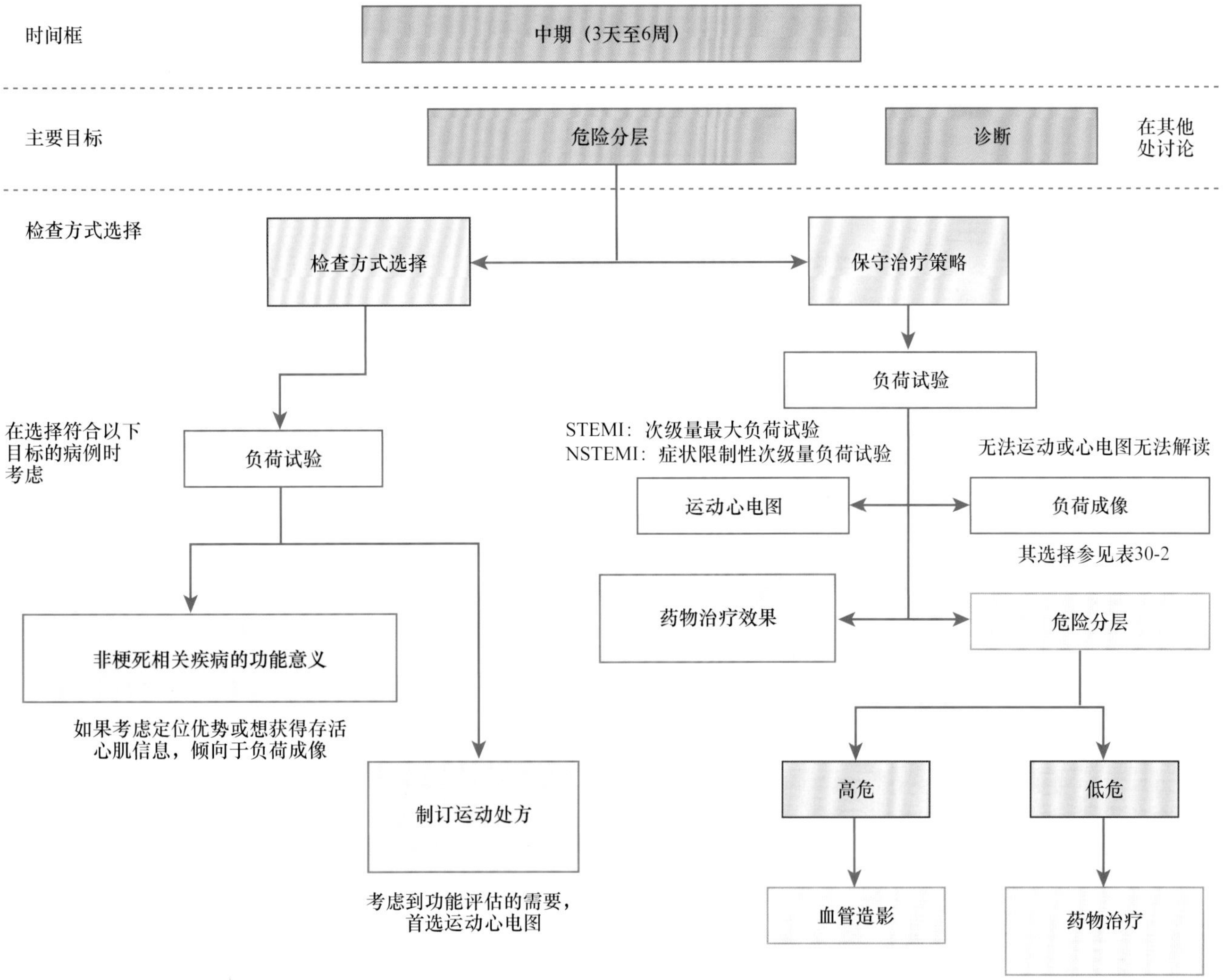

时间框
中期（3天至6周）
主要目标
危险分层
诊断
在其他处讨论
检查方式选择
检查方式选择
保守治疗策略
负荷试验
在选择符合以下目标的病例时考虑
负荷试验
STEMI：次级量最大负荷试验
NSTEMI：症状限制性次级量负荷试验
无法运动或心电图无法解读
运动心电图
负荷成像
其选择参见表30-2
药物治疗效果
危险分层
非梗死相关疾病的功能意义
如果考虑定位优势或想获得存活心肌信息，倾向于负荷成像
高危
低危
制订运动处方
考虑到功能评估的需要，首选运动心电图
血管造影
药物治疗

图 30-2 在治疗中期，功能成像是主要的关注点，可同时应用于早期介入性治疗和保守治疗策略中。在保守治疗策略中，功能成像的作用是进一步对患者的临床风险进行分层，这有助于确定进一步的治疗决策。在介入性治疗策略中，功能成像有助于确定未经处理的其他冠状动脉区域的缺血负荷，这将影响进一步干预的时机

治疗。室壁运动情况的评估也有利于对心梗面积的估计。整体左心室功能也可用室壁运动评分来估量，该评分为左心室多个区域室壁运动情况的总和。一些研究表明，这种测量比 LVEF 本身更能准确预测预后[8]。

心梗早期进行超声心动图检查的第二个目的是有助于对急性心梗进行鉴别诊断（图 30-1），包括肺栓塞、主动脉夹层、心肌炎和（或）心包炎，以及心尖球形综合征（详见第 6 章）。所有这些情况均可能伴有胸部不适、缺血性心电图改变和肌钙蛋白升高。由于这些疾病的发生率比心梗要低得多，所以在早期很可能会被误诊。超声心动图可为这些疾病的鉴别诊断提供线索。超声心动图检查的结果并不总是明确的，通常还需要其他影像学检查来进一步确定。

进行早期超声心动图检查的第三个目的是确定急性心梗的并发症（图 30-1），包括左心室血栓；右心室梗死；心包积液，尤其是出现心脏压塞时；左心室游离壁、乳头肌或室间隔破裂；瓣膜性心脏病，尤其是新发的缺血性二尖瓣关闭不全（详见第 26 章）。及时准确地识别这些并发症对于患者的治疗和预后至关重要。

心脏磁共振和核素显像

CMR（详见第 33 章）正越来越多地用于心梗检测中，且与其他显像技术相比具有某些优势[9]。它提供了很高的空间分辨率，并且不受超声心动图的声学窗口问题的限制。在左心室心尖部的评估中，CMR 已被证明优于超声心动图，尤其在前壁梗死时具有重要的临床价值，在这种情况下，超声心动图可能难以评估心尖部血栓。CMR 可以更准确地提供右心室的解剖结构，包括右心室大小和功能的容积测量。这些指标的获取可能对患有下壁心梗或单纯右心室梗死患者的治疗具有临床提示意义。CMR 的

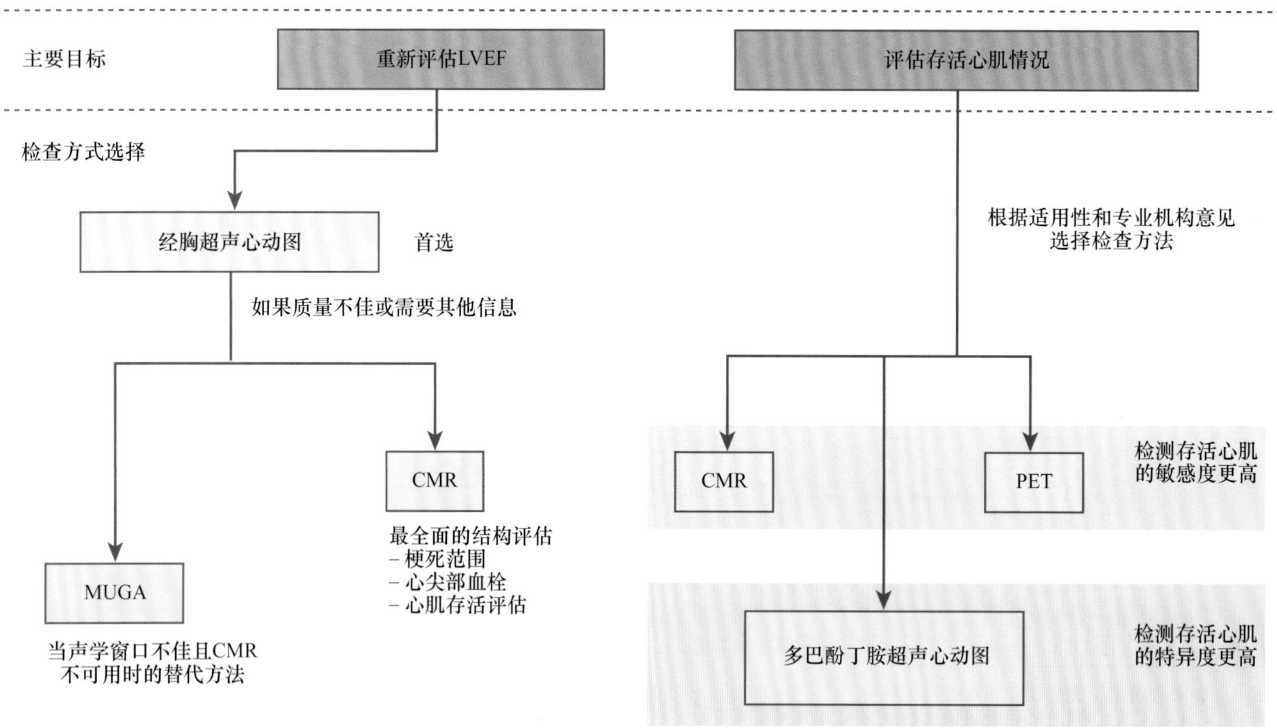

图 30-3　在治疗的后期，临床决策主要针对两个群体。首先是那些可能需要考虑植入心脏除颤器的患者。第二组是高风险组，其评估标准仍然存在争议。在这组患者中，存在中至重度心功能不全伴严重冠心病的患者，对这类患者进行进一步血运重建具有一定挑战性。在这种情况下，存活心肌测试可能会发挥作用，但也受到有限的技术可获得性、每种技术测量心肌存活角度不同的限制。CMR，心脏磁共振成像；LVEF，左心室射血分数；MUGA，多门控分析；PET，正电子发射断层扫描

独特性是检测组织表征，它能很好地勾勒出炎症存在的区域。此属性对于正确鉴别表现为心梗症状的罕见心肌炎非常有用。

心肌灌注显像（核素 MPI）对表现为胸痛的可疑心梗患者的初步评估有用（详见第 9 章）。但是，在已确诊心梗的早期治疗中，核素 MPI 的作用很小（详见第 32 章）。当超声心动图图像受限时，放射性核素血管造影通常被称为多门控分析（multigated analysis，MUGA），可用于评估左心室功能。此技术可提供 LVEF 的准确定量评估。它在理论上因不依赖心脏几何形态测定而优于其他在几何上独立的技术，特别适用于测量左心室解剖结构扭曲，如室壁瘤患者的 LVEF。CMR 和放射性核素血管造影都应用心电图门控来评估 LV 功能。由于门控技术对 LVEF 和室壁运动情况的准确测量取决于规整的心律，因此患有房颤或频繁发作心脏异位搏动的患者通常不建议使用这些技术。

心肌梗死中期检测（3 天至 6 周）

负荷试验的传统应用

进行负荷试验的两个最常见目的是 CAD 的诊断和预后。在急性胸痛发作时，当标准急诊评估已排除了急性心梗，负荷试验将作为辅助检查发挥主要作用，以帮助确认是否存在潜在的 CAD（详见第 6、12 章）[10]。由于确诊为心梗的患者大多数都有肯定的阻塞性 CAD，因此负荷试验对这些患者没有诊断价值。

在急性心梗中进行负荷试验的主要目的是进行危险分层（图 30-2）。与用于诊断目的的试验（在负荷试验前通常停用抗心绞痛药物以提高试验的敏感度）相反，对心梗患者则是在药物治疗下进行。在再灌注治疗时代之前，很少有患者接受早期血管造影术，因为当时尚无研究表明早期 PCI 以及早期介入性治疗的益处。大多数患者在住院治疗后期进行了负荷试验，以进行预后评估，并指导是否进行冠状动脉造影。使用标准跑步机进行负荷试验时，最重要的预后指标是受限的运动时间和异常的血压反应。运动过程中心电图 ST 段压低提示风险较高，尤其是下壁心梗患者的风险更高[11]。一些核素 MPI 研究指出，延迟重新分布、一个以上血管供血区域的灌注缺陷或肺摄取铊增加都属于高危患者[11]。基于这些研究，在再灌注治疗时代前的临床流程都是行

标准的负荷试验或负荷显像，以识别出运动能力差和（或）缺血严重的患者，再进行进一步的冠状动脉造影和血运重建。

当代负荷试验

现在，大多数心梗患者把冠状动脉造影检查作为 PCI 的一部分（详见第 17 章）或作为 STEMI 患者的延迟介入性治疗检查（详见第 14 章）[1-2]，以及 NSTEMI 患者的早期介入性治疗检查（详见第 16 章）[3-4]。从而造成，进行负荷试验以检出需要进行冠状动脉造影的高危患者这一传统做法，并不适用于那些接受即刻或早期造影作为治疗一部分的患者。美国心脏病学会基金会 / 美国心脏协会（ACCF/AHA）针对 STEMI 和 NSTEMI 患者推荐进行负荷试验的指南相似，但有一些细微差别。

ST 段抬高型心肌梗死的负荷试验

对于大多数 STEMI 患者，建议纤溶后进行 PCI 治疗或延迟介入性治疗（详见第 13 章）。ACCF/AHA 的 STEMI 指南中唯一满足负荷试验Ⅰ类推荐的患者，仅限于没有进行早期冠状动脉造影的无高风险临床特征的亚组患者[1]。此外，基于Ⅱ b 类推荐，对以下两类患者进行负荷试验是合理的：①指导出院后运动处方；②评估冠状动脉造影中非梗死相关动脉的功能[1]。如果为此目的进行负荷试验，则首选心肌负荷显像，因为负荷运动心电图无法对局部缺血进行定位。

非 ST 段抬高型心肌梗死的负荷试验

对于大多数有症状或高风险的 NSTEMI 患者，建议采用早期介入性治疗（2 ～ 72 小时）（详见第 14 章）[3]。然而在某些情况下，患者偏爱无创检测手段，或者合并症和（或）血运重建过程中的风险大于益处。与 STEMI 相似，NSTEMI 患者的负荷试验主要是根据临床风险评分，在低至中等风险［心肌梗死溶栓（TIMI）评分 0/1 或急性冠状动脉事件全球登记试验（GRACE）评分＜ 109］的小部分患者中进行的，而对病情稳定，或由于明确的原因选择了无创治疗策略，对怀疑由于心肌缺血（2 型心梗，详见第 1、6 章）导致肌钙蛋白升高的患者来说，也应首选负荷试验进行无创评估。在有其他严重合并症（如败血症、急性肾衰竭）的情况下，负荷试验能减少这类患者即刻冠状动脉造影的需求。从急性期恢复后，负荷试验可以帮助指导是否进行冠状动脉造影。

急性心肌梗死患者以缺血导向治疗的合理性

支持当前有关急性心肌梗死负荷试验的建议的基本原理很大程度上是基于再灌注前时代的研究结果以及对于慢性 CAD 患者进行的负荷试验的研究结果。这些领域中针对负荷试验的证据基础比在再灌注时代针对急性心梗进行的相对少量的研究要广泛得多。负荷试验的目的是对一般认为低风险的患者在低运动负荷时发生严重缺血的情况下，识别出潜在的高风险患者。然后依据血运重建可改善临床预后的假设，将这些患者转诊接受血管造影检查。尽管这种方法看起来合乎逻辑并且是指南的Ⅰ类推荐，但几乎没有证据表明这种方法可降低死亡率或降低再梗死的风险。

再灌注前时代的研究大多是在急性心肌梗死人群中进行负荷试验，这些人群通常是处于高风险的“虚弱”人群[11]。而目前推荐进行负荷试验的心梗患者亚组却是非常不同的人群。在慢性 CAD 的情况下，存在缺血长期一直被认为是影响患者治疗的重要指标。然而，作为近期的大型随机试验的一部分，三个负荷成像方面的子研究比较了药物治疗与血运重建的效果——探讨血运重建的临床效果研究（COURAGE 研究）[12]、2 型糖尿病患者通过旁路血管成形术进行血运重建研究（BARI-2D 研究）[13]和缺血性心力衰竭的手术治疗研究（STICH 研究）[14]，报道了缺血症状不能作为预测预后的指标，并且也未能确定接受血运重建治疗的患者预后更好[15-17]。对此结果的普遍解释是，良好的药物治疗本身与低终点事件发生率有关，以至于血运重建治疗无法进一步降低终点事件发生率[18]。正在进行的药物和介入性治疗对于健康影响的国际性对比研究（ISCHEMIA 研究）将继续探讨该问题[19]。

急性心梗研究中关于这个问题的数据更少。在意大利心肌梗死生存分析 2（GISSI-2）的亚组中，在发作 STEMI 接受溶栓治疗的 6251 例患者中证实了包含多个参数的三个运动试验评分的预后价值。根据应用最广泛的 Duke 平板运动评分的修改版本计算的 6 个月死亡率为低风险 0.6%，中等风险 1.8% 和高风险 3.4%（$P < 0.0001$）[20]。瑞士国际Ⅱ型无症状缺血研究（SWISSI Ⅱ研究）纳入了一部分近期（3 个月内）心梗的患者；一部分运动心电图提示存在无症状性缺血，并已通过核医学或超声心动图检查证实的患者；以及一部分冠状动脉造影提示单支或双支病变的患者。患者被随机分配到 PCI 组（$n =$

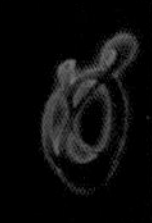

96）或药物治疗组（$n = 105$），平均随访 10.2 年，结果提示 PCI 组的主要终点事件（含心源性死亡、非致命性心梗或症状驱动的血运重建）发生率显著降低（调整后的风险比为 0.33；$P < 0.001$）[21]。将这项研究结果推广到更广泛的人群的主要局限性在于入选标准较为局限（早期行冠状动脉造影、单支或双支血管病变和无症状缺血）。目前，心梗患者的负荷试验主要是在接受最佳药物治疗的低风险患者中进行的。负荷试验准确地将低风险亚组患者进行远期危险分层并确定哪些患者能从血运重建治疗中受益的能力仍有待证明。

负荷试验的类型

标准平板运动试验

运动负荷试验可以使用平板运动或踏车实验进行。在美国，最常见的方式是跑步机。其他运动方式（例如手摇曲率法）应用尚不广泛，很少使用。心肌缺血的标志是 ST 段压低，定义为 J 点后 60 ～ 80 ms 的 ST 段水平型或下斜型下移 ≥ 1.0 mm[22]。ST 段压低最常见于胸前侧壁导联。ST 段压低并不能确定心肌缺血部位。一般在无 Q 波的导联中很少发生 ST 段抬高，一旦发生，却可明确心肌缺血的部位，且这种情况通常提示向这些 ST 段抬高导联部位供血的冠状动脉高度狭窄。而在心梗后患者中，ST 段抬高如果发生在有 Q 波的导联中，被认为是非特异性反应。在再灌注前时代，运动时间长短和异常血压反应（在各种研究中定义为收缩压无法随着运动而升高或降低）是最重要的预后指标[11]。综合了多个变量的运动评分可用于危险分层[22]。最常用的评分是 Duke 平板运动评分，可以计算为：

运动时间（估计代谢当量）−最大 ST 段压低（mm）−心绞痛指数

0 分：无心绞痛；1 分：非限制性心绞痛；2 分：限制性心绞痛

该评分最初是在患有慢性 CAD 的患者中制定的，并已在该人群中得到广泛验证。但很少有数据证实其与心梗预后的关系。

负荷成像

最常用的两种负荷影像试验是核素 MPI 的单光子发射计算机断层扫描（SPECT）或正电子发射断层扫描（PET）和负荷超声心动图检查。对于心梗后危险分层，目前也越来越多地应用负荷磁共振（CMR）检查。这些方式中的每一种都可以提供有关 LVEF 和梗死面积的信息。试验中施加负荷的主要目的是评估是否存在可诱导的缺血及其程度。心肌灌注显像（MPI）检查中缺血的范围和严重程度可以用差异总和来表示，负荷成像时灌注缺陷的范围和严重程度（总负荷评分）与静息显像中灌注缺陷的范围和严重程度（总静息评分）之间的差异[23]可反映缺血的范围和严重程度。负荷超声心动图上缺血的范围和严重程度可以用室壁运动评分指数[8]表示。在负荷状态下，可以通过血管扩张剂灌注显像或多巴酚丁胺引起的室壁运动异常来评估 CMR 中的心肌缺血[24]。在运动负荷或药物负荷下可以进行负荷 SPECT 和超声心动图检查。有时，负荷 SPECT 检查会同时应用运动和药物两种负荷方式[25]。

对大多数能做适当运动的患者，运动负荷是首选方式，通常将其定义为至少 5 ～ 6 个代谢当量（MET）的运动量。运动负荷相对药物负荷的优势包括可测量运动时间和血压反应，这两者都是重要的预后指标。运动负荷还模拟了患者出院后可能会遇到的身体需求，可以用于指导制订心脏康复的运动处方（详见第 34 章）。药物负荷通常更适合无法运动或静息心电图异常的患者，包括左束支传导阻滞（LBBB）或有心室起搏。尤其在 SPECT 检查中，由于运动引起的心率变快会使这些传导异常的患者频繁发生假阳性灌注缺损（尤其是在室间隔），此时药物负荷就更具特异性[26]。在 PET 和 CMR 检查中，采用运动负荷方式理论上可行，但对操作的要求很高。因此在实践中，负荷 PET 和 CMR 检查通常是通过药物负荷来实现的。

血管扩张剂心肌灌注显像负荷试验

大多数药物负荷心肌灌注显像（MPI）检查都是使用腺苷受体激动剂进行的。腺苷受体的类型多种多样[27]。腺苷 A2A 受体被激动后，主要通过产生环单磷酸腺苷（cAMP）来引起冠状动脉舒张。冠状动脉舒张可导致心肌血流量增加多达 4 倍。而对阻塞性 CAD 患者，血流量的增加受到阻碍，且血流增加不均一。腺苷 A1 受体被激动后，可导致房室结传导延迟，并可能导致心脏传导阻滞。腺苷 A2B、A3 和 A4 受体的激活会增强肥大细胞脱颗粒，并可能导致支气管痉挛。可用的药物包括双嘧达莫（Dipyridamode）、腺苷（Adenosine）和瑞加德松（Regadenoson）。双嘧达莫是一种间接的冠状动脉扩张剂，可抑制细胞内腺苷的再摄取和脱氨。腺苷是一种非特异性腺苷受体激动剂。瑞加德松是一种更特异的腺苷A2A受体激动剂，对A2B和A3受体的亲和力较弱。目前，瑞加德松是美国使用最广泛的药物。从逻辑上讲，瑞加德松给药更方便，在10秒内以0.4 mg的标准剂量静脉推注即可。而双嘧达莫和腺苷都需依体重计算剂量，并通过输液泵在4～6分钟内以连续静脉泵入的形式给药。这些药物还会引起一定程度的血流动力学变化，平均血压降低10～20 mmHg，平均心率反射性升高10～30次/分。约5%的患者还会出现更严重的血流动力学变化，收缩压降低≥35 mmHg，心率升高≥40次/分。甲基黄嘌呤（methyl xanthines）（氨茶碱、咖啡因）会阻断或减弱这些药物的作用，应在试验前至少24小时停药。口服双嘧达莫可增强瑞加德松和腺苷的生理作用，导致明显的低血压和（或）心脏传导阻滞，因此是这些药物的禁忌证。其他禁忌证包括严重的心脏传导系统疾病（在没有起搏器的情况下出现严重的病态窦房结综合征或二度/三度心脏传导阻滞）、严重的阻塞性气道疾病（活动性哮喘或严重的阻塞性肺疾病，尤其是存在喘鸣的情况）和低血压（收缩压＜90 mmHg）。所有药物均可产生副作用，包括颜面潮红、头晕、头痛、呼吸困难、胸部不适、腹部不适或抽搐。与腺苷相比，瑞加德松引起的严重副作用更少[28]。腺苷的相对优势在于其半衰期短（＜10 s），且副作用在终止输注后的2～3分钟内可迅速缓解。氨茶碱可以作为具有严重和（或）长期副作用患者的解毒剂。多巴酚丁胺也可用于MPI检查时的药物负荷，但是使用频率低得多，主要用于有血管扩张剂禁忌证的患者。

多巴酚丁胺超声心动图负荷试验

该项试验通常在急性心梗以外的情况中使用。在美国，使用多巴酚丁胺进行正性肌力刺激是最常见的药物负荷超声心动图检查。在欧洲部分地区和其他地区，用血管舒张剂作负荷超声心动图检查更为普遍。多巴酚丁胺是一种合成的儿茶酚胺，可直接激动β-1和β-2受体[29]。β-1受体的激动可导致心肌收缩力增强和心率增快。β-2受体的激动可引起血管舒张。多巴酚丁胺还可导致α-1受体的轻度激动，从而引起血管收缩。血管舒张作用通常强于血管收缩作用。多巴酚丁胺用输液泵在静脉内逐渐增加剂量，从5～10 μg/（kg·min）开始，每3分钟增加10 μg/（kg·min），直至最大剂量40 μg/（kg·min）。多巴酚丁胺有剂量相关性的心肌收缩力和心率增加。血压反应是多样的，某些患者的收缩压持续升高，而其他患者则先升后降。β受体阻滞剂可减弱多巴酚丁胺的生理作用。对于未达到目标心率（通常是年龄预估最大心率的85%）的患者，通常服用阿托品0.25～0.50 mg，最大剂量为2 mg。对某些患者来说，试验可能是高强度的。多巴酚丁胺还能引起明显的血流动力学改变，并可能导致心律失常。禁忌证包括未良好控制的高血压、心室率控制不好的房性心动过速、室性心动过速或严重的左心室流出道阻塞。副作用包括胸部不适、呼吸困难、心悸、头痛、恶心和注射部位不适。其血浆半衰期为2分钟，但其生理作用可持续数分钟。可以通过静脉注射β受体阻滞剂逆转多巴酚丁胺的生理作用。

心肌梗死后负荷试验的安全性和时机

负荷试验的禁忌证包括尚未稳定的急性冠脉综合征、未控制的严重心律失常、严重的症状性主动脉瓣狭窄、急性心肌炎/心包炎、主动脉夹层和肺栓塞[22]。对急性心梗患者实施负荷试验的主要顾虑是防止并发症，包括由于诱发缺血引起的梗死扩展或由于室壁压力升高导致的心脏破裂。与慢性CAD患者相比，急性CAD患者更有可能出现室性心律失常，且更有可能出现危及生命的室性心律失常。但这些顾虑更多的是基于推理和想当然，缺乏证据。目前，关于在心梗患者中行负荷试验引发并发症的数据很少[30-31]。

在最大程度减低风险的前提下进行负荷试验的最佳时机和最大运动强度尚不明确。目前常用的两种传统方法是在2～5天进行低强度试验或症状限制性试验。后者有时最早在第5天进行，但通常会延迟到3～6周。低强度试验通常在达到5～6 MET的运动量或120次/分的心率时终止。对于STEMI患者，美国实践指南主张早期的低强度试验优于延迟的症状限制性试验[1]。优点包括：①可预先识别在延迟的症状限制性试验前可能出现心血管事件的高风险患者；②获取有助于制订心脏康复运动处方的信息；③对患者的心理有益。对于已经对梗死冠状动脉成功进行了PCI治疗、且在其他冠状动脉有明显病变的CAD亚组患者，指南建议在3～6周内进行症状限制性的负荷显像。对于NSTEMI患者，指南建议对症状稳定的低至中风险患者可在12～24小时内进行症状限制性试验，对于不稳定型心绞痛患者则应在2～5天时进行试验[3]。

进行药物负荷试验的时间基本上与运动负荷试验相同。梗死后腺苷评估实验（INSPIRE）[31]对728名临床症状稳定的心梗幸存者应用腺苷进行MPI检查，用于提高危险分层的准确性。在美国进行试验的中位时间为2天，患者的最早试验时间为12小时。尚未对心梗患者中瑞加德松的早期给药进行系统评估，但其使用应与腺苷相似。对心梗患者，应谨慎使用这两种药物。美国食品药品管理局（FDA）对FDA不良事件报告系统数据库进行了审查，确定了从2008年6月至2013年4月间服用瑞加德松后的26例心梗病例和29例死亡病例，以及1995年5月至2013年4月间服用腺苷后的6例心梗病例和27例死亡病例[32]。这项审查促使FDA要求对药物适应证进行更改，并特别建议在有急性心肌缺血迹象（例如不稳定型心绞痛或心血管系统不稳定）的患者中不推荐使用这些药物。两种药物的包装插页还指出，给药后有癫痫发作的报道。多巴酚丁胺不是经FDA批准的用于心脏负荷试验的药物，但它经常被超适应证应用。理论上多巴酚丁胺可能比血管舒张剂风险高，因为它可以刺激肾上腺素能神经系统。它的作用，尤其是与阿托品一起使用时引起的心动过速，可能会被延长，并且在个别患者中不易逆转。多方经验都建议将心梗患者进行多巴酚丁胺负荷试验的时间至少延迟至第3天[8]。临床经验表明，在经验丰富的中心在严密的监护下，急性胸痛患者进行所有类型的负荷试验一般都是安全的。

标准平板运动负荷试验和负荷成像之间的选择

负荷试验的方式主要在标准跑步机试验与负荷成像之间选择。从诊断目的来讲，负荷成像比标准跑步机试验更为敏感。但是，对静息心电图正常或接近正常的患者进行诊断时，标准跑步机试验预测临床结果的准确性几乎与负荷成像一样高[33-34]。女性缺血评估最佳方法研究（WOMEN）还报告，在中度CAD风险的中年女性中，标准跑步机试验可提供与心肌灌注显像（MPI）检查相当的结果，可用于危险分层[35]。标准跑步机试验的优点包括更低的成本、更广泛的适用性和便利性。美国实践指南将标准跑步机试验推荐为能够充分运动并具有稳定的静息心电图患者的“最合理”选择[3]。对于不能运动的患者或心电图不能判读（基线ST段异常、LV肥大伴继发性ST-T改变、起搏心律、预激综合征和使用地高辛）的患者，推荐进行负荷成像[33-34]。LBBB患者代表一个独特的亚组。出现急性胸痛和新发LBBB的患者被认为是变异的STEMI，通常应接受早期血管造影检查。低至中度风险的慢性LBBB或心律失常患者适合进行负荷成像。这些患者在行运动核素MPI时会出现更多的假阳性灌注缺损，尤其是在间隔部[26]，故而他们首选接受血管扩张药负荷。对于早期做过冠状动脉造影并且发现在梗死相关血管以外的其他冠状动脉也有明显病变的CAD患者，也建议优先选择负荷成像而不是标准跑步机试验。标准跑步机试验无法锁定缺血部位，在这种情况下，最好也要将症状限制性负荷成像检查延迟至梗死后3～6周[1]。

负荷成像之间的选择

目前几乎没有直接的对比数据评估不同的负荷显像方式。在慢性CAD患者中，一项大型meta分析报告：普通负荷心肌灌注显像或普通负荷超声心动图患者的检查效果都很好[36]。对于大多数患者来说，任何一种显像技术都可用于帮助解决相关的临床问题。在二者之间选择时的两个最实际的考虑因素为适用性和医疗费用的报销比例。在拥有多种检查设备的医疗机构中，决定检查方式的一个共同建议是“选择本单位比较擅长的检查”。但是，此建议通常没有什么价值，因为具备开展多种检查条件的医疗机构通常认为自己在各个领域都是“专家”。成本问题很复杂，并且与医保/非医保患者以及住院/门诊患者产生的不同费用有关。具体患者的临床特点可能使某种显像技术相对于另一种技术有相对优势，具体内容详见表30-2。这些基于某些临床特点列出的某项显像技术的优势应视为相对优势，而不是绝对优势。对药理负荷的禁忌证也影响着显像技术的选择。

至于射线暴露带来的潜在顾虑，在选择试验方式时应考虑到患者的年龄[37-38]。尽管与癌症风险升高相关的最小辐射剂量仍是未知的，但是单次成像检查使较大成年患者暴露于电离辐射这一事实，通常没有引起太大的关注。但是，对大多数年轻的心梗患者，其一生中可能面临多次的各种成像检查，包括冠状动脉造影以及可能的核素和CT显像。因此，在年轻患者中，超声心动图和CMR更具优越性。

表 30-2　影响测试方法选择的患者临床特点

患者临床特点	理想的测试方法
年轻患者	超声心动图，MRI
负荷运动模式	SPECT，超声心动图
ECG 提示 LBBB 或心室起搏心律	应用血管扩张药的 SPECT/PET，灌注 MRI
多发节段性室壁运动异常	核素心肌灌注显像（MPI），灌注 MRI
肥胖	SPECT，PET，MRI
COPD	SPECT，PET，MRI
肾衰竭	超声心动图，核素 MPI
起搏器或 ICD	超声心动图，核素 MPI

COPD，慢性阻塞性肺疾病；ECG，心电图；ICD，埋藏式心脏复律除颤器；LBBB，左束支传导阻滞；MPI，心肌灌注显像；MRI，磁共振成像；PET，正电子发射断层扫描；SPECT，单光子发射断层扫描

如前所述，运动负荷通常比药物负荷更优先。大多数实验室无法进行运动 PET 或运动 CMR 检查。LBBB 或心室起搏的患者优先使用血管扩张药进行心肌灌注显像或心脏磁共振检查。由于存在传导异常，在 LBBB 或起搏心律时，室间隔部的室壁运动恶化的特异度较低。类似的情况发生在静息时发现多处节段性室壁运动异常的患者中。此时只有通过心肌灌注显像或灌注 CMR 才能更准确地确定心肌缺血。肥胖或慢性阻塞性肺疾病患者的超声心动图图像质量变化很大，在这些亚组患者中进行超声心动图检查在技术上更具挑战性[39]。

在某些患者中，即使使用造影剂后，成像质量仍然不好。肥胖可以在任何显像检查中影响图像质量，但是 MPI 或 CMR 中通常不会受到与超声心动图相同的影响。对于严重肥胖患者，使用新型 SPECT 高速成像系统[40-41]、PET（内置衰减校正功能）[42]或 CMR 检查[43]的图像质量通常非常出色。尽管未来技术上的进步很可能会克服目前的相对禁忌证，但严重肾衰竭或心脏植入装置的患者通常不适合 CMR。

心肌梗死晚期检测（6 周后）

为植入埋藏式心脏复律除颤器（ICD）候选患者评估左心室射血分数（LVEF）

依据目前的 ICD 植入指南，要对出院时 LVEF ≤ 40% 的患者在 40 天后进行重新评估，以预防心梗后猝死的发生（详见第 28 章及图 30-3）[1]。将评估推迟到 40 天以后是为了避免急性心梗期心肌顿抑对 LVEF 测量的影响。任何技术都可以进行此项测量。但作为最早用于 LVEF 的评估手段，在实践中，最常使用的还是超声心动图测量。核医学或 CMR 检查通常适用于超声心动图图像质量不理想时。有时也用于当患者和（或）心脏病专家不能判定是否需 ICD 植入时，此时 LVEF 的准确测量对治疗决策显得至关重要。

存活心肌的检测

在当代心血管病学中，药物治疗和心血管外科技术都取得了很大的进步。但这也使得临床决策面临很大的挑战，即对已接受最佳药物治疗的严重缺血性心肌病患者是否要承担巨大的风险接受完全血运重建手术。尽管在该领域已有大量的文献，但生存能力试验在决策过程中所起的作用仍存在疑问。

心肌顿抑和心肌冬眠均表示心肌收缩功能下降（详见第 24 章）。急性冠状动脉闭塞可导致心肌顿抑[44]。冠状动脉血流量的减少首先会导致收缩功能障碍，但这种功能障碍在血流恢复后就会恢复，而心肌顿抑需 6 周后才缓解。心肌冬眠被描述为心肌对血流量减少的适应。它可以引起心功能减低，但不至于引起心肌梗死[44-46]。然而，心肌冬眠的发病机制可能更复杂，有病例提示冠状动脉血流减少发生在左心室功能障碍之后，而非之前。在超微结构中，主要以肌小节和肌原纤维的丧失为特征性表型改变，伴随着细胞外微环境的改变，主要是胶原蛋白在细胞外基质中的沉积。细胞外纤维化的程度可预测冬眠心肌的可逆性，其中纤维化减少或消失区域的大小可预测血运重建后的心功能恢复情况。冬眠心肌的恢复时间差别很大，取决于这些超微结构变化的程度和持续时间。当超微结构损伤很少时，冬眠心肌的恢复时间可短至 10 天。当超微结构损伤太严重时，冬眠心肌的恢复需 6 个月甚至更长。LVEF 持续严重降低的患者应进行存活心肌试验，依机制不同，可选用不同的成像方式来找出存活的心肌[47]。

多巴酚丁胺超声心动图和 CMR 检查存活心肌依赖于心肌收缩储备。经典的存活心肌反应是这样的：在静息状态下给予低剂量多巴酚丁胺时，可使原来心功能减弱区域的室壁运动初步改善；而在高剂量多巴酚丁胺下，随着该区域心肌的缺血，转而出现室壁运动情况恶化（双相反应）。

使用铊（thallium）或锝（technetium）的核素 SPECT 心肌灌注显像（MPI）来检测存活心肌主要

取决于细胞膜的完整性。心肌对放射性核素铊和锝的摄取过程依赖于活化的钠-钾腺苷三磷酸酶。标准负荷成像包含在负荷显像后 3 ～ 4 小时的再分布成像，可以通过在获取再分布成像之前重新注射铊或通过延迟到 18 ～ 24 小时的晚期成像来增强对存活心肌的检测。与铊相反，锝的细胞吸收是通过被动扩散完成的，此过程依赖于完整的线粒体膜。在获取静息图像之前，可以通过硝酸甘油来增强使用锝检测存活心肌的能力。

核素 PET 主要检测细胞代谢能力的保存情况，由此证明心肌的存活。冬眠心肌优先使用葡萄糖而非游离脂肪酸作为主要代谢来源。经典的存活心肌的表现就是一个虽然灌注减少但仍保留对脱氧葡萄糖（FDG）吸收的不匹配区域。

灌注 CMR 检查是通过寻找不存在瘢痕的心肌组织来鉴定存活心肌。钆缓慢扩散至心肌瘢痕区的细胞外空间，延迟显像中对钆不摄取的区域代表存活心肌。文献综述表明，在这些方式中，灌注技术具有更高的敏感度，而多巴酚丁胺技术在鉴定存活心肌方面具有更高的特异度（主要适用于血运重建后局部功能恢复为治疗终点的评估）[48-49]。

存活心肌的评估及血运重建

对有显著存活心肌的患者进行血运重建，可明显改善心脏功能和患者的临床预后[45-49]。但支持这些观点的证据主要基于一些单中心的小型观察性研究。这些研究无论从试验设计的出发点，还是研究结果的普遍性和适用性都在业界受到质疑。这些质疑主要在于：①对存活心肌和作为终点事件的临床终点临界值定义上的差异；②入选标准的差异，最终导致无法直接对存活心肌的检测结果进行合理有效的比较；③各研究中使用的成像方式的差别太大；④缺乏对于根据存活心肌的试验结果而选择进行积极血运重建患者的血运重建情况的完整描述。

非随机的 STICH 试验的子研究[14]（详见第 25 章）研究了存活心肌评估技术对于帮助确定可能通过接受 CABG 治疗带来生存获益的患者的作用[50]。存活心肌试验包括 SPECT 检查或多巴酚丁胺超声心动图。在 STITCH 研究入组的 1212 例患者中，只有 601 例进行了存活心肌试验。未经校正的数据分析表明，大量的存活心肌预示着生存获益，有存活心肌的患者生存率为 63%，而无存活心肌的患者生存率为 49%（$P = 0.003$）。但是，在对基线变量进行校正后，这种差异并没有持续存在（$P = 0.21$）。似乎在存活心肌、治疗选择和生存率之间没有明显的相互关系（$P = 0.53$）。STICH 存活心肌子研究的结果一直存在争议[46,48-49]。这项研究有几个局限性：参加 STICH 研究的患者只有不到 50% 接受了存活心肌试验；存活心肌试验的方式仅限于 SPECT 或多巴酚丁胺超声心动图，不包括 FDG-PET 或心脏 CMR；存活心肌的测量是以全或无二元对立方式表述的，而更可信的是，存活心肌的概念更多的是一个连续的、渐进的过程，而不是一个全或无二元对立的关系；最后，没有报告心室功能的整体参数，例如心室几何形状、体积、壁厚和射血分数。

对心功能明显下降的患者进行血运重建（尤其是 CABG）是一个颇具临床挑战的决定，需要平衡手术风险与潜在受益。尽管 STICH 存活心肌子研究的结果为阴性，但许多临床医生发现，在这种情况下进行存活心肌试验可能会有所帮助。FDG-PET 和灌注 CMR 检查是最受青睐的技术。在同时开展这两种检测方式的机构中，可以选择其中一种进行检测。PET-CMR 照相正变得越来越可能。未来，PET-CMR 照相可能会成为存活心肌评估的首选方法。

总结

心梗后的无创检测在患者处理中起着重要作用。具体试验方法包括静息和负荷超声心动图、标准跑步机试验、使用 SPECT/PET 的负荷核素成像以及静息 / 负荷 MRI 检查。对患者一项或多项试验方法的个体化选择取决于所需解决的临床问题、急性心梗的病程以及患者的临床特征。

参考文献

1. O'Gara PT, et al.: 2013 ACCF/AHA guideline for the management of ST-elevation myocardial infarction: a report of the American College of Cardiology Foundation/American Heart Association Task Force on Practice Guidelines, *Journal of the American College of Cardiology* 61:e78–e140, 2013.
2. Steg PG, et al.: ESC guidelines for the management of acute myocardial infarction in patients presenting with ST-segment elevation, *European Heart Journal* 33:2569–2619, 2012.
3. Amsterdam EA, et al.: 2014 AHA/ACC guideline for the management of patients with non–ST-elevation acute coronary syndromes: a report of the American College of Cardiology/American Heart Association Task Force on Practice Guidelines, *Journal of the American College of Cardiology* 64:e139–e228, 2014.
4. Hamm CW, et al.: ESC guidelines for the management of acute coronary syndromes in patients presenting without persistent ST-segment elevation, *European Heart Journal* 32:2999–3054, 2011.
5. Miller TD, Sciagra R, Gibbons RJ: Application of technetium-99m sestamibi single photon emission computed tomography in acute myocardial infarction: measuring the effect of therapy, *The Quarterly Journal of Nuclear Medicine and Molecular Imaging* 54:213–229, 2010.
6. Botker HE, Kaltoft AK, Pedersen SF, Kim WY: Measuring myocardial salvage, *Cardiovascular Research* 94:266–275, 2012.
7. Silver MT, et al.: A clinical rule to predict preserved left ventricular ejection fraction in patients after myocardial infarction, *Annals of Internal Medicine* 121:750–756, 1994.
8. Flachskampf FA, et al.: Cardiac imaging after myocardial infarction, *European Heart Journal* 32:272–283, 2011.
9. Marra MP, Lima JAC, Iliceto S: MRI in acute myocardial infarction, *European Heart Journal* 32:284–293, 2011.
10. Amsterdam EA, et al.: Testing of low-risk patients presenting to the emergency department with chest pain: a scientific statement from the American Heart Association, *Circulation* 122:1756–1776, 2010.

11. Shaw LJ, et al.: A metaanalysis of predischarge risk stratification after acute myocardial infarction with stress electrocardiographic, myocardial perfusion, and ventricular function imaging, *American Journal of Cardiology* 78:1327–1337, 1996.
12. Boden WE, et al.: Optimal medical therapy with or without PCI for stable coronary disease, *New England Journal of Medicine* 356:1503–1516, 2007.
13. The BARI 2D Study Group: A randomized trial of therapies for type 2 diabetes and coronary artery disease, *New England Journal of Medicine* 360:2503–2515, 2009.
14. Velazquez EJ, et al.: Coronary-artery bypass surgery in patients with left ventricular dysfunction, *New England Journal of Medicine* 364:1607–1616, 2011.
15. Shaw LJ, et al.: Baseline stress myocardial perfusion imaging results and outcomes in patients with stable ischemic heart disease randomized to optimal medical therapy with or without percutaneous coronary intervention, *American Heart Journal* 164:243–250, 2012.
16. Shaw L, et al.: Impact of left ventricular function and the extent of ischemia and scar by stress myocardial perfusion imaging on prognosis and therapeutic risk reduction in diabetic patients with coronary artery disease: results from the Bypass Angioplasty Revascularization Investigation 2 Diabetes (BARI 2D) trial, *Journal of Nuclear Cardiology* 19:658–669, 2012.
17. Panza JA, et al.: Inducible myocardial ischemia and outcomes in patients with coronary artery disease and left ventricular dysfunction, *Journal of the American College of Cardiology* 61:1860–1870, 2013.
18. Fang JC: Underestimating medical therapy for coronary disease, *Again. New England Journal of Medicine* 364:1671–1673, 2011.
19. ClinicalTrials.gov. International Study of Comparative Health Effectiveness with Medical and Invasive Approaches (ISCHEMIA). https://clinicaltrials.gov/ct2/show/NCT01471522.
20. Villella M, et al.: Ergometric score systems after myocardial infarction: prognostic performance of the Duke Treadmill Score, Veterans Administration Medical Center Score, and of a novel score system, GISSI-2 index, in a cohort of survivors of acute myocardial infarction, *American Heart Journal* 145:475–483, 2003.
21. Erne P, et al.: Effects of percutaneous coronary interventions in silent ischemia after myocardial infarction: the SWISSI II randomized controlled trial, *JAMA* 297:1985–1991, 2007.
22. Fletcher GF, et al.: Exercise standards for testing and training: a scientific statement from the American Heart Association, *Circulation* 128:873–934, 2013.
23. Shaw L, et al.: Prognosis in the era of comparative effectiveness research: where is nuclear cardiology now and where should it be? *Journal of Nuclear Cardiology* 19:1026–1043, 2012.
24. Heydari B, Y, Kwong R: Cardiac magnetic resonance imaging for ischemic heart disease: update on diagnosis and prognosis, *Topics in Magnetic Resonance Imaging* 23:21–31, 2014.
25. Elhendy AA, Gregory SA, Holly TA, Vitola JV: ASNC clinical update. Combined pharmacologic and low-level exercise stress protocols for radionuclide myocardial perfusion imaging, *Journal of Nuclear Cardiology* 16:163–166, 2009.
26. Henzlova MJ, et al.: ASNC imaging guidelines for nuclear cardiology procedures. Stress protocols and tracers, *Journal of Nuclear Cardiology* 16:331–343, 2009.
27. Chen J-F, Eltzschig HK, Fredholm BB: Adenosine receptors as drug targets–what are the challenges? *Nature Reviews Drug Discovery* 12:265–286, 2013.
28. Iskandrian AE, et al.: Adenosine versus regadenoson comparative evaluation in myocardial perfusion imaging: Results of the ADVANCE Phase 3 Multicenter International Trial, *Journal of Nuclear Cardiology* 14:645–658, 2007.
29. Gilstrap LG, Bhatia RS, Weiner RB, Dudzinski DM: Dobutamine stress echocardiography: a review and update, *Research Reports in Clinical Cardiology* 5:69–81, 2014.
30. Karha J, et al.: Safety of stress testing during the evolution of unstable angina pectoris or non–ST-elevation myocardial infarction, *The American Journal of Cardiology* 94:1537–1539, 2004.
31. Mahmarian JJ, et al.: A multinational study to establish the value of early adenosine technetium-99m sestamibi myocardial perfusion imaging in identifying a low-risk group for early hospital discharge after acute myocardial infarction, *Journal of the American College of Cardiology* 48:2448–2457, 2006.
32. US Food and Drug Administration: FDA warns of rare but serious risk of heart attack and death with cardiac nuclear stress test drugs Lexiscan (regadenoson) and Adenosan (adenosine). http://www.fda.gov/downloads/Drugs/DrugSafety/UCM375668.pdf.
33. Fihn SD, et al.: 2012 ACCF/AHA/ACP/AATS/PCNA/SCAI/STS guideline for the diagnosis and management of patients with stable ischemic heart disease: a report of the American College of Cardiology Foundation/American Heart Association Task Force on Practice Guidelines, and the American College of Physicians, American Association for Thoracic Surgery, Preventive Cardiovascular Nurses Association, Society for Cardiovascular Angiography and Interventions, and Society of Thoracic Surgeons, *Circulation* 126:e354–e471, 2012.
34. Wolk MJ, et al.: ACCF/AHA/ASE/ASNC/HFSA/HRS/SCAI/SCCT/SCMR/STS 2013 multimodality appropriate use criteria for the detection and risk assessment of stable ischemic heart disease: a report of the American College of Cardiology Foundation Appropriate Use Criteria Task Force, American Heart Association, American Society of Echocardiography, American Society of Nuclear Cardiology, Heart Failure Society of America, Heart Rhythm Society, Society for Cardiovascular Angiography and Interventions, Society of Cardiovascular Computed Tomography, Society for Cardiovascular Magnetic Resonance, and Society of Thoracic Surgeons, *Journal of the American College of Cardiology* 63:380–406, 2014.
35. Shaw LJ, et al.: Comparative effectiveness of exercise electrocardiography with or without myocardial perfusion single photon emission computed tomography in women with suspected coronary artery disease: results from the What Is the Optimal Method for Ischemia Evaluation in Women (WOMEN) Trial, *Circulation* 124:1239–1249, 2011.
36. Metz LD, et al.: The prognostic value of normal exercise myocardial perfusion imaging and exercise echocardiography: a meta-analysis, *Journal of the American College of Cardiology* 49:227–237, 2007.
37. Mark DB, et al.: ACC/AHA/ASE/ASNC/HRS/IAC/Mended Hearts/NASCI/RSNA/SAIP/SCAI/SCCT/SCMR/SNMMI 2014 health policy statement on use of noninvasive cardiovascular imaging: a report of the American College of Cardiology Clinical Quality Committee, *Journal of the American College of Cardiology* 63:698–721, 2014.
38. Fazel R, et al.: Approaches to enhancing radiation safety in cardiovascular imaging: a scientific statement from the American Heart Association, *Circulation* 130:1730–1748, 2014.
39. Supariwala A, et al.: Feasibility and prognostic value of stress echocardiography in obese, morbidly obese, and super obese patients referred for bariatric surgery, *Echocardiography* 31:879–885, 2014.
40. Gimelli A, et al.: Evaluation of ischaemia in obese patients: feasibility and accuracy of a low-dose protocol with a cadmium-zinc Telluride camera, *European Journal of Nuclear Medicine and Molecular Imaging* 39:1254–1261, 2012.
41. Nakazato R, et al.: Quantitative high-efficiency cadmium-zinc-Telluride SPECT with dedicated parallel-hole collimation system in obese patients: results of a multi-center study, *Journal of Nuclear Cardiology* 22:266–275, 2015.
42. Chow BJW, et al.: Prognostic value of PET myocardial perfusion imaging in obese patients, *JACC: Cardiovascular Imaging* 7:278–287, 2014.
43. Shah RV, et al.: Vasodilator stress perfusion CMR imaging is feasible and prognostic in obese patients, *JACC: Cardiovascular Imaging* 7:462–472, 2014.
44. Canty Jr JM, Suzuki G: Myocardial perfusion and contraction in acute ischemia and chronic ischemic heart disease, *Journal of Molecular and Cellular Cardiology* 52:822–831, 2012.
45. Lim SP, McArdle BA, Beanlands RS, Hessian RC: Myocardial viability: it is still alive, *Seminars in Nuclear Medicine* 44:358–374, 2014.
46. Shah BN, Khattar RS, Senior R: The hibernating myocardium: current concepts, diagnostic dilemmas, and clinical challenges in the post-STICH Era, *European Heart Journal* 34:1323–1336, 2013.
47. Arrighi J, Dilsizian V: Multimodality imaging for assessment of myocardial viability: nuclear, echocardiography, MR, and CT, *Current Cardiology Reports* 14:234–243, 2012.
48. Bax J, Delgado V: Myocardial viability as integral part of the diagnostic and therapeutic approach to ischemic heart failure, *Journal of Nuclear Cardiology* 22:229–245, 2015.
49. Allman K: Noninvasive assessment myocardial viability: current status and future directions, *Journal of Nuclear Cardiology* 20:618–637, 2013.
50. Bonow RO, et al.: Myocardial viability and survival in ischemic left ventricular dysfunction, *New England Journal of Medicine* 364:1617–1625, 2011.

31 超声心动图在心肌梗死中的应用

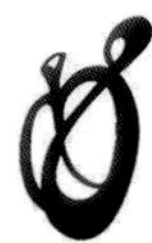

Anique Ducharme and Jean-Claude Tardif
陶佳 译 王浩 审校

引言

超声心动图是一种快速、无创、便携式且成本低的成像技术，是评价心肌梗死（myocardial infarction，MI）的首选技术[1]。超声心动图主要用于评估冠状动脉疾病（coronary artery disease，CAD）的功能结果、整体和节段性室壁运动以及 MI 的并发症[2]。

本章重点介绍超声心动图在 MI 患者中的应用，包括功能评估、诊断并发症和危险分层。超声心动图在急诊科胸痛评估中的应用在本书的其他部分也有讨论（见第 9 章）。第 30 章介绍了如何从超声心动图和其他成像方法中进行选择用于 MI 后的结构和缺血评估。

缺血是由心肌氧供需失衡引起的。首先出现的生理异常（图 31-1）是细胞生化改变，接着是灌注缺损、舒张功能不全，随后出现节段性室壁收缩期增厚及运动功能的异常。心绞痛的缺血性心电图改变和临床症状（如果出现）是缺血的晚期表现。考虑到事件发生的顺序，超声心动图是一种独特而敏感的检测早期心肌缺血的工具[2]。急性缺血与陈旧性 MI 引起的节段性室壁运动异常（regional wall motion abnormalities，RWMA）很难区分，室壁厚度和回声强度正常提示急性缺血，变薄、运动消失、反向运动的室壁与慢性缺血有关。此外，RWMA 和心电图（electrocardiogram，ECG）的改变可逆提示可逆性缺血。胸痛消失后，节段室壁功能恢复可能需要经历几分钟的短暂缺血发作（10 分钟或更短）到几天的持续缺血过程，这种现象称为心肌顿抑（见第 4 章）。

梗死面积和定位

室壁运动和心电图梗死区域定位

ECG 的改变并不总是与受损心肌的数量相关，与坏死面积相比，功能不全的范围常比预期的要大得多，因为它包含了实际的梗死区域及先前冠状动脉

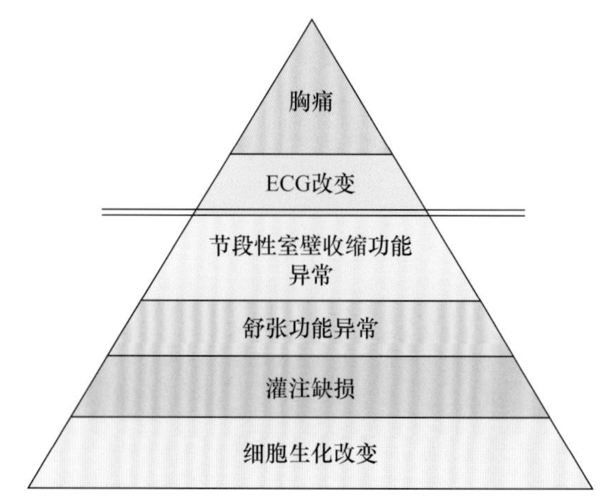

图 31-1 心肌缺血期事件发生顺序。ECG：心电图。（From Diaz A，Ducharme A，Tardif JC：Echocardiography in acute coronary syndromes. In Théroux P，editor：Acute coronary syndromes，Saunders，Philadelphia，2011.）

疾病造成的顿抑、冬眠和功能不全的心肌节段。因此，与ECG相比，超声心动图能更好地预测MI的范围、位置和相关的心室功能不全。由于ECG对室间隔的评估有限，因此超声心动图更适用于观察下壁MI[3]。当ECG上出现前壁MI，超声心动图上会出现至少一个前壁节段的RWMA，其功能不全范围由左冠状动脉前降支梗阻的水平决定。如果梗阻位于第一间隔支的近端，则前间隔的所有节段、前壁和心尖都将受累，而第一间隔支远端梗阻通常不累及前间隔的基底段和前壁。12导联心电图对心尖部MI检测的灵敏度和特异度较低（尽管可能已达到几条具有特征性的心电图标准），而超声心动图可清楚地识别心尖部受累并进行定量评估[2]。心电图上Q波出现提示梗死面积更大及心尖部功能不全更严重，持续性ST段抬高可能与超声心动图上的左心室室壁瘤有关[4]。

超声心动图与冠状动脉解剖

急性MI患者冠状动脉造影和超声心动图的相关研究明确了左心室各节段的具体冠状动脉灌注情况（图31-2）。

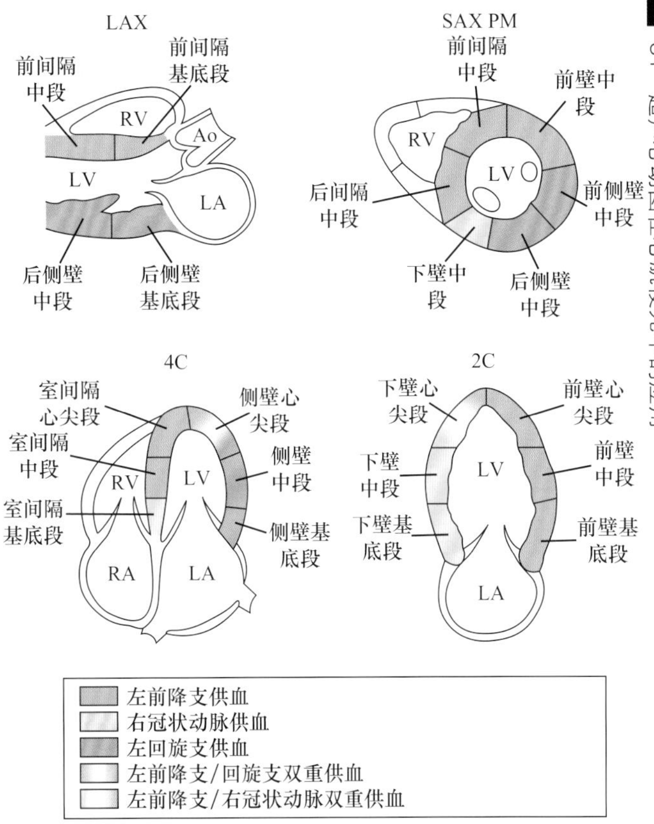

图31-2 左心室16节段冠状动脉供血图示。在胸骨旁长轴切面（LAX）中，前室间隔由左前降支（LAD）供血，前1～2 cm由第一间隔支供血，由此可判断梗阻是在此LAD分支的近端还是远端。后侧壁通常由回旋支供血。在胸骨旁短轴切面（SAX）中，LAD供应前壁和前间隔，回旋支供应侧壁，右冠状动脉（RCA）供应后间隔和下壁。在心尖两腔心切面（2C）中，前壁由LAD供血；下壁由RCA供血，下壁心尖段由LAD和RCA双重供血。在心尖四腔心切面（4C）中，室间隔中段由LAD供血，基底段通常由RCA供血，心尖段通常由LAD供血；侧壁中段和基底段由回旋支供血，侧壁心尖段由LAD和回旋支双重供血。SAX PM：胸骨旁乳头肌短轴切面；RV：右心室；LV：左心室；RA：右心房；LA：左心房；Ao：主动脉。（From Diaz A，Ducharme A，Tardif JC：Echocardiography in acute coronary syndromes. In Théroux P，editor：Acute coronary syndromes，Saunders，Philadelphia，2011.）

无血运重建急性MI的早期超声心动图特征是：局部心内膜位移的幅度降低但室壁厚度正常。4～6周后，受累区域的室壁变薄，并常因纤维化反应导致回声增强。研究发现在超过90%的病例中，梗死和节段性功能不全在超声心动图与组织学证据之间存在良好的相关性[5]。实验表明梗死累及室壁≤20%的厚度会导致收缩期增厚减少约一半，而>20%则会导致收缩期室壁变薄，且冠状动脉闭塞后不久（≤2天）在超声心动图上RWMA的范围与实际梗死的范围非常接近。虽然由于紧邻严重缺血区域的非梗死心肌的收缩异常（“牵拉”），超声心动图会高估梗死面积，但仍可以说经胸成像（例如经胸超声心动图，transthoracic echocardiography，TTE）可明确心肌梗死的位置和范围。

再灌注治疗后超声心动图

药物或机械再灌注后前向血流的恢复通常可改善室壁运动、减少并发症和降低死亡率。功能恢复程度与闭塞时间、缺血区范围以及再灌注成功与否有关。恢复通常发生在再灌注后24小时至10天内，但如果出现心肌顿抑则可能需要长达6周（见第4章和第32章）[5]的时间。顿抑心肌的定义是已恢复血流（通过血管成形术、溶栓或自发）后仍存在暂时性功能不全的心肌。超声心动图联合小剂量［5～10 μg/（kg·min）］多巴酚丁胺正性肌力刺激可用于鉴别血运重建后的顿抑心肌与失活心肌（见“负荷超声心动图”部分）[6]。急性MI后几天内，梗死相关冠状动脉的通畅可以改善局部心肌功能和减少初始事件1～6个月后的左心室扩大；反之，再灌注失败将继续加重左心室壁的不良重塑[7]。

血管造影显示的心外膜动脉的血流恢复不能准确地反映微血管的灌注水平[8]。心外膜血流恢复后心肌再灌注不足称为“无复流”现象（见第24章）[8]。

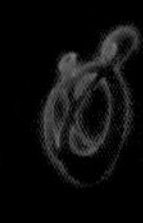

除了传统的临床和心电图参数，心肌声学造影也可以评估药物或机械血运重建后的心肌血流是否充足。心肌声学造影与血管造影在评价急性 MI 患者微血管再灌注方面有很好的一致性，体现在校正的心肌梗死溶栓试验（thrombolysis in myocardial Infarction，TIMI）帧数（cTFC）、TIMI 心肌灌注分级（TMPG）和 TIMI 心肌呈色分级（myocardial blushgrade）等[9]。

左心室功能的评估

左心室收缩功能评估

MI 后左心室射血分数（left ventricular ejection fraction，LVEF）降低提示预后不良。左心室收缩功能在梗死发生时随即下降，随着梗死范围扩大，可出现左心室的不良重塑（见第 4 章和第 36 章）。不良重塑的特征是最初的运动减弱区或无运动区扩大和左心室扩大，可导致心力衰竭。病情初期扩大的左心室容积提示广泛的心肌损伤，超声心动图序列图像可检测左心室不良重塑；MI 再灌注后，左心室收缩功能可随着时间的推移而改善。对于 MI 早期伴有中度及以上心室功能不全的患者，大约 40 天后需要重新评估 LVEF 以确定是否有必要植入心脏除颤器（见第 28 章）[10]。

左心室收缩功能的定性和半定量评估

超声心动图可评价心室整体和节段功能。冠状动脉闭塞几秒后，闭塞动脉供应区表现为明显的心内膜位移及室壁增厚幅度减小。室壁运动异常定义为①运动减弱：收缩方向正常但幅度减小；②无运动：收缩运动消失；③矛盾运动：收缩期室壁向外膨出。

室壁运动评分指数

室壁运动评分指数（wall motion score index，WMSI）可半定量评估节段性左心室收缩功能。美国心脏协会（American Heart Association，AHA）建议在评估血供时采用 17 节段法以统一各种成像方式对室壁运动的分析，但由于心尖不收缩，16 节段法（图 31-2）仍是临床推荐的功能成像方法[11]。超声心动图的不同切面可显示不同冠状动脉分支供血的心肌区域（图 31-3）。专业协会建议对每个节段的收缩力进行评分如下：①正常或运动增强；②运动减弱；③无运动（无增厚或可忽略增厚）；④矛盾运动（收缩期变薄或外向运动，如室壁瘤）。相比之前的建

胸骨旁长轴切面

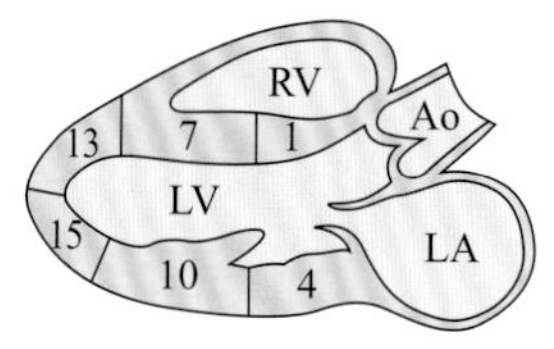

A

胸骨旁短轴切面

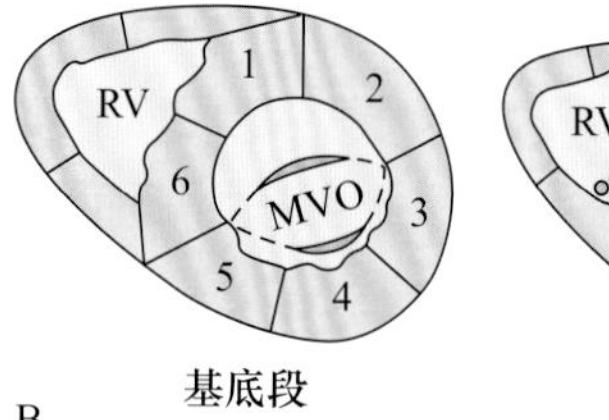

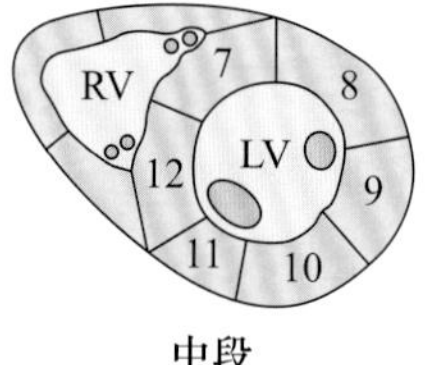

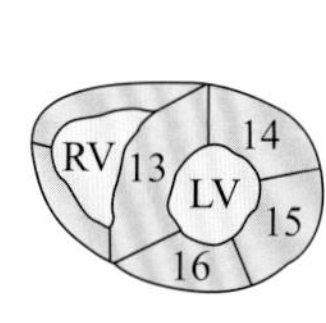

B

心尖切面

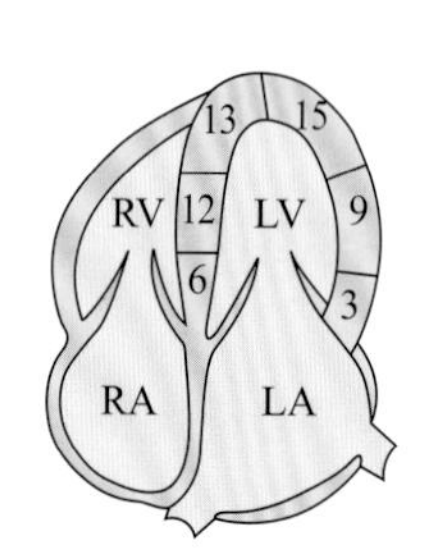

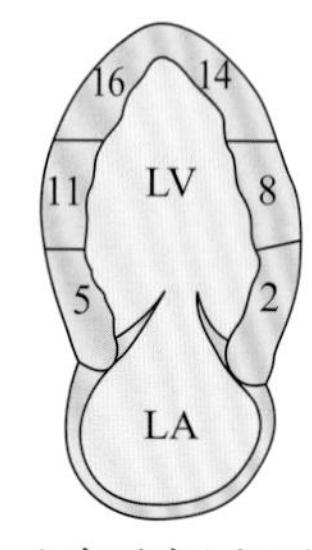

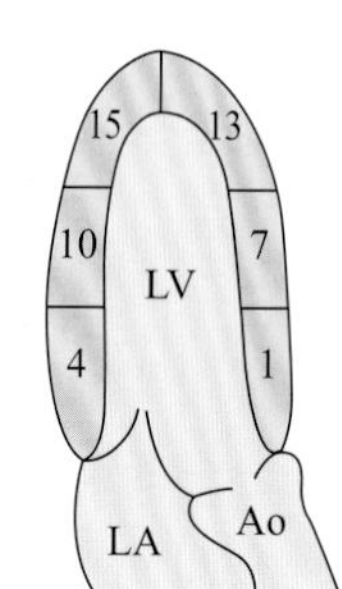

C

图 31-3　美国超声心动图学会所示左心室 16 节段示意图。（**A**）胸骨旁长轴切面。（**B**）胸骨旁短轴切面。（**C**）心尖切面。图中数字对应以下节段：1. 基底前间隔；2. 基底前壁；3. 基底前外侧壁；4. 基底下侧壁；5. 基底下壁；6. 基底后间隔；7. 中段前间隔；8. 中段前壁；9. 中段前侧壁；10. 中段下侧壁；11. 中段下壁；12. 中段后间隔；13. 心尖室间隔；14. 心尖前壁；15. 心尖侧壁；16. 心尖下壁。Ao：主动脉；LA：左心房；LV：左心室；MVO：二尖瓣口；RA：右心房；RV：右心室。（From Diaz A，Ducharme A，Tardif JC：Echocardiography in acute coronary syndromes. In Théroux P，editor：Acute coronary syndromes，Saunders，Philadelphia，2011.）

议，检查者不需对室壁瘤进行单独的室壁运动评分，此外，对代偿性运动增强情况尚无明确评分。WMSI 等于节段分数总和除以可评估节段数，范围在 1（心室收缩功能正常）到 3.9（严重收缩功能不全）之间（图 31-4）。超声心动图的 WMSI 与放射性核素心室造影测得的 LVEF 有良好的相关性。WMSI ≥ 1.7 多提示急性 MI 后心室功能不全累及超过 20% 的左心室。此外，WMSI 有重要的预后价值，评分异常组的死亡率明显高于评分良好组（61% *vs*. 3%）[2]。

由于 CAD 导致节段性功能障碍可伴有非缺血性节段的代偿性运动增强，因此节段收缩功能的评估

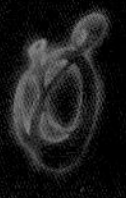

室壁运动评分指数

16节段法牛眼图

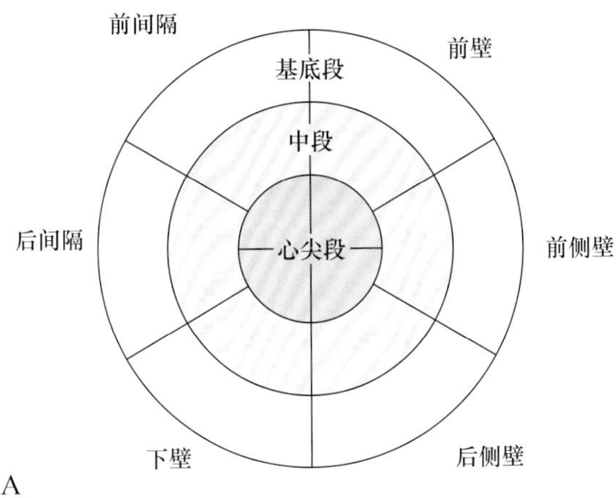

A

室壁运动分数

1. 正常/运动增强
2. 运动减弱
3. 无运动
4. 矛盾运动

B

$$\text{WMSI} = \frac{\text{室壁运动分数总和}}{\text{被评估节段数}}$$

C

图 31-4 （**A**）左心室 16 节段牛眼图。（**B**）室壁运动评分，每个节段的收缩功能对应一个分数。（**C**）室壁运动评分指数（WMSI）等于可评估节段的分数总和除以被评估节段数。（From Diaz A，Ducharme A，Tardif JC：Echocardiography in acute coronary syndromes. In Théroux P，editor：Acute coronary syndromes，Saunders，Philadelphia，2011.）

比整体功能的评估更为敏感。尽管如此，LVEF 的测定是标准检查的一部分。超声心动图目测法与放射性核素测定的 LVEF 相关性良好，但目测法依赖于经验，检查者应通过定量方法进行验证。

左心室收缩功能的定量评估

整体收缩功能定量评估是基于在某些切面的舒张末期和收缩末期勾画心内膜边界，伴或不伴心外膜边界的勾画。评定基于对室壁运动（心内膜位移）或室壁增厚（内界面分离）的分析。与室壁运动相反，局部室壁增厚的评估不受心脏平移或旋转的影响，但主要的局限性是需要精准定位心内膜和心外膜边界。

评价室壁增厚的一个重要部分是确定左心室腔的大小。容积估计是基于心室形状的几何假设，从简单的椭圆体到复杂的半圆柱体、半椭球体。对每个几何形状的描述及对应的公式和要求不在本章的讨论范围内。美国超声心动图学会（The American Society of Echocardiography，ASE）推荐使用改良的 Simpson 双平面法测量左心室容积和 LVEF 来对心室进行定量评估[11]。该方法在收缩末期和舒张末期于心尖四腔心和两腔心切面勾画心内膜边界（图 31-5）。测定左心室舒张末期容积（end-diastolic volume，EDV）和收缩末期容积（end-systolic volume，ESV），计算左心室每搏输出量（stroke volume，SV = EDV-ESV）、心输出量（SV× 心率）和射血分数［（SV/EDV）×100%］。在图像质量好的患者中，三维超声心动图的测量是准确并且可重复的，应在可行的情况下使用[12]（图 31-6 和图 31-7）。以心脏磁共振成像（magnetic resonance imaging，MRI）为金标准时，三维超声心动图在测定左心室容积和质量方面优于标准二维超声心动图[21]。在 LVEF < 40% 的患者中，三维超声心动图获取的 EDV、ESV 和 LVEF 数据准确性优于二维超声心动图，且与 MRI 有极好的相关性（EDV，r = 0.98；ESV，r = 0.99；LVEF，r = 0.97；$P < 0.0001$）[22]。

用多普勒和超声心动图斑点追踪技术定量评估局部室壁运动

局部心肌功能的定量评估目前主要是基于心肌组织多普勒成像（tissue Doppler imaging，TDI）或斑点追踪超声心动图（speckle-tracking echocardiography，STE）技术。TDI 采用脉冲多普勒方法（改良以记录组织的低速度、高振幅信号）测量心肌运动的速度和时间。由于多普勒信号是有角度依赖性的，所以通常选择心尖切面。应获取不同的速度分布：收缩

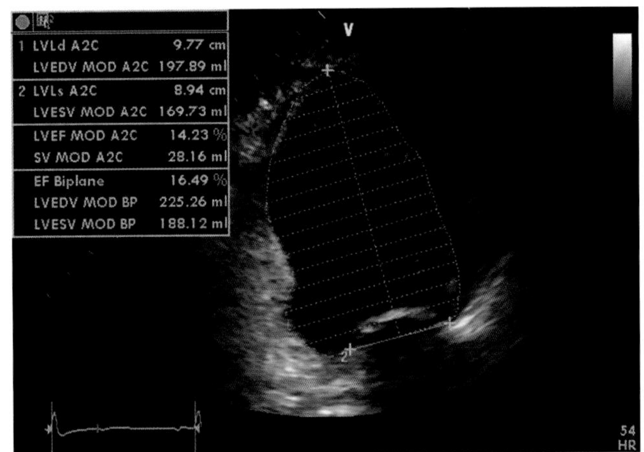

图 31-5 使用 Simpson 法评估左心室容积和收缩功能。在收缩末期和舒张末期，在两个正交的切面（心尖四腔心和两腔心切面）上勾画左心室心内膜边界，得出左心室射血分数（LVEF）

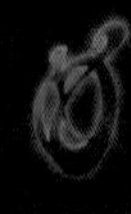

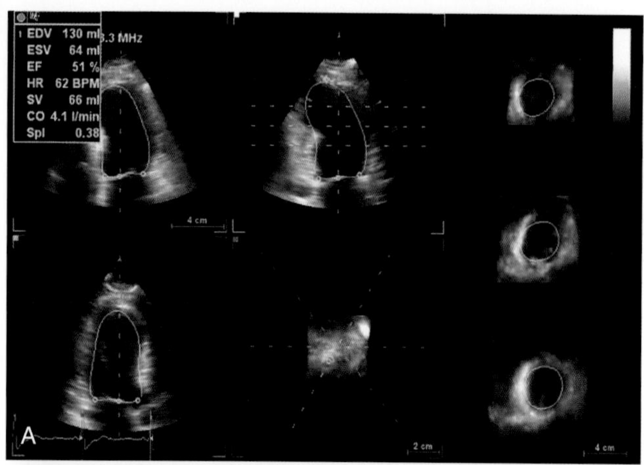

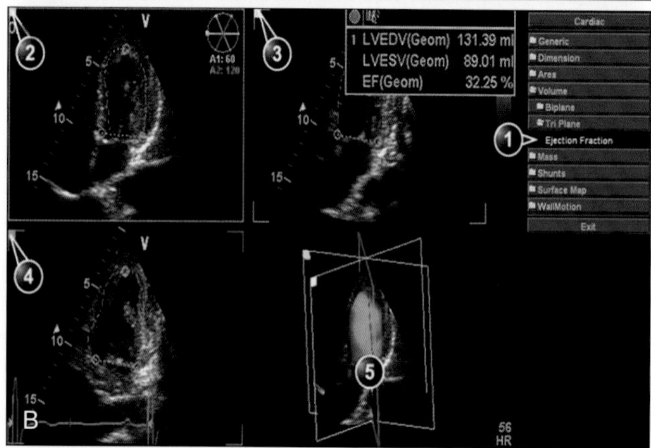

图 31-6 三维超声心动图评估左心室功能。（A）使用容积评估和多断层（5 ～ 12 层）短轴切面容积评估自动测定左心室射血分数（LVEF）。（B）从心尖四腔心、两腔心和长轴切面进行左心室三维全容积分析，利用特定的分析软件建立动态三维模型

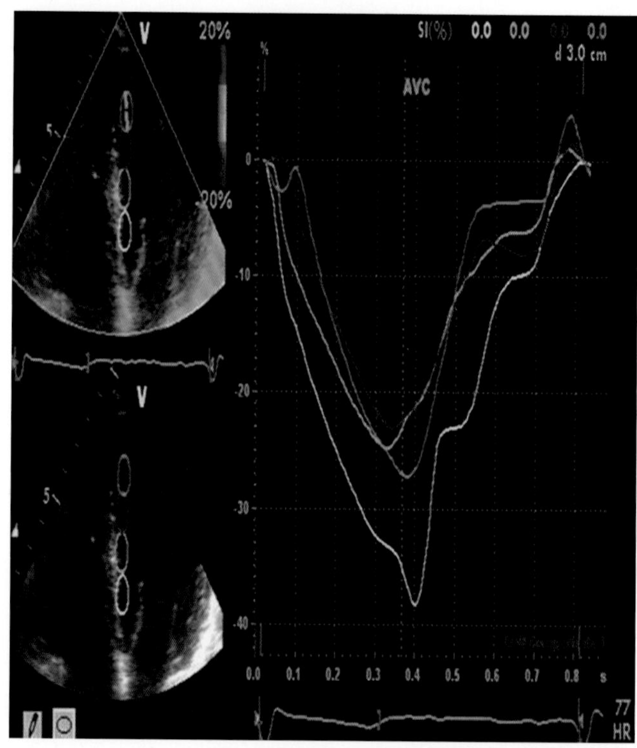

图 31-7 心肌组织多普勒成像（TDI）评价心肌力学。正常人的超声心动图心尖四腔心切面，显示心肌 TDI 和室间隔四个节段的速度分布。TDI 使用脉冲波多普勒法，获取组织低速度、高振幅的信号，来测量心肌运动的速度和时间。获取不同的速度分布：收缩期峰值速度（S_1m、S_2m，负峰值）、舒张期快速充盈期峰值速度（E_m）、心房收缩期速度（A_m；峰值）。曲线颜色与取样点位置（椭圆）颜色相对应。AVC：主动脉瓣关闭

期峰值速度（S_1m，S_2m）、舒张期快速充盈期峰值速度（E_m）和心房收缩期速度（A_m）（图 31-7）。尽管这些测量值与整体左心室功能的相关性很好，但仍受到前负荷和后负荷依赖性的限制[13]，并且对肌力刺激和缺血敏感[24]。由于测量的是相对于换能器的速度和运动，测量可能受到牵拉或整体心脏运动的影响。因此，最好使用应变和应变率等变形参数。

整体纵向应变和应变率[14]

应变（strain）反映了物体相对于原始形状和大小产生的形变，应变率（strain rate）反映了心肌变形的速度。应变是一个无量纲的量，以百分比表示一个组织部位相对于另一个组织部位的移动，并可将由相邻组织牵拉引起的运动与正常运动相鉴别，这在 CAD 的治疗中是至关重要的。最常用的基于应变的左心室长轴收缩功能检测方法是整体纵向应变（global longitudinal strain，GLS），通常使用 STE 进行评估[14]。在二维超声心动图中，GLS 峰值表示左心室舒张末期和收缩末期心肌的相对长度变化。

应变（%）＝（L_t － L_0）/L_0，其中 L_t ＝时间点 t 时的长度；L_0 ＝初始长度，通常在舒张末期获取。

应变率＝［（L_t － L_0）/L_0］/Δt，其中 Δt 指长度变化所需的时间。

GLS（%）＝（ML_s － ML_d）/ML_d，其中 ML_s ＝收缩末期的心肌长度，ML_d ＝舒张末期的心肌长度。

在优化图像质量、将帧频最大化和将缩短最小化（这些都是降低测量误差的关键）之后，应在三个标准心尖切面中测量 GLS 并取平均值[15]（图 31-8）。

中层心肌 GLS 是心肌损伤的敏感指标，与梗死面积的相关性优于 LVEF[16-17]。此外，缺血可导致心室非同质性电传导和收缩，这种现象称为机械离散，可通过应变来检测；它是从 R 波峰值到负应变峰值时间的标准差，是 MI 后迟发的（超过 40 天）心律失常事件的预测因子，与 LVEF 无关[18]。这个参数可能对 LVEF 保留的且无心脏除颤指征（根据公认的指南）的患者尤其重要[10]。由于 GLS 为 MI 后接

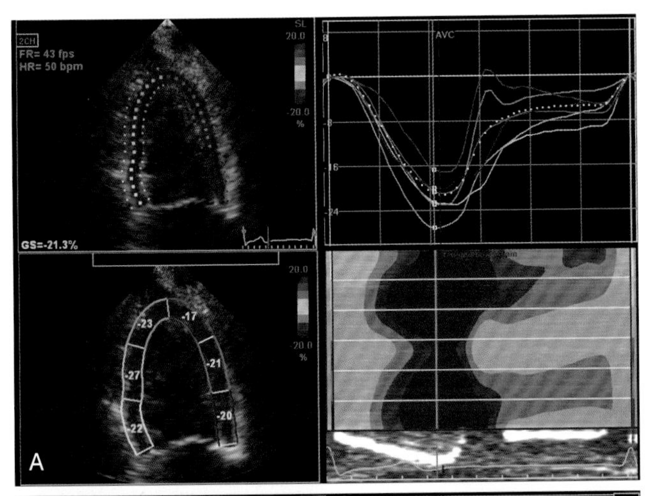

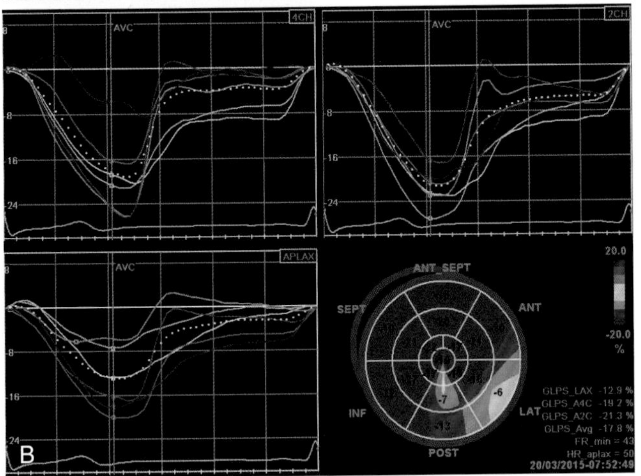

图 31-8 使用斑点追踪超声心动图（SPE）技术评估心肌力学。（A）二维应变 SPE 所测正常的纵向峰值应变（GE Healthcare，Milwaukee，Wisc.）；左边为追踪和参数化图像结果，右上为结果曲线。**（B）**二维应变 SPE 在心尖四腔心（4CH，左上）、两腔心（2CH，右上）和三腔心（左下）切面所测得的纵向峰值应变，牛眼图显示中层心肌峰值应变（右下）。白色虚线表示由后间隔（红线，4CH）和后侧壁（黄线、蓝线和绿线，APLAX）应变取平均值得到的整体纵向（峰值）应变（GLPS）减小（在 LAX 上，整体应变＝－12.9%）。APLAX：心尖长轴切面；AVC：主动脉瓣关闭（为事件定时）；bpm：次 / 分；FR：帧频；HR：心率；RWMA：节段性室壁运动异常

受超声心动图检查的患者提供了越来越高的预测价值，且较容易获得这些附加信息，因此临床中应测量 GLS[19-20]。

节段（纵向和径向）应变和应变率成像

与整体应变类似，节段形变测量的振幅可能不同，这不仅取决于所评估的心肌区域，还取决于所使用的系统和方法以及样本容积的设定[14]。不依赖于应变振幅，应变还可以评估心肌形变随时间变化模式的特征性改变（图 31-9）。

主动脉瓣关闭后心肌的纵向缩短或径向增厚（心肌收缩期后收缩或增厚，有时称为迟发运动）占心动周期总变形的 20% 以上，是局部功能不协调（如缺血、瘢痕）的标志[4,14]。在血管成形术中，94% 患者的应变显著降低[27]，这表明应变对缺血的敏感度很好。应变和应变率最有意思的一个方面是它们不受心肌牵拉的影响[11]，同时与心脏磁共振组织标记的 GLS（r ＝－ 0.87）和应变率成像（strain rate Imaging，SRI）研究中的整体径向应变（r ＝－ 0.92）有很好的相关性[13]。

心脏声学造影

尽管超声成像有所改进，但仍有高达 20% 的患者在定量评估 LVEF 时心内膜边界显示欠佳[21]。心脏声学造影可通过使用脂质壳包裹的充气微气泡，提高心内膜边界识别的准确性（图 31-10）。在大多数超声心动图实验室中，这种微泡临床上可用于左心室显影，或诊断附壁血栓或左心室室壁瘤[22]。在急性冠脉综合征（acute coronary syndrome，ACS）患者中，左心室显影通过增加可分析段的数量，可更好地评估左心室 RWMA。

血流动力学和舒张功能评估

冠状动脉闭塞时，二尖瓣跨瓣血流脉冲多普勒的改变是继发于左心室舒张功能受损。这些变化包括舒张早期充盈峰值速度（E 波）的降低导致快速充盈期左心室总充盈率的降低，心房收缩引起的充盈峰值速度（A 波）增加，以及 E/A（即二尖瓣舒张早期与晚期血流峰值速度比值）的降低和减速时间（deceleration time，DT）延长（图 31-11）。这些变化与有创性方法测量的舒张功能（－ dP/dt、左心室舒张末压和等容舒张时间常数 tau）相同，即使收缩功能正常也可能出现。大多数 ACS 患者表现出典型的异常舒张特性（E/A ＜ 1，DT ＞ 250 ms）。然而，大面积的梗死或严重的收缩功能不全可导致限制性充盈障碍（E 波峰值速度高，E/A ＞ 2，DT ＜ 150 ms），这反映了心室顺应性异常与充盈压升高。还可以通过 Valsalva 动作发现第三种中度或假性正常化的多普勒特性（E/A 在 1 ～ 2 之间，DT 在 150 ～ 250 ms 之间），Valsalva 动作减少了静脉回流，导致舒张功能不全患者的 E/A 倒置和 DT 延长。利用二尖瓣和主动脉多普勒参数测定等容舒张期时间，分析二尖瓣环的组织多普勒影像（tissue Doppler imaging，TDI）特征（倒置的 E_m/A_m）和（或）检查

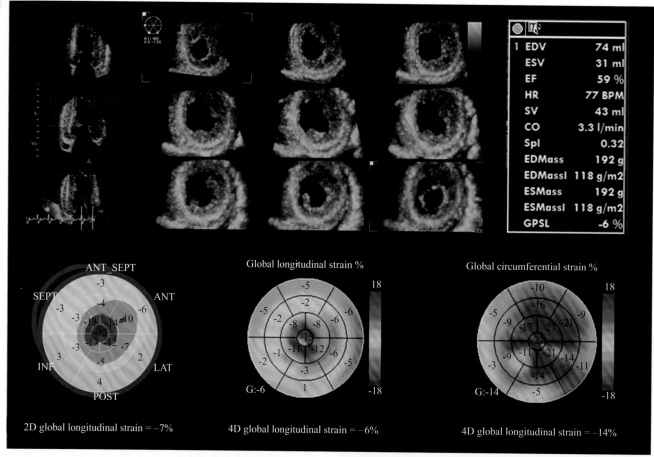

图 31-9 心肌力学评估：二维、四维纵向和径向应变。使用斑点追踪超声心动图测量的典型正常的二维和三维应变（GE Healthcare，Milwaukee，Wisc.）图像。在这个例子中，二维和三维超声心动图整体纵向应变之间具有良好的一致性。CO：心输出量；EDMass：舒张末期质量；EDMassl：舒张末期质量指数；EDV：舒张末期容积；EF：射血分数；ESMass：收缩末期质量；ESMassl：收缩末期质量指数；ESV：收缩末期容积；GPSL：整体纵向峰值应变；HR：心率

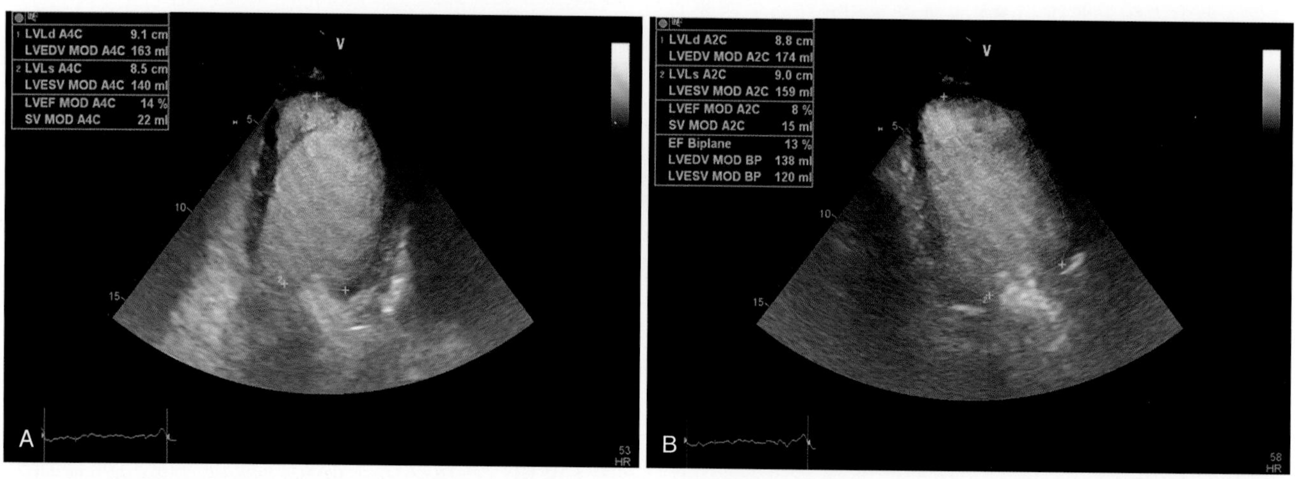

图 31-10 使用造影剂进行左心室（LV）显影。注射脂质壳包裹的充气微泡（心脏声学造影剂）之后使用 Simpson 法评估 LV 容积和收缩功能。在心尖四腔心切面（**A**）和心尖两腔心切面（**B**）这两个正交切面上，于收缩末期和舒张末期勾画 LV 心内膜边界。获取 LV 舒张末期和收缩末期容积（LVEVD 和 LVESV），以及 LV 射血分数（LVEF）

肺静脉血流，可鉴别假性正常化与真正正常的多普勒频谱[23-24]。

在评价二尖瓣舒张功能中，TDI 是脉冲多普勒的一个很好的辅助手段。TDI 中舒张期二尖瓣环的运动模式与脉冲多普勒中二尖瓣跨瓣血流相似，但速度较后者低。TDI 可以获取舒张早期（E_m）、心房收缩（A_m）和 E_m/A_m 的多普勒参数，并且似乎比使用跨瓣血流对前负荷的依赖性小；因此，TDI 中的 E_m/A_m

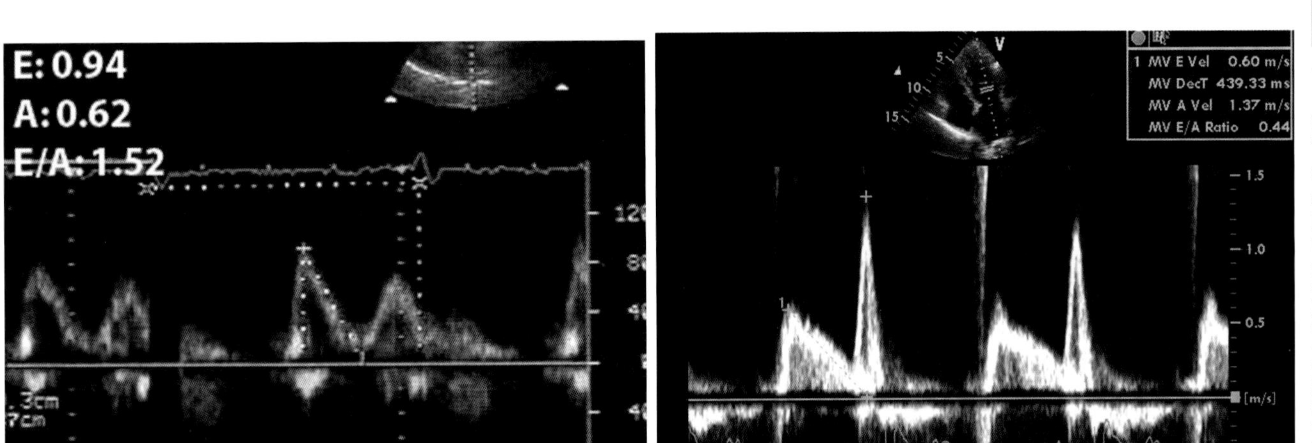

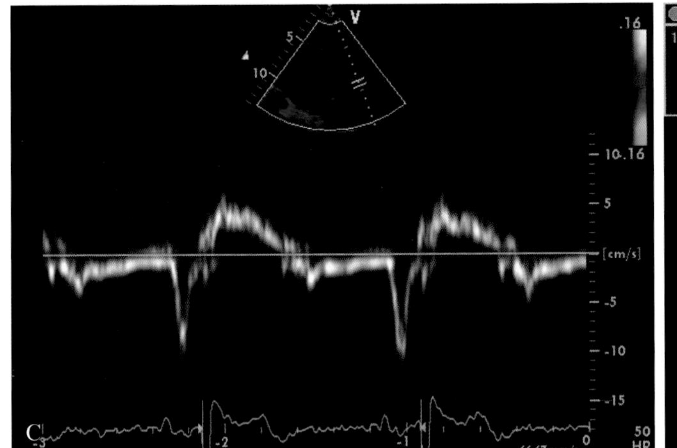

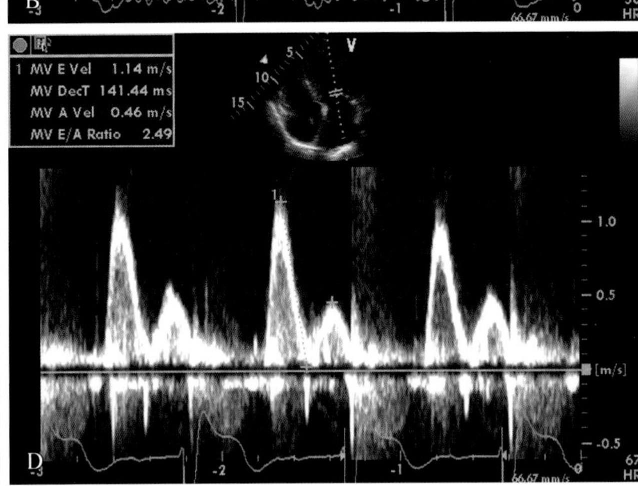

图 31-11　左心室（LV）舒张功能评估（另见表 31-1）。（**A**）正常脉冲多普勒二尖瓣（MV）频谱：E 波为 94 cm/s，减速时间（DecT）为 174 ms，E/A 为 1.52。（**B**）二尖瓣血流速度描记显示舒张功能异常：E/A 为 0.44，DecT 延长（为 439 ms）。（**C**）假性正常化：二尖瓣环侧壁水平的心肌组织多普勒（TDI）显示了正常模式图像的倒置，$E_m < A_m$。（**D**）限制性 MV 血流频谱，DecT 缩短（141 ms），E/A = 2.5

有助于鉴别中–重度舒张功能不全患者的假性正常化（TDI 中 $E_m/A_m < 1$）与正常左心室充盈功能（图 31-12）。值得提出的是，在 ACS 存在的情况下，几乎所有的多普勒衍生参数都受到一些生理因素（如心率）的影响，并且可能不能一致地反映左心室充盈功能。尽管如此，已经证实这些左心室充盈的定量评估具有预测价值[25]，但是为了获得可靠的结果，需要结合多种多普勒参数[24,26]（表 31-1）。

经胸超声心动图通过无创的方式测量心输出量以及评估肺毛细血管楔压（pulmonary capillary wedge pressure，PCWP），为患者的血流动力学提供重要的信息。在 MI 后，二尖瓣 DT < 120 ms 对 PCWP > 20 mmHg 有很好的预测价值。同样，肺静脉舒张期成分的血流 DT（< 160 ms）或肺静脉收缩期血流分数降低（< 45%）与 PCWP > 18 mmHg 密切相关。使用连续多普勒测二尖瓣反流也可以评估左心室充盈压（图 31-13）。最后，最新提出的一种被称为动力学示踪指数的预测因子，能够将左心房容积和功能评估相结合[27]，但这一功能还需要进一步验证，尤其是在有二尖瓣反流（mitral regurgitation，MR）和心房颤动的患者中。

心肌工作指数（myocardial performance index，MPI）或称 Tei 指数是一个多普勒衍生参数，它结合了收缩和舒张功能的评估；MPI 等于等容收缩期时间和等容舒张期时间的总和除以射血时间（图 31-14）。MI 后，当 MPI ≥ 0.60 时，可诊断血流动力学受损［PCWP ≥ 18 mmHg 和（或）心脏指数≤ 2.2 L/（min · m^2）］，其灵敏度、特异度和准确度分别为 86%、82% 和 83%。此外，TPI > 0.66 是心力衰竭或心脏性猝死的独立预测因子[28]。

最后，肺动脉高压与 MI 后的高死亡率有关。超声心动图仍然是无创评估肺动脉压的主要方法[29]。连续多普勒可利用三尖瓣反流血流和 Bernouilli 方程估计右心室收缩压（和肺动脉收缩压），等于三尖瓣跨瓣压差加上右心房压；右心房压是根据临床或在二维超声心动图上根据下腔静脉内径及其随呼吸的

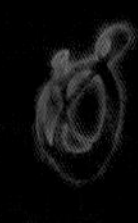

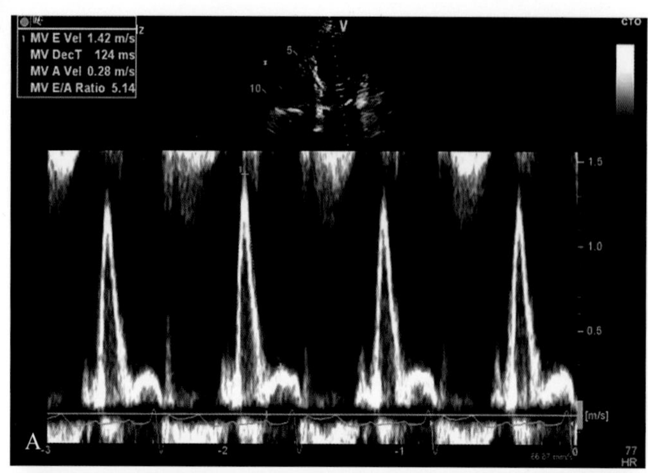

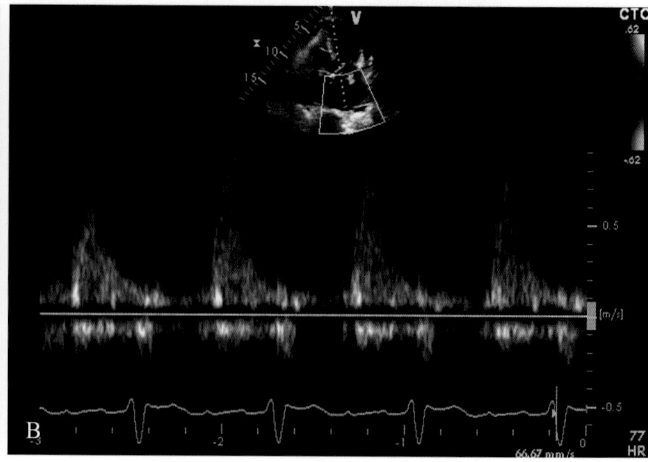

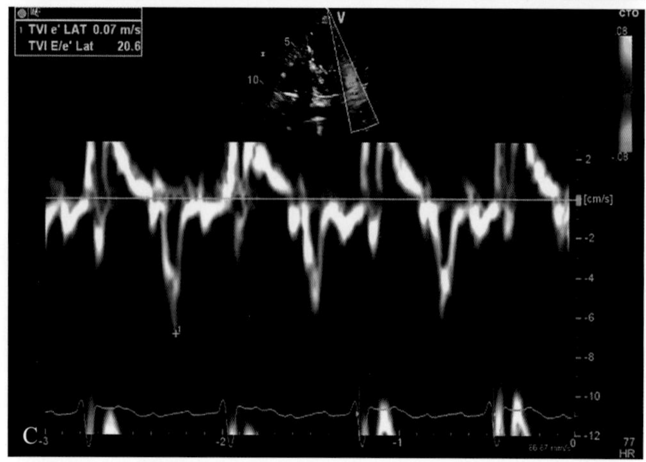

图 31-12 心肌梗死（MI）后严重左心室（LV）舒张功能不全。脉冲多普勒检测二尖瓣跨瓣血流（**A**）和肺静脉血流（**B**），组织多普勒检测二尖瓣环侧壁（**C**），显示 LV 限制性充盈障碍。A：舒张晚期二尖瓣血流峰值速度；A_m：舒张晚期二尖瓣环峰值速度；D：舒张晚期肺静脉血流峰值速度；DecT：减速时间；E_m：舒张早期二尖瓣环峰值速度；MAV：二尖瓣环速度；MV：二尖瓣；S：收缩期峰值速度；Sm：收缩期 MAV；TVI：时间速度积分

表 31-1 联合多种超声心动图参数对舒张功能不全进行分级

参数	正常（成人）	舒张延迟	假性正常化充盈	限制性充盈
E/A（cm/s）	＞1	＜1	1～2	＞2
DT（s）	＜220	＞220	150～200	＜150
IVRT（ms）	＜100	＞100	60～100	＜60
E′（cm/s）	＞8	＜8	＜6	＜6

DT：减速时间；E′：舒张期心肌峰值速度；E/A：舒张早期与舒张晚期二尖瓣血流峰值速度比；IVRT：等容舒张期时间。Modified from Jons C，Joergensen RM，Hassager C，et al：Diastolic dysfunction predicts new-onset atrial fibrillation and cardiovascular events in patients with acute myocardial infarction and depressed left ventricular systolic function：A CARISMA substudy. Eur J Echocardiogr 11（7）：602-607，2010.

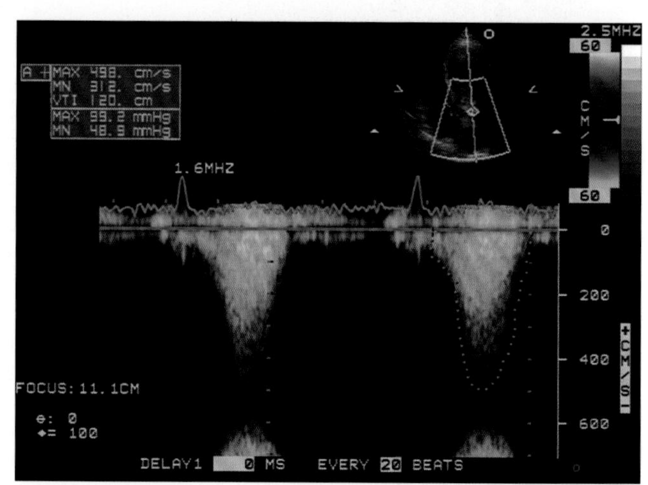

图 31-13 左心室（LV）充盈压的血流动力学评估。左心房压（LAP）可通过二尖瓣反流频谱评估。在这位患者中，左心室与左心房之间最大压力阶差为 99 mmHg；袖套测压法测得动脉收缩压为 125 mmHg，假设等于 LV 收缩压，则测得的最大 LAP 为（125 － 99）＝ 26 mmHg

变化率来估计的（图 31-15）。

右心室心肌梗死

由于右心室 MI 的临床和心电图特征的敏感度和特异度低，因此常常需要高度警惕[30]。然而，诊断急性 MI 的右心受累可显著改变患者的临床治疗方

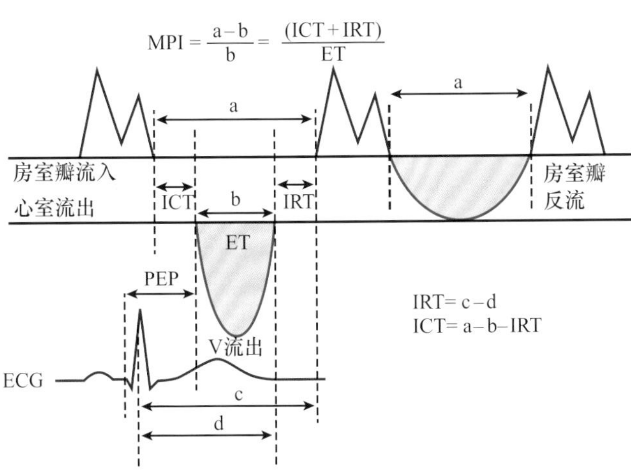

图 31-14　多普勒衍生心肌工作指数（MPI）或 Tei 指数。a：房室（AV）血流结束至开始之间的间隔。b：射血时间（ET）。等容舒张期时间（IRT）是心室射血结束（V）至 AV 血流开始的间隔。等容收缩期时间（ICT）由（a～b）的值减去 IRT 得来。ECG：心电图

案，这是由于“难治性心源性休克”在输液治疗后很容易逆转（见第 26 章）。此外，即使在当代，尽管成功进行了经皮冠状动脉介入治疗（percutaneous coronary intervention，PCI），右心室功能不全的存在对 MI 后临床情况仍有不利的影响，甚至使死亡、心源性休克、持续性心律失常和房室传导阻滞的风险增加了两倍[3]。

在超声心动图中，右心室分为四个节段：漏斗部（或流出道）、游离前壁、侧壁和下壁[30]（图 31-16）。漏斗部和前壁的双重供血（右冠状动脉和左前降支）使得这些节段对缺血的耐受性最好，而下壁最易受缺血影响，其次为侧壁。

右心室功能的超声心动图评估

经胸超声心动图是诊断右心室 MI 的一种很好的方法，其表现包括右心室局部或整体功能不全，通常伴有左心室下壁受累。由于右心室 MI 有时只表现为下壁的功能不全，因此在胸骨旁短轴切面应注意观察这一区域。有时可观察到一些间接征象，如右心室扩大、三尖瓣反流、三尖瓣环位移减小及下腔静脉增宽（图 31-17）。

目前已经研究出许多对右心室收缩功能定量评估的方法，且与 MRI（见第 33 章）和放射性核素心

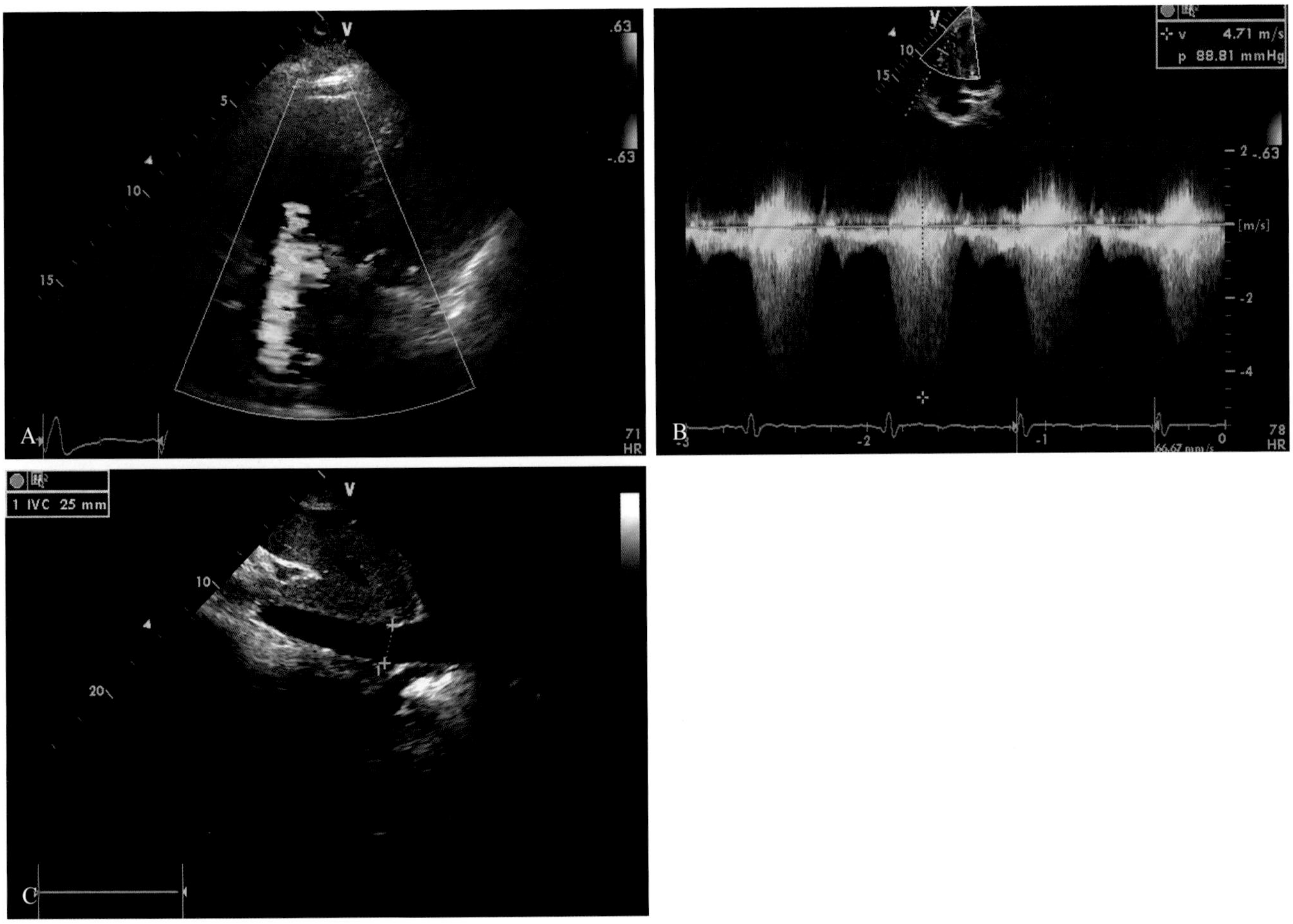

图 31-15　三尖瓣反流（TR）。（**A**）经胸超声心动图心尖四腔心切面显示与右心室（RV）相关的严重 TR。（**B**）TR 最大压力阶差为 88 mmHg。（**C**）下腔静脉（IVC）增宽，则估计右心房压力为 10 mmHg，RV 收缩压为 98 mmHg

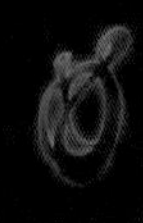

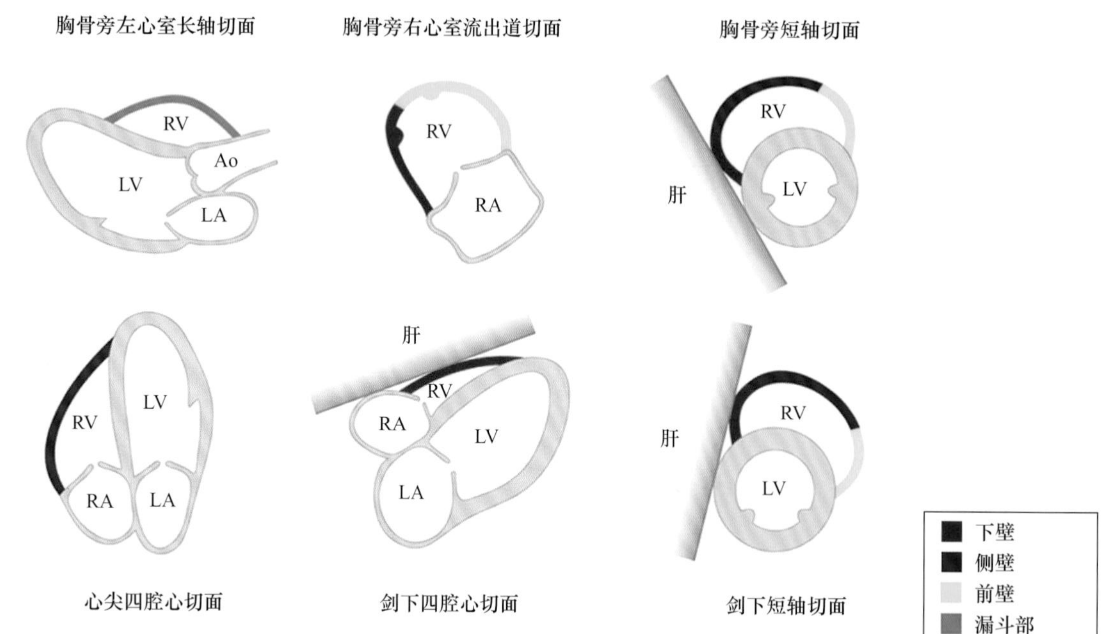

图 31-16　右心室超声心动图分析。右心室分为四个节段：漏斗部、前壁、侧壁和下壁。图示评估右心室功能最佳的切面视图。Ao：主动脉；LA：左心房；LV：左心室；RA：右心房；RV：右心室。（From Rallidis LS，Makavos G，Nihoyannopoulos P：Right ventricular involvement in coronary artery disease：Role of echocardiography for diagnosis and prognosis. J Am Soc Echocardiogr 27（3）：223-229，2014.）

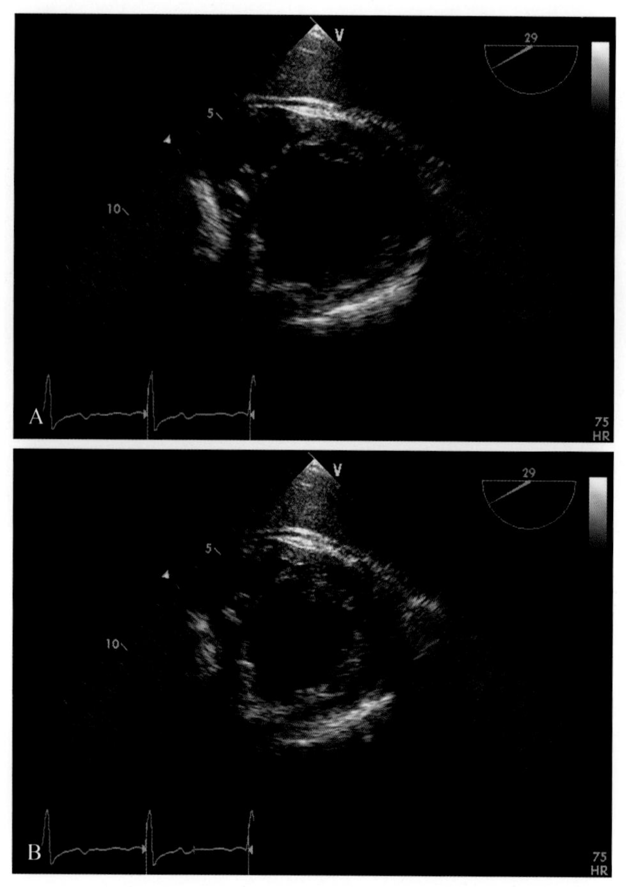

图 31-17　右心室梗死。经食管超声心动图乳头肌中段水平短轴切面显示左心室后间壁和下壁运动消失，伴右心室下壁舒张期（**A**）和收缩期（**B**）运动消失，并可见室间隔缺损。超声心动图可表现为右心室局部或整体功能不全，通常累及左心室下壁。由于右心室梗死有时可能只表现为下壁的功能障碍，因此检查时应重视此区域，并根据需要调整切面观察

室显像术有很好的相关性[31]。从四腔心切面观察，面积变化分数表示右心室收缩末期面积相对于舒张末期面积百分比的变化，并且与 MRI 估计的右心室射血分数（right ventricular ejection fraction，RVEF）有很好的相关性[31]；因此，推荐使用超声心动图来对右心室 MI 患者的右心室功能不全进行定量评估。此外，应变衍生参数可以评估心肌变形的程度（纵向应变）和变形率（应变率）（图 31-18A），下壁 MI 和右心室受累患者的这些参数值比基底段和中段 MI 患者低[32]。

为了克服右心室复杂几何结构的限制，近期研究表明三维超声心动图（图 31-18B）在测量右心室容积和射血分数中与 MRI 测量结果有很好的一致性，尽管三维超声心动图得出的体积稍小。在急性下壁 MI 的诊断中，三维超声心动图得出的 RVEF 小于 51% 对诊断右心室 MI 的灵敏度为 91%，特异度为 80%[33]。

对右心室的评估也可以使用其他方法（表 31-2）。心尖四腔心切面上，右心室基底部在收缩期和舒张期的位移——也被称作三尖瓣环收缩期位移（tricuspid annular plane systolic excursion，TAPSE）是一种可采用 M 型或 TDI 技术间接测量右心室收缩功能的方法。M 型中位移＜ 1.5 cm 或 TDI 中速度＜ 10 cm/s 对诊断 RVEF ＜ 50% 有很高的特异度。右心室 MPI（见前文）≥ 0.7 时，在左心室下壁 MI 存在的情况下诊断右心室 MI 的灵敏度和特异度最佳[34]。

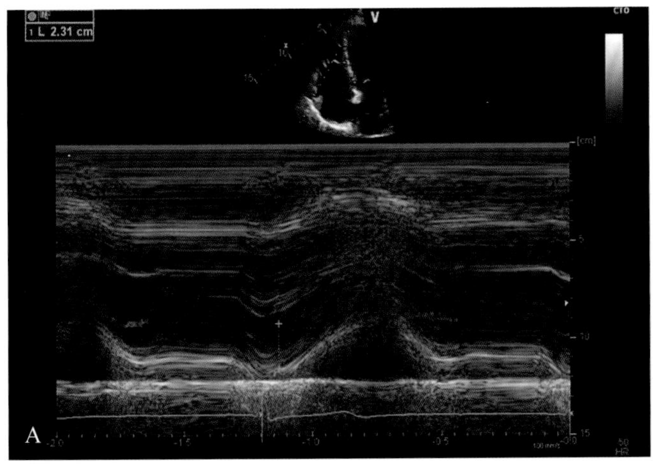

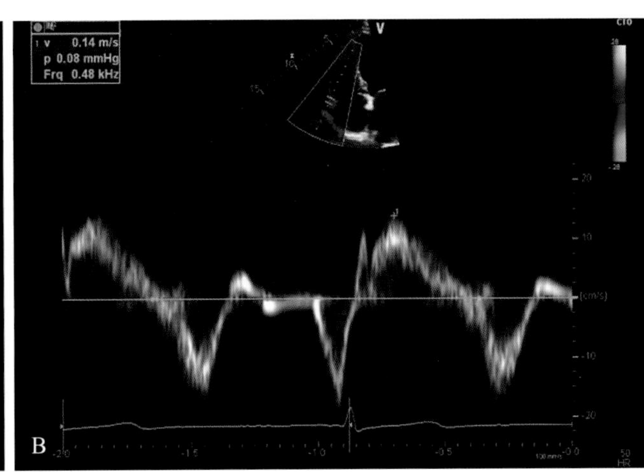

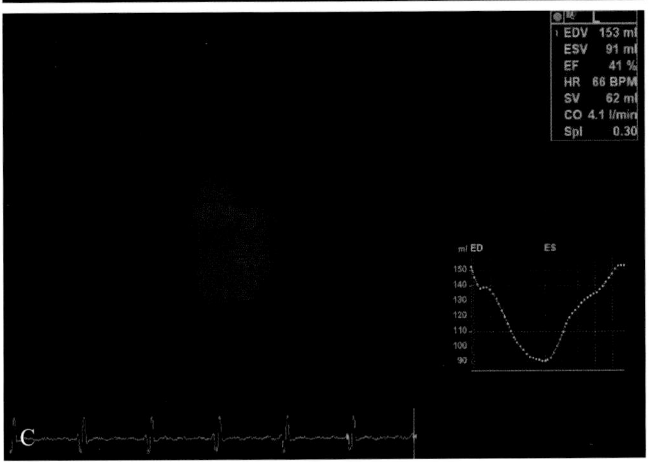

图 31-18　右心室收缩功能定量评估。（**A**）在这个病例中，使用 M 型超声测量三尖瓣环收缩期位移以评估右心室收缩功能。（**B**）右心室三尖瓣环侧壁处心肌组织多普勒成像（tissue Doppler imaging，TDI）显示右心室壁的收缩期运动速度为 14 cm/s。（**C**）三维超声心动图有助于克服由右心室复杂的几何结构造成的成像困难。CO：心输出量；EDV：舒张末期容积；EF：射血分数；ESV：收缩末期容积；HR：心率

表 31-2 总结了推荐使用的评估右心室功能的超声心动图测量参数[11]。

心肌梗死并发症

尽管在过去几十年里，早期再灌注和有效的药物治疗显著地改善了 MI 的预后，但由于难治性心源性休克或 MI 机械并发症的发生，院内死亡率仍然很高（见第 26 章）。机械并发症包括室间隔破裂伴室间隔缺损、左心室游离壁破裂以及乳头肌梗死和断裂引起的急性二尖瓣反流。虽然这些并发症发生率不高，但是预后非常差。超声心动图早期发现机械并发症对制订恰当的治疗方案至关重要。

左心室室壁瘤

左心室室壁瘤分为真性或假性室壁瘤。真性室壁瘤是最常见的类型，在常规的再灌注治疗前，大约 1/5 的透壁性 MI 患者会出现真性室壁瘤。真性室壁瘤是由于梗死区域扩张和心肌变薄形成，累及室壁的三层结构。在超声心动图中，室壁瘤节段运动异常或无运动，导致舒张期出现持续的左心室变形（瘤颈部宽大）。几乎 90% 的左心室真性室壁瘤都有心尖部受累，在其余的病例中，病变通常位于下壁基底段区域。在住院的前 5 天内发现室壁瘤与心肌梗死后 3 个月和 1 年的高死亡率相关，可能反映了梗死面积的增大和整体收缩功能的降低。室壁瘤也是最易形成血栓的部位[2]。

左心室假性室壁瘤罕见且通常可能致命，它是由心肌破裂，壁层心包包裹血液形成（图 31-19A）。病理检查显示一个小通道连接左心室和一个大的充满血液和血栓的腔，腔内附有纤维状心包组织，并伴明显的心肌撕裂。在超声心动图中，可在左心室腔外探查到由细的瘤颈与左心室腔相连的无回声区，心室壁连续性中断[2]，并可在收缩期观察到瘤体的增大（图 31-19B）。由于假性室壁瘤是一种局限性破裂，死亡率很高，因此超声心动图一旦确诊，就需

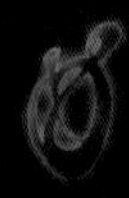

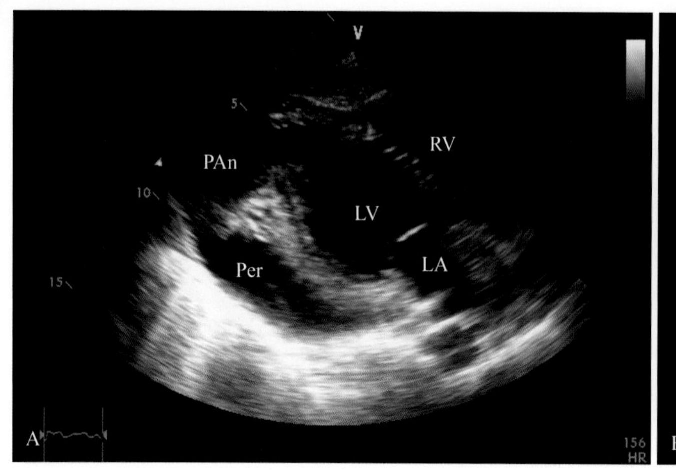

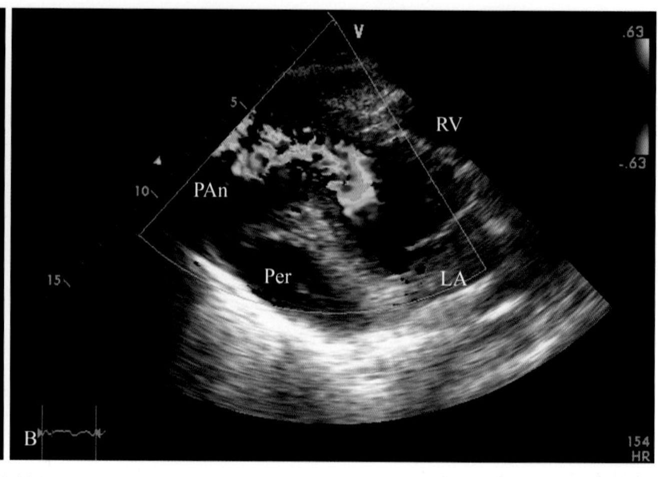

图 31-19 游离壁破裂及左心室假性室壁瘤。（**A**）心尖长轴稍偏轴切面，示后侧壁连续性突然中断，使左心室（LV）与一个疑似假性室壁瘤的腔相通，该腔在实时超声下具有搏动性。（**B**）彩色多普勒示自左心室至心包腔的血流。LA：左心室；PAn：假性室壁瘤；Per：心包积液；RV：右心室

表 31-2 评价右心室功能的超声心动图参数的正常值范围及异常阈值

参数	平均值 ± 标准差	异常阈值
TAPSE（mm）	24±3.5	＜ 17
脉冲多普勒 S 波（cm/s）	14.1±2.3	＜ 9.5
彩色多普勒 S 波（cm/s）	9.7±1.85	＜ 6.0
RV 面积变化分数（%）	49±7	＜ 35
RV 游离壁二维应变（%）*	－ 29±4.5	＞－ 20
RV 三维 EF（%）	58±6.5	＜ 45
脉冲多普勒 MPI	0.26±0.085	＞ 0.43
组织多普勒 MPI	0.38±0.08	＞ 0.54
E 峰减速时间（ms）	180±31	＜ 119 或＞ 242
E/A	1.4±0.3	＜ 0.8 或＞ 2.0
e′ /a′	1.18±0.33	＜ 0.52
e′	14.0±3.1	＜ 7.8
E/e′	4.0±1.0	＞ 6.0

e′：TDI 二尖瓣环舒张早期波；E/A：二尖瓣舒张早期血流速度与晚期血流速度峰值的比值；e′ /a′：TDI 二尖瓣环 e′ 与心房收缩波（a′）的比值；E/e′：舒张早期二尖瓣 PWD 血流速度与 e′ 的比值；EF：射血分数；MPI：心肌工作指数；RV：右心室；TAPSE：三尖瓣环收缩期位移。

* 数据有限；数值可能因销售公司和软件版本而异。

（From Lang RM，Badano LP，Mor-Avi V，et al：Recommendations for cardiac chamber quantification by echocardiography in adults：An update from the American Society of Echocardiography and the European Association of Cardiovascular Imaging. J Am Soc Echocardiogr 28（1）：1-39，2015.）

要紧急手术（见第 26 章）。

心脏破裂

心脏破裂使 MI 病情复杂化，虽然发生率不高，但表现各异并且往往迅速致命。它可累及左心室游离壁、室间隔或乳头肌（见第 26 章）。

左心室游离壁破裂

左心室游离壁破裂通常是突发的，占 MI 后院内死亡的 10% ～ 15%。由于血流动力学迅速恶化，超声心动图不能常规地识别游离壁破裂，但有时可能识别，因此可以快速进行干预[35]。

室间隔缺损

在再灌注时期，室间隔缺损（ventricular septal defect，VSD）是一种 MI 后少见的并发症（发生率低于 1%），但死亡率较高[36]。前壁 MI 较下壁 MI 时室间隔破裂的发生率高。穿孔可以是直接贯穿的，也可以是不规则的、锯齿状的孔，缺损大小不一，但直径通常小于 4 cm。超声心动图通常能直接探及在室间隔无运动区连续性中断的间隔缺损，通常位于与运动正常和运动过度区域的交界处（图 31-20A）。室间隔缺损是前壁 MI 的并发症，通常位于心尖远端附近，与前壁运动消失有关。使用二维超声和彩色多普勒对室间隔仔细探查是非常重要的，尤其是在心尖四腔心和五腔心切面。当下壁 MI 发生 VSD 时，缺损位于室间隔基底部，与广泛下壁的矛盾运动有关，通常不会累及心尖部。位于后室间隔基底段的 VSD 通常在心尖四腔心和两腔心切面之间中度旋转的非标准切面中被探查到。脉冲多普勒、连续多普勒和彩色多普勒可证实存在缺损区的左向右分流。彩色多普勒超声心动图所测得的缺损大小与手术或尸检所确定的缺损大小以及心导管所

测得的体肺循环血流比密切相关。经食管超声心动图（transesophageal echocardiography，TEE）可帮助引导经皮 VSD 修补术（图 31-20B）[36]。

二尖瓣反流和乳头肌断裂

在大多数病例中，二尖瓣反流是在没有二尖瓣结构性病变的情况下，二尖瓣叶对合不良产生的[37]，可见乳头肌移位、左心室扩大、左室壁重塑和（或）乳头肌旁左心室壁协同失调（图 31-21）；在这种情况下，二尖瓣隆起加重是心肌梗死后二尖瓣反流的独立预测因素。虽然左心室重塑本身及左心室球形化可导致缺血性二尖瓣反流，但这种影响似乎直接取决于二尖瓣几何结构的改变。相比之下，二尖瓣装置（腱索、乳头肌或肌头）的缺血性断裂是急性 MI 后罕见（发生率约为 1% ～ 3%）但严重的并发症[38]。由于后内侧乳头肌为单支冠状动脉供血，其断裂发生率更高，因此乳头肌断裂常发生于下壁 MI 患者。临床中，乳头肌肌头的部分断裂更为常见，这是因为完全断裂通常会迅速导致患者死亡。二维超声心动图可准确地显示二尖瓣装置的结构异常，通常包括连枷瓣叶或脱垂，以及某支乳头肌肌头的部分或完全断裂（图 31-22）。由于起源于后内侧乳头肌的腱索同时连接前叶和后叶，因此连枷样前叶也可使急性下壁 MI 复杂化。在存在乳头肌断裂和严重二尖瓣反流的情况下，左心室常表现为运动增强，这常使下壁 RWMA 的识别变得困难。几乎在所有患者中，彩色多普勒的使用都可帮助识别二尖瓣反流及评估其严重程度[38]。在偏心射流或左心房顺应性差的情况下（在乳头肌断裂的情况下通常会发生），彩色多普勒有时可能会低估 MR 的严重程度，因此需要全面的超声心动图评估，必要时使用 TEE。

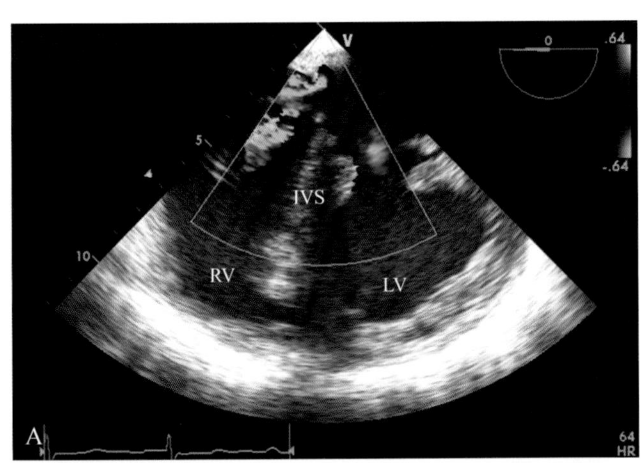

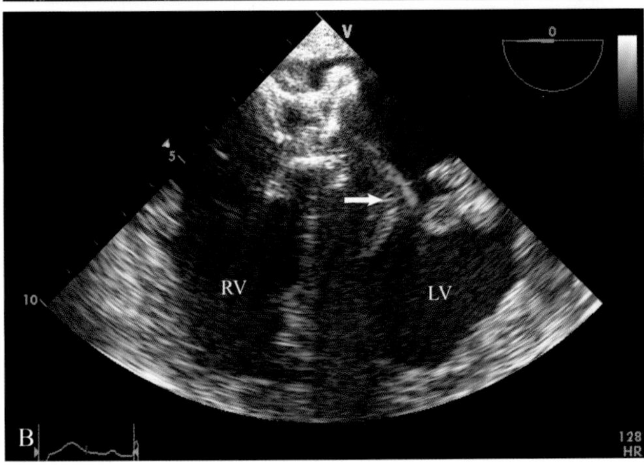

图 31-20　室间隔缺损。急性下壁 MI 3 天后，患者出现临床恶化，并可闻及新发的收缩期杂音。（**A**）TEE 经胃 0° 切面，彩色多普勒显示左向右分流，为典型的 VSD。（**B**）TEE 引导（箭头示输送导管）经皮 VSD 修补术，使用 Amplatzer 封堵器。IVS：室间隔；RV：右心室；LV：左心室

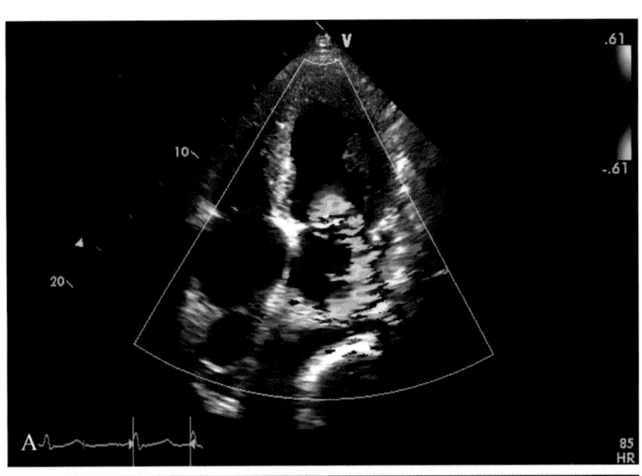

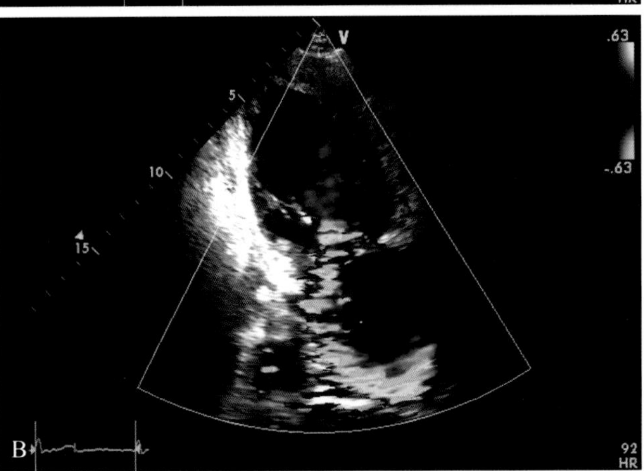

图 31-21　二尖瓣反流（mitral regurgitation，MR）。二尖瓣叶对合不良导致的 MR，二尖瓣装置（瓣叶和腱索）相对正常。心尖四腔心切面（**A**）和三腔心切面（**B**）显示左心室扩大和左心室后侧壁运动消失，累及后内侧乳头肌

左心室血栓

左心室血栓为溶栓治疗前较常见的并发症，经 PCI 治疗的前壁 STEMI 患者中有 4% ～ 15% 存在左

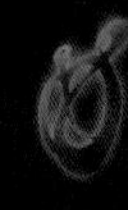

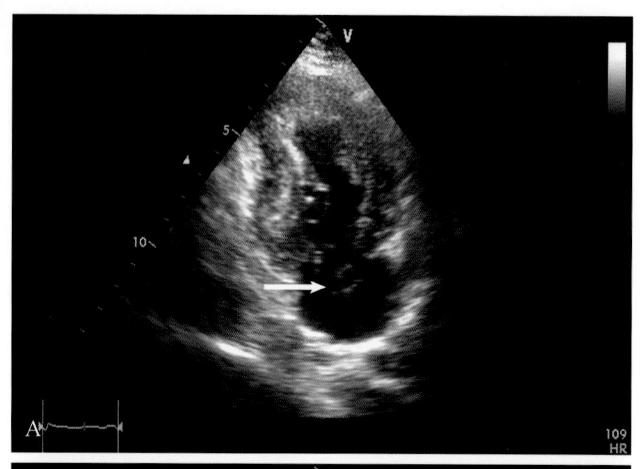

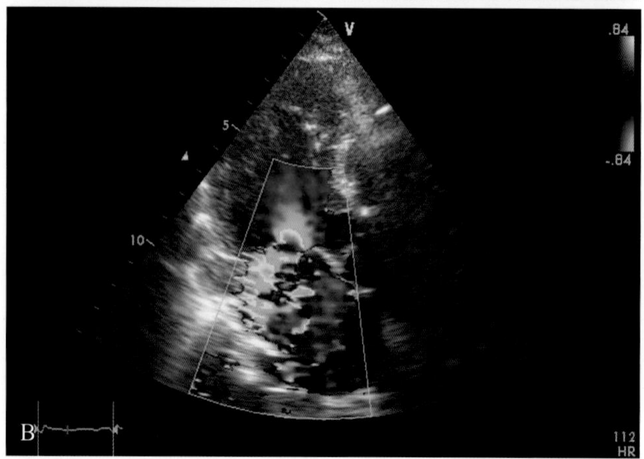

图 31-22　乳头肌断裂。前壁 MI 24 小时后心源性休克患者的经胸超声心动图。（**A**）心尖两腔心切面显示前外侧乳头肌断裂，乳头肌自由进入左心房（箭头所示）。（**B**）心尖长轴切面显示同一患者严重的二尖瓣反流

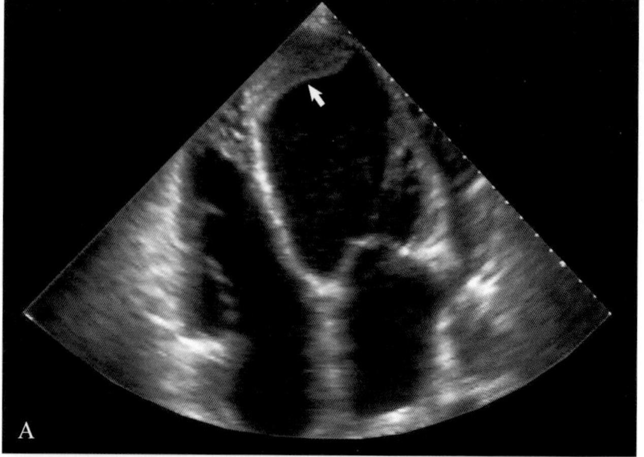

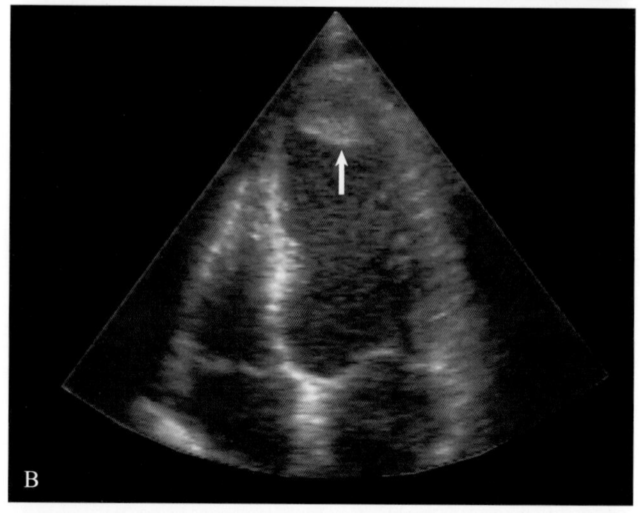

图 31-23　左心室血栓。（**A** 和 **B**）两位不同患者超声心动图上心尖四腔心切面的左心室血栓。（**A**）在第一位患者中，可见机化、不移动的血栓（箭头所示）。（**B**）在第二位患者中，在无运动和心尖室壁瘤区域可见一个可移动的血栓（箭头所示）。（From Diaz A，Ducharme A，Tardif JC：Echocardiography in acute coronary syndromes. In Théroux P，editor：Acute coronary syndromes，Saunders，Philadelphia，2011.）

心室血栓，在大面积梗死和（或）左心室收缩功能严重降低且再灌注时间延长的患者中更为常见[39]；此外，还可以在这些患者中发现小面积心尖部左心室射血分数保留的 MI。血栓常常发生在无运动或矛盾运动的区域，通常表现为位于心内膜轮廓的均匀、回声较弱的团块。它可以是固定的或带蒂的，并且可以自由移动，也可以具有固定的基底，并且从表面延伸出可活动的细丝（图 31-23）。然而，血栓的回声可增强，并且在机化的血栓中可发现钙化。由于大多数的左心室血栓发生在心尖部，因此需要采用标准的和偏轴的心尖切面（优化感兴趣区图像）来确认血栓的存在并与近场伪影或纤维条索（假腱索）相鉴别[2]。在这种情况下，可能需要使用造影剂。

心肌梗死的预后

MI 的预后部分取决于收缩功能不全的严重程度（梗死面积）和缺血心肌的存在和范围（见第 11 章和第 30 章）[40]。超声心动图测定的左心室收缩末期面积、WMSI 和 LVEF 是预测 MI 后不良结局的有力指标。对于 LVEF ＜ 40% 和收缩末期容积（end-systolic volume，ESV）＞ 130 ml 的患者，5 年生存率分别为 65% 和 52%。相比之下，低 WMSI 可以前瞻性地识别出 MI 后心脏事件的低风险患者。此外，超声心动图可以帮助鉴别梗死延展与复发性缺血，并对有风险的心肌进行定量。实际上，在 MI 期间，未受累的心室节段通常由于代偿机制表现为运动增强。缺乏这种代偿性运动增强提示多支冠状动脉病变，并且预后不良[2]。因此，超声心动图是确定 MI 患者预后的非常有用的检查手段，梗死面积的增大与左心室形状变化有关，可预测左心室进行性扩大；LVEF 越低、

容积越大，则死亡率越高、病情越严重。

缺血和存活心肌检测：负荷超声心动图

负荷超声心动图可对 MI 后患者进行危险分层，用于确定复发性缺血、心肌梗死和死亡高危患者亚群[41]。负荷超声心动图提高了标准运动负荷试验的敏感度，可使用运动负荷和药物负荷；负荷方式的选择取决于患者进行运动的能力、基线心电图异常的存在、检查的目的（例如，药物负荷用于评估心肌存活性）（见第 30 章）。

运动负荷超声心动图

运动负荷超声心动图（exercise stress echocardiography，ESE）中可使用平板或踏车运动，平板运动所能达到的负荷和最快心率通常更高，而踏车运动可达到更高的血压。因此，如果试验的目的只是评估 RWMA，通常首选平板运动；如果需要更多的多普勒信息（例如运动期间评估二尖瓣反流或肺动脉压力），踏车运动允许在运动过程中评估 RWMA 和多普勒衍生参数（而不是平板运动试验中只能在运动后立即进行参数评估）[42]。MI 后 ESE 的预后价值已得到充分证实，运动诱发的新的或恶化的 RWMA 预示未来 12 个月内心脏事件（心肌梗死、血运重建或死亡）的发生率增加 5 倍；有趣的是，在远离心肌梗死的区域出现负荷诱发的 RWMA 预示着 CAD 多支病变，并可识别预后较差的人群。ESE 的灵敏度与 SPECT 负荷成像的灵敏度相当（85% *vs*. 87%），但特异度高于后者（77% *vs*. 65%）。此外，ESE 结果正常预示心脏性猝死和非致命性 MI 的年发生率小于 1%，与年龄和性别匹配的人群相当[42]。除诊断价值之外，负荷超声心动图还具有低成本和无辐射的优点[43]。

药物负荷超声心动图

药物负荷超声心动图（pharmacologic stress echocardiography，PSE）可用于心肌存活性和心肌缺血的评估。PSE 通过给予一种正性肌力药物（通常是多巴酚丁胺，DSE）显示了功能不全但存活心肌的所谓肌力储备，这种药物在低剂量［5 ～ 10 μg/（kg · min）］时具有正性肌力作用，在高剂量时具有过度的变力和变时效应（缺血）。在对肌力刺激的反应中，存活但功能不全的心肌表现出收缩功能改善（肌力储备）（图 31-24），提示产生反应节段的心肌细胞中至少有 50% 是存活的，预示着血运重建后左心室整体收缩功能会改善。然而它的预后价值最近受到质疑[44]。如果梗死相关动脉严重狭窄，这种联系可能并不正确。在这种情况下，存活心肌可以通过双相反应——小剂量时收缩力改善（表明存活）和大剂量时恶化（表明缺血）来确定。

MI 患者中 DSE 的第二个适应证是用大剂量多巴酚丁胺评估残余心肌缺血的存在、严重程度和范围（见第 30 章）[41,45]。单纯 MI 患者 DSE 评估异常是预后的独立预测因素，与 17 个月后心脏事件发生率增加 5 倍有关。其检测冠状动脉多支或左主干病变的总体灵敏度和特异度均高于单支病变，与铊 -201 灌注显像相似[41]。然而，如果达不到目标心率，DSE 的准确性会明显降低[46]。

应用 DSE 期间的心肌 TDI 也可用于提高对心肌存活性诊断的准确性，峰值速度增加＞ 1 cm/s 是 MI 5 个月后功能恢复的预测因子，灵敏度从 75% 提高到 87%，与 ^{18}FDG-PET 相比特异度相当[41]。此外，在存在左束支传导阻滞的情况下，TDI 可以提高 DSE 的准确性，收缩期峰值速度和舒张早期峰值速度增加＜ 2.5 cm/s 诊断 CAD 的灵敏度均为 88%，特异度分别为 90% 和 87%。最后，应变率（SR）随着多巴酚丁胺剂量的增加而增加，与透壁性 MI 相比，顿抑心肌、缺血节段和非透壁性 MI 的应变、SR 和收缩后增厚程度都更高。与单独使用 DSE 和 PET 相比，DSE 期间 SR 的使用提高了灵敏度（83%）和特异度（84%）[47]。

心肌声学造影（myocardial contrast echocardiography，MCE）也可在负荷超声心动图中使用[22]，双嘧达莫负荷 MCE 与 SPECT 用于检测冠状动脉疾病的一致性很好。近期，实时心肌灌注成像证实，与传统的负荷超声心动图相比，在负荷超声心动图检查中使用心肌灌注成像可提高 CAD 的检出率，并可识别检查结果出现异常后更可能需要进行血运重建的患者[48]，但在女性患者中预测价值降低[49]。

虽然没有得到很好的证实，负荷超声心动图也可检测右心室缺血[3]，但缺血阈值较高且通常只有心室下壁受累。在使用 DSE 的 CAD 三支病变患者中，TAPSE 增加≤ 2 mm 可诊断为缺血性右心室功能不全，其灵敏度为 79%，特异度为 88%。需要进行更多的研究（尤其是使用斑点追踪和三维超声心动图）来增加有关右心室缺血的诊断和预后信息。

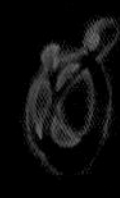

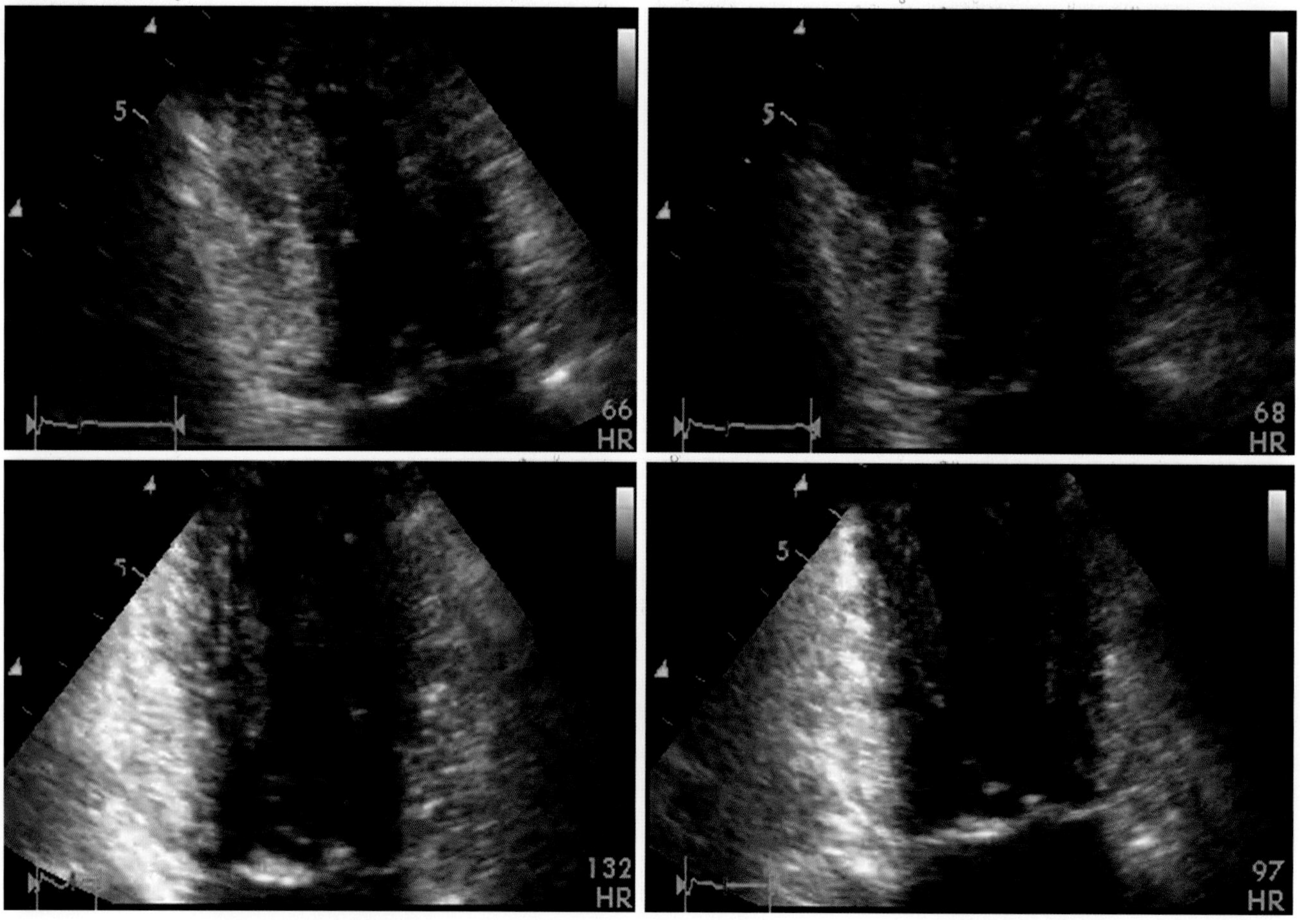

图 31-24 多巴酚丁胺负荷超声心动图（DSE）。左上：DSE 两腔心切面显示 CAD 三支病变。可见双相反应，小剂量［10 μg（kg · min），右上］时下壁和前壁收缩力增强，大剂量［40 μg/（kg · min），左下］时下壁和前壁运动消失、心尖部矛盾运动，分别显示了存活心肌和缺血心肌。这些改变在恢复期间依然存在（右下）。（Courtesy of Dr. François Marcotte，Montreal Heart Institute.）

经食管超声心动图与心肌梗死

当经胸检查技术困难，且图像不佳或没有诊断意义时（肥胖者、肺病患者或最近接受过心胸外科手术的患者可能处于这种情况），经食管超声心动图（transesophageal echocardiography，TEE）是一个非常好的选择。可使用静息 TEE，或多巴酚丁胺 / 心脏起搏负荷 TEE，来评估局部和整体心室功能。TEE 也可以检测和详细评估急性 MI 的机械并发症，如乳头肌断裂或 VSD（见图 31-20）[2]。心肌缺血或梗死继发 MR 是 MI 患者的常见表现，但经胸超声心动图有时难以准确诊断其严重程度或机制。TEE 提供了更多具有重要治疗意义的信息，尤其是对考虑二尖瓣修补的患者。TEE 也可用于患有 MI 和心房颤动的患者，尤其是在心房颤动持续时间未知的情况下。TEE 对评估这类患者进行复律之前心腔内是否存在血栓来说确实是一种可靠和安全的方法。有时，在 MI 病程中怀疑有栓子也是行 TEE 的指征。

总结

静息和负荷超声心动图研究为 MI 后患者的收缩和舒张功能提供了重要信息。MI 后残余心肌缺血和心肌存活性的评估可以通过负荷超声心动图结合三维超声心动图、TDI 和应变率成像（SRI）等新技术来完成。用 MCE 评估心肌存活性和灌注也是一种新兴的方法，与放射性核素显像有很好的相关性，有可能进一步扩大心脏超声检查的应用范围。这些技术也可用于更好地定量评价 MI 后左心室整体和节段功能。超声心动图对大多数 MI 患者的评估具有重要价值。

致谢

作者非常感谢蒙特利尔心脏研究所首席超声医师 Celine Pitre 对这些图像和视频的贡献，并感谢 François Marcotte 博士慷慨地提供了多巴酚丁胺负荷超声心动图资源。

经典参考文献

Labovitz AJ, Lewen MK, Kern M, et al.: Evaluation of left ventricular systolic and diastolic dysfunction during transient myocardial ischemia produced by angioplasty, *J Am Coll Cardiol* 10(4):748–755, 1987.
Levine RA, Thomas JD: Insights into the physiologic significance of the mitral inflow velocity pattern, *J Am Coll Cardiol* 14(7):1718–1720, 1989.
Pandian NG, Koyanagi S, Skorton DJ, et al.: Relations between 2-dimensional echocardiographic wall thickening abnormalities, myocardial infarct size and coronary risk area in normal and hypertrophied myocardium in dogs, *Am J Cardiol* 52(10):1318–1325, 1983.
Theroux P, Ross Jr J, Franklin D, et al.: Regional myocardial function and dimensions early and late after myocardial infarction in the unanesthetized dog, *Circ Res* 40:158–165, 1977.

参考文献

1. Douglas PS, Garcia MJ, Haines DE, et al.: ACCF/ASE/AHA/ASNC/HFSA/HRS/SCAI/SCCM/SCCT/SCMR 2011 appropriate use criteria for echocardiography. A report of the American College of Cardiology Foundation Appropriate Use Criteria Task Force, American Society of Echocardiography, American Heart Association, American Society of Nuclear Cardiology, Heart Failure Society of America, Heart Rhythm Society, Society for Cardiovascular Angiography and Interventions, Society of Critical Care Medicine, Society of Cardiovascular Computed Tomography, and Society for Cardiovascular Magnetic Resonance. Endorsed by the American College of Chest Physicians, *J Am Coll Cardiol* 57(9):1126–1166, 2011.
2. Sia YT, O'Meara E, Ducharme A: Role of echocardiography in acute myocardial infarction, *Curr Heart Fail Rep* 5(4):189–196, 2008.
3. Rallidis LS, Makavos G, Nihoyannopoulos P: Right ventricular involvement in coronary artery disease: Role of echocardiography for diagnosis and prognosis, *J Am Soc Echocardiogr* 27(3):223–229, 2014.
4. Voigt JU, Schneider TM, Korder S, et al.: Apical transverse motion as surrogate parameter to determine regional left ventricular function inhomogeneities: A new, integrative approach to left ventricular asynchrony assessment, *Eur Heart J* 30(8):959–968, 2009.
5. Solomon SD, Shin SH, Shah A, et al.: Effect of the direct renin inhibitor aliskiren on left ventricular remodelling following myocardial infarction with systolic dysfunction, *Eur Heart J* 32(10):1227–1234, 2011.
6. Innocenti F, Caldi F, Tassinari I, et al.: Prognostic value of exercise stress test and dobutamine stress echo in patients with known coronary artery disease, *Echocardiography* 26(1):1–9, 2009.
7. Solomon SD, Skali H, Anavekar NS, et al.: Changes in ventricular size and function in patients treated with valsartan, captopril, or both after myocardial infarction, *Circulation* 111(25):3411–3419, 2005.
8. Kaul S: The "no reflow" phenomenon following acute myocardial infarction: Mechanisms and treatment options, *J Cardiol* 64(2):77–85, 2014.
9. Funaro S, Galiuto L, Boccalini F, et al.: Determinants of microvascular damage recovery after acute myocardial infarction: Results from the Acute Myocardial Infarction Contrast Imaging (AMICI) multi-centre study, *Eur J Echocardiogr* 12(4):306–312, 2011.
10. Russo AM, Stainback RF, Bailey SR, et al.: ACCF/HRS/AHA/ASE/HFSA/SCAI/SCCT/SCMR 2013 appropriate use criteria for implantable cardioverter-defibrillators and cardiac resynchronization therapy: A report of the American College of Cardiology Foundation Appropriate Use Criteria Task Force, Heart Rhythm Society, American Heart Association, American Society of Echocardiography, Heart Failure Society of America, Society for Cardiovascular Angiography and Interventions, Society of Cardiovascular Computed Tomography, and Society for Cardiovascular Magnetic Resonance, *J Am Coll Cardiol* 61(12):1318–1368, 2013.
11. Lang RM, Badano LP, Mor-Avi V, et al.: Recommendations for cardiac chamber quantification by echocardiography in adults: An update from the American Society of Echocardiography and the European Association of Cardiovascular Imaging, *J Am Soc Echocardiogr* 28(1):1–39, 2015.
12. Muraru D, Badano LP, Piccoli G, et al.: Validation of a novel automated border-detection algorithm for rapid and accurate quantitation of left ventricular volumes based on three-dimensional echocardiography, *Eur J Echocardiogr* 11(4):359–368, 2010.
13. Onishi T, Saha SK, Delgado-Montero A, et al.: Global longitudinal strain and global circumferential strain by speckle-tracking echocardiography and feature-tracking cardiac magnetic resonance imaging: Comparison with left ventricular ejection fraction, *J Am Soc Echocardiogr* 28(5):587–596, 2015.
14. Voigt JU, Pedrizzetti G, Lysyansky P, et al.: Definitions for a common standard for 2D speckle tracking echocardiography: Consensus Document of the EACVI/ASE/Industry Task Force to Standardize Deformation Imaging, *J Am Soc Echocardiogr* 28(2):183–193, 2015.
15. Mor-Avi V, Lang RM, Badano LP, et al.: Current and evolving echocardiographic techniques for the quantitative evaluation of cardiac mechanics: ASE/EAE consensus statement on methodology and indications endorsed by the Japanese Society of Echocardiography, *J Am Soc Echocardiogr* 24(3):277–313, 2011.
16. Mignot A, Donal E, Zaroui A, et al.: Global longitudinal strain as a major predictor of cardiac events in patients with depressed left ventricular function: A multicenter study, *J Am Soc Echocardiogr* 23(10):1019–1024, 2010.
17. Stanton T, Leano R, Marwick TH: Prediction of all-cause mortality from global longitudinal speckle strain: Comparison with ejection fraction and wall motion scoring, *Circ Cardiovasc Imaging* 2(5):356–364, 2009.
18. Haugaa KH, Grenne BL, Eek CH, et al.: Strain echocardiography improves risk prediction of ventricular arrhythmias after myocardial infarction, *JACC Cardiovasc Imaging* 6(8):841–885, 2013.
19. Popovic ZB: The uncertainties of certainty: Using LV function to predict arrhythmic event after AMI, *JACC Cardiovasc Imaging* 6(8):861–863, 2013.
20. Edvardsen T, Haugaa KH: The thorny way of 3D strain from research to clinical use: Are we getting closer? *JACC Cardiovasc Imaging* 8(3):246–247, 2015.
21. Hu K, Liu D, Niemann M, et al.: Methods for assessment of left ventricular systolic function in technically difficult patients with poor imaging quality, *J Am Soc Echocardiogr* 26(2):105–113, 2013.
22. Ito H: Myocardial contrast echocardiography after myocardial infarction, *Curr Cardiol Rep* 14(3):350–358, 2012.
23. Little WC, Oh JK: Echocardiographic evaluation of diastolic function can be used to guide clinical care, *Circulation* 120(9):802–809, 2009.
24. Tschope C, Paulus WJ: Is echocardiographic evaluation of diastolic function useful in determining clinical care? Doppler echocardiography yields dubious estimates of left ventricular diastolic pressures, *Circulation* 120(9):810–820, 2009.
25. Gharacholou SM, Scott CG, Takahashi PY, et al.: Left ventricular diastolic function and long-term outcomes in patients with normal exercise echocardiographic findings, *Am J Cardiol* 112(2):200–207, 2013.
26. Jons C, Joergensen RM, Hassager C, et al.: Diastolic dysfunction predicts new-onset atrial fibrillation and cardiovascular events in patients with acute myocardial infarction and depressed left ventricular systolic function: A CARISMA substudy, *Eur J Echocardiogr* 11(7):602–607, 2010.
27. Kawasaki M, Tanaka R, Ono K, et al.: A novel ultrasound predictor of pulmonary capillary wedge pressure assessed by the combination of left atrial volume and function: A speckle tracking echocardiography study, *J Cardiol* 66(3):253–262, 2015.
28. Rahman N, Kazmi KA, Yousaf M: Non-invasive prediction of ST elevation myocardial infarction complications by left ventricular Tei index, *J Pak Med Assoc* 59(2):75–78, 2009.
29. Vonk NA, Haddad F, Bogaard HJ, Hassoun PM: Noninvasive imaging in the assessment of the cardiopulmonary vascular unit, *Circulation* 131(10):899–913, 2015.
30. Rudski LG, Lai WW, Afilalo J, et al.: Guidelines for the echocardiographic assessment of the right heart in adults: A report from the American Society of Echocardiography endorsed by the European Association of Echocardiography, a registered branch of the European Society of Cardiology, and the Canadian Society of Echocardiography, *J Am Soc Echocardiogr* 23(7):685–713, 2010.
31. Anderson K, Prylutska H, Ducharme A, et al.: Evaluation of the right ventricle: Comparison of gated blood-pool single photon electron computed tomography and echocardiography with cardiac magnetic resonance, *Int J Cardiol* 171(1):1–8, 2014.
32. Leibundgut G, Rohner A, Grize L, et al.: Dynamic assessment of right ventricular volumes and function by real-time three-dimensional echocardiography: A comparison study with magnetic resonance imaging in 100 adult patients, *J Am Soc Echocardiogr* 23(2):116–126, 2013.
33. Kidawa M, Chizynski K, Zielinska M, et al.: Real-time 3D echocardiography and tissue Doppler echocardiography in the assessment of right ventricle systolic function in patients with right ventricular myocardial infarction, *Eur Heart J Cardiovasc Imaging* 14(10):1002–1009, 2013.
34. Hsu SY, Lin JF, Chang SH: Right ventricular function in patients with different infarction sites after a first acute myocardial infarction, *Am J Med Sci* 342(6):474–479, 2011.
35. Roberts WC, Burks KH, Ko JM, et al.: Commonalities of cardiac rupture (left ventricular free wall or ventricular septum or papillary muscle) during acute myocardial infarction secondary to atherosclerotic coronary artery disease, *Am J Cardiol* 115(1):125–140, 2015.
36. Calvert PA, Cockburn J, Wynne D, et al.: Percutaneous closure of postinfarction ventricular septal defect: In-hospital outcomes and long-term follow-up of UK experience, *Circulation* 129(23):2395–2402, 2014.
37. Enriquez-Sarano M, Akins CW, Vahanian A: Mitral regurgitation, *Lancet* 373(9672):1382–1394, 2009.
38. Culp Jr WC, Knight WL: Echo rounds: Three-dimensional transesophageal echocardiography of papillary muscle rupture, *Anesth Analg* 111(2):358–360, 2010.
39. Shacham Y, Leshem-Rubinow E, Ben AE, et al.: Frequency and correlates of early left ventricular thrombus formation following anterior wall acute myocardial infarction treated with primary percutaneous coronary intervention, *Am J Cardiol* 111(5):667–670, 2013.
40. Solomon SD, Anavekar N, Skali H, et al.: Influence of ejection fraction on cardiovascular outcomes in a broad spectrum of heart failure patients, *Circulation* 112(24):3738–3744, 2005.
41. Shaw LJ, Berman DS, Picard MH, et al.: Comparative definitions for moderate-severe ischemia in stress nuclear, echocardiography, and magnetic resonance imaging, *JACC Cardiovasc Imaging* 7(6):593–604, 2014.
42. Douglas PS, Khandheria B, Stainback RF, et al.: ACCF/ASE/ACEP/AHA/ASNC/SCAI/SCCT/SCMR 2008 appropriateness criteria for stress echocardiography: A report of the American College of Cardiology Foundation Appropriateness Criteria Task Force, American Society of Echocardiography, American College of Emergency Physicians, American Heart Association, American Society of Nuclear Cardiology, Society for Cardiovascular Angiography and Interventions, Society of Cardiovascular Computed Tomography, and Society for Cardiovascular Magnetic Resonance. Endorsed by the Heart Rhythm Society and the Society of Critical Care Medicine, *J Am Coll Cardiol* 51(11):1127–1147, 2008.
43. Douglas PS, Hoffmann U, Patel MR, et al.: Outcomes of anatomical versus functional testing for coronary artery disease, *N Engl J Med* 372(14):1291–1300, 2015.
44. Bonow RO, Maurer G, Lee KL, et al.: Myocardial viability and survival in ischemic left ventricular dysfunction, *N Engl J Med* 364(17):1617–1625, 2011.
45. Bernheim AM, Kittipovanonth M, Takahashi PY, et al.: Does the prognostic value of dobutamine stress echocardiography differ among different age groups? *Am Heart J* 161(4):740–745, 2011.
46. Sadeghian H, Majd-Ardakani J, Lotfi-Tokaldany M, et al.: Comparison between dobutamine stress echocardiography and myocardial perfusion scan to detect viable myocardium in patients with coronary artery disease and low ejection fraction, *Hellenic J Cardiol* 50(1):45–51, 2009.
47. Vitarelli A, Montesano T, Gaudio C, et al.: Strain rate dobutamine echocardiography for prediction of recovery after revascularization in patients with ischemic left ventricular dysfunction, *J Card Fail* 12(4):268–275, 2006.
48. Porter TR, Smith LM, Wu J, et al.: Patient outcome following 2 different stress imaging approaches: A prospective randomized comparison, *J Am Coll Cardiol* 61(24):2446–2455, 2013.
49. Laiq Z, Smith LM, Xie F, et al.: Differences in patient outcomes after conventional versus real time perfusion stress echocardiography in men versus women: A prospective randomised trial, *Heart* 101(7):559–564, 2015.

32 核心脏病学技术在心肌梗死中的应用

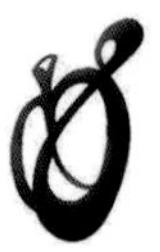

Marcelo F. Di Carli and Róisín Morgan
李薇 译 沈锐 审校

引言

对于评价疑似或确诊的冠心病患者，无创显像技术的地位日益增高，其中，心血管核医学显像技术占有重要地位，这些技术可用于诊断、评估临床风险和疾病管理。在本章中，我们将简单概述当代核心脏病学技术，然后以病例讨论的形式来介绍该技术在评估及诊治心肌梗死中的应用。第9章讨论了核心脏病学技术在筛查疑似心肌梗死的胸痛患者中的应用，第31章及33章分别讨论超声心动图及心脏磁共振成像在心肌梗死中的应用。

放射性核素显像的技术基础

单光子发射计算机断层扫描和正电子发射断层扫描的原理

放射性核素显像技术通常用于评估已知或疑似冠心病患者，包括急性冠脉综合征患者。通过静脉注射放射性标记药物或放射性药品[1]（表32-1）并被心肌摄取，这些药物衰减并放射伽马射线。用显像设备——单光子发射计算机断层扫描（SPECT）和正电子发射断层扫描（PET）——探测伽马射线，可得到放射性药物在心脏中的分布。同计算机断层扫描（CT，见第9章）和磁共振成像（MRI，见第33章）一样，放射性核素显像也可以生成心脏的断层扫描（三维）图像。

心肌血流灌注及心肌存活显像方案

应根据临床需求、个体风险、耐受能力和体重指数等因素，针对患者个体量身定制显像方案。触发式心电图门控显像及负荷显像常用于评价心肌缺血和瘢痕的范围及程度，以及评价局部和整体的心脏功能以及心脏重构情况。按照指南标准，根据病情、临床需求及安全性考虑，可以明确心肌梗死后的患者，如何选择运动负荷显像或药物负荷显像（包括扩血管药物例如腺苷、双嘧达莫或瑞加地诺（regadenoson）及可起到正性肌力作用的多巴酚丁胺）（见第30章）[1-2]。

锝-99m（^{99m}Tc）标记的示踪剂具有高图像质量及低辐射剂量的特点，是SPECT显像最常用的显像剂。静脉注射^{99m}Tc标记示踪剂，约1～2分钟心肌细胞开始摄取，这些示踪剂留在细胞线粒体中，并不随着时间推移发生较大变化。由于这些动力学特征，^{99m}Tc标记示踪剂可在患者出现胸痛症状时注射，并且在症状消退后一段时间内（注射后6小时内）获得图像。因为放射性示踪剂在注射时被心肌细胞

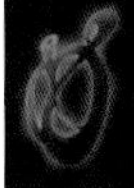

表 32-1 临床常用的放射性成像药物

放射性药物	成像技术	半衰期	应用
^{99m}Tc	SPECT	6 小时	心肌灌注及存活显像
^{201}TI	SPECT	72 小时	心肌灌注及存活显像
^{123}I-mIBG	SPECT	13 小时	心脏神经显像
^{82}Rb	PET	76 秒	心肌灌注显像
^{13}N-ammonia	PET	10 分钟	心肌灌注显像
^{18}F-FDG	PET	120 分钟	心肌存活显像

FDG，氟代脱氧葡萄糖；mIBG，间碘苄基胍；PET，正电子发射断层扫描；SPECT，单光子发射计算机断层扫描

摄取，所以即使采集时间延迟，图像也提供了注射时的心肌灌注信息，这一特性也是量化急性心肌梗死患者风险及诊治的关键（见下文“定量分析危险心肌、梗死心肌及可挽救心肌”）。事实上对有活动性胸痛的患者来说，心肌灌注显像阴性可排除心肌缺血（高阴性预测值）（见第 9 章）。因为辐射剂量较大，铊 -201（^{201}Tl）方案现在已经很少使用。

PET 心肌灌注显像放射性示踪剂半衰期较短（表 32-1），可提高诊断准确性及降低对患者的辐射剂量，是 SPECT 心肌灌注显像的替代方法。药物负荷试验允许在短时间内重复心肌血流灌注 PET 显像，可以使用一些短半衰期的正电子放射性药物（如铷 -82，^{82}Rb），运动负荷试验可以使用半衰期较长的放射性示踪剂（例如，^{13}N- 氨）。铷不需要医用回旋加速器［可从锶 -82（^{82}Sr/^{82}Rb）发生器获得］，故而是应用最广泛的 PET 心肌灌注显像剂。与铷相比，氨具有更好的流动特性（更高的心肌摄取率）和显像性能，但使用这种显像剂需要使用医用回旋加速器。与 SPECT 显像相比，PET 显像提供了更高的空间分辨率和对比度，可绝对定量测定心肌血流量［单位：ml/（min · g）］，从而定量测量局部和整体的冠状动脉血流储备。下文会进一步探讨心肌血流量和血流储备的定量测量，有助于提高诊断准确性并进行风险分层。

当前单光子发射计算机断层扫描（SPECT）仪和正电子发射断层扫描（PET）仪经常与一台计算机断层扫描（CT）仪相结合，称为单光子发射计算机断层显像（SPECT-CT）和正电子发射计算机断层显像（PET-CT）。CT 扫描主要用于定位及衰减校正，同时它也可用于获得其他诊断信息，包括冠状动脉钙化积分和（或）冠状动脉造影（见第 9 章），但是在心肌梗死的诊断中应用有限。

为了评估心肌梗死后心肌存活情况，心肌灌注显像通常与代谢显像（特别是 ^{18}F-FDG PET 显像）联合使用。在无法进行 PET 显像的医院，可用 ^{201}Tl SPECT 显像代替[1]。

评估心肌缺血、心肌存活及功能

心肌血流灌注可逆性缺损提示心肌缺血（图 32-1，下图），而固定放射性缺损提示心肌梗死造成的瘢痕心肌（图 32-1，上图）。通常对运动 / 静息心肌灌注图像采用半定量的视觉分析法进行评价[3]，然后将区域分数汇总为整体分数，反映左心室总的缺血和瘢痕心肌的数量。另外将客观定量图像分析工具与半定量视觉分析结合使用，可以更准确地估计总受损范围和严重程度。心肌缺血和瘢痕的半定量及定量评分与不良心血管事件的风险线性相关，在指导患者治疗（尤其是血运重建）和评估药物治疗反应方面尤为重要。

定量分析心肌缺血及心肌存活

心肌灌注和代谢显像通常用于评估患者心肌梗死后的情况，特别是为冠心病血运重建术前的治疗选择提供重要的定量信息：①心肌梗死的范围；②顿抑和冬眠心肌数量；③在梗死区域及远端心肌中可诱发的心肌缺血范围，后者反映多支冠状动脉病变；④左心室功能和容积。

^{201}Tl 和 ^{99m}Tc 标记的显像剂都可以用于测量心肌梗死范围（图 32-2）。心肌代谢显像与 PET 的结合已被广泛验证并被广泛用于评估心肌存活。FDG 用于评估心肌葡萄糖利用率（一种组织生存能力指数），并与灌注图像进行比较来判断梗死及冬眠心肌[4-5]。心肌血流灌注受损、代谢正常（灌注-代谢不匹配）提示冬眠心肌，而血流灌注及代谢均受损（灌注-代谢匹配）提示瘢痕（图 32-3）。代谢显像对血运重建患者的治疗方案选择具有重要意义（见下文“评估心肌梗死后心力衰竭患者”）。

定量分析心肌血流量和冠状动脉血流储备

心肌血流量［单位：ml/（min · g）］和冠状动脉血流储备（最大冠状动脉血流量与静息血流量的比值，CFR）是非常重要的生理参数，可通过心肌灌注 PET 显像的图像后处理来测量，这些测量值是准确并可重复的[6]。从病理生理角度，CFR 可用于评价心外膜冠状动脉狭窄、弥漫性动脉粥样硬化和血管重塑以及微血管功能障碍对心肌灌注的综合影响；相应的，CFR 对心肌缺血更为敏感。在氧需求增

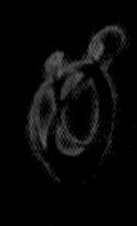

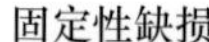

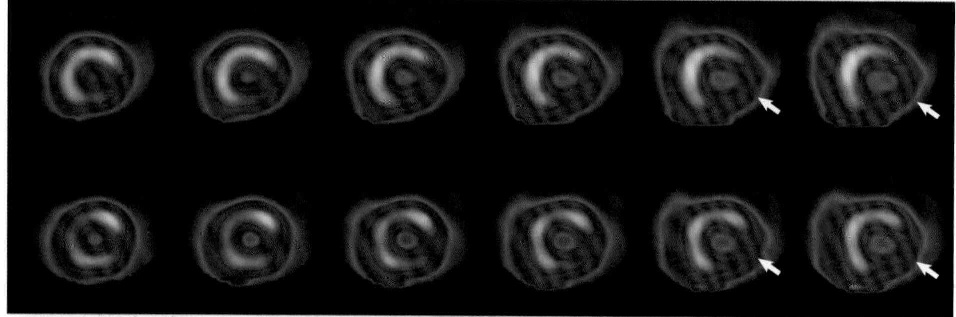

可逆性缺损

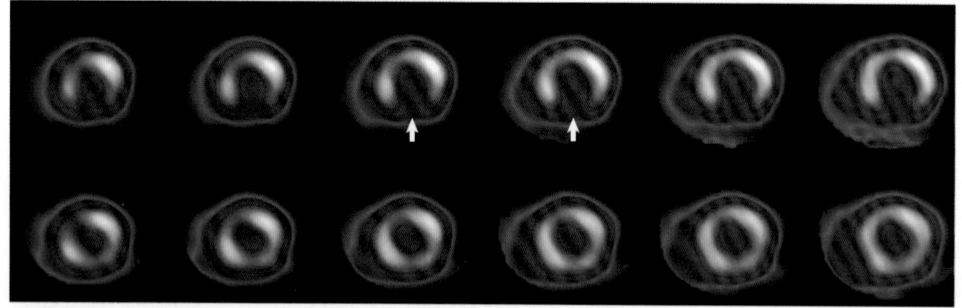

图 32-1 负荷（上行）和静息（下行）短轴心肌灌注图像显示固定和可逆性血流灌注缺损（箭头）

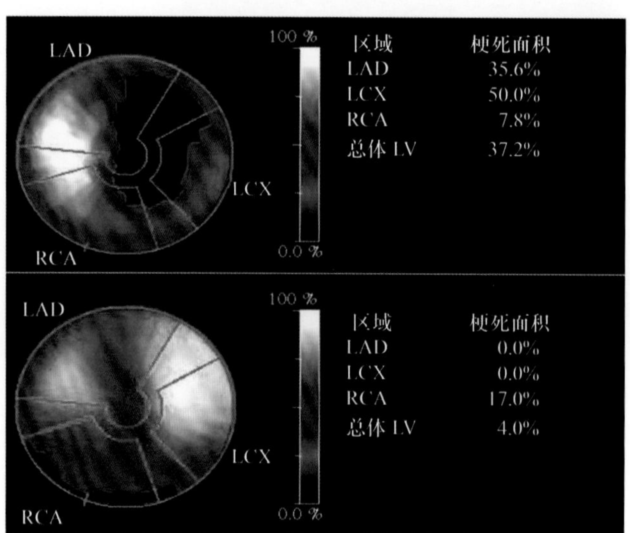

图 32-2 静息时心肌灌注靶心图提示大面积心肌梗死（上图）及小范围心肌梗死（下图）（黑色部分为受损区域）。通常将图中少于心肌摄取峰值计数的 50% 或 60% 的像素数量相加来计算总梗死面积。LAD，左前降支；LCX，左回旋支；LV，左心室；RCA，右冠状动脉

加的情况下，狭窄的冠状动脉血流量不能相应增加以满足心肌正常收缩所需要的耗氧量，导致心肌缺血、亚临床左心室功能障碍（舒张和收缩）、症状及死亡。CFR 的一个实际应用是评估特定的限流性狭窄，尤其是在多支血管病变的情况下（图 32-4），事实上，如果具有相对正常的冠状动脉血流比（高于 1.9），则可以排除血管明显狭窄[7]。

此外，一致的证据表明，PET 的 CFR 测量可以通过对缺血程度的分级，区分出不同临床风险的患者亚组[8-9]（图 32-5）。事实上，无论负荷显像的局部缺血程度如何，相对较好的 CFR 结果提示患者心脏死亡的风险显著降低[8-9]，相反 CFR 的减低表明患者心脏死亡的风险明显更高。这些数据表明，传统的（半定量）局部缺血判定可能不足以确定心肌血运重建的预后获益。

定量分析危险心肌、梗死心肌和可挽救心肌

放射性核素显像已被广泛验证可用于定量分析危险心肌、梗死心肌以及急性心肌梗死再灌注治疗后可挽救的心肌[10]。与 ^{201}Tl 相比，^{99m}Tc 标记的显像剂更为广泛地被验证和应用。^{99m}Tc 标记的药物在心肌摄取后可以滞留一段时间，特别是急性心肌梗死的情况下患者可以注射药物后进行急诊处理，延迟显像仍可以反映注射时心肌血流灌注的情况（危险心肌）。进行再灌注治疗 5 ～ 7 天后再次注射 ^{99m}Tc 药物并显像，可以确定最终心肌梗死的范围，初次显像和第二次显像之间灌注受损区域的差值即为可挽救心肌（图 32-6）。该方案可用于评价治疗效果并已广泛应用。FDG PET 显像也可以精确定量梗死范围[11]。在临床上，放射性核素显像已被广泛用于测量梗死范围及评估心肌存活。

定量分析左心室功能及容积

静息及负荷心肌 SPECT 显像及心肌 PET 显像均

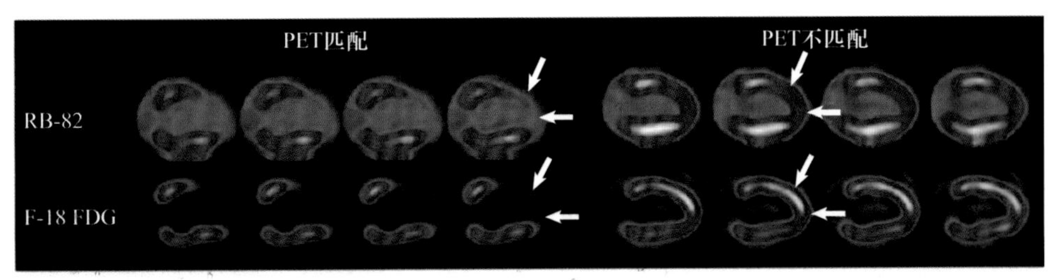

图 32-3 将灌注和 PET 代谢成像结合评估心肌存活。左图，心尖部及前壁血流灌注（RB-82）及代谢（F-18 FDG）均匹配受损（箭头），考虑心肌梗死。**右图，**心尖部及前壁血流灌注（RB-82）受损，代谢（F-18 FDG）正常，考虑冬眠心肌。（From Di Carli MF，Hachamovitch R：New technology for noninvasive evaluation of coronary artery disease. Circulation 115：1464-1480，2007.）

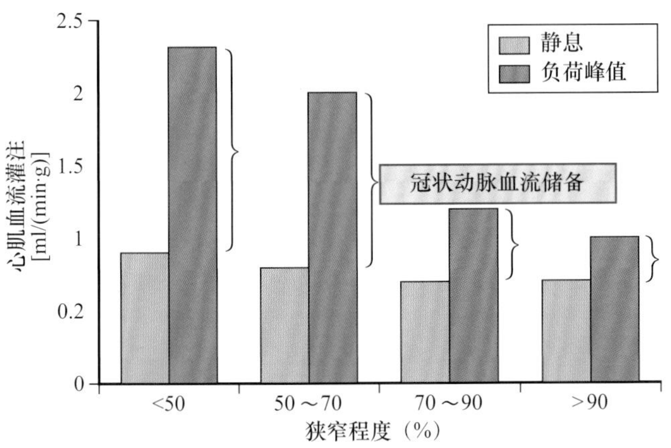

图 32-4 柱状图显示心肌血流灌注、心肌血流储备与血管狭窄的关系。随着狭窄程度增加，心肌血流量峰值和血流储备显著减低。（Data from Di Carli M，Czernin J，Hoh CK，et al：Relation among stenosis severity，myocardial blood flow，and flow reserve in patients with coronary artery disease. Circulation 91［7］：1944-1951，1995.）

可采集门控信息，并定量分析左心室收缩功能及容积。静息时左心室射血分数（LVEF）可以评价心肌梗死后患者发生心血管事件的风险。负荷及负荷后 LVEF 的下降有助于识别出多支病变的高危患者[6]。

放射性核素显像判定血流限制性冠心病的准确性

心肌梗死后患者最重要的问题不是确诊冠心病，而是确定梗死相关动脉和（或）非“罪犯”冠状动脉的狭窄程度。传统上用冠状动脉造影狭窄 50% 或 70% 为阈值作为判定显像准确性的标准，但是这种传统意义上的冠状动脉狭窄，如果使用生理学金标准血流储备分数（FFR）来进行评估，超过 2/3 的是无临床意义的。最近的一项 meta 分析以 FFR 为标准评估了不同心肌灌注显像技术——包括放射性核素显像（SPECT 和 PET）、超声心动图、磁共振成像和 CT——诊断有意义血管狭窄的准确性[12]，共 37 项研究，包括了 2048 名患者的 4721 条血管。以病例分析或以血管分析都表明，与 SPECT 和超声心动图

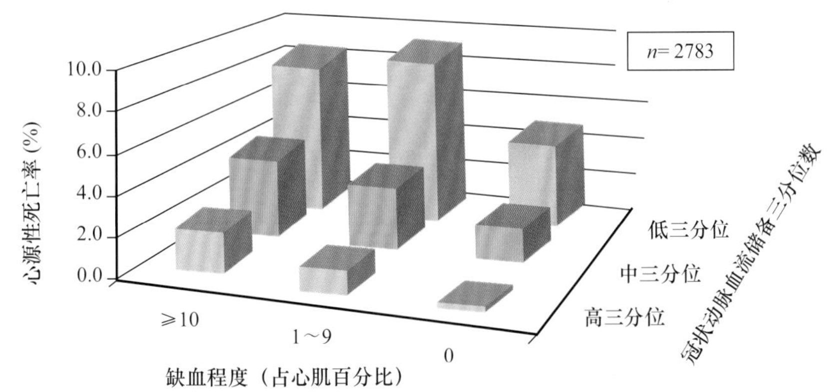

	≥10%	(n)	1～9%	(n)	0%	(n)
高三分位	2.2%	(50)	1.1%	(197)	0.1%	(681)
中三分位	4.2%	(119)	3.3%	(234)	1.8%	(575)
低三分位	8.5%	(232)	9.1%	(298)	4.5%	(397)

图 32-5 心源性死亡率与冠状动脉血流储备（CFR）和缺血严重程度的关系。年化心源性死亡率随着缺血范围和严重程度的增加而增加，CFR 水平越低危险性越高（包括 PET 显像正常的情况）。（From Ziadi MC，Dekemp RA，Williams KA，et al：Impaired myocardial flow reserve on rubidium-82 positron emission tomography imaging predicts adverse outcomes in patients assessed for myocardial ischemia. J Am Coll Cardiol 58：740-748，2011.）

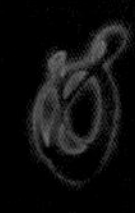

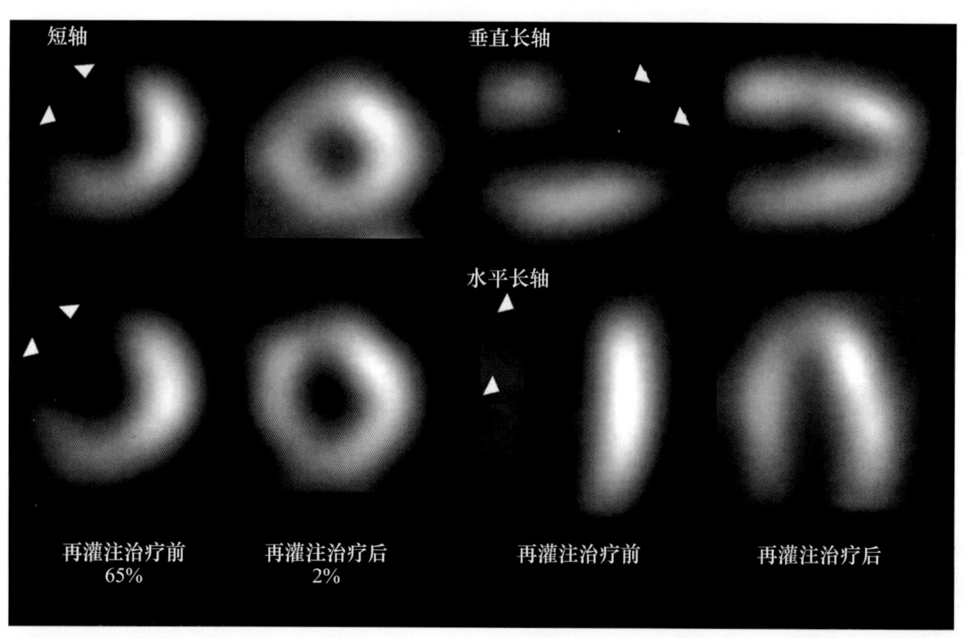

图 32-6 心肌梗死患者再灌注治疗前后进行 ^{99m}Tc-MIBI SPECT 心肌灌注显像，得到短轴、垂直长轴和水平长轴图像。再灌注治疗前左前降支（LAD）支配区域可见大面积血流灌注受损（箭头），考虑危险心肌；1 周后第二次显像反映了再灌注治疗后最终心肌梗死范围（箭头）。两次显像对比，不匹配区域为再灌注后可挽救心肌。（Courtesy of Dr. Todd Miller，Mayo Clinic，Rochester，Minnesota.）

相比，PET、MRI 和 CT 具有更高的敏感度和阴性预测值（表 32-2）。

除了判断狭窄血管，大量文献支持放射性核素显像在冠心病风险评估中的作用，包括对心肌梗死后患者的评估。比较明确的放射性核素灌注显像提示有较高临床风险的特征包括：①大面积血流灌注缺损，通常涉及多个冠状动脉支配区域；②负荷时一过性心腔扩大；③负荷时右心室壁放射性摄取增加；④肺摄取增加（图 32-7）。这些特征提示严重的多支血管病变，患者发生包括死亡在内的不良心血管事件的风险很高。

辐射剂量

放射性核素显像有电离辐射，最近的几份刊物引起了对与心脏显像相关的电离辐射的潜在有害影响的关注。有效剂量是一种用于估计辐射生物效应的量度，以毫西弗（mSv）表示，然而，测量与医疗诊断显像相关的辐射有效剂量是复杂的、不精确的，经常在不同专家中也会出现不同结果。典型的心肌灌注 SPECT 显像的有效剂量范围大约为 4 ～ 11 mSv，这取决于扫描方案及设备类型[13]。典型心肌灌注 PET 显像的有效剂量较低，约为 2.5 ～ 4 mSv。

为平衡临床需求及显像要求，在显像时需遵循在合理的范围内剂量越低越好（as low as reasonably achievable，ALARA）原则。相比之下，美国每年本底的辐射量约为 3 mSv。医学显像相关的辐射导致恶性肿瘤的风险很难精确估计，但可能很小，并且很难与本底导致的自然恶性肿瘤区分开。显像带来的微小但潜在的辐射风险要求对单个患者的风险收益比进行

表 32-2 无创成像技术在诊断冠心病血管狭窄情况 * 中的应用

检查技术	敏感度	特异度	PLR	NLR	AUC
SPECT	0.74（0.67 ～ 0.70）	0.79（0.74 ～ 0.83）	3.1（2.1 ～ 4.7）	0.39（0.27 ～ 0.55）	0.82（0.73 ～ 0.91）
PET	0.84（0.75 ～ 0.91）	0.87（0.8 ～ 0.92）	6.53（2.83 ～ 15.1）	0.14（0.02 ～ 0.87）	0.93（NA）
超声心动图	0.69（0.56 ～ 0.79）	0.84（0.75 ～ 0.9）	3.68（1.89 ～ 7.15）	0.42（0.3 ～ 0.59）	0.83（0.74 ～ 0.93）
MRI	0.89（0.86 ～ 0.92）	0.87（0.83 ～ 0.9）	6.29（4.88 ～ 8.12）	0.14（0.1 ～ 0.18）	0.94（0.92 ～ 0.96）
CT	0.88（0.82 ～ 0.92）	0.8（0.73 ～ 0.86）	3.79（1.94 ～ 7.4）	0.12（0.04 ～ 0.33）	0.93（0.89 ～ 0.97）

* 通过冠状动脉造影评估 FFR。

AUC，曲线下的面积；CT，计算机断层扫描；MRI，磁共振成像；NLR，阴性似然比；PET，正电子发射断层扫描；PLR，阳性似然比；SPECT，单光子发射计算机断层扫描

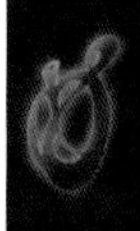

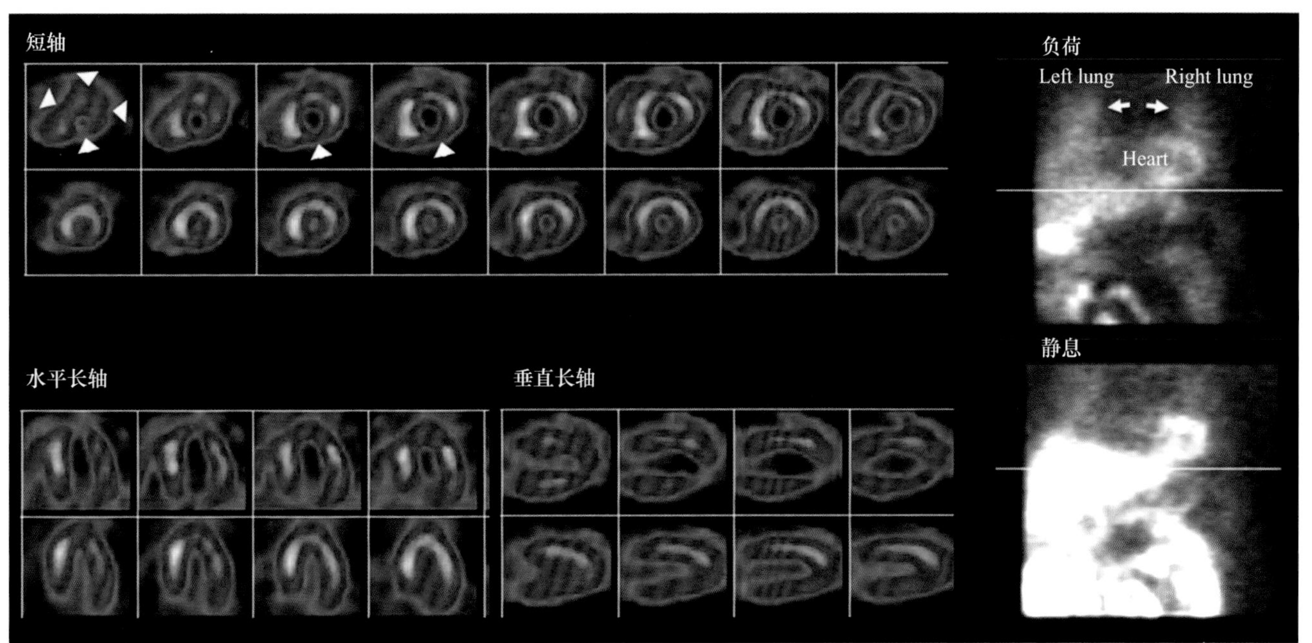

图 32-7 非典型心绞痛患者的运动 / 静息心肌灌注。研究表明，运动时一过性左心腔扩张［所谓的短暂性缺血性扩张（TID）］、右心室游离壁放射性摄取增加、多节段血流灌注受损（箭头），以及负荷后肺放射性摄取增加（箭头），以上发现符合多支冠状动脉病变，发生不良临床事件的风险增加

评估。在这种情况下有必要考虑是否因为未来较小的恶性肿瘤风险，选择不进行显像而舍弃重要诊断信息，而这可能会影响近期治疗和预后。在安排任何检查，尤其是与电离辐射相关的检查之前，临床医生必须确保检查的正当性，确定检查所得利益大于风险。同时，也要避免对无症状者进行“常规”随访扫描。

针对各种冠心病患者的临床应用

评估无明确心电图改变和肌钙蛋白升高患者

病例简介 1

患者为 49 岁男性，有高血压及烟酒史，表现为胸痛，心电图提示室上性心动过速（SVT），使用腺苷后 SVT 终止。他最初的心肌肌钙蛋白水平为 0.12 ng/ml，后升高至 0.44 ng/ml。鉴于他的心血管疾病危险因素，临床要求进行运动心肌灌注显像来排除阻塞性冠心病的可能性。该患者运动受限，峰值仅达到 6.9 代谢当量，所以静脉注射类伽腺苷（regadenoson）来达到最大血流量。

SPECT 图像提示心肌血流灌注无异常（图 32-8）。心电图门控图像显示静息时 LVEF 为正常低限 46%，负荷后 LVEF 上升至 58%。考虑 SPECT 提示心肌血流灌注正常，肌钙蛋白的轻度升高归因于室上性心动过速事件，没有进行进一步的冠状动脉评估。

在心肌肌钙蛋白轻度升高、无典型症状或心电图改变、中低风险（TIMI 风险评分低于 5 分）的患者中，心肌血流灌注显像正常提示短期心脏死亡事件概率很低。相反，异常的灌注图像提示患者具有更高的临床风险。在这些患者中，通过负荷显像评价心肌缺血的程度有助于指导之后是否需要心导管检查及血运重建。

在没有急性冠脉综合征的情况下，血清心肌肌钙蛋白水平病理性轻度升高可以由很多因素引起（见第 7 章）。有研究表明，在不存在阻塞性冠状动脉疾病的情况下，通过 PET 测量的受损区域的 CFR 与肌钙蛋白升高独立相关，表明慢性微血管缺血和心肌损伤之间存在关联[14]。更重要的是，这种定量指标在其他临床指标的基础上增加了预测信息。事实上，肌钙蛋白阳性且 CFR 受损的患者的心脏事件发生率，高于那些 CFR 正常的患者[14]（图 32-9）。因此，如果条件允许，在心肌肌钙蛋白水平轻度升高的中高危患者中，定量评估负荷 PET 心脏灌注显像可能比 SPECT 更有意义。

评估非 ST 段抬高型心肌梗死患者

病例简介 2

患者为 76 岁女性，有冠心病和经皮冠状动脉介入治疗手术史，以及 2 型糖尿病、高血压和卒中病

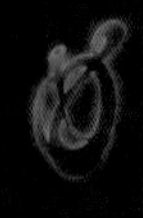

短轴

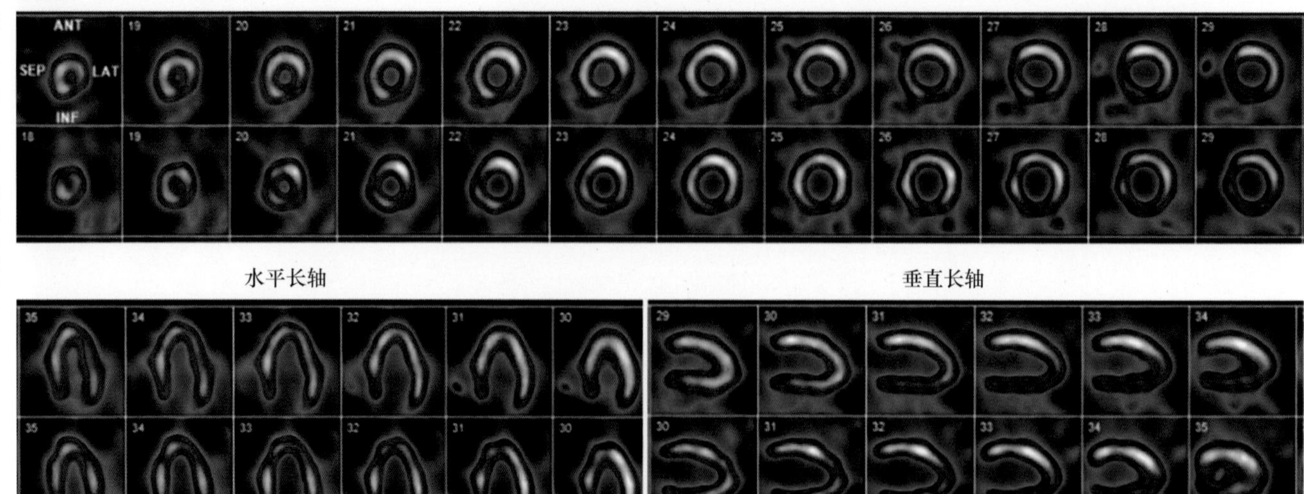

图 32-8　病例 1 的图像。负荷 / 静息心肌灌注显像，详细信息请参见正文

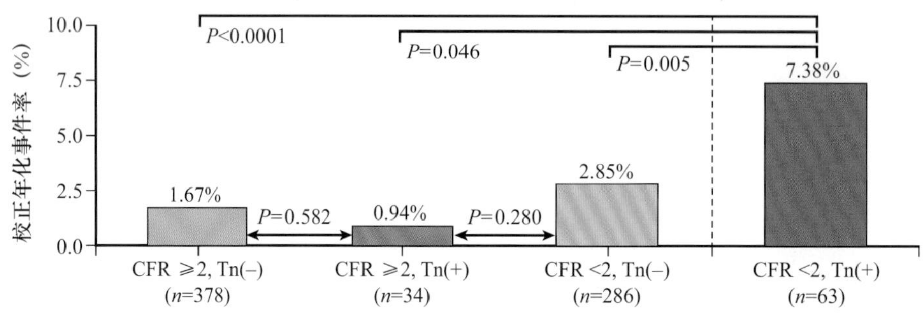

图 32-9　通过冠状动脉血流储备（CFR）和肌钙蛋白（Tn）进行不良心血管事件分层。CFR 低且 Tn 阳性（红色）的患者的不良心血管事件发生率明显高于其他任何亚组。（From Shaw LJ，Hage FG，Berman DS，et al：Prognosis in the era of comparative effectiveness research：where is nuclear cardiology now and where should it be? J Nucl Cardiol 19：1026-1043，2012.）

史。她出现胸部不适并有心电图 ST 段压低，心肌肌钙蛋白水平为 5.67 ng/ml。冠状动脉造影提示三支血管病变。依据美国心脏协会 / 美国心脏病学会指南（见第 30 章）指导，对此患者用药物负荷 PET 心肌灌注显像评估心肌缺血。

心肌灌注图像显示左心室心腔增大，在下侧壁、下壁和下间隔有大面积严重灌注缺损。下间隔缺损为中度可逆性灌注缺损（箭头），即包含了陈旧梗死心肌以及梗死周边由负荷诱发的中度心肌缺血，这与右冠状动脉（RCA）支配区域心肌梗死范围一致（图 32-10A）。心电门控图像显示静息时 LVEF 为 34%，负荷后降至 32%。靶心图证实了在 RCA 区域存在中度可逆性血流灌注受损（图 32-10A 中的阴影区域）。然而，血流灌注定量分析提示左前降支动脉（LAD）支配区域的血流显著受限，左回旋支动脉（LCX）支配区域的血流中度受限（CFR 小于 1.5 评估为严重降低，1.5 ～ 2.0 评估为中度降低）（图 32-10B）。该患者被评估有外科血管重建手术高风险，最终选择多支血管 PCI 治疗并开通 LAD 和 RCA 血运。

对于没有进行早期血运重建的非 ST 段抬高型急性冠脉综合征患者来说，进行无创检查的目的是检测缺血及评估预后，检查结果可以指导进一步的诊断和治疗（见第 11 章和第 16 章）[15]。对于低风险且静息心电图大致正常的患者，标准运动平板心电图负荷试验可以作为评估手段；对于高风险患者，尤其是类似病例 2 的静息心电图异常患者，负荷显像更为重要（另见第 30 章）。

大量证据支持应用放射性核素心肌灌注显像对心肌梗死后情况稳定的患者进行风险评估。门控心肌灌注显像可以评价冠心病患者的梗死面积、负荷后心肌缺血的范围及程度、左心室容积和 LVEF，这些因素可用于评价冠心病患者的预后并进行危险分层[16]。运动负荷是心肌梗死后进行危险分层的有效方法（参见第 30 章），运动过程中出现运动耐力下降（小于 4 METs）、运动诱发心绞痛、ST 段压低、室性心律失常及低血压都是高危因素。目前急诊冠

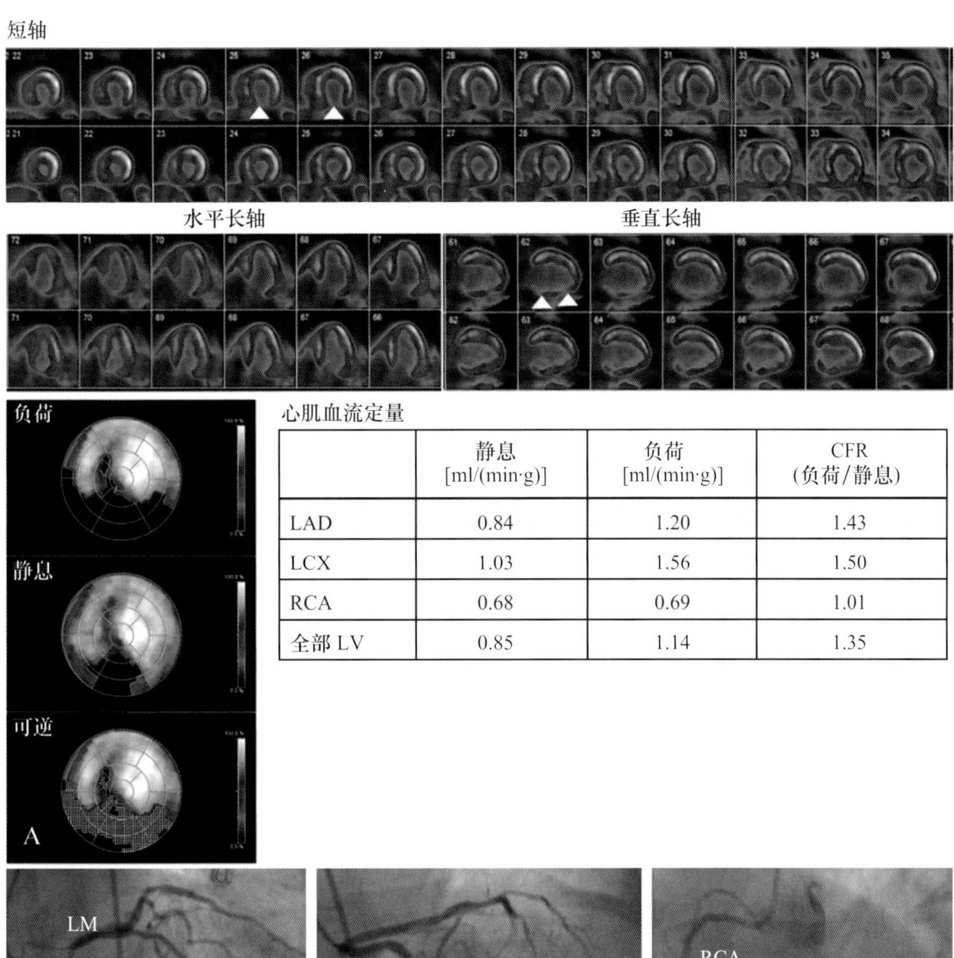

	静息 [ml/(min·g)]	负荷 [ml/(min·g)]	CFR (负荷/静息)
LAD	0.84	1.20	1.43
LCX	1.03	1.56	1.50
RCA	0.68	0.69	1.01
全部 LV	0.85	1.14	1.35

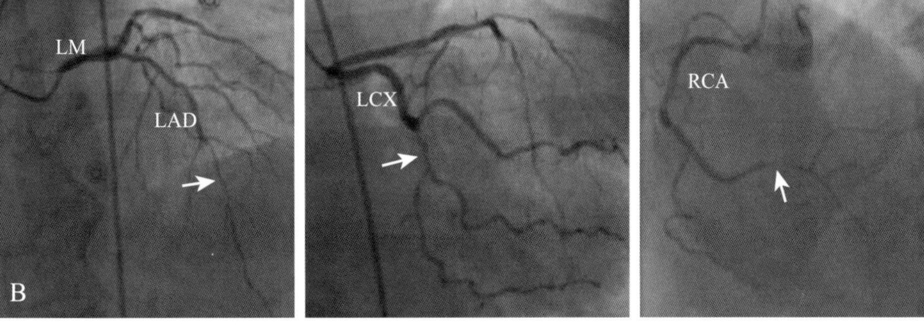

图 32-10　病例 2 的图像。（**A**）负荷和静息 ^{13}N- 氨心肌灌注 PET 显像。（**B**）冠状动脉造影提示严重的三支血管病变。箭头提示可置入 PCI 支架部位。CFR，冠状动脉血流储备；LAD，左前降支；LCX，左回旋支；LM，左主干；LV，左心室；RCA，右冠状动脉。详细信息请参见正文

状动脉造影及经皮冠状动脉介入治疗已常规广泛应用，大多数高危（例如左主干病变或多支血管病变）患者往往在进行运动负荷试验之前就已经得到治疗，导致运动负荷的阳性率大大降低。因此，在患者心肌梗死后进行的无创性显像，主要用于探查负荷诱发的残余心肌缺血。在这方面，放射性核素显像比单纯运动平板试验具有更高的灵敏度，可以显示梗死区域及远端心肌缺血及存活，并且患者危险程度随着缺血范围及程度的增加而增加。在 LVEF 相同的情况下，缺血范围较大的患者临床风险较高，运动负荷诱发或药物负荷诱发没有明显差异。对于缺血范围达左心室 10% 以上的患者，血运重建明显有益[17]。

正如本章所讨论的，CFR 是心肌缺血及血管总体状态的敏感指标。如图 32-5 所示，CFR 严重降低（低于 1.5）时，心因性死亡风险增加 6 倍。更重要的是，作为心肌缺血的半定量指标，该指标随着其他风险因子的增加而增加，可以用来完善风险评估并指导血运重建。事实上已有很多研究表明 CFR 指标可以评价血运重建的效果，只有 CFR 水平较低的患者才能从血运重建治疗中获益[18]（图 32-11）。这些数据也提示了对于 CFR 受损不严重的患者，血运重建治疗可能并不能改善预后，这与 FAME（FFR 与造影对于评估多支血管病变的比较，NCT00267774）试验中观察到的结果一致[19-20]。

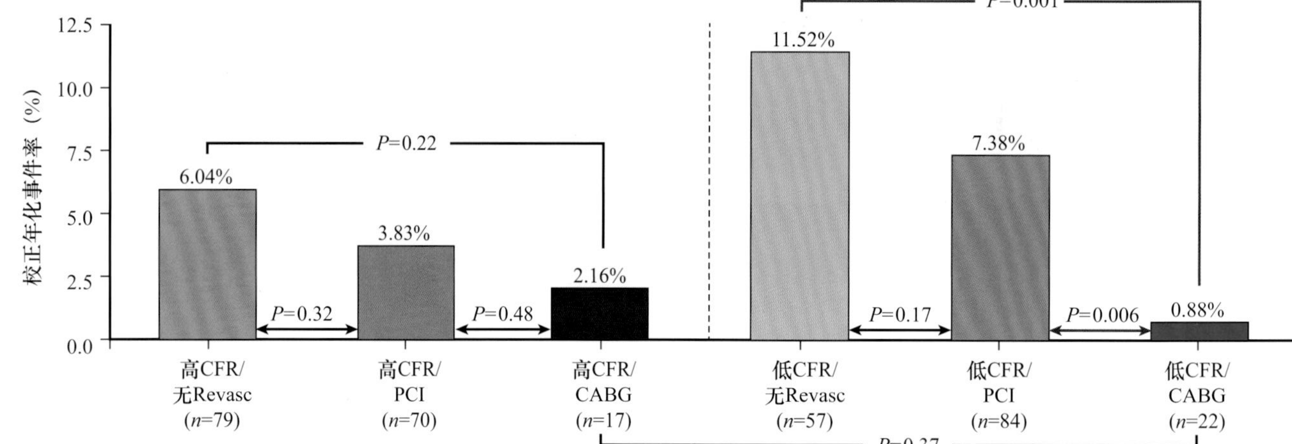

图 32-11　冠状动脉血流储备（CFR）和早期血运重建（Revasc）[冠状动脉旁路移植术（CABG），经皮冠状动脉介入治疗（PCI）或两者都不] 对患者不良心血管事件发生率的影响。无论采取哪种血运重建方法，高 CFR（橙色，红色，紫色）患者的心脏不良事件发生率无明显差异。在低 CFR 的患者中，接受 CABG（深蓝色）的患者的事件发生率低于接受 PCI（浅蓝色）或无血运重建（绿色）的患者，且发生率与接受 CABG（紫色）的高 CFR 患者相似。年化事件率经预试验临床分数、左心室射血分数、左心室缺血、冠状动脉疾病预测指数校正。（From Tonino PA，Fearon WF，De Bruyne B，et al：Angiographic versus functional severity of coronary artery stenoses in the FAME study fractional flow reserve versus angiography in multivessel evaluation. J Am Coll Cardiol 55：2816-2821，2010.）

评估经皮冠状动脉介入术后非“罪犯”血管情况

病例简介 3

患者为 53 岁男性，有高血压、高血脂、糖尿病和吸烟史，有 ST 段抬高型心肌梗死（STEMI），冠状动脉造影显示 LAD 100% 闭塞，对角支的一分支 80% 狭窄，RCA 80% 狭窄（图 32-12A）。之后患者接受 PCI 术并成功开通 LAD，他的非“罪犯”血管以药物治疗控制（另见第 17 章）。1 个月后，患者反复胸痛，行运动心肌灌注显像来评估残余心肌缺血情况并指导进一步处理。他进行了 7 分钟的改良布鲁斯平板运动，达到了最大心率的 87%，出现胸闷症状，心电图没有明显 ST-T 改变。

心肌灌注显像提示左心室明显扩张，左前降支支配区域存在大范围灌注受损，未见明显残余运动诱发的心肌缺血（箭头）（图 32-12B）。靶心图证实 LAD 区域大面积瘢痕心肌。右心室游离壁的放射性摄取明显增加，考虑肺动脉压增高所致。心电门控图提示左心室前壁、间隔及心尖部无运动，LVEF 为 25%。因为没有明确的心肌缺血的客观证据，不支持进行血管造影及血运重建，该患者接受了保守治疗。

根据当前指南，这种检查方案适用于那些进行血运重建，处理了“罪犯”血管，但仍有残余非“罪犯”狭窄血管的患者，尤其适用于高危人群（例如老年人、糖尿病或肾病患者，如病例 3）[21]（见第 30 章）。

评估心肌梗死后心力衰竭患者

病例简介 4

患者为 61 岁男性，在胸痛发作并伴有心力衰竭 3 天后出现心肌梗死。冠状动脉造影提示双支病变，LCX 闭塞，LAD 及对角支中度狭窄（图 32-13A）。为了进一步血运重建，他接受了 PET 扫描评价残余心肌存活情况以决定是否血运重建。

在 PET 灌注显像中，左心室轻度扩张，前外侧和下外侧壁存在大面积血流灌注缺损（图 32-13B，顶图）。在 FDG PET 图像上（图 32-13B，底图），除了左心室基底部（灌注-代谢匹配），其余灌注受损区域均有明显的葡萄糖摄取（灌注-代谢不匹配）。这一结果说明 LCX 支配区域内有大面积存活但冬眠的心肌，定量分析也证实了这一点。静息时 LVEF 是 49%。基于这些结果，患者成功地进行了 LCX 冠状动脉血运重建。

心肌代谢 PET 显像在评估心肌存活中起着关键作用（参见第 30 章）。如前所述（图 32-3），心肌代谢可以反映心肌存活还是梗死瘢痕。在血运重建后，FDG 摄取增加或心肌灌注 -FDG 代谢不匹配的区域，收缩功能受损是可逆的，但是 FDG 摄取很少或心肌灌注 -FDG 代谢匹配区域的收缩功能受损是不可逆的。参照这一标准，FDG-PET 对血运重建后节段性功能改

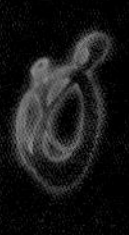

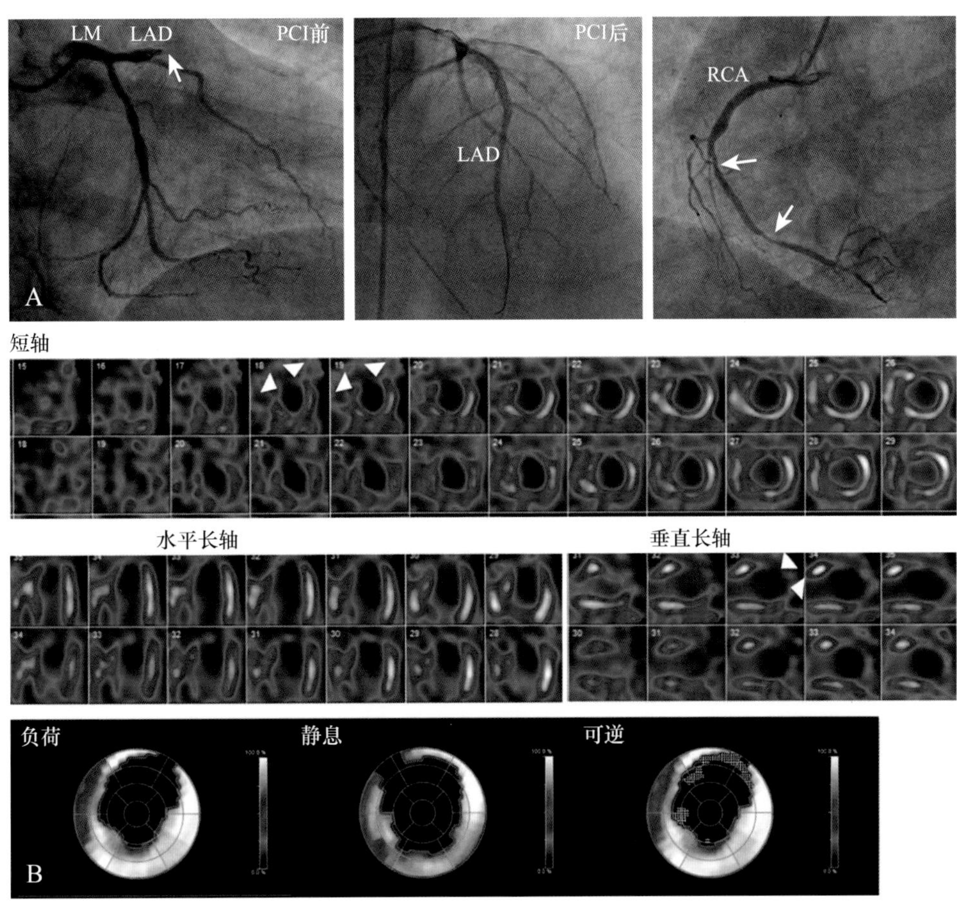

图 32-12 病例 3 的图像。（**A**）冠状动脉造影图像。箭头表示 LAD 闭塞、RCA 80% 狭窄。（**B**）负荷及静息下 ^{13}N- 氨心肌灌注 PET 显像。详细信息请参见正文。LAD，左前降支；LM，左主干；PCI，经皮冠状动脉介入治疗；RCA，右冠状动脉

善的阳性预测值为 76%（52% ～ 100%），阴性预测值为 82%（67% ～ 100%）。对有大面积冬眠 / 顿抑心肌（约占左心室质量 20%）的患者来说，血运重建对左心室整体功能改善更有意义。有研究表明，FDG-PET 和心脏 MRI 对心肌存活的诊断结果基本一致，比超声心动图及 SPECT 心肌灌注显像敏感度更高（图 30-3）。相比心脏 MRI，放射性核素显像可以定量分析梗死心肌周围的心肌缺血范围，同时对肾功能受损及心脏植入装置（除颤器和起搏器）的患者更加安全。

心肌存活显像通过确定瘢痕心肌范围及程度，有助于在缺血性心肌病患者中，规划埋藏式心脏复律除颤器（ICD）/ 心脏再同步化治疗（CRT）导联位置。研究表明当导联位置在存活心肌区域时，心脏再同步加除颤器治疗（CRT-D）更成功，能有效改善左心室收缩功能和预后[22]。

核医学显像技术的新应用

神经显像和心脏性猝死的危险度分层

动物实验和临床研究都表明，交感神经兴奋是心肌梗死后室性心律失常的重要诱因（另见第 28 章）[23]。心肌梗死和缺血可导致梗死及梗死周围心肌的交感神经去神经支配[24]（图 32-14）。存活但去神经支配的心肌，对去甲肾上腺素超敏并且有效不应期缩短，更容易出现室性心律失常。这些研究提示，对心脏的神经支配的直接显像，可能在心肌梗死后的危险分层中具有重要的意义。

PAREPET（PET 显像预测心律失常事件）研究旨在检验以下假设：心肌交感神经支配和（或）冬眠心肌的不均匀程度增加了缺血性心肌病患者心律失常死亡的风险，而且独立于左心室功能（研究中患者的 LVEF 为 35% 或更低）[24]。这项研究入选了 204 位具备 ICD 植入指征的患者，用 PET 显像定量测量去交感神经支配的心肌［碳 -11 标记的羟麻黄碱（HED）］、灌注和代谢的信息。试验主要终点是心搏骤停，定义为心律失常相关死亡、心室颤动、超过 240 次 / 分的室性心动过速。研究表明，在这组人群中，心肌去神经支配更严重的前 1/3 组患者，相比于不太严重的后 1/3 组患者，心搏骤停的风险增加了 6 倍以上。在多因素分析中，PET 定义的去交感神经

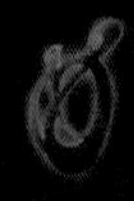

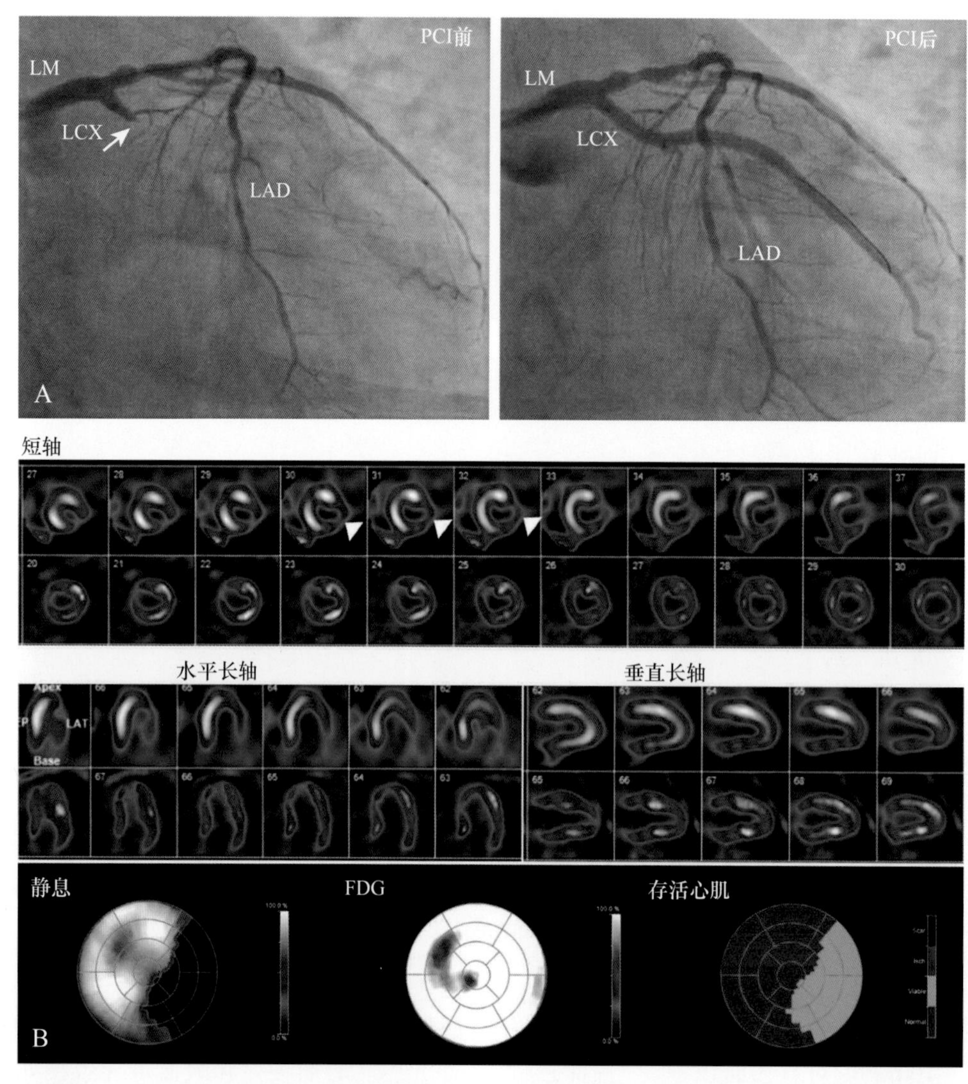

图 32-13　病例 4 的图像。（**A**）冠状动脉造影；（**B**）静息灌注图像和代谢图像（FDG PET）。详细信息请参见正文。LAD，左前降支；LCX，左回旋支；LM，左主干；PCI，经皮冠状动脉介入治疗

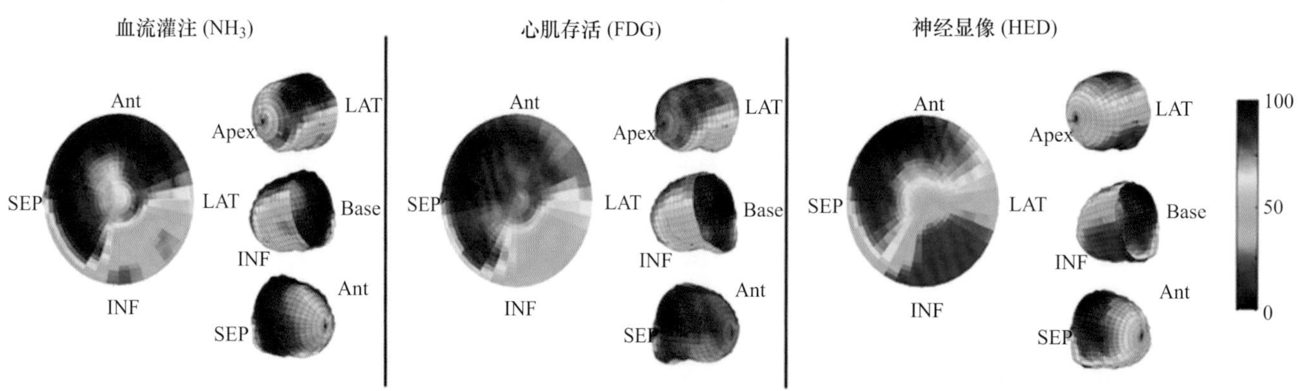

图 32-14　发生心搏骤停患者的心肌靶心图（牛眼图），左图 ¹³N- 氨显像反映血流灌注，中图 FDG 显像反映心肌存活，右图为神经显像。心肌代谢显像提示下壁及下侧壁心肌梗死，HED 标记的神经显像提示心肌的交感神经受损区域更广。梗死范围（即 FDG 摄取减低）和交感神经支配的范围（HED 缺损区域更广）之间的这种不匹配已被确定为室性心律失常的影像学标志。Ant，前壁；INF，下壁；LAT，侧壁；SEP，间隔；Apex，心尖；Base，基底。（Courtesy of Dr. James A. Fallavollita，University of Buffalo，Buffalo，New York.）

支配的程度、左心室舒张末期容积指数和血清肌酐与心搏骤停的风险显著相关。在另一项使用碘 -123 标记的间碘苄胍（^{123}I-MIBG）显像的 ADMIRE-HF（ADreView 心肌显像评估心力衰竭风险）研究中，入选患者包括缺血性和非缺血性心力衰竭患者，也有类似发现。在这项研究中，心脏与纵隔（H/M）放

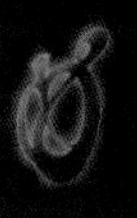

射性计数比低于1.6的患者死亡或发生室性心律失常的风险相对较低。尽管到目前为止，没有一种自主神经显像的方法能够直接指导包括植入ICD在内的治疗方案，但这些临床研究结果至少支持以下假设：神经显像有助于区分出心脏性猝死风险低的患者，并指导后续治疗。

分子显像的潜在应用前景

靶向分子显像技术为研究心肌梗死后缺血再灌注损伤的生物学基础提出新的思路。未来，分子显像技术可用于寻找新的诊断和治疗的靶点，并可能改变了传统临床疾病诊断、治疗的模式。下文简述分子显像在急性和（或）慢性心肌梗死中的应用。

急性心肌梗死后心肌损伤和重构

急性心肌缺血和损伤会导致以急性白细胞增多为特征的炎症反应，在缺血性损伤后的最初几小时内，中性粒细胞和单核细胞浸润心肌[26]。虽然中性粒细胞在炎症反应后迅速消失，但是最初由脾提供，随后由骨髓补充的炎性单核细胞，在缺血后的第一周继续浸润心肌损伤部位（见第4章）。最初，单核细胞分化为炎性巨噬细胞，这些细胞诱导细胞外基质蛋白水解，并吞噬死亡细胞及其碎片。几天后，与梗死部分相关的单核细胞转变为支持组织修复的抗炎表型，所起作用包括形成瘢痕和新的细胞外基质。炎症反应的减少或加剧会影响梗死区域的愈合和左心室重构，可以使用分子靶向显像技术对这一过程进行无创性定量分析。例如，用^{18}F-FDG PET显像技术对人体和实验动物心肌梗死后的炎症反应进行评估[27-28]。研究表明，在再灌注后2周内，梗死区域的FDG摄取增加。在动物中，FDG摄取增加与梗死组织中的炎症程度、单核细胞/巨噬细胞的密度相关[27]。另外，活化的巨噬细胞也能促进新血管生成，是调节细胞外基质周转的蛋白酶的主要来源。因此，血管生成[29]和基质金属蛋白酶[30]的靶向显像也用于评价心肌梗死后的炎症和愈合。在心肌梗死的动物模型中，血管生成增强与左心室不良重构负相关，而基质金属蛋白酶活性的增加与左心室不良重构和左心室扩张正相关。虽然这些靶向显像方法未来不太可能用于临床诊断及评价预后，但可以用于评估新型疗法在调节心肌梗死后炎症反应中的功效，并有可能预防不良左心室重构（见第36章）。

细胞治疗

分子影像技术可以指导细胞治疗，提供除了功能参数（例如LVEF）之外的更多信息。例如通过对移植细胞的定位、嫁接及增殖情况显像，评估和改善细胞移植的方案（见第22章）。目前已有几种显像技术成功用于动物模型和早期临床试验。例如，有研究用FDG标记人骨髓干细胞，通过PET显像探测干细胞在心肌梗死患者心肌中的归巢情况[31]；也有研究从心肌梗死患者外周血中分离的循环祖细胞，用^{111}In羟基喹啉（indium-111 oxyguinolone）标记，重新注入标记细胞并进行SPECT显像，显示移植分化细胞在急性而不是陈旧性心肌梗死中存在嫁接情况。该技术的缺点在于，尽管这些显像技术可以提供细胞给药后早期信息，但放射性衰变会导致信号在数小时或数天内丢失。此外，细胞治疗后灌注和（或）代谢显像也可定量评估梗死心肌区域内的存活细胞。

总结

心血管核素显像技术在心肌梗死后患者的风险分层中具有重要的临床意义。定量分析心肌缺血和（或）心肌存活情况，可以区分低危和高危患者，指导血运重建决策。放射性核素显像具有高灵敏度和多样性的特点，例如通过靶向分子显像为心肌梗死后心肌重构治疗提供了新的思路（例如干细胞显像、抗炎疗法），篇幅所限，本章暂不进行更详细的讨论，但是分子显像无疑为冠心病的诊治提供了更广阔的前景。

经典参考文献

Di Carli MF, Hachamovitch R: New technology for noninvasive evaluation of coronary artery disease, *Circulation* 115:1464–1480, 2007.

Dorbala S, Giugliano RP, Logsetty G, et al.: Prognostic value of SPECT myocardial perfusion imaging in patients with elevated cardiac troponin I levels and atypical clinical presentation, *J Nucl Cardiol* 14:53–58, 2007.

Kuhl HP, Beek AM, van der Weerdt AP, et al.: Myocardial viability in chronic ischemic heart disease: comparison of contrast-enhanced magnetic resonance imaging with (18)F-fluorodeoxyglucose positron emission tomography, *J Am Coll Cardiol* 41:1341–1348, 2003.

Udelson JE, Beshansky JR, Ballin DS, et al.: Myocardial perfusion imaging for evaluation and triage of patients with suspected acute cardiac ischemia: a randomized controlled trial, *JAMA* 288:2693–2700, 2002.

参考文献

1. Henzlova MJ, Cerqueira MD, Hansen CL, et al: ASNC imaging guidelines for nuclear cardiology procedures. Stress protocols and tracers. American Society of Nuclear Cardiology. http://www.asnc.org/files/Stress%20Protocols%20and%20Tracers%202009.pdf.
2. Klocke FJ, Baird MG, Lorell BH, et al.: ACC/AHA/ASNC guidelines for the clinical use of cardiac radionuclide imaging—executive summary: a report of the American College of Cardiology/American Heart Association Task Force on Practice Guidelines (ACC/AHA/ASNC Committee to Revise the 1995 Guidelines for the Clinical Use of Cardiac Radionuclide Imaging), *J Am Coll Cardiol* 42:1318–1333, 2003.
3. Tilkemeier PL, Cook CD, Grossman GB, et al: ASNC imaging guidelines for nuclear cardiology procedures. Standardized reporting of radionuclide myocardial perfusion and function. American Society of Nuclear Cardiology. http://www.asnc.org/files/Radionuclide%20MP%20&%20Function.pdf.
4. Di Carli MF, Hachamovitch R: New technology for noninvasive evaluation of coronary artery disease, *Circulation* 115:1464–1480, 2007.
5. Bengel FM, Higuchi T, Javadi MS, Lautamaki R: Cardiac positron emission tomography, *J Am Coll Cardiol* 54:1–15, 2009.

6. Dorbala S, Di Carli MF: Cardiac PET perfusion: prognosis, risk stratification, and clinical management, *Semin Nucl Med* 44:344–357, 2004.
7. Naya M, Murthy VL, Taqueti VR, et al.: Preserved coronary flow reserve effectively excludes high-risk coronary artery disease on angiography, *J Nucl Med* 55:248–255, 2014.
8. Murthy VL, Naya M, Foster CR, et al.: Improved cardiac risk assessment with noninvasive measures of coronary flow reserve, *Circulation* 124:2215–2224, 2011.
9. Ziadi MC, Dekemp RA, Williams KA, et al.: Impaired myocardial flow reserve on rubidium-82 positron emission tomography imaging predicts adverse outcomes in patients assessed for myocardial ischemia, *J Am Coll Cardiol* 58:740–748, 2011.
10. Gibbons RJ, Valeti US, Araoz PA, Jaffe AS: The quantification of infarct size, *J Am Coll Cardiol* 44:1533–1542, 2004.
11. Klein C, Nekolla SG, Bengel FM, et al.: Assessment of myocardial viability with contrast-enhanced magnetic resonance imaging: comparison with positron emission tomography, *Circulation* 105:162–167, 2002.
12. Takx RA, Blomberg BA, El Aidi H, et al.: Diagnostic accuracy of stress myocardial perfusion imaging compared to invasive coronary angiography with fractional flow reserve meta-analysis, *Circ Cardiovasc Imaging* 8(1):e002666, 2015.
13. Dey D, Slomka PJ, Berman DS: Achieving very-low-dose radiation exposure in cardiac computed tomography, single-photon emission computed tomography, and positron emission tomography, *Circ Cardiovasc Imaging* 7:723–734, 2014.
14. Taqueti VR, Everett BM, Murthy VL, et al.: Interaction of impaired coronary flow reserve and cardiomyocyte injury on adverse cardiovascular outcomes in patients without overt coronary artery disease, *Circulation* 131:528–535, 2015.
15. Amsterdam EA, Wenger NK, Brindis RG, et al.: 2014 AHA/ACC guideline for the management of patients with non-ST-elevation acute coronary syndromes: executive summary: a report of the American College of Cardiology/American Heart Association Task Force on Practice Guidelines, *Circulation* 130:2354–2394, 2014.
16. Shaw LJ, Hage FG, Berman DS, et al.: Prognosis in the era of comparative effectiveness research: where is nuclear cardiology now and where should it be? *J Nucl Cardiol* 19:1026–1043, 2012.
17. Hachamovitch R, Hayes SW, Friedman JD, et al.: Comparison of the short-term survival benefit associated with revascularization compared with medical therapy in patients with no prior coronary artery disease undergoing stress myocardial perfusion single photon emission computed tomography, *Circulation* 107:2900–2907, 2003.
18. Taqueti VR, Hachamovitch R, Murthy VL, et al.: Global coronary flow reserve is associated with adverse cardiovascular events independently of luminal angiographic severity and modifies the effect of early revascularization, *Circulation* 131:19–27, 2015.
19. De Bruyne B, Fearon WF, Pijls NH, et al.: Fractional flow reserve-guided PCI for stable coronary artery disease, *N Engl J Med* 371:1208–1217, 2014.
20. Tonino PA, Fearon WF, De Bruyne B, et al.: Angiographic versus functional severity of coronary artery stenoses in the FAME study fractional flow reserve versus angiography in multivessel evaluation, *J Am Coll Cardiol* 55:2816–2821, 2010.
21. O'Gara PT, Kushner FG, Ascheim DD, et al.: 2013 ACCF/AHA guideline for the management of ST-elevation myocardial infarction: executive summary: a report of the American College of Cardiology Foundation/American Heart Association Task Force on Practice Guidelines: developed in collaboration with the American College of Emergency Physicians and Society for Cardiovascular Angiography and Interventions, *Catheter Cardiovasc Interv* 82:E1–E27, 2013.
22. Bax JJ, Delgado V, et al.:Myocardial viability as integral part of the diagnostic and therapeutic approach to ischemic heart failure, *J Nucl Cardiol* 22:229–245, 2015.
23. Wellens HJ, Schwartz PJ, Lindemans FW, et al.: Risk stratification for sudden cardiac death: current status and challenges for the future, *Eur Heart J* 35:1642–1651, 2014.
24. Fallavollita JA, Heavey BM, Luisi Jr AJ, et al.: Regional myocardial sympathetic denervation predicts the risk of sudden cardiac arrest in ischemic cardiomyopathy, *J Am Coll Cardiol* 63:141–149, 2014.
25. Jacobson AF, Senior R, Cerqueira MD, et al.: Myocardial iodine-123 meta-iodobenzylguanidine imaging and cardiac events in heart failure. Results of the prospective ADMIRE-HF (AdreView Myocardial Imaging for Risk Evaluation in Heart Failure) study, *J Am Coll Cardiol* 55:2212–2221, 2012.
26. Nahrendorf M, Frantz S, Swirski FK, et al.: Imaging systemic inflammatory networks in ischemic heart disease, *J Am Coll Cardiol* 65:1583–1591, 2015.
27. Lee WW, Marinelli B, van der Laan AM, et al.: PET/MRI of inflammation in myocardial infarction, *J Am Coll Cardiol* 59:153–163, 2012.
28. Wollenweber T, Roentgen P, Schafer A, et al.: Characterizing the inflammatory tissue response to acute myocardial infarction by clinical multimodality noninvasive imaging, *Circ Cardiovasc Imaging* 7:811–818, 2014.
29. Sherif HM, Saraste A, Nekolla SG, et al.: Molecular imaging of early alphavbeta3 integrin expression predicts long-term left-ventricle remodeling after myocardial infarction in rats, *J Nucl Med* 53:318–323, 2012.
30. Sahul ZH, Mukherjee R, Song J, et al.: Targeted imaging of the spatial and temporal variation of matrix metalloproteinase activity in a porcine model of postinfarct remodeling: relationship to myocardial dysfunction, *Circ Cardiovasc Imaging* 4:381–391, 2011.
31. Bengel FM: Noninvasive stem cell tracking, *J Nucl Cardiol* 18:966–973, 2011.

33 心肌梗死后心脏磁共振成像

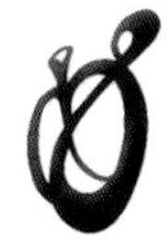

John D. Grizzard and Raymond J. Kim
陆敏杰 译

引言

应用敏感生物标志物显著提高了心肌梗死（MI）的诊断水平，且已被纳入MI的“通用定义”（见第1章）[1]。然而，MI的诊断仍具困难，导致心肌损伤的其他疾病与MI有很大重叠（见第6章）。例如，应激性心肌病和心肌炎等疾病与心脏生物标志物的升高有关，它们与急性心肌梗死的临床鉴别可能存在问题，这通常会需要引入有创性诊断方式（见第7章）。另外，患者可能临床表现发生晚，出现于心脏生物标志物恢复正常后，导致“无法识别”的心肌梗死。认识到心脏成像在这种情况下的价值，心肌梗死的通用定义将新见存活心肌失活或新见室壁运动异常的影像学表现与其他临床标准结合起来（见第9章）。心脏磁共振（CMR）因具有先进的心肌结构及室壁运动成像能力，已成为疑似病例确诊以及与其他疾病相鉴别的重要手段。

作为对心肌梗死诊断的补充方法，CMR可为已知或疑似心肌梗死的患者提供大量的额外信息，包括梗死相关动脉的检测，特别是在非ST段抬高型心肌梗死（NSTEMI）中，可诱导缺血的检测及残余存活心肌的测定（见第30章）。此外，CMR可以准确评估心肌梗死的各种并发症，如血栓形成或室壁瘤形成（另见第26章）。最后，由于CMR在确定梗死面积方面的准确性和精确性，它越来越多地被用作心肌梗死人群研究的研究工具，并作为研究心肌梗死治疗的随机试验的替代终点。本章中，我们将介绍CMR在已确诊或疑似心肌梗死患者中的应用，重点阐述特定临床场景及其对患者治疗的可能影响。

心脏磁共振技术

CMR经历了快速的发展，扫描仪硬件和线圈工艺的技术进步以及新脉冲序列的开发使CMR的临床应用范围逐步扩大（图33-1）[2]。特别是新脉冲序列利用了MR提供的固有软组织对比度优势来提高解剖清晰度，且能从正常组织中勾勒出病变组织。总而言之，这些进展使CMR成为评估局部和整体收缩功能、梗死和存活心肌成像[3]以及评估心包疾病和心脏肿块的参考标准。此外，CMR显示的瘢痕类型和分布可以对非缺血性疾病的存在进行预警，并可能有助于确定心肌病的具体原因。尽管以前的CMR检查耗时长（约1小时），许多患者无法完成标准检查，但现在加速成像技术足够强大，可以在30分钟或更短时间内为心律失常和（或）配合受限的患者提供有用的诊断信息。CMR检查中可以获得各种详尽的技术及信息，但心血管磁共振学会带头努力，更加关注为特定适应证定制标准化的成像方案[4]。我们建议用于标准化CMR检查的CMR协议

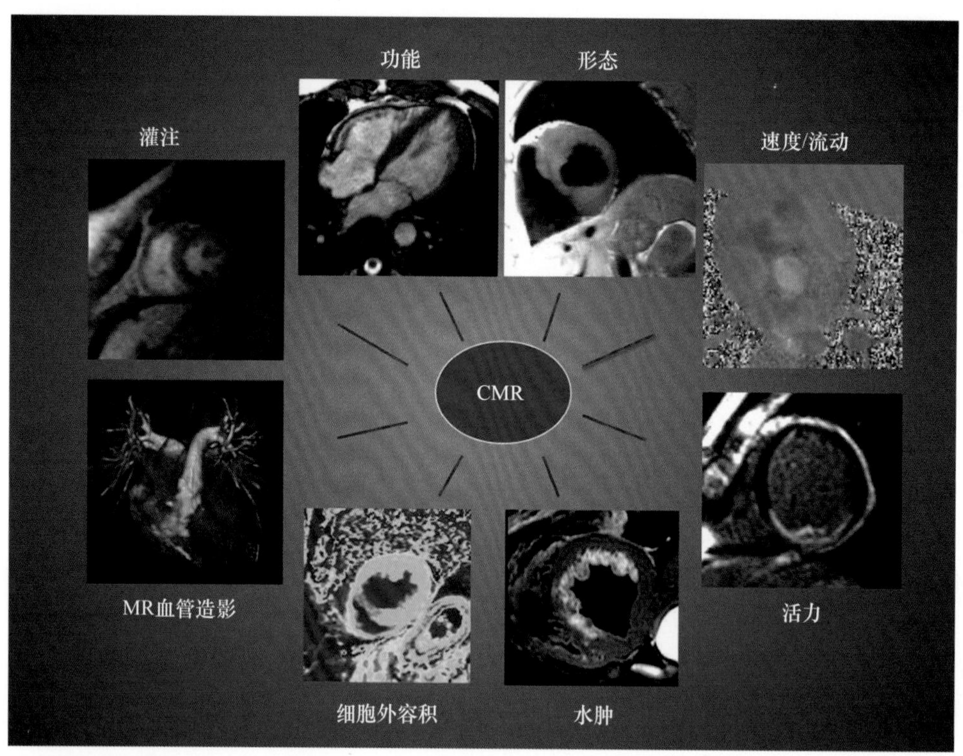

图 33-1 使用不同软件程序驱动图像采集，磁共振（MR）扫描仪可以进行各种成像。由于脉冲序列的发展，心脏 MR（CMR）可多参数评估心血管结构和功能

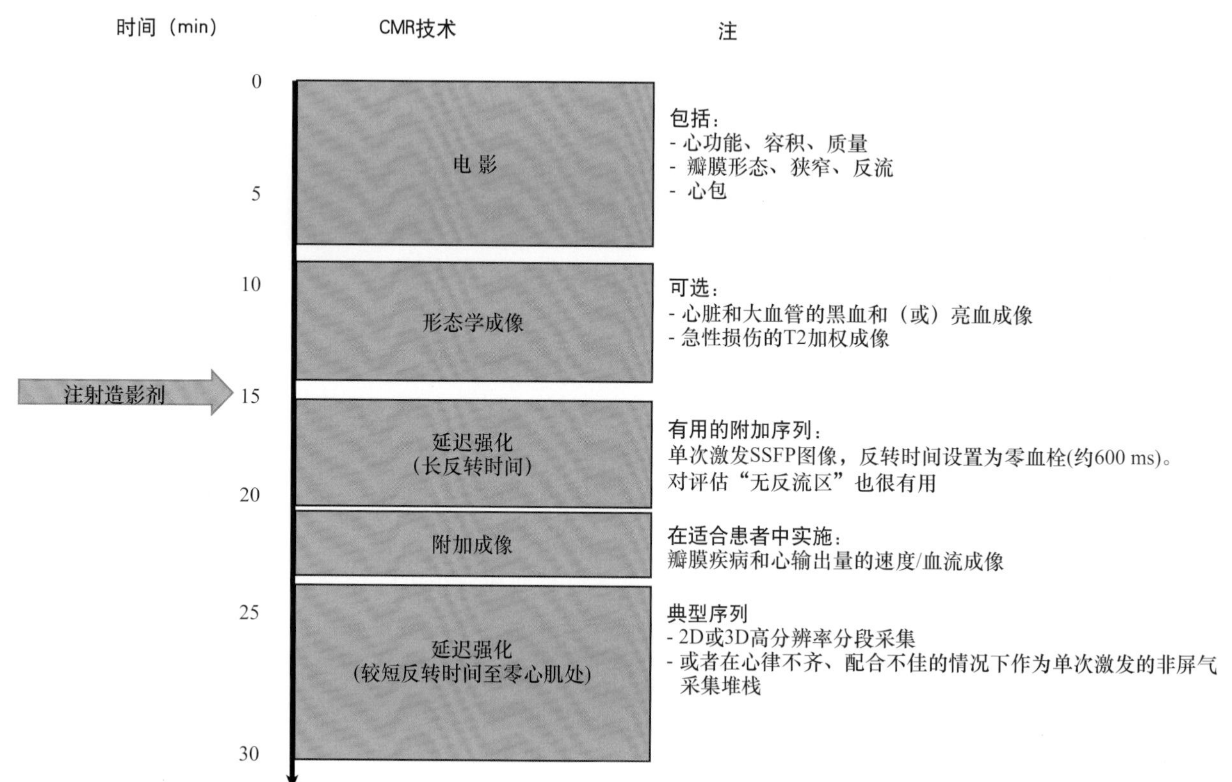

图 33-2 标准心脏磁共振（CMR）检查时间线。整个检查可在 30 分钟内完成。在患者不能配合的情况下，电影检查可以采用单次激发实时成像及延迟增强技术。这项技术可减少屏气不良患者的伪影，将进一步缩短总检查时间。SSFP，稳态自由进动；3D，三维；2D，二维

方案和时间线如下（图 33-2）。

标准心脏磁共振检查

电影序列

电影序列通常采集从二尖瓣上方至左心室心尖部的短轴位，标准的两腔、三腔、四腔的长轴位。典型参数如表 33-1 所示。电影序列具有良好的空间和时间分辨率且不受声窗限制，因此可对局部和整体心室功能和整体心脏形态进行全面评估。使用这些图像还可以进行瓣膜功能和形态的可视化评估。

多项研究表明，电影 CMR 成像用于定量评估左心室容积和功能的观察者间和观察者内的重复性非常好，这主要是因为它具有高空间、时间分辨率以及可以完全覆盖左心室的优势。与超声心动图相比，提高重复性可在显著减少研究所需样本量的同时显示试验疗法带来的有意义的变化。这一特点使得 CMR 在以心脏形态和（或）功能作为疗效终点的研究中的应用越来越多[5]。

延迟强化成像

在静脉注射钆对比剂 5 ～ 10 分钟后采集图像，层

表 33-1 典型心脏磁共振检查中使用的序列和成像参数

成像	序列类型	定位	成像参数	分辨率	注意
定位	单次激发 SSFP 成像	轴位、矢状位、冠状位	400 mm FOV	分辨率低	允许心脏成像扫描计划
电影 SSFP（标准）	回顾门控获得的分段 SSFP 成像	从基底部到心尖部的短轴图像；两腔、三腔和四腔长轴视图	FOV ≈ 360 mm×290 mm，矩阵≈ 256 像素 ×168 像素，层厚 6 ～ 8 mm	像素大小≈ 1.7 mm×1.4 mm×6 mm，时间分辨率≈ 40 ms	需要 6 ～ 10 秒屏气
DE-CMR（标准）	每隔一次心跳采集一次的分段梯度回波反转恢复成像	与电影图像完全匹配	FOV ≈ 360 mm×290 mm，矩阵≈ 256 像素 ×168 像素，层厚 6 ～ 8 mm	像素大小≈ 1.7 mm×1.4 mm×6 mm，时间分辨率≈ 160 ～ 200 ms	选择心肌信号为 0 的反转时间
修正方案					
电影 SSFP（实时）	实时成像，每电影帧均由单次激发模式获得	从基底部到心尖部的短轴图像；二腔、三腔和四腔图像	FOV ≈ 380 mm×260 mm，矩阵≈ 192 像素 ×84 像素，层厚 10 mm	像素大小≈ 3.1 mm×2.0 mm×10 mm，时间分辨率≈ 70 ms	对不合作或严重心律失常的患者有用
DE-CMR（单次激发）	单次激发 SSFP 反转恢复成像	从基底部到心尖部的短轴和长轴图像	FOV ≈ 360 mm×290 mm，矩阵≈ 208 像素 ×128 像素，层厚 8 mm	像素大小≈ 2.3 mm×1.7 mm×8 mm，时间分辨率≈ 160 ～ 200 ms	对不合作或严重心律失常的患者有用
可选序列					
形态学成像	单次激发 SSFP 亮血成像；HASTE 黑血成像	通常获得轴位图像，也可获得矢状位及冠状位图像	FOV ≈ 380 mm×315 mm，矩阵≈ 256 像素 ×152 像素，层厚 8 mm	像素大小≈ 2.0 mm×1.5 mm×8 mm，时间分辨率≈ 60 ～ 100 ms	心脏、大血管检查；主动脉畸形、先天性疾病
T2 加权成像	门控 T2 FSE 或 STIR 成像	与短轴电影和 DE-MR 图像匹配	FOV ≈ 360 mm×290 mm，矩阵≈ 256 像素 ×168 像素，层厚 6 ～ 8 mm	像素大小≈ 1.7 mm×1.4 mm×6 mm，时间分辨率≈ 60 ～ 80 ms	评估急性疾病（AMI、心肌炎）中的水肿
流动敏感成像	速度编码门控成像	主要在狭窄瓣膜或近端大血管处成像	FOV ≈ 360 mm×240 mm，矩阵≈ 256 像素 ×116 像素，层厚 6 ～ 8 mm	像素大小≈ 2.0 mm×1.4 mm×6 mm，时间分辨率≈ 45 ms	用于测量峰值梯度和流动
灌注成像	饱和恢复（T1 加权）成像评价心肌对比度传递	主要在覆盖 LV 的 4 个短轴层面成像	FOV ≈ 340 mm×255 mm，矩阵≈ 208 像素 ×98 像素，层厚 8 mm	像素大小≈ 2.6 mm×1.6 mm×8 mm，时间分辨率≈ 120 ms	可在药物负荷下评估诱导性缺血

AMI：急性心肌梗死；DE-CMR：延迟强化心脏磁共振；FOV：视野；FSE：快速自旋回波；HASTE：半采集涡轮自旋回波；LV：左心室；SSFP：稳态自由进动；STIR：短 T1 反转恢复

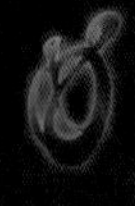

厚选择与之前采集的电影图像相匹配的 6～8 mm。延迟增强 CMR（DE-CMR）序列已被证明是检测心肌梗死最敏感的无创性影像学检查，可以准确描述心肌梗死的存在、位置和范围，具有高空间分辨率而不受梗死时间影响。动物模型已证明 DE-CMR 显示的急、慢性心肌梗死在空间上与组织病理学标本几乎完全匹配（图 33-3）。此外，这些研究表明 DE-CMR 可以区分可逆性和不可逆性损伤而与室壁运动、梗死时间和再灌注状态无关[6]。人体研究表明 DE-CMR 和正电子发射断层扫描（见第 32 章）测量的梗死面积与心脏生物标志物的释放峰值有关（见第 7 章）。与单光子发射计算机断层扫描（SPECT）相比，DE-CMR 技术对心内膜下心肌梗死的检测更为敏感，其 40% 以上被 SPECT 漏诊（图 33-4）。使用标准成像参数，DE-CMR 能够显示低至左心室总质量的千分之一、心肌灌注或收缩功能检查技术都无法检测到的心肌梗死。高空间分辨率 DE-CMR 已可用于显示微小梗死，甚至小至 1 g 组织的梗死，否则这只能依靠经皮冠状动脉介入方法实现。

DE-CMR 技术已经得到广泛验证。与正常组织相比，病变组织中钆对比剂分布不同，DE-CMR 基于此而区分存活心肌和非存活心肌。值得注意的是，所有的心肌包括正常的、梗死的或瘢痕的，都会表现出一定程度的强化。传统的钆对比剂由于惰性而定位于细胞外基质，完整的肌细胞膜可阻止它们进入细胞内。正常心肌中肌细胞排列密集，可认为无对比剂进入，且细胞外容积有限（20%）。急性坏死（如急性 MI、心肌炎）时心肌细胞膜破裂，钆对比剂扩散至心肌细胞内，对比剂浓度增加，T1 弛豫时间缩短，从而导致强化增高。慢性阶段，瘢痕取代了坏死组织，间质空间扩大，钆对比剂浓度增加、强化增高。在急性和慢性条件下（以及两者之间的所有阶段），存活的心肌细胞被认为是可以主动排除钆对比剂的。因此，强化增高的统一机制似乎是缺乏存活的心肌细胞，而不是急性坏死、胶原瘢痕或其他形式的不可存活心肌的固有特性。

标准 DE 成像序列是应用了反转脉冲的重 T1 加权分段梯度回波序列。反转脉冲用于将磁化反转

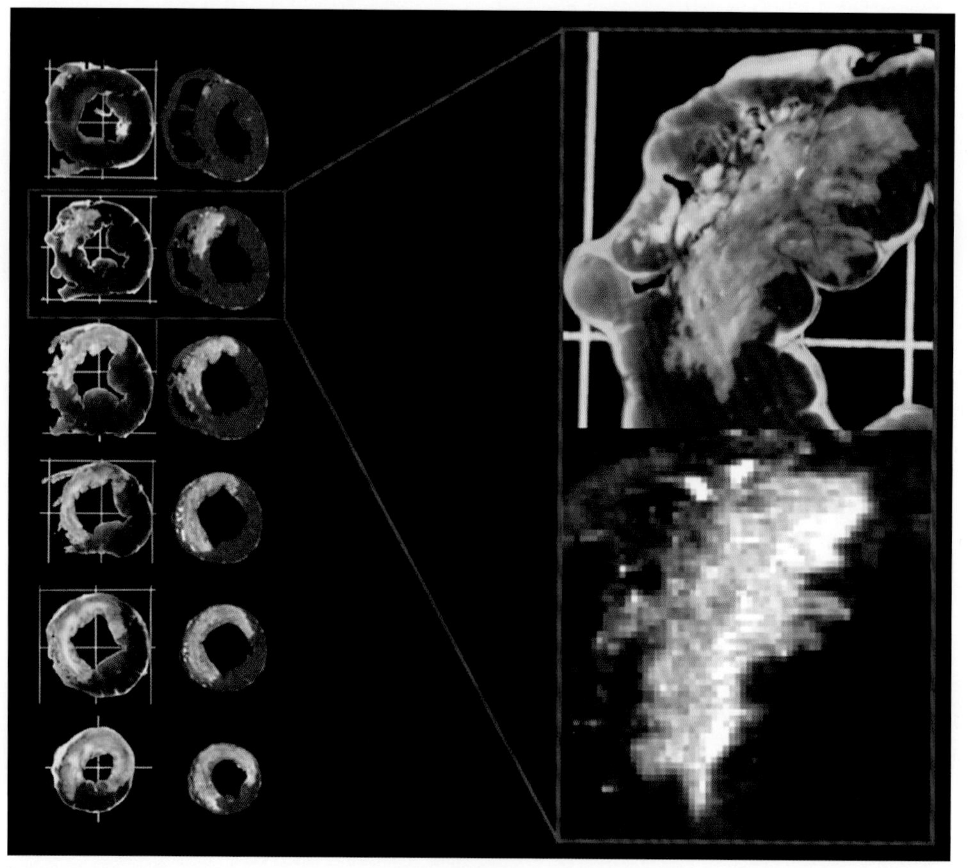

图 33-3　体外高分辨率延迟强化心脏磁共振（右）与组织病理确认的急性心肌细胞坏死（左）的比较。组织学检查［三苯基四氮唑（TTC）染色］确定的梗死区（黄白色区域）的大小和形状与延迟强化心脏磁共振高强化区（明亮）的大小和形状几乎完全匹配。（Adapted from Kim RJ，Fieno DS，Parrish TB，et al：Relationship of MRI delayed contrast enhancement to irreversible injury，infarct age，and contractile function. Circulation 100：1992-2002，1999.）获取更多的图像信息，请点击此处

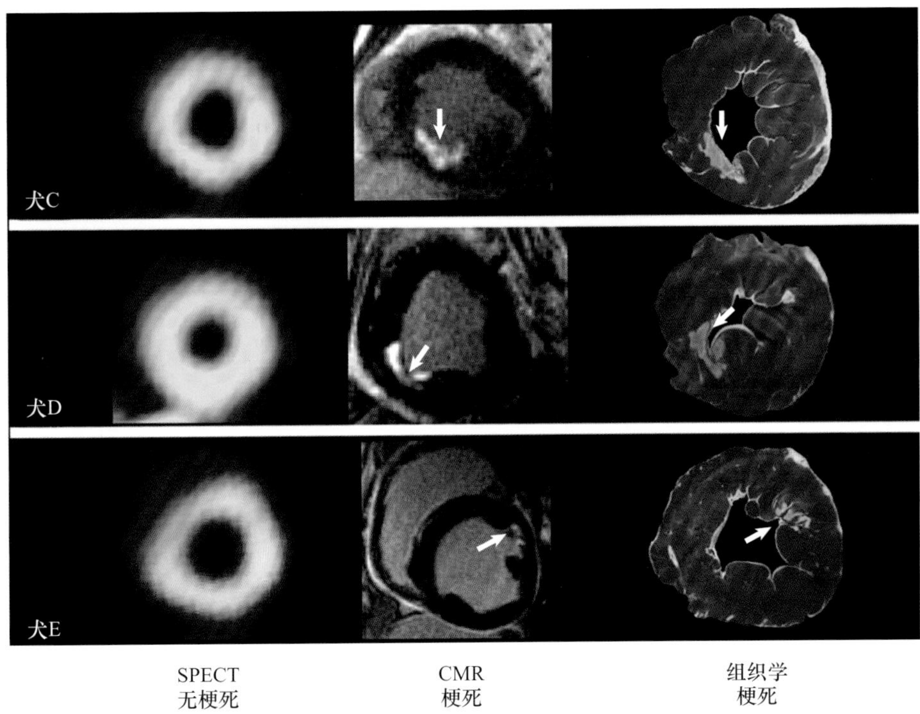

图 33-4 三条心内膜下梗死犬的心短轴切面。与单光子发射计算机断层扫描（SPECT）图像不同，延迟增强心脏磁共振（CMR）更易显示梗死区（箭头）。（Adapted from Wagner A，Mahrholdt H，Holly TA，et al：Contrastenhanced MRI and routine single photon emission computed tomography［SPECT］perfusion imaging for detection of subendocardial myocardial infarcts：an imaging study. Lancet 361：374-379，2003.）

180°。与钆对比剂浓度较低的区域（如正常心肌）相比，浓度较高的区域（例如梗死或瘢痕组织）的磁化恢复到基线的速度更快（因为 T1 值更低）。在反转脉冲后，正常心肌磁化处于零交叉点时，正常心肌的信号受到最大程度的抑制（这时正常心肌呈"无信号"），从而最大程度显示梗死区。由于对比剂浓度的增加，梗死区的磁化将更快地恢复到基线之上（对比剂可加速磁化恢复至基线），因此梗死区显得更亮。

标准 DE 序列是每隔一次心跳采集一次的分段采集，以允许在施加下一个反转脉冲之前恢复正常心肌的纵向磁化，这通常需要大约 8 ～ 12 秒的采集时间。对于严重心律失常或屏气困难的患者，使用稳态自由进动（steady-state free-precession，SSFP）反转恢复读出的单次激发 DE 图像可于较短的成像时间内提供相当的数据。这些图像的空间分辨率和对比噪声比（contrast-to-noise ratio）稍差，但却是此类情况下令人满意的选择[7]。

DE 单次激发反转恢复序列也可获得较长的反转时间（1.5 T 下 550 ～ 600 ms），且在检测血栓方面非常有用[8]。

在这些长反转时间的图像中，与正常心肌和梗死心肌相比，血栓较暗，呈中-高信号。这些检查不需要心肌"洗脱"对比剂，故可在对比剂注射后不久进行，同时等待需合适延迟时间的标准 DE-CMR 成像（参见图 33-2）。

可选序列

形态学静态成像

在许多情况下，采用单次激发黑血和（或）单次亮血技术（如半采集涡轮自旋回波序列和 SSFP 序列）可快速获得心脏和大血管解剖图像，这通常是在标准正交平面（轴位、矢状位或冠状位）中采集的静止帧图像。采集速度快而无需屏息。这些图像很好地显示了整体心肌结构和大血管之间的关系。

T2 加权成像

在不能确定梗死或疑似急性心肌炎的情况下，T2 加权成像可能有助于显示这些疾病急性期特有的水肿。由于对比剂的存在可能会使图像解释变得复杂，所以这些序列是在静脉注射对比剂之前进行的。这些可以通过双重或三重反转快速自旋回波黑血序列或 T2 预备的 SSFP 亮血序列采集。T2 预备亮血序列比黑血序列更不易产生伪影，但亮血序列检测中度水肿区域可能不太敏感，特别是如果水肿局限于

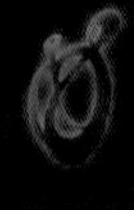

心内膜下[9]。

灌注成像

负荷和静息 CMR 灌注成像越来越多地被用于检测已知或可疑冠心病患者的缺血，且多项研究已证明其类似甚至超过 SPECT 成像已具备的极高的敏感度和特异度[10-11]。再加上对比 SPECT，DE-CMR 可更好地显示心肌梗死，一些中心现在将负荷灌注 CMR 用作一线检查也就不足为奇了，尤其在英国，那里的心脏成像不按“每个程序收费”的形式收费。与通常需注射 6 分钟腺苷（第 3 分钟注射示踪剂）的血管扩张剂放射性核素成像不同，负荷灌注 MR 成像只需要在首过心肌时维持血管扩张，使用简化的腺苷方案（约 3 分钟）。虽然对腺苷的严重反应很少见，但由于影响患者耐受性等中度反应相对常见，缩短时间的方案是有意义的。

其他可选序列

在已知或疑似瓣膜病变时可选择速度编码的血流序列。这些序列可以用来量化通过狭窄瓣膜的血流速度峰值梯度，并测量反流流量。

T1 和 T2 mapping 技术越来越多地被用于心肌梗死和其他心肌疾病的研究中，这两者都可以在注射静脉对比剂之前和（或）之后进行成像。这些序列可以定量评估局部心肌 T1 和 T2 值，并且不受表面线圈敏感度分布图的影响，后者可能导致心脏不同区域的图像强度变化。在未使用对比剂的情况下，T1 和 T2 值在急性坏死相关性水肿组织中会增加，因此，这些序列可显示水肿，并提供可用于定量和系列评估的指标。另外可以通过将使用对比剂前（“初始”）和使用对比剂后的 T1 mapping（见图 33-1）结合起来得出细胞外体积分数的参数图[12]。发生急性心肌坏死和慢性胶原瘢痕时，细胞外体积分数都会增加。

心肌梗死的典型影像学发现

急性缺血性损伤

电影成像

心肌的急性缺血性损伤通常会导致心肌功能障碍，在电影上表现为收缩期室壁增厚程度明显减低，即使在没有梗死的情况下也可能发生这种功能障碍。急性心肌梗死可能会导致受影响的节段一过性肿胀，在 SSFP 电影图像上经常出现明显信号增加，T2 加权可以证明水肿的存在（图 33-5）。

延迟增强心脏磁共振成像（DE-CMR）

急性缺血性损伤不会引起心肌梗死，因此不会出现延迟强化。急性梗死在 DE-CMR 中表现为心内膜下增强的局部区域，并可能根据缺血的持续时间和严重程度，透壁向心外膜延伸（见图 33-5C）。典型心肌梗死遵循血管区域分布。更为严重和长期的缺血性发作通常会导致更大的透壁梗死程度，因为坏死从心内膜下层向心外膜以“波”的形式延伸。如果局部缺血足够严重，则可能导致形成“无血流区”，如 DE-CMR 所表现的那样，它是广泛梗死组织中心的暗信号，不增强的部分（见图 33-5C）。这些区域（见“心肌梗死的特征”部分）是由缺血性损伤引起的微血管损伤，缺血损伤严重到足以在梗死中心引起内皮损伤[13]。总之，由心肌梗死引起的延

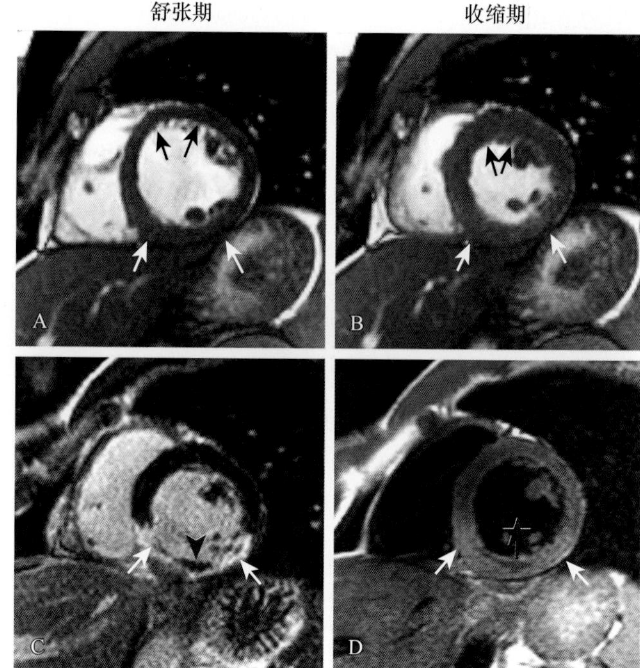

图 33-5　患有急性下壁心肌梗死的患者的舒张期（**A**）和收缩期（**B**）的电影稳态自由进动图像。虽然下壁、下室间隔和下外侧壁心肌在舒张期较厚，但与未梗死的前壁（黑色箭头）相比，收缩期室壁未正常增厚（白箭头）。（**C**）在空间上匹配的延迟增强心脏磁共振（DE-CMR）图像显示了下壁和下室间隔段的透壁梗死（箭头）。DE-CMR 图像上强化的下壁中央的小暗区是一个无血流区域（红箭头），反映了微血管损伤和对比剂摄取不足。（**D**）在同一位置的 T2 加权图像（对比剂使用前）上显示的高信号区域代表水肿（箭头），梗死中央的低信号区域对应无血流区，因并存壁内出血（红星），所以心肌 T2 值较低

迟强化对应于血管灌注区域的心内膜下或透壁强化的区域。

NativeT2 和 T1 成像 /mapping

在急性心肌损伤的情况下，在梗死区域可能会看到信号增强，这反映出水肿的存在和组织 T2 值的增加（见图 33-5D）。有报道称，在冠状动脉闭塞后，相应供血区域的心肌会发生缺血，这个区域就是所谓的“危险区域”，它可以在 T2 加权图像和 T2 mapping 上表现为水肿区域。这种方法引起了业界极大的兴趣，因为与识别梗死区域的 DE-CMR 结合，它可能代表了一种无创地识别“受损”心肌的方法[14]。但是，关于 T2 成像和（或）T2 mapping 描绘危险区域的不确定性仍然存在，因此，这个问题是有争议的[15]。在急性心肌梗死患者中，没有对比剂条件下获得的初始 T1 mapping 也显示 T1 值的增加，表明在急性梗死区域也存在水肿[12]。

慢性缺血性损伤

电影成像

慢性缺血性损伤可能会导致功能受损，伴有局部或整体运动低下，甚至无运动。受影响的节段也可能发生室壁变薄，这可能是由先前的梗死引起的，但也可以在“冬眠心肌”中看到，冬眠是一种潜在的可逆功能障碍。电影成像（没有多巴酚丁胺负荷）无法区分这两种原因（图 33-6）。

延迟增强心脏磁共振成像

类似于急性梗死，慢性梗死也会有延迟强化，而冬眠心肌则不会，从而使它们得以区分，这部分内容会在本章的后面部分详细讨论。

NativeT2 和 T1 成像 /mapping

缺乏水肿的慢性心肌梗死（＞3 ～ 6 个月）将不会显示 T2 加权信号增加或 T2 值增加，从而有可能与急性心肌梗死区分开来，而单独使用 DE-CMR 通常是不可能做到的。最近一些研究表明，在慢性梗死中初始 T1 值会增加，初始 T1 值可用于识别慢性心肌梗死，但是可能会与正常值存在很大的重叠。

临床报告

对于一般临床报告，我们使用美国心脏协会推荐的 17 节段模型。该模型将基底和中部水平分别分为六个部分，将心尖水平分为四个部分，将真正的顶点分为一个部分。我们将收缩期室壁增厚范围从正常到收缩期室壁变薄和运动障碍划分为 5 个等级，然后对每个节段的左心室收缩功能进行视觉分级。我们还提供了左心室射血分数（LVEF），LVEF 是通过对所有短轴和长轴视图的目视检查进行估算的。有特殊情况时，比如在接受潜在心脏毒性药物化疗的患者中，LVEF 是通过平面测量法定量测量的。DE 图像也使用五点标度进行解释。对于每个节段，肉眼观察延迟强化组织的平均透壁程度。重要的是，要将 DE 图像与紧邻的电影图像联系起来分析，电影图像可以提供每个区域的舒张期室壁厚度作为参考。如果 DE 图像是在对比剂洗脱之前扫描的，此时很难区分左心室腔的明亮信号与梗死的心肌，那么这种情况使用电影作为参考将很有帮助。

心脏磁共振成像在心肌梗死中的应用

心肌梗死的诊断

如果错过检查时机，急性心肌梗死患者可能不

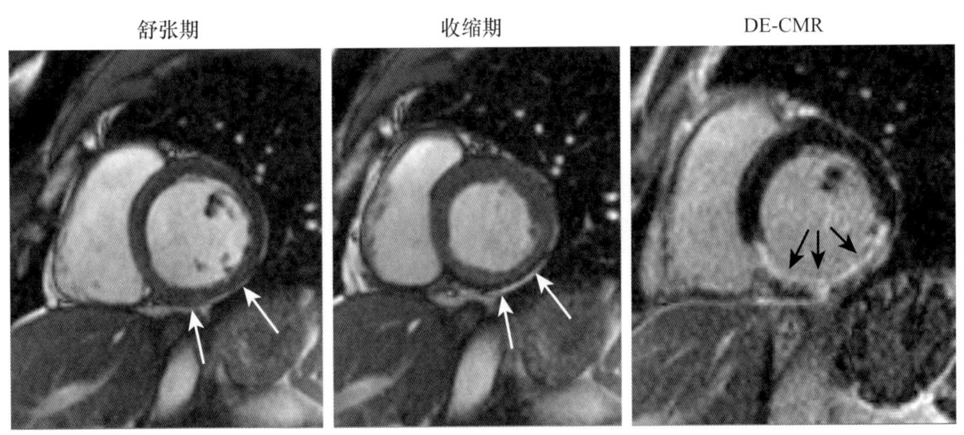

图 33-6 图 33-5 所示患者的 3 个月后图像。下壁和下侧壁心肌（白色箭头）显示舒张期变薄，收缩期无明显增厚。DE-CMR 图像显示了下壁的透壁强化（黑箭头）。没有看到先前在急性期图像上显示的无血流区

出现生物标志物升高，超声心动图（ECG）也未出现异常（见第6章）。此外，除非梗死区域超过心肌壁厚度的20%～50%，否则心脏成像上的室壁运动异常可能不会发生。同样，只有在梗死组织大于10 g后，核素扫描才会显示明显缺损。由于损伤阈值很高，因此超声心动图或SPECT可能会漏诊心肌梗死，尤其是当其较小或位于心内膜下时。室壁运动异常缺乏特异性，它也可能发生在除急性心肌梗死以外的其他疾病中，如Takotsubo心肌病。在这些情况下，难以诊断出急性心肌梗死，此时DE-CMR可能会有所帮助。在一项国际多中心试验中测试了DE-CMR检测急性心肌梗死的性能[16]。在该研究中，分布在美国、欧洲和南美的26个中心使用市面销售的扫描仪，应用多种不同的序列扫描了282例急性心肌梗死患者和首次284例慢性心肌梗死患者。DE-CMR的敏感度随对比剂剂量的增加而增加，对比剂剂量为0.3 mmol/kg时，在急性和慢性心肌梗死中，敏感度分别达到99%和94%。此外，在0.2 mmol/kg或更高的剂量下，超过97%的患者的延迟强化部位与梗死相关动脉的灌注区域相匹配。应该强调的是，该研究证明了DE-CMR对慢性心肌梗死的检测也具有很高的敏感度，尽管与急性心肌梗死相比，它们通常更难检测，因为在愈合过程中可能会发生大幅的梗死面积缩小。

检测无法识别的心肌梗死

由于其敏感度高，DE-CMR已在人群研究中被用以评估无法识别的急性心肌梗死的患病率。Kwong及其同事证明，在临床应用了CMR的患者中，DE-CMR所能识别出的急性心肌梗死的患病率比ECG标准高76%[17]。在一项有可疑冠心病（CAD）但没有心肌梗死病史的研究队列中，Kim及其同事观察到未被识别的心肌梗死患病率比ECG发现的患病率高313%[18]。一项称为ICELAND MI的研究对瑞典670名70岁居民进行研究，发现检出率增加了340%[19]。从公共卫生的角度来看，这些研究的意义可能很大。据估计，美国每年有190 000名患者，欧洲可能有多达300 000名患者患有无法识别的心肌梗死。因为这些估计值仅反映了经ECG识别的患者，但是DE-CMR研究表明实际发生率可能会高出3倍。

有研究者假设，未被ECG标准检出的急性心肌梗死可能体积很小且意义不明确。但是，在Kwong的报告中，DE-CMR检测到的具有无法识别的心肌梗死患者比无心肌梗死者发生严重不良心脏事件的风险高出6倍以上。重要的是，与标准临床危险因素甚至导管检查数据相比，DE-CMR提供的信息对结局的预测效果更强[17]。同样，Kim及其同事的研究报告称，DE-CMR识别到心肌梗死者的全因死亡危险性要11倍高于没有心肌梗死的人。

用于非ST段抬高型心肌梗死（NSTEMI）

在许多患有NSTEMI的患者中，从X线血管造影可能看不到罪犯动脉，特别是在存在血栓溶解的情况下。实际上受影响的动脉是分支血管在其发出处被“阻塞”，或者存在多支血管疾病。在某些研究中，在NSTEMI背景下无法识别梗死相关动脉的总发生率高达50%。在这种情况下，CMR的表现通常可以明确定位梗死相关动脉（图33-7）。

区分心肌梗死以外的心肌损伤

除心肌梗死外，许多其他原因也可引起急性胸痛综合征，并伴有心脏生物标志物的升高，尤其是肌钙蛋白（参见第7章）。多项研究评估了CMR在胸痛、肌钙蛋白升高和冠状动脉通畅患者中的诊断作用。据报道，在这种临床情况下，DE-CMR可在多达65%的患者中提供出新的诊断，其中心肌炎是可查明的最常见原因（60%）[20]。同样，在一项对ST段抬高型心肌梗死患者（STEMI）的大型研究中，在接受了冠状动脉造影后有14%的人没有发现罪犯动脉，而9.5%的人没有明显的CAD。在没有明确的罪犯动脉的研究组中，CMR确定最常见的诊断是心肌炎（31%），其次是Takotsubo心肌病（31%）和无血管造影病变的STEMI（28%）[21]（见第6章）。

与肌钙蛋白相似，DE-CMR检测出的损伤是不可逆性心肌损伤的特异性指标，但对于心肌梗死则没有特异性。DE-CMR的一个潜在优势是延迟强化的模式，可以提供有关心肌损伤原因的重要信息，而不是简单地提示是否存在或程度。因此，随着冠状动脉闭塞时间的增加，缺血性心肌坏死以波的形式从心内膜下向心外膜发展的概念至关重要。相应地，左心室壁的中部或心外膜下延迟强化的原因总是非缺血性的，因为CAD的损害基本只累及心内膜。此外，某些非缺血性疾病（例如心肌炎）具有特征性的延迟强化模式，并且目前已经提出了

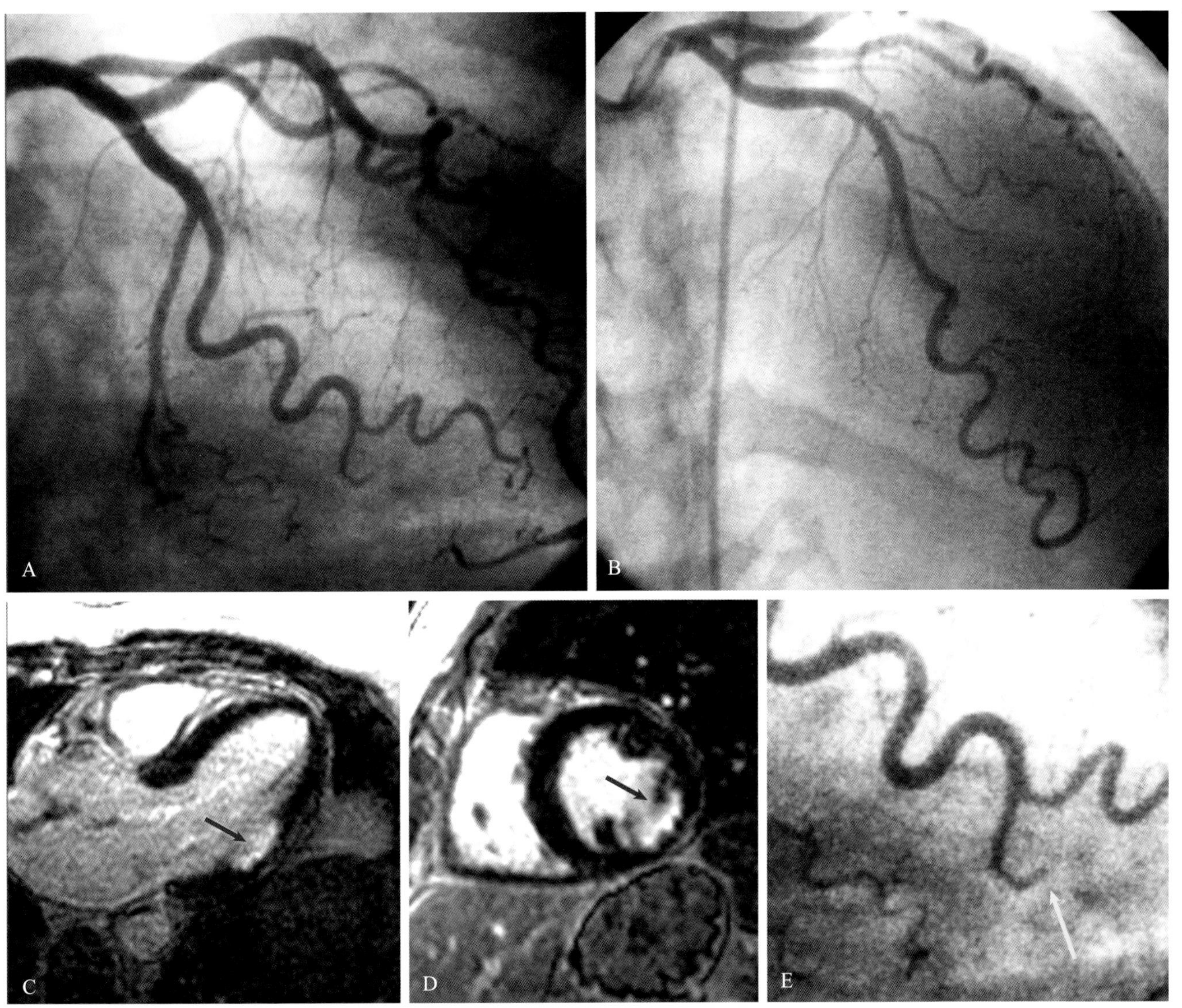

图 33-7　一例非 ST 段抬高型心肌梗死患者的磁共振成像。最初的诊断性冠状动脉造影呈阴性结果（**图 A**，**B** 为造影图像中两帧），建议行磁共振成像。（**C**，**D**）磁共振延迟增强扫描提示下侧壁局灶性强化（红箭头），与回旋支支配区域心肌梗死一致。回顾冠状动脉造影结果（**E 图**为 **A 图**的局部放大图像），可见钝缘支明显的细微梗阻（E 图中黄箭头）

一种系统化的方法来解释心肌病患者的 DE-CMR 图像[22]。

心肌梗死的特征

DE-CMR 还可以评估急性心肌梗死内的损伤程度。DE-CMR 不仅可以简单地确定急性梗死区域，还可以将仅有坏死性心肌细胞的急性心肌梗死与同时具有坏死性心肌细胞和受损的微血管系统的心肌梗死区分开。在 DE-CMR 的延迟强化区域中包含一个暗的、不增强的中心区域，称为无血流区，代表对比剂延迟扩散进入广泛性梗死的中央区域（参见图 33-5C）。即使在心外膜冠状动脉恢复通畅后，这些区域仍代表着心肌组织水平灌注受损。无血流区通常出现在透壁梗死中，是暂时性现象，因为通常在 4 ～ 6 周后就消失了。在给定的检查中，它们也是短暂的现象，因为在使用对比剂后，早期空间范围较大，但是随着时间的流逝，对比剂会扩散到损伤区域，无血流区可能会消失。微血管梗阻的存在与不良预后相关，包括不良的心室重构，室性心律失常和主要不良心血管事件（见第 24 章和第 36 章）[23]。有时患者可能会出现多处梗死的情况，并且每处的严重情况都不确定。如前所述，DE 成像能在急性和慢性 MI 中均显示出延迟强化，因此其本身无法对两者进行区分。但是，微血管阻塞的存在提示急性心肌梗死，也有其他的一些发现可提示延迟强化的区域可能是急性 MI，包括电影成像时室壁厚度的增加和 T2 加权成像时水肿的存在。对于慢性心肌梗死，这三个特征的缺乏是有提示意义的，但

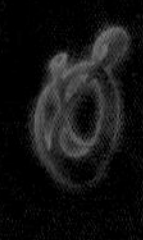

这并不是特异性的，因为在急性心肌梗死的情况下，如果梗死较小且为心内膜下梗死时，这些特征也可能不存在。

心肌梗死急性并发症的影像学检查

右心室心肌梗死

在急性下壁心肌梗死患者中，即使体检时右胸前导联心电图和超声心动图检查阴性，DE-CMR 仍可在将近 25% 的患者中检测到右心室（RV）受累（见第 26 章）。典型的 DE-CMR 表现为广泛左心室下壁心肌梗死累及右心室下壁以及可能累及右心室游离壁[24]。

心脏破裂

此类患者很少进行影像学检查，而这些患者常存在闭合性心脏破裂，CMR 成像能识别受累心肌节段的局灶性收缩功能异常，以及心包积液和心包血肿。DE-CMR 成像显示罪犯梗死区域透壁性心肌梗死改变（见第 26 章）。

室间隔缺损

尽管超声心动图能充分评估室间隔缺损，但 CMR 成像能显示室间隔缺损、跨间隔血流和潜在的心肌梗死（见第 26 章）。此外，CMR 能无创性地测量肺循环血量与体循环血量比值（Qp/Qs），这项指标在更小室间隔缺损和室间隔器械封堵患者的影像学随访中发挥重要作用。

心包炎 / 心包积液

CMR 成像提示，高达 31% 的急性 ST 段抬高型心肌梗死患者伴有心包炎症，常表现为心包积液和延迟增强扫描的异常强化（见第 26 章）[25]。心包积液常表现为心包内高信号液体，CMR 检查易于识别。伴发出血会引起心包内液体的密度增加，因此 CMR 通常也能识别。对于心包增厚亦能清楚显示。延迟增强能有效评估心肌强化与否，凸显心包炎症，且能与慢性纤维化心包增厚相鉴别，后者无延迟强化表现。

心肌梗死慢性并发症成像

血栓

DE-CMR 成像是识别左心室血栓最敏感的成像技术，其识别心室血栓的能力大约是 CMR 电影成像和经胸超声心动图成像的 2 倍（见第 26 章）。临床上，心室血栓常位于陈旧梗死区域，此区域内室壁运动异常和陈旧梗死可能产生的内皮细胞剥脱导致血栓病灶的形成。后者的机制源于 CMR 研究数据表明缺血性心肌病患者血栓形成风险大约是非缺血性同等区域收缩功能障碍患者的 5 倍，此外，高于 50% 的心肌梗死是形成血栓的附加危险因素（图 33-8）[26]。特别是，心室血栓常伴随室壁瘤同时存在（见图 33-8C 和 8D）。

在 CMR 电影成像中，血栓常显示为心腔内充盈缺损，并因与肌小梁和乳头肌相连而鉴别。然而。非对比剂增强检查很难诊断附壁血栓，相较于对比剂增强检查，CMR 电影诊断的灵敏度很可能低于 40%。

基于组织特征而非仅仅解剖学成像的延迟强化 CMR 检查能识别血栓，相较于 CMR 电影成像和超声心动图，可能实现进一步描述血栓特征。基本的潜在的成像原理是血栓内部无血管，不摄取钆对比剂。因此，血栓在 DE-CMR 成像上显示为被心室亮的血液和强化的心肌包绕的无增强缺损区域。正常心肌与血栓的信号强度差别可以通过 DE-CMR 成像序列，即通过将反转时间增加至无血管组织（例如血栓）成像的时间（500 ～ 600 ms）来凸显血栓成像[8]。通过长反转时间成像，对比剂摄取的区域，例如存活心肌，图像信号强度增加，然而血栓呈现出均匀的轮廓更为清晰的黑信号，尤其见于附壁血栓（见图 33-8C 和 D）。DE-CMR 成像的长反转恢复变异是通过多层面单次激发反转恢复稳态自由进动序列获得的，从而可以快速扫描血栓，也可用于心律失常和扫描不配合的患者。

室壁瘤

在大多数病例中，确切的影像学特征可以用来区别真性室壁瘤（完整的变薄的心肌）和假性室壁瘤（包括破裂）（见图 33-8C 和 D）（见第 26 章）。真性室壁脉瘤瘤颈宽，与室壁瘤基底部直径相同，而假性室壁瘤，代表着闭合性破裂，表现为典型的狭颈和宽基底。然而，根本上，二者的真正区别是真性室壁瘤中残留的心肌组成了真性动脉瘤的损伤的边界，而假性动脉瘤则缺乏此边界。CMR 电影序列常常可见室壁瘤独立区别于心包。相反的，如果心包组成了室壁瘤的边界而不伴有残留心肌，这个损伤应该被认定为假性室壁瘤。延迟强化成像区别二

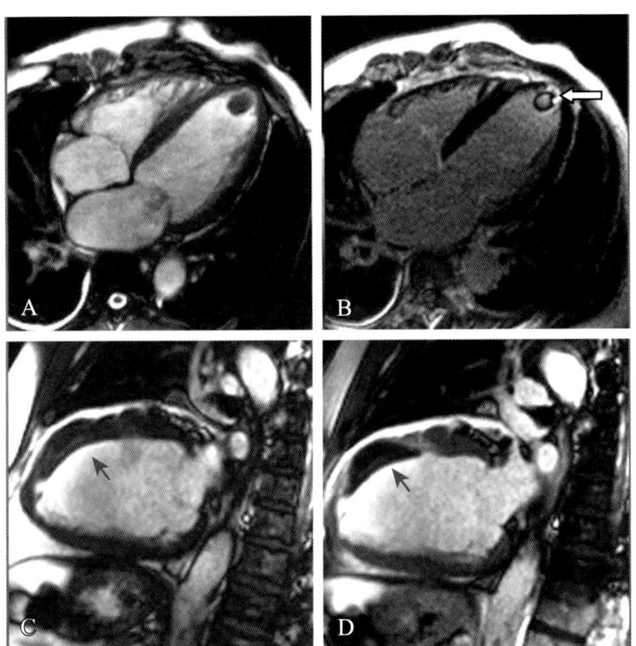

图 33-8 四腔心电影层面（**A**）心腔内血栓可被识别为区别于肌小梁和乳头肌的充盈缺损，在延迟强化中显示更为明显（**B**），依附于之前的心尖部心肌梗死区（白箭头）。血栓有时在常规反转时间延迟增强扫描图像上呈现为侵蚀样表观，但在长反转时间图像（550 ～ 660 ms）呈现为均匀的黑色信号。在另一例前壁室壁瘤内附有附壁血栓的患者中，对比前两腔电影稳态自由进动序列成像（**C**）无法清晰区别血栓（红箭头）和心肌，因为二者信号强度相同。（**D**）长反转时间（600 ms）的对比后电影稳态自由进动序列成像能够清晰地鉴别血栓和心肌。超声心动图无法识别这个血栓

者也很有帮助，因为假性室壁瘤的心包常显示延迟强化，而真性室壁瘤发生强化的可能性很低。两种室壁瘤都与附壁血栓相关。

预测功能恢复和结局

预测左心室恢复

在急性心肌梗死的情况下，及时恢复冠状动脉血流可以挽救存活心肌，提高左心室射血分数和长期存活率（见第 13 章）。然而，在冠状动脉血流恢复灌注早期，心肌功能异常可能继续存在，鉴别其是由心肌坏死还是心肌顿抑引起的具有重要意义（见第 24 章）。大量研究表明，在急性心肌梗死的情况下，DE-CMR 成像测量出的心肌梗死透壁程度（transmural extent of infarction，TEI）能够高度预测晚期室壁运动恢复情况。也就是说，某一心肌节段透壁梗死范围越大，心肌功能恢复的可能性越低。

在一项代表性研究中，大约有 80% 的无心肌梗死节段显示功能改善，而仅有 5% 的梗死透壁程度大于 75% 的心肌节段显示功能改善。中等透壁性梗死范围区域显示出中等水平的功能恢复。除了预测节段功能恢复，DE-CMR 成像也能预测整体功能恢复。在每个患者基础上，功能异常但存活（梗死透壁程度＜ 25%）的阶段总数与左心室射血分数直接相关。大量研究随后证实 DE-CMR 成像显示的强化透壁程度能够预测心肌梗死后的功能改善。

预测血运重建影响

在心肌梗死后发生严重心肌功能障碍，未完全血运重建和尚未完成血运重建的患者中，引起普遍的临床关注的问题是是否需要继续进行血运重建治疗。在这种情况下，血运重建后左心室射血分数的改善极大可能改善症状和结局，但功能恢复依赖于存活心肌。大量研究表明，在慢性冠状动脉疾病患者中，功能改善的可能性与 DE-CMR 成像显示出来的逐步的心肌梗死透壁程度反向相关。也就是说，梗死透壁程度越大，任一节段室壁运动功能恢复的可能性越低。另外，小范围或无强化与血运重建后功能会改善有很大关联（图 33-9）。这项观察结果甚至在血运重建前无运动或运动障碍的节段也同样适用。

当我们在阐述 DE-CMR 成像在这种情况下所能提供的信息时，更应该利用它所能提供的高分辨率；DE-CMR 成像让透壁性存活和（或）梗死心肌变得可视化，因此改变了活力心肌的评估从二分类的是或否转向一个连续性评估，后者能更好地反映现实情况。连续性划分心肌活力是 DE-CMR 成像的一大优势。因此，基于单个界值预测心肌功能改善没有生理基础，预测效果不会理想。

心肌活力评估的其他方面

相较于其他竞争成像方式如 SPECT 成像，延迟强化成像显著提高了空间分辨率。然而，即使 SPECT 成像有同样的空间分辨率，DE-CMR 扫描仍然有显著性优势，在于它能够同时评估存活和梗死心肌的量。DE-CMR 扫描的这个特性在鉴别冬眠心肌和由于广泛性瘢痕变薄的心肌中意义更为重要。基于这一原则举个例子，请考虑对一个有显著变薄的（舒张末期＜ 5.5 mm）的功能异常心肌区域的患者的评估。经典的超声教学可以推断这些区域无一例外表现为透壁性心肌梗死，核素灌注显像预测相应区域无活性，仅仅是基于变薄区域相较于远段和正常心肌放射性计数显著降低。然而，CMR 成像提示以上

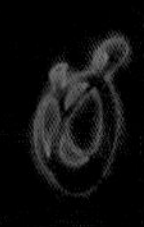

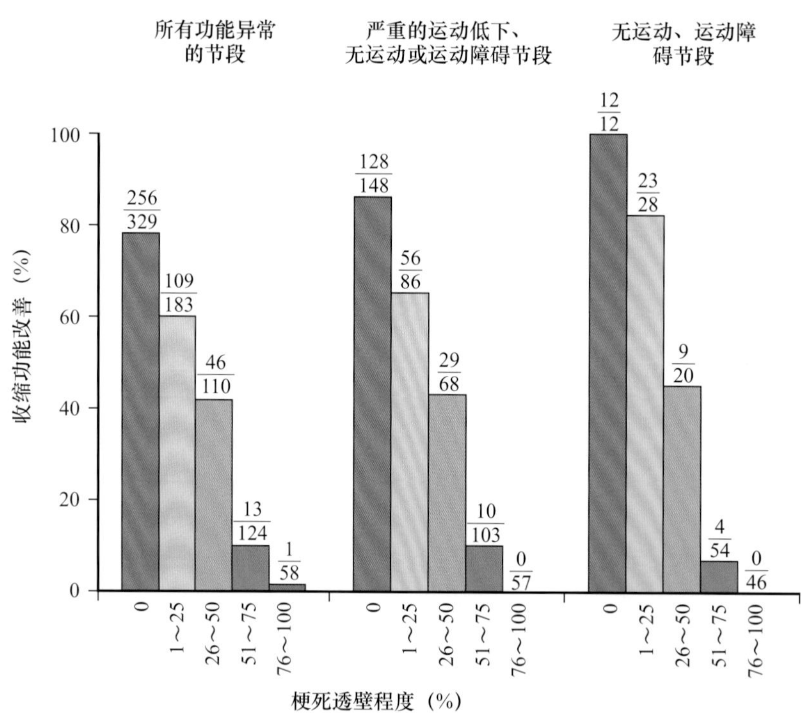

图 33-9　在 CMR 延迟强化成像上，血运重建室壁运动恢复的可能性与梗死透壁程度（强化）反向相关，即使在严重运动低下、无运动或运动障碍节段也同样适用。（From Kim RJ，et al：The use of contrast-enhanced magnetic resonance imaging to identify reversible myocardial dysfunction. N Engl J Med 343：1445-1453，2000.）

诊断并不总是正确的。Shah 和他的同事们发现一组包含 1055 例患者中，19% 完成 CMR 检查并提示局部室壁变薄（＜ 5.5 mm），变薄心肌平均占左心室的 34%[27]。在这些变薄局部，18% 发现有局限性瘢痕负荷（＜ 50% 的延迟强化），这些患者在进行血运重建治疗后都表现为显著的收缩功能改善（图 33-10）。更突出的是，在这些局限性瘢痕负荷局部，出现了显著性心肌室壁负性重构和变薄室壁的消失，舒张期室壁厚度从均值 4.4 mm 增加到均值 7.5 mm（见图 33-10）。因此，在预测血运重建后心肌收缩功能改善和负性重构上，心肌节段瘢痕总量与存活总量之间的关系比存活的绝对值更加重要。

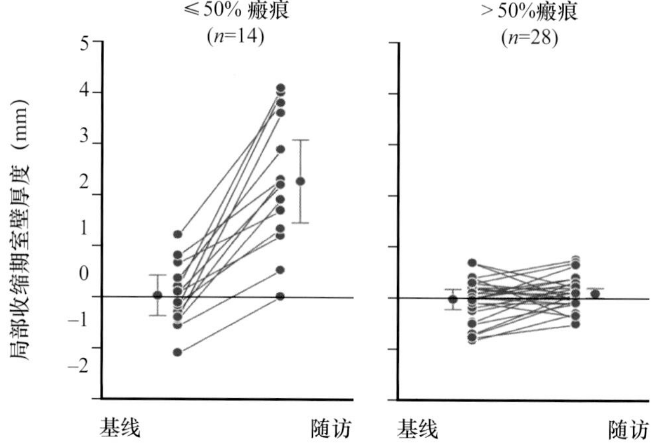

图 33-10　左心室局部室壁变薄和无运动的患者，在血运重建治疗后，收缩功能显著改善。然而，收缩功能（例如，收缩期室壁增厚）仅在局限性瘢痕负荷（≤ 50% 透壁瘢痕）患者中显著改善。（Modified from Shah DJ，et al：Prevalence of regional myocardial thinning and relationship with myocardial scarring in patients with coronary artery disease. JAMA 309：909-918，2013.）

临床实验中应用

针对急性心肌梗死的新疗法的最终目的是降低死亡率。在当今时代，急性心肌梗死治疗是行之有效的；因此，试图进一步通过新疗法来降低死亡率越来越困难，必要的大样本量研究相应面临物流和资金的障碍。因此，人们对于寻找替代终点来评估急性心肌梗死治疗的有效性产生了极大的兴趣。梗死面积作为特别受欢迎的替代终点主要有以下几点原因。第一，在早期筛查研究中，它能够很有效地检测一种新的疗法是否具有生物学活性。第二，它可以作为二阶段剂量范围研究的终点来检测有效性和或安全性。第三，它可以提示晚期死亡受益，因此可用于长期研究，即使早期研究受益不显著。例如，梗死面积的减少会带来心室重构的长期改善，这种受益在 30 天死亡率上是无法体现出来的。第四，它可以提供一种改善结局的机制，因为急性心肌梗死预后很大程度是由梗死面积决定的。一些研究报道，

DE-CMR 扫描测量的梗死面积是强于左心室射血分数和左心室容积的强有力的结局预测因子[28-29]。

Reimer 和 Jennings 称心肌梗死为“不断变化的解剖学参考基础”，因此 CMR 图像采集时间需要注意，也就是说，梗死面积随着时间会发生变化。在急性心肌梗死时期，水肿和肿胀会导致梗死面积几乎翻倍，而在慢性时期则显著缩小（梗死面积减少高达 75%），这是由于坏死被胶原瘢痕替代。随着时间的推移，这些发现在 CMR 评估梗死面积的研究中已被证实。Fieno 和他的同事们发现，在犬模型中，4 ～ 8 周晚期梗死面积平均只是梗死 3 天时的 24%。此外，存活心肌的质量随时间缓慢增加，尽管心肌肥大的时间段与梗死重吸收的不同。更重要的是，左心室整体质量的测量并不能反映这种分别发生于梗死和存活局部的变化。这些结果都强调了 DE-CMR 扫描的作用可以进一步评估梗死后心室重构，通过持续性心室改变的评估（例如梗死组织的重吸收和存活心肌的肥大），在心室容积和质量出现变化前识别心室重构变化。

另一个“不断变化的解剖学参考基础”重要的意思是急性期到慢性期强化面积的减少并不会引起关于强化区域描述的困惑。早期的一些研究提出急性期延迟强化代表梗死心肌和周围一圈存活心肌，而慢性期延迟强化仅仅代表梗死心肌，并努力解释延迟强化面积的差异，这个阐述是不正确的。因为在急性期和慢性期，延迟强化都是描述梗死，而梗死面积本身是动态变化的（见第 4 章和第 24 章）。

一些研究表明 DE-CMR 扫描测量的心肌梗死是高度可重复的。高的可重复性表明 DE-CMR 扫描能够强有力识别梗死面积的细微改变，有望实现以梗死面积作为有效终点的临床试验样本量的显著性降低。少数研究将 DE-CMR 扫描测量的心肌梗死面积直接与 99mTc-SPECT 测量的心肌梗死面积比较，尽管后者被认为是心肌梗死定量的最可行技术。一项早期的 Mahrholdt 和他的同事们的研究表明在慢性心肌梗死人群中，DE-CMR 扫描测量的心肌梗死面积标准差为 6% 而 SPECT 是 7.5%。由于 DE-CMR 扫描会带来变异性 20% 的减低（1.5/7.5），增加的准确性会使得样本量减少接近 40%。同样的，Lunde 和他的同事们评估了一批在急性期和慢性期冠状动脉内注射了单核骨髓细胞患者的心肌梗死面积。在对照组，心肌梗死的早期和晚期，DE-CMR 扫描测量的梗死面积标准差都低于 SPECT 测量值（分别为 14.0 *vs*. 21.1 和 12.5 *vs*. 20.9）[3]。尽管梗死面积会随着研究人群不同而变化（例如，前壁心肌梗死发生率高的队列有更大的平均梗死面积和标准差），这些数据提示使用 DE-CMR 扫描整体变异性更低且会带来样本量的较大差异。结果使得人们对于 DE-CMR 扫描定量测量心肌梗死的兴趣与日俱增。

结论

在已知或可疑心肌梗死患者中，CMR 检查能提供一个全面的、多方面的心脏观察角度。来自多中心临床试验的数据表明，DE-CMR 扫描是一项经过充分验证的、可靠的技术，在全世界普遍可用的扫描仪上都易于实现，其有效性可与检测和评估急性和慢性心肌梗死的最佳成像技术相媲美。当患者处于心脏生物标志物的诊断窗口之外时，CMR 的应用性可能更大。此外，由于 CMR 能独一无二地鉴别缺血性和不同的非缺血性形式的损伤，它在诊断不确定的病例方面尤其有帮助，例如在伴随典型的心肌梗死特征但冠状动脉造影未显示病变的患者中。即使心肌梗死的诊断已经明确，CMR 亦可以为心肌梗死后一系列后遗症的鉴别和进一步梗死特征的确定提供临床相关信息。由于 CMR 延迟增强扫描的高准确性和可重复性，在许多临床试验中，该技术被越来越多地用作定量梗死面积的首选方法。

经典参考文献

Choi KM, et al.: Transmural extent of acute myocardial infarction predicts long-term improvement in contractile function, *Circulation* 104:1101–1107, 2001.

Fieno DS, et al.: Contrast-enhanced magnetic resonance imaging of myocardium at risk: distinction between reversible and irreversible injury throughout infarct healing, *J Am Coll Cardiol* 36:1985–1991, 2000.

Kim RJ, et al.: The use of contrast-enhanced magnetic resonance imaging to identify reversible myocardial dysfunction, *N Engl J Med* 343:1445–1453, 2000.

Simonetti OP, et al.: An improved MR imaging technique for the visualization of myocardial infarction, *Radiology* 218:215–223, 2001.

Wagner A, et al.: Contrast-enhanced MRI and routine single photon emission computed tomography (SPECT) perfusion imaging for detection of subendocardial myocardial infarcts: an imaging study, *Lancet* 361:374–379, 2003.

参考文献

1. Thygesen K, et al.: Third universal definition of myocardial infarction, *J Am Coll Cardiol* 60:1581–1598, 2012.
2. Ghosn MG, Shah DJ: Important advances in technology and unique applications related to cardiac magnetic resonance imaging, *Methodist Debakey Cardiovasc J* 10:159–162, 2014.
3. Kim HW, Farzaneh-Far A, Kim RJ: Cardiovascular magnetic resonance in patients with myocardial infarction: current and emerging applications, *J Am Coll Cardiol* 55:1–16, 2009.
4. Kramer CM, et al.: Standardized cardiovascular magnetic resonance (CMR) protocols 2013 update, *J Cardiovasc Magn Reson* 15:91, 2013.
5. Grothues F, Braun-Dullaeus R: Serial assessment of ventricular morphology and function, *Heart Fail Clin* 5:301–314, 2009.
6. Van Assche LM, Kim HW, Kim RJ: Cardiac MR for the assessment of myocardial viability, *Methodist Debakey Cardiovasc J* 9:163–168, 2013.
7. Wildgruber M, et al.: Inversion-recovery single-shot cardiac MRI for the assessment of myocardial infarction at 1.5 T with a dedicated cardiac coil, *Br J Radiol* 85:e709–e715, 2012.
8. Weinsaft JW, et al.: Contrast-enhanced anatomic imaging as compared to contrast-enhanced tissue characterization for detection of left ventricular thrombus, *JACC Cardiovasc Imaging* 2:969–979, 2009.
9. Viallon M, et al.: T2-weighted cardiac MR assessment of the myocardial area-at-risk and salvage area in acute reperfused myocardial infarction: comparison of state-of-the-art dark blood and bright blood T2-weighted sequences, *J Magn Reson Imaging* 35:328–339, 2012.
10. Schwitter J, et al.: MR-IMPACT II: Magnetic Resonance Imaging for Myocardial Perfusion

Assessment in Coronary Artery Disease trial: perfusion-cardiac magnetic resonance vs. single-photon emission computed tomography for the detection of coronary artery disease: a comparative multicentre, multivendor trial, *Eur Heart J* 34:775–781, 2013.

11. Greenwood JP, et al.: Cardiovascular magnetic resonance and single-photon emission computed tomography for diagnosis of coronary heart disease (CE-MARC): a prospective trial, *Lancet* 379:453–460, 2012.
12. Salerno M, Kramer CM: Advances in parametric mapping with CMR imaging, *JACC Cardiovasc Imaging* 6:806–622, 2013.
13. Wu KC: CMR of microvascular obstruction and hemorrhage in myocardial infarction, *J Cardiovasc Magn Reson* 14:68, 2012.
14. Arai AE, Leung S, Kellman P: Controversies in cardiovascular MR imaging: reasons why imaging myocardial T2 has clinical and pathophysiologic value in acute myocardial infarction, *Radiology* 265:23–32, 2012.
15. Croisille P, Kim HW, Kim RJ: Controversies in cardiovascular MR imaging: T2-weighted imaging should not be used to delineate the area at risk in ischemic myocardial injury, *Radiology* 265:12–22, 2012.
16. Kim RJ, et al.: Performance of delayed-enhancement magnetic resonance imaging with gadoversetamide contrast for the detection and assessment of myocardial infarction: an international, multicenter, double-blinded, randomized trial, *Circulation* 117:629–637, 2008.
17. Kwong RY, et al.: Impact of unrecognized myocardial scar detected by cardiac magnetic resonance imaging on event-free survival in patients presenting with signs or symptoms of coronary artery disease, *Circulation* 113:2733–2743, 2006.
18. Kim HW, et al.: Unrecognized non-Q-wave myocardial infarction: prevalence and prognostic significance in patients with suspected coronary disease, *PLoS Med* 6:e1000057, 2009.
19. Schelbert EB, et al.: Prevalence and prognosis of unrecognized myocardial infarction determined by cardiac magnetic resonance in older adults, *JAMA* 308:890–896, 2012.
20. Leurent G, et al.: Diagnostic contributions of cardiac magnetic resonance imaging in patients presenting with elevated troponin, acute chest pain syndrome and unobstructed coronary arteries, *Arch Cardiovasc Dis* 104:161–170, 2011.
21. Larson DM, et al.: False-positive cardiac catheterization laboratory activation among patients with suspected ST-segment elevation myocardial infarction, *JAMA* 298:2754–2760, 2007.
22. Senthilkumar A, et al.: Identifying the etiology: a systematic approach using delayed-enhancement cardiovascular magnetic resonance, *Heart Fail Clin* 5:349–367, 2009. vi.
23. Klug G, et al.: Prognostic value at 5 years of microvascular obstruction after acute myocardial infarction assessed by cardiovascular magnetic resonance, *J Cardiovasc Magn Reson* 14:46, 2012.
24. Jensen CJ, et al.: Right ventricular involvement in acute left ventricular myocardial infarction: prognostic implications of MRI findings, *AJR Am J Roentgenol* 194:592–598, 2010.
25. Doulaptsis C, et al.: Assessment of early post-infarction pericardial injury by CMR, *JACC Cardiovasc Imaging* 6:411–413, 2013.
26. Weinsaft JW, et al.: LV thrombus detection by routine echocardiography: insights into performance characteristics using delayed enhancement CMR, *JACC Cardiovasc Imaging* 4:702–712, 2011.
27. Shah DJ, et al.: Prevalence of regional myocardial thinning and relationship with myocardial scarring in patients with coronary artery disease, *JAMA* 309:909–918, 2013.
28. Lonborg J, et al.: Final infarct size measured by cardiovascular magnetic resonance in patients with ST elevation myocardial infarction predicts long-term clinical outcome: an observational study, *Eur Heart J Cardiovasc Imaging* 14:387–395, 2013.
29. Klem I, et al.: Prognostic value of routine cardiac magnetic resonance assessment of left ventricular ejection fraction and myocardial damage: an international, multicenter study, *Circ Cardiovasc Imaging* 4:610–619, 2011.

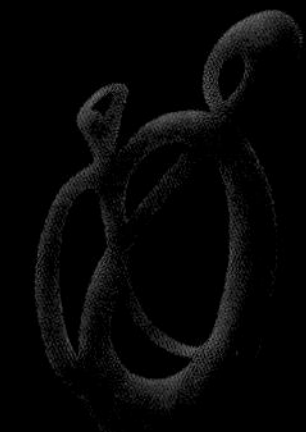

第 5 部分 出院和出院后管理

34 心肌梗死后心脏康复和二级预防的新概念

Rod S.Taylor and Ann-Dorthe Olsen Zwisler
冯雪　译

引言

心肌梗死（MI）患者的循证治疗具有良好的预后，并显著降低了死亡率（第2章）。然而，在急性心肌梗死中幸存的患者复发心肌梗死和死亡的风险仍然较高，并且出院后还会伴有临床症状和身体、心理或社会功能减退，这可能会影响与健康相关的生活质量[1]。因此，心肌梗死后心脏康复和二级预防服务的有效性和可及性极其重要。当前的国际临床指南，包括美国心脏协会、美国心脏病学会和欧洲心脏病学会的指南，均认可康复和二级预防是标准的 MI 后管理的关键要素[2-5]。

过去 80 年来，MI 后康复的治疗方法已经发生了根本性的变化。在 20 世纪 30 年代，身体活动受限和长时间卧床休息是 MI 患者的标准护理。随后的实践发展，例如椅子疗法（20 世纪 40 年代），每天短暂步行 3 ～ 5 分钟（20 世纪 50 年代）以及对 MI 住院患者早期活动的结构化心脏康复计划（20 世纪 60 年代），发展出了当今为广大动脉粥样硬化性心血管疾病患者提供的多学科、全面的心脏康复和二级预防计划[6]。

卫生保健政策与研究机构的以下定义涵盖了这些当代的概念：

> 心脏康复（和二级预防）服务是全面的长期计划，涉及医学评估、运动处方、改善心脏危险因素、教育和咨询。这些计划旨在限制心脏疾病的生理和心理影响，降低猝死或再梗死的风险，控制心脏的症状，稳定或逆转动脉粥样硬化过程，并改善目标患者的心理和职业状况[6a]。

尽管运动训练仍然是干预的基石，但是当前的实践指南始终建议“全面康复”计划，其中应包含必要的核心组成部分，以最大化降低心血管疾病的风险，促进健康的行为和对这些行为的依从性，减少残疾并促进积极的生活方式[2]。

对于在急性心肌梗死中幸存下来的患者，应在住院环境中开始心脏康复和二级预防服务，并继续进行早期门诊和晚期门诊阶段的随访（图 34-1）。尽

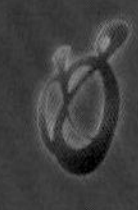

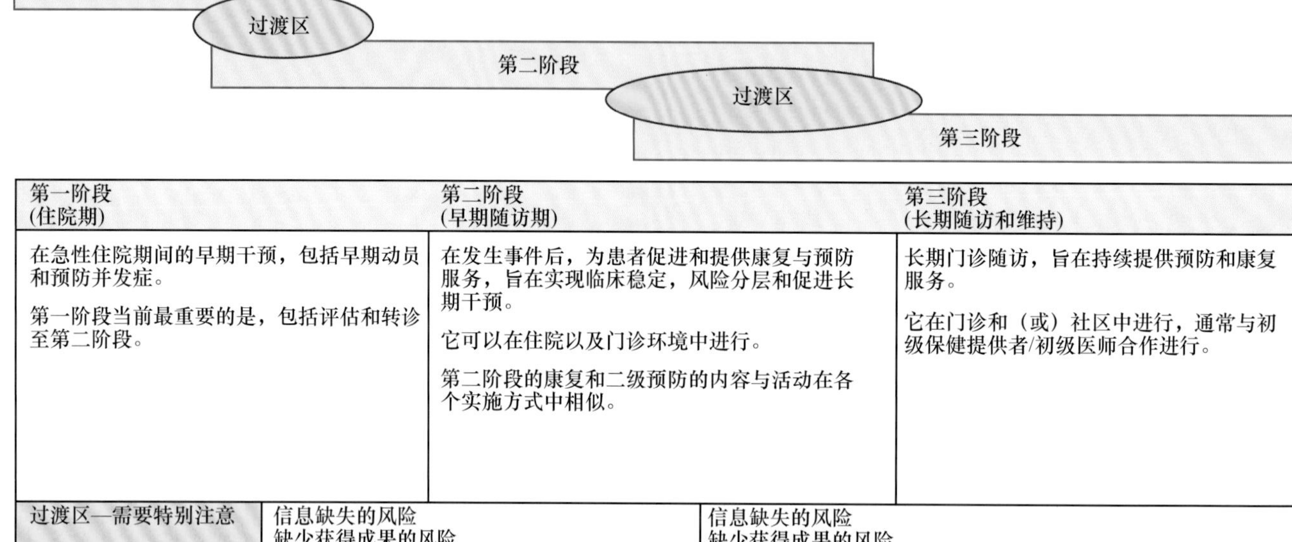

图 34-1　急性冠状综合征后心脏康复和二级预防的流程

管在许多国家中，这种住院和早期门诊医疗服务均由医疗保健提供者和保险公司承保，但后期门诊或“维持”计划的费用通常需要由患者自己承担。

本章介绍了心肌梗死后心脏康复和二级预防的证据，重点是系统评价和 meta 分析的结果。使用当前备受瞩目的国际惯例和政策声明，详细介绍心脏康复和二级预防的组成部分；最后，讨论了康复和二级预防服务当前和未来的主要挑战。

心脏康复和二级预防的证据

二十多年前首次发表了关于心脏康复的系统评价和 meta 分析，报告称，在来自 22 个随机对照试验（RCT）超过 4300 名心肌梗死后患者的汇总数据显示，与无运动康复的对照组相比，基于运动的心脏康复全因死亡率和心血管死亡率降低了 20% ～ 25%。此后，发表了许多有关心脏康复和二级预防的系统评价 /meta 分析的更新版本[7]。

2016 年 Cochrane 系统评价和 meta 分析“基于运动的冠心病心脏康复”提供了可用证据的有效总结[8]。表 34-1 总结了 2016 年 Cochrane 评价的纳入和排除标准，检索了截至 2014 年 7 月 Cochrane 对照试验中心注册资料库，MEDLINE，EMBASE，CINAHL 和《科学引文索引》。尽管此更新总共包括 14 486 名患者，但大多数试验的规模都相对较小（患者中位数

表 34-1　2016 年 Cochrane 评价的纳入和排除标准

纳入标准
● 研究设计：基于运动的 CR 的 RCT，随访期为随机分组后至少 6 个月
● 人群：患有 MI 或接受血运重建术［冠状动脉旁路移植术（CABG），经皮冠状动脉介入治疗（PCI）］或患有心绞痛或通过血管造影确定的冠心病的所有性别或年龄的患者
● 干预：基于运动的 CR，定义为有监督或无监督的住院，门诊或社区或家庭为基础的干预措施，包括某种形式的运动训练，既可以单独进行，也可以包括心理和（或）教育干预措施
● 控制：标准医疗护理，例如药物治疗，但没有任何形式的结构化运动训练计划
● 结果：以下一项或多项结果：死亡（与心血管疾病相关的总死亡率）；MI（致命和非致命）；血运重建（CABG 和 PCI）；住院；使用经过验证的工具（例如 Short-Form-36，EQ-5D）评估的与健康有关的生活质量；或成本和成本效益
排除标准
研究专门招募患有心力衰竭、心房颤动、心脏瓣膜手术后，进行心脏移植或植入心脏再同步化装置或埋藏式心脏复律除颤器的患者；或在随机分组之前完成心脏康复计划的患者

CR，心脏康复；MI，心肌梗死；RCT，随机对照试验

From Anderson L，Thompson DR，Oldridge N，et al：Exercise-based cardiac rehabilitation for coronary heart disease：Cochrane systematic review and metaanalysis. J Am Coll Cardiol 67：1-12，2016.

为 126；范围为 28 ～ 2304）。超过 80% 的试验人群为心肌梗死后患者，其余包括接受冠状动脉旁路移植术（CABG）或经皮冠状动脉介入治疗（PCI）的患者；在这些队列中超过一半的患者中，先前的心肌梗死是

唯一诊断。随访期中位数为 12 个月。这些计划通常是在有监督的门诊医院 / 中心的环境中进行的，既可以单独进行，也可以与一些家庭维持运动结合进行。尽管注意到最近发布的 RCT 中报告的质量有所提高，但总体而言，作者们认为各个单独类别的研究偏倚风险较高或不清楚。

meta 分析显示，与对照组相比，心脏康复对总死亡率无影响，但可降低心血管疾病死亡率（相对风险，0.74；95% CI，0.64 ～ 0.86）（表 34-2 和图 34-2）。基于运动的康复降低了入院的风险（相对风险为 0.82；95% CI 为 0.70 ～ 0.96）。没有发现对复发性心肌梗死或血运重建的风险有重大影响。鉴于各试验中与健康相关的生活质量指标的差异，因此无法对结果的这一方面进行 meta 分析。然而，在 20 项报告了生活质量的研究中，大多数试验（13 个试验，占 65%）与对照组相比，康复后一个或多个生活质量领域的结果水平更高。借助来自多个 RCT 的数据和 RCT 的 meta 分析，心脏康复的疗效达到了 A 级 / Ⅰ类的证据水平[3]。

除疗效外，康复和二级预防的两个主要关键证据还包括安全性和成本效益。运动康复似乎是非常安全的。一项针对法国康复相关并发症登记处的 25 000 多例患者的观察性研究报告，在 50 000 小时的运动训练中发生了一次心脏事件，相当于每 100 万患者-小时发生 1.3 次心搏骤停[9]。一项来自美国的研究报道每 111 996 患者运动小时发生一次心室颤动，每 294 118 患者小时发生一次心肌梗死。对心脏康复和二级预防的经济评估进行的系统评价显示，每生命年的成本从 2193 美元到 28 193 美元不等[10]。2007 年，英国国立卫生与医疗保健研究院（NICE）估计，心肌梗死后康复的成本-获益比分别为男性和女性每质量调整生命年（QALY）约 7860 英镑和 8360 英镑[11]。NICE 当前的资助门槛为 20 000 英镑 /QALY，说明提供心脏康复和二级预防是划算的。

心脏康复和二级预防的组成部分

系统转诊

所有合格的急性心肌梗死患者以及 CABG 或 PCI 术后的所有患者，应在出院前或首次随访时进行全

表 34-2　基于运动的心脏康复对临床事件结果影响的 meta 分析汇总

预后结果	事件数以及受试者人数				统计异质性 / 统计卡方检验（P 值）	GRADE/ 证据质量
	受试者人数（以及研究数）	干预组人数	对照组人数	相对风险（95% 置信区间）		
全因死亡（所有研究）	12 455（47）	838/6424	865/6031	0.94（0.87 ～ 1.02）	0%（0.58）	＋＋＋－ 中等 *
心血管死亡（所有研究）	7469（27）	292/3850	375/3619	0.74（0.64 ～ 0.85）	0%（0.70）	＋＋＋－ 中等 *
致命和（或）非致命性心肌梗死（所有研究）	971（36）	356/4951	387/4766	0.89（0.78 ～ 1.02）	0%（0.48）	＋＋－－ 低 *†
CABG（所有研究）	5891（29）	208/3021	212/2870	0.94（0.78 ～ 1.12）	0%（0.86）	＋＋＋－ 中等 *
PCI（所有研究）	4012（16）	171/2013	197/1999	0.86（0.71 ～ 1.04）	0%（0.59）	＋＋＋－ 中等 *
医院入院（所有研究）	3030（15）	407/1556	453/1474	0.86（0.77 ～ 0.95）	34.5%（0.10）	＋＋－－ 低 *†

CABG，冠状动脉旁路移植术；GRADE，推荐、评估、发展和评估等级（在四个等级类别进行增减）；PCI，经皮冠状动脉介入治疗。

* 超过 50% 的纳入研究对随机顺序的产生、分配的隐蔽性和结果评估者的盲法性描述不足，可能会产生偏差

† 漏斗图和（或）Egger 检验表明存在不对称迹象

等级工作小组的证据质量

高质量：进一步的研究不太可能改变我们对效果评估的信心。

中等质量：进一步的研究可能会对我们对于效果估算的信心产生重要影响，并且可能会更改估算。

低质量：进一步的研究很可能会对我们对于效果估算的信心产生重要影响，并且有可能改变估算。

非常差的质量：我们对估算不确定。

Adapted from Anderson L，Thompson DR，Oldridge N，et al：Exercise-based cardiac rehabilitation for coronary heart disease. Cochrane Database Syst Rev（1）：CD001800，2016.

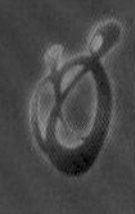

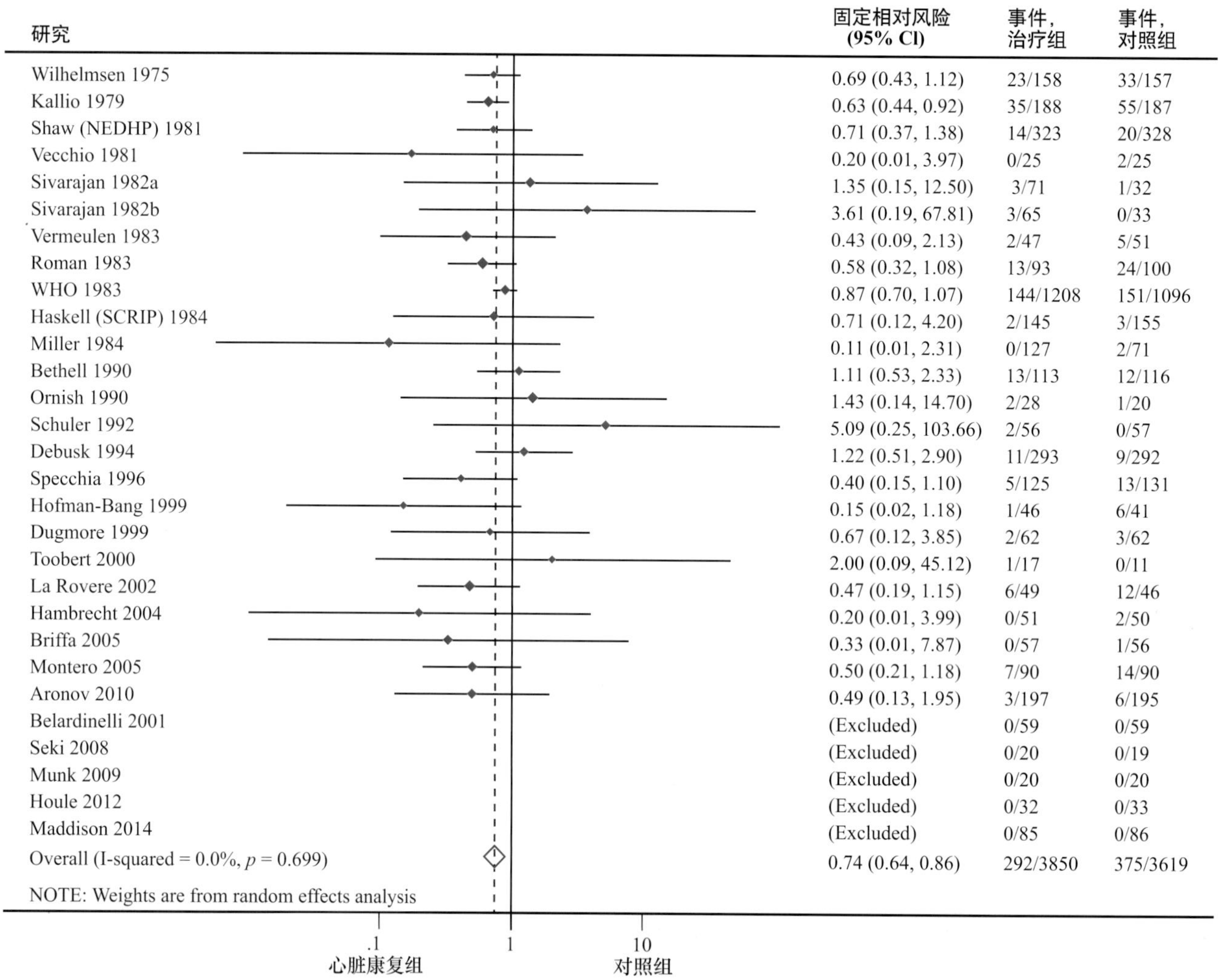

研究	固定相对风险 (95% CI)	事件，治疗组	事件，对照组
Wilhelmsen 1975	0.69 (0.43, 1.12)	23/158	33/157
Kallio 1979	0.63 (0.44, 0.92)	35/188	55/187
Shaw (NEDHP) 1981	0.71 (0.37, 1.38)	14/323	20/328
Vecchio 1981	0.20 (0.01, 3.97)	0/25	2/25
Sivarajan 1982a	1.35 (0.15, 12.50)	3/71	1/32
Sivarajan 1982b	3.61 (0.19, 67.81)	3/65	0/33
Vermeulen 1983	0.43 (0.09, 2.13)	2/47	5/51
Roman 1983	0.58 (0.32, 1.08)	13/93	24/100
WHO 1983	0.87 (0.70, 1.07)	144/1208	151/1096
Haskell (SCRIP) 1984	0.71 (0.12, 4.20)	2/145	3/155
Miller 1984	0.11 (0.01, 2.31)	0/127	2/71
Bethell 1990	1.11 (0.53, 2.33)	13/113	12/116
Ornish 1990	1.43 (0.14, 14.70)	2/28	1/20
Schuler 1992	5.09 (0.25, 103.66)	2/56	0/57
Debusk 1994	1.22 (0.51, 2.90)	11/293	9/292
Specchia 1996	0.40 (0.15, 1.10)	5/125	13/131
Hofman-Bang 1999	0.15 (0.02, 1.18)	1/46	6/41
Dugmore 1999	0.67 (0.12, 3.85)	2/62	3/62
Toobert 2000	2.00 (0.09, 45.12)	1/17	0/11
La Rovere 2002	0.47 (0.19, 1.15)	6/49	12/46
Hambrecht 2004	0.20 (0.01, 3.99)	0/51	2/50
Briffa 2005	0.33 (0.01, 7.87)	0/57	1/56
Montero 2005	0.50 (0.21, 1.18)	7/90	14/90
Aronov 2010	0.49 (0.13, 1.95)	3/197	6/195
Belardinelli 2001	(Excluded)	0/59	0/59
Seki 2008	(Excluded)	0/20	0/19
Munk 2009	(Excluded)	0/20	0/20
Houle 2012	(Excluded)	0/32	0/33
Maddison 2014	(Excluded)	0/85	0/86
Overall (I-squared = 0.0%, p = 0.699)	0.74 (0.64, 0.86)	292/3850	375/3619

NOTE: Weights are from random effects analysis

.1　　1　　10

心脏康复组　　对照组

图 34-2　入院的 meta 分析（From Anderson L，Thompson DR，Oldridge N，et al：Exercise-based cardiac rehabilitation for coronary heart disease：Cochrane systematic review and meta-analysis. J Am Coll Cardiol 67：1-12，2016.）

面的门诊康复和二级预防计划[3]。入院后应尽快建立服务。通常，在住院后不久进行心脏康复和二级预防是最有益的。但是，在某些情况下，临床、社会和后勤原因可能会延迟这一结构化程序。为了确保有效获得康复和预防服务，所有负责急性心肌梗死或心脏手术后 12 个月内患者的医疗专业人员应考虑对患者进行转诊[5]。

尽管有大量证据表明此类服务可带来益处，但心脏康复和二级预防计划的实施和患者登记仍低于期望水平[12-14]。欧洲、北美和澳大利亚的研究报告参与率在 20% 至 50% 之间[15]。参与的差距在老年患者、妇女和少数民族成员中尤为明显。这些参与差距背后的原因通常分为三类：①患者相关障碍，尤其是缺乏足够的资金资源和（或）医疗保险来参与该计划或对参与该计划缺乏兴趣时；②提供者的障碍，尤其是缺乏医师对患者的转诊时；③系统相关障碍，尤其是缺乏资源来提供康复 / 预防服务或在患者家附近没有提供服务的医疗机构时[16]。Cochrane 系统评价评估了提高心脏康复的纳入率和坚持率的干预措施的有效性[17]。然而，该评价仅发现了具体干预措施可增加纳入率的薄弱证据（11 个 RCT）。针对患者相关障碍的系统转诊程序和干预措施可能会增加成功的可能性。在转诊时，临床医生需要意识到潜在的患者障碍（表 34-3）。稍后在“康复和预防

表 34-3　参与心脏康复及二级预防的障碍

患者相关障碍	提供者和系统相关障碍
老年，女性	缺少服务
抽烟	参与服务的地理距离
抑郁	缺少系统性转诊
社会隔离	缺乏医师认可
家庭义务	
经济有限	
交通不便	
患者拒绝	

的创新模式"中（在维持长期行为改变部分）介绍了克服这些障碍的一些特定方法。

患者风险评估和定制计划

应当在出院时或入院后及计划启动前尽快进行风险评估，制订个性化的，针对患者的心脏康复和二级预防计划。该风险评估应系统地收集和记录表34-4中列出的临床信息。

运动测试与训练

强烈建议在参加基于运动的心脏康复计划之前进行症状限制性运动测试（另请参阅第30章）[2]。运动测试参数应包括心率和节律，体征和症状，ST段改变，血流动力学，主观劳累程度的评估和运动能力。在此运动测试的基础上，可以对患者进行风险分层，以选择基于运动的康复计划所需的适当监督和监护级别。运动训练应包括有氧运动训练的个性化运动处方，康复计划团队应定期对其进行回顾，并在必要时修改。目前的运动处方建议如下：

- 频率：3～5次/周
- 强度：50%～80%最大运动能力
- 时间：20～60分/次
- 类型：步行、跑步机、踏车、划船、爬楼梯、上肢/下肢功率计和其他方式，并根据需要使用连续或间歇训练

基于运动的康复计划还可以包括抗阻运动。

教育

Cochrane的一项综述[18]纳入了13项在68 556名冠心病患者中进行患者教育干预的RCT，随访时间为6～60个月。这项综述的meta分析显示，与常规护理相比，教育对全因死亡率［相对风险（RR）为0.79；95% CI为0.55～1.13］和心脏发病率［经常性心肌梗死：RR为0.63；相对危险度（RR）为0.63；95% CI，0.26～1.48；血运重建：RR，0.58；95% CI，0.19～1.71；住院：RR，0.83；95% CI，0.65～1.07］的影响的证据薄弱。一些证据表明经过教育后生活质量得分高于对照组。这些发现通常支持进行心脏康复和二级预防，包括以小组或单独会诊形式进行的某种形式的教育。但是，需要对不同的教育模式进行进一步的研究，为将来提供关于这种教育的性质和内容的更具体建议提供信息。

当前针对教育的指南[2-5]包括教育的以下作用：

表34-4 患者风险评估和临床数据收集

评估内容	描述
临床病史	筛查心血管危险因素，合并症和残疾情况，心理压力，职业状况
症状	心血管疾病-NYHA呼吸困难功能分级和加拿大心血管学会（CCS）心绞痛症状类别
用药	包括剂量、频率、副作用
依从性	进行药物治疗和自我监测（体重、血压、症状）
体检	整体健康状况，体重指数（BMI），腰围，心力衰竭迹象，心脏和颈动脉杂音，脉搏，血压控制，四肢有动脉搏动和整形外科病理，神经系统异常
心电图	心率和心律，复极
心脏成像	适时进行2D和多普勒超声心动图检查，尤其是心室功能、瓣膜性心脏病和积液检查
验血	常规生化分析：包括全血细胞计数，电解质，肾和肝功能，空腹血糖（如果空腹血糖升高或已知糖尿病，则检查HbA1C），总胆固醇，LDL-C，HDL-C，甘油三酯
过去体育活动水平	家庭，职业和娱乐需求；与年龄、性别和日常生活有关的活动；行为改变的准备；自信心；身体活动的障碍增加；做出积极改变的社会支持
最高运动能力	在自行车测功机或跑步机上进行症状受限的运动测试。如果不可能（例如由于最近的手术），则应考虑进行次极量运动评估和（或）六分钟步行测试
教育	有关心脏康复计划的基本目的以及各个组成部分的作用（包括最佳用药依从性）的清晰、易于理解的信息

2D，二维；HbA1C，糖化血红蛋白；HDL-C，高密度脂蛋白胆固醇；LDL-C，低密度脂蛋白胆固醇；NYHA，纽约心脏协会

Adapted from Balady GJ，Williams MA，Ades PA，et al：Core components of cardiac rehabilitation/secondary prevention programs：2007 update：a scientific statement from the American Heart Association Exercise，Cardiac Rehabilitation，and Prevention Committee，the Council on Clinical Cardiology；the Councils on Cardiovascular Nursing，Epidemiology and Prevention，and Nutrition，Physical Activity，and Metabolism；and the American Association of Cardiovascular and Pulmonary Rehabilitation. Circulation 115：2675-2682，2007；and Piepoli MF，Corra U，Adamopoulos S，et al：Secondary prevention in the clinical management of patients with cardiovascular diseases. Core components，standards and outcome measures for referral and delivery：a policy statement from the cardiac rehabilitation section of the European Association for Cardiovascular Prevention & Rehabilitation. Endorsed by the Committee for Practice Guidelines of the European Society of Cardiology. Eur J Prev Cardiol 21：664-681，2014.

对健康行为产生积极影响（表34-5），改变危险因素（表34-6），改善对心脏保护性药物的依从性（表34-7）以及包括职业指导和性功能方面的心理支持（表34-8）。

行为改变的几项原则和经过验证的教育理论有助于改善患者的动机以及个人理解和消化各种信息

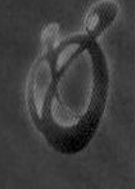

表 34-5 急性心肌梗死后行为干预的评估、临床干预和预期结果

感兴趣的领域，以及治疗目标 *	评估	干预	预期结果
体力活动咨询 • *E*：中等强度有氧活动，最少 2.5 小时 / 周，可分多次进行，每次持续≥ 10 分钟 • *U*：中等强度有氧活动 30 分钟 / 天，5 ～ 7 天 / 周 • *U*：辅助抗阻训练，每周 2 天	评估当前的体育锻炼水平，并确定家庭、职业和娱乐需求。 评估改变行为的意愿、自信程度和阻碍	建议逐渐增加日常生活方式的活动，以及如何将其纳入日常活动并在 1 周内（即每周最少 5 天）平均分配。 强调久坐的生活方式是危险因素并强调体育锻炼的好处：运动的增加对健康有积极的好处。 建议：根据患者的年龄、过去的习惯、合并症、喜好和目标，个性化进行体育锻炼。 确认有关推荐方案的安全性。 鼓励参加愉快的休闲活动。 预告：告知患者复发的风险；教育应强调如何实现收益以及持续终身的需求。 如果发生体力活动中断，则应探索身体、社交和心理障碍，并建议其他方法	增加体力活动的参与度 改善心理健康 预防残疾 改善有氧体适能和身体成分
戒烟 • 达到戒烟状态	吸烟状况和其他烟草制品的使用 吸烟量（每天）（一年量） 确定改变的意愿；如果准备好了，请选择戒烟日期	应从专业上鼓励所有吸烟者永久停止吸所有形式的烟草。 随访：建议转诊特殊计划和（或）药物治疗（包括尼古丁替代），以及逐步戒烟策略。 提供结构化的跟进措施。提供行为建议以及小组或个人咨询。 如无禁忌证，考虑使用尼古丁替代疗法，联合安非他酮或缬沙林	长期戒烟
营养咨询 • 有益心脏的饮食	脂肪、饱和脂肪、钠和其他营养素的每日热量摄入和饮食含量。 评估饮食习惯	有关饮食目标及其实现方法的教育 • 健康食品选择： 食品种类繁多；低盐食品 地中海饮食：水果，蔬菜，全麦谷物和面包，鱼（尤其是油性鱼），瘦肉，低脂乳制品 用上述食品以及植物和海洋来源的单不饱和及多不饱和脂肪（如橄榄油和菜籽油中的油酸）和海洋资源替代饱和脂肪，以将总脂肪减少至能量的 30% 以下，其中饱和脂肪少于 1/3。 避免：饮料以及含糖和咸的食物。 • 将行为改变模型和依从策略整合到咨询中	患者了解饮食内容的基本原理。 患者坚持处方饮食
体重控制管理 • 体重指数（BMI）：18.5 ～ 24.9 kg/m^2 • 腰围：女性 80 cm，男性 94 cm	测量体重、身高和腰围。计算 BMI	BMI：通过适当地平衡身体活动、热量摄入和正式的行为计划，持续鼓励体重控制是有用的。 腰围：有利于开始改变生活方式并考虑代谢综合征的治疗策略	在 6 个月内减掉 5% ～ 10% 的体重。 如果未达到目标，请考虑将患者转至肥胖症专科诊所

* *E*，欧洲[5]；*U*，美国[3]

Adapted from Smith SC Jr，Benjamin EJ，Bonow RO，et al：AHA/ACCF secondary prevention and risk reduction therapy for patients with coronary and other atherosclerotic vascular disease：2011 update：a guideline from the American Heart Association and American College of Cardiology Foundation. Circulation 124：2458-2473，2011；Balady GJ，Williams MA，Ades PA，et al：Core components of cardiac rehabilitation/secondary prevention programs：2007 update：a scientific statement from the American Heart Association Exercise，Cardiac Rehabilitation，and Prevention Committee，the Council on Clinical Cardiology；the Councils on Cardiovascular Nursing，Epidemiology and Prevention，and Nutrition，Physical Activity，and Metabolism；and the American Association of Cardiovascular and Pulmonary Rehabilitation. Circulation 115：2675-2682，2007；and Piepoli MF，Corra U，Adamopoulos S，et al：Secondary prevention in the clinical management of patients with cardiovascular diseases. Core components，standards and outcome measures for referral and delivery：a policy statement from the cardiac rehabilitation section of the European Association for Cardiovascular Prevention & Rehabilitation. Endorsed by the Committee for Practice Guidelines of the European Society of Cardiology. Eur J Prev Cardiol 21：664-681，2014.

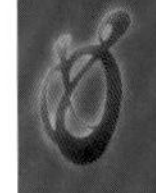

表 34-6 急性心肌梗死后危险因素控制的评估、临床干预和预期结果

感兴趣的领域，以及治疗目标	评估	干预	预期结果
血压管理 • 对于高血压患者：≤ 140/ 90 mmHg • 对于糖尿病，心力衰竭或慢性肾脏病患者：≤ 130/ ≤ 80 mmHg	至少两次就诊时测量坐位静息血压。 在纳入计划时测量双臂的血压。 要排除直立（体位）性低血压，应在计划开始时以及调整抗高血压药物治疗后分别测量卧位、坐位和立位的血压。 评估当前的治疗和依从性。 评估使用可能会对血压产生不利影响的非处方药	与主要的健康护理提供者一起提供和（或）监控药物治疗，具体如下： 对于收缩压为 120 ～ 139 mmHg 或舒张压为 80 ～ 89 mmHg 的血压： 提供有关改变生活方式的咨询，包括定期进行体育锻炼 / 运动；体重管理；适度限制钠含量，增加新鲜水果、蔬菜和低脂乳制品的摄入量；适度饮酒和戒烟。 如果生活方式改变后血压>130/80 mmHg，则应为患有慢性肾脏病、心力衰竭或糖尿病的患者提供药物治疗。 如果血压＞ 140/ ＞ 90 mmHg： 根据当前有关高血压的指南，提供有关生活方式改变和药物治疗的咨询	短期：继续评估和调整干预措施，直到高血压患者的血压正常化。 长期：将血压维持在目标水平
血脂管理	获得总胆固醇，HDL-C，LDL-C 和甘油三酯的禁食措施。 在异常患者中，获取详细病史以确定是否可以改变可能影响脂质水平的饮食、药物和（或）其他状况。 评估当前的治疗和依从性	营养咨询：提供与“生活方式改变疗法”饮食相一致的指导，例如建议添加植物甾烷醇 / 固醇和黏性纤维，并鼓励摄入更多的 omega-3 脂肪酸，并根据需要进行体重管理咨询。 LDL-C ＞ 100 mg/dl 者增加或加强药物治疗；对于 LDL-C ＞ 70 mg/dl 的患者，考虑增加药物治疗。 提供针对甘油三酯管理的干预措施，以达到非 HDL-C ＜ 130 mg/dl。这些包括营养咨询，在体重管理、运动、戒烟和节酒方面的指导和支持，药物治疗。 与初级卫生保健提供者合作监控治疗。 住院后 4 ～ 6 周和开始或降脂药物更换后 2 个月重复监测血脂。 根据药物厂商的建议评估服用降脂药物的患者的肌酸激酶水平和肝功能	短期：继续评估和调整干预措施，直到 LDL-C ＜ 100 mg/dl（进一步降低至＜ 70 mg/dl 的目标被认为是合理的）并且非 HDL-C ＜ 130 mg/dl（进一步降低至＜ 100 mg/dl 的目标被认为是合理的）。 长期：LDL-C ＜ 100 mg/dl 是推荐目标（进一步降低至＜ 70 mg/dl 被认为是合理的）。 非 HDL-C ＜ 130 mg/dl 是推荐目标（进一步降低至＜ 100 mg/dl 被认为是合理的）

HDL-C，高密度脂蛋白胆固醇；LDL-C，低密度脂蛋白胆固醇。

Adapted from Smith SC Jr，Benjamin EJ，Bonow RO，et al：AHA/ACCF secondary prevention and risk reduction therapy for patients with coronary and other atherosclerotic vascular disease：2011 update：a guideline from the American Heart Association and American College of Cardiology Foundation. Circulation 124：2458-2473，2011；Balady GJ，Williams MA，Ades PA，et al：Core components of cardiac rehabilitation/secondary prevention programs：2007 update：a scientific statement from the American Heart Association Exercise，Cardiac Rehabilitation，and Prevention Committee，the Council on Clinical Cardiology；the Councils on Cardiovascular Nursing，Epidemiology and Prevention，and Nutrition，Physical Activity，and Metabolism；and the American Association of Cardiovascular and Pulmonary Rehabilitation. Circulation 115：2675-2682，2007；and Piepoli MF，Corra U，Adamopoulos S，et al：Secondary prevention in the clinical management of patients with cardiovascular diseases. Core components，standards and outcome measures for referral and delivery：a policy statement from the cardiac rehabilitation section of the European Association for Cardiovascular Prevention & Rehabilitation. Endorsed by the Committee for Practice Guidelines of the European Society of Cardiology. Eur J Prev Cardiol 21：664-681，2014.

的能力。这些原则（即改变阶段，自我效能概念，结果模型，生物反馈）不应被视为互斥的，通常应根据患者的需求和工作人员的能力将这些原则结合起来。表 34-9 列出了加强行为改变咨询效果的“十个战略步骤”[4]。

心理支持

心理社会与心脏健康之间的关系很复杂，直接（例如，心理对免疫功能的影响）和间接（例如，行为介导的）机制都被认为起到重要作用[19]。因此，可以为患者提供各种各样的心理疗法以治疗抑郁症、焦虑症、压力或适应不良行为，这些疗法旨在改善心理和心脏健康。以下四个假说是所有针对心脏病患者的心理疗法的基础：①冠心病以及相关的医学或外科治疗可能引起心理压力；②心理症状可能导致或加剧心脏病；③当人们遭受心理压力时，不健康的行为可

表 34-7　急性心肌梗死后心脏保护性药物的建议

药物类别	推荐
抗血小板药 / 抗凝药	见第 35 章
肾素-血管紧张素-醛固酮系统阻滞剂 血管紧张素转化酶抑制剂 血管紧张素受体阻滞剂 醛固酮受体阻滞剂	所有左心室射血分数≤ 40% 的患者应开始并无限期地使用 ACEI，并且除非有禁忌证，在患有高血压、糖尿病或慢性肾脏病的患者中使用 ACEI。 在所有其他患者中使用 ACEI 是合理的。 对于患有心力衰竭或左心室射血分数≤ 40% 的心肌梗死患者，建议使用 ARB。 在其他 ACEI 不耐受的患者中使用 ARB 是合理的。 在收缩性心力衰竭患者中，ARB 与 ACEI 联合使用尚不明确。 对于已经接受 ACEI 和 β 受体阻滞剂治疗剂量、左心室射血分数小于或等于 40%，或者患有糖尿病或心力衰竭且无明显肾功能不全（肌酐清除率＞ 30 ml/min）或高钾血症（钾应＜ 5.0 mEq/L）的心肌梗死后患者，建议使用醛固酮受体阻滞剂。
β-肾上腺素能阻滞剂（β 受体阻滞剂）	1. 除非有禁忌证，否则所有患有心肌梗死或左心收缩功能不全（射血分数 40% 或更低）的患者均应使用 β 受体阻滞剂治疗（应仅限于使用卡维地洛、琥珀酸美托洛尔或比索洛尔）。 2. 对于患有心肌梗死或 ACS 的所有左心功能正常的患者，应开始 β 受体阻滞剂治疗并持续 3 年。 3. 对于所有患有心肌梗死或 ACS 的左心功能正常的患者，将 β 受体阻滞剂持续 3 年以上作为慢性治疗是合理的。 4. 在没有心力衰竭或既往有心肌梗死的左心室收缩功能障碍（射血分数等于或小于 40%）的患者中使用 β 受体阻滞剂是合理的
流感疫苗	患者应每年进行流感疫苗接种

ACEI，血管紧张素转化酶抑制剂；ACS，急性冠脉综合征；ARB，血管紧张素受体阻滞剂

Adapted from Smith SC Jr，Benjamin EJ，Bonow RO，et al：AHA/ACCF secondary prevention and risk reduction therapy for patients with coronary and other atherosclerotic vascular disease：2011 update：a guideline from the American Heart Association and American College of Cardiology Foundation. Circulation 124：2458-2473，2011.

表 34-8　心肌梗死后心理社会管理和职业咨询的评估、临床干预和预期结果

感兴趣的领域，以及治疗目标	评估	干预	预期结果
心理管理 ● 没有临床上明显的抑郁症和心理问题 在遇到工作压力时提供职业咨询	使用访谈和（或）其他标准化的测量工具评估心理压力。 筛查酒精和（或）其他精神药物的药物滥用情况	提供个人和（或）小组教育和咨询，以适应心脏病、进行压力管理和与健康相关的生活方式改变（例如，职业、驾车、性活动），掌握放松技巧。 尽可能让配偶和其他家庭成员、家庭伴侣和（或）其他的重要人参加信息告知环节。教导和支持自助策略以及获得有效社会支持的方法。 与精神卫生专家和初级保健提供者合作治疗抑郁症	情感健康 不存在临床上重大的心理问题并习得压力管理技能 改善与健康有关的生活质量
职业建议 ● 除非有禁忌证，可以回归之前的状态	出院前，除非有医学上的禁忌证，否则必须与患者及其伴侣讨论恢复先前的工作，并提倡恢复先前的工作，除非有医学上的禁忌证。 患病后应评估是否存在重返工作的障碍	帮助患者克服重返工作的障碍并得以持续，返回岗位或获得就业途径；例如，再培训和能力建设，合理的调整和控制措施，残疾意识、病情管理和医学治疗	回归以往的工作
性功能 ● 除非有禁忌证，可以回归之前的状态		提供有关性功能和性活动的个人和（或）小组教育和咨询	除非有禁忌，可以回归之前的状态

Adapted from Smith SC Jr，Benjamin EJ，Bonow RO，et al：AHA/ACCF Secondary prevention and risk reduction therapy for patients with coronary and other atherosclerotic vascular disease：2011 update：a guideline from the American Heart Association and American College of Cardiology Foundation. Circulation 124：2458-2473，2011；Balady GJ，Williams MA，Ades PA，et al：Core components of cardiac rehabilitation/secondary prevention programs：2007 update：a scientific statement from the American Heart Association Exercise，Cardiac Rehabilitation，and Prevention Committee，the Council on Clinical Cardiology；the Councils on Cardiovascular Nursing，Epidemiology and Prevention，and Nutrition，Physical Activity，and Metabolism；and the American Association of Cardiovascular and Pulmonary Rehabilitation. Circulation 115：2675-2682，2007；and Piepoli MF，Corra U，Adamopoulos S，et al：Secondary prevention in the clinical management of patients with cardiovascular diseases. Core components，standards and outcome measures for referral and delivery：a policy statement from the cardiac rehabilitation section of the European Association for Cardiovascular Prevention & Rehabilitation. Endorsed by the Committee for Practice Guidelines of the European Society of Cardiology. Eur J Prev Cardiol 21：664-681，2014.

表 34-9 加强行为改变咨询效果的十个战略步骤

1. 建立综合治疗策略
2. 为所有有心血管疾病风险或明显心血管疾病的患者提供咨询
3. 协助患者了解其行为与健康之间的关系
4. 帮助患者评估行为改变的障碍
5. 获得患者承诺以改变自己的行为
6. 让患者参与确定和选择要改变的危险因素
7. 结合使用多种策略，包括增强个人的改变能力
8. 设计生活方式改变计划
9. 尽可能让其他医护人员参与
10. 通过随访监控进度

From Perk J, De Backer G, Gohlke H, et al: European guidelines on cardiovascular disease prevention in clinical practice (version 2012). The Fifth Joint Task Force of the European Society of Cardiology and Other Societies on Cardiovascular Disease Prevention in Clinical Practice (constituted by representatives of nine societies and by invited experts). Eur Heart J 33: 1635-1701, 2012.

能会加剧；④心理技巧可能有助于改变危险行为。

大约 20% 的缺血性心脏病患者存在严重的抑郁症[20]，使抑郁症成为心脏病临床实践中最重要的心理管理目标[21]。抑郁症与缺血性心脏病具有双向关系，即缺血性心脏病可以导致抑郁，抑郁是缺血性心脏病及其并发症的独立危险因素[22]。患有缺血性心脏病的人的抑郁症具有重要的临床意义，因为它与较差的医疗结果相关，包括与健康相关的生活质量较差，发病率更高［比数比（OR）为 2.0］，死亡率更高（OR 为 1.8 ～ 2.6），并更多地使用常规和计划之外的健康护理[23-24]。

心理干预对冠心病患者的影响一直是 Cochrane 评价的主题[19]。综述纳入了 24 项比较了在 9296 名心肌梗死或 PCI 后不良反应风险较低的参与者中采用心理干预结合常规护理的 RCT。有证据表明，在进行心理干预的情况下，全因死亡率有降低的趋势（RR，0.89；95% CI，0.75 ～ 1.05），心源性死亡的趋势也有所降低（RR，0.80；95% CI，0.64 ～ 1.00）。在血运重建风险（RR，0.95；95% CI，0.80 ～ 1.13）和非致命性再梗死（RR，0.87；95% CI，0.67 ～ 1.13）方面，未观察到显著影响。七项试验中的一项报告称，与对照组相比，心理干预后与健康相关的生活质量更高。

对于这种分析在降低死亡率和发病率方面并未提供更多明确证据支持进行心理干预的可能解释是，大多数试验纳入了所有心脏病患者，无论其心理症状如何。一个合理的理论是，在发生急性事件后对患者进行心理筛查并针对那些符合心理症状、抑郁或焦虑的临床阈值的人群进行干预，对于辨别这些干预措施的有效性可能很重要。目前 RCT 正在研究针对那些被诊断为抑郁症的患者在 MI 后心理干预策略的临床价值和成本效益（CADENCE，ISRCTN 34701576）。在心理支持的保护下，当前的指南还主张将重返职业方面的职业建议与恢复正常性功能的建议整合进来（见表 34-8）。

综合风险因素管理

如表 34-6 所示，危险因素管理是综合心脏康复和二级预防的关键部分。

体育活动咨询

如前所述，参加运动训练计划是心脏康复和二级预防的一部分，被认为是增加心肌梗死后患者长期体力活动水平的重要工具[3,5]。健康人群、患有冠心病危险因素的人以及年龄较大的心脏病患者定期进行体力活动可以降低致命性和非致命性的冠状动脉事件风险。久坐不动的生活方式是心血管疾病的主要危险因素之一。因此，指南建议进行有规律的体力活动是一级和二级预防中危险因素控制的非常重要的非药物组成部分（见表 34-5）[4]。

急性心肌梗死后，应鼓励患者进行 30 ～ 60 分钟的中度强度有氧运动，例如快步走，每周至少进行 5 天，最好每周 7 天，并辅以增加日常生活中的活动以改善心肺功能。在这种情况下，基本目标是使患者脱离最不健康、最不爱活动的高风险人群[3]。

戒烟

吸烟与所有类型的心血管疾病和冠状动脉疾病的风险增加有关。与吸烟有关的风险主要与每天吸烟量有关，并显示出明确的剂量反应关系，有害作用没有下限。

尽管尚不清楚吸烟增加动脉粥样硬化疾病风险的确切机制，但显然吸烟会促进动脉粥样硬化的发展和叠加血栓形成的发生[4]。心肌梗死后停止吸烟被认为是最有效的预防措施之一。Cochrane 对 20 项队列研究的综述表明，心肌梗死后戒烟与持续吸烟者相比，带来了实质性的死亡率下降（RR，0.64；95% CI，0.58 ～ 0.71）[25]。进一步的证据表明，其心血管疾病的风险接近 10 ～ 15 年内从未吸烟者的风险[4]。

根据现有证据，专业指南建议急性冠状动脉事件之后的患者完全戒烟[3-4]。此外，建议发生过急性冠状动脉事件的患者应避免在环境中接触烟草制品的烟雾（见表34-5）。戒烟是一个复杂而困难的过程，因为该习惯在药理和心理上都非常容易上瘾。成功戒烟最重要的预测因素是动力，可以通过专业的协助来增强动力。急性冠状动脉事件或血运重建手术后的时期是鼓励患者戒烟的理想时间[3-4]。医生关于人应完全戒烟的坚定而明确的建议对于开始戒烟过程非常重要，并增加了戒烟的成功率。Cochrane评估的17项简短建议与无建议RCT的汇总数据显示，前者的戒烟率有所提高（RR, 1.66；95% CI, 1.42～1.94）[26]。图34-3显示了美国和欧洲指南推荐的世界卫生组织（WHO）戒烟流程。

在冠心病患者中，只要有足够的持续时间，心理戒烟干预措施就能有效地促进戒烟长达12个月，使系统的戒烟干预措施成为心脏康复和二级预防的重要组成部分[27]。药物辅助治疗可以进一步提高冠心病患者的戒烟率。因此，除了建议和鼓励，以及心理戒烟合并尼古丁（nicotine）替代疗法以外[26]，在某些情况下，还可以提供安非他酮（bupropion）或伐尼克兰（varenicline）协助戒烟[28]。尚未发现使用安非他酮后不良心脏事件有相关增加[26]，但是人们已经对由伐尼克兰引起的不良心脏事件提出了关注[29]。当戒烟者承诺在特定日期戒烟时，通常开具尼古丁替代疗法，伐尼克兰或安非他酮作为必要时治疗的处方[4]。英国NICE提供了有关戒烟服务的详细建议（https：//www..nice.org.uk/guidance/ph10）[30]。

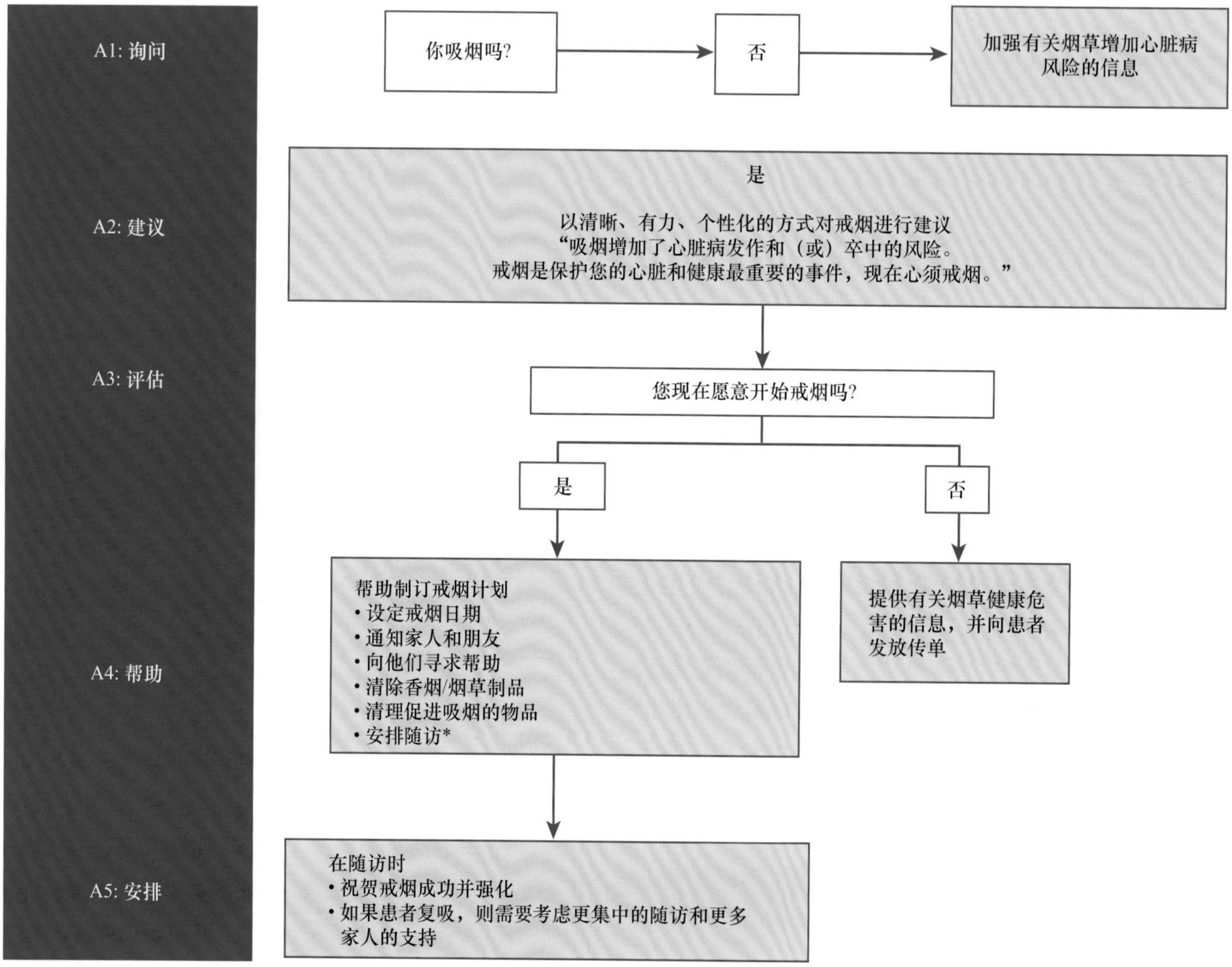

A1: 询问	你吸烟吗?	否	加强有关烟草增加心脏病风险的信息
A2: 建议	是 以清晰、有力、个性化的方式对戒烟进行建议 “吸烟增加了心脏病发作和（或）卒中的风险。 戒烟是保护您的心脏和健康最重要的事件，现在心须戒烟。”		
A3: 评估	您现在愿意开始戒烟吗?		
	是	否	
A4: 帮助	帮助制订戒烟计划 • 设定戒烟日期 • 通知家人和朋友 • 向他们寻求帮助 • 清除香烟/烟草制品 • 清理促进吸烟的物品 • 安排随访*	提供有关烟草健康危害的信息，并向患者发放传单	
A5: 安排	在随访时 • 祝贺戒烟成功并强化 • 如果患者复吸，则需要考虑更集中的随访和更多家人的支持		

*理想情况是在同一个月安排第二次随访，并在之后的4个月每月进行随访，在1年后评估
如果不可行，在患者来接受血压监测时随时进行强化咨询

图34-3　世界卫生组织（WHO）戒烟流程（From Perk J，De Backer G，Gohlke H，et al：European guidelines on cardiovascular disease prevention in clinical practice（version 2012）. The Fifth Joint Task Force of the European Society of Cardiology and Other Societies on Cardiovascular Disease Prevention in Clinical Practice（constituted by representatives of nine societies and by invited experts）. Eur Heart J 33：1635-1701，2012.）

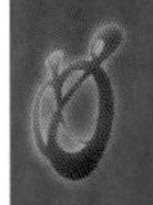

营养咨询和体重管理

饮食行为直接影响体重、血脂、血压、血糖和胰岛素敏感性、心律、内皮功能和氧化应激，这些都是与心血管健康和疾病相关的因素。因此，不良饮食可能会增加冠心病的发生风险，健康饮食有望降低这种风险。观察性研究支持了营养与冠状动脉事件风险之间的这种相关性[4]。最近的两项 RCT 提供了营养咨询在心肌梗死后一级和二级预防中的重要性的证据[31]。

在人群水平上，肥胖与心血管疾病的发病率和死亡率增加有关。在已确诊的冠心病患者中，证据是矛盾的。对患有冠状动脉疾病或接受 PCI 的患者的数据进行系统评价表明存在“肥胖悖论”，肥胖似乎可以预防不良预后。基于这一证据，当前的指南认可临床医生应通过平衡的日常体力活动、结构化运动、热量摄入和正式的行为计划来鼓励体重维持 / 减轻，使体重指数达到或维持在 18.5 km/m^2 至 24.9 km/m^2（证据等级：Ⅰ类，B 级）[3]。英国的 NICE 提供了有关成人超重和肥胖管理的详细指南（https：//www.nice.org.uk/guidance/ph53）。[32]

高脂血症和血脂控制

遗传和组织病理学研究以及观察性和干预性研究均已确定了血脂异常，特别是高胆固醇血症在心血管疾病和冠心病发展中的关键作用（请参阅第 2 章）。降低血浆中低密度脂蛋白（LDL）胆固醇水平可降低心血管疾病风险的证据是明确的。各种降低 LDL 疗法的 RCT meta 分析显示，LDL 胆固醇水平改善对于降低心血管疾病风险具有明显的剂量依赖性[4]。

指南建议应在出院前（见表 34-7）对所有心肌梗死后患者尽早开始采用高强度的他汀类药物治疗方案[3-4]。欧洲指南建议高危患者的低密度脂蛋白胆固醇目标水平应低于 70 mg/dl（低于 1.8 mmol/L），而 2014 ACCF/AHA 指南删除了特定的低密度脂蛋白目标，支持根据患者的风险推荐他汀类药物治疗的强度[33]。重要的是，早期药物治疗应与出院后有效的生活方式改变和饮食咨询相结合。我们建议在心肌梗死后 4 ～ 6 周检查血脂，以确定是否已达到目标水平，并以相同剂量或调整相应剂量后继续治疗[3-4]。

尽管这些降脂治疗的二级预防指南建立在以下观察基础上：高强度他汀类药物疗法在降低 LDL 胆固醇水平和非致命性心血管事件发生率方面优于低强度他汀类药物疗法，但尚不确定非他汀类药物是否可以使心血管预后得到类似的改善。改善预后的下降：Vytorin 功效国际试验（IMPROVE-IT）评估了依折麦布结合辛伐他汀对近期患有急性冠脉综合征（ACS）且 LDL 胆固醇值在指南建议治疗水平的患者的影响[34]。添加依折麦布可减少胃肠道胆固醇的吸收，使 LDL 胆固醇降低约 24%，平均为 53.2 mg/dl（1.4 mmol/L），并降低心血管事件的发生风险，与他汀类药物单一疗法所获得的结果［风险比（HR）为 0.936］相比，其临床获益的程度与胆固醇治疗研究者（Cholesterol Treatment Trailist）的 meta 分析所预测的 LDL 胆固醇降低的程度一致。观察到非他汀类降脂剂也可降低心血管风险是重要的发现。此外，该试验表明，将平均 LDL 胆固醇从 70 mg/dl 进一步降低可改善预后。

高血压管理

血压升高是冠心病、心力衰竭、脑血管疾病、周围动脉疾病、肾衰竭和心房颤动的主要危险因素（请参阅第 2 章）。血压升高的患者更普遍存在心血管疾病（例如糖尿病、胰岛素抵抗、血脂异常）和靶器官损害的其他危险因素。由于危险因素可能相互作用，即使是轻度或中度血压升高，高血压患者心血管相关疾病的总体风险也会增加[4]。

血压应在几次单独的情况下进行多次测量。在心肌梗死后血压为 140/90 mmHg 或更高的患者中，应接受适当的药物治疗，最初应使用 β 受体阻滞剂和（或）ACEI，并根据需要加用其他药物以达到血压低于 140/90 mmHg 的目标（见表 34-6）[35]。

心脏保护性药物和依从性

如表 34-7 所示，患有急性心肌梗死的患者应开具疾病缓解药物进行二级预防[3]。

抗血小板疗法

在第 35 章中讨论了长期二级预防中应用抗血小板药物治疗的决定。

肾素–血管紧张素–醛固酮系统抑制剂

在第 25 章和第 36 章中分别讨论了血管紧张素转化酶（ACE）抑制剂在心力衰竭和心室功能受损的患者中的使用。在急性心肌梗死后患者中抑制醛固酮系统（RAAS）的原理基于对心室重构、血流动力学改善和充血性心力衰竭减少具有有利影响的实验和临床证据（请参阅第 13 章）。大型 RCT 已证明 ACEI 可改善患有急性心肌梗死的患者的生存率[36]。在心肌

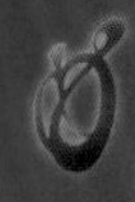

梗死及具有死亡风险增加指标（包括左心室射血分数＜40%、充血性心力衰竭的症状和体征、前壁梗死）的患者中进行ACEI的试验，通常维持治疗1～4年，每治疗1000名患者可挽救42～76条生命。使用ACEI降低死亡率可增加阿司匹林和β受体阻滞剂带来的死亡率降低效应。用ACEI获得的好处似乎是一种阶梯效应。但是，要在临床实践中复制这些益处，医生应选择一种特定的药物并尽可能遵守成功的临床试验中使用的给药方案。

也可以通过给予血管紧张素Ⅱ受体阻滞剂（ARB）来抑制RAAS，在不耐受ACEI的患者中可以将其用作替代药物。醛固酮受体阻滞剂是抑制RAAS的另一种药物替代方法。EPHESUS试验分配了6642例急性心肌梗死并发左心功能不全和心力衰竭或糖尿病的患者接受选择性醛固酮受体阻滞剂依普利酮（eplerenone）或安慰剂治疗[36]。在平均随访期16个月中，依普利酮降低了心肌梗死后死亡率15%。依普利酮组5.5%的患者发生严重的高钾血症（血清钾浓度为6 mmol/L或更高），而安慰剂组为3.9%。

心肌梗死并发心力衰竭或心室功能障碍的患者应终身接受ACEI治疗[3,36-37]。此外，除非有禁忌证，患有高血压、糖尿病或慢性肾脏病的心肌梗死患者也应使用ACEI治疗进行长期二级预防（请参阅表34-7）。在所有其他心肌梗死患者中使用ACEI也是合理的。ARB是ACEI的临床有效替代品。心肌梗死后ACEI和ARB之间的选择应基于医生的经验、患者的耐受性、安全性、便利性和成本。对于已接受ACEI和β受体阻滞剂并且不存在禁忌证的心肌梗死后高危患者（射血分数为40%或更少，伴有临床心力衰竭或糖尿病）应给予长期醛固酮受体阻滞剂治疗。定期监测血清钾水平是必要的。

β受体阻滞剂

β受体阻滞剂在心肌梗死的初始管理中的应用已在第13章中讨论。来自五项试验的集体数据提供了有关梗死后使用β受体阻滞剂后长期随访的信息，表明通过至少2～3年的治疗具有获益。长期对患有心肌梗死的患者使用β受体阻滞剂的几项非随机研究未能证明其益处[38-39]。这些数据和类似数据引起了关于在心肌梗死后晚期使用β受体阻滞剂的获益的质疑，并引起人们对于缺乏在心肌梗死后存活3年以上患者的确切数据的关注。然而，基于随机试验中使用β受体阻滞剂治疗的患者的早期生存优势，这些药物仍是持续性高血压、快速性心律失常或心肌梗死后左心室功能降低患者终身二级预防治疗的一线选择。此外，如果对心肌梗死后开始服用β受体阻滞剂耐受良好，并且没有理由中断治疗，那么对于大多数患有心肌梗死的患者，应该继续进行这种治疗。

治疗依从性

尽管每种疗法都有确凿的证据，但心脏保护性药物的处方率和依从性都不理想[40]。即使近90%的患者在急性心肌梗死后出院时带了适当的药物，但在过去超过5年的时间里，药物依从性持续下降，大多数处方剂量大大低于临床试验中已证实的剂量[41]。两项研究发现，参与心脏康复计划后，对心脏保护性药物的依从性有显著的短期改善（3年）[42]，但长期（10年）结局的影响尚不清楚。因此，以药物剂量和不依从性为重点的临床随访评估是心脏康复和二级预防计划的重要组成部分[4-5]。

在进行基线评估和每次临床随访检查时，均应记录用药史。重要的是要确保患者按照处方实际服用药物，并注意潜在的副作用。医师应无偏见地询问患者他们错过服药的频率。表34-10总结了对提示药物治疗依从性差的指标的识别，对于帮助临床医生确定最需要干预以提高依从性的患者非常重要。表34-11列出了一些用于改善药物治疗方案依从性的简单策略。期望将重点放在药物治疗依从性上将对

表34-10　药物治疗方案依从性差的指标

依从性不佳的因素分类	常见影响因素
健康系统	医患关系质量差；对药物的了解不足和（或）对指南的接受程度低；沟通不畅（例如有限，复杂或令人困惑的建议）；缺乏保健服务；缺乏护理的连续性
疾病	无症状的慢性疾病（缺乏身体暗示）；精神疾病合并症（例如抑郁症）
患者	身体损伤（例如视力问题或灵活性受损）；认知障碍；心理/行为因素（例如缺乏动力，自我效能低下，冲动）；年龄较小
治疗	方案的复杂性；副作用
社会经济	低学历；高昂的药物费用；社会支持度差

From Perk J，De Backer G，Gohlke H，et al：European guidelines on cardiovascular disease prevention in clinical practice（version 2012）. The Fifth Joint Task Force of the European Society of Cardiology and Other Societies on Cardiovascular Disease Prevention in Clinical Practice（constituted by representatives of nine societies and by invited experts）. Eur Heart J 33：1635-1701，2012.

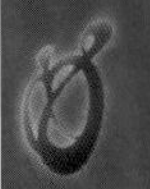

表 34-11 改善对药物治疗方案依从性的简单策略

- 提供关于用药益处，药物可能产生的副作用，以及给药的持续时间和时机的清晰建议；
- 考虑患者的习惯和偏好
- 将剂量减少至最低可行水平
- 以无偏见的方式询问患者药物的作用如何，并讨论不依从的可能原因（例如副作用、忧虑）及其可接受性
- 实施可重复的监督及反馈
- 在时间不足时，在必要和可行时引荐医生助理和（或）护士人员辅助
- 对于持续不依从的病例，提供多次或联合的行为干预

From Perk J，De Backer G，Gohlke H，et al：European Guidelines on cardiovascular disease prevention in clinical practice（version 2012）. The Fifth Joint Task Force of the European Society of Cardiology and Other Societies on Cardiovascular Disease Prevention in Clinical Practice（constituted by representatives of nine societies and by invited experts）. Eur Heart J 33：1635-1701，2012.

心肌梗死后患者的预后产生积极影响[6]。

心脏康复和二级预防的最新挑战

有特殊需要的患者

尽管心脏康复和二级预防的益处在所有心肌梗死后患者中似乎是一致的，包括性别和年龄，但某些亚组人群值得特别考虑。

心力衰竭

慢性收缩性心力衰竭是ACS的常见并发症。Cochrane 对 33 项随机对照试验（RCT）进行了研究，共有 4740 名参与者，研究表明，无论是否装有埋藏式心脏复律除颤器或心脏再同步治疗装置的慢性心力衰竭患者，都将从基于运动的心脏康复中受益[43]。国际指南建议将有监督的心脏康复作为临床上稳定性心力衰竭患者的一种安全和有益的干预措施（证据等级：Ⅰ类，A 级）[44]。

住院后可尽快开始住院康复。随着急性失代偿和干预过程的持续时间的减少，完善的（结构化）的门诊计划对于发展终身预防的方法至关重要。这可以在多种机构中提供，例如心力衰竭诊所，非诊所机构（社区卫生中心和一般医疗机构），或这些的结合。也可以根据个人情况在家中提供门诊心脏康复服务，包括结合上门拜访，电话支持，远程医疗或专门开发的自我学习材料[45]。

糖尿病

糖尿病使患心血管疾病的风险增加了 2 ～ 4 倍，而心血管疾病约占糖尿病患者死亡的 70%。在经历过 ACS 的患者中，糖尿病非常常见（15% ～ 20%）。建议在所有动脉粥样硬化性血管疾病患者中确认是否存在糖尿病[3]。

建议所有糖尿病患者改变生活方式，包括日常体力活动，体重管理，血压控制和脂质管理。如果无禁忌证，二甲双胍是有效的一线治疗药物。根据患者在治疗过程中低血糖的风险，对降低血糖强度的干预措施进行个性化设置是合理的。开始药物治疗干预以达到目标糖化血红蛋白可能是一种合理的方法。可以考虑将目标糖化血红蛋白定为 7% 或更低。对于有严重低血糖病史，预期寿命有限，微血管或大血管并发症晚期或合并症的患者，或尽管进行了密集的治疗干预仍难以达到目标的患者，可考虑选择不太严格的糖化血红蛋白目标。

随访时间最长的两项口服降血糖试验分别是 EXAMINE 和 SAVOR-TIMI 试验[46-47]。EXAMINE 纳入了大约 5500 例最近患有 ACS 并接受了阿格列汀或安慰剂治疗的患者，该研究未发现心血管结局的差异。SAVOR-TIMI 试验在大约 16 500 名心血管事件高风险但最近没有经历过此类事件的受试者中比较了沙格列汀和安慰剂。SAVOR-TIMI 显示心血管终点率无差异，但确实发现充血性心力衰竭的风险增加，需要住院治疗。

老年人

老年心脏病患者通常被排除在心脏康复和二级预防计划之外[14]。然而，即使在临床严重程度高且有多种合并症的患者中，心脏康复和二级预防也显示出获益[8]。在老年患者中，特定计划的目标包括保持活动能力、独立性和心理功能，预防 / 治疗焦虑和抑郁，改善生活质量，鼓励适应社会和重返社会，以及恢复与急性事件发生前相同或相似的生活方式[45]。

老年人群的心脏康复和二级预防计划的规划和实施需要高水平的个人护理和支持，并在心血管功能之外进行认真的临床评估，包括心理评估和合并症评估。在这个年龄段的人群中，可能适合进行居家心脏康复和二级预防计划。

女性

与男性一样，女性能从全面的心脏康复和二级预防计划中受益[8]。在规划和实施心脏康复和二级

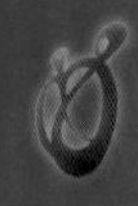

预防计划中，以下考虑因素很重要。与男性患者相比，女性患者很可能年纪更大，并更可能患有高血压、糖尿病、高胆固醇血症、肥胖和心力衰竭，以及运动和功能能力低下，因此患心脏病的风险更高。除了心脏病的影响外，老年妇女更容易出现体力活动受限和其他限制运动的合并症，例如关节炎、骨质疏松和尿失禁。在参加心脏康复和二级预防计划时，女性的健康相关生活质量得分通常较低，她们更有可能被诊断出患有抑郁症和焦虑症[45]。

维持长期行为改变

在所有涉及心脏康复和预防的患者中，完成计划的患者相对较少，只有不到 50% 的患者在完成后的 6 个月仍坚持运动方案[17]。据报告，可预测参与度和依从性的因素包括疾病感知、地理位置、是否存在财务和工作限制、性别、年龄和社会支持。抑郁和不喜欢基于团体的康复课程与依从性差有关[48]。针对改善依从性的干预措施的 Cochrane 回顾发现，只有 8 项 RCT 描述了该问题[17]。有效干预措施包括日常活动自我监控，行动计划，心脏康复人员的依从性促进。多方面的干预可能会更有效。需要进行进一步的研究以确定有效的干预措施，特别是在代表性不足的人群中，包括女性、少数民族、老年人、高危人群和合并症患者。

质量保证

尽管有推荐，但只有不到一半的符合标准心脏病患者受益于康复和预防[14,49-50]。已建议对实施过程和结果进行系统的监测以应对这一挑战[5,51]。有人指出，使用临床质量数据库对康复和预防计划进行认证是改善临床实践和临床随访护理的重要工具（图 34-4）[52]。建议对患者级别以及计划和提供者级别进行认证和质量保证。在美国，经皮介入治疗后的绩效指标中增加了对心脏康复的转介[53]。在英国，心脏康复国家审计的引入导致康复的转诊率和注册率稳步上升[54]。为了提高质量保证，这项国家审计计划引入了报告关键服务指标的绩效，并根据循证准则对基准服务进行了基准评估。

在研究中对心脏康复和二级预防干预措施的报告不足是一个重大问题，经常缺少必要的信息，几乎所有干预措施中的一半在发表后都无法获得。认真解决这一问题的努力可能有助于改善临床实践中提供的心脏康复干预措施的质量[55]。

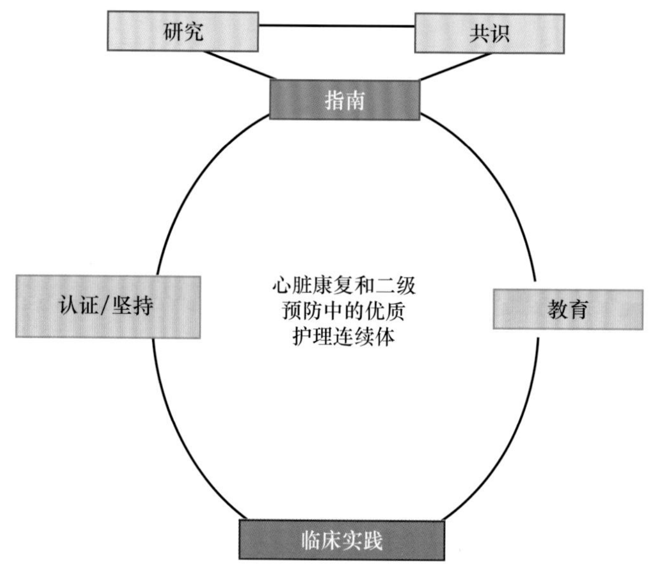

图 34-4　心脏康复和二级预防中的优质护理连续体（From Zwisler AD，Bjarnason-Wehrens B，McGee H，et al：Can level of education，accreditation and use of databases in cardiac rehabilitation be improved？ Results from the European Cardiac Rehabilitation Inventory Survey. Eur J Prev Cardiol 19：143-150，2012.）

心脏科医师的作用

心脏科医生 Jelinek 及其同事批评心脏科医生在提供心脏康复和二级预防方面未发挥领导作用[15]。这些研究人员认为，心脏病专家传统上并未积极参与此类服务的提供或正在进行的质量保证过程以评估其有效性。此外，心脏病专家既未咨询患者，也未参与有关患者重返工作的决定。大多数发生急性心脏事件的患者出院后第 6 周都要接受心脏病专家的临床随访。Jellinek 小组呼吁心脏病专家在与心肌梗死相关的住院治疗后“重新参与”恢复过程，因为出院等同于减少了对可感知的临床支持的安全性“脐带”，即患者处于最大焦虑和沮丧状态时。这种“重新参与”，最有用的是在出院后约 2 周，首先可以询问患者对未来的恐惧和期望，并酌情提供有关恢复驾驶、性生活和工作的理由和建议。

在英国，提供康复和预防服务的七项核心国家标准之一是“由临床协调员领导的，由合格和称职的从业人员组成的综合多学科团队，”其中应包括医院或社区心脏病专家。

康复和预防的创新模式

心脏康复和二级预防计划需要创新，并为患者提供传统的、以中心为基础的康复模式的替代方法[6,15]。当向心肌梗死后患者提供家庭康复或医院课程选择时，几乎有2/3的人选择基于家庭的选项。对1938名参加者的18项RCT进行的Cochrane系统评价显示，以家庭为基础的心脏康复与以中心为基础的康复在降低死亡率和心脏病发病率以及改善冠心病风险和健康相关的生活质量方面一样有效[56]。

随着对移动电话和网络的使用不断增加，使用此类技术的程序有可能扩大实施的容量和能力，并降低成本。对通过远程医疗和其他模式提供居家方案的数据进行的meta分析已经证实了这种益处的潜力[57]。尽管使用移动技术是可行的，但在更广泛地采用之前，需要更强有力的证据表明基于互联网的干预措施可以改善心脏康复的纳入和临床结果。最近对替代康复模式的系统评价表明，鉴于进行中心康复的成本和困难，应为患者提供社区和居家计划，以便他们选择最适合其需求和偏好的模式[58]。在农村地区、偏远地区或文化和语言上更加多样化的难以顾及的心肌梗死后人群中，替代模式可能特别有价值。

结论

应为患有急性心肌梗死的患者提供全面的心脏康复和二级预防计划：运动训练/体力活动促进，包括危险因素管理和药物依从性在内的教育以及包括压力管理和行为改变技术在内的心理干预。对RCT的meta分析显示，针对心肌梗死后患者的康复和预防措施可带来重要的健康益处，包括降低心血管疾病死亡率和再次住院率以及改善与健康相关的生活质量。

尽管已证明了心脏康复和二级预防服务的益处，但只有少数符合干预标准的患者可以接受这些服务。改善服务提供的策略正在取得成果，但是目前康复和预防服务模式的能力不足以向所有符合干预标准的患者提供此类服务。需要新的实施策略，以补充传统的、基于中心的康复和预防计划，并扩大这些重要服务的范围。

经典参考文献

Oldridge NB, Guyatt GH, Fischer ME, Rimm AA: Cardiac rehabilitation after myocardial infarction. Combined experience of randomized clinical trials, *JAMA* 260:945–950, 1988.

O'Connor GT, Buring JE, Yusuf S, et al.: An overview of randomized trials of rehabilitation with exercise after myocardial infarction, *Circulation* 80:234–244, 1989.

Van Camp SP, Peterson RA: Cardiovascular complications of outpatient cardiac rehabilitation programs, *JAMA* 256:1160–1163, 1986.

Wenger N, Froelicher E, Smith L, et al.: Cardiac rehabilitation as secondary prevention. Agency for Health Care Policy and Research and National Heart, Lung, and Blood Institute, *Clin Pract Guideline Quick Ref Guide Clin* 1–23, 1995.

参考文献

1. Alphin S, Kjøller M, Davidsen M, et al.: Self-reported ischemic heart disease: prevalence, sociodemographics, health behavior, health-care utilization, and quality of life, *Open J Prev Med* 2:240–248, 2012.
2. Balady GJ, Williams MA, Ades PA, et al.: Core components of cardiac rehabilitation/secondary prevention programs: 2007 update: a scientific statement from the American Heart Association Exercise, Cardiac Rehabilitation, and Prevention Committee, the Council on Clinical Cardiology; the Councils on Cardiovascular Nursing, Epidemiology and Prevention, and Nutrition, Physical Activity, and Metabolism; and the American Association of Cardiovascular and Pulmonary Rehabilitation, *Circulation* 115:2675–2682, 2007.
3. Smith Jr SC, Benjamin EJ, Bonow RO, et al.: AHA/ACCF secondary prevention and risk reduction therapy for patients with coronary and other atherosclerotic vascular disease: 2011 update: a guideline from the American Heart Association and American College of Cardiology Foundation, *Circulation* 124:2458–2473, 2011.
4. Perk J, De Backer G, Gohlke H, et al.: European guidelines on cardiovascular disease prevention in clinical practice (version 2012). The Fifth Joint Task Force of the European Society of Cardiology and Other Societies on Cardiovascular Disease Prevention in Clinical Practice (constituted by representatives of nine societies and by invited experts), *Eur Heart J* 33:1635–1701, 2012.
5. Piepoli MF, Corra U, Adamopoulos S, et al.: Secondary prevention in the clinical management of patients with cardiovascular diseases. Core components, standards and outcome measures for referral and delivery: a policy statement from the cardiac rehabilitation section of the European Association for Cardiovascular Prevention & Rehabilitation. Endorsed by the Committee for Practice Guidelines of the European Society of Cardiology, *Eur J Prev Cardiol* 21:664–681, 2014.
6. Sandesara PB, Lambert CT, Gordon NF, et al.: Cardiac rehabilitation and risk reduction: time to "rebrand and reinvigorate.", *J Am Coll Cardiol* 65:389–395, 2015.

6a. Wenger N, Froelicher E, Smith L, et al.: Cardiac rehabilitation as secondary prevention. Agency for Health Care Policy and Research and National Heart, Lung, and Blood Institute, *Clin Pract Guideline Quick Ref Guide Clin* 1–23, 1995.

7. Lawler PR, Filion KB, Eisenberg MJ: Efficacy of exercise-based cardiac rehabilitation post-myocardial infarction: a systematic review and meta-analysis of randomized controlled trials, *Am Heart J* 162:571–584.e2, 2011.
8. Anderson L, Thompson DR, Oldridge N, et al.: Exercise-based cardiac rehabilitation for coronary heart disease: Cochrane systematic review and meta-analysis, *J Am Coll Cardiol* 67:1–12, 2016.
9. Pavy B, Iliou MC, Meurin P, et al.: Safety of exercise training for cardiac patients: results of the French registry of complications during cardiac rehabilitation, *Arch Intern Med* 166:2329–2334, 2006.
10. Wong WP, Feng J, Pwee KH, et al.: A systematic review of economic evaluations of cardiac rehabilitation, *BMC Health Serv Res* 12:243, 2012.
11. Bethell H, Lewin R, Dalal H: Cardiac rehabilitation in the United Kingdom, *Heart* 95:271–275, 2009.
12. Kotseva K, Wood D: The challenge for preventive cardiology, *Eur J Cardiovasc Prev Rehabil* 16(Suppl 2):S19–S23, 2009.
13. Kotseva K, Wood D, De Backer G, et al.: Cardiovascular prevention guidelines in daily practice: a comparison of EUROASPIRE I, II, and III surveys in eight European countries, *Lancet* 373:929–940, 2009.
14. Bjarnason-Wehrens B, McGee H, Zwisler AD, et al.: Cardiac rehabilitation in Europe: results from the European Cardiac Rehabilitation Inventory Survey, *Eur J Cardiovasc Prev Rehabil* 17:410–418, 2010.
15. Jelinek MV, Thompson DR, Ski C, et al.: 40 years of cardiac rehabilitation and secondary prevention in post-cardiac ischaemic patients. Are we still in the wilderness? *Int J Cardiol* 179:153–159, 2015.
16. Dunlay SM, Witt BJ, Allison TG, et al.: Barriers to participation in cardiac rehabilitation, *Am Heart J* 158:852–859, 2009.
17. Karmali KN, Davies P, Taylor F, et al.: Promoting patient uptake and adherence in cardiac rehabilitation, *Cochrane Database Syst Rev*(6), 2014. CD007131.
18. Brown JP, Clark AM, Dalal H, et al.: Patient education in the management of coronary heart disease, *Cochrane DatabaseSyst Rev*(12), 2011. CD008895.
19. Whalley B, Rees K, Davies P, et al.: Psychological interventions for coronary heart disease, *Cochrane Database Syst Rev*(8), 2011. CD002902.
20. Thombs BD, Ziegelstein RC, Pilote L, et al.: Somatic symptom overlap in Beck Depression Inventory-II scores following myocardial infarction, *Br J Psychiatry* 197:61–66, 2010.
21. Rutledge T, Reis VA, Linke SE, et al.: Depression in heart failure a meta-analytic review of prevalence, intervention effects, and associations with clinical outcomes, *J Am Coll Cardiol* 48:1527–1537, 2006.
22. Khawaja IS, Westermeyer JJ, Gajwani P, et al.: Depression and coronary artery disease: the association, mechanisms, and therapeutic implications, *Psychiatry (Edgmont)* 6:38–51, 2009.
23. Dickens C, Cherrington A, McGowan L: Depression and health-related quality of life in people with coronary heart disease: a systematic review, *Eur J Cardiovasc Nurs* 11:265–275, 2012.
24. Dickens C, Katon W, Blakemore A, et al.: Does depression predict the use of urgent and unscheduled care by people with long term conditions? A systematic review with meta-analysis, *J Psychosom Res* 73:334–342, 2012.
25. Critchley JA, Capewell S: WITHDRAWN: Smoking cessation for the secondary prevention of coronary heart disease, *Cochrane Database Syst Rev*(2), 2012. CD003041.
26. Stead LF, Buitrago D, Preciado N, et al.: Physician advice for smoking cessation, *Cochrane Database Syst Rev*(5), 2013. CD000165.
27. Barth J, Jacob T, Daha I, et al.: Psychosocial interventions for smoking cessation in patients with coronary heart disease, *Cochrane Database Syst Rev*(7), 2015. CD006886.
28. Cahill K, Stevens S, Perera R, et al.: Pharmacological interventions for smoking cessation: an overview and network meta-analysis, *Cochrane Database Systc Rev*(5), 2013. CD009329.
29. Singh S, Loke YK, Spangler JG, et al.: Risk of serious adverse cardiovascular events associated with varenicline: a systematic review and meta-analysis, *CMAJ* 183:1359–1366, 2011.
30. NICE: Stop smoking services: National Institute for Health and Care Excellence. https://www.nice.org.uk/guidance/ph10, 2008.
31. Estruch R, Ros E, Martinez-Gonzalez MA: Mediterranean diet for primary prevention of cardiovascular disease, *N Engl J Med* 369:676–677, 2013.
32. NICE: Weight management: lifestyle services for overweight or obese adults, *National Institute for Health and Care Excellence*, 2014. https://www.nice.org.uk/guidance/ph53.
33. Stone NJ, Robinson JG, Lichtenstein AH, et al.: 2013 ACC/AHA guideline on the treatment of blood cholesterol to reduce atherosclerotic cardiovascular risk in adults: a report of the American College of Cardiology/American Heart Association Task Force on Practice Guidelines, *J Am Coll Cardiol* 63:2889–2934, 2014.
34. Cannon CP, Blazing MA, Giugliano RP, et al.: Ezetimibe added to statin therapy after acute coronary syndromes, *N Engl J Med* 372:2387–2397, 2015.
35. Rosendorff C, Lackland DT, Allison M, et al.: Treatment of hypertension in patients with coronary artery disease: a scientific statement from the American Heart Association, American College of Cardiology, and American Society of Hypertension, *J Am Coll Cardiol* 65:1998–2038, 2015.
36. O'Gara PT, Kushner FG, Ascheim DD, et al.: 2013 ACCF/AHA guideline for the management of ST-elevation myocardial infarction: a report of the American College of Cardiology Foundation/American Heart Association Task Force on Practice Guidelines, *J Am Coll Cardiol* 61:e78–e140, 2013.
37. Fihn SD, Blankenship JC, Alexander KP, et al.: 2014 ACC/AHA/AATS/PCNA/SCAI/STS focused update of the guideline for the diagnosis and management of patients with stable ischemic heart disease: a report of the American College of Cardiology/American Heart Association Task Force on Practice Guidelines, and the American Association for Thoracic Surgery, Preventive Cardiovascular Nurses Association, Society for Cardiovascular Angiography and Interventions, and Society of Thoracic Surgeons, *J Am Coll Cardiol* 64:1929–1949, 2014.
38. Bangalore S, Bhatt DL, Steg PG, et al.: Beta-blockers and cardiovascular events in patients with and without myocardial infarction: post hoc analysis from the CHARISMA trial, *Circ Cardiovasc Qual Outcomes* 7:872–881, 2014.
39. Huang BT, Huang FY, Zuo ZL, et al.: Meta-analysis of relation between oral beta-blocker therapy

and outcomes in patients with acute myocardial infarction who underwent percutaneous coronary intervention, *Am J Cardiol* 115:1529–1538, 2015.
40. Naderi SH, Bestwick JP, Wald DS: Adherence to drugs that prevent cardiovascular disease: meta-analysis on 376,162 patients, *Am J Med* 125:882–887.e1, 2012.
41. Arnold SV, Spertus JA, Masoudi FA, et al.: Beyond medication prescription as performance measures: optimal secondary prevention medication dosing after acute myocardial infarction, *J Am Coll Cardiol* 62:1791–1801, 2013.
42. Shah ND, Dunlay SM, Ting HH, et al.: Long-term medication adherence after myocardial infarction: experience of a community, *Am J Med* 122(961), 2009. e967-e913.
43. Taylor RS, Sagar VA, Davies EJ, et al.: Exercise-based rehabilitation for heart failure, *Cochrane Database Syst Rev*(4), 2014. CD003331.
44. McMurray JJ, Adamopoulos S, Anker SD, et al.: ESC guidelines for the diagnosis and treatment of acute and chronic heart failure 2012: the Task Force for the Diagnosis and Treatment of Acute and Chronic Heart Failure 2012 of the European Society of Cardiology. Developed in collaboration with the Heart Failure Association (HFA) of the ESC, *Eur J Heart Fail* 14:803–869, 2012.
45. Piepoli MF, Corra U, Benzer W, et al.: Secondary prevention through cardiac rehabilitation: from knowledge to implementation. A position paper from the Cardiac Rehabilitation Section of the European Association of Cardiovascular Prevention and Rehabilitation, *Eur J Cardiovasc Prev Rehabil* 17:1–17, 2010.
46. Zannad F, Cannon CP, Cushman WC, et al.: Heart failure and mortality outcomes in patients with type 2 diabetes taking alogliptin versus placebo in EXAMINE: a multicentre, randomised, double-blind trial, *Lancet* 385:2067–2076, 2015.
47. Scirica BM, Braunwald E, Raz I, et al.: Heart failure, saxagliptin, and diabetes mellitus: observations from the SAVOR-TIMI 53 randomized trial, *Circulation* 130:1579–1588, 2014.
48. Turk-Adawi KI, Oldridge NB, Tarima SS, et al.: Cardiac rehabilitation patient and organizational factors: what keeps patients in programs? *J Am Heart Assoc* 2:e000418, 2013.
49. Aragam KG, Dai D, Neely ML, et al.: Gaps in referral to cardiac rehabilitation of patients undergoing percutaneous coronary intervention in the United States, *J Am Coll Cardiol* 65:2079–2088, 2015.
50. Thomas RJ: The gap in cardiac rehabilitation referral: a system-based problem with system-based solutions, *J Am Coll Cardiol* 65:2089–2090, 2015.
51. Thomas RJ, King M, Lui K, et al.: AACVPR/ACCF/AHA 2010 update: performance measures on cardiac rehabilitation for referral to cardiac rehabilitation/secondary prevention services endorsed by the American College of Chest Physicians, the American College of Sports Medicine, the American Physical Therapy Association, the Canadian Association of Cardiac Rehabilitation, the Clinical Exercise Physiology Association, the European Association for Cardiovascular Prevention and Rehabilitation, the Inter-American Heart Foundation, the National Association of Clinical Nurse Specialists, the Preventive Cardiovascular Nurses Association, and the Society of Thoracic Surgeons, *J Am Coll Cardiol* 56:1159–1167, 2010.
52. Zwisler AD, Bjarnason-Wehrens B, McGee H, et al.: Can level of education, accreditation and use of databases in cardiac rehabilitation be improved? Results from the European Cardiac Rehabilitation Inventory Survey, *Eur J Prev Cardiol* 19:143–150, 2012.
53. Nallamothu BK, Tommaso CL, Anderson HV, et al.: ACC/AHA/SCAI/AMA-convened PCPI/NCQA 2013 performance measures for adults undergoing percutaneous coronary intervention: a report of the American College of Cardiology/American Heart Association Task Force on Performance Measures, the Society for Cardiovascular Angiography and Interventions, the American Medical Association-Convened Physician Consortium for Performance Improvement, and the National Committee for Quality Assurance, *J Am Coll Cardiol* 63:722–745, 2014.
54. Dalal H, Doherty P, Taylor RS: Cardiac rehabilitation, *BMJ* 351:h5000, 2015.
55. Abell B, Glasziou P, Hoffmann T: Reporting and replicating trials of exercise-based cardiac rehabilitation: do we know what the researchers actually did? *Circ Cardiovasc Qual Outcomes* 8:187–194, 2015.
56. Taylor RS, Dalal H, Jolly K, et al.: Home-based versus centre-based cardiac rehabilitation, *Cochrane Database Syst Rev*(8), 2010. CD007130.
57. Neubeck L, Redfern J, Fernandez R, et al.: Telehealth interventions for the secondary prevention of coronary heart disease: a systematic review, *Eur J Cardiovasc Prev Rehabil* 16:281–289, 2009.
58. Clark RA, Conway A, Poulsen V, et al.: Alternative models of cardiac rehabilitation: a systematic review, *Eur J Prev Cardiol* 22:35–74, 2015.

35 临床实践 / 争议

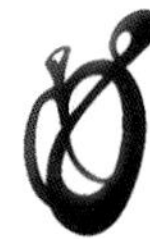

心肌梗死后的抗血小板治疗

Marc P. Bonaca，Marc S. Sabatine，and David A. Morrow
张倩　译

引言

动脉粥样硬化血栓形成造成心肌梗死，而在心肌梗死起始阶段及再发作中血小板扮演了重要作用（参见第 3 章）。抗血小板治疗靶向于心血管缺血事件中的这一关键元素。出现过一次心肌梗死的患者有再次复发缺血事件的持续高风险，因此有从二级预防的抗血小板治疗中获益的潜质（图 35-1 和图 35-2）。然而抗血小板治疗会增加出血风险。所以相应的，心肌梗死后抗血小板治疗的类型、强度、时长应该依照患者继发缺血事件风险和出血风险进行考量。本章将探讨心肌梗死患者长期二级预防治疗的理论基础，回顾特定的药物和策略的临床研究，描述临床研究证据在现实世界中的应用。

复发性动脉粥样硬化血栓形成的流行病学

心肌梗死是长期动脉粥样硬化血栓形成风险的标志

动脉粥样硬化血栓事件，包括心肌梗死和缺血性卒中，是世界范围内发病和死亡的主要贡献因子（见第 2 章）。确诊动脉粥样硬化的患者，既往有过急性血栓性缺血事件的，有持续的凝血系统激活（图 35-3）并且比没有相关事件史的患者风险更高[1]。因此，有自发性心肌梗死病史（1 型心肌梗死）标志着患者有再发自发性动脉粥样硬化血栓形成缺血事件的潜在倾向。

一些现代观察资料发现既往动脉粥样硬化血栓形成的患者有特征性的长期缺血风险。持续健康降低动脉粥样硬化性血栓形成（REduction of atherothrombosis for Continued Health，REACH）注册研究中分析了 64 997 例稳定门诊患者的资料，评估仅有心血管危险因素的患者、有动脉粥样硬化无既往缺血事件的患者和既往有缺血事件的患者 4 年中心血管死亡、心肌梗死、卒中的风险（图 35-4）[2]。既往有缺血事件的患者 4 年时心血管死亡、心肌梗死或卒中发生率（18.3%）与稳定动脉粥样硬化（12.2%）或仅有危险因素（9.1%）的患者相比更高。虽然这些风险在缺血事件发生 1 年内的患者中更高（21.1%），但在近期事件后存活超过 1 年的患者中这些风险也仍然相当高（17.2%）[2]。

一项瑞典注册研究（包括 97 254 名心肌梗死后存活的患者）描述了心肌梗死后再发主要心血管事

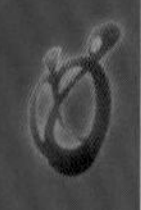

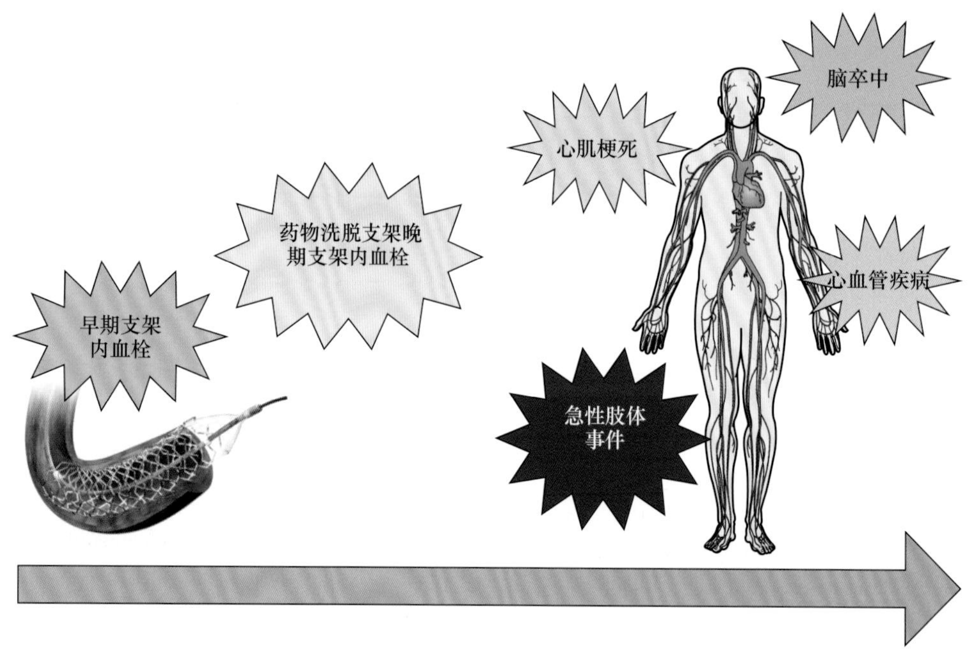

图 35-1　既往心肌梗死（MI）患者阿司匹林联用 $P2Y_{12}$ 抑制剂的评估

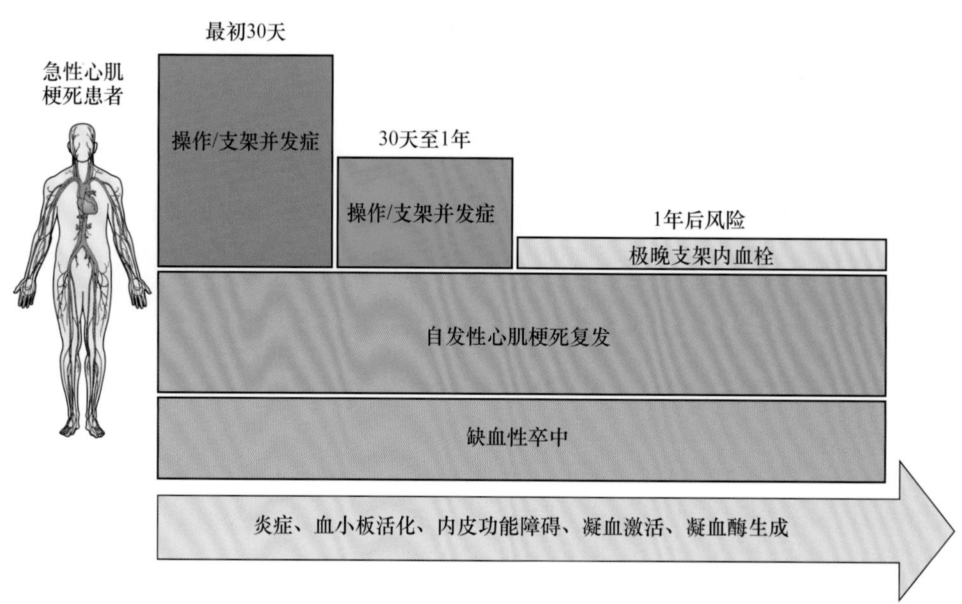

图 35-2　自发性心肌梗死（MI）患者随时间出现缺血事件风险

件的长期风险[3]。在第 1 年中，再发心肌梗死、卒中或者心血管死亡率是 18.3%，这些事件中发生率最高的是再发心肌梗死（56%），其次是心血管死亡（31%），然后是缺血性卒中（13.4%）。另外 4.2% 的患者死于非心血管死亡——大约是心血管病死亡的 1/3。那些梗死后生存超过 1 年又没有再发事件的患者中，3 年继发心血管疾病死亡、心肌梗死和卒中的比例是 20%，再发心肌梗死是最常见的事件（占总事件的 40.8%），再发心肌梗死、心血管病死亡（总事件中的 40.6%）和卒中（总事件中的 18.6%）的比例均高于 1 年内的患者[3]。再发事件的独立预测因子包括年龄、既往心肌梗死、既往卒中和糖尿病。其他国家级注册研究估计出了类似的再发心肌梗死、卒中或死亡校正发生率，心肌梗死后存活过 1 年的患者 3 年上述事件发生率大约为 16.7 ～ 21.3%[4]。

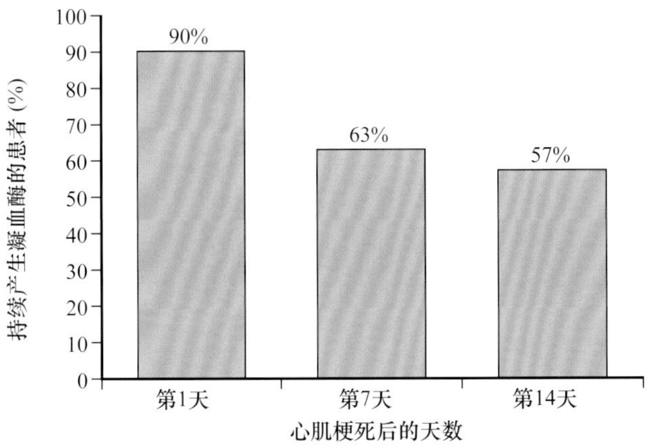

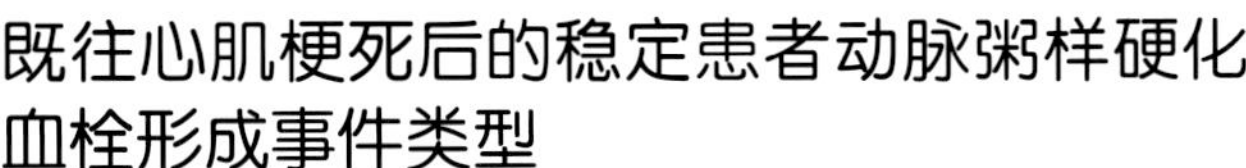

图 35-3　在 100 名患者急性心肌梗死后 14 天内获取一系列血液样本显示凝血酶在一半以上的患者中在超过心肌梗死急性期后仍有产生。（Adapted from Szczeklik A，Dropinski J，Radwan J，Krzanowski M：Persistent generation of thrombin after acute myocardial infarction. Arterioscler Thromb 12：548-553，1992.）

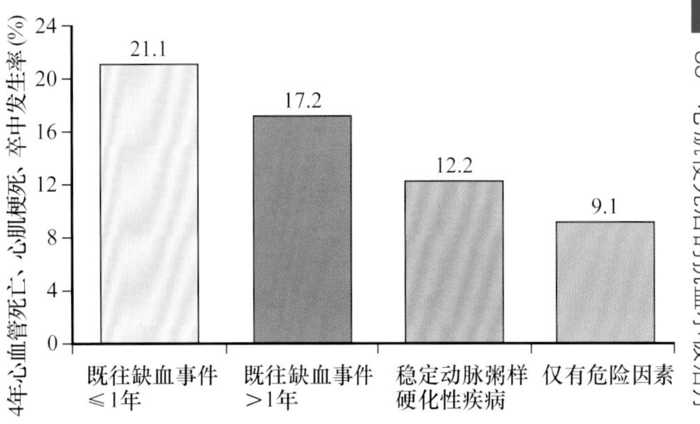

图 35-4　既往缺血事件、稳定动脉粥样硬化性疾病、仅有危险因素患者 4 年心血管（CV）死亡、心肌梗死或卒中发生率。（Adapted from Bhatt DL，Eagle KA，Ohman EM，et al：Comparative determinants of 4-year cardiovascular event rates in stable outpatients at risk of or with atherothrombosis. JAMA 304：1350-1357，2010.）

既往心肌梗死后的稳定患者动脉粥样硬化血栓形成事件类型

因为动脉粥样硬化是系统性疾病，所以在任何血管床的症状性疾病都会增加系统性粥样硬化血栓形成事件的风险。在 REACH 注册研究中，当按照症状性血管床病变和仅有危险因素的患者分层，不论是否有症状性血管床病变，已有动脉粥样硬化的患者心血管死亡、心肌梗死、粥样硬化血栓住院风险均高，而多处血管床症状性病变的患者上述风险最高[5]。

在急性心肌梗死患者中，早期缺血并发症的风险和罪犯病变或冠状动脉介入干预相关[6-9]。更有效的抗血小板策略，减少了经皮冠状动脉介入治疗（PCI）围术期心肌梗死（4a 型心肌梗死）和支架内血栓（4b 型心肌梗死）的风险[10]。出院后，支架相关的并发症风险减小，但是再发自发性事件的风险还是一样的[11]（参见图 35-2）。而且，在一项 679 例急性冠脉综合征（ACS）后发生心血管事件的研究中，罪犯病变与非罪犯病变相关的再发事件是相似的（参见图 35-5）[12]。非罪犯血管引起的再发粥样硬化血栓，通常是初次造影显示轻微病变但是有不稳定相关标志（包括薄纤维帽粥样斑块）之处（参见第 10 章）[12]。

一些临床研究入选了既往心肌梗死、目前稳定患者，前瞻性判断再发心肌梗死并根据心肌梗死的

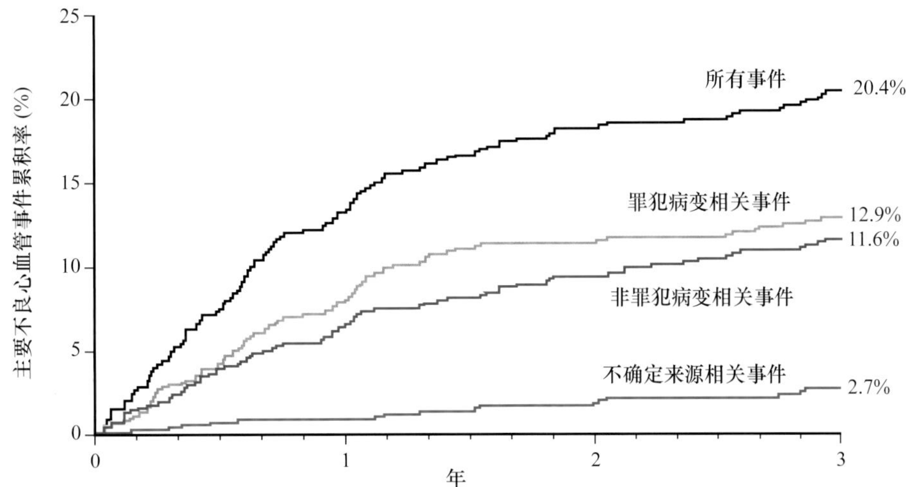

图 35-5　罪犯病变（CL），非罪犯病变（NCL），不确定来源相关不稳定或进展性心绞痛（主要不良心血管事件）心血管（CV）死亡、心搏骤停、心肌梗死或再住院发生率。罪犯病变相关事件指在原治疗了的罪犯病变处再发疾病；非罪犯病变相关事件指事件发生在非罪犯血管位置。有些患者既有罪犯病变相关事件又有非罪犯病变相关事件，有些患者有多支罪犯病变相关事件，多支非罪犯病变相关事件，或在不同时间两者均有（这些患者首次事件在时间-事件曲线中显示）。（Adapted from Stone GW，Maehara A，Lansky AJ，et al：A prospective natural-history study of coronary atherosclerosis. N Engl J Med 364：226-235，2011.）

病因表现应用心肌梗死的全球定义来分型。这些稳定患者队列中，再发心肌梗死主要是新的自发事件（1型心肌梗死，78%），其次是需求增加相关缺血事件（2型心肌梗死，10%），PCI相关心肌梗死或者支架内血栓（4型心肌梗死，12%）[13]。这些资料显示急性心肌梗死稳定后患者，再发冠状动脉事件的类型从罪犯病变和冠状动脉介入干预部位相关病变转换到冠状动脉血管树的新发斑块破裂（参见图35-2）。这个模式特点将在未来一年持续，特别是随着技术的进步持续减少了手术风险和支架相关并发症。

除了自发性心肌梗死风险增加，既往心肌梗死的患者缺血性卒中的长期风险也增加。心肌梗死后存活超过一年的患者，复发性心血管事件中缺血性卒中的比例类似或者有所增加，比如，在REACH注册研究中，缺血性卒中于心肌梗死1年内发生率为13.4%，1年后发生率增加到18.6%[2]。既往有过卒中病史的患者缺血性卒中风险最高，人群中大部分突发卒中首次发生在既往有动脉粥样硬化的患者中[14-15]。

长期二级预防抗血小板治疗的理论基础

动脉粥样硬化是一个系统性疾病，既往心肌梗死的患者血管区长期自发性动脉粥样硬化血栓形成风险增加，为了降低这种风险系统性的预防策略是必需的。药物二级预防部分针对于动脉血栓形成的病理过程，包括血脂异常和炎症，凝血瀑布和血小板的共同激活（参见13章）。

减少动脉粥样硬化血栓风险的二级预防策略包括生活方式干预、降脂、降压和抗血小板治疗（参见34章）。虽然二级预防中口服抗血小板和抗凝策略均有研究，但是传统抗凝治疗总体来讲出血多，目前不常规作为二级预防使用。评估极低剂量抗凝剂与抗血小板药物联用的试验在ACS患者中表现了有效性，未来的研究可以将这一应用扩展到长期二级预防的稳定患者中（参见21章）[16]。目前在心肌梗死后第一年单用或者联用一些作用机制不同的抗血小板药物，现有证据支持这一长期二级预防治疗可获益。

心肌梗死后抗血小板治疗二级预防的临床研究

阿司匹林

多个随机对照研究中及一项抗栓协作组发起的meta分析中均探讨了阿司匹林对缺血风险的降低作用。在早期的meta分析中，一项meta分析纳入了287项随机对照临床研究（包含135 000例既往心肌梗死患者），应用各种抗血小板药物，治疗两年，在每1000例患者中可减少36例严重血管事件（图35-6A）[17]。更近期的一项meta分析专门关注阿司匹林一级及二级预防的有效性和安全性，纳入了6项入选患者有既往心肌梗死的研究和10项入选患者有既往卒中或短暂性脑缺血发作（TIA）的研究[18]。在二级预防人群中，阿司匹林减少了19%的严重血管事件［风险比（HR），0.81；95%置信区间（CI），0.75～0.87］，与安慰剂相比每年绝对风险下降1.49%。冠心病死亡率、心肌梗死和缺血性卒中发生率也均减少[18]。

在一项考察抗血小板治疗安全性的研究中，阿司匹林增加主要颅外出血风险，主要是胃肠道出血（绝对风险增加0.4%每年[19]）和出血性卒中（绝对风险增加0.01%每年）风险[18]。总体来说，研究者认为因为这部分人群的缺血风险所以应用阿司匹林二级预防是有净获益的[18]。虽然最佳的长期二级预防阿司匹林剂量尚未确定，大量的证据倾向于每天75～162 mg。CURRENT-OASIS7研究评估30天内ACS患者应用大剂量阿司匹林（300～325 mg/d）是否优于低剂量（75～100 mg/d）（参见图35-6B）[20]。在这个急性情况人群中，我们本来期待强有力的抗血小板治疗更有效，但是两组复合心血管死亡、心肌梗死、卒中发生率无明显差异（HR，0.97；95% CI，0.86～1.09；$P=0.61$）；而主要胃肠道出血（$P=0.04$）和小出血（$P=0.04$）发生率在大剂量组都更高[20]。这些数据提示阿司匹林抗缺血获益实际上是小剂量（100 mg/d或更少）时获得的，大剂量会带来更多出血。

$P2Y_{12}$ 抑制剂

目前我们有口服的血小板$P2Y_{12}$二磷酸腺苷受体（ADP）抑制药物。各种可获得的口服药物（氯吡格雷、普拉格雷、替格瑞洛）在第19章都有介绍（参见图19-2和表19-1）。在有缺血事件风险人群中对比氯吡格雷和阿司匹林（Clopidogrel versus Aspirin in Patients at Risk of Ischemic Events，CAPRIE）研究中，第二代噻吩吡啶类药物氯吡格雷用于二级预防与阿司匹林单药进行了头对头的对比[21]。共19 185例稳定粥样硬化血管疾病患者（6302例在心肌梗死亚组，8446例既往有心肌梗死）随机服用氯吡格雷75 mg每日一次，或者阿司匹林325 mg每日一次，随访时

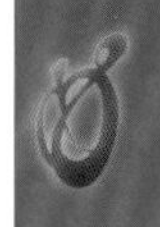

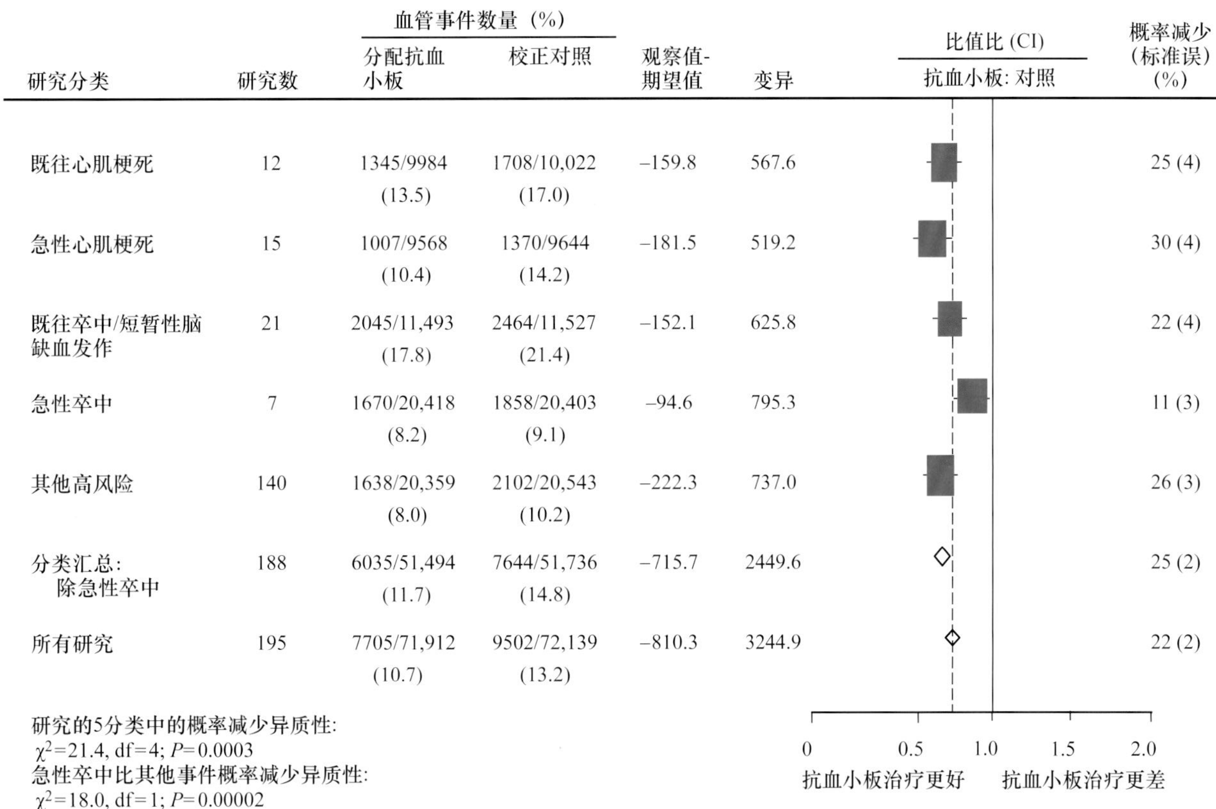

血管事件数量（%）
研究分类
研究数
分配抗血小板
校正对照
观察值-期望值
变异
比值比（CI）
抗血小板：对照
概率减少（标准误）（%）
既往心肌梗死 12 1345/9984 (13.5) 1708/10,022 (17.0) –159.8 567.6 25 (4)
急性心肌梗死 15 1007/9568 (10.4) 1370/9644 (14.2) –181.5 519.2 30 (4)
既往卒中/短暂性脑缺血发作 21 2045/11,493 (17.8) 2464/11,527 (21.4) –152.1 625.8 22 (4)
急性卒中 7 1670/20,418 (8.2) 1858/20,403 (9.1) –94.6 795.3 11 (3)
其他高风险 140 1638/20,359 (8.0) 2102/20,543 (10.2) –222.3 737.0 26 (3)
分类汇总：除急性卒中 188 6035/51,494 (11.7) 7644/51,736 (14.8) –715.7 2449.6 25 (2)
所有研究 195 7705/71,912 (10.7) 9502/72,139 (13.2) –810.3 3244.9 22 (2)
研究的5分类中的概率减少异质性：
χ^2=21.4, df=4; P=0.0003
急性卒中比其他事件概率减少异质性：
χ^2=18.0, df=1; P=0.00002
0 0.5 1.0 1.5 2.0
抗血小板治疗更好 抗血小板治疗更差
治疗效果 P<0.0001
A

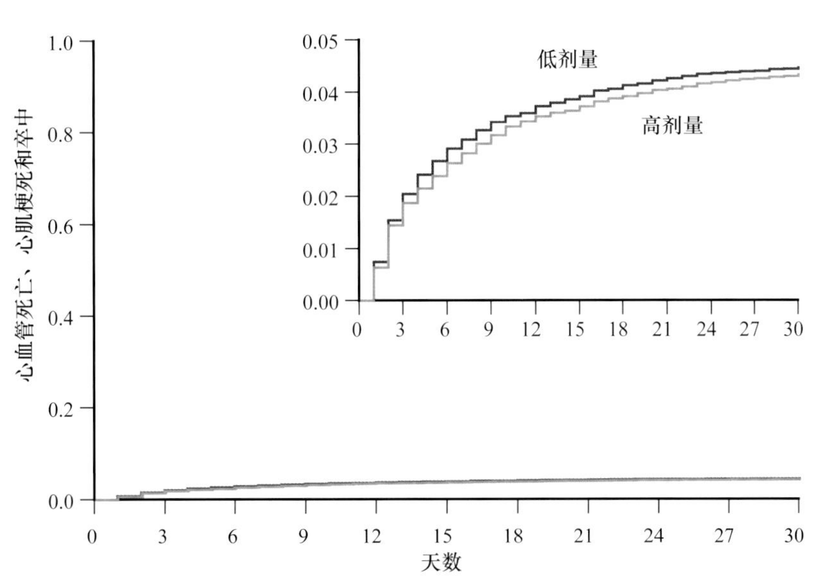

图 35-6 （**A**）抗血小板治疗对心血管（CV）死亡、心肌梗死（MI）和卒中复合终点的部分效应。（**B**）急性冠脉综合征患者随机接受高剂量（黄色）或低剂量（红色）阿司匹林 30 天心血管死亡、心肌梗死和卒中情况。（**A**，From Antithrombotic Trialists' Collaboration：Collaborative meta-analysis of randomised trials of antiplatelet therapy for prevention of death，myocardial infarction，and stroke in high risk patients. BMJ 324：71-86，2002. **B**，Adapted from CURRENT-OASIS 7 Investigators，Mehta SR，Bassand JP，et al：Dose comparisons of clopidogrel and aspirin in acute coronary syndromes，N Engl J Med 363：930-942，2010.）

间 1 ～ 3 年。平均随访时间 1.91 年，氯吡格雷在减少复合心血管死亡、心肌梗死或卒中（相对风险降低 8.7%，P = 0.043）方面优于阿司匹林，并带来 0.51% 的轻微绝对风险降低（absolute risk reduction，ARR）。当基于症状性血管疾病（周围动脉疾病、既往心肌梗死、脑血管疾病）评价亚组时，患周围动脉疾病患者受益最大，虽然各组无统计学上的差异[21]。在 ACS 患者中以是否发生终点事件或非 ST 段抬高（NSTE）ACS 及 ST 段抬高 ACS 为标准，氯吡格雷联用阿司匹林，降低 30 天内，直至 12 个月的主要心血管事件复发风险 20%（参见 19 章）[8-9]。虽然治疗时长是从 NSTE-ACS 后 3 个月到 12 个月，但是生存曲线在整个随访期显示了持续分离的趋势，这提示随着时间增长获益可能会持续。后续又有试验在 ACS 患者中评价了更强效且作用平稳的 $P2Y_{12}$ 抑制剂与氯吡格雷对比，发表了与上述一致的里程碑式的分析结果，提示更强的药物有可能在更远的时间点使患者获益[23-24]。

CHARISMA 研究

ACS 患者治疗中在阿司匹林基础上加用一种 $P2Y_{12}$ 抑制剂获得益处带来了这样一种假设。那就是这样的策略在稳定的有危险因素患者的长期二级预防和一级预防中也可能带来获益。这一假设在 CHARISMA（Clopidogrel and Aspirin versus Aspirin Alone for the Prevention of Atherothrombotic Events，氯吡格雷和阿司匹林对比阿司匹林单药预防动脉粥样硬化血栓事件）研究中进行了检验[25]。共 15 603 例患者被随机分配，服用氯吡格雷 75 mg/d 或相应的安慰剂，所有患者均服用阿司匹林（75 ～ 162 mg/d），中位随访 28 个月。总体来说，阿司匹林基础上是否加用氯吡格雷在降低心血管死亡、心肌梗死和卒中方面没有显著差异［风险比（RR），0.93；$P = 0.22$］（参见图 35-7），但是出血增加［严重出血：绝对风险增加（absolute risk increase，ARI），0.5%；$P = 0.09$；中度出血：ARI，0.8%；$P < 0.001$］。当研究人群按照初始是否有症状性疾病划分时可以发现一个有效的边际显著的交互作用（P- 交互＝ 0.045）。有症状性疾病患者（二级预防）显示出获益（HR，0.88；95% CI,0.77 ～ 0.998；$P = 0.046$）；而无症状患者（一级预防），证据倾向于有害（主要终点率增加 20%，$P = 0.20$）[25]。一项后续的事后分析，揭示了阿司匹林和氯吡格雷应用于二级预防有效性和安全性的更多细节[26]。在 9478 例既往有心肌梗死、周围动脉疾病或缺血性卒中病史的患者中，心血管死亡、心肌梗死和卒中都观察到了显著的减少趋势（HR，0.83；95% CI，0.72 ～ 0.96；$P = 0.01$），最大的获益幅度出现在那些既往心肌梗死的患者身上（HR，0.77；95% CI，0.61 ～ 0.98；$P = 0.031$）[26]。虽然本质上只是探索性的，这些数据支持了联用阿司匹林和 $P2Y_{12}$ 抑制剂可能在既往心肌梗死患者长期二级预防治疗中带来获益。

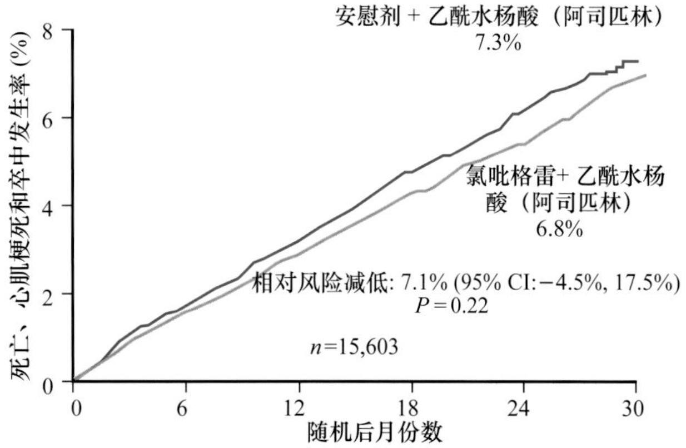

图 35-7　稳定动脉粥样硬化和有危险因素患者氯吡格雷和阿司匹林（橘色）对比阿司匹林单药（蓝色）治疗 30 个月时心血管死亡、心肌梗死（MI）和卒中发生率。（From Bhatt DL, Fox KA, Hacke W, et al: Clopidogrel and aspirin versus aspirin alone for the prevention of atherothrombotic events. N Engl J Med 354：1706-1717，2006.）

DAPT 研究

DAPT（Dual Antiplatelet Therapy after Drug Eluting，药物洗脱支架后双联抗血小板）研究是设计用于评估是否在冠状动脉支架置入术后延长双联抗血小板治疗会减少血栓风险[27]。行冠状动脉支架置入术的患者双联抗血小板治疗（应用替格瑞洛或普拉格雷）12 个月，随后能够耐受治疗且没有发生事件的患者随机选择停用 $P2Y_{12}$ 抑制剂或继续应用 18 个月[27]。因为最初入选标准是冠状动脉操作，所以患者间是有异质性的，患者中包含因 ACS（42%）和稳定型心绞痛（38%）或者其他原因（20%）进行冠状动脉操作的人。所有 $P2Y_{12}$ 抑制剂中氯吡格雷应用占 65%，普拉格雷占 35%。总体来说，这个研究显示 12 个月继续应用 $P2Y_{12}$ 抑制剂者主要终点支架内血栓（0.4% *vs*. 1.4%；HR，0.29；95% CI，0.17 ～ 0.48；$P < 0.001$）和复合死亡、心肌梗死及卒中发生率（4.3% *vs*. 5.9%；HR，0.71；95% CI，0.59 ～ 0.85；$P < 0.001$）均有明显下降[27]（图 35-8）。双联抗血小板治疗的出血增加（GUSTO 定义中到重度出血率，2.5% *vs*. 1.6%；$P = 0.001$）[27]。

后续的亚组分析评估了 3576 名既往有心肌梗死（二级预防）和没有心肌梗死的患者继续 DAPT 治疗对比撤除双抗治疗的有效性和安全性。既往心肌梗死的患者更倾向于应用普拉格雷治疗（34% *vs*. 31%）[28]。研究者观察到既往心肌梗死患者（3.9% *vs*. 6.8%；$P < 0.001$）相比于无心肌梗死患者（4.4% *vs*. 5.3%；$P = 0.08$）DAPT 治疗获益更显著（P- 交互，0.03）[28]。两组人群中应用 DAPT 的患者 GUSTO 定

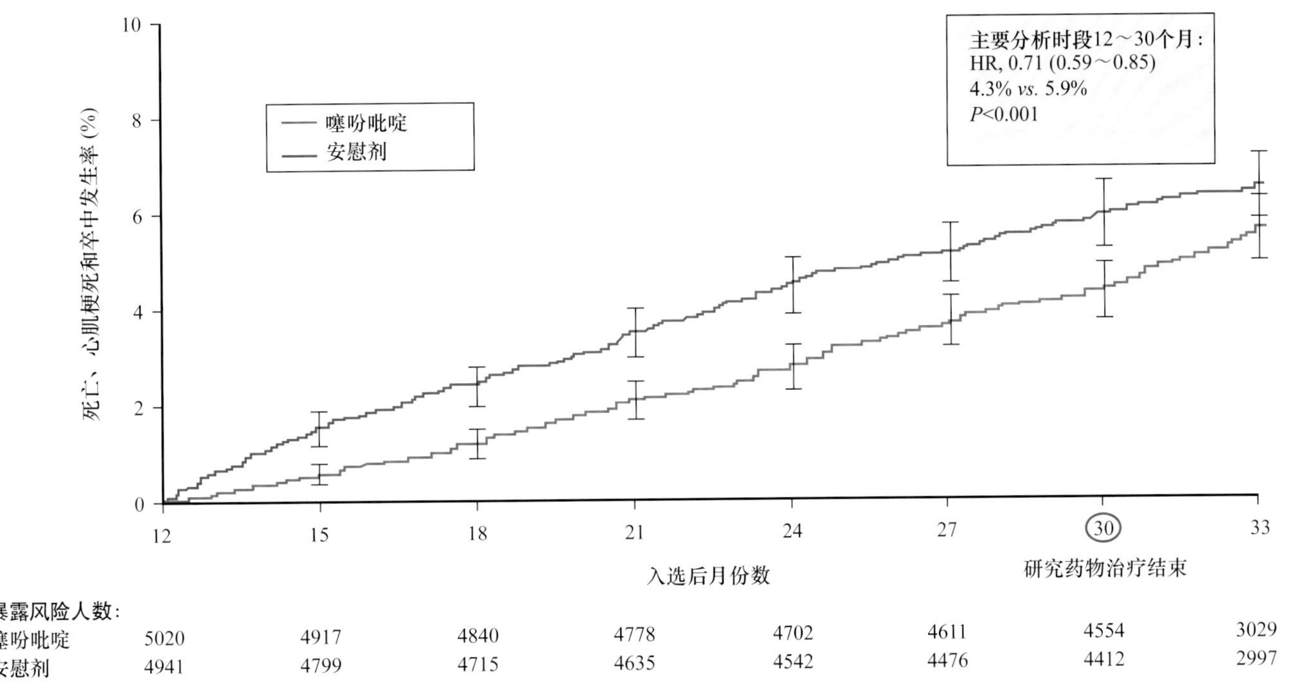

图 35-8 冠状动脉介入后 33 个月死亡、心肌梗死（MI）或卒中发生率。在 12 个月时无事件和耐受治疗的患者随机分为继续 $P2Y_{12}$ 抑制剂及阿司匹林治疗（蓝色）和停用 $P2Y_{12}$ 抑制剂治疗（绿色）。在 30 个月时，12 个月继续 $P2Y_{12}$ 抑制剂治疗者（蓝色）也停用 $P2Y_{12}$ 抑制剂。（Adapted from Mauri L，Kereiakes DJ，Yeh RW，et al：Twelve or 30 months of dual antiplatelet therapy after drug-eluting stents. N Engl J Med 371：2155-2166，2014.）

义的中重度出血均有增加，但发生率相似，在既往心肌梗死患者中 ARI 为 1.1%（$P = 0.005$），既往无心肌梗死患者中 ARI 为 0.9（$P = 0.007$）[28]。这些亚组分析的结果和 CHARISMA 研究是一致的，这说明既往心肌梗死的患者从长时间 $P2Y_{12}$ 抑制剂治疗中获益最大，而仅有危险因素或者没有心肌梗死病史的稳定冠心病患者可能获益较少甚至有害[28]。

PEGASUS-TIMI 54 研究

PEGASUS-TIMI54（Prevention of Cardiovascular Events in Patients with Prior Heart Attack Using Ticagrelor Compared to Placebo on a Background of Aspirin-Thrombolysis in Myocardial Infarction 54，心肌梗死阿司匹林溶栓治疗基础上应用替格瑞洛与安慰剂对既往心脏病发作患者心脏事件预防 54）研究是设计来验证假设延长双联抗血小板治疗会使既往心肌梗死的患者获益，而不论之前是否行冠状动脉支架治疗[29]。研究对象的主要入选标准是入选前 1 ～ 3 年曾发生过自发性心肌梗死的患者。而且，患者需要有至少一项缺血性并发症高危因素（年龄 65 岁或以上，需药物治疗的糖尿病，既往两次心肌梗死，冠状动脉多支病变，或非终末期肾功能不全）并且没有明确的出血风险因素（缺血性卒中或颅内出血史，中枢神经系统肿瘤，或颅内血管畸形；6 个月内胃肠道出血；或 30 天内有大手术史）。患者随机接受两种剂型之一的非噻吩吡啶类 $P2Y_{12}$ 抑制剂替格瑞洛或者相应的安慰剂，所有患者都接受低剂量阿司匹林治疗。两种剂型的替格瑞洛，一个是 90 mg 剂型替格瑞洛，已在 ACS 患者中显示优于氯吡格雷[24]，一个是 60 mg 剂型替格瑞洛，这个剂型之前未在人类中应用，在此是为了验证较 90 mg 剂型有更好的耐受性。中位随访 33 个月，两种剂型的替格瑞洛均显著降低了心血管死亡、心肌梗死及卒中复合终点（60 mg 剂型：HR，0.84；95% CI，0.74 ～ 0.95；$P = 0.004$；90 mg 剂型：HR，0.85；95% CI，0.75 ～ 0.96；$P = 0.008$）（图 35-9）[30]。替格瑞洛的效能在复合主要终点（卒中、心血管死亡包括心肌梗死）的所有组成部分中都是一致的[30]。两种剂型都显著增加了 TIMI 主要出血（60 mg 剂型：HR，2.32；$P < 0.001$；90 mg 剂型：HR，2.69；$P < 0.001$），致命或颅内出血无明显增加[30]。基于这个研究的证据，每治疗 10 000 例患者，90 mg 剂型可以预防 40 例主要终点事件，60 mg 剂型可以预防 42 例主要终点事件。相应的 90 mg 剂型治疗要付出 41 例 TIMI 主要出血的代价，60 mg 剂型要付出 31 例 TIMI 主要出血代价。

$P2Y_{12}$ 研究汇总分析

CHARISMA 研究既往心肌梗死亚组、DAPT 研究

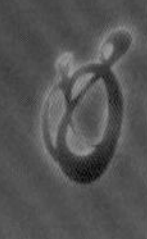

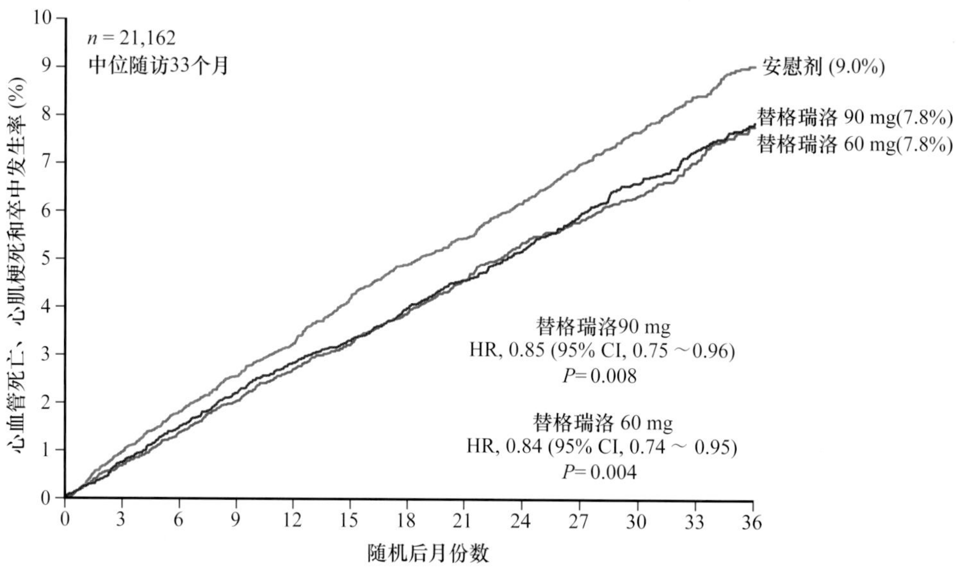

图 35-9　1 ～ 3 年前心肌梗死患者被随机分为替格瑞洛 60 mg 每日两次（蓝色）组，替格瑞洛 90 mg 每日两次（红色）组，或安慰剂（绿色）组，2 年心血管（CV）死亡、心肌梗死（MI）和卒中发生率如图所示。所有患者均接受低剂量阿司匹林。（Adapted from Bonaca MP，Bhatt DL，Cohen M，et al：Long-term use of ticagrelor in patients with prior myocardial infarction. N Engl J Med 372：1791-1800，2015.）

既往心肌梗死亚组，PEGASUS-TIMI 54 研究的结果以及一些其他研究心肌梗死亚组的结果在一项 meta 分析中被混合分析，以评估在二级预防中应用一种 $P2Y_{12}$ 抑制剂加阿司匹林（n = 20 203）延长 DAPT 治疗对比阿司匹林单独应用的效果（n = 13 232）[31]。与个体研究一致，汇总分析发现延长双联抗血小板治疗组心血管死亡、心肌梗死、卒中复合终点显著降低（图 35-10）。有重要意义的是，在这个更有统计学意义的汇总分析中，阿司匹林联用一种 $P2Y_{12}$ 抑制剂显著减少了终点中每个组成部分的发生率，包括心肌梗死、卒中和心血管死亡（P = 0.03）。安全性与个体研究的结果一致，在后续的部分有具体的展示（图 35-11）。

蛋白酶活化受体拮抗剂

蛋白酶活化受体 1（protease-activated receptor 1，PAR-1），是人类血小板上凝血酶的主要受体，也作为二级预防中的靶点被检验[32]。Vorapaxar 是一种口服的竞争性的 PAR-1 受体拮抗剂，在 ACS 及二级预防人群中均有研究[33-34]。凝血酶受体拮抗剂在动脉粥样硬化血栓缺血事件二级预防（the Thrombin Receptor Antagonist in Secondary Prevention of Atherothrombotic Ischemic Events，TRA2P）–心肌梗死溶栓治疗（Throm-

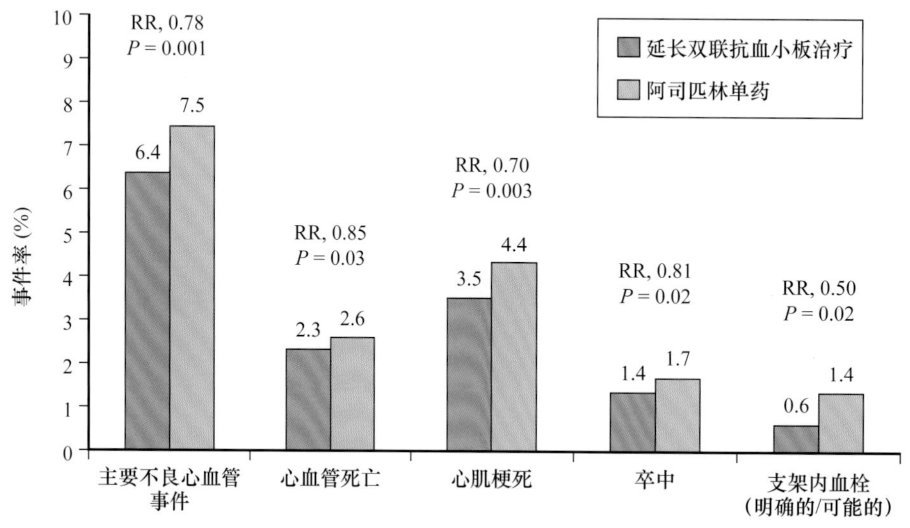

图 35-10　心肌梗死后延长使用双联抗血小板治疗阿司匹林和一种 $P2Y_{12}$ 抑制剂（蓝色）对比阿司匹林单药（绿色）长期二级预防时缺血结局的发生率。RR：风险比

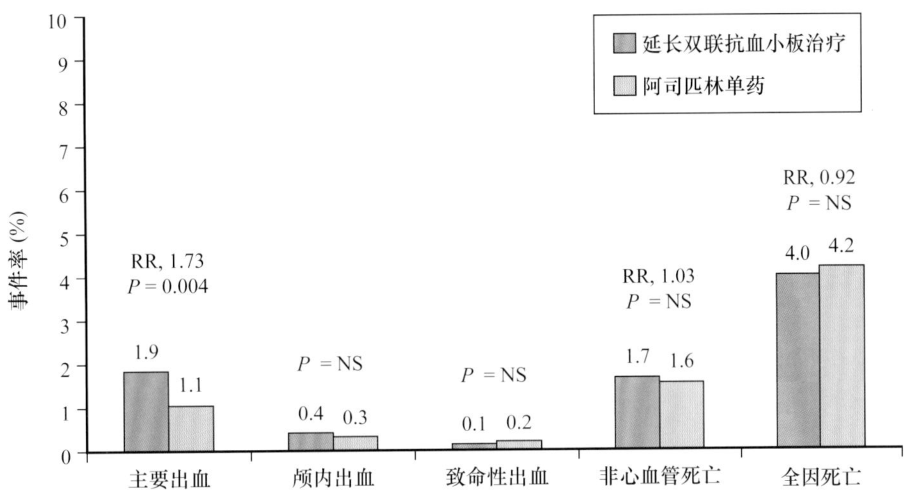

图 35-11 应用阿司匹林加用一种 $P2Y_{12}$ 抑制剂（蓝色）对比阿司匹林单药（绿色）延长双联抗血小板治疗进行心肌梗死后长期二级预防的安全性结果。NS：非显著；RR：相对风险

bolysis in Myocardial Infarction，TIMI）50 研究中将动脉粥样硬化血管疾病（既往心肌梗死、症状性周围动脉疾病或缺血性卒中）患者随机分配至每日 Vorapaxar 2.5 mg 组或相应的安慰剂组[33]。研究中的背景抗栓治疗由治疗医生自由决定是应用单药抗血小板治疗或者阿司匹林及氯吡格雷双联抗血小板治疗。

总体来说，Vorapaxar 显著减少了 3 年心血管死亡、心肌梗死及卒中主要终点（HR，0.87；95% CI，0.80 ～ 0.94；$P < 0.001$）。Vorapaxar 增加了出血，包括 GUSTO 定义中或重度出血，ARI 为 1.7%（0.57% 每年）（HR，1.66；95% CI，1.43 ～ 1.93；$P < 0.001$）和颅内出血（HR，1.94；95% CI，1.39 ～ 2.70；$P < 0.001$）。Vorapaxar 颅内出血的风险在症状性血管病中是有异质性的，有卒中史的患者（ARI，1.5%；Vorapaxar 2.4% *vs.* 安慰剂 0.9%；$P < 0.001$）相对没有卒中史患者（ARI）风险高（ARI，0.2%；Vorapaxar 组的 0.6% *vs.* 对照组 0.4%；$P = 0.049$）[33]。这个药物最终基于它的整体有效性得到了临床应用的批准，但是禁忌应用于既往卒中或 TIA 的患者，因为会增加这部分患者颅内出血的风险[35]。

既往心肌梗死亚组的 17 779 名患者（包括既往卒中及 TIA 患者）中，Vorapaxar 联合阿司匹林（98%）及氯吡格雷（78%）减少主要终点发生率 20%，相当于 3 年 ARR 为 1.6%（0.53% 每年）（图 35-12），主

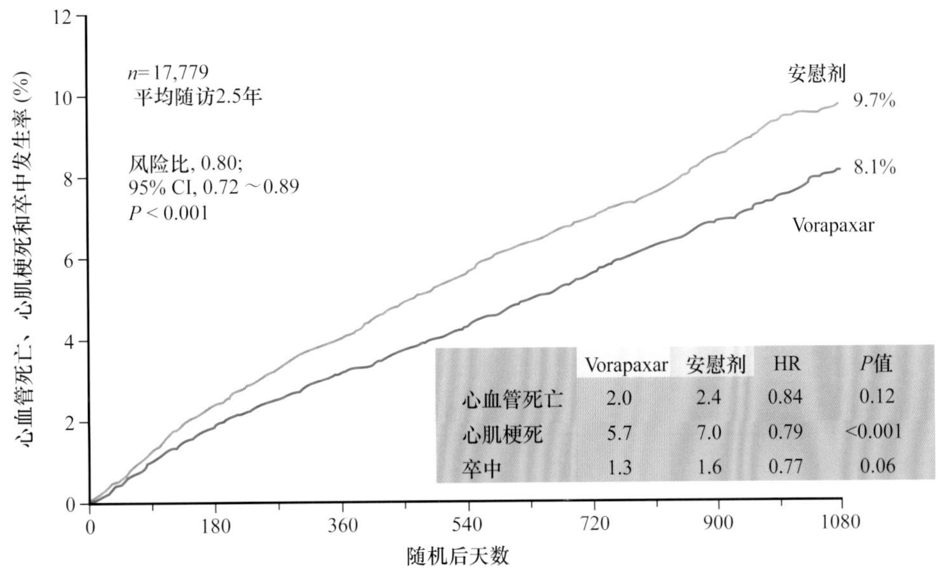

	Vorapaxar	安慰剂	HR	P值
心血管死亡	2.0	2.4	0.84	0.12
心肌梗死	5.7	7.0	0.79	<0.001
卒中	1.3	1.6	0.77	0.06

图 35-12 既往心肌梗死患者 Vorapaxar 对比安慰剂 3 年心血管（CV）死亡、心肌梗死（MI）和卒中发生率。图中表格显示 3 年事件率、风险比（HR）和 *P* 值。（Adapted from Scirica BM，Bonaca MP，Braunwald E，et al：Vorapaxar for secondary prevention of thrombotic events for patients with previous myocardial infarction：a prespecified subgroup analysis of the TRA 2° P-TIMI 50 trial. Lancet 380：1317-1324，2012.）

要终点为心血管死亡、心肌梗死、卒中复合终点[36]。Vorapaxar 也减少首次缺血性卒中和支架内血栓风险[37-38]。Vorapaxar 会带来 GUSTO 定义中或重度出血增加，3 年 ARI 为 1.3%（0.43% 每年；HR1.61；95% CI, 1.31 ～ 1.97；$P < 0.001$）。与在 DAPT 研究中一样，颅内出血（0.6% *vs*. 0.4%；HR，1.54；95% CI 0.96 ～ 2.48；$P = 0.076$）和致命性出血（0.2% *vs*. 0.1%；HR1.56；95% CI，0.67 ～ 3.60；$P = 0.30$）发生率低且在随机的各治疗组中无显著差异[36]。净结局 3 年全因死亡、心肌梗死、卒中或 GUSTO 定义严重出血在既往心肌梗死人群中应用 Vorapaxar 者明显下降（ARR，1.3%；HR，0.86；95% CI，0.78 ～ 0.95；$P = 0.003$）。需要注意的是 Vorapaxar 在按方案应用阿司匹林单药治疗（HR，0.75；95% CI，0.60 ～ 0.94；$P = 0.011$），或者阿司匹林加氯吡格雷双联抗血小板治疗（HR，0.80；95% CI，0.70 ～ 0.91；$P < 0.001$）的患者中有一致的减少心血管死亡、心肌梗死和卒中的有效性[39]。不管是否应用噻吩吡啶类药物 Vorapaxar 出血风险相似（P- 交互，0.37）。这个分析确证了 PAR-1 拮抗剂加用阿司匹林或者联用阿司匹林及氯吡格雷双联抗血小板治疗对心肌梗死后二级预防是有效的[39]。但是 Vorapaxar 与普拉格雷及替格瑞洛联用还缺乏经验以获得有效性和安全性方面的结论。

长期抗血小板治疗的出血

阿司匹林单药治疗增加出血风险，主要是增加胃肠道出血，但是也增加颅内出血。虽然出血风险发生率在不同的二级预防研究中有所不同，在专题分析中，大约阿司匹林应用于每 1000 例患者，每年可以引起 4 例额外主要胃肠道出血[19]。大约应用于每 2500 例患者每年可以增加 1 例出血性卒中[40]。

CHARISMA 研究中在稳定患者中应用氯吡格雷联用阿司匹林增加了 GUSTO 定义中或重度出血，中位随访 28 个月 ARI 值 1.2%（0.51% 每年；3.7% *vs*. 2.5%；HR，1.48；95% CI1.24 ～ 1.78；$P < 0.001$）。这一趋势的形成主要是由于中度出血（HR，1.63；95% CI，1.27 ～ 2.09；$P < 0.001$），重度出血（HR，1.25；95% CI，0.97 ～ 1.62；$P = 0.087$）和致命性出血（HR，1.53；95% CI，0.83 ～ 2.82；$P = 0.17$）的趋势是一致的[41]。虽然 DAPT 研究包括无 ACS 病史的稳定冠心病人群和二级预防患者，延长双联抗血小板治疗的安全性与 CHARISMA 研究中结果

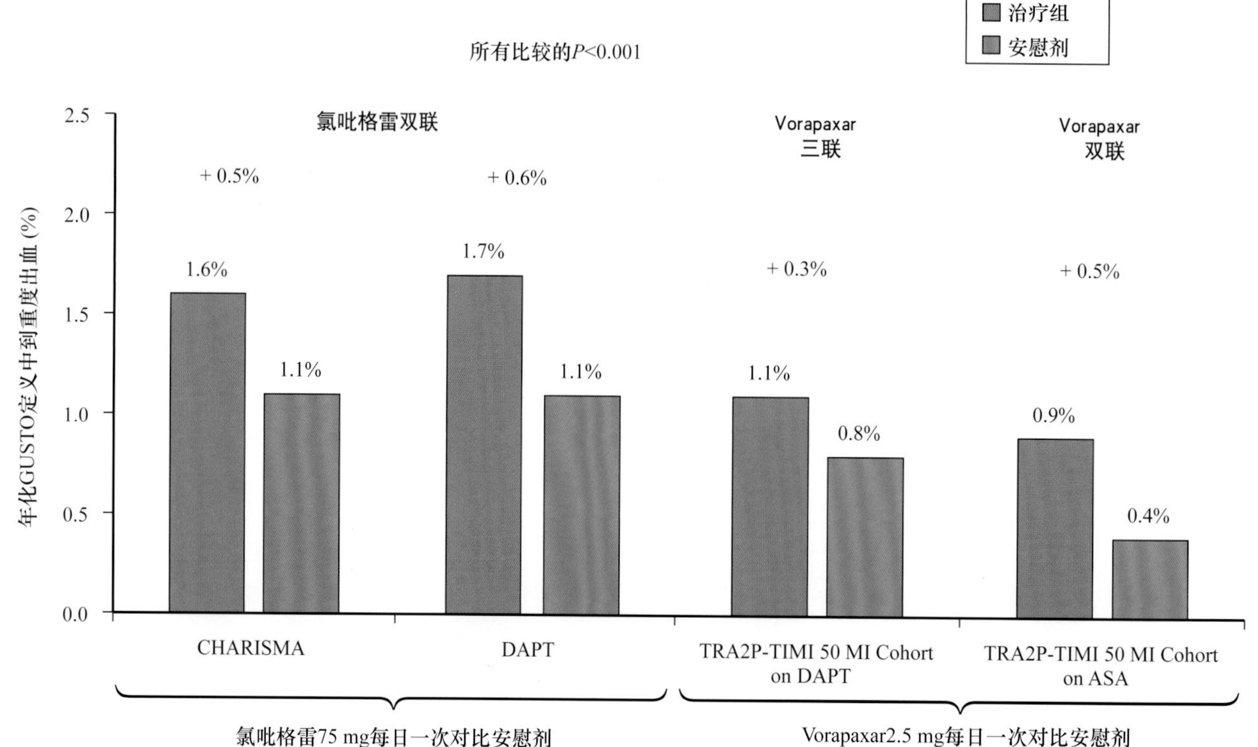

图 35-13　在 CHARISMA 研究[41]（左边第一个）、DAPT 研究[27]（左边第二个）中阿司匹林治疗基础上加入氯吡格雷（红）对比安慰剂（蓝），和 TRA2P-TIMI50 研究中阿司匹林和氯吡格雷治疗基础上加入 Vorapaxar 对比安慰剂[39]（左边第三个）及阿司匹林单药治疗基础上加入 Vorapaxar 对比安慰剂[39]（最右侧）1 年 GUSTO 定义中或重度出血。详见文中描述。ASA，乙酰水杨酸

相似（图 35-13）。在 18 个月时，观察到了额外的 GUSTO 定义中到重度出血，ARI1.0%（0.66% 每年；2.5% *vs*. 1.6%；HR，1.61；95% CI，1.21 ～ 2.16；$P = 0.001$），这个趋势也主要由中度出血（18 个月 ARI 0.7%；$P = 0.004$）导致。数字上联用氯吡格雷后 GUSTO 严重（38 *vs*. 26）及致命性出血（7 *vs*. 4）更多，但是差异无统计学显著性[27]。绝对出血风险增加在既往有或无心肌梗死的患者人群中是相似的[28]。

在 PEGASUS-TIMI54 研究中也观察到了类似的出血风险趋势。60 mg 剂型替格瑞洛 3 年 TIMI 主要出血的 ARI 是 1.24%（0.41% 每年），90 mg 剂型是 1.54%（0.51% 每年）[30]。TIMI 定义的小出血也有显著增加，60 mg 剂型的 ARI 是 0.82%（0.27% 每年），90 mg 剂型的是 0.95%（0.32% 每年）[30]。复合致命性出血及颅内出血数字上 60 mg 剂型组［33（0.72%）］及 90 mg 剂型组［32（0.63%）］与安慰剂［30（0.60%）］相比均有增加，但是差异无统计学意义[30]。

一项评估阿司匹林及一种 $P2Y_{12}$ 抑制剂双联抗血小板治疗对比阿司匹林单药治疗的 meta 分析发现了和单个个体研究类似的出血结果[31]。主要出血绝对增加 0.8%（HR，1.73；$P = 0.004$），但是即使是超过 33 000 例患者，颅内出血或致命性出血也没有出现有统计学意义的差异[31]（见图 35-11）。

在没有卒中或 TIA 病史的患者中，Vorapaxar 增加 GUSTO 定义中或重度出血，3 年 ARI1.3%（0.43% 每年，$P < 0.001$）。和在这个人群中应用其他机制抗血小板药物一样，Vorapaxar 与安慰剂相比有更多的颅内出血（0.6% *vs*. 0.4%；HR，1.46；95% CI，0.92 ～ 2.31；$P = 0.10$），但是这个结果没有达到有统计学意义的差异。当患者按背景治疗分层，GUSTO 中或重度出血绝对增加在单用阿司匹林（ARI，0.5% 每年）和阿司匹林联用氯吡格雷（ARI，0.3% 每年）患者中相似。

研究总结

总之，这些抗血小板治疗方案的出血风险在既往有心肌梗死并且出血风险低（研究中选取的，或者无卒中史的）的门诊患者是一致的，大约 0.5% 每年（见图 35-13）。阿司匹林与安慰剂相比增加颅内出血风险（大约每年增加 0.04%）。阿司匹林的基础上增加一种 $P2Y_{12}$ 抑制剂，或者阿司匹林加 PAR-1 拮抗剂，或阿司匹林联用氯吡格雷加 PAR-1 拮抗剂在研究选择的没有既往卒中或 TIA 的患者中都没有表现出有统计学差异的颅内出血或致死性出血增加。但是，这些都是罕见的安全事件，没有任何一项单独的试验能够检测出 MI 亚组致命性出血或颅内出血的差异。

既往心肌梗死患者撤除抗血小板药物

$P2Y_{12}$ 抑制剂治疗的时长依赖于近期不稳定冠状动脉事件和置入的支架种类，目前的观点认为在稳定状态下进行药物的撤除是安全的。这一观点在早期治疗组分歧最大的高风险 ACS 患者的临床研究中得到了支持[42]。然而，来自注册研究和 DAPT 研究中的观察提出了一个假设，就是撤除 $P2Y_{12}$ 抑制剂也许会增加近期及远期缺血风险。在 DAPT 研究中，在随机（冠状动脉支架置入术后 12 个月）后前 3 个月撤除 $P2Y_{12}$ 抑制剂治疗组表现了高缺血风险（见图 35-8）。而且，在 30 个月停用 $P2Y_{12}$ 抑制剂治疗组也出现了这一风险（图 35-8）[27]。在 PEGASUS-TIMI54 研究的后续分析中，患者按随机时间至末次 $P2Y_{12}$ 抑制剂应用时间进行分组[43]。末次 $P2Y_{12}$ 抑制剂给药后患者随机接受安慰剂治疗（从最近一次心肌梗死后平均 1.7 年），撤除 $P2Y_{12}$ 抑制剂后最近（30 天内）的患者风险最高，随后是撤药 30 天到 1 年的患者，随后是阿司匹林单药稳定治疗超过 1 年的患者[43]。虽然这些人群基线不同，即使在校正后，30 天内停用 $P2Y_{12}$ 抑制剂患者 90 天心血管死亡、心肌梗死、卒中发生率也有 2 倍增加，风险比有统计学意义（校正 HR，1.47；95% CI，1.12 ～ 1.93）[43]。而且替格瑞洛的效果在继续治疗或 30 天内再次启用的患者（减少心血管死亡、心肌梗死或卒中 27%）较停止治疗患者（3 年 7.7% *vs*. 9.9%）更强（P 交互＝ 0.0097）（图 35-14）[43]。

这些数据与我们先前提到的既往心肌梗死的患者动脉粥样硬化血栓并发症的风险增加，并在血栓事件启动后持续存在，无论是否应用冠状动脉支架治疗的观点是相符合的。即使在心肌梗死 1 年后撤除抗栓治疗，也会暴露这种血栓风险，造成缺血并发症。而且，那部分心肌梗死后 1 年以上阿司匹林单药治疗未发生缺血并发症的患者可能实际上是低风险组患者。

患者选择：亚组和风险分层

正如前面所描述的，所有动脉粥样硬化性血管疾病患者中，既往心肌梗死患者长期动脉粥样硬化血栓再发风险增加并且从强化抗血小板治疗中会获得最明确的获益[36,44-45]。相比之下，既往脑卒中的患者，长期强化抗血小板治疗的净临床预后不理想，因为颅内出血增加[10,46-49]。因为出血是强化抗血小

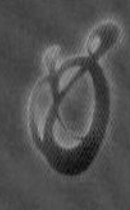

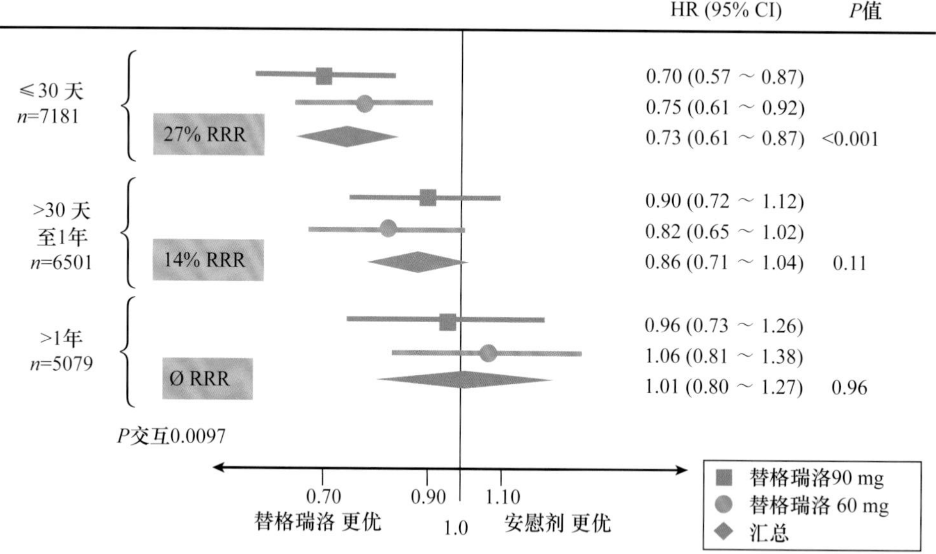

图 35-14　PEGASUS-TIMI54 研究中替格瑞洛 60 mg 每日两次（蓝色），替格瑞洛 90 mg 每日两次（红色），两种替格瑞洛剂型汇总（紫色）按 $P2Y_{12}$ 抑制剂撤药至再次随机化应用替格瑞洛或安慰剂时间分组对心血管（CV）死亡，心肌梗死（MI）和卒中减少的影响。 HR：风险比；RRR：相对风险度减少（Adapted from Bonaca MP，Bhatt DL，Steg PG，et al：Ischaemic risk and efficacy of ticagrelor in relation to time from P2Y12 inhibitor withdrawal in patients with prior myocardial infarction：insights from PEGASUS-TIMI 54. Eur Heart J 2015 Oct 21. pii：ehv531. Epub ahead of print.）

板治疗的主要不良反应，特别是延长暴露时间的情况下，所以有明确高出血风险因素的患者通常被临床研究排除在外（例如，近期有出血或手术史，颅内出血史，已知的易出血体质者）[30]。虽然临床研究中的患者都是高度选择性的，但是既往心肌梗死患者各个亚组强化抗血小板治疗与安慰剂相比带来的风险下降都是大体一致的，绝对风险的差异可能转化为更大或者更小绝对风险减低。这些绝对风险的不同差异可能对净结局带来显著影响。

在 TRA2° P-TIMI50 研究中，入选时患糖尿病的患者 3 年心血管死亡、心肌梗死或卒中的风险是未患糖尿病患者的大约 2 倍（15.7% *vs*. 7.9%）[50]。虽然 Vorapaxar 一级预防中在糖尿病和非糖尿病患者中主要终点的相对效应相似（P 交互＝0.51），但是因为糖尿病患者绝对风险更大，所以糖尿病患者的 3 年 ARR 3.1%（1.0% 每年），需要治疗人数（number needed to treat，NNT）30；而非糖尿病患者 3 年 ARR1.1%，NNT76[50]。这个获益转化为糖尿病人群中全因死亡、心肌梗死、卒中或 GUSTO 定义严重出血（HR，0.77；95% CI，0.65 ～ 0.93；$P = 0.006$）净结局的减少[50]。因此既往心肌梗死病史的糖尿病患者存在高风险，所以 Vorapaxar 联用阿司匹林或联用阿司匹林和氯吡格雷进行长期二级预防似乎都可以带来净获益。其他同样具有这种高绝对风险和更大绝对获益的患者亚组包括那些有既往心肌梗死和冠状动脉旁路移植术手术史的患者（存在多支冠状动脉病变）。

在 PEGASUS-TIMI54 研究中，既往心肌梗死非终末期肾功能不全，估计肾小球滤过率（eGFR）小于 60 ml/min 的患者 3 年心血管病死亡、心肌梗死和卒中发生率据报道是 eGFR ≥ 60 ml/min 患者的大约 2 倍（13.99% *vs*. 7.43%）[51]。虽然替格瑞洛相关疗效与基线肾功能无统计学相互作用，但是由于他们更高的绝对风险，eGFR 小于 60 ml/min 的患者 ARR 为 2.7%（0.9% 每年），导致 NNT 为 37[51]。虽然肾功能损害患者总体出血风险更高，但是替格瑞洛与安慰剂相比，TIMI 大出血风险并没有额外增加。

风险评分

因为患者有可能有几种危险因素（例如年龄、糖尿病、肾功能不全），而各个研究的研究亚组可能仅反映了危险因素的一个层面。风险评分提供了在一个整体模型中为个体风险评估所有危险因素的机制。在稳定缺血性心脏病患者中风险评分已经用于评估个体风险，但不是所有人都就抗血小板治疗获益进行了区分[52]。

一项 TRA2° P-TIMI50 研究中开发的风险评分在安

慰剂组中显示了显著的风险梯度[39]。Vorapaxar 的获益与风险用风险因素数量来评估（比如 0、1 ～ 2、3 或更多）。把患者分为低、中或高风险组来识别 Vorapaxar 获益的梯度发现，风险评分 0 患者无获益；1 ～ 2 危险因素者 ARR2.1%（NNT ＝ 48），3 个或更多危险因素的患者 ARR 为 3.2%（NNT ＝ 31）（图 35-15）。相反的是，Vorapaxar 患者出血风险在评分为 0 的患者中（ARI0.6%）与 1 ～ 2 个危险因素（ARI0.1%）或 3 个及更多个危险因素（ARI0.0%）患者相比更高。

类似的，DAPT 研究也衍生出了一个评分来预测冠状动脉支架置入术后延长 DAPT 治疗的净获益[28]。这个评分的衍生过程和 TRA2° P-TIMI50 研究中预测绝对缺血风险然后同时关注治疗的有效性和安全性不同，DAPT 评分直接预测净获益的大小。一些患者和造影相关特点与延长双联抗血小板治疗获益独立相关，被赋予整数权重。当按 2 分分层时，得分 2 分以下的患者（ARR，0.52%）相对于 DAPT 评分 ≥ 2 的患者（ARR，1.90%）18 个月心肌梗死或支架内血栓 ARR 较小（图 35-16）。同时 DAPT 评分＜ 2 的患者（ARI，1.44%）双联抗血小板治疗 18 个月相对 DAPT 评分≥ 2 的患者（ARI，0.38%）出血风险更高（见图 35-16）。

虽然这些风险评分系统需要在应用其他药物、其他数据系统中验证，但是他们提出了心肌梗死后患者个体化缺血风险和获益评估，以及评估了更长时间抗血小板强化长期二级预防治疗的获益和风险的潜在机制。

心肌梗死后抗血小板治疗的实用方案

虽然大规模随机对照试验支持抗血小板治疗长期二级预防心肌梗死后不良事件，但是众多个体药物和它们联用方案的选择需要平衡出血风险，这使得这些临床研究方案在临床中应用复杂化了。本部分列出了我们对心肌梗死后二级预防中抗血小板治疗的策略（图 35-17）。

根据支持性临床研究的设计及基于 MI 后时间和平稳的治疗获益的异质性，我们的策略制订首先考虑患者近期 ACS 后是否满一年。那些最近一次缺血事件更遥远的患者（例如两年前发生的），和应用阿司匹林单药治疗超过一年无缺血事件的患者是更稳定的患者，也是广泛认为从进一步增加抗血小板治疗中获益较少的患者。虽然如此，在上述后一种人群中进行危险分层，可能将识别出可以从添加 $P2Y_{12}$ 抑制剂和（或）一种 PAR-1 拮抗剂治疗中获益的持续更高动脉粥样硬化性血栓风险人群。

第一年内的新近心肌梗死患者

心肌梗死后第一年内再发动脉粥样硬化性血栓的风险最高，在这一时间加用除阿司匹林以外的另一种抗血小板制剂临床净获益提高明确，除外有抗栓治疗禁忌证或严重出血高风险患者。无既往卒中或短暂性脑缺血发作（TIA）、极低体重、高龄的患者，我们追随现行指南应用第三代 $P2Y_{12}$ 抑制剂（替

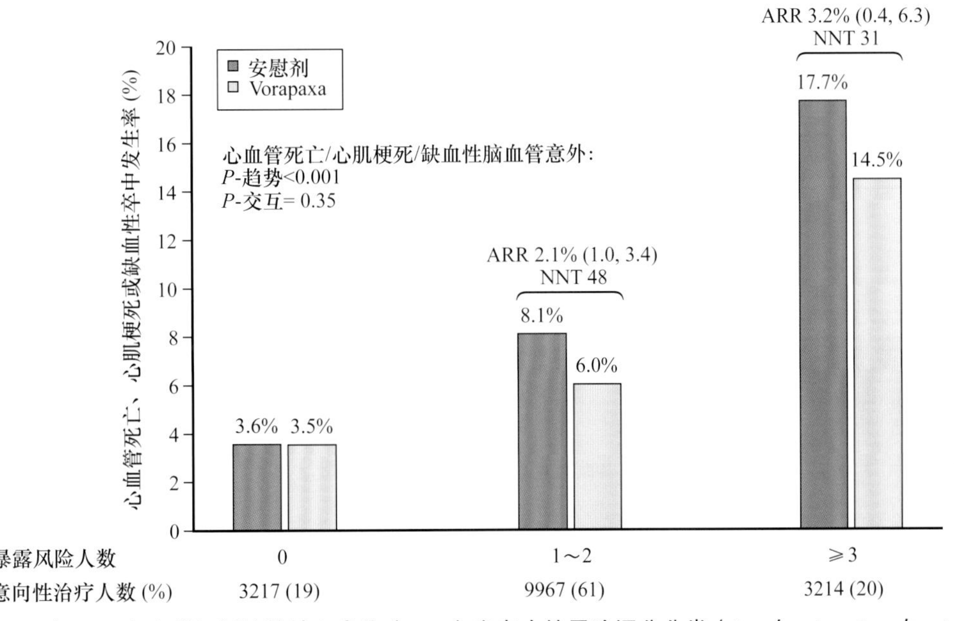

图 35-15　在既往心肌梗死无卒中或短暂性脑缺血发作（TIA）患者中按风险评分分类（0，*左*，1 ～ 2，*中*，≥ 3，*右*），应用 Vorapaxa 与安慰剂后心血管（CV）死亡、心肌梗死（MI）、卒中复合绝对风险差异。ARR，绝对风险减少；NNT，需治人数

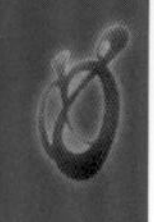

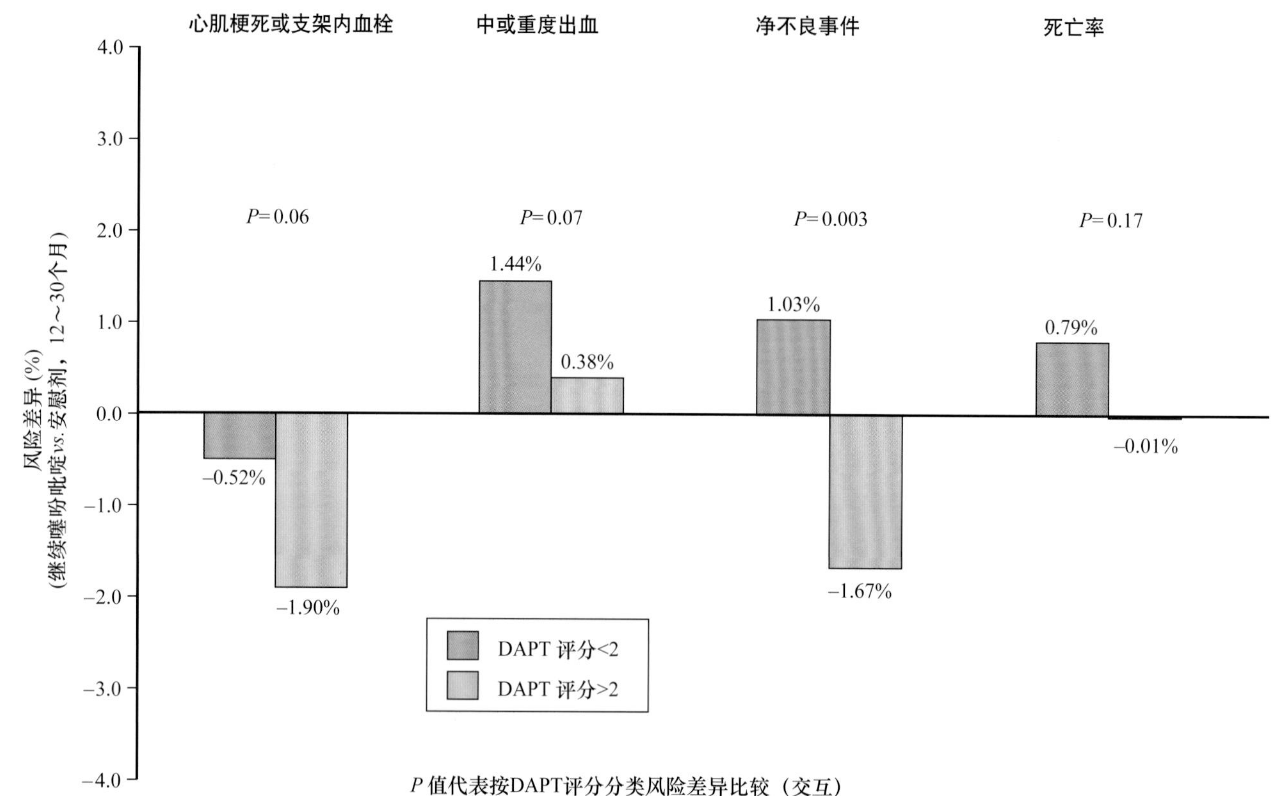

图 35-16　阿司匹林基础上氯吡格雷对比安慰剂延长治疗的有效性及安全性事件绝对风险差异，按 DAPT 风险评分分层（＜2 紫色，＞2 黄色）。（From Yeh RW，Secemsky E，Kereiakes DJ，et al：LBCT 03：individualizing treatment duration of dual antiplatelet therapy after percutaneous coronary intervention：an analysis from the DAPT study. JAMA 315：1735-1749，2016.）

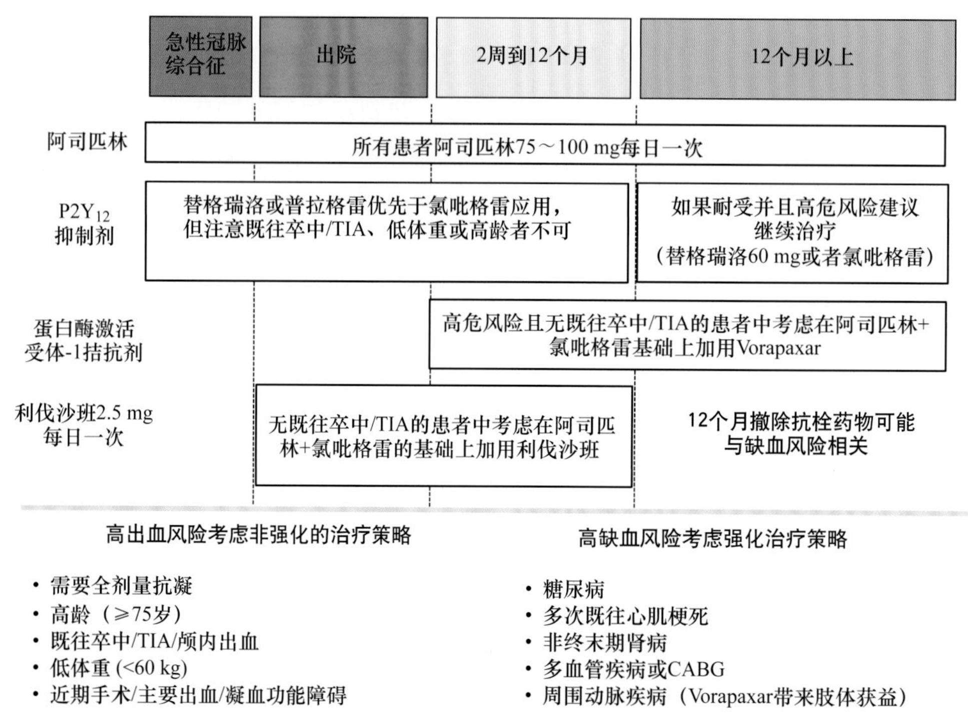

图 35-17　心肌梗死后抗血小板与抗凝治疗二级预防图解。TIA：短暂性脑缺血发作

格瑞洛或者普拉格雷）。在应用 $P2Y_{12}$ 抑制剂氯吡格雷的患者中，Vorapaxar 可以进一步减少主要心血管事件。在替格瑞洛和普拉格雷基础上使用 Vorapaxar 的有效性和安全性还没有足够的经验积累以做出评估。为了平衡治疗花费与出血风险，对进行三联抗血小板治疗的患者进行选择是有必要的。加用 Vorapaxar 的净临床结局在高风险（例如糖尿病、既往冠状动脉旁路移植术或临床评分提示高风险）人群中最获益。

另一种策略在这个人群中也显示了获益，就是ACS状况稳定后早期加用利伐沙班2.5 mg（一种非常低剂量的抗凝剂），但是这个疗法在美国还没有获得适应证批准（见第21章）。

心肌梗死后一年患者

心肌梗死一年的患者应该就长期抗血小板策略进行评估。重要的考虑是要评估他们的缺血风险及出血风险（如既往卒中/TIA、低体重、已知的出血体质）和对抗血小板治疗的耐受能力。像在临床研究中一样，我们在高缺血风险且耐受阿司匹林及$P2Y_{12}$抑制剂治疗组合的患者（如年龄65岁及以上、非终末期肾功能不全、治疗的糖尿病、多次心肌梗死病史、冠状动脉多支病变患者）中继续应用$P2Y_{12}$抑制剂。接受氯吡格雷作为$P2Y_{12}$抑制剂的患者也可以从增加或继续应用Vorapaxar作为长期二级预防药物中获益。像之前描述的一样，对动脉粥样硬化性血栓复发风险进行危险分层有助于识别需要加用Vorapaxar的患者。

对于已经应用替格瑞洛90 mg每日两次进行治疗的患者，需要继续$P2Y_{12}$抑制剂治疗者，替格瑞洛应该向下滴定至60 mg每日两次，因为这一剂量在长期二级预防治疗人群中显示了类似的有效性和更好的耐受性。撤药患者缺血事件风险增高，特别在随后的3个月。这一风险在心肌梗死后即使超过一年时也是明显的。

心肌梗死后超过一年的患者

对于耐受阿司匹林和一种$P2Y_{12}$抑制剂或Vorapaxar双联抗血小板治疗的患者，我们通常继续这种治疗进行长期二级预防，除非有新的增加出血风险的情况出现。在过去一年中应用$P2Y_{12}$抑制剂，目前应用阿司匹林单药治疗的患者特别是有高动脉粥样硬化性血栓风险的患者可以从加用替格瑞洛60 mg每日两次、氯吡格雷或Vorapaxar中获益。一部分应用阿司匹林单药治疗超过一年，且没有缺血并发症的患者，加用替格瑞洛60 mg每日两次或者Vorapaxar治疗可能无法获益，但是这部分稳定的人群中仍有可能有高缺血风险患者（例如糖尿病、多血管疾病或多次既往心肌梗死患者）。从临床风险评分、生物标志物和基因方面获取进一步资料可以优化这部分患者的危险分层。

何时停止$P2Y_{12}$抑制剂及蛋白酶激活受体拮抗剂

目前只有有限的资料可以可靠地预测既往心肌梗死患者的出血风险。既往卒中或TIA、既往颅内出血、低体重、易出血体质或既往自发性出血病史患者应被考虑缩短强化治疗时间。无这些因素的可耐受治疗患者应该继续治疗。因出血或其他副作用不能耐受治疗患者可以考虑停止治疗。应该意识到的是，在抗血小板治疗的临床研究中，患者最常因不良反应停药，这些不良反应包括出血事件，即使那些被临床标准分类为不严重的出血。治疗方案中包括需要频繁停药的操作也可能是患者选择停止药物治疗的原因。进一步的风险评分可能可以识别出更多特点或动态因子，以提高对出血风险的预测。

总结

除了近期并发症，心肌梗死表现出一种潜在弥漫而慢性的状态，这个状态伴随一种以“断续（stuttering）”临床过程和急性起始事件后可持续数年的动脉粥样硬化性血栓复发重大风险为标志的自然病程。这一疾病状态的标志不止是再发心肌梗死风险增高，而且未来卒中和周围动脉疾病并发症风险均增高；这些事件会带来永久残疾和寿命缩短。所以心肌梗死史，对于临床医生来说是一项需要长期治疗的潜在状况标志。

抗血小板治疗不仅在处理急性事件时有效，也可以减缓长期复发风险。与心房颤动的抗凝治疗类似，在选择性的人群中潜在出血风险必须与对不可逆的损害（例如缺血卒中或心肌梗死）潜在保护效应相平衡折衷。在未来的一年，更精密的策略将应用在这一风险获益平衡中，包括临床风险模型、基因、生物标志物都可能应用来帮助制订更精确的危险分层。

但是对于心肌梗死后最佳抗血小板类型和药物应用时长仍有一系列的问题。在ACS患者中应用阿司匹林联用第三代$P2Y_{12}$抑制剂的有效性及安全性已经在临床研究中得到了评估。去除阿司匹林可能会简化治疗、降低出血风险。Vorapaxar联用普拉格雷或者替格瑞洛（合并或不合并应用阿司匹林）的有效性及安全性仍然未知。既往心肌梗死需要抗凝患者的最佳抗血小板方案仍然未知并在研究中。

参考文献

1. Szczeklik A, Dropinski J, Radwan J, Krzanowski M: Persistent generation of thrombin after acute myocardial infarction, *Arterioscler Thromb* 12:548–553, 1992.
2. Bhatt DL, Eagle KA, Ohman EM, et al.: Comparative determinants of 4-year cardiovascular event rates in stable outpatients at risk of or with atherothrombosis, *JAMA* 304:1350–1357, 2010.
3. Jernberg T, Hasvold P, Henriksson M, et al.: Cardiovascular risk in post-myocardial infarction patients: nationwide real world data demonstrate the importance of a long-term perspective, *Eur Heart J* 36(19):1163–1170, 2015.
4. Rapsomaniki E, Stogiannis D, Emmas C, et al.: Health outcomes in patients with stable coronary artery disease following myocardial infarction; construction of a PEGASUS-TIMI-54 like population in UK linked electronic health records, *Eur Heart J* 35:363, 2014.

5. Steg PG, Bhatt DL, Wilson PW, et al.: One-year cardiovascular event rates in outpatients with atherothrombosis, *JAMA* 297:1197–1206, 2007.
6. Sabatine MS, Cannon CP, Gibson CM, et al.: Effect of clopidogrel pretreatment before percutaneous coronary intervention in patients with ST-elevation myocardial infarction treated with fibrinolytics: the PCI-CLARITY study, *JAMA* 294:1224–1232, 2005.
7. Bertrand ME, Rupprecht HJ, Urban P, et al.: Double-blind study of the safety of clopidogrel with and without a loading dose in combination with aspirin compared with ticlopidine in combination with aspirin after coronary stenting: the Clopidogrel Aspirin Stent International Cooperative Study (CLASSICS), *Circulation* 102:624–629, 2000.
8. Yusuf S, Zhao F, Mehta SR, et al.: Effects of clopidogrel in addition to aspirin in patients with acute coronary syndromes without ST-segment elevation, *N Engl J Med* 345:494–502, 2001.
9. Sabatine MS, Cannon CP, Gibson CM, et al.: Addition of clopidogrel to aspirin and fibrinolytic therapy for myocardial infarction with ST-segment elevation, *N Engl J Med* 352:1179–1189, 2005.
10. Wiviott SD, Braunwald E, McCabe CH, et al.: Prasugrel versus clopidogrel in patients with acute coronary syndromes, *N Engl J Med* 357:2001–2015, 2007.
11. Scirica B, Morrow D, Antman E, et al.: Timing and clinical setting of cardiovascular death or myocardial infarction following PCI for ACS—observations from the TRITON-TIMI 38 trial, *J Am Coll Cardiol* 59(13s1):E340, 2012.
12. Stone GW, Maehara A, Lansky AJ, et al.: A prospective natural-history study of coronary atherosclerosis, *N Engl J Med* 364:226–235, 2011.
13. Kidd S, Bonaca M, Scirica B, et al.: Universal classification system type of incident myocardial infarction in patients with stable atherosclerosis: observations from TRA 2°P-TIMI 50, *J Am Coll Cardiol* 63(12S), 2014.
14. Mozaffarian D, Benjamin EJ, Go AS, et al.: Heart disease and stroke statistics—2015 update: a report from the American Heart Association, *Circulation* 131(4):e29–e322, 2015.
15. Mozaffarian D, Benjamin EJ, Go AS, et al.: Heart disease and stroke statistics—2016 update: a report from the American Heart Association, *Circulation* 133(4):e38–e360, 2016.
16. Mega JL, Braunwald E, Wiviott SD, et al.: Rivaroxaban in patients with a recent acute coronary syndrome, *N Engl J Med* 366:9–19, 2012.
17. Antithrombotic Trialists' Collaboration: Collaborative meta-analysis of randomised trials of antiplatelet therapy for prevention of death, myocardial infarction, and stroke in high risk patients, *BMJ* 324:71–86, 2002.
18. Antithrombotic Trialists' (ATT) Collaboration, Baigent C, Blackwell L, et al.: Aspirin in the primary and secondary prevention of vascular disease: collaborative meta-analysis of individual participant data from randomised trials, *Lancet* 373:1849–1860, 2009.
19. Derry S, Loke YK: Risk of gastrointestinal haemorrhage with long term use of aspirin: meta-analysis, *BMJ* 321:1183–1187, 2000.
20. CURRENT-OASIS 7 Investigators, Mehta SR, Bassand JP, et al.: Dose comparisons of clopidogrel and aspirin in acute coronary syndromes, *N Engl J Med* 363:930–942, 2010.
21. CAPRIE Investigators: A randomised, blinded, trial of clopidogrel versus aspirin in patients at risk of ischaemic events (CAPRIE). CAPRIE steering committee, *Lancet* 348:1329–1339, 1996.
22. Yusuf S, Mehta SR, Zhao F, et al.: Early and late effects of clopidogrel in patients with acute coronary syndromes, *Circulation* 107:966–972, 2003.
23. Antman EM, Wiviott SD, Murphy SA, et al.: Early and late benefits of prasugrel in patients with acute coronary syndromes undergoing percutaneous coronary intervention: a TRITON-TIMI 38 (TRial to assess improvement in therapeutic outcomes by optimizing platelet InhibitioN with prasugrel-thrombolysis in myocardial infarction) analysis, *J Am Coll Cardiol* 51:2028–2033, 2008.
24. Wallentin L, Becker RC, Budaj A, et al.: Ticagrelor versus clopidogrel in patients with acute coronary syndromes, *N Engl J Med* 361:1045–1057, 2009.
25. Bhatt DL, Fox KA, Hacke W, et al.: Clopidogrel and aspirin versus aspirin alone for the prevention of atherothrombotic events, *N Engl J Med* 354:1706–1717, 2006.
26. Bhatt DL, Flather MD, Hacke W, et al.: Patients with prior myocardial infarction, stroke, or symptomatic peripheral arterial disease in the CHARISMA trial, *J Am Coll Cardiol* 49:1982–1988, 2007.
27. Mauri L, Kereiakes DJ, Yeh RW, et al.: Twelve or 30 months of dual antiplatelet therapy after drug-eluting stents, *N Engl J Med* 371:2155–2166, 2014.
28. Yeh RW, Secemsky E, Kereiakes DJ, et al.: LBCT 03: individualizing treatment duration of dual antiplatelet therapy after percutaneous coronary intervention: an analysis from the DAPT study, *JAMA* 315:1735–1749, 2016.
29. Bonaca MP, Bhatt DL, Braunwald E, et al.: Design and rationale for the Prevention of Cardiovascular Events in Patients With Prior Heart Attack Using Ticagrelor Compared to Placebo on a Background of Aspirin–Thrombolysis in Myocardial Infarction 54 (PEGASUS-TIMI 54) trial, *Am Heart J* 167:437–444.e5, 2014.
30. Bonaca MP, Bhatt DL, Cohen M, et al.: Long-term use of ticagrelor in patients with prior myocardial infarction, *N Engl J Med* 372:1791–1800, 2015.
31. Udell JA, Bonaca MP, Collet JP, et al.: Long-term dual antiplatelet therapy for secondary prevention of cardiovascular events in the subgroup of patients with previous myocardial infarction: a collaborative meta-analysis of randomized trials, *Eur Heart J* 37(4):390–399, 2016.
32. Bonaca MP, Morrow DA: SCH 530348: a novel oral thrombin receptor antagonist, *Future Cardiol* 5:435–442, 2009.
33. Morrow DA, Alberts MJ, Mohr JP, et al.: Efficacy and safety of vorapaxar in patients with prior ischemic stroke, *Stroke* 44:691–698, 2013.
34. Tricoci P, Huang Z, Held C, et al.: Thrombin-receptor antagonist vorapaxar in acute coronary syndromes, *N Engl J Med* 366:20–33, 2012.
35. Magnani G, Bonaca MP, Braunwald E, et al.: Efficacy and safety of vorapaxar as approved for clinical use in the United States, *J Am Heart Assoc* 4:e001505, 2015.
36. Scirica BM, Bonaca MP, Braunwald E, et al.: Vorapaxar for secondary prevention of thrombotic events for patients with previous myocardial infarction: A prespecified subgroup analysis of the TRA 2°P-TIMI 50 trial, *Lancet* 380:1317–1324, 2012.
37. Bonaca MP, Scirica BM, Braunwald E, et al.: New ischemic stroke and outcomes with vorapaxar versus placebo: Results from the TRA 2 degrees P-TIMI 50 trial, *J Am Coll Cardiol* 64:2318–2326, 2014.
38. Bonaca MP, Scirica BM, Braunwald E, et al.: Coronary stent thrombosis with vorapaxar versus placebo: Results from the TRA 2 degrees P-TIMI 50 trial, *J Am Coll Cardiol* 64:2309–2317, 2014.
39. Bohula EA, Bonaca MP, Aylward PE, et al.: Development of a TIMI risk score for stable ischemic heart disease. Abstract 17338, *Circulation* 132:A17338, 2015.
40. He J, Whelton PK, Vu B, Klag MJ: Aspirin and risk of hemorrhagic stroke: a meta-analysis of randomized controlled trials, *JAMA* 280:1930–1935, 1998.
41. Berger PB, Bhatt DL, Fuster V, et al.: Bleeding complications with dual antiplatelet therapy among patients with stable vascular disease or risk factors for vascular disease: results from the clopidogrel for high atherothrombotic risk and ischemic stabilization, management, and avoidance (CHARISMA) trial, *Circulation* 121:2575–2583, 2010.
42. Mehta SR, Yusuf S: Clopidogrel in Unstable angina to prevent Recurrent Events (CURE) Study Investigators: The Clopidogrel in Unstable angina to prevent Recurrent Events (CURE) trial programme; rationale, design and baseline characteristics including a meta-analysis of the effects of thienopyridines in vascular disease, *Eur Heart J* 21:2033–2041, 2000.
43. Bonaca MP, Bhatt DL, Steg PG, et al.: Ischaemic risk and efficacy of ticagrelor in relation to time from P2Y12 inhibitor withdrawal in patients with prior myocardial infarction: insights from PEGASUS-TIMI 54, *Eur Heart J*, 2015 Oct 21. pii: ehv531. [Epub ahead of print].
44. Bhatt DL, Flather MD, Hacke W, et al.: Patients with prior myocardial infarction, stroke, or symptomatic peripheral arterial disease in the CHARISMA trial, *J Am Coll Cardiol* 49:1982–1988, 2007.
45. Yeh RW, Kereiakes DJ, Steg PG, et al.: Benefits and risks of extended duration dual antiplatelet therapy after PCI in patients with and without acute myocardial infarction, *J Am Coll Cardiol* 65:2211–2221, 2015.
46. Morrow DA, Braunwald E, Bonaca MP, et al.: Vorapaxar in the secondary prevention of atherothrombotic events, *N Engl J Med* 366:1404–1413, 2012.
47. Sacco RL, Diener HC, Yusuf S, et al.: Aspirin and extended-release dipyridamole versus clopidogrel for recurrent stroke, *N Engl J Med* 359:1238–1251, 2008.
48. Diener HC, Sacco RL, Yusuf S, et al.: Effects of aspirin plus extended-release dipyridamole versus clopidogrel and telmisartan on disability and cognitive function after recurrent stroke in patients with ischaemic stroke in the prevention regimen for effectively avoiding second strokes (PRoFESS) trial: a double-blind, active and placebo-controlled study, *Lancet Neurol* 7:875–884, 2008.
49. Diener HC, Bogousslavsky J, Brass LM, et al.: Aspirin and clopidogrel compared with clopidogrel alone after recent ischaemic stroke or transient ischaemic attack in high-risk patients (MATCH): randomised, double-blind, placebo-controlled trial, *Lancet* 364:331–337, 2004.
50. Cavender MA, Scirica BM, Bonaca MP, et al.: Vorapaxar in patients with diabetes mellitus and previous myocardial infarction: findings from the thrombin receptor antagonist in secondary prevention of atherothrombotic ischemic events-TIMI 50 trial, *Circulation* 131:1047–1053, 2015.
51. Magnani G, Storey RF, Steg G, et al.: Efficacy and safety of ticagrelor for long-term secondary prevention of atherothrombotic events in relation to renal function: insights from the PEGASUS-TIMI 54 trial, *Eur Heart J* 37:400–408, 2016.
52. Ducrocq G, Wallace JS, Baron G, et al.: Risk score to predict serious bleeding in stable outpatients with or at risk of atherothrombosis, *Eur Heart J* 31:1257–1265, 2010.

36 心肌梗死后心室不良重构难题的处理

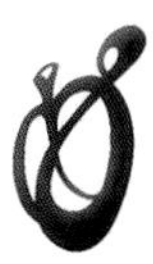

Antonio Abbate
罗晓亮　译

引言

心肌梗死（MI）急救水平的提高使许多患者在最初的急性心肌梗死中有可能幸存下来，但却暴露在继之的复发性心肌梗死和（或）心力衰竭（HF）风险之中。急性缺血和再灌注心肌损伤（参见第 24 章），以及心肌梗死的急性血流动力学改变（参见第 25 章）和 MI 的潜在并发症（参见第 26 章）已在本书的其他章节进行了相关介绍（亦可参见第 13 章）。心肌梗死导致的慢性的心脏整体结构和功能改变的过程被称为心室的不良重构。“不良”既指血流动力学方面的不利变化，也指该过程对预后的不良影响。本章将回顾心室重构的定义，其宏观和微观特征以及减轻不良重构的治疗方法。干细胞在心肌梗死治疗中的作用是单独介绍的（见第 22 章）。

心室不良重构的定义

对于大面积非再灌注心肌梗死的实验室动物模型和纵向随访队列研究已经明确了心肌梗死后发生的涉及心肌改变的动态过程，并且这一过程与初始的缺血性改变是不同的，很大程度上独立于缺血性改变。心室（或心脏）重构的定义是指左和（或）右心室的大小、形状、厚度和电阻的改变，涉及心肌梗死节段和非梗死节段，并导致部分或整体收缩和舒张功能障碍（表 36-1）。这种重构改变在心肌梗死后可以持续数周或数月，并可以导致进行性加重的心脏收缩及舒张功能下降，心力衰竭的症状，再住院治疗和过早死亡（图 36-1）。因此，对心室重构的定量评估可用于预测临床结局以及药物或器械干预措施的治疗效果[1]。

更大面积的心肌梗死，更大的初始节段性室壁运动异常的范围以及更严重的初始整体心脏收缩功能下降都是心室不良重构的独立预测因子（表 36-2）。临床实际观察到扩张的心室可以进一步加重心室的扩张。与之对应，在开展再灌注治疗前的时代，不良的心室重构是指左心室舒张末期容积显著增加（相对增加大于 25%）或左心室射血分数（LVEF）降低（减少至 45% 以下）——此表现在超过半数的心肌梗死幸存者中可见。心室不良重构的程度与死亡率相关，尽管进行了密切随访，出院后心肌梗死幸存者的死亡率在第 1 个月和第 12 个月时分别大于 5% 和 10%。再灌注治疗策略的出现改变了心肌梗死的治疗方法，也改变了心肌梗死的自然史（参见第 2 章和第 13 章）。在当前经皮冠状动脉介入治疗（PCI）的心肌再灌注

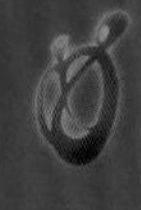

表 36-1　左心室不良重构时心脏结构和功能的改变

心脏结构和功能的改变
梗死区
水肿
瘢痕形成
收缩功能受损
室壁变薄-室壁瘤形成
梗死边缘区
室壁张力增高-梗死延展
肥大
非梗死区
室壁张力增加
肥大
全心情况
离心性肥厚
扩大
收缩功能
局部→整体收缩功能下降
舒张功能
舒张功能受损
充盈压升高
心房的大小和功能
心房扩大
心房颤动
瓣膜功能
功能性二尖瓣关闭不全
功能性三尖瓣关闭不全
心电生理功能
传导阻滞（房室传导阻滞、束支传导阻滞）
自主性增高
折返性心动过速
自主神经功能
交感神经兴奋性增加
副交感神经兴奋性减低
全身血管系统功能
体循环阻力增加
全身静脉压增高
外周血管容量减少
肺血管系统功能
肺静脉循环充血
毛细血管后动脉高血压
反应性毛细血管前动脉高压

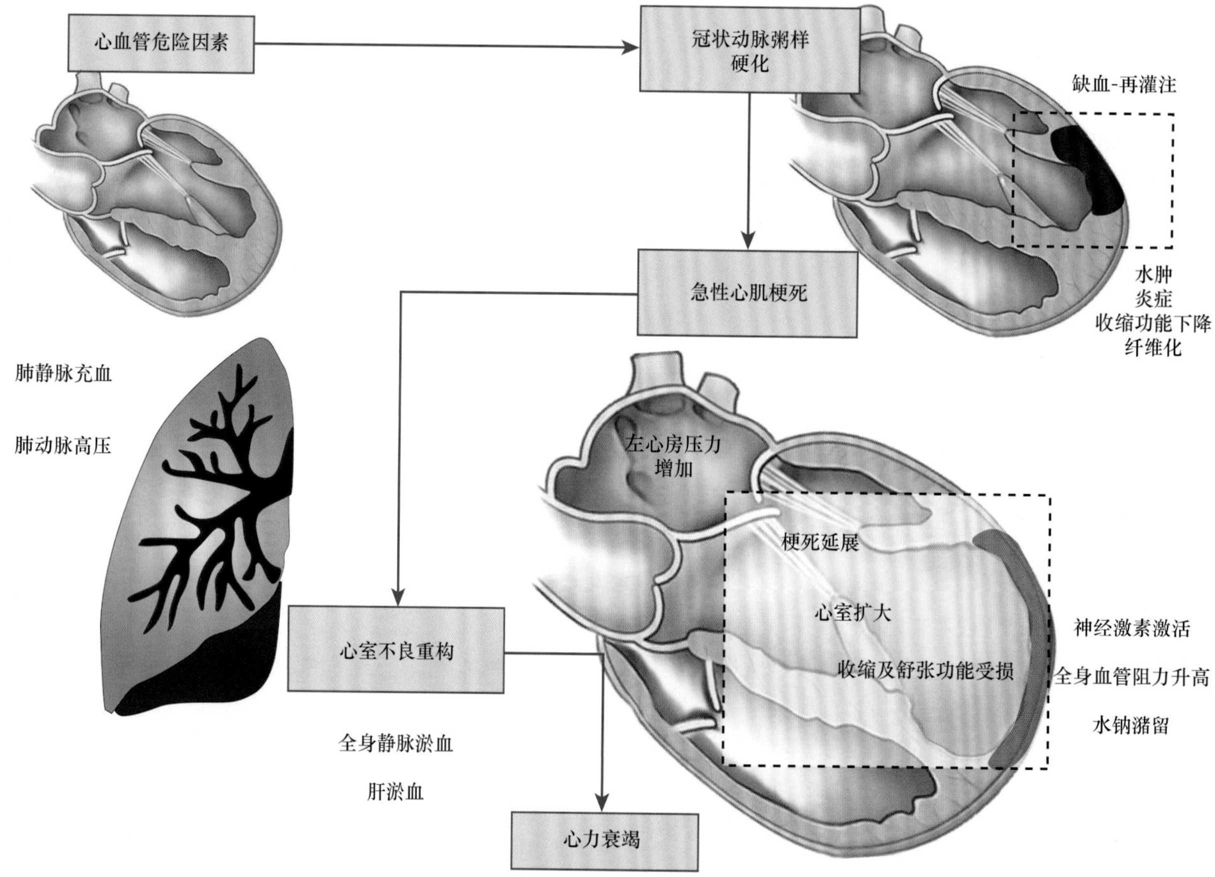

图 36-1　急性心肌梗死（MI）后的心室不良重构。冠状动脉粥样硬化伴急性血栓形成是急性心肌梗死的最常见病因。随后局部缺血引起心肌急性损伤并引发强烈的炎症反应。心肌梗死的急性血流动力学作用通过梗死边界区和远端心肌的结构和功能变化以及全身性神经激素激活和炎性反应而增强。心脏收缩和舒张功能受损以及充盈压增加，肺和全身静脉淤血导致心力衰竭综合征

表 36-2 左心室不良重构的预测因素

梗死面积
长度、质量或体积 透壁的 微血管阻塞（无再流） 既往其他部位的心肌梗死 前壁梗死
室壁运动异常情况
受累节段数目
收缩功能
左心室射血分数 收缩期应变模式
舒张功能
舒张功能（Ⅰ～Ⅳ期） 左心室充盈受损（E/E′比率升高） 舒张期应变模式 充盈压 脑钠肽水平
心脏的维度
收缩期和舒张期左心室内径大小和容量 左心室质量
心脏瓣膜功能
二尖瓣关闭不全 主动脉瓣关闭不全或狭窄
临床资料
男性 高龄或其他衰老因素 高血压 糖尿病 长期使用糖皮质激素
生物学标志物
心肌细胞坏死标志物 白细胞与中性粒细胞计数增多 红细胞分布宽度（RDW） C- 反应蛋白 半乳凝素 -3 可溶性 ST2 脑钠肽（BNP）、N 末端-脑钠肽前体（NT-proBNP）

E/E′比率，二尖瓣血 *E* 流速与二尖瓣环组织多普勒运动速度 E′之比

时代，不仅急性期院内心肌梗死死亡率显著降低，而且大多数心肌梗死幸存者保留了左心室收缩功能（出院时和随访 1 年时的评估），相应的，心肌梗死幸存者的 1 年生存率通常很高（大于 97%）。尽管存活率显著提高，但心肌梗死后心力衰竭的发生率却在上升[2]。发生率的变化可能受到多种并发因素影响：①高风险的心肌梗死患者在急性期幸存，但仍然有心力衰竭风险；②罹患心肌梗死的患者比以往年龄更大，部分患者也可能是先前的心肌梗死幸存者，合并疾病更多，并且已有发生心力衰竭的风险；③目前的临床医生，对心力衰竭症状的认识较前深刻。值得注意的是，并非所有的心肌梗死后心力衰竭患者都是收缩功能障碍。事实上，保留了 LVEF 的心力衰竭——“舒张性心力衰竭”[3]的发病率和患病率正在上升，反映出心脏舒张功能的损害可独立于收缩功能的改变而发生，这种现象在普通人群和心肌梗死后人群中都很常见。在一项针对 ST 段抬高型心肌梗死（STEMI）患者的最新研究，在保留了左心室射血分数的患者中，超声心动图检查提示限制性舒张功能障碍的患者发生心力衰竭或心源性休克的风险增加了 5 倍，在左心室收缩功能降低（LVEF 低于 45%）的患者中，发生心力衰竭或心源性休克的风险则增加 8 倍以上。

细胞和分子机制

尽管最初对心室不良重构的描述是指宏观变化，但近几十年的研究已经确立了细胞和分子的重构过程，该过程先于并且导致了心室重构的宏观改变。心肌由心肌细胞、内皮细胞、成纤维细胞以及常驻和渗透性白细胞组成（另请参见第 4 章）。这些细胞成分在预防或促进心室不良重构中扮演着不同的角色（图 36-2）。

心肌细胞

心肌细胞死亡是心肌梗死的标志，血液中肌钙蛋白的释放被用于诊断急性心肌梗死（见第 6 章和第 7 章）。由肿胀或坏死引起的心肌细胞死亡的急性期，指有肿胀和破裂的细胞死亡，在缺血发作的 24 ～ 48 小时内达到峰值。再灌注治疗可挽救受损但可抢救的心肌细胞，但会加速不可抢救的心肌细胞的死亡（请参阅第 24 章）。急性心肌梗死的形态学和分子学研究表明，细胞死亡的多种重叠方式促成了梗死核心。尽管在心肌梗死中细胞死亡的确切本质和命名是一个有争议的话题，但凋亡通常是指细胞死亡的“沉默”形式，并且所有这些形式的细胞死亡的特征

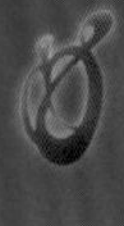

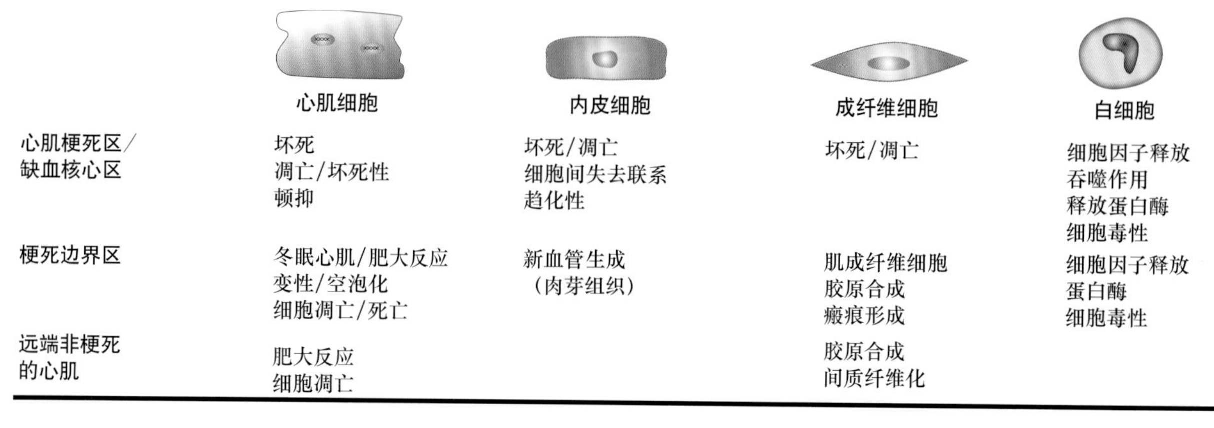

心肌细胞
内皮细胞
成纤维细胞
白细胞
心肌梗死区/
缺血核心区
坏死
凋亡/坏死性
顿抑
坏死/凋亡
细胞间失去联系
趋化性
坏死/凋亡
细胞因子释放
吞噬作用
释放蛋白酶
细胞毒性
梗死边界区
冬眠心肌/肥大反应
变性/空泡化
细胞凋亡/死亡
新血管生成
（肉芽组织）
肌成纤维细胞
胶原合成
瘢痕形成
细胞因子释放
蛋白酶
细胞毒性
远端非梗死
的心肌
肥大反应
细胞凋亡
胶原合成
间质纤维化
在促进心室不良
重构中的作用
收缩性心肌丢失
舒张功能受损
组织灌注受损
炎症
瘢痕形成
心脏僵硬度增加
炎性伤害

图 36-2　在心室重构中不同细胞成分的作用。急性心肌梗死后的心室重构涉及所有不同的细胞成分。心肌细胞代表心脏的收缩功能结构，活细胞的丧失和（或）收缩力或舒张功能的损害预示着心室向不良重构和心力衰竭发展。只有保留了完整的心肌结构，才能使心肌细胞发挥其收缩功能。心肌具有非常发达的毛细血管结构。内皮细胞功能障碍和（或）损伤破坏了急性心肌梗死期和梗死愈合期间的心肌组织灌注。心脏富含成纤维细胞，负责形成和维持牢固的间质结缔组织，以保持心脏收缩时的张力。成纤维细胞还负责形成厚厚的梗死瘢痕，以对抗梗死区域变形和室壁瘤形成。缺血性损伤后白细胞被募集到心脏，尽管炎症对于梗死愈合和碎片清除是必需的，但过度的炎症反应会导致进一步的损伤并延迟梗死愈合

与肿胀坏死的区别在于它们通过主动的、依赖能量的、信号传递过程介导。坏死也被称为程序性细胞死亡，虽然它是能量依赖性的协调过程，但它具有坏死的形态学特征（即细胞破裂）。心肌细胞的损失会在心肌梗死后持续数天至数周，主要发生在梗死边界区的心肌中，并促进了心室重构和心力衰竭的进展[4]。

梗死边界区中存活的心肌细胞常伴有结构和功能上的改变。这些细胞通常被描述为“变性的”“肌原纤维溶解的”“空泡的”或“自噬的”心肌细胞，并且在死亡和存活之间存在着微妙的平衡[4]。这些细胞的改变可以导致心脏收缩功能受损，增加了梗死延展和心律失常发生的风险。相比之下，非梗死区心肌中的心肌细胞会受到肥大刺激，例如室壁张力增加（伸展）和局部或全身释放的神经激素（如血管紧张素Ⅱ、醛固酮和去甲肾上腺素）或炎症因子［如白介素 -1β（IL-1β）和肿瘤坏死因子 -α（TNF-α）］。心肌细胞横截面积或者体积的增加（肥大）和间质纤维化进展，而毛细血管床没有相应的平行增长，这导致了灌注和需求之间的不平衡，主要是由于弥散受损（毛细血管中的供氧含量和心肌细胞线粒体之间的距离增加）和舒张期心脏舒张功能受损以及腔内充盈压增加，从而进一步降低了心内膜下灌注梯度。

灌注 / 需求的不平衡以及神经激素和炎症前环境促进了心肌细胞舒张和收缩功能障碍，并从促水肿肥大向促凋亡信号转变。该过程可导致进一步的存活心肌丧失，在恶性循环中加重激活代偿机制，导致进行性心室重构和心力衰竭[4]。收缩功能丧失和心肌细胞松弛受损是导致心肌梗死后心室不良重构和心肌梗死后心力衰竭的主要影响因素（参见第 25 章）。

内皮细胞

内皮系统的主要功能是调节血液和心肌细胞之间氧和营养物质的转运。内皮细胞对缺血非常敏感，内皮细胞的死亡先于心肌细胞，并通过释放促凋亡因子加重了缺血心肌细胞的死亡。心肌梗死后不能恢复原状（恢复到心肌梗死前原始状态），主要是因为一旦血管完整性受损，微血管就不能以功能性方式完全重建[5]。梗死区域的毛细血管网络类似于伤口处的肉芽组织——短而狭窄且分布混乱。在修复阶段，内皮系统还调节白细胞的黏附和迁移。内皮细胞的促炎改变在心肌缺血发作的几分钟内发生，并持续数周。微血管完整性的丧失被认为是造成组织水平再灌注不足的原因（在心肌梗死患者中偶尔会出现心外膜冠状动脉血运重建恢复血流而心肌水平无灌注——“无复流”现象），并预示着更多的心肌损失和心室不良重构（见第 24 章）[5]。

成纤维细胞

心脏含有大量成纤维细胞[6]。当受到强烈的拉

伸时，心肌中的间质胶原基质对于维持收缩期间的心肌结构至关重要。如果纤维结缔组织不存在或抗张强度降低，心脏就会在收缩期通过阻力最小的点的渗漏而“破裂”。这些基质由常驻的成纤维细胞严密保护。当心腔内压力增高时，如系统性动脉高压或主动脉瓣狭窄时，胶原蛋白含量会平行增加。在急性心肌梗死期间，梗死区域经历了细胞坏死，因此拉伸张力显著降低。白细胞来源的胶原酶通过破坏结缔组织进一步削弱梗死区域功能。作为增加室壁应力（舒张）的一种代偿机制，成纤维细胞增殖并分化为成肌纤维，沿心室壁排列，在心室收缩期产生大量胶原蛋白并增强部分收缩力。这种改变会对正常心肌收缩力产生相反的抵抗力，该收缩抵抗力会促使梗死区域向外膨出和破裂[6]。细胞炎症因子可以抑制成纤维细胞增殖和胶原合成，因此未抑制的炎症会延迟心肌梗死的愈合和修复（另见第4章）。

在再灌注治疗时代以前，当大面积心肌梗死且可能完全透壁时，心肌梗死后3～5天的心脏破裂发生不可忽略，相关报道的发生率为1%～2%。迅速的再灌注治疗，使完全透壁心肌缺血坏死变得更少见，梗死更常累及心室壁厚度的25%～75%，留下心外膜存活心肌层边缘，使心脏破裂发生相对少见（小于0.1%）。

成纤维细胞的另一个关键作用是合成胶原蛋白，用纤维化瘢痕逐渐取代梗死区域。不足的胶原蛋白沉积会降低室壁抗张强度并导致心脏扩张和室壁瘤的形成，但是过多的胶原蛋白沉积会过度增强心室僵硬度而导致心脏舒张功能和充盈障碍，进而促使心力衰竭的发生。

白细胞

白细胞在组织对损伤的反应中起着核心作用（另见第4章）[7]。在心肌梗死期间，心肌的炎症高峰在24～96小时，然后在2～4周内逐渐消退。损伤与危险相关的分子释放相伴随，并触发形成大分子结构，这种结构通过释放大量的IL-1β和IL-18而引发并放大了炎症反应。尽管一定程度的炎症可能是正常愈合所必需的，但过度的炎症反应会促使心肌功能障碍、水肿、梗死延展、边界区心肌细胞死亡，并使收缩和舒张功能恶化。炎症反应的缓解是一种生理反应，可限制不必要的水肿、僵硬和功能障碍。因此，炎症消退的延迟提示了不良心室重构的另一种潜在致病机制。

在入院时，最初2～5天内或出院时测得的持续性C反应蛋白（CRP）和其他炎性生物标志物的水平升高预示着心室不良重构和心力衰竭发生[8]。增高的CRP水平可独立预测急性心肌梗死患者的舒张功能受损且独立于收缩功能受损。

心室不良重构的决定因素

及时的再灌注治疗和“无再流”

梗死面积是心室不良重构的最重要的独立预测因子，它线性依赖于通过再灌注挽救心肌的数量（“时间就是心肌”）。因此，由于无效的治疗或延迟的就诊导致未能及时再灌注预示了不良的预后。心外膜冠状动脉通畅而组织水平的再灌注受损或“无再流”与微血管持续阻塞有关[5]。缩短再灌注时间（包括在到达医院之前开始治疗以及优化抗血小板和抗凝治疗）似乎更易获得心肌完全再灌注，避免无再流和不良的心室重构（请参阅第13章）。急性心肌梗死患者心肌抢救的确切时间窗尚未明确（图36-3）。在早期的纤维蛋白溶解试验中，再灌注治疗获益在最初的6小时内最大，在13～24小时最小（见第15章）。相比之下，在一项针对心肌梗死的药物治疗和在12～48小时进行PCI治疗的研究中发现，与单独药物治疗相比，行PCI治疗组有可测量的心肌挽救并在随后的4年随访中有生存获益[9]。

延迟再灌注治疗和“开放动脉假说”

未接受早期再灌注治疗的患者罹患心室不良重构、心力衰竭和死亡的风险明显增加。“开放动脉假说”假设与不进行再灌注治疗相比，梗死相关动脉的延迟再灌注治疗提供的益处与缩小梗死面积无关，至少部分与梗死血管开通时间亦无关。该假设主要基于对再灌注试验数据的纵向分析，与未开通梗死相关动脉的患者相比，实施再灌注的患者出院后具有明显的生存优势，即使在对梗死面积和基线左心室射血分数进行校正后，仍具有明显的统计学差异。但是前瞻性临床随机试验的结果仅部分支持这一假设。一项到目前为止较大组的临床试验随机分配了心肌梗死后3～21天的2000多名患者接受PCI或药物治疗，结果提示晚期血运重建开通完全闭塞的梗死动脉没有任何优势。但是一项纳入5个研究的meta分析（包含了上述试验中的超声心动图子研究）显示，完全闭塞的动脉血管晚期血运重建对改善左心室重构有

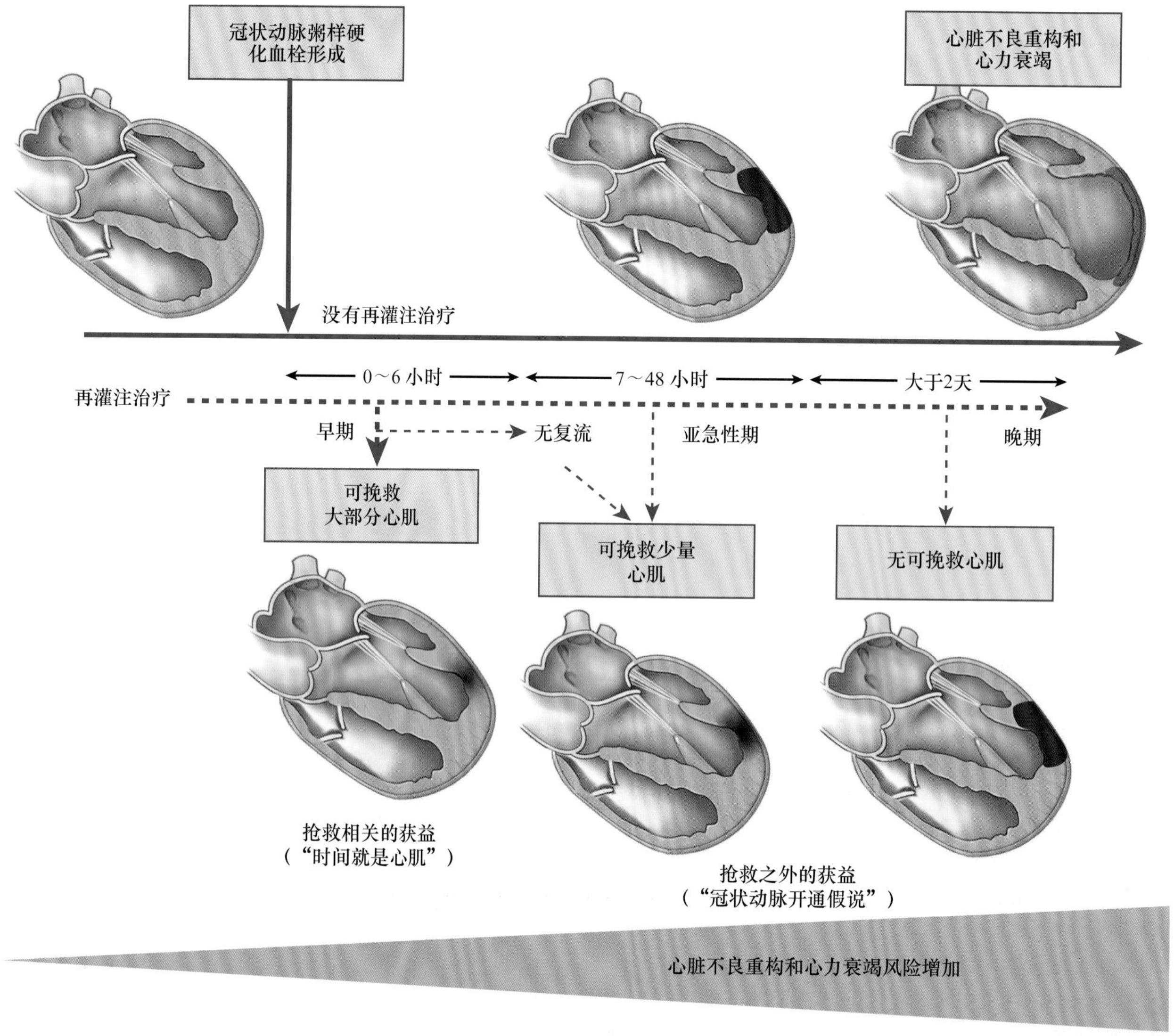

图 36-3 再灌注对心室不良重构和心力衰竭的影响。急性心肌梗死的及时再灌注治疗可通过有效挽救时间依赖性心肌来预防不良的心室重构和心力衰竭。在再灌注治疗前时代，较大的透壁梗死与早期心脏扩张、心室游离壁破裂、心力衰竭和心源性死亡有关。与无再灌注相比，心外膜冠状动脉通畅的组织再灌注损伤（“无再流”）或再灌注延迟可导致心肌损伤范围的明显缩小，临床结果得到改善。超出心肌挽救时间窗的晚期再灌注，被认为对某些患者具有潜在的益处，提供与时间和挽救心肌无关的心脏保护（“冠状动脉开通假说”）

益[10]。当把梗死相关动脉严重但非完全闭塞的患者纳入 meta 分析时，晚期血运重建的获益会得到进一步提升[9]，提示梗死边界区的反复缺血可能影响梗死区的愈合和（或）心室重构，和（或）促心律失常。

心肌肥厚反应

非梗死节段心肌的代偿性肥厚至少某种程度上是保护性的。左心室直径与室壁厚度的比率反映了肥大反应相对于扩张程度的进程。当以心室腔扩张为主时，被称为偏心肥厚，其特征是保留最初的心输出量，但却伴随着进行性的心室扩张和收缩功能减低（图 36-4）。这种代偿性改变在男性患者中更为常见[11]。当以心肌肥厚为主时，称为向心性肥大，虽然可以防止心室腔渐进性扩大，但常与更严重的急性血流动力学障碍相伴，表现为明显的心室舒张压力升高和心输出量的减少。这种代偿性改变在女性患者中更为常见[11]（见图 36-4）。

细胞死亡、衰老和再生

新近发生心肌梗死患者的回顾性研究和动物实验研究表明，初次心肌梗死发生后，在心肌梗死区、边界区和非梗死区心肌的心肌细胞死亡会持续数天至数周，促进了心室的不良重构[4]。细胞衰老和再生在心肌梗死和心力衰竭发生发展中作用尚未完全明确。高龄和促进衰老和（或）损害再生能力的其他因素（例如，癌症、化疗、慢性炎症或自身免疫性疾病、免疫

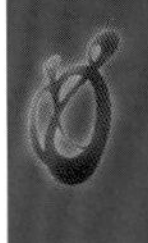

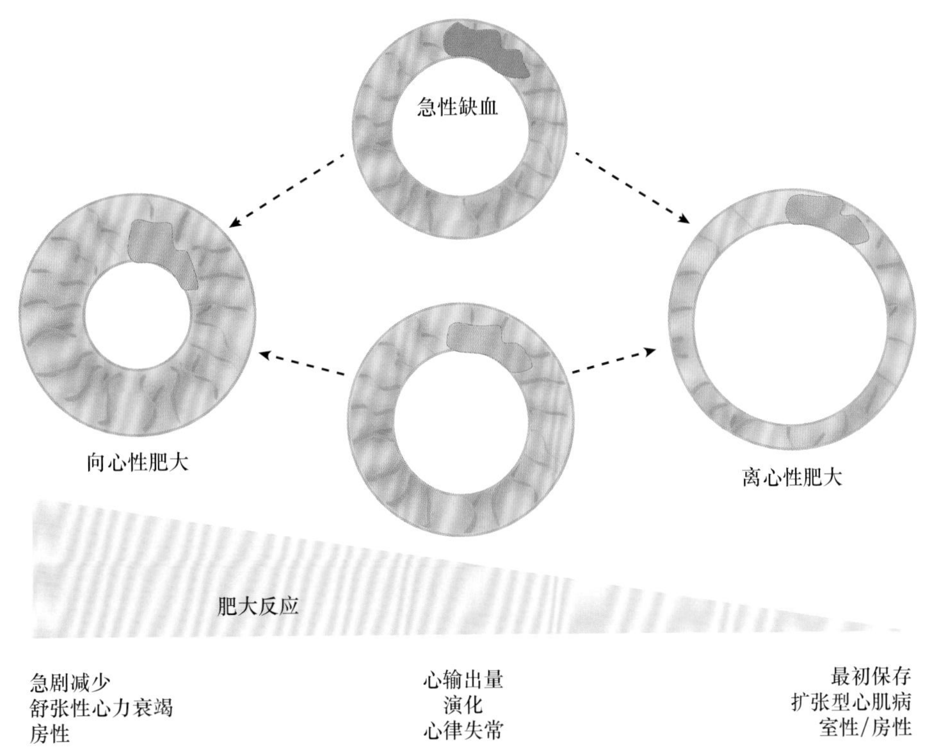

图 36-4 肥大反应在心室重构中的作用。收缩性心肌的丧失可引起存活心肌的压力增加，继而触发肥大反应。肥大反应的强度因人而异。它受性别、心室腔大小和后负荷的影响。代偿性肥大反应可以使室壁张力正常化，且不会产生任何负面影响。肥大反应不足与心室扩张有关（离心性肥大），通过舒张末期容积增加，最初可很好地维持心输出量，但最终会产生更多的室壁压力并促进向扩张型心肌病发展，从而增加室性和房性心律失常风险。过度的肥大反应（向心性肥大）可能会损害舒张末期容积的最初代偿性增加，导致心输出量急剧下降和心脏充盈压升高（舒张性心力衰竭），同时保持正常的收缩功能并防止向扩张型心肌病发展。向心性肥大的患者发生室性心律失常的风险较低，但仍然存在较高的房性心律失常风险

抑制疗法）与严重的心室不良重构明显有关。

纤维化反应

如前所述，胶原蛋白合成受损可能促进心室扩张和室壁瘤形成。但是，过度的反应可能会使室壁过度僵硬，从而损害心室舒张充盈（图 36-5）。胶原蛋白合成的生物标志物的翻倍预示着心室不良重构[12]。

后负荷、前负荷和室壁张力

室壁张力（伸展）增加会诱发心脏细胞的肥大，纤维化和凋亡信号。既往高血压病史在心肌梗死患者中较为普遍，常预示着不良心室重构。这种增加的风险通常与心室心肌细胞肥大相关，这一改变使心肌对缺血以及对前、后负荷的变化更加敏感。心肌梗死后继发于舒张功能受损和（或）液体潴留的心室充盈压升高，反映了更严重的血流动力学损害，并提示着更差的预后。相应的，有严重主动脉瓣狭窄的患者在心肌梗死期间亦有相似的不良反应。而主动脉瓣或二尖瓣关闭不全会导致前负荷增加，通常耐受性较好，但仍会增加室壁张力并促进心室的扩张。利钠肽是室壁张力异常的血清标志物，可用于预测心肌梗死后心脏的不良重构和心力衰竭。

神经激素激活

将神经激素阻滞剂的临床前研究结果转化为心肌梗死的临床试验已成为心脏病学领域最重大的成功案例。在实验模型中，未再灌注的大面积心肌梗死可以激活肾素-血管紧张素-醛固酮和交感性肾上腺素系统并引发强烈反应。这些系统通过进化高度保守对损伤和灌注不足有特定的反应。在急性心肌梗死期间，由于缺血和损伤，心脏收缩能力下降，充盈压升高，导致每搏量减少，并反射性引起外周血管收缩和心动过速，以维持重要脏器的有效血流灌注。尽管这些机制对于大面积急性心肌梗死患者的急性期生存至关重要，但也导致了因继发于血氧需求增加/失衡的梗死面积延展，室壁压力增加引起的梗死后扩张以及后负荷增加的代偿性离心性心肌肥大，最终促使心脏的不良重构和心力衰竭发生（图 36-6）。梗死面积和初始血流动力学损害越大，神经激素激活的程度就越高，并大概率导致更严重

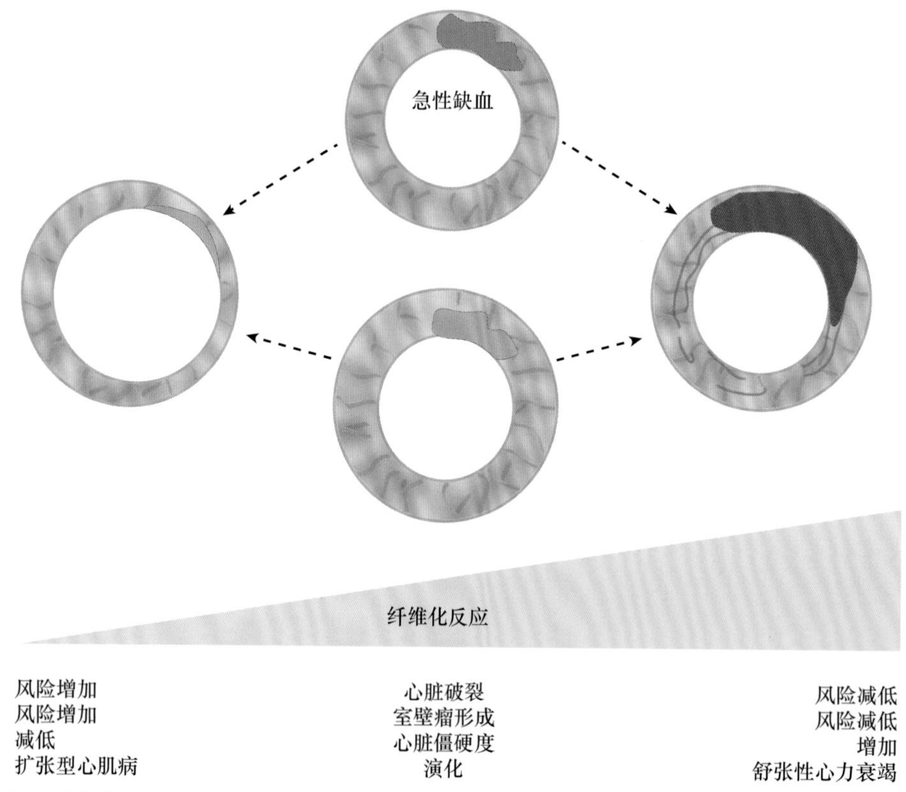

图 36-5 纤维化在心室重构中的作用。梗死的心肌被纤维化瘢痕所替代。伴随着心室壁张力的增加，非梗死区心肌的间质纤维化也增加。如果无法形成牢固瘢痕并降低心脏室壁的抗张强度，则会增加心脏破裂和室壁瘤形成的风险，并可以向扩张型心肌病发展。另一方面，如果纤维化反应过度，则心脏僵硬度过度增强，尽管心脏破裂和室壁瘤形成的风险有所降低，但是有充盈压显著增加（导致舒张性心力衰竭）的风险

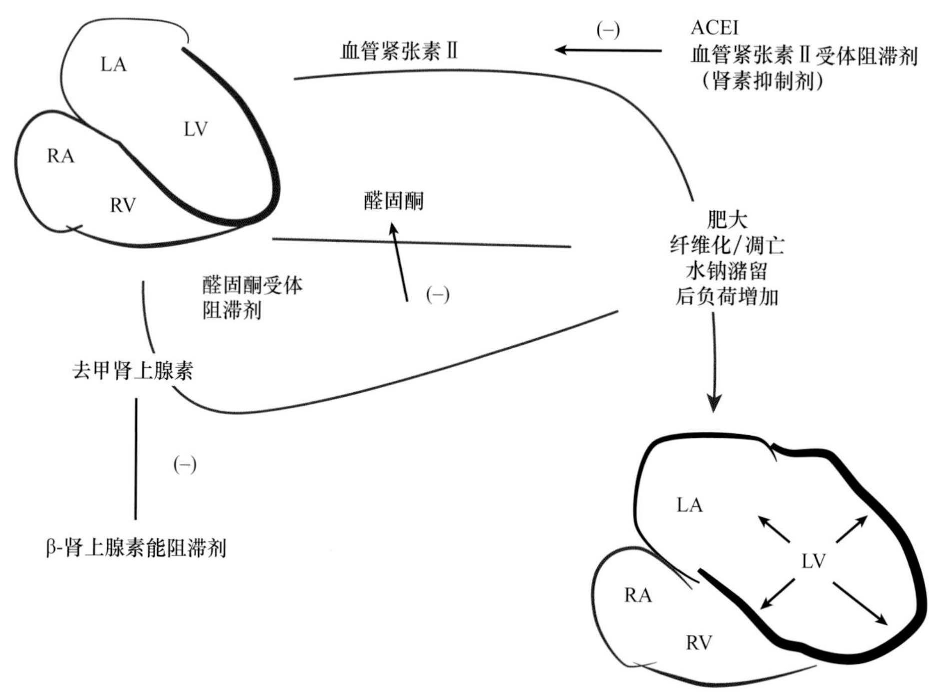

图 36-6 神经激素激活与心室重构。最初的组织损伤和血流动力学改变可引发全身性神经激素激活，其特征在于肾素-血管紧张素-醛固酮系统和神经肾上腺素能交感神经系统激活。尽管这些反应在进化上已趋于保守，以保持低血压期间的平均动脉压，这对急性心源性休克患者的即刻生存可能是必要的，但同时激活的神经激素通过直接导致进一步的心肌细胞丢失而导致不良的心室重构和心力衰竭并增加了心脏的僵硬度，间接地通过促进肾对钠和水的潴留和增加对全身血管阻力的后负荷而引起心室重构和心力衰竭。急性心肌梗死患者的神经激素阻滞可预防心室不良重构，预防心力衰竭并延长生存期。LA：左心房；LV：左心室；RA：右心房；RV：右心室

的心室不良重构。与这些观察结果一致，血管紧张素转化酶（ACE）抑制剂（或血管紧张素受体阻滞剂）、β 受体阻滞剂和醛固酮受体拮抗剂均降低了高危 MI（即大面积心肌梗死并 LVEF 下降或有心力衰竭症状）患者心室不良重构的可能性和严重性。

炎症

一个多世纪以前，就有临床医生发现急性心肌梗死期间低热提示预后不良。大量的炎症生物标志物（请参阅第 8 章）已显示出可预测心肌破裂、心室不良重构、心力衰竭和心肌梗死后死亡，而与其他变量（如梗死面积或左心室收缩功能）无关，提示过度的炎症反应可促发进一步的损伤和不良重构[7]。

鉴于人类避免微生物感染能力的增强（归因于卫生条件的改善）和抗微生物治疗手段的加强（使用抗菌剂），目前机体对伤害产生的炎症反应略显多此一举。Toll- 样和 Nod- 样受体（TLR 和 NLR）和其他传感器对于监测微生物感染、激活炎症小体和启动炎症反应至关重要。然而，TLR 和 NLR 受体以及炎症小体也会在无菌性损伤（如急性心肌梗死）中被激活（另见第 4 章）[13]。在没有微生物因子感染的情况下，炎症性反应对损伤刺激通常是过度的。尽管需要一定程度的反应才能募集白细胞并清除组织碎片，但炎症本身已成为疾病的一种机制。炎症加重进一步损伤的机制与导致心肌细胞死亡（通过细胞凋亡或细胞死亡），存活心肌细胞的收缩功能受损，间质组织的破坏导致心肌抗张强度降低以及心肌瘢痕化形成功能受损等相关（图 36-7）。

心脏电重构和自主神经重塑

心力衰竭患者发生室性和房性心律失常更为常见。心肌的结构变化（主要是扩张和纤维化）会促使折返和其他心律失常机制。在结构变化同时，心肌细胞的电活动也发生变化，这些变化也被认为可促心律不齐。此类功能性变化不是损伤的被动结果，而是消耗能量的适应，即心脏电重构[14]。迄今为止，

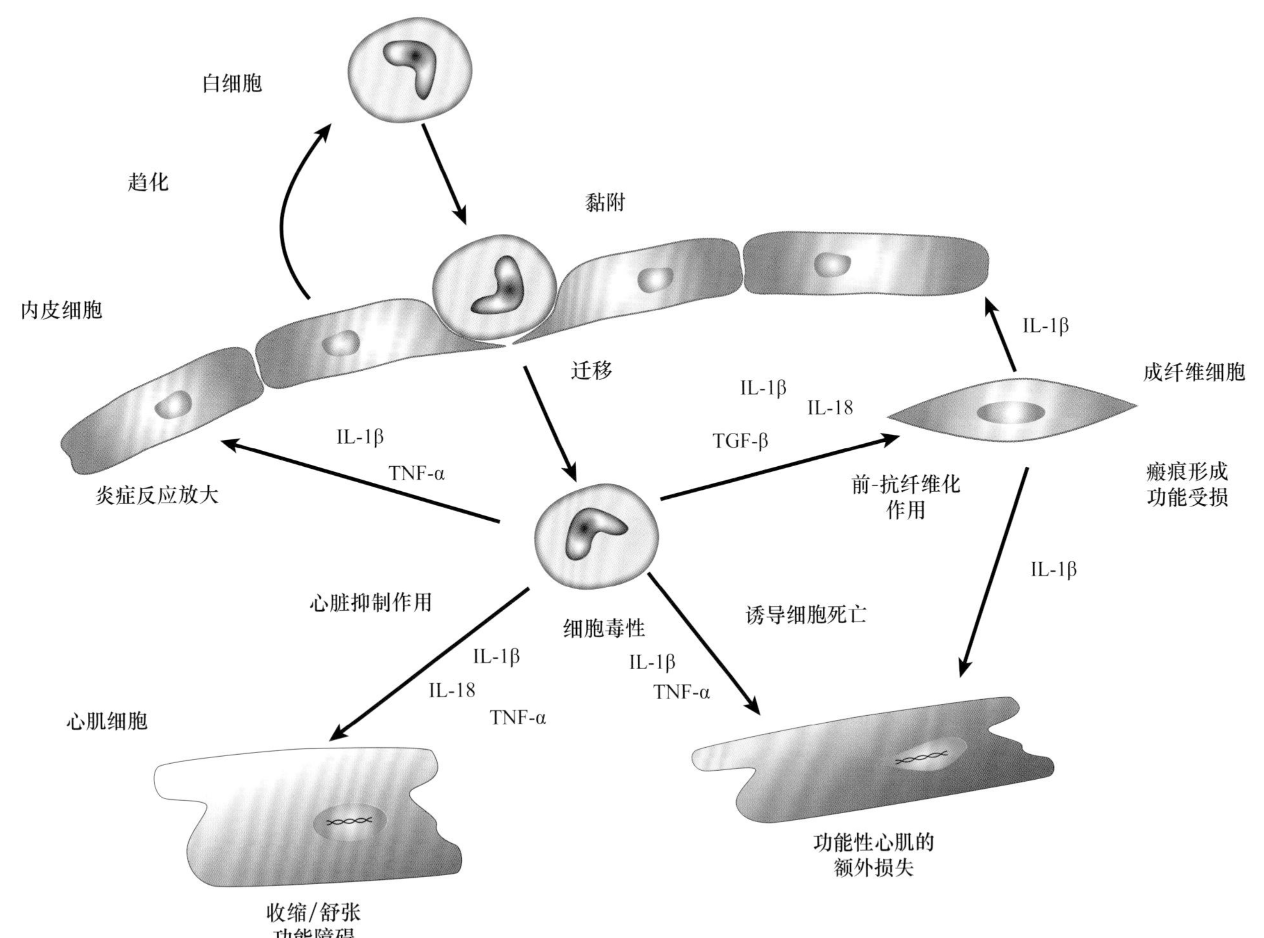

图 36-7　白细胞在梗死后炎症反应中的作用。白细胞通过趋化因子的释放和内皮细胞表达黏附分子而被募集到梗死区域。激活的白细胞通过释放促炎性细胞因子［白介素 -1β（IL-1β），白介素 -18（IL-18），肿瘤坏死因子 -α（TNF-α），转化生长因子 -β（TGF-β）］和直接细胞毒性来放大炎症反应并进一步加剧心肌损伤和功能障碍

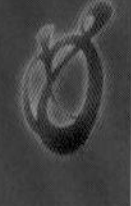

电重构的确切机制和临床意义尚不十分清楚。心脏由交感神经系统和副交感神经系统支配。心力衰竭的特征是交感神经/副交感神经功能失衡，交感神经过度兴奋，副交感神经受抑制，这被认为是不良重构促进心律失常的另一种机制（见第28章）[15]。

临床实践中心室不良重构的治疗策略

心室重构是公认的心肌梗死后疾病严重程度的替代指标[1]。使用美国心脏病学会/美国心脏协会（ACC/AHA）的心力衰竭（HF）分类标准，心室扩大或功能障碍被称为“HF B期”——结构性心脏疾病易患心力衰竭。确实，更广泛的心脏重构更易导致出现心力衰竭症状、需要住院治疗以及因心力衰竭或心律失常导致的过早死亡。此外，已有证据提示抗心室不良重构的治疗方法可以降低与心肌梗死相关的晚期死亡率。因此，评估急性心肌梗死患者最初住院期间的心脏大小和收缩功能，然后在6个月内再次复查确定高危患者是心肌梗死的检查标准流程（参见第13章和第30章）。

指南推荐的药物治疗

如前所述，在心肌梗死期间及时行再灌注治疗是心肌梗死救治的主要手段，也是缩小梗死面积和降低不良重构可能的第一步。一旦实现了再灌注治疗和（或）稳定后，就需要开始药物治疗以防止心室的不良重构（表36-3）。此外，ACC/AHA指南建议对心肌梗死患者进行心力衰竭的风险分层。

血管紧张素和醛固酮阻滞剂

在急性心肌梗死患者中使用ACE抑制剂是转化医学研究中最杰出的成功案例之一。对患有急性心肌梗死的动物研究表明，存在肾素-血管紧张素系统的全身性激活和局灶性激活，并在ACE中确定了级联的限制步骤。用ACE抑制剂降低血管紧张素Ⅱ水平可显著改善心室重构过程，防止不良重构。在Ⅱ和Ⅲ期临床试验中证实了对改善心室重构和HF的益处，并有助于在再灌注治疗前时代显著降低AMI死亡率。但是，这些临床试验表明，针对肾素-血管紧张素-醛固酮系统的不同阻滞剂产生的益处主要限定于开始治疗前已经出现不良重构迹象（即左心室扩大或收缩功能障碍）的患者。那些梗死面积较小或室壁运动异常

表36-3　药物预防或治疗心室不良重构

药物	急性心肌梗死患者的治疗推荐（无禁忌证情况下）
β受体阻滞剂	• 全部患者（Ⅰ类推荐，B级证据）
血管紧张素转化酶（ACE）抑制剂	• 全部患者（Ⅱa类推荐，A级证据） • 有症状的心力衰竭（Ⅰ类推荐，A级证据） • 左心室射血分数＜40%（Ⅰ类推荐，A级证据） • 前壁心肌梗死（Ⅰ类推荐，A级证据）
血管紧张素受体阻滞剂	作为ACE抑制剂的替代（Ⅰ类推荐，B级证据）
醛固酮受体拮抗剂	在左心室射血分数＜40%应用ACE抑制剂治疗以外且： • 有症状的心力衰竭（Ⅰ类推荐，B级证据） • 合并糖尿病（Ⅰ类推荐，B级证据）

面积较小且保留了整体收缩功能的患者往往预后良好，似与治疗无关。随着快速再灌注治疗的出现，梗死面积趋于变小，并且初始血流动力学改变趋于不明显。这些抑制剂在左心室收缩功能保留的再灌注急性心肌梗死中的疗效尚未明确，因此对于那些心肌梗死且总体收缩功能降低，有心力衰竭症状，前壁ST段抬高型心肌梗死或合并糖尿病的患者，建议使用血管紧张素或醛固酮阻滞剂进行治疗（另请参见第25章）。

β-肾上腺素能阻滞剂

另一方面，为了降低所有心肌梗死患者心律失常和缺血的风险，建议将β-肾上腺素能阻滞剂（β受体阻滞剂）以低剂量开始口服治疗（参见第13章）。β受体阻滞剂是否在所有情况下都能防止心室不良重构仍存在争议，并且在心肌梗死期间如使用大剂量的β受体阻滞剂会增加发生低血压和心源性休克的风险。

其他药物疗法

心肌梗死的其他辅助治疗，例如3-羟基3-甲基戊二酰辅酶A（CoA）还原酶抑制剂、他汀类药物和抗血小板治疗是否对心室不良重构有影响尚无定论。

正在进行的临床和转化医学研究

抗炎疗法

心肌缺血坏死后可引发强烈的组织炎症反应，

涉及先天免疫的所有组成，并影响心脏的心肌细胞和非心肌细胞。炎症是由组织损伤引起的。炎症反应参与伤口愈合和瘢痕形成并影响心室重构。尽管有大量的临床前研究，但过去几十年来许多旨在减少急性心肌梗死炎症的试验治疗，因可能导致包括愈合不良，使心脏破裂风险增加或除标准药物外没有其他益处，未能转化为临床标准治疗方法（表 36-4）[16]。迄今为止，尚无针对性的抗炎疗法被证明可预防或治疗左心室不良重构[16]。

非特异性抗炎药

类固醇

糖皮质激素是作用于基因组和非基因组途径的强效抗炎药，通常用于多种临床疾病。糖皮质激素在 MI 患者中的临床试验结果充满争议。在近期的临床试验中，并没有支持早期关于梗死愈合不良（再灌注治疗前时代）的担忧，且这种损害要么仅在部分（例如，长期使用类固醇的患者，初次心肌梗死，没有实施再灌注治疗的透壁型心肌梗死）患者中发现，或更多是可能怀疑的而不是真实世界中的结果。但是，糖皮质激素对水潴留、水肿、高血糖和肌肉萎缩有影响。因此，目前的指南不建议在急性心肌梗死患者中使用糖皮质激素[16]。

非甾体抗炎药

非甾体抗炎药（NSAIDs）是抑制前列腺素生成的被广泛应用的抗炎药。在再灌注治疗前时代对心肌梗死患者的观察性研究提示，使用非甾体抗炎药与预后较差相关联，且与心脏破裂有关。非甾体抗炎药还可以导致血压显著增高，肾血流量减少，血

表 36-4 抗炎治疗的临床试验概述

干预	临床前研究	Ⅱ期临床试验	Ⅲ期临床试验	注释 / 评论
糖皮质激素（甲泼尼龙，泼尼松，氢化可的松）	混合结果，取决于缺血模型和所用的物种	许多Ⅱ期临床试验的结果相互矛盾	没有已完成的大型Ⅲ期试验对Ⅱ期临床试验的 meta 分析显示无害，对心肌梗死的复发有小量获益趋势	糖皮质激素有较多不良作用，例如水钠潴留、高血糖症和切口愈合不佳
非甾体抗炎药（双氯芬酸，布洛芬，大剂量阿司匹林）	混合结果，取决于缺血模型和所用的物种	许多Ⅱ期临床试验的结果相互矛盾	无可用	非甾体抗炎药会增加胃肠道出血风险，升高血压并增加血栓形成事件的风险
整合素靶向阻滞剂（针对 CD18、Hu23F2G、inclacumab 的重组人类抗体）	在心肌缺血-再灌注损伤动物模型中取得了较好的结果	Ⅱ期临床试验，包括各 394 名和 544 名患者，没有显示出有益的效果或各终点之间不一致的结果	无可用	这些药物目前均未用于临床实践
补体级联抑制剂（培克珠单抗，pexelizumab）	在心肌缺血-再灌注损伤动物模型中取得了较好的结果	Ⅱ期临床试验对缩小梗死面积的主要终点不利，但通过推注和输注培克珠单抗可以降低 90 天死亡率	Ⅲ期临床未能确认培克珠单抗的有益作用	培克珠单抗在接受心脏手术患者中的获益已有报道
白介素 1 阻滞剂（anakinra）	在心肌缺血-再灌注和缺血性心肌病伴无再灌注的动物模型中取得了较好的结果	两项较小的先导研究表明，anakinra 对 STEMI 后心力衰竭的发生有预防作用 第三项Ⅱ期临床试验研究正在进行中	无可用 正在进行二级预防试验	Anakinra 被广泛应用于治疗类风湿关节炎和其他自身炎症性疾病。Anakinra 具有既定的安全性
血浆来源的 α-1 抗胰蛋白酶（Prolastin C）	在心肌缺血-再灌注和缺血性心肌病伴无再灌注的动物模型中取得了较好的结果	一项小型先导研究表明，对于 STEMI 患者，输注 Prolastin C 是安全的	无可用	
金属蛋白酶抑制剂［PG-116800，多西环素（强力霉素）］	在心肌缺血-再灌注和缺血性心肌病伴无再灌注的动物模型中取得了较好的结果	与安慰剂相比，强力霉素可以有效改善 STEMI 并左心室射血分数＜ 40% 的患者 6 个月时左心室重构情况	无可用	强力霉素广泛可用，并具有确定的安全性

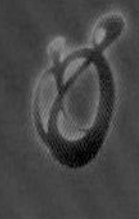

小板凝集增加和胃肠道出血的风险增加。因此，当前的临床指南不建议使用 NSAID 治疗，并积极建议在 STEMI 时停用 NSAID[16]。

靶向抑制炎症过程

白细胞黏附和迁移

更有针对性的抑制白细胞黏附和迁移的方法即用抗体源技术阻断整联蛋白并进行监测，整联蛋白是在中性粒细胞、血小板或内皮细胞的细胞表面表达的接触分子。阻断关键整合素（例如 CD11、CD18 和 P- 选择素）的临床试验未能显示出对梗死愈合或临床结局有明显改善[16]。这些药物试验阴性结果的可能解释是，在试验中观察到的缺血持续时间比缺血再灌注实验模型的时间更长，导致了不可逆的内皮细胞损伤，从而限制了假设干预措施的有效性。

补体级联反应

补体级联在急性心肌梗死早期被激活，并参与缺血－再灌注损伤，激活白细胞和内皮细胞，增加炎症前细胞因子的释放，并可引起心肌细胞死亡。尽管具有有前途的临床前研究、良好的安全性 / 耐受性研究以及来自Ⅱ期研究的积极信号，但使用补体级联抑制剂的Ⅲ期临床试验未能证明试验假设的临床获益[16]。

细胞因子

在临床前研究和先导临床试验中，越来越多的试验旨在选择阻断级联反应上游细胞因子而不是全面抑制下游细胞因子反应的新治疗策略已部分显示了可期待的结果[16]。IL-1β 是级联反应中一种上游的细胞因子，损伤激活炎症小体后在细胞内释放，并放大局部和系统的炎症反应[17]。小型先导试验结果提示，STEMI 患者 IL-1β 阻滞剂的耐受性和安全性可接受，并初步证实对预防心肌梗死后心力衰竭有临床获益[17]。目前有一项正在进行的对既往有心肌梗死患者进行 IL-1β 阻断治疗的大型Ⅲ期二级预防临床试验（Clinicaltrials.govNCT0127846）。血浆来源的 α1- 抗胰蛋白酶（AAT）可减少 IL-1β 的释放而发挥抗炎症作用，且该作用与丝氨酸蛋白酶抑制活性无关。最近刚完成了一项血浆衍生的 AAT 在急性心肌梗死患者中应用的小型先导试验研究，但结果尚未公布[16]。

肿瘤坏死因子（TNF）-α 是另一种促炎性细胞因子。心肌梗死早期 TNF-α 高表达，从而促使心功能障碍。然而，在急性心肌梗死患者中实验性对 TNF-α 系统的阻断治疗却出现了令人争议的结果。最近的一项小型临床试验在 26 例急性心肌梗死患者中使用 etanercept（一种 TNF-α 阻断剂作为循环陷阱），结果提示 24 小时后中性粒细胞计数和血浆 IL-6 浓度降低，但血小板－单核细胞聚集却意外增加[16]。迄今为止，没有其他试验数据证实 TNF-α 阻断在急性心肌梗死患者中的治疗有效。对于慢性心力衰竭患者 TNF-α 阻滞剂（etanercept 和 infliximab）的疗效令人失望，不良心血管事件剂量依赖性增加。因此，有 HF 或 HF 高风险的患者禁用 TNF-α 阻滞剂治疗[16]。

金属蛋白酶

金属蛋白酶（MMP）降解胶原蛋白，导致梗死区域的瘢痕变薄，室壁瘤形成和心脏破裂，并导致非梗死区心室不良重构。临床前研究表明，抑制 MMP-2 和 -9 可促进心室有利的重塑并预防 HF。然而，使用靶向 MMP 抑制剂的临床试验未能在Ⅱ期临床试验中证实有获益，而强力霉素（一种四环素抗菌剂，也能抑制 MMP-2 和 -9）在Ⅱ期临床试验中显示可减轻 ST 段抬高型急性心肌梗死并左心室收缩功能不全患者 6 个月时心室扩张程度[18]。

免疫球蛋白疗法

静脉免疫球蛋白（IVIG）是通过汇集供体的人免疫球蛋白抗体制成的，通过多种机制发挥抗炎作用。最近一项小型针对 MI 患者的Ⅱ期研究表明，其对心室重构没有影响[16]。

生长因子

梗死愈合的特征在于内源性生长因子的增加，其通过同时保护心肌细胞和内皮细胞免受缺血和炎症损伤，促进新生血管生成以及潜在促心肌细胞再生而起作用。尽管大量的临床前研究证实促红细胞生成素（erythropoietin，EPO）及其衍生物、粒细胞集落刺激因子（granulocyte colony-stimulating factor，G-CSF）和粒细胞－单核细胞集落刺激因子（granulocyte-monocyte CSF，GM-CSF）的有益作用，但在 STEMI 患者的临床试验结果却不足以证明在临床实践中使用这些药物的合理性（表 36-5）[19-20]。在一些单中心和多中心开展了关于 EPO 治疗的临床试验，但对其有效性和安全性方面的报告结果却相互矛盾，同时也伴随着梗死面积增大，微血管阻塞或血栓形成等并发症的增加。在一些样本量相对较小的临床试验对 G-CSF 进行了研究，结果显示 G-CSF 对心室重构可能具有较小的有益作用，但因信噪比（signal-to-noise

表 36-5 生长因子相关临床试验的概述

干预	临床前研究	Ⅱ期临床试验	Ⅲ期临床试验	注释 / 评论
促红细胞生成素（EPO）	在缺血-再灌注和缺血性心肌病而无再灌注的动物模型取得了良好的结果	Ⅱ期临床试验结果不一致	Ⅲ期临床试验结果不一致	需注意血栓并发症的增加
粒细胞集落刺激因子（G-CSF）	在缺血-再灌注和缺血性心肌病而无再灌注的动物模型取得了良好的结果	多项Ⅱ期临床试验提示有益结果	尚无大型的Ⅲ期临床试验所有研究的总 meta 分析显示，对临床终点无显著影响，对心室重构的潜在益处很小	G-CSF 在临床上用于治疗发热性中性粒细胞减少症，并作为癌症化疗方案的辅助手段
粒细胞-单核细胞集落刺激因子（GM-CSF）	在缺血-再灌注和缺血性心肌病而无再灌注的动物模型取得了良好的结果	一项不适合早期再灌注的 STEMI 患者的试验性临床研究提示，在心室重构和预后方面有着较好的结果	无可用	GM-CSF 在临床上用于治疗发热性中性粒细胞减少症，并作为癌症化疗方案的辅助手段

ratio）不足以得出明确结论。GM-CSF 在一项被认为不适合早期再灌注的 STEMI 患者中进行了小型单中心研究，结果显示对左心室重构具有有益作用。综上，到目前为止，在大型随机临床试验中，尚不能证明有针对性的生长因子疗法可以预防或治疗心室的不良重构。

心脏再生

在成年人的心脏中，心肌细胞在生理水平上以极低的速率再生，这使得过去的一段时间内科学家认为心脏是有丝分裂后的器官。在心肌梗死后梗死交界区可见心肌细胞再生的增加。很明确，生理的心肌细胞再生过程不足以恢复心脏的完整性，但临床前研究和临床试验表明，增强该过程可用于预防心脏的不良重构（关于本主题在第 22 章中有单独介绍）。

心脏舒张约束装置

由于心肌梗死而丧失的具有收缩功能的心肌会导致局部和全心张力改变。梗死核心区和边界区的收缩不仅机械效率低下，而且还可引起全心的生物学变化，从而促进肥大、细胞凋亡和纤维化。在绵羊的大面积前壁心肌梗死模型中，尽管恢复了正常的冠状动脉灌注，梗死边界区也会逐渐扩大（梗死后扩张）并失去收缩力。为了应对这种张力，已经开发出了几种舒张约束装置[21]。最早的关注点是使用胸壁的肌肉背阔肌来包裹左心室并使其以最佳频率收缩（动态的心肌成形术），Ⅰ期和Ⅱ期临床试验在心肌梗死后扩张期心脏病患者中进行，但因对手术长期可行性的担心降低了研究人员对进一步试验的热情。

出于类似目的也开发了一些其他设备装置。此类研究数据最多的装置是 CorCap 心脏支持设备（CSD）（Acorn Cardiovascular，St. Paul，Minnesota），它是一种聚酯网状设备装置，已针对扩张期心脏病患者进行了较多的临床前测试和Ⅰ～Ⅱ期临床试验。绵羊心肌梗死动物模型的临床前研究结果提示，保留了梗死边界区的收缩性和心脏整体的收缩功能。在已经进展为瓣膜性和非瓣膜性心肌病的患者进行了Ⅰ期和Ⅱ期临床研究，结果提示在多数情况下，心室重构有显著改善，包括“逆向重构”（舒张末期和收缩末期心室容积的减少）。这些改善还包括心力衰竭症状主观感觉的减轻和对高级心力衰竭支持需求的减少，对 LVEF 或 5 年生存期没有影响。然而，对于急性或近期心肌梗死的患者缺乏使用 CorCap 心脏支持装置的经验，目前，CorCap 心脏支持装置尚未被批准用于临床。

HeartNet 心脏约束装置（Paracor Medical Inc.，Sunnyvale，California）是一种由柔韧而有弹性的镍钛合金网制成的装置，该装置可插入并固定在两个心室上，心尖部未覆盖。在患有缺血性心肌病的绵羊动物模型的实验数据中显示很有希望。Ⅰ～Ⅱ期临床试验已在 39 位患者中完成，但仅显示出主观心力衰竭症状的轻度减轻，并未显示出对心脏大小和功能方面的改善，也缺少在急性或近期心肌梗死中使用 HeartNet 设备的临床经验。

Coapsys 设备（Myocor，Maple Grove，Minnesota）是由一个经心室线连接的两个垫片组成的系统。该设备已经做了关于减少缺血性和非缺血性心肌病相关的功能性二尖瓣关闭不全严重程度的测试。RESTOR-MV Ⅱ期试验在缺血性心肌病和严重功能性二尖瓣关闭不全患者中显示出令人鼓舞的结果。仍缺乏在急性或近期心肌梗死患者中使用 Coapsys 设备的临床经验。

降落伞装置是经皮经心室插入左心室心尖部的辅助装置。在一项针对 31 位缺血性心肌病和心力衰竭患者的Ⅰ～Ⅱ期可行性研究中，证实装置植入似乎是安全的，并可以有效促进左心室心尖部排空和减少有效的左心室容积。这些作用的临床意义正在Ⅲ期临床试验（Clinicaltrials.gov NCT01614652）中进行探索。

当前正在进行的临床前研究还包括探索使用约束装置作为平台以提供药物和（或）细胞治疗发挥作用。目前尚无批准的可用于改善急性心肌梗死患者心脏扩大的设备或治疗方法[21]。

生物支架

除了探索改变心室重构的机械装置外，还有研究使用实验性生物材料以替代坏死的心肌细胞和修复受损的细胞外基质。尽管这一概念非常有趣，但关于预防心肌梗死后心室重构的生物学支架研究仅处于初期阶段[22]。

总结

急性心肌梗死后幸存者再次罹患心肌梗死和进展为心力衰竭的风险仍然较高。尽管在急性心肌梗死的早期治疗取得了令人瞩目的成就，主要包括快速的再灌注治疗和神经激素系统的阻滞治疗，但心肌梗死后心力衰竭的发生率依然较高。从急性心肌梗死向心力衰竭的演变特征是心脏结构和功能的改变、不良的左心室重构及心脏收缩和舒张功能受损。左心室不良重构的主要决定因素是心肌梗死的面积。再灌注治疗策略的改进已经可以有效地缩小心肌梗死面积。尽管取得了一些进展，心肌梗死后的早期左心室扩张和收缩功能障碍发生率明显减少，但在心肌梗死期间的心脏结构性改变仍可导致舒张功能受限和室壁张力增加，这既是心力衰竭症状的直接原因，也可导致心室充盈压增高继之出现晚期的心脏扩大和收缩功能障碍。因此，鉴别具有急性左心室重构或左心室不良重构风险的急性心肌梗死患者，对于预防心力衰竭和相关死亡的发生至关重要。

经典参考文献

Abbate A, Biondi-Zoccai GG, Baldi A: Pathophysiologic role of myocardial apoptosis in post-infarction left ventricular remodeling, *J Cell Physiol* 193:145–153, 2002.

Abbate A, Biondi-Zoccai GG, Baldi A, et al.: The 'Open-Artery Hypothesis': new clinical and pathophysiologic insights, *Cardiology* 100:196–206, 2003.

Cohn JN, Ferrari R, Sharpe N: Cardiac remodeling—concepts and clinical implications: a consensus paper from an international forum on cardiac remodeling, *J Am Coll Cardiol* 35:569–582, 2000.

Kim CB, Braunwald E: Potential benefits of late reperfusion of infarcted myocardium. The open artery hypothesis, *Circulation* 88(5 Pt 1):2426–2436, 1993.

Pfeffer JM, Pfeffer MA, Braunwald E: Influence of chronic captopril therapy on the infarcted left ventricle of the rat, *Circ Res* 57:84–95, 1985.

Pfeffer MA, Braunwald E, Moyé LA, et al.: Effect of captopril on mortality and morbidity in patients with left ventricular dysfunction after myocardial infarction. Results of the survival and ventricular enlargement trial. The SAVE Investigators, *N Engl J Med* 327:669–677, 1992.

Pfeffer MA, Lamas GA, Vaughan DE, et al.: Effect of captopril on progressive ventricular dilatation after anterior myocardial infarction, *N Engl J Med* 319:80–86, 1988.

参考文献

1. Kramer DG, Trikalinos TA, Kent DM, et al.: Quantitative evaluation of drug or device effects on ventricular remodeling as predictors of therapeutic effects on mortality in patients with heart failure and reduced ejection fraction: a meta-analytic approach, *J Am Coll Cardiol* 56:392–406, 2010.
2. Velagaleti RS, Pencina MJ, Murabito JM, et al.: Long-term trends in the incidence of heart failure after myocardial infarction, *Circulation* 118:2057–2062, 2008.
3. Abbate A, Arena R, Abouzaki N, et al.: Heart failure with preserved ejection fraction: refocusing on diastole, *Int J Cardiol* 179:430–440, 2015.
4. Abbate A, Narula J: Role of apoptosis in adverse ventricular remodeling, *Heart Fail Clin* 8:79–86, 2012.
5. Schwartz BG, Kloner RA: Coronary no reflow, *J Mol Cell Cardiol* 52:873–882, 2012.
6. Shinde AV, Frangogiannis NG: Fibroblasts in myocardial infarction: a role in inflammation and repair, *J Mol Cell Cardiol* 70:74–82, 2014.
7. Frangogiannis NG: The inflammatory response in myocardial injury, repair, and remodeling, *Nat Rev Cardiol* 11:255–265, 2014.
8. Seropian IM, Sonnino C, Van Tassell BW, et al.: Inflammatory markers in ST-elevation acute myocardial infarction, *Eur Heart J Acute Cardiovasc Care*, 2015 Feb 13. pii: 2048872615568965. [Epub ahead of print].
9. Abbate A, Biondi-Zoccai GG, Appleton DL, et al.: Survival and cardiac remodeling benefits in patients undergoing late percutaneous coronary intervention of the infarct-related artery: evidence from a meta-analysis of randomized controlled trials, *J Am Coll Cardiol* 51:956–964, 2008.
10. Appleton DL, Abbate A, Biondi-Zoccai GG: Late percutaneous coronary intervention for the totally occluded infarct-related artery: a meta-analysis of the effects on cardiac function and remodeling, *Catheter Cardiovasc Interv* 71:772–781, 2008.
11. Piro M, Della Bona R, Abbate A, et al.: Sex-related differences in myocardial remodeling, *J Am Coll Cardiol* 55:1057–1065, 2010.
12. Li AH, Liu PP, Villarreal FJ, Garcia RA: Dynamic changes in myocardial matrix and relevance to disease: translational perspectives, *Circ Res* 114:916–927, 2014.
13. Toldo S, Mezzaroma E, Mauro AG, et al.: The inflammasome in myocardial injury and cardiac remodeling, *Antioxid Redox Signal* 22:1146–1161, 2015.
14. Cutler MJ, Jeyaraj D, Rosenbaum DS: Cardiac electrical remodeling in health and disease, *Trends Pharmacol Sci* 32:174–180, 2011.
15. Triposkiadis F, Karayannis G, Giamouzis G, et al.: The sympathetic nervous system in heart failure: physiology, pathophysiology, and clinical implications, *J Am Coll Cardiol* 54:1747–1762, 2009.
16. Seropian IM, Toldo S, Van Tassell BW, Abbate A: Anti-inflammatory strategies for ventricular remodeling following ST-segment elevation acute myocardial infarction, *J Am Coll Cardiol* 63:1593–1603, 2014.
17. Van Tassell BW, Toldo S, Mezzaroma E, Abbate A: Targeting interleukin-1 in heart disease, *Circulation* 128:1910–1923, 2013.
18. Cerisano G, Buonamici P, Valenti R, et al.: Early short-term doxycycline therapy in patients with acute myocardial infarction and left ventricular dysfunction to prevent the ominous progression to adverse remodelling: the TIPTOP trial, *Eur Heart J* 35:184–191, 2014.
19. Roubille F, Prunier F, Barrère-Lemaire S, et al.: What is the role of erythropoietin in acute myocardial infarct? Bridging the gap between experimental models and clinical trials, *Cardiovasc Drugs Ther* 27:315–331, 2013.
20. Moazzami K, Roohi A, Moazzami B: Granulocyte colony stimulating factor therapy for acute myocardial infarction, *Cochrane Database Syst Rev*(5), 2013. CD008844.
21. Atluri P, Acker MA: Diastolic ventricular support with cardiac support devices: an alternative approach to prevent adverse remodeling, *Heart Fail Rev* 18:55–63, 2013.
22. Singelyn JM, Christman KL: Injectable materials for the treatment of myocardial infarction and heart failure: the promise of decellularized matrices, *J Cardiovasc Transl Res* 3:478–486, 2010.

索　引

I

J

K

L

M

N

P

Q

R

S

T

W

X

Y

Z